Springer
*Berlin*
*Heidelberg*
*New York*
*Barcelona*
*Budapest*
*Hong Kong*
*London*
*Mailand*
*Paris*
*Tokyo*

Wolfgang Dihlmann   Jürgen Bandick

# Die Gelenksilhouette

## Das Informationspotential der Röntgenstrahlen

Unter Mitarbeit (Superciliometer) von Stephan W. Dihlmann

Mit 1197 Abbildungen in 2232 Einzeldarstellungen
und 10 Tabellen

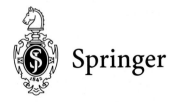 Springer

Prof. Dr. med. Wolfgang Dihlmann
Hollenbek 17, 22339 Hamburg
Ehem. Chefarzt des Röntgeninstituts,
Allgemeines Krankenhaus Barmbek

Dr. med. Jürgen Bandick
Röntgeninstitut, Allgemeines Krankenhaus Barmbek
Rübenkamp 148, 22291 Hamburg

Dr. med. Stephan W. Dihlmann
Orthopädische Klinik und Poliklinik
Oskar-Helene-Heim
Klinikum Benjamin Franklin
Freie Universität Berlin
Clayallee 229, 14195 Berlin

ISBN 3-540-57523-5 Springer-Verlag Berlin Heidelberg New York

Die Deutsche Bibliothek – CIP-Einheitsaufnahme
Die Gelenksilhouette. Das Informationspotential der Röntgenstrahlen /
W. Dihlmann; J. Bandick. – Berlin; Heidelberg; New York; London; Paris;
Tokyo; Hong Kong; Barcelona; Budapest: Springer, 1995
ISBN 3-540-57523-5
NE: Dihlmann, Wolfgang; Bandick, Jürgen

Herstellung: PRO EDIT GmbH, Heidelberg
Satz: Elsner & Behrens GmbH, Oftersheim
SPIN: 10028335     21/3130-5 4 3 2 1 0 – Gedruckt auf säurefreiem Papier

*Denen gewidmet,*
*deren Leiden*
*die Abbildungen dieses Lehrbuchs*
*widerspiegeln*

# Vorwort

Dies ist ein unkonventionelles Lehrbuch – kein „fast food", sondern „haute cuisine" – für Anspruchsvolle, für lernende, gelernte und gelehrte Bilddeuter aus Berufung, die hinter der Röntgenaufnahme des kranken Gelenks den leidenden Menschen nicht aus den Augen verlieren wollen – daher hat dieses Buch ein klinisches Glossar. Darüber hinaus soll der Leser Antwort auf die Frage finden, was die bildgebende Diagnostik mit Röntgenstrahlen bei der Darstellung des (erkrankten) Gleitgewebes, der gelenknahen Weichteile und der knöchernen Gelenksockel überhaupt leisten *kann* – historische Bestandsaufnahme und kritische Reflexion seien die Stichworte – und wie weit ihre Grenzen reichen. Wie groß ist ihr Informationspotential? Darauf gibt es im Hinblick auf die Gelenkpathomorphologie eine klare Antwort: Der Interessierte lese dieses Lehrbuch, lerne das vermittelte Wissen, nehme eine Lupe zur Hand und betrachte die Röntgenaufnahme(n) vor einer Grelleuchte (das ist ein Terminus technicus). Dann wird er auf Silhouetten stoßen und staunend immer neue Silhouetten entdecken. Doch was sind Silhouetten?

Silhouetten sind zweidimensionale Grenzflächenphänomene, denen Etienne de Silhouette, Finanz- und Sparminister unter Ludwig XV., seinen Namen gab. Monsieur de Silhouette ist allerdings nicht der Erfinder, sondern ein Liebhaber der Silhouettenkunst gewesen. Vielleicht war er sogar selbst ein Silhouetteur. Diese und ähnliche eponyme Wortschöpfungen im Zusammenhang mit dem Namen des Herrn von Silhouette sind heute fast vergessen. Auch das Wort „Silhouette" wird in der deutschen Umgangssprache nicht so sehr vom „Schattenriß", sondern von der „Skyline" verdrängt. Silhouettenbilder sind Vorläufer der abstrakten Kunst! Die Konturen der Haut, der behaarten Körperteile, Kopfhaar und Bart sowie die Kleidung der silhouettierten Person gehen im Schatten auf, der vom Sonnen-, Lampen- oder Kerzenlicht geworfen wird. Auch Röntgenstrahlen können Silhouetten werfen – nicht nur an der Grenze von Körperoberfläche und Luft. Diese ionisierenden Strahlen werden vor allem in Abhängigkeit von der effektiven Ordnungszahl und Dichte der durchstrahlten Materie so unterschiedlich geschwächt, daß Silhouetten an den Grenzflächen zwischen Fett und anderen Weichteilgeweben, zwischen Knochen und Knorpel, zwischen Knochen und Weichteilgeweben usw. sichtbar werden.

In der Praxis sind wir uns dessen kaum bewußt; denn der Radiologe und seine beruflichen Verwandten bemühen sich vielmehr, die unterschiedlichen Schwärzungen auf der Röntgenaufnahme als Abstraktionen der Makromorphologie – sei sie normale, sei sie pathologische Anatomie – zu identifizieren. Ohne Zweifel, das ist keine „Tollheit (und) doch hat es Methode" – seit 1895 und wird auf nicht absehbare Zeit so bleiben: Die Röntgenstrahlen sind die wichtigsten Vermittler der diagnostischen Bildgebung. Ihr Informationspotential wird in diesem Buch so weit ausgeschöpft, daß eine Steigerung nicht mehr möglich erscheint. Jedoch wird jeder, der

verantwortungsbewußt medizinische Bildgebung des Gleitgewebes be-
treibt, die Ausdehnung des diagnostischen Horizonts durch Szintigraphie,
Magnetresonanztomographie und Sonographie einerseits dankbar begrü-
ßen. Andererseits haben die genannten „jungen" bildgebenden Verfahren
bei manchen klinischen Fragestellungen die Untersuchung mit Röntgenstrahlen ersetzt oder sind gleichberechtigte Alternativen geworden.

In diesem Buch wird von den Grenzflächen des Gleit- und Stützgewebes –
Silhouetten im geschilderten Sinne – ausgegangen, soweit sie im Röntgenbild zu erkennen sind, und den Reaktionsmöglichkeiten dieser für die
Bewegung notwendigen Gewebe und Organe nachgespürt. Der interessierte Leser möge uns dabei begleiten und – vielleicht sogar staunend –
erfahren, wie unglaublich weit die Grenzen der Erkenntnis durch die
Bildgebung mit Röntgens Strahlen nach 100 Jahren Anwendung ausgedehnt, wie exakt gesundes und krankes Gleitgewebe „durchleuchtet" und
wie geradezu prophetisch – also *voraussehend* – wir durch diese Strahlen
„erleuchtet" werden.

Der Springer-Verlag, Heidelberg, besonders Frau Dr. U. Heilmann und
Frau G. Zech-Willenbacher, haben uns den Weg gewiesen, dessen Ziel die
Weiter- und Fortbildung des röntgendiagnostisch tätigen Arztes ist. Dem
Verlag und seinen Repräsentantinnen sei an dieser Stelle dafür herzlich
gedankt. Unser Dank gilt auch dem Leiter der Photoabteilung unseres
Röntgeninstituts, Herrn W. Friedberg. Er hat mit fachmännischem Ge-
schick und künstlerischer Hand die Abbildungen des Buches hergestellt.

Hamburg, im März 1995                                              W. Dihlmann
                                                                   J. Bandick


P.S. Dem Leser wird nicht verborgen bleiben, daß in diesem Buch auch
Ansichten geäußert werden und Themen zur Sprache kommen, die er nicht
unbedingt in einem Lehrbuch der Radiologie erwartet. Er möge jedoch
bedenken: Sokrates war Steinmetz von Beruf .....

# Inhaltsverzeichnis

# Piktogramme bei den Abbildungen

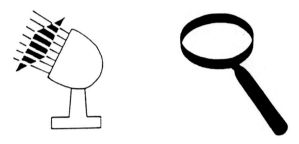

*Links:* Symbol für die Betrachtung der *normal* belichteten Röntgenaufnahme vor einer Grelleuchte zur imperativen Weichteilanalyse.

*Rechts:* Lupensymbol für Ausschnittsvergrößerung.

# 1 Einleitung oder
# Kant, Popper, von Weizsäcker und die Theorie der medizinischen Bilddeutung

In der Wissenschaft wie in der Religion strahlt die Wahrheit vor uns wie ein Leuchtturm, der uns den Weg weist; wir verlangen gar nicht nach ihr; es ist besser, sie ist vor uns, so daß wir weiter suchen können.
A. S. Eddington (1882–1944), Astrophysiker

Informationen erhält nur derjenige, welcher sie erfragt *und* die Sprache des Informanten beherrscht *oder* die Symbole des empfangenen Kodes entschlüsseln kann. Jede Information soll möglichst genau, muß aber nicht immer lückenlos und für „alle" anschaulich sein, um Handeln auszulösen; denn die Zunahme der Anschaulichkeit einer Information für den Gesichtssinn bedeutet nicht immer Zunahme des Informationsgehalts. Durch diese Erkenntnis ist die Kosten-Nutzen-Relation bei der medizinischen Bildgebung ein gleichrangiger ökonomischer Parameter der biologischen Risiko-Nutzen-Relation geworden. Oft genügt nämlich bereits die Information über die „Spitze des Eisbergs", um eine drohende Gefahr zu beschreiben und zu begreifen – wir leben nicht mehr im Zeitalter der versunkenen „Titanic".

Das Spektrum der medizinischen bildgebenden Verfahren liefert prinzipiell *makroskopisch* ausgerichtete Informationen: Darstellung der Makromorphologie und Beobachtung der Makrofunktion. Die bildgebend gewonnenen Nachrichten können allenfalls asymptotisch den Einblick in mikromorphologische Geschehnisse vermitteln und spiegeln sie unter mehr oder minder ausgeprägtem Informationsverlust oder Grad der Unsicherheit – Entropie – wider. Sie können die histomorphologische Erkenntnisstufe jedoch nie erreichen. Dies sollte bei aller „high tech", die heute zur Verfügung steht, nicht vergessen werden, wenn es gilt, pathobiologische Ereignisse festzustellen und diagnostisch einzuordnen. Die bildgebenden High-tech-Verfahren bergen nämlich die Gefahr, immer mehr pathologische Details vor Augen zu führen, ohne an der Diagnose und Therapie etwas zu ändern. Diese keineswegs „maschinenstürmerisch" gemeinte Feststellung unterstreicht, daß jede Indikationsstellung zu einer bildgebenden Untersuchung der Rechtfertigung bedarf. Ökonomisch quantifiziert läßt sich dies beispielhaft ausdrücken: Röntgenuntersuchung der Lendenwirbelsäule in 2 Ebenen = Kostenfaktor 1, konventionelle Tomographie der Lendenwirbelsäule = Kostenfaktor $\sim 1,3$, lumbale Computertomographie = Kostenfaktor (z. Zt.) $\sim 7$, lumbale Kernspintomographie (z. Zt.) = Kostenfaktor $\sim 14$.

Bereits die „Spitze des Eisbergs" gibt Signale, wenn das Schweigen der Organe, auch des Bewegungsapparates, unterbrochen wurde. Diese Signale werden auf nicht absehbare Zeit besonders die Röntgenstrahlen auffangen, verschlüsseln und laut oder leise, vollständig, lückenhaft oder verstümmelt übermitteln. Vor allem die photographische Emulsion wird sie empfangen, speichern und dokumentieren. Die Entschlüsselung dieser Information ist heute keine Schatzgräberarbeit mehr, sondern gelingt mit Hilfe der Bildanalyse, die durch ein Epitheton als *exakte Bildanalyse* ausgewiesen wird. Sie ist der Weg, der vor dem menschlichen Geist mit seinen Werkzeugen Erkenntnis, Verstand, Vernunft, Logik usw. liegt. Ihm muß auch der Bilddeuter folgen, ihn erkunden und kennenlernen, wenn er nicht scheitern will …

Immanuel Kant hat 1781 die mentalen Fähigkeiten des Menschen in einem einzigen (!) Satz zusammengefaßt, der auch heute noch Beachtung verdient: „Alle unsere Erkenntnis (des Seienden) hebt von den Sinnen an, geht von da zum Verstand und endigt bei der Vernunft …" Diesem Diktum der Erkenntnistheorie folgt der Arzt auch beim Betrachten, Befunden und Beurteilen von Röntgenaufnahmen, um diese Art der Bildgebung als Beispiel – gewissermaßen pars pro toto – auszuwählen.

Das Röntgenbild ist seit 1895 das Symbol für einen Ausbruch aus der visuellen mesokosmischen kognitiven Nische, in der sich die Menschheit angesiedelt hat. Mesokosmos (Vollmer 1985, 1986) ist derjenige Bereich der Wirklichkeit, welchem sich unser Erkenntnisapparat evolutiv angepaßt hat, den wir wahrnehmend, denkend (vorstellend, nachdenkend, überlegend, erwägend) und handelnd erfahren können. Der Mesokosmos ist aus anthropozentrischer Sicht eine Welt mittlerer Dimensionen. Sie reicht beispielsweise vom Millimeter und seinen anschaulichen Bruchteilen bis zum Kilometer und seinen anschaulichen Vielfachen. Entsprechendes gilt für die Größenordnungen Sekunde bis Jahr, vom Gramm bis zum Tausend- und anschaulichen Mehrfachen des Kilogramms usw.

Anschaulichkeit ist jedoch kein Wahrheitskriterium! Die Unanschaulichkeit diesseits und jenseits des mesokosmischen Fensters tritt als Folge der meso-kosmischen Prägung des Jetzt-Menschen auf und hat keine objektiven Beziehungen zu Aussagen wie „wahr" und „falsch". Durch Multiplikation und Division mesokosmischer Parameter, also durch (quantitative) Transformation mit positiven, endli-chen, reellen Zahlen, gelangen dem Homo sapiens kognitive und faktische Einbrüche in die Welt außer-halb des Mesokosmos und damit Transformationen vom ungewohnten Unanschaulichen zum gewohnten (empirischen) Anschaulichen.

Die Bildgebung mit Röntgen- und Gammastrahlen, Ultraschallwellen sowie mittels gigantischer Magnet-felder spiegelt allerdings keine einfache mathemati-sche Transformation wider, sondern eine komplexe mesokosmische Integration dieser visualisierten Energieträger in die Alltagswelt. Die Röntgenauf-nahme und ihre diagnostische Auswertung beispiels-weise beleuchten die kulturellen Evolutionsmöglich-keiten des Menschen und führen vor Augen, daß der Mensch erfolgreich Erkenntnisneuland betreten hat, das ihm ursprünglich gar nicht zugedacht war.

***Doch wie fest ist der Boden, auf dem die bildgebende Diagnostik steht? Wie groß ist ihre Erkenntnisvermitt-lung?*** Das bleibt zu prüfen!

Wenn wir bei dieser Suche dem angeführten Zitat Kants folgen, orientieren wir uns an den Sinnesorga-nen, am Verstand und an der Vernunft. Doch die Sinnesorgane können täuschen; beispielsweise geht für unsere Augen die Sonne im Osten auf und wandert, bis sie im Westen untergeht. Die Sinnesor-gane sind daher nicht nur Fenster, sondern auch Brille zur Umwelt. Eine Brille muß angepaßt werden, sich also nach einem Paradigma (Vorbild, Muster, *gültigen* Beispiel) richten, andernfalls verzerrt sie die Wirklichkeit, oder – gefährlicher noch – das gültige Paradigma verzerrt die Wirklichkeit. Paradigma ist aber auch Denkweise, und die Denkweise der Wis-senschaft ist die Vernunft (s. Kant).

Das abendländische Denken geht von der auch in der medizinischen Bildgebung bewährten Ursache-Wir-kung-Beziehung und von der These-Antithese-Syn-these-Dialektik aus, d. h. vom Denken im aufgeho-benen Widerspruch. Diese Denkweise hat also determi-nistische Grundlagen. (Der quantentheoretische In-determinismus ersetzt die Kausalität durch den Be-griff „Wahrscheinlichkeit". Er hat die medizinische Bildgebung noch nicht erreicht und steht daher hier nicht zur Diskussion.)

Fortschritt in der Wissenschaft bedeutet grundsätz-lich, Widersprüche aufzuheben und neue zu schaffen:

„Das ist eine erosive Arthritis im Widerspruch zum normalen Röntgenbefund. Spiegeln sich in diesem Rönt-genbild der Arthritis eine Ansiedlung von Mikroorganis-men (A) oder primäre pathoimmunologische Vorgänge (B) wider?"

Wenn A wahr ist, dann muß B falsch sein, tertium non datur. Die abendländische klassische (binäre) Logik kennt keine 3. Möglichkeit. Die mehrwertige Logik des 20. Jahrhunderts hat den „Satz vom ausgeschlossenen Dritten" längst aufgegeben. Trotz-dem gewährleistet sie widerspruchsfreies, d. h. logi-sches Denken und Handeln; trotzdem ist und bleibt die Logik die Lehre vom Bezweifelbaren (v. Weiz-säcker 1992). Die dreiwertige Logik beispielsweise läßt neben „wahr" und „falsch" noch „möglich" zu. Ein halb volles oder halb leeres Glas ist weder voll noch leer; der Teilwiderspruch entspricht keinem völligem Widerspruch. Halb voll und halb leer, d. h. wahr und falsch, gehören dann zu einem breiten Spektrum von Wahrheitswerten.

Die in der modernen Steuerungstechnik bereits be-währte „fuzzy logic" entsprang dem Denken des US-Amerikaners russisch-türkischer Abstammung, L. A. Zadeh. Sie ist die Logik der Unschärfe und beschreibt reale Erscheinungen mit Abstufungen z. B. die Grautöne zwischen Weiß und Schwarz. Dadurch wird sie zu einer Logik mit unscharfen Wahrheitswerten, unscharfen Verknüpfungen und unscharfen Regeln des Schlußfolgerns. Unschärfe induzieren einerseits Wörter wie sehr, eher, ziemlich, größtenteils, mehr oder weniger, ganz, weitgehend usw. Andererseits sind viele Wörter von „unscharfen Zonen" umgeben, tief, hoch, warm, kalt oder auch (die Grenze zwischen) Hügel und Berg oder beschädi-gen und zerstören. Trotzdem kann mit ihnen logisch gedacht und gehandelt werden. Die „fuzzy logic" ist daher weder binär noch mehrwertig. Dies läßt sich am besten beim Vergleich zwischen Unschärfe und Wahrscheinlichkeit einer Aussage erkennen; denn beide beschreiben das Phänomen Unbestimmtheit numerisch (McNeill u. Freiberger 1994):

Wahrscheinlichkeitstheoretische Aussagen behan-deln Ja-Nein-Entscheidungen – sind also binär. Sie beruhen auf Unkenntnis und sind ihrem Wesen nach statistisch. Die Logik der Unschärfe behandelt dage-gen Abstufungen; für sie stellt Unkenntnis keine Voraussetzung dar; sie ist unstatistisch ausgerichtet. Mit zunehmender Information zerstreut sich die Wahrscheinlichkeit. Unschärfe gibt es auch bei voll-ständiger Information.

In der Biologie, namentlich in der Medizin, dominiert die dreiwertige Logik längst und Unschärfe herrscht an den Rändern ihrer Aussagen. Denn in dieser Wissenschaft ist die Sowohl-als-auch-Erkenntnis an die Stelle des Entweder-oder-Denkens getreten: *Jede Diagnose enthält ein Quantum Differentialdiagnose,* die wir als „zweifelndes Für-wahr-Halten" definieren wollen. Diskursives Denken – discurrere = hin- und herlaufen (der Gedanken) – beherrscht daher auch das Denken in der bildgebenden Diagnostik.

Die Gedankenkette, der kreuz und quer verlaufende Gedankengang, kenntnisgesteuertes Denken, z.B. die Beachtung der Strahlungsgesetze, bestimmen die Diagnosefindung mit. Damit bekommt die Vernunft des Radiologen ein zusätzliches Ziel und mag es auch in Utopia („Nirgendwo") liegen. Ist es eine Utopie, aus dem Röntgenbild, d. h. aus dem bildlich Wiedergegebenen, auf Gesundheit oder Krankheit zu schließen, auf das sich dahinter verbergende Leid und Leiden, auf die Demütigungen durch die Krankheit Rückschlüsse zu ziehen? Viele Fragen, viele Antwortmöglichkeiten! „Schärfe" neben „Unschärfe", „möglich" neben „wahr" und „falsch"!

Diese Utopie gleicht jedoch keinem gelehrten Gedankenspiel des gelernten Bilddeuters, welcher medizinischen Fachrichtung auch immer. Sie ist eine konkrete Utopie im Sinne E. Blochs, die nicht nur ein Ziel (Diagnose) anweist, sondern sich auch der Aufgabe unterzieht, die (physikalischen, physiologischen, pathophysiologischen, biochemischen, pathobiochemischen usw.) Mittel und Wege zur Verwirklichung der Diagnose mit zu analysieren.

Ist der Radiologe deswegen ein Universalgelehrter? Sicher nicht. Zur Beschreibung seiner geistigen Tätigkeit reicht allerdings das Attribut „vernünftig" oder die Leitschnur „Vernunft" nicht aus, um möglichst oft die (richtige) Diagnose zu stellen. Ist Vernunft (eine ordnende, konkludierende und damit zielgerichtete Wertvorstellung) *plus* Verstand (empirischer Sachverstand, Summe der *erfahrbaren* Denkmöglichkeiten) *plus* Intuition (definitionsgemäß eine unmittelbare, ohne Zwischenglieder erzielte Erkenntnis) *die* Denkformel des Radiologen und seiner Berufsverwandten?

In dieser Formel taucht auch das Wort „Erkenntnis" auf – „das Sichaneignen des Sinngehalts von erlebten bzw. erfahrenen Sachverhalten, Zuständen, Vorgängen, mit dem Ziel der Wahrheitsfindung" (Schischkoff 1974). Die Erkenntnis ist jedoch erst im Vorzimmer der Wahrheit angesiedelt; sie antichambriert und bedarf eines Schlüssels, um zur Wahrheit zu gelangen. Für Penrose (1991) liegt dieser Schlüssel zur Wahrheit auf dem algorithmischen Weg über die zerebrale Vernetzung von Sinnesdaten, Konklusionen und Mutmaßungen. Der Radiologe ein Computerdenker? Sicher nicht; denn er denkt und handelt als ein Mensch, der nicht nur mit Vernunft begabt wurde, sondern auch seinem Gewissen verpflichtet ist und im konfliktträchtigen Spannungsfeld zwischen Wollen, Müssen und Können seiner Berufung nachgeht.

Der Lyriker Friedrich Rückert (1788–1866) ahnte dies voraus: „Sechs Wörtchen nehmen mich in Anspruch jeden Tag: Ich soll, ich muß, ich kann, ich will, ich darf, ich mag. ..."

Der diagnostische Radiologe und seine Berufsverwandten benutzen deshalb in der täglichen Arbeit *Leitlinien der medizinischen Bilddeutung* (mit ihren Konstanten und Variablen), welche ihnen ein Theologe (Küng 1990) gezogen hat: Die gültigen Paradigmen (begründet in) der Vergangenheit (z. B. Strahlenschwächungsgesetze, Abbildungsgeometrie) dienen den Herausforderungen der Gegenwart, eine Diagnose zu wagen oder die Differentialdiagnose vorzuschlagen und bieten Möglichkeiten für die Zukunft (z. B. Prognosestellung durch exakte Bildanalyse).

Leitlinien gleichen metaphysischen Ideen. Platons Ideen waren für ihn selbst das seinem Geist Sichtbare. Wir Alltagsmenschen erfahren sie jedoch erst durch ein „Kontrastmittel", das wir in der *Zweckrationalität* C. F. von Weizsäckers (1991) finden können. Unter seiner Anleitung lernen wir, daß die Röntgenaufnahme kein Knecht unserer Gedanken und ihre richtige Beurteilung kein Extrakt aus Fehldiagnosen ist, sondern daß sie eigene Rechte hat, Potenzen besitzt und Implikationen mit sich trägt. Die diagnostische Radiologie hat uns nämlich die Zeit seit 1895 als wandernden Horizont des Seinsverständnisses (nach M. Heidegger) enthüllt.

Die Zweckrationalität im Sinne v. Weizsäckers erklärt Wahrnehmung, Urteil, Affekt und Handlung als ein Kontinuum, dessen Bestandteile jedoch jederzeit einzeln betrachtet und gewichtet werden dürfen. Zu prüfen gilt, ob diese miteinander verbundenen menschlichen Merkmale das Verhalten des Radiologen, z. B. beim Betrachten einer Röntgenaufnahme, besser beschreiben als die genannte Denkformel H. Küngs. Wahrnehmung ist für den fachmännischen Betrachter einer Röntgenaufnahme ein psychophysischer Prozeß zur Gewinnung und Verarbeitung von Informationen, die er abfragen muß – ohne Fragen keine Information (s. oben).

Der mentale Prozeß beginnt mit dem Betrachten der Röntgenaufnahme, also mit dem Sinnesvorgang Sehen. Er berücksichtigt – bewußt oder unbewußt – aber auch Gedächtnisinhalt, Erwartungen, Gefühle, Werte, Bedürfnisse, Vorurteile, Interessen usw. Dieses komplexe Geschehen läßt sich auf den Inhalt zweier Fachausdrücke reduzieren: Die *Perzeption,* die eigentliche Sinneswahrnehmung, spiegelt und repräsentiert die Welt so wie die Schatten in Platons Höhlengleichnis. Die *Apperzeption* beschreibt den

Einfluß des Subjektes auf die Perzeption. Wahrnehmen bedeutet daher, daß Sinnesreize die Verhaltensdisposition des Wahrnehmenden verändern; denn im Verhalten muß sich die Wahrnehmung bewähren (M. Heisenberg 1992).

Dabei geht es nicht nur um Wahrheitsfindung, sondern im darwinistischen Sinne um die Schaffung eines Weltbildes, in das sich das röntgenuntersuchte Individuum – ob gesund, ob krank – einfügen soll, muß. Ebenso wie die Logik macht das Röntgenbild Aussagen, gibt Auskünfte, die nicht von der Substanz des Ausgesagten, sondern von seiner „Form" abhängen und die wir als widerspruchsfrei und folgerichtig empfinden müssen, wenn wir die richtige Diagnose stellen wollen. Die Beurteilung einer Röntgenaufnahme muß daher in erster Linie den Parametern des logischen Denkens folgen. Denn wir leben nicht in einer Welt der Bestätigung von Wahrheiten, sondern in einer Welt der Widerlegung von Irrtümern, und dort, wo es Wahrheit gibt, ist sie unsicher (Kreuzer 1985) und schwierig zu definieren. Wahrheit ist Übereinstimmung von Aussage und Sachverhalt (adaequatio intellectus et rei) *oder* derjenige Irrtum, ohne welchen eine bestimmte Spezies von Lebewesen, bzw. der Mensch, nicht leben kann *oder* das regulative Prinzip eines herrschaftsfreien Diskurses *oder* – ganz einfach – Unverborgenheit (v. Weizsäcker 1992). Würde jede dieser 4 Definitionen im Sinne jeder anderen wahr sein, so gäbe es 16 wahre Sätze über die Wahrheit!

Und weiter im Diskurs: Die menschliche Vernunft ist eine geistige Fähigkeit, die Wertvorstellungen folgt und Konventionen widerspiegelt. Dadurch wird sie zu einer variablen Größe – „Wert für wen, Übereinkunft zwischen wem?" – und begibt sich in Abhängigkeit von (zeitweiligen) Mehrheiten. Die Vernunft wirkt dann als Maßstab – ein Maßstab wird konstruiert – der (die) Konstrukteur(e) erwartet(-n) davon Vorteile – Vorteile treiben zur Maximierung an – dadurch wird eine dogmatisierte Vernunft geboren. Gebären ist ein episodisches, potentiell repetitives Ereignis, also gibt es wahrscheinlich viele „Vernünfte", die Wahrheit suchen.

Wahrheit im Röntgenbild stützt sich dann nur noch auf die Invarianz des Röntgenbefundes. Tatsächlich hat das Röntgenbild als Wahrgenommenes den Charakter einer Hypothese („Unterstellung"), die mit K. R. Popper einerseits der Fallibilität des Diagnosestellenden unterliegt, andererseits um so konsistenter ist, desto mehr diagnostische Möglichkeiten sich anbieten, sie erfolgversprechend zu falsifizieren. Der Falsifikationsmodus richtet sich dabei nicht nach den unbedingten medizinischen Möglichkeiten, sondern muß sich an den Verhältnismäßigkeiten der Mittel –

unblutig vor blutig – orientieren; denn nicht der Röntgenbefund, sondern der (kranke) Mensch wird dem Falsifikationsprozeß unterworfen.

Denken als Suchen nach Direktiven zur Lösung eines Problems – der kranke Mensch erwartet dies auch vom Röntgenuntersuchenden – *muß* zu einem Urteil führen. Das Urteil wird gesprochen, und Sprechen ist Handeln (Schulz 1972). Diese Form des Handelns, das intentionale Verhalten, steht zur Diskussion, jedoch wird nicht sein Wahrheitsgehalt, sondern der Wahrscheinlichkeitsgrad (W) der auslösenden Informationen oder ihres Reziproks, der Unkenntnis, geprüft. $W = 1$? – $W < 1$? – $W = 0$? Das sind hier die Fragen, nämlich: Diagnose, Differentialdiagnose, Fehldiagnose?

Für Kant war ärztliche Verlängerung des Lebens „nur eine Verlängerung eines mit lauter Mühseligkeiten beständig ringenden Spiels", und die Pyramidentexte aus der Pharaonenzeit verkünden leidvoll: „Wenn die Ärzte zu mir kommen, bin ich mit ihren Mitteln nicht zufrieden. Keinen Ausweg finden die Beschwörer. Meine Krankheit wird nicht erkannt" (Brunner-Traut 1992). Wir dürfen dies heute anders sehen – auch mit Hilfe der bildgebenden Verfahren. Vor allem aber, weil der Mensch gelernt hat zu urteilen, indem er seinen Vordenkern folgt: „Urteilen [ist] das Vermögen, das Besondere und das Allgemeine auf geheimnisvolle Weise miteinander zu verbinden. Das ist verhältnismäßig einfach, wenn das Allgemeine gegeben ist – als Regel, Prinzip, Gesetz –, so daß das Urteil diesem das Besondere lediglich unterordnet. Die Schwierigkeit wird groß, wenn nur das Besondere gegeben ist, zu dem das Allgemeine [erst] gefunden werden muß" (Arendt 1985). Aus und trotz dieser Philosophensprache lassen sich die Schwierigkeiten des diagnostisch tätigen Radiologen und seiner Berufsverwandten ableiten.

Jedes nach dem Bild gefällte Urteil (Diagnose) spiegelt etwas Besonderes, Individuelles wider, das in Lehrbuchwissen eingepaßt werden muß. Lehrbuchwissen ist aber immer abstrakt und erscheint dem unmittelbar Angeschauten, Wahrgenommenen, d. h. dem Konkreten gegenüber abgeblaßt, unanschaulich geartet (Schischkoff 1974). Wo Lehrbuchwissen und Erfahrung fehlen, muß zum Besonderen das Allgemeine erst gefunden werden. Diese Schwierigkeit liefert die Begründung, warum überhaupt Lehrbücher – auch dieses – geschrieben (und gelesen) werden. Wissen (Schulwissen) ist etwas Dynamisches; es kommt, verharrt und geht. Diese Aussage begründet Neuauflagen und neue Bücher – wie dieses – zum gleichen Thema.

Der nächste Schritt auf dem Weg zur Zweckrationalität v. Weizsäckers beim Befunden einer Röntgenaufnahme ist der Affekt. Leiden, besser ausgedrückt: Mitleiden, ist die Wahrnehmung einer bedrohlichen Wirklichkeit (durch den Arzt). Er bleibt jedoch nicht beim Mitleiden, bei einem Gefühl, stehen. Für ihn schwillt dieses Gefühl dynamisch an, treibt ihn zum Handeln. (Definitionsgemäß ist der Affekt ein dynamisch angeschwollenes Gefühl.) Affekt beinhaltet also grundsätzlich Handlung im Sinne v. Weizsäckers. Entweder verschmelzen also beide Parameter der Zweckrationalität miteinander oder sie werden zur Redundanz. Redundanz führt nicht zum Informationsgewinn. Daher kann die Zweckrationalität beim fachmännischen Betrachten und Beurteilen eines Bildträgers, z. B. einer Röntgenaufnahme, auf *Wahrnehmung, Urteil* und *Affekt* reduziert werden. Der Affekt ist – im Gegensatz zur Meinung der Rationalisten, welcher Couleur auch immer – ein *guter* Berater des bilddeutenden Arztes, mag er eine Diagnose stellen oder eine Differentialdiagnose vorschlagen.

Zum Affekt gehört auch das (dynamisch anschwellende) Gefühl der Schönheit; der Affekt hat eine ästhetische Komponente! Der Anblick – für den Radiologen eher ein „Durchblick" – eines mutilierten Gelenks, des arthrotisch deformierten Fingers, des Hallux valgus, des hyperostotischen Knochenfokus (beim AHS) stören unser Harmonieempfinden ebenso wie eine unter- oder überbelichtete Röntgenaufnahme.

Mit der Röntgenaufnahme haben wir unseren Mesokosmos erweitert und das Gefühl für Schönheit mitgenommen. Schönheit und ihr Gegenteil, etwa Häßlichkeit, erreichen dadurch eine diagnostische Dimension. Schönheit und ihr Gegenteil stehen in einer engen Beziehung zur Kunst, und Kunst ist Wahrnehmung von Gestalt durch Schaffung von Gestalt – dieser Anleitung v. Weizsäckers folgt auch der Radiologe. Er sieht die Erosion zweidimensional im Röntgenbild eines erkrankten Gelenks und „schafft" sich das dreidimensionale Wüten des eitrigen Exsudats oder das nagende Granulationsgewebe. Das ist seine ärztliche Kunst. Der Affekt ist also eine wichtige Facette jener genannten geistigen Operationen, welche der diagnostische Radiologe nicht zum Wandeln auf dem trügerischen Pfad zur Wahrheit benutzt, sondern viel bescheidener zum Prüfen logischer Wahrscheinlichkeiten – diagnostischer Möglichkeiten – durchführt. Durch den Affekt wird die Medizin menschlicher und der Radiologe vom medizinischen Photographen zum Arzt in der widersprüchlichen Welt der Erscheinungen. In ihr gibt es auf jede Frage (Problem) eine Antwort (Problemlösung), deren gewaltfreie, vorläufige Akzeptanz nicht von ihrer statistischen Wahrscheinlichkeit, sondern von ihrer logischen Wahrscheinlichkeit – in der diagnostischen Radiologie *Interpretationslogik* genannt – bestimmt wird und von der paradigmatischen Steuerung abhängt. Jedoch: Paradigmen sind dem Wandel in der Zeit unterworfen. Denn: Sie müssen sich der Logik beugen.

Am Anfang des Menschwerdens stand unbestreitbar der Logos (legein = *sinnvoll* sprechen, reden). Die Logik, für den diagnostischen Radiologen die Interpretationslogik (logike = zum logos gehörend), ist daher des Mensch- und Arztseins ältestes, unsterbliches Kind ...

# 2 Arthritis: von Celsus' Kardinalsymptomen bis zum Arthritismosaik nach Dihlmann

Der medizinische Entzündungsbegriff – *inflammatio* – und damit auch Arthritis und ihre Synonyme Synovialitis und Synovitis gründen sich auf Konvention und Metapher.

Die Übereinkunft bezieht sich auf das Suffix „-itis". Diese Nachsilbe ist das linguistische Kennzeichen der Entzündung. Sie wird einem mehr oder weniger verstümmelten lateinischen oder griechischen Fachausdruck angehängt, der das entzündete Gewebe oder Organ hervorhebt. Die Metapher (bildhafte Übertragung) entdecken wir im Nomen „Ent-Zündung". Das Präfix „ent-" hat allerdings zwei Bedeutungen. Es kann den Wortinhalt im Sinne von „Beseitigung" oder „Befreiung" prägen; *Ent*sorgung, *Ent*täuschung oder *Ent*kalkung werden dadurch semantisch verständlich. Darüber hinaus zeigt diese Vorsilbe manchmal den Beginn eines Vorganges oder Prozesses an. In diesem Sinne sind „entzünden" und „entflammen" zu verstehen.

***Entzündung.*** Der Terminus „Entzündung" wurde zum Ende des 15. Jahrhunderts in die Medizin eingeführt; wahrscheinlich ging(en) der oder die Wortschöpfer vom Entzündungssymptom Hitzegefühl aus. Entzünden heißt also, etwas in Gang bringen, ist *actio,* ist ein Funken oder ein brennendes Streichholz oder eine Kerzenflamme, die eine *reactio* zur Folge hat, d. h., der Verbrennungsmotor springt an, das Reisigbündel lodert auf. Diese Metapher hat Sinn; denn Funkenerzeuger, Streichholz und Kerze sind die Ur-Sachen der Entzündung.

Zur *causa inflammationis* gehören lebende Organismen, von den Viren über die Bakterien bis zu den Protozoen, Pilzen und Parasiten. Fremd- und Autoallergene bzw. -antigene, physikalische Reizeinwirkungen, beispielsweise mechanische Kräfte und elektromagnetische Energie, chemische Verbindungen wie Säuren, Basen, Salze sowie Fremdkörper, z. B. körpereigene oder körperfremde Kristalle, können ebenfalls eine actio auslösen, nämlich über eine *alteratio,* d. h. eine Zellgewebsschädigung (Degeneration, Nekrose).

Die Erforschung der Histokompatibilitätsantigene brachte die Erkenntnis, daß die Entstehung bestimmter Arthritiden auf das Zusammenspiel von Konstitution (Erbgut) und Umwelt (Mikroorganismen) zurückgeht. Das Konzept von den seronegativen Spondarthritiden, auch als seronegative Spondylarthropathien bekannt, leitet sich von dieser „kombinierten" *causa arthritidis* ab. Der Zellgewebsschädigung folgt eine stereotype Re-Aktion; der laufende Verbrennungsmotor, das Auflodern des Reisigbündels sind ihre Metaphern. Diese Reaktion wird in der Medizin Entzündung genannt. Der Gefäß-Bindegewebe-Apparat trägt diese reactio, die von der Art (Qualität), Stärke (Quantität) und Einwirkdauer (Zeitfaktor) des schädigenden Reizes beeinflußt, aber auch vom Reaktionsvermögen des betroffenen Gewebes und der allgemeinen Abwehrlage des Organismus gestaltet wird.

***Entzündungsmediatoren.*** Die Pathobiochemie beschreibt zwischen actio und reactio sowie während der reactio gebildete und freigesetzte Vermittlersubstanzen. Diese *Mediatoren* lösen die entzündlichen Vorgänge aus, modifizieren und regulieren, terminieren oder perpetuieren sie. Außerdem treten Mediatorsubstanzen als Aktivatoren mit Relaiswirkung und als Stimulatoren auf. Die Mediatoren zwängen das schädigende Agens in eine Ordnung, die sich klinisch und histomorphologisch beschreiben läßt. Zu den Entzündungsmediatoren gehören beispielsweise biogene Amine wie Histamin, bestimmte Prostaglandine und Leukotriene. Sie sind auch als Gewebshormone bekannt. Zu den Proteinmediatoren werden die inflammatorischen Zytokine gezählt. Auch die Substrate der humoralen und zellulären Immunreaktionen prägen oder beeinflussen als Mediatoren die Entzündung. Sie werden am Ort der actio von autochthonen Zellen und verschiedenen Leukozytenarten synthetisiert. Ihre biologische Wirkung entfalten sie überwiegend in unmittelbarer Nähe ihrer Synthesezellen und führen zu verstärktem lokalem Blutfluß und erhöhter Gefäßpermeabilität. Mediatoren ziehen Granulozyten (Mikrophagen) und Monozyten an – sind also chemotaktisch wirksam –, rekrutieren und aktivieren Monozyten zu Makrophagen, locken aber auch Lymphozyten herbei und sensibilisieren sie. Die Nozizeptoren (Schmerz!) werden auf andere Weise sensibilisiert. Mediatoren senken nämlich deren Reizschwelle für Substanzen, die im entzündeten Gewebe entstanden sind. Bestimmte Mediatoren oder aktive kleine Bruchstücke dieser Moleküle erreichen mit dem Blutstrom nichtneuronale Zellen des Hypothalamus und stimulieren sie zur Prostaglandinsynthese. Diese Mediatorsubstanz diffundiert zu benachbarten thermoregulatorischen Neuronen des Hypothalamus und beeinflußt sie so, daß der Sollwert für die Körpertemperatur erhöht wird – Fieber tritt im Verlauf der Entzündung auf. Die skizzierte pathobiochemische „Entzündungskaskade" ist – teleologisch betrachtet – darauf ausgerichtet, die causa inflammationis durch adäquate Reizbeantwortung des Gefäß-Bindegewebe-Apparats zu vernichten, einzudämmen und einzugrenzen, zu neutralisieren, also Schaden abzuwenden und die Integrität des Gewebes wiederherzustellen. Sie hat jedoch den „Charakter der Gefahr" (R. Virchow), da im Einzelfall nicht vorauszusagen und zu entscheiden ist, ob die causa mit ihrer actio oder die reactio – die Entzündung – den größeren Schaden im (entzündeten) Gewebe oder Organ bzw. im Organismus anrichten wird. Die Entzündung kann nämlich neben oder an Stelle ihrer protektiven Wirkung durchaus eine (zusätzliche) Gewebsschädigung zur Folge haben! Beispielsweise wirken die Bakterien der pyogenen Gelenkinfektion stark leukotaktisch, so daß aus den in großer Zahl angelockten Granulozyten Enzyme freigesetzt werden, die das Gleitgewebe, namentlich den Gelenkknorpel, direkt angreifen, ihn degradieren und auflösen. Die moderne Therapie berücksichtigt diese „biologischen Nebenwirkungen", indem sie „sowohl als auch" (gegen causa *und* reactio) bzw. „entweder – oder" (gegen causa *oder* reactio) eingesetzt wird. Die pathobiochemischen Erkenntnisse der Entzündung sind für die Therapie von besonderem Interesse. Die Erkenntnisse der Klinik und Histomorphologie der Entzündung werden dagegen auch für diagnostische und damit für bildgebende Zwecke gleichrangig verwandt.

*Kardinalsymptome.* Bei der klinischen Schilderung der akuten Entzündung nennt Celsus ihre 4 Kardinalsymptome. Der Enzyklopädist und Nichtarzt C. Aulus Cornelius Celsus – er lebte in den Jahrzehnten vor und nach Christi Geburt – hat über den Wissensstand der römischen Medizin in der Antike berichtet:

1. *calor* – Erwärmung durch aktive Hyperämie;
2. *rubor* – Rötung als Folge der Hyperämie;

3. *tumor* – Schwellung durch Hyperämie, d. h. vergrößerte lokale Blutmenge, und durch Exsudation, d. h. Flüssigkeitszunahme im Entzündungsgebiet aufgrund einer Permeabilitätssteigerung, und durch Infiltration, d. h. Anhäufung von Blutzellen und Vermehrung ortsständiger Zellen im entzündeten Gewebe oder Organ;
4. *dolor* – Erregung der Nozizeptoren durch Ursache, Wirkzellen und Wirksubstanzen der Entzündung einschließlich pH-Verschiebung zur sauren Seite.

Später wurde den 4 Kardinalsymptomen der akuten Entzündung ein 5. Merkmal hinzugesetzt, nämlich die *functio laesa*, die gestörte Leistungsfähigkeit des entzündeten Gewebes oder Organs.

Außerdem konnte nach dem klinischen und histomorphologischen Bild die chronische von der akuten Entzündung abgegrenzt werden. Der klinische Verlauf ist bei der chronischen Entzündung weniger dramatisch als bei der akuten. Die klassischen Kardinalsymptome sind nicht (mehr) so augenfällig und gehen teilweise auf andere Gewebsreaktionen zurück als bei der akuten Entzündung. Dies gilt vor allem für das Kardinalsymptom „tumor", das bei der chronischen Entzündung vor allem proliferative Vorgänge des Gefäß-Bindegewebe-Apparats anzeigt. Bei der akuten Entzündung kann es aus 2 Gründen zur Proliferation des ortsständigen Gefäß-Bindegewebes kommen: Erstens, wenn die akute Entzündung nicht ausheilt, sondern in ein chronisches Stadium übergeht, zweitens dann, wenn Nekrosen nur noch eine Defektheilung gestatten, eine restitutio ad integrum also nicht mehr möglich ist. Dieser Gewebs- oder Organdefekt offenbart sich als Narbe, d. h. als zellarmes, kollagenfaserreiches Bindegewebe.

Sollen an der Haut die 4 oder 5 Kardinalsymptome der Entzündung diagnostiziert werden, so bedarf dies des Sehens, Fühlens und Hörens (von Schmerzäußerungen). In tieferliegenden Anteilen des Körpers einschließlich der Extremitäten laufen die Entzündungsphasen mehr oder weniger im verborgenen ab, soweit sie die Kardinalsymptome betreffen.

Dann sind die bildgebenden Verfahren gefordert, deren Geschichte mit der Entdeckung der X-Strahlen durch W. C. Röntgen begann. Inzwischen, fast 100 Jahre später, hat die Röntgenuntersuchung nicht nur Konkurrenten bei der Bildgebung bekommen, sondern auch ein hohes Maß an Sicherheit darin erlangt, Gewebsveränderungen in der Tiefe des Körpers zu erkennen, diagnostisch und differentialdiagnostisch zu deuten. Dies sei am Beispiel des entzündeten Gleitgewebes (Gelenk, Sehnenscheide, Schleimbeutel) erläutert:

Am synovialisbewehrten Gleitgewebe offenbaren sich die entzündliche Exsudation und Infiltration nicht nur an einer Volumenzunahme der Synovialmembran, als Ödem in der fibrösen Gelenkkapsel und als periartikuläres Ödem, sondern auch als Erguß – für Sehnenscheiden und Bursen gilt dies mutatis mutandis. Der Erguß hat raumfordernden Charakter und kann dadurch beispielsweise an einem Interphalangealgelenk direkt im Röntgenbild sichtbar werden. An Gelenken mit dickerem Weichteilmantel als bei Fingern und Zehen hilft intra- oder extrakapsuläres Baufett, also strukturelles Fettgewebe, einen Erguß sichtbar zu machen oder trägt in Faszien – wie im Hüftbereich – zur Erkennung eines periartikulären (perikapsulären) Ödems oder einer Eiteransammlung bei.

*Röntgendiagnostisches Arthritismosaik.* Gelenkerguß und periartikuläres Ödem sind im sog. röntgendiagnostischen Arthritismosaik (Abb. 1) als **Weichteilzeichen** zusammengefaßt worden, die sich Tage bis Wochen nach Arthritisbeginn röntgenologisch offenbaren. Die (zottig) proliferierte Synovialmembran der chronischen Arthritis hat ebenso wie der Gelenkerguß einen raumfordernden Charakter. Sie gibt sich röntgenologisch ebenfalls als Weichteilzeichen zu erkennen, allerdings erst Wochen bis Monate oder sogar Jahre nach Arthritisbeginn. Das Zeitintervall zwischen Einsetzen der Gelenkschmerzen und Anfer-

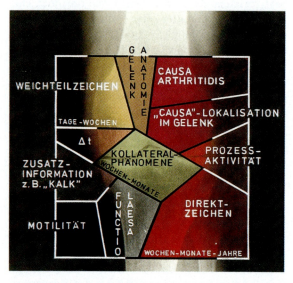

**Abb. 1.** Vielfältige morphologische und funktionelle Parameter nehmen Einfluß auf das Röntgenbild der Gelenkentzündung: *Röntgenologisches Arthritismosaik.* Δt Zeitspanne zwischen dem Beginn der Beschwerden und der 1. Röntgenuntersuchung der betroffenen Gelenke

tigung der Röntgenaufnahme – im Arthritismosaik als Δt gekennzeichnet – gehört daher ebenso wie die Prozeßaktivität zu den arthritischen „Mosaiksteinen".

*Arthritisches Kollateralphänomen.* Einige Wochen bis wenige Monate nach Beginn der Arthritis, je nach Prozeßaktivität, wird das arthritische Kollateralphänomen im Röntgenbild sichtbar. Dieser Röntgenbefund spiegelt einen arthritisinduzierten Umbau des subchondralen Knochens wider, der sich als Demineralisation zu erkennen gibt. Die Schonung bzw. Ruhigstellung des entzündeten Gelenks – functio laesa – trägt zur gelenknahen Entkalkung der Knochen bei und wird daher im Arthritismosaik mitberücksichtigt.

*Arthritische Direktzeichen.* Sie erscheinen im Röntgenbild je nach der Arthritisaktivität, nach der Arthritisursache – causa arthritidis –, nach dem „Sitz" der Arthritisursache (im Gleitgewebe oder im subchondralen Knochen) und nach der Gelenkanatomie Wochen, Monate oder Jahre nach Arthritisbeginn.

Das diagnostisch wichtigste arthritische Direktzeichen ist die Erosion – der Silhouettendefekt an den artikulierenden Knochen. Da manche Arthritiden ohne Bildung von Erosionen verlaufen, werden sie auch aus prognostischen Gründen als **nichterosive Arthritiden** den **erosiven Arthritiden** mit schlechterer Prognose gegenübergestellt. Die *Erosion* und ihr Präkursor, die *Präerosion,* sowie ihre zerstörerischen „Plusvarianten", die arthritische Destruktion und Mutilation (s. S. 131ff.), spiegeln bei der Arthritis die chondroosteolytische deletäre Wirkung eines meist eitrigen Gelenkergusses wider oder offenbaren die zerstörerische Potenz der proliferierten, chronisch entzündeten Synovialmembran. Diese beiden Arthritiskonstituenten führen darüber hinaus zur gleichmäßigen, reaktionslosen Verschmälerung des röntgenologischen Gelenkspalts, also zur uniformen Zerstörung des Gelenkknorpels, zu subchondralen Zysten (Pseudozysten, Geoden) und zu Schäden an den Gelenkweichteilen, in deren Gefolge arthritische Achsenfehlstellungen, Subluxationen und Luxationen der artikulierenden Knochen auftreten können. Die bereits erwähnte Präerosion geht auf den arthritisch bedingten Schwund der subchondralen Grenzlamelle zurück. Diese Grenzlamelle besteht aus einer verkalkten Gelenkknorpelschicht, die ein Rest des Wachstumsknorpels ist, und der gelenktragenden Kortikalis. Im Röntgenbild kann die subchondrale Grenzlamelle besonders an konvexen Gelenksilhouetten und im Seitenvergleich beurteilt werden.

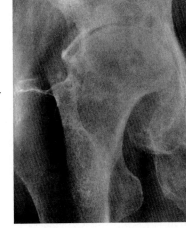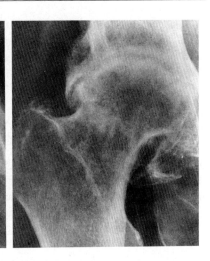

**Abb. 2.** Die Einflußnahme der Motilität auf die Gelenksockel zeigt sich bei chronischen Gelenkkrankheiten in identischer Weise sowohl bei der Arthritis als auch bei der Arthrose. Vgl. die identische Formänderung des Femurkopfes und der Hüftpfanne bei der Rheumatoiden Arthritis (*links*) und bei der Koxarthrose (*rechts*)

Weitere arthritische Direktzeichen sind die *Dissektion* – ein subchondraler, also gelenktragender, nekrotischer Knochenteil, der durch den arthritischen Prozeß aus dem subchondralen Knochenverband herausgelöst und evtl. ins Gelenkkavum disloziert wurde –, die *arthritische Periostreaktion* und die *fibröse* und *knöcherne Ankylose*.

*Motilität.* Bei chronischen Arthritiden mit blandem Verlauf oder nach Remission nimmt an manchen Gelenken der unvermeidliche oder wieder einsetzende Gelenkgebrauch Einfluß auf die Form der erodierten Gelenkflächen bzw. Gelenkkonturen. Daher gehört die Motilität ebenfalls zu den „Steinen" im Arthritismosaik (Abb. 2).

*Kalkschatten.* Artikuläre, z. B. im Gelenkkavum oder in der Synovialmembran lokalisierbare Kalkschatten, aber auch kapsuläre, ligamentäre, tendinöse, bursale sowie sonstige periartikuläre und intraossäre Kalkschatten weisen der Röntgendiagnostik bei Arthritiden und nichtentzündlichen Gelenkerkrankungen häufig den richtigen Weg. Sie liefern Zusatzinformationen und gehören daher auch zum Arthritismosaik.

## Röntgenuntersuchung erkrankter Gelenke

Die Röntgenuntersuchung (Projektionsradiographie) ist derzeit das wichtigste bildgebende Verfahren, wenn es um die Diagnose oder um den Ausschluß einer Arthritis, aber auch der Arthrosis deformans und von Osteoarthropathien geht. Die optimale Ausschöpfung der (aller!) Informationen, die von der Röntgenaufnahme angeboten werden, hat bestimmte methodische Voraussetzungen.

Dazu gehört die Regel, paarig angelegte Knochenverbindungen „paarig" unter den gleichen Röntgenaufnahmebedingungen (Patientenlagerung, Einstelltechnik, Belichtungsdaten usw.) zu röntgenuntersuchen. In der Praxis sollte aus ökonomischen und strahlenhygienischen Gründen zunächst das eine Gelenk in (mindestens) 2 Ebenen röntgenuntersucht und dann versucht werden, die Diagnose zu stellen. Erst wenn dies nicht gelingt, wenn Zweifel aufkommen oder trotz Beschwerden und krankhaftem klinischem Befund und/oder Verdacht ein normaler Röntgenbefund festgestellt wird, muß (!) das kontralaterale, gesunde Gelenk ebenfalls röntgenuntersucht werden. Bei Arthritiden kann auf diese Weise im Seitenvergleich schon eine diskrete kollateralarthritische Demineralisation erkannt werden; dies gilt auch für einen kleinen einseitigen Gelenkerguß oder eine geringe Weichteilschwellung. An traumatisierten Gelenken können persistierende Knochenkerne oder akzessorische Knöchelchen und Frühstadien von avaskulären Osteonekrosen durch Vergleich mit der nichtbetroffenen Gegenseite sicherer erkannt werden. Dies gilt auch für leichte Fehlstellungen.

MEMO

> Gesundheit geht vor Ökonomie: Erkranktes Gleit- und Stützgewebe in 2 Ebenen röntgenuntersuchen. Paarig angelegte Gelenke paarig röntgenuntersuchen.

Bei klinischem Arthritisverdacht ist dringend zu empfehlen, *beide* Hände oder *beide* Vorfüße auf einer Röntgenaufnahme *simultan* zu belichten. Dadurch werden Lagerungsdifferenzen vermieden, die den sog. Zentralstrahl des Nutzstrahlenbündels an anderer Stelle eintreten lassen, also leicht verschieben.

Schon geringe, lagerungsbedingte Verschiebungen des Röntgenaufnahmeobjekts gegenüber dem Zentralstrahl verändern nämlich den Weg – die Strecke – der Röntgenstrahlen durch das Aufnahmeobjekt und dadurch das Strahlenbild, also die Strahlenschwächung und Filmschwärzung.

Die *sukzedane* Lagerung und Belichtung der kontralateralen Hand oder des gegenseitigen gesunden Vorfußes auf demselben oder einem anderen Röntgenfilm leistet dieser Täuschungsmöglichkeit Vorschub. Leichte kollateralarthritische Entkalkungen und Strukturstörungen der Spongiosa können „ausgelöscht" oder – umgekehrt – vorgetäuscht werden. Auch für die Hand und den Vorfuß gilt daher, diese dreidimensionalen Gebilde in 2 Ebenen zu röntgenuntersuchen. An diesen Körperteilen ist dies jedoch kein imperatives Gebot, wenn es um den Nachweis oder Ausschluß einer *nichttraumatischen* Erkrankung geht. Bei klinischem Verdacht auf Arthritis, Arthrose oder Arthropathie – um die wichtigsten Indikationen zur Röntgenuntersuchung der ganzen Hand und des Vorfußes zu nennen – werden die Röntgenaufnahmen für die 2. Ebene, zumeist Schrägaufnahmen, nur dann angefertigt, wenn keine eindeutige Diagnosestellung auf der dorsovolaren bzw. dorsoplantaren Röntgenaufnahme gelingt.

Die Röntgenuntersuchung bei klinisch nachgewiesenem Gelenk- oder/und Knochentrauma erfolgt jedoch in jedem Fall in 2 Ebenen. Allerdings können bei klinisch lokalisierbarem Trauma auch Teile der Hand, beispielsweise ein Finger oder der Karpalbereich, in 2 Ebenen röntgenuntersucht werden.

Für den Vorfuß, Mittel- und Rückfuß gilt dies entsprechend. Der kontralaterale, vom Trauma nicht betroffene Hand- oder Fuß(abschnitt) wird nur im röntgendiagnostischen Zweifelsfall, z. B bei der aufgekommenen Fragestellung „Abriß oder persistierender Knochenkern?" usw., mit röntgenuntersucht.

MEMO

| Hände und Vorfüße jeweils simultan auf einer Röntgenaufnahme belichten. |
|---|

In Tabelle 1 sind die Indikationen zur bildgebenden Darstellung arthritisch, arthrotisch und arthropathisch erkrankter Gelenke zusammengestellt. Außerdem werden hier die verschiedenen bildgebenden Methoden und Techniken nach ihrer diagnostischen Potenz bewertet.

**Tabelle 1.** Indikationen zu den verschiedenen diagnostischen bildgebenden Verfahren und deren Wertung bei nichttraumatischen Gelenkerkrankungen. (Mod. nach Kaye 1990)

| Indikationen zur Bildgebung | Röntgen-diagnostik einschließlich Tomographie | Arthro-graphie | Szintigraphie (1-, 3-Phasen-, Entzündungsszintigraphie) | Ultra-schall | Computer-tomographie | Magnet-resonanz-tomographie |
|---|---|---|---|---|---|---|
| Krankheitsdiagnose überhaupt | + + + + | + + | + + | + | + | + + + |
| Bestätigung der klinischen Diagnose | + + + + | + + | + + | – | + | + + + |
| Zahl und Lokalisation der erkrankten Gelenke | + + + | – | + + + + | – | – | – |
| Prozeßaktivität (Akutphänomene vs. Chronizitätsphänomene) | + + + | – | + + + | + | + | + + |
| Nachweis von Komplikationen bei bekannter Gelenkerkrankung | + + + | + + | + + | + | + + | + + |
| Beurteilung des Krankheitsverlaufs | + + | – | + | – | + | + |
| Beurteilung des Therapieerfolgs | + + | – | + | – | + | + |
| Befürwortung eines chirurgischen Eingriffs (welcher?) | + + + + | + | – | – | + + | + |
| Art der Gelenkprothese | + + | – | – | – | + + + (3D) | – |
| postoperative Komplikationen | + + + | + + + | + + + + | + | + | + + |

# 3 Die Handsilhouette

Die Silhouette der gesunden Hand (Abb. 3) wird auch auf Röntgenaufnahmen maßgeblich von den Fingerkonturen gestaltet. Über den distalen Interphalangealgelenken (DIP) und proximalen Interphalangealgelenken (PIP) erkennt man auf der dorsovolaren Röntgenaufnahme eine individuell geprägte Rundung oder lineare Grenzlinie der Haut. Die Fingerkuppen bilden sich mit typischer Rundung ab. Die Interdigitalfalten stellen sich mit spitzwinkeligem Konturenverlauf dar, namentlich, wenn die regelrecht belichtete Röntgenaufnahme vor einer starken Lichtquelle – der sog. Grelleuchte – betrachtet wird. An der Mittelhand und Handwurzel fallen flache Rundungen der Silhouette lateral am 5. Metakarpophalangealgelenk (MCP), medial am 2. MCP, am 1. MCP sowie am Interphalangealgelenk (IP) des Daumens auf.

## Pathologische Silhouettenveränderungen der Hand

Wie vielfältig die Möglichkeiten der Abweichung von der normalen Handsilhouette sein können, zeigen die Abb. 4–52.

*Arthritische Volumenvermehrung.* In den genannten Gelenkhöhlen offenbart sich jede arthritische Volumenvermehrung – Erguß und/oder Synovialisproliferation – an einer verstärkten Silhouettenvorwölbung, die besonders an den PIP Spindelform annimmt oder sich als *symmetrische* Silhouettenvorwölbung zeigt (Abb. 4 und 5). Die Fingerarthrose führt zu einer *asymmetrischen* Silhouettenbetonung

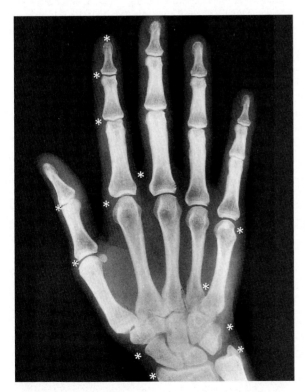

**Abb. 3.** Röntgenaufnahme einer gesunden Hand, d. h. normale Weichteilsilhouette mit regelrechten Metakarpuskopfdistanzen (2/3 > 4/5 ≥ 3/4). Die wichtigsten diagnostischen „Weichteillandmarken" sind gekennzeichnet (e pluribus unum)

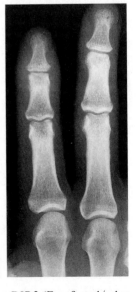

**Abb. 4.** Volumenvermehrung im DIP 2 (Erguß und/oder Synovialisproliferation) führt zu einer *symmetrischen* Silhouettenvorwölbung (vgl. DIP 3)

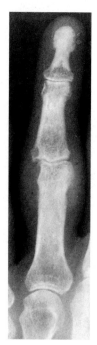

**Abb. 5.** Spindelförmige (symmetrische) arthritische PIP-Weichteilschwellung

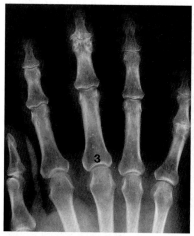
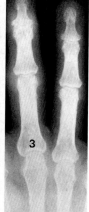

**Abb. 6.** *Asymmetrische* Silhouettenvorwölbungen bei DIP- und PIP-Arthrose prägen das „deformierte Röntgenbild" der Arthrose mit

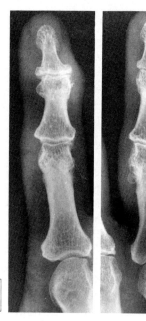

**Abb. 7.** 52jähriger Patient mit seit Jahren bekannter DIP-Polyarthrose (Heberden-Polyarthrose). Seit etwa 6 Wochen *langzeitige* schmerzhafte Morgensteifigkeit mehrerer bilateraler PIP-Gelenke (abgebildet ist nur PIP 3 rechts), systemische Entzündungszeichen, Nachweis der Rheumafaktoren. Im Röntgenbild haben die erkrankten PIP-Gelenke eine spindelförmige Silhouette. *Diagnose:* Koinzidenz von Polyarthrose und Rheumatoider Arthritis: *Pfropfarthritis*

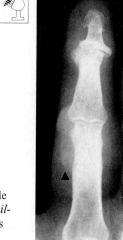

**Abb. 8.** Nach proximal reichende Kapselaussackung des PIP (*Pfeilspitze*) bei Pfropfarthritis, s. das „deformierte Röntgenbild" der DIP-Arthrose

(Abb. 6). Dieser differentialdiagnostische Hinweis hat bei der *Pfropfarthritis* (Abb. 7 und 8) praktische Bedeutung. Der Ausdruck „Pfropfarthritis" weist auf die Möglichkeit hin, daß ein Patient mit Handpolyarthrose zusätzlich und zufällig an Rheumatoider Arthritis erkranken kann. Die Häufigkeit der Fingerpolyarthrose macht eine solche Möglichkeit nicht nur zu einem theoretisch vorstellbaren Ereignis. In diesen Fällen tritt außer dem „deformierten Röntgenbild" der Fingerarthrose eine symmetrische oder spindelförmige – arthritisch bedingte – Schwellung auf, und zwar bevor noch das arthritische Kollateralphänomen und/oder die arthritischen Erosionen den Weg zur Diagnose erleichtern.

MEMO

> Polyarthrose + Rheumatoide Arthritis = Pfropf-
> arthritis.

Je dünner der physiologische Weichteilmantel des betroffenen Gelenks ist, desto eher gibt sich die zusätzliche Schwächung der Röntgenstrahlen durch den pathologischen *Gelenkinhalt* (Abb. 9 und 10) auch als Weichteilverdichtung zu erkennen; denn die Strahlenschwächung hängt auch von der Dicke des durchsetzten Gewebes ab. Ein blutreicher Erguß und/oder die hämorrhagische Synovialisinfiltration erhöhen durch ihren *Eisen*gehalt das Ausmaß der Strahlenschwächung. Entsprechendes gilt für intrakavitär niedergeschlagenes Mono*natrium*uratmonohydrat (Abb. 11 und 12). Der Gelenkweichteilschatten wird dadurch „dichter". Dies ist allerdings nur an Gelenken mit dünnem Weichteilmantel, z. B. an den Fingern und Zehen, zu erkennen. Dicke periartikuläre Weichteile „nivellieren" nämlich die Schwächungsdifferenzen und damit die Filmschwärzung, da die effektive Ordnungszahl der durchstrahlten Materie sich in der Filmschwärzung widerspiegelt.

Ein Gelenkerguß, der unter hohem Exsudationsdruck steht, z. B. bei Kindern mit intrakapsulären Frakturen ohne Kapselriß, kann gelegentlich den röntgenologischen Gelenkspalt an den Finger- und Zehengelenken erweitern – Seitenvergleich! Dieses Röntgenzeichen ist dagegen bei Erwachsenen nur

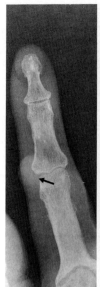
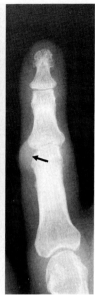

**Abb. 10.** Bei zwei Patienten mit Rheumatoider Arthritis fällt die arthrozelenartige Aussackung der Gelenkkapsel auf (*Pfeile*). An den PIP ist dies kein seltener Befund. Er gibt sich röntgenologisch besonders zu erkennen, wenn ein Erguß die Arthrozele „aufbläht"

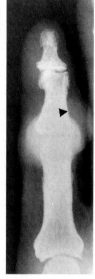

**Abb. 11.** PIP-Arthritis bei Gicht. Der Erguß stellt sich „dichter" dar als üblicherweise (Erfahrung!), da die Harnsäure als Natriumsalz vorliegt – die Schwächung der Röntgenstrahlen hängt u. a. von der Ordnungszahl der durchstrahlten Materie ab. Zusätzlicher Weichteiltophus (*Pfeilspitze*)

selten zu beobachten, es sei denn, bei dem arthritisch erkrankten oder traumatisierten Patienten besteht eine konstitutionell bedingte Schlaffheit des Kapsel-Band-Apparates.

MEMO

> Intrakavitäre Volumenvermehrung in den MCP 2–5? Die Metakarpuskopfdistanzen und Metakarpalfettstreifen beachten.

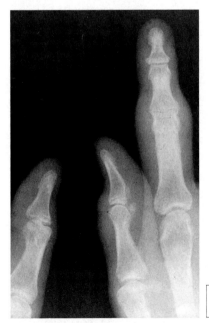

**Abb. 9.** Intraartikuläre arthritische Volumenvermehrung im rechten PIP 2 und im IP (Interphalangealgelenk des Daumens)

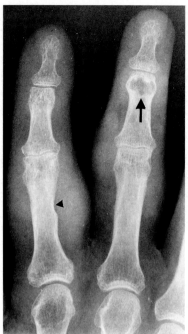

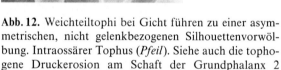

**Abb. 12.** Weichteiltophi bei Gicht führen zu einer asymmetrischen, nicht gelenkbezogenen Silhouettenvorwölbung. Intraossärer Tophus (*Pfeil*). Siehe auch die tophogene Druckerosion am Schaft der Grundphalanx 2 (*Pfeilspitze*)

*Metakarpuskopfdistanzen.* An den MCP 2–5 fallen normalerweise unterschiedliche Metakarpuskopfdistanzen auf (Abb. 16). Jede stärkere Volumenvermehrung in den MCP führt zu einer *Metakarpuskopfdistanzierung,* die nicht mehr der empirisch abgeleiteten Regel entspricht oder sich im Seitenvergleich offenbart (s. Abb. 20, 23). Außerdem sind veränderte (pathologisch vorgewölbte) Randkonturen der Hand (Abb. 22) und die Metakarpalfettstreifen, soweit sie zwischen den MCP zu erkennen sind, Indikatoren einer intrakavitären Volumenvermehrung (Abb. 16–23).

MEMO

> Der Wurstfinger bzw. die Wurstzehe ist die Metapher für ein Maximalödem des Fingers (der Zehe) mit Begradigung seiner (ihrer) Konturen.

*Daktylitis.* Der sog. Wurstfinger, die Daktylitis, zeigt eine silhouettennivellierende Schwellung der Fingerweichteile, ein Maximalödem, an. In Abhängigkeit von der Erkrankung kann der Wurstfinger ohne oder mit Beteiligung der Fingergelenke entstehen (Abb. 24–28). Voraussetzung für die Entstehung eines **arthrogenen** Wurstfingers sind ein arthri-

tischer Mehretagenbefall *plus* ein extraartikuläres Ödem.

Wurstfinger bzw. Wurstzehen kommen bei akuten und subakuten Schüben der seronegativen Spondarthritiden, also auch bei der Arthritis psoriatica, bei der reaktiven Arthritis einschließlich des Reiter-Syndroms, bei der Lyme-Borreliose, beim Gichtanfall, bei der Sarkoidose, bei Weichteilinfektionen mit oder ohne Gelenkbefall, bei der Osteomyelitis und traumatisch bedingt vor (Abb. 24; s. Abb. 75). Wurstzehen treten auch bei neuropathischen Osteoarthropathien auf.

Zur röntgenologischen Differentialdiagnose der Daktylitis geben die Abbildungen 29–31 Hinweise.

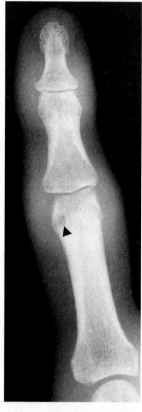

**Abb. 13.** Arthritische DIP- und PIP-„Spindeln". Im subchondralen Bereich der Grundphalanx ist eine sog. Signalzyste (*Pfeilspitze*) zu erkennen, d. h., eine zystenartige (kugelige, geodenartige) kleine Osteolyse ist nach der Resorption einer fokalen rheumatoiden Knochen(mark)nekrose als *erstes* arthritisches Direktzeichen bei der Rheumatoiden Arthritis entstanden. Daher gilt: *oligo- oder polyartikuläre arthritische PIP- und/oder MCP-Weichteilzeichen* plus *eine oder mehrere Signalzysten = Verdacht auf inzipiente Rheumatoide Arthritis,* die durch das arthritische Weichteilzeichen im DIP (Erguß) nicht entkräftet wird. Bei mehr als 10% der Patienten mit Rheumatoider Arthritis kommen nämlich flüchtige, nichterosive DIP-Arthritiden vor

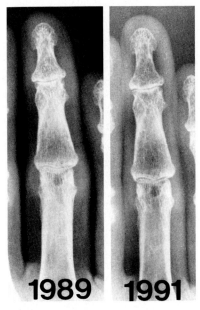

**Abb. 14.** Rheumatoide Arthritis, bei der es zwischen *1989* und *1991* zu einer Remission im PIP 3 links kommt, d. h. Rückgang der arthritischen Weichteilzeichen (*1991* normale Gelenksilhouette). Die arthritischen Direktzeichen (Verschmälerung des röntgenologischen Gelenkspalts, Geode) zeigen keine Progredienz

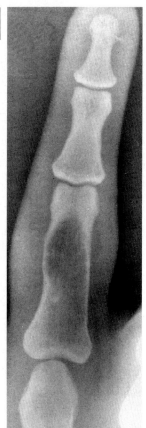

**Abb. 15.** Enchondrom der Grundphalanx mit typischem expansivem Wachstum, das eine „harte" Weichteilvorwölbung verursacht

**Abb. 16.** Physiologische Sequenz der Metakarpuskopfdistanzen (2/3 > 4/5 ≥ 3/4). *Pfeilspitzen:* interartikuläre Baufettphänomene – Fettstreifen –, die allerdings nicht immer so ausgeprägt sind wie hier. Diese ***Metakarpalfettstreifen*** werden verformt, verlagert oder ausgelöscht, wenn in den MCP ein Erguß, Synovialisproliferationen und/oder ein periartikuläres Ödem aufgetreten sind

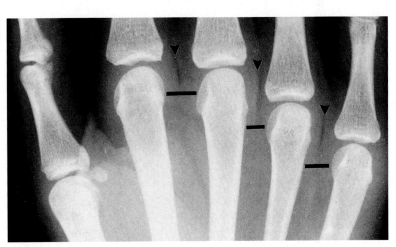

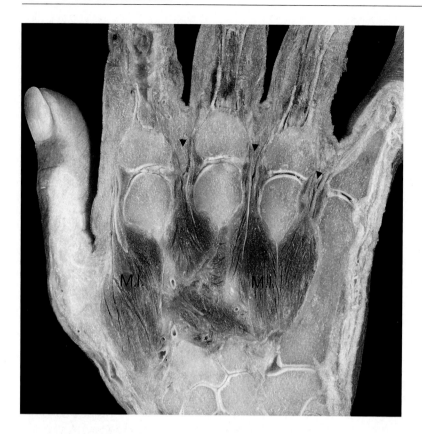

**Abb. 17.** Darstellung der Metakarpalfettstreifen (*Pfeilspitzen*) im anatomischen Präparat. Diese interartikulären Fettstreifen befinden sich zwischen den Sehnen der Mm. interossei dorsales (*M.I.,* nur teilweise markiert). Die Sehnen der Mm. interossei dorsales liegen der Gelenkkapsel der MCP unmittelbar an. (Archiv und Präparation Prof. Dr. B. Tillmann, Kiel)

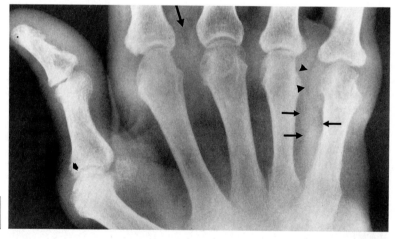

**Abb. 18.** Arthritischer Erguß und/oder arthritische Synovialisproliferationen wölben die Silhouette des MCP 1, 2 und 5 vor. Der interartikuläre Fettstreifen zwischen MCP 2 und 3 ist zu erkennen (*Pfeil*), erscheint jedoch im Vergleich zur Darstellung in Abb. 16 unscharf konturiert und „verkürzt". Der Fettstreifen zwischen MCP 4 und 5 ist bogig verlagert (*Pfeilspitzen*). *Kleine Pfeile:* die (entzündlich) geschwollene palmare Flexorensehnenscheide für den 5. Finger. *Kurzer Pfeil:* osteoproliferative Phänomene am Gelenkkapselansatz, die fibroostitische Vorgänge widerspiegeln. In Verbindung mit der „Vergrößerung" eines Sesambeins am MCP 1 kommen diese osteoproliferativen Befunde nur bei peripheren Arthritiden im Verlauf seronegativer Spondarthritiden vor!

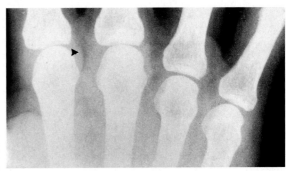

**Abb. 19.** Der Erguß im MCP 2 verlagert den Metakarpalfettstreifen (*Pfeilspitze*) bogig. Außerdem gibt er sich durch seine „Dichte" zu erkennen

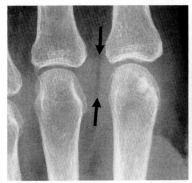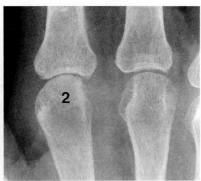

**Abb. 20.** Arthritis im rechten MCP 2 führt zur Distanzierung der Metakarpusköpfe 2/3 und zur fast vollständigen Auslöschung des interartikulären Metakarpalfettstreifens (vgl. die gesunde Gegenseite, *Pfeile*), außerdem arthritische gleichmäßige Verschmälerung des röntgenologischen Gelenkspalts

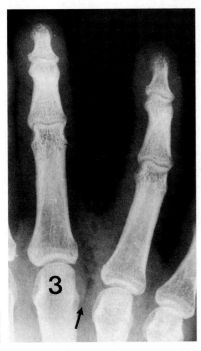

**Abb. 22.** Irregulär konturierte Weichteilverdichtung, die seitlich im MCP 5 sichtbar ist (*Pfeilspitzen*, s. Abb. 18). Sie entspricht in erster Linie einer Synovialisproliferation (Patient mit Rheumatoider Arthritis)

**Abb. 21.** Frische Rißwunde in der Interdigitalfalte zwischen dem 3. und 4. Finger, in die Luft eingedrungen ist. Sie hat sich auch in den interartikulären Fettstreifen – Metakarpalfettstreifen – fortgesetzt (*Pfeil*) und grenzt die Gelenkkapsel des MCP 3 von außen ab

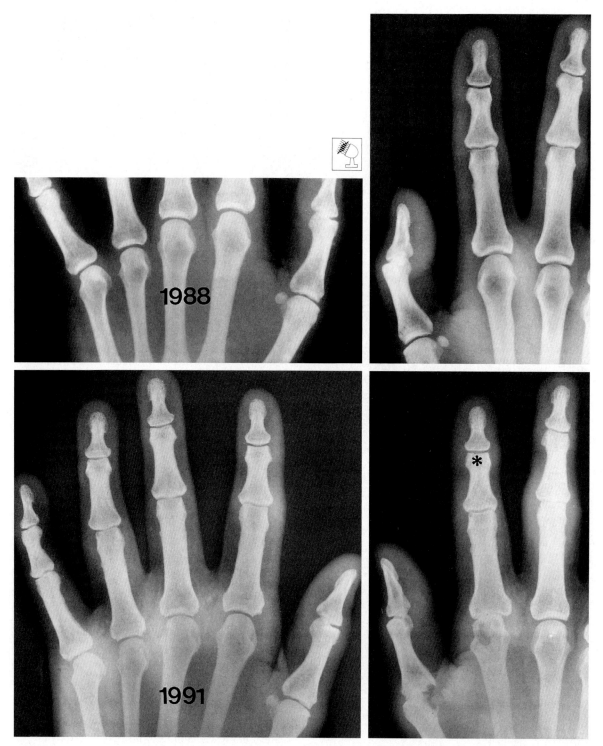

**Abb. 23.** Rheumatoide Arthritis. *1988:* MCP-2-Arthritis rechts (Metakarpuskopfdistanz vergrößert, Metakarpalfettstreifen ausgelöscht). Im Verlauf (bis *1991*) entwickelt sich eine erosive Arthritis vor allem in den MCP 1 und 2 rechts (Erosionen, Verschmälerung des röntgenologischen Gelenkspalts, arthritische Begleitzysten, Subluxationsstellung). Außerdem zeigen sich arthritische Weichteilzeichen an den MCP 1–5 links, 1 und 2 rechts, am PIP 3 rechts, PIP 2 links, DIP 2 rechts und IP links. Die Kombination PIP und MCP entspricht dem manuellen Befallmuster der Rheumatoiden Arthritis. Der DIP-Befall (*Asterisk*) gehört nicht zum typischen manuellen Befallmuster der Rheumatoiden Arthritis. Er wird jedoch bei mindestens 10% der Patienten mit Rheumatoider Arthritis überwiegend in Form der arthritischen Weichteilzeichen – also als nichterosive Arthritis – beobachtet (s. Abb. 13). An den PIP und MCP, den Gelenken des Befallmusters der Rheumatoiden Arthritis, nehmen die Arthritiden in der Regel einen erosiven, zerstörerischen Verlauf

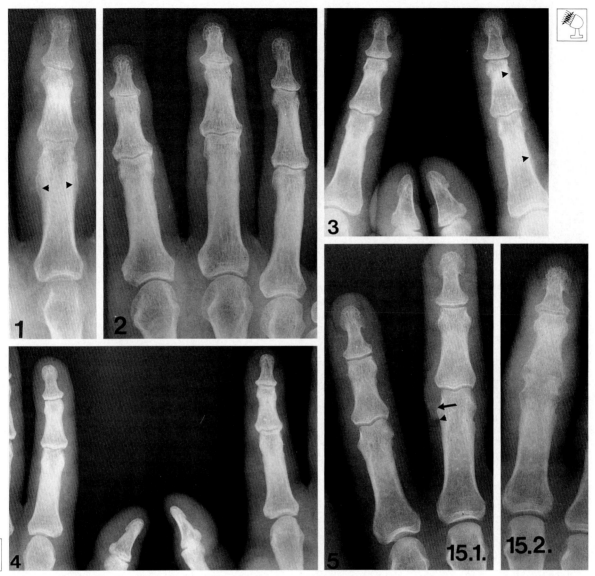

**Abb. 24.** Röntgenaspekte des sog. Wurstfingers – *Daktylitis*: Voraussetzungen für die Entstehung eines *arthrogenen* Wurstfingers sind: arthritischer Mehretagenbefall *plus* extraartikuläres Ödem. Wurstfinger (Wurstzehen) kommen bei akuten und subakuten Schüben der seronegativen Spondarthritiden, also auch bei der Arthritis psoriatica, bei der reaktiven Arthritis einschließlich des Reiter-Syndroms, bei der Lyme-Borreliose, beim Gichtanfall, bei der Sarkoidose, bei Weichteilinfektionen mit oder ohne Gelenkbefall, bei der Osteomyelitis und traumatisch bedingt vor. Wurstzehen gibt es auch bei neuropathischen Osteoarthropathien. **1** Arthritis psoriatica, Axialbefall – auch als Strahlbefall bezeichnet – (MCP, PIP, DIP), s. auch die Periostreaktionen an der Grundphalanx (*Pfeilspitzen*). **2** Arthritis psoriatica sine psoriase, Axialbefall des 2. und 3. Fingers. **3** Arthritis psoriatica, Axialbefall des rechten Zeigefingers, Periostreaktionen an der Grund- und Mittelphalanx (*Pfeilspitzen*). **4** Gichtanfall im 2. Finger rechts, vgl. kontralaterale Weichteildimensionen. **5** PIP-Infektion durch Hundebiß (*15. 1.*). *Pfeil:* Erguß, *Pfeilspitze:* in die Bißwunde eingedrungene Luft. Nach einem Monat (*15. 2.*) hat sich die Infektion phlegmonös ausgebreitet (Wurstfingeraspekt). Außerdem ist eine erosive Arthritis im PIP entstanden, s. auch das arthritische Kollateralphänomen (gelenknahe Entkalkung) in der PIP-Umgebung

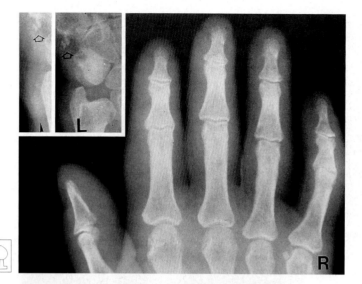

**Abb. 25.** Patientin mit noch nicht klassifizierter Mischkollagenose (sklerodermieverdächtige Hautläsionen im Gesicht). Gegen die Rheumatoide Arthritis sprechen folgende Röntgenbefunde: Wurstfinger 2, 3 und 5 (rechts), links (nicht abgebildet) Wurstfinger des 2. Strahles. Im Handwurzelbereich Calcinosis interstitialis circumscripta bilateral symmetrisch neben der Basis des MC 5 (*offene Pfeile*). Die Tenosynovitis des M. extensor carpi ulnaris (*Pfeilspitze*) kann bei allen entzündlich-rheumatischen Erkrankungen einschließlich der Kollagenosen vorkommen

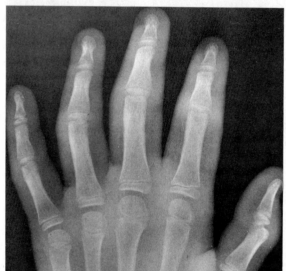

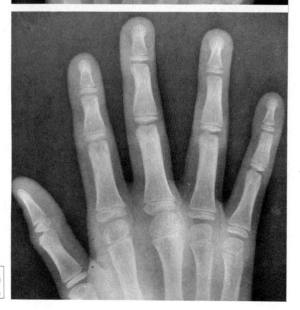

**Abb. 26.** Akute Arthritis sämtlicher Fingergelenke der linken Hand mit extraartikulärer Ödemausbreitung. Auf die MCP-Arthritis weisen hin: Metakarpuskopfdistanzierung (vgl. gesunde Hand) und die Auslöschung der interartikulären Fettstreifen zwischen den Metakarpusköpfen. 10jähriger Junge mit der 3. Attacke des familiären Mittelmeerfiebers

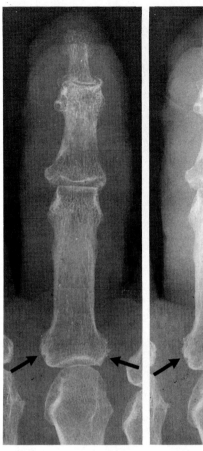
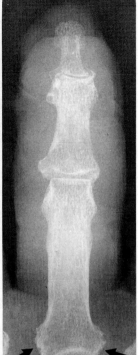

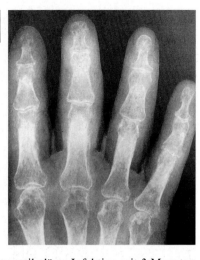

**Abb. 28.** Nach extraartikulärer Infektion seit 3 Monaten Phlegmone des Mittelfingers mit lamellärer Periostreaktion an der Grundphalanx. Inzwischen hat sich an allen Fingern eine Reflexdystrophie (Sudeck-Syndrom) entwickelt, d. h., eine nicht gelenkbezogene, z. T. fleckige Demineralisation ist zu erkennen; klinisch sind trophische Hautveränderungen aufgetreten

**Abb. 27.** Eine extraartikuläre Infektion breitet sich zur Mittelfingerphlegmone (Wurstfingeraspekt) aus (s. die sekundären Periostreaktionen, die das Übergreifen auf die Grundphalanx anzeigen, *Pfeile*). Die starke Weichteilschwellung hat die Interdigitalfalten „verkürzt"

**Abb. 29.** Sog. *Tatzenhand bei Akromegalie* mit homogener Verdickung der gesamten Fingerweichteile. Auffällig weite röntgenologische Gelenkspalten an den MCP. Randständiger Knochenanbau führt zur Verplumpung, s. Basen der Endphalangen. Knöcherne Auswüchse an den Gelenkknorpel-Knochen-Grenzen (angedeutet, *Pfeile*) können im Extremfall zum Röntgenbild der „Arthrose (Osteophyten!) mit weitem Gelenkspalt" führen (s. Abb. 30). Weitere fakultative Röntgenzeichen der Akromegalie sind: Kompaktaverbreiterung an kleinen Röhrenknochen, s. Metakarpalia. Produkt aus Längs- und Querdurchmesser (in mm) des medialen Sesambeines am MCP 1 > 30

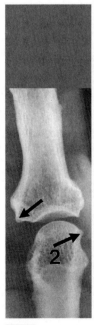
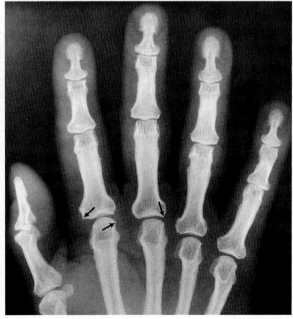

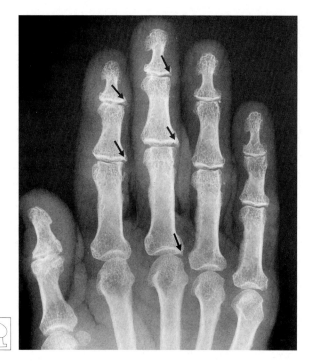

**Abb. 30.** Akromegalie, u. a. Bild der *„Arthrose mit weitem Gelenkspalt"* (*Pfeile,* s. Abb. 29, 320)

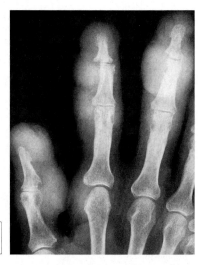

**Abb. 32.** Ausgedehnte subkutane Weichteiltophi bei Gicht. Darüber hinaus auch intraartikuläre (DIP, IP) und ossäre Tophi

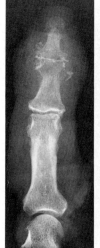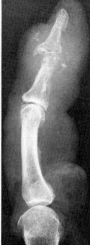

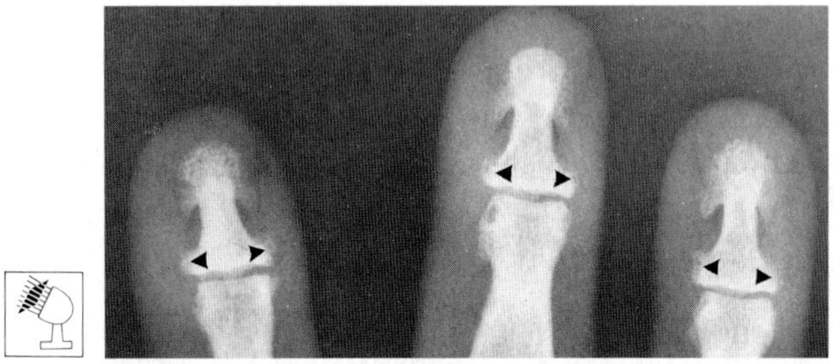

**Abb. 31.** Akromegalie mit typischem Formumbau der Endphalanx: Der Nagelfortsatz nimmt *„Spatenform"* oder *„Ankerform"* an. Knochenappositionen haben die Endphalanxbasen verbreitert (*Pfeilspitzen*)

**Abb. 33.** Massive Schwellung des Zeigefingers durch Panaritium articulare, d. h. eitrige Weichteilentzündung eines Fingers (einer Zehe) mit Einbruch in das benachbarte Gelenk. Die Arthritis des DIP zeigt sich an der Zerstörung des Gelenkknorpels und an „Knochenbröckeln" (Dissekaten der artikulierenden Knochen)

*Verunstaltungen der Fingersilhouette.* Sie sind in den Abb. 32–40 dargestellt. Dort betreffen sie die Weichteile und Knochen oder sind nur an den Fingerendgliedern aufgetreten.

MEMO

Die Tatzenhand des Akromegalen gibt sich u. a. im Röntgenbild als „nichtentzündliche Daktylitis" zu erkennen.

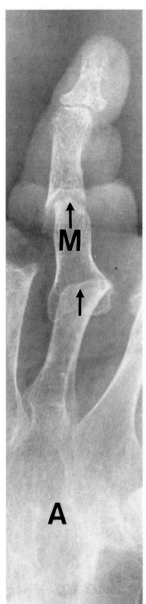

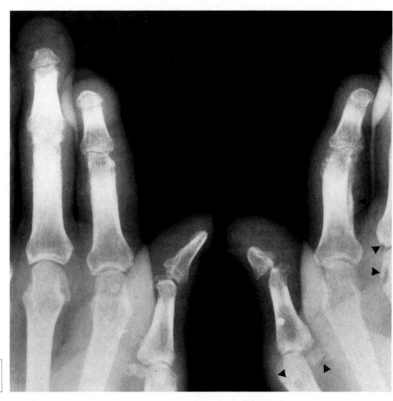

**Abb. 35.** Arthritis psoriatica mit artikulären und extraartikulären Entzündungsphänomenen. *Pfeilspitzen:* Weichteilschwellung durch Erguß und/oder Synovialisproliferation, Erosionen en profil und en face, diaphysäre Periostreaktion, Vergrößerung und Erosion der Sesambeine am rechten MCP 1. Außerdem fortgeschrittene Akroosteolysen ohne Akroatrophie der Weichteile

**Abb. 34.** Über Jahrzehnte abgelaufene Rheumatoide Arthritis. Der Prozeß hat die beiden arthritischen Endstadien – knöcherne Ankylose (*A*) und Mutilation (*M, Pfeile*) – erreicht. Die Fingerverkürzung durch arthritische Mutilation führt zum **Teleskopfinger.** Extreme allgemeine Demineralisation des Fingerskeletts wegen Funktionslosigkeit. Siehe das *nicht* erodierte DIP bei der Rheumatoiden Arthritis (manuelles Befallmuster!)

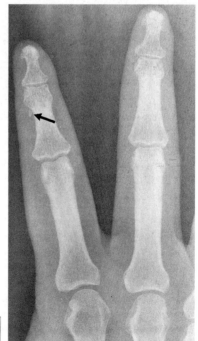

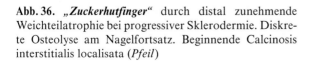

**Abb. 36.** *„Zuckerhutfinger"* durch distal zunehmende Weichteilatrophie bei progressiver Sklerodermie. Diskrete Osteolyse am Nagelfortsatz. Beginnende Calcinosis interstitialis localisata (*Pfeil*)

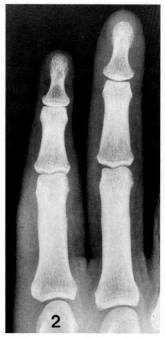

**Abb. 37.** Trockene Gangrän in Höhe des 2. Fingerend- und Fingermittelglieds beim Raynaud-Syndrom. Die ischämisch bedingte Reduktion der Fingerweichteile fällt durch die Silhouettenveränderung auf

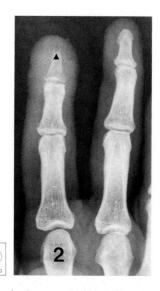

**Abb. 39.** Panaritium ossale mit akroosteolytischer Zerstörung des Nagelfortsatzes (*Pfeilspitze*) am Zeigefingerendglied. Die Weichteilschwellung hat sich nach proximal ausgebreitet

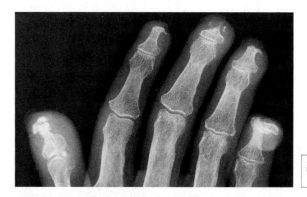

**Abb. 38.** Endphalanxakroosteolysen und Calcinosis interstitialis localisata (Thibierge-Weissenbach-Syndrom) bei progressiver Sklerodermie, s. auch die Beugekontraktur im DIP 5. Beugekontrakturen der (aller) Finger offenbaren sich als *„Krallenhand"*

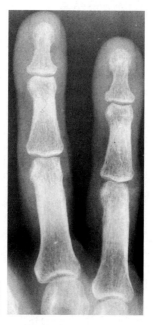

**Abb. 40.** Trommelschlegelfinger (Patient mit Bronchialkarzinom)

Extraartikulär orientierte, volare, den Fingerrücken aussparende Weichteilschwellungen mit oder ohne Knochenarrosionen weisen in erster Linie auf Sehnenscheidenerkrankungen der Flexorensehnen hin (Abb. 41–43).

MEMO

Nicht auf die Gelenke orientierte Weichteilschwellungen an der Volarseite der Finger sprechen für Sehnenscheidenerkrankungen der Fingerflexoren.

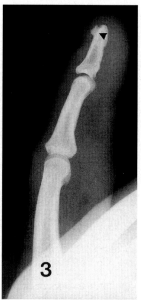

**Abb. 41.** Subunguale Exostose (*Pfeilspitze*). Röntgenuntersuchung wegen Flexorentenosynovitis, s. die volare Weichteilschwellung

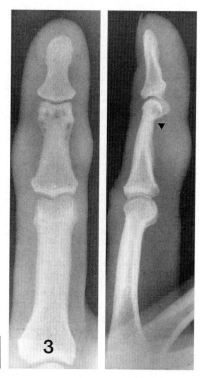

**Abb. 43.** Pigmentierte villonoduläre Synovitis der Flexorensehnenscheide. *Röntgenbefund:* mediale, laterale und volare *Weichteilschwellung* in Höhe des Mittelglieds mit volarer *Druckerosion* (*Pfeilspitze*). Außerdem sind aber auch *kleine Osteolysen* sichtbar. Diese dreifache Befundkombination ist ein charakteristisches Merkmal der *extraartikulären* pigmentierten villonodulären Synovitis

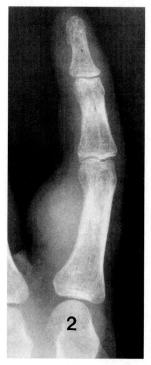

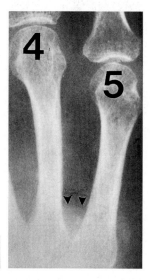

**Abb. 42.** Flexorentenosynovitis am Zeigefinger, deren Ätiologie nicht geklärt werden konnte. *Klinisch:* pralle elastische Schwellung, leichte Hautrötung; Bakterienkultur und Histologie ergaben eine aseptische, unspezifische Entzündung. Röntgenaufnahme in 45°-Supination

**Abb. 44.** Zwischen den Basen der Metakarpalien 4 und 5 zeigen die *Pfeilspitzen* auf einen distal konvexen Grautonsprung, der auf eine Tenosynovitis der Fingerextensoren (wahrscheinlich M. extensor digiti minimi) hinweist, vgl. mit dem homogenen Grauton zwischen den Basen der Metakarpalien 3 und 4 (Patientin mit Rheumatoider Arthritis)

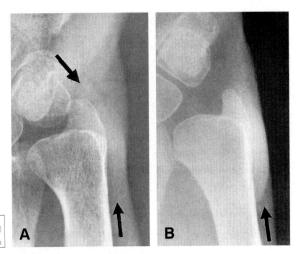

**Abb. 45. A** Normale Silhouette des Processus styloideus ulnae und seiner Weichteilumgebung. Die *Pfeile* weisen auf den Verlauf der Sehne des M. extensor carpi ulnaris (ECU) hin. Sie zieht durch das 6. Sehnenfach der Handstrecker. **B** Sehr diskrete Schwellung der ECU-Sehnenscheide bei Rheumatoider Arthritis (*Pfeil*)

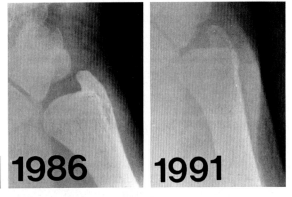

**Abb. 46.** Verlauf (*1986–1991*) einer ECU-Tenosynovitis mit Zunahme der Weichteilschwellung (Rheumatoide Arthritis)

*Mittelhandbereich.* Hier richtet sich der Blick auch auf die Weichteile zwischen den Basen der Mittelhandknochen. Dort können sich entzündete bzw. geschwollene Sehnenscheiden der proximalen Hand – dorsal: Fingerstrecker, volar: Fingerflexoren – als distal konvexe Weichteilverdichtung oder strangförmiger, nach distal ziehender Weichteilschatten zu erkennen geben (Abb. 44; s. Abb. 18). Falls keine verdickte Sehnenscheide zu palpieren ist, muß differentialtopisch an einen Erguß und/oder eine Syno-

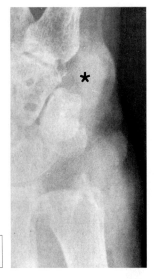

**Abb. 47.** Fortgeschrittene Rheumatoide Arthritis u. a. mit erosiver ECU-Tenosynovitis. *Asterisk:* sackartige Volumenzunahme im 5. Karpometakarpalgelenk (CMC) durch Erguß und/oder Synovialisproliferation. Topische Differentialdiagnose des markierten Weichteilschattens: Die Sehne des M. extensor carpi ulnaris setzt an der Basis des 5. Metakarpus an. Dieser Weichteilschatten könnte einer Aussackung der entzündlich geschwächten Wand seiner Sehnenscheide entsprechen

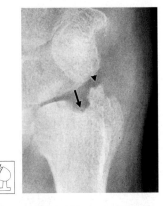

**Abb. 48.** Erosion des ulnaren Styloidfortsatzes durch ECU-Tenosynovitis bei Rheumatoider Arthritis. Typisch lokalisierte Erosion an der distalen Ulna durch distale Radioulnararthritis (*Pfeil*). Die Spitzenerosion des Processus styloideus ulnae (*Pfeilspitze*) zeigt dagegen eine Radiokarpalarthritis an. Der Griffelfortsatz der Elle kann also von 3 Seiten her „angegriffen" werden

vialisproliferation in den Intermetakarpalgelenken gedacht werden, da sich beide im Röntgenbild an derselben Stelle wie die genannten Sehnenscheiden abbilden können.

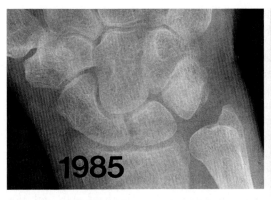
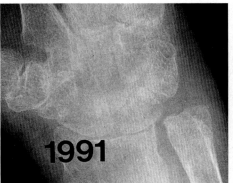
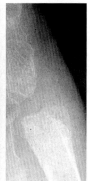

**Abb. 49.** Verlaufsbeobachtung einer Arthritis psoriatica, die zwischen *1985* und *1991* u. a. zur Bildung eines sog. *entzündlichen Os carpale*, zur Zerstörung des distalen Radioulnargelenks und zur „Amputation" des Processus styloideus ulnae führt

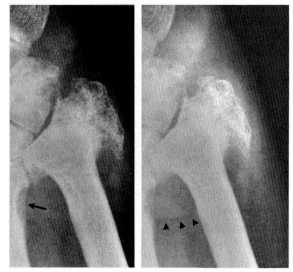

**Abb. 50.** Unregelmäßige Periostproliferationen durch ECU-Tenosynovitis bei fortgeschrittener Rheumatoider Arthritis. Der Erguß im distalen Radioulnargelenk hat den Recessus sacciformis nach proximal vorgestülpt (*Pfeilspitzen*) und außerdem zu einer Druckerosion am Radius geführt (*Pfeil*)

*Karpale Tenosynovitis.* Die *Sehne* und Sehnenscheide des *M. extensor carpi ulnaris* (ECU) verlaufen unmittelbar lateral vom ulnaren Griffelfortsatz (Abb. 45). Diese Sehnenscheide erkrankt bei der Rheumatoiden Arthritis so häufig, daß sie neben den PIP und MCP zum manuellen Befallmuster dieser Erkrankung gehört (s. Abb. 656). Bei anderen entzündlich-rheumatischen Erkrankungen ist diese Tenosynovitis ein viel selteneres Ereignis. Unilateraler Befall ohne Gelenksymptomatik sollte auch an eine bakterielle, vor allem tuberkulöse Entzündung denken lassen.

Die normale Sehnenscheide und Sehne setzen sich als schmaler, wenige Millimeter breiter, linearer oder flachbogiger Schatten vom subkutanen Fettgewebe und Griffelfortsatz ab.

Die Tenosynovitis des M. extensor carpi ulnaris führt zu einem abnormal breiten, weichteildichten Schatten, der sich lateralkonvex dem Processus styloideus ulnae anlegt (Abb. 46; s. Abb. 45). Im Verlauf der Tenosynovitis kann dieser Fortsatz erodiert werden oder sogar verschwinden (Abb. 47–49). Gelegentlich reagiert er mit periostaler Knochenneubildung (Abb. 50).

MEMO

Bei Gelenkbeschwerden an der Hand zeigt eine Weichteilschwellung neben dem unversehrten oder erodierten Processus styloideus ulnae mit hoher Wahrscheinlichkeit die Rheumatoide Arthritis an (Tenosynovitis der ECU-Sehne)

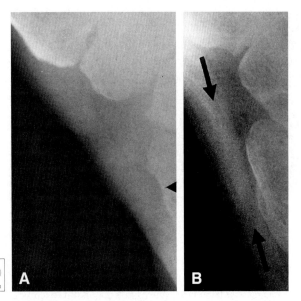

**Abb. 51. A** Die Tenosynovitis der gemeinsamen Sehnenscheide der Mm. abductor pollicis longus und extensor pollicis brevis – sie zieht durch das 1. Sehnenfach der Handstrecker – hat zu einer Weichteilverdickung medial und distal des *radialen* Griffelfortsatzes geführt. Außerdem ist dadurch eine Druckerosion entstanden (*Pfeilspitze*). (Patientin mit Rheumatoider Arthritis) **B** Normaler Röntgenaspekt dieser bitendinösen Sehnenscheide (*Pfeile*)

Durch das 1. Sehnenfach des Handrückens ziehen die *Sehne* und die gemeinsame *Sehnenscheide* der *Mm. abductor pollicis longus und extensor pollicis brevis*. Die Tenosynovitis dieser Muskeln – welcher Ätiologie auch immer – zeigt sich an einem mehr oder weniger breiten Weichteilschatten medial vom distalen Radius – Seitenvergleich! – und kann den Processus styloideus radii erodieren (Abb. 51).

***Tenosynovitis (Tendovaginitis) stenosans de Quervain.*** Sie tritt als isolierte Sehnenscheidenerkrankung (*ohne* Gelenkbefall) auf. Diese gynäkotrope Tenosynovitis wird als Folge einer chronischen (mechanischen) Sehnenüberlastung gedeutet. Dadurch kommt es zu einem schmerzhaften chronisch-entzündlichen Prozeß, der die Beweglichkeit einschränkt, als Verdickung sich dorsomedial vom Processus styloideus radii palpieren und röntgenologisch erkennen läßt. Die Sehnenscheide des 1. Sehnenfaches auf der Handstreckerseite wird am häufigsten betroffen.

MEMO

> Weichteilinfektionen, z. B. eine Phlegmone, können vielgestaltige Periostreaktionen auslösen, ohne daß eine Ostitis oder Osteomyelitis vorliegen muß.

***Schwellung der Handwurzelweichteile.*** Eine ödematöse oder sonstige Schwellung der Handwurzelweichteile verbreitert, verplumpt und wulstet auf der dorsovolaren Röntgenaufnahme die mediale (radiale) und/oder laterale (ulnare) Silhouette der Handwurzel – Vergleich mit der kontralateralen Handwurzel! Dieser Röntgenbefund hat nur eine beschränkte diagnostische Bedeutung, da auch Speicherfett solche Silhouettendeformierungen hervorrufen kann. Falls die Handwurzel mit den distal und proximal angrenzenden Weichteilen nur auf *einer* Handseite angeschwollen ist, erweckt dieser Befund den begründeten Verdacht auf eine Weichteilaffektion (Abb. 52).

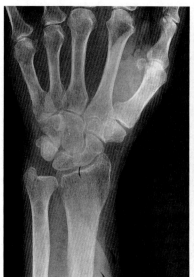
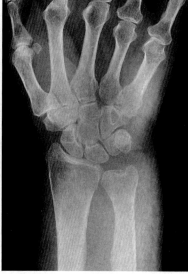

**Abb. 52.** Rechtsseitige Phlegmone im Bereich der ulnaren Anteile der Mittelhand, Handwurzel und des distalen Unterarms (vgl. die ausgeprägte, nicht gelenkbezogene Weichteilschwellung mit der gesunden Seite)

# 4 Die Fußsilhouette

Zur Information über das gesamte Gleitgewebe des Fußes müssen *mindestens* 4 Röntgenaufnahmen angefertigt werden:

1. die dorsoplantare Vorfußaufnahme,
2. die dorsoplantare Schrägaufnahme des Fußes,
3. die seitliche Rückfußaufnahme (Fersenbein mit seinen Nachbargelenken) und
4. das obere Sprunggelenk (OSG, Talokruralgelenk) a.-p. bei 10–15° Innendrehung des Beines (dadurch Äquidistanzierung der Malleolusrückfläche zur Filmkassette).

*„Landmarken".* Auch auf den Röntgenaufnahmen des Fußes gibt es „Landmarken", an denen sich eine intraartikuläre Volumenzunahme frühzeitig – Erguß – oder im Krankheitsverlauf – vor allem Synovialisproliferation – zu erkennen gibt. Wenn beide Vorfüße auf einer Röntgenaufnahme gleichzeitig belichtet werden, springen diese arthritischen Silhouettenveränderungen – Weichteilzeichen – besonders beim Seitenvergleich ins Auge. Der Blick richtet sich vor allem auf das Interphalangealgelenk (IP) der Großzehe (Abb. 53), auf die Metatarsophalangealgelenke (MTP) 1 (Abb. 54–64) und 5 (Abb. 65 und 66) sowie auf die *Metatarsuskopfdistanzen*. Deren normale Sequenz ist $4/5 \geq 1/2 > 3/4 > 2/3$. Diese Normaldistanzen werden jedoch von der Ausprägung des Fußquergewölbes beeinflußt (Abb. 67). Das wechselnde Nach- und Nebeneinander der arthritischen Weichteilzeichen, Kollateralphänomene und Direktzeichen prägen auch im Vorfußbereich das „destruierte Röntgenbild" der Arthritis (Abb. 68–71).

*Weichteilzeichen an den DIP und PIP.* Sie haben am Fuß nicht die gleiche diagnostische Bedeutung wie an der Hand. Diese Gelenke sollten jedoch ebenfalls genau gemustert werden.

## MEMO

> Weichteilschwellung medial des MTP 1 kann sein: Bursitis oder Druckschwiele – nur auf der dorsoplantaren Aufnahme – oder aber ein Gelenkerguß: Nachweis in beiden Aufnahmeebenen.

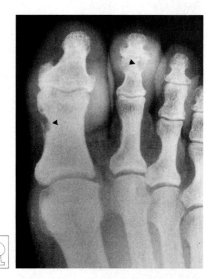

**Abb. 53.** Die dichte Schattengebung im IP der Großzehe und DIP der 2. Zehe spricht für intraartikuläre Uratabscheidung bei klinisch bekannter Gicht, s. auch die Tophusosteolysen (*Pfeilspitzen*)

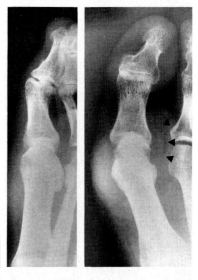

**Abb. 54.** Großer Erguß im MTP 1 bei infektiöser Arthritis. Der aufgehobene röntgenologische Gelenkspalt zeigt die Zerstörung des Gelenkknorpels an. Der Erguß hat den interartikulären Fettstreifen bogig verlagert (*Pfeilspitzen*)

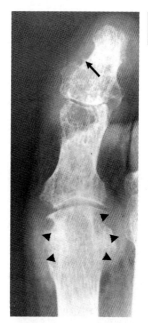

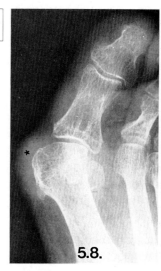
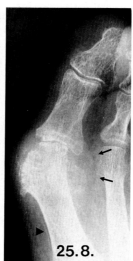

**Abb. 55.** Erguß im MTP 1 (*Pfeilspitzen*) bei chronischer Gicht mit teilweise randständigen Tophusosteolysen. Sog. Tophusstachel (*Pfeil*): Eine periostale Knochenexkreszenz ragt in einen Weichteiltophus hinein

**Abb. 58.** Eine eitrige Bursitis (*5.8., Asterisk*) greift auf das MTP 1 (Hallux valgus mit Sekundärarthrose) und auch extraartikulär auf den MT 1 über (*25.8.,* Periostreaktion, *Pfeilspitze*). Der Gelenkerguß im MTP 1 verlagert bogig den interartikulären Metatarsalfettstreifen (*Pfeile*)

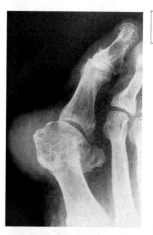

**Abb. 56.** Hallux valgus mit Pseudoexostose distal-medial am Metatarsale 1 und bursitischer Weichteilschwellung. MTP-1-Sekundärarthrose

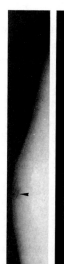
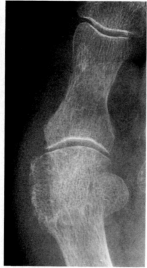

**Abb. 59.** Hallux valgus mit ulzerierter Druckschwiele (*Pfeilspitze*)

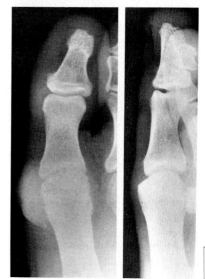

◁─────────────────────────────

**Abb. 57.** Massive extraartikuläre Schwellung medial vom MTP 1 (*klinisch:* Bursitis). Die extraartikuläre Lage der Weichteilschwellung zeigen an: Die asymmetrische Lage der Verdichtung zum Gelenk sowie die normale Darstellung (gestreckter Verlauf) der interartikulären Baufettstrukturen zwischen MTP 1 und 2. In der *2. Aufnahmeebene* fehlt die gelenkbezogene Weichteilschwellung

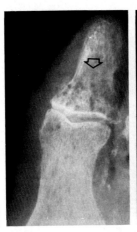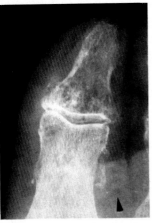

**Abb. 60.** Extra- und intraosäre Gasbildung bei feuchter Gangrän infolge peripherer arterieller Verschlußkrankheit (*Pfeilspitze* und *offener Pfeil*). (Ausschnitt aus einer Vorfußröntgenaufnahme in 2 Ebenen)

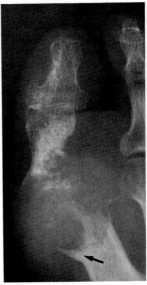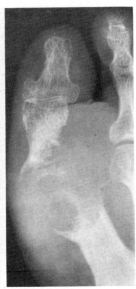

**Abb. 62.** Tophusosteolyse im 1. Strahl mit Ausbreitung in die Weichteile: In der Markhöhle der 1. Grundphalanx hat sich Urat auch als Kalziumsalz niedergeschlagen; überragender Knochenrand (*Pfeil*)

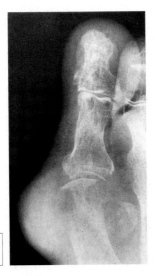

**Abb. 61.** Tophusosteolyse im 1. Strahl mit Ausbreitung in die Weichteile: Sog. *Tophushellebarde* am MT-1-Kopf, d. h. beidseitige randständige Tophusosteolyse, außerdem Tophuszerstörung im lateralen Sesambein

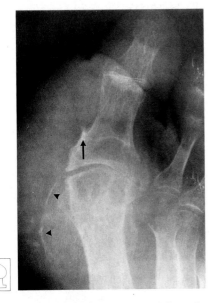

**Abb. 63.** Tophusosteolyse im 1. Strahl mit Ausbreitung in die Weichteile: Der Weichteiltophus medial vom MTP 1 hat eine verkalkte Kapsel (*Pfeilspitzen*); Tophusstachel (*Pfeil*)

---

MEMO

Der Urattophus wirkt:
osteolytisch (Lochdefekt, ovale epi- bis meta- oder diaphysär ausgedehnte Tophusosteolyse, Tophushellebarde, Pseudotumor) und osteoplastisch (Tophusstachel, überhängender Knochenrand, Pilzform des Metatarsuskopfes).

MEMO

Bei der akuten Gichtattacke, z. B. im MTP 1, breiten sich Schwellung (Weichteilzeichen) und Rötung weit auf die Gelenkumgebung aus. Die Fehldiagnose „Phlegmone" droht beim 1. Anfall!

MEMO

Bei feuchter Gangrän beweist intraossäre Gasbildung die Knocheninfektion.

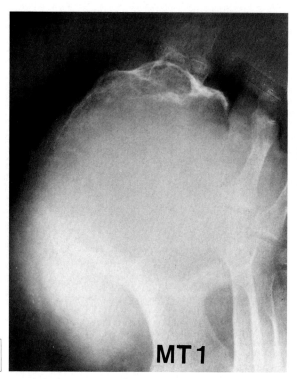

**Abb. 64.** Tophusosteolyse im 1. Strahl mit Ausbreitung in die Weichteile: Der Riesentophus wirkt als expansive Raumforderung: „*gichtiger Pseudotumor*"

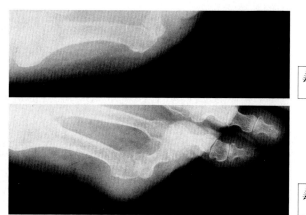

**Abb. 66.** Normale Weichteilsilhouette des lateroplantaren Fußbereichs auf der Schrägaufnahme (*oberer Bildteil*). Silhouettenveränderung, hervorgerufen durch eine Bursitis intermetatarsophalangea 4/5 (*unterer Bildteil*)

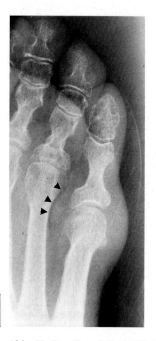

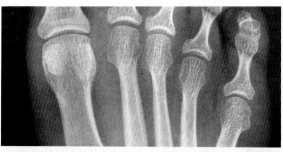

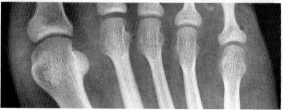

**Abb. 67.** Beispiele für die physiologischen Metatarsuskopfdistanzen: $4/5 \geq 1/2 > 3/4 > 2/3$. Die numerischen Abstände der Metatarsusköpfe werden vom Quergewölbe des Fußes beeinflußt; die angegebenen Relationen bleiben jedoch weitgehend konstant. Die interartikulären Metatarsalfettstreifen sind nur an einzelnen MTP zu erkennen – dies zeigt die Inkonstanz dieses Baufetts

**Abb. 65.** Der Erguß im MTP 5 gibt sich an einer bogigen Vorwölbung der Fußrandsilhouette, bogigen Verlagerung des Metatarsalfettstreifens (*Pfeilspitzen*) und leichten Distanzierung der MT-Köpfe 4/5 zu erkennen

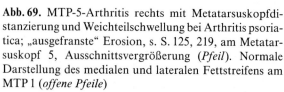

**Abb. 69.** MTP-5-Arthritis rechts mit Metatarsuskopfdistanzierung und Weichteilschwellung bei Arthritis psoriatica; „ausgefranste" Erosion, s. S. 125, 219, am Metatarsuskopf 5, Ausschnittsvergrößerung (*Pfeil*). Normale Darstellung des medialen und lateralen Fettstreifens am MTP 1 (*offene Pfeile*)

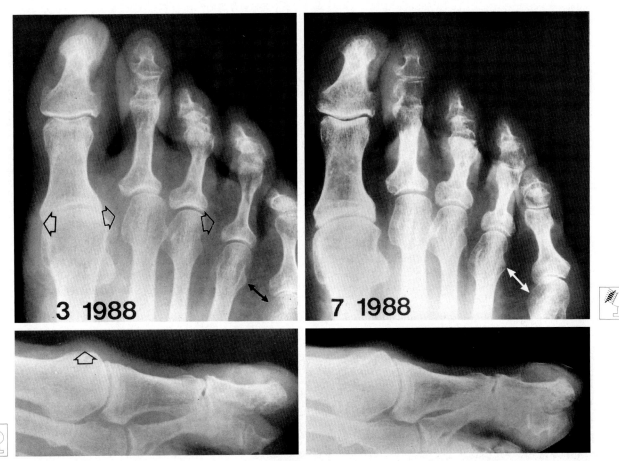

**Abb. 68.** Arthritis der MTP 1 und 3 (*offene Pfeile*) mit Gelenkerguß (Fettstreifenverlauf) und Metatarsuskopfdistanzierung. Im Beobachtungszeitraum (*3/1988 bis 7/1988*) bilden sich beide Arthritiden zurück; im 5. MTP tritt jedoch eine Arthritis neu auf (vgl. Metatarsuskopfdistanzierung 4/5, *Doppelpfeile*, laterale Weichteilschwellung)

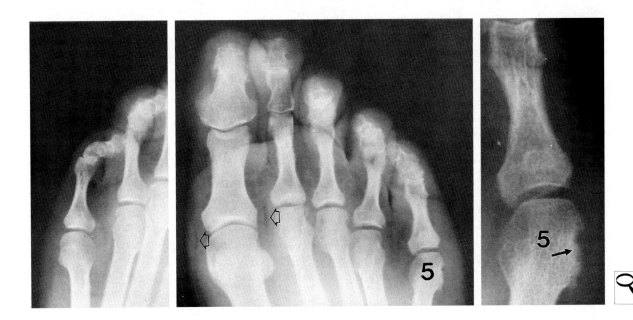

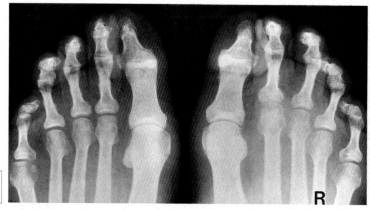
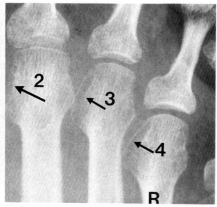

**Abb. 70.** Bei Simultanexposition beider Vorfüße auf einem Röntgenfilm stellen sich die Metatarsalien 2–4 der rechten Seite im Vergleich zur linken vergrößert dar. Dies weist auf eine Weichteilschwellung bei (subakuter) Arthritis hin, die den Objekt-Film-Abstand vergrößert (Gesetze der Zentralprojektion!). Im Seitenvergleich fallen außerdem das arthritische Kollateralphänomen (gelenknahe Demineralisation) und ein Abbau der subchondralen Grenzlamelle am Kopf des MT 2 (*Pfeil*) auf. An den Metatarsalia 3 und 4 ist sie noch erhalten (*kleine Pfeile*)

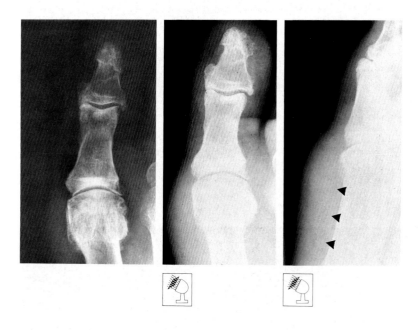

**Abb. 71.** Akute Attacke im MTP 1 bei chronischer Gicht. Das periartikuläre Ödem – typisch für einen Gichtanfall – setzt sich vor allem nach proximal auf extraartikuläre Weichteile fort (*Pfeilspitzen*). Die gleichmäßige Verschmälerung des röntgenologischen Gelenkspalts im MTP 1 zeigt den chronischen Verlauf der Gicht an (Gelenkknorpelzerstörung)

MEMO

Bei jeder MTP-1-Arthrose ohne Fehlstellung sollte der Harnsäureserumspiegel bestimmt werden.

MEMO

Grundsätzliches Phänomen der *Arthritis*: das „destruierte Röntgenbild" (an den Gelenksockeln dominiert das „Minus").
Bei der *Arthrose* überwiegt das „Plus" an den Gelenksockeln: „deformiertes Röntgenbild".

*Wurstzehe.* Bei gleichzeitigem arthritischem Befall des DIP bzw. IP, des PIP und MTP kann ein extraartikulär sich ausbreitendes entzündliches Ödem die gelenkbezogene Anschwellung verstreichen. Dann entsteht eine Wurstzehe: *Daktylitis* (s. Abb. 72–75). Ein entsprechender visueller und röntgenologischer Aspekt ist auch bei einer ausgedehnten Infektion der Weichteile mit oder ohne Beteiligung der Zehengelenke zu erwarten. Zu den Ursachen der Daktylitis an den Zehen oder Fingern s. S. 14.

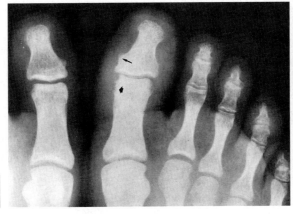
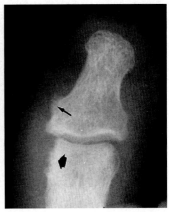

**Abb. 72.** Arthritis psoriatica mit Schwellung des 1. Strahls („Wurstzehe", Daktylitis): Diagnostisch wichtige „ausgefranste" Erosion (*kurzer Pfeil*) am IP, „Protuberanzen" (*Pfeil*) und Arthritis (Weichteilschwellung) des DIP 4

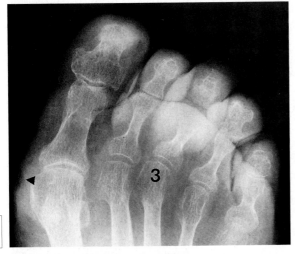

**Abb. 73.** „Wurstzehe" (Daktylitis) am 3. Strahl bei Gichtanfall. Ulzerierter Weichteiltophus medial des MT-Kopfes 1; Ulkuskrater (*Pfeilspitze*)

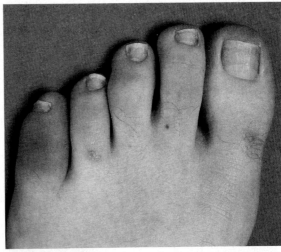

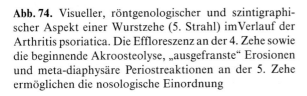

**Abb. 74.** Visueller, röntgenologischer und szintigraphischer Aspekt einer Wurstzehe (5. Strahl) im Verlauf der Arthritis psoriatica. Die Effloreszenz an der 4. Zehe sowie die beginnende Akroosteolyse, „ausgefranste" Erosionen und meta-diaphysäre Periostreaktionen an der 5. Zehe ermöglichen die nosologische Einordnung

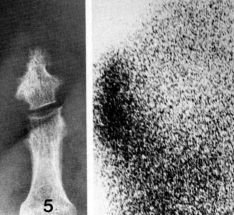
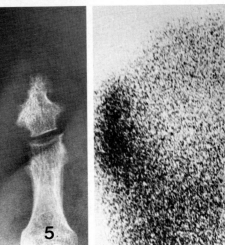

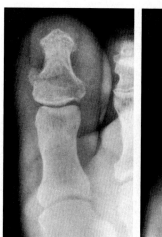
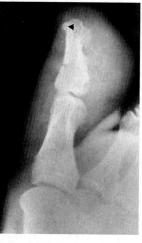

**Abb. 75.** Das Begleithämatom der Endphalanxfraktur hat zu einer wurstzehenartigen Auftreibung der Großzehe geführt. *Nebenbefund:* Subunguale Exostose (*Pfeilspitze*)

*Schrägaufnahme.* Die Silhouette des Fußrückens wird auf Schrägaufnahmen von den Gelenkspalten des 1. Tarsometatarsal-, Kuneonavikular- und Talonavikulargelenks unterbrochen. Eine Volumenzunahme in deren Gelenkhöhlen, beispielsweise ein Erguß, wölbt sich halbkugelig in das Fettgewebe des Fußrückens vor und gibt sich auf diese Weise röntgenologisch zu erkennen (Abb. 76–79).

Falls dieser Befund zwischen Talus und Navikulare beobachtet wird, spiegelt er eine (entzündliche) Reaktion der *vorderen* Kammer des unteren Sprunggelenks, also der gesamten Articulatio talocalcaneonavicularis, wider (Abb. 80). Der kleine halbkugelige Schatten am oberen Rand des talonavikulären röntgenologischen Gelenkspalts ist dann die „Spitze des Eisbergs".

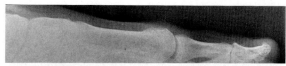
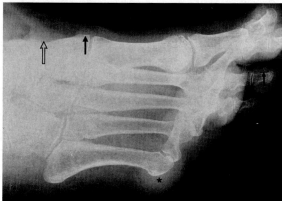
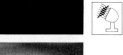
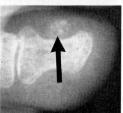

**Abb. 77.** Röntgenologischer Ergußnachweis im 1. Tarsometatarsal- und Kuneonavikulargelenk (*Pfeil, offener Pfeil*). Außerdem fallen 2 andere pathologische Röntgenbefunde auf: Eine Weichteilschwellung projiziert sich plantar vom Metatarsuskopf 5 (*Asterisk*) = Bursitis intermetatarsophalangea 4/5 und Kalkniederschlag dorsal der Endphalanx 2 = Tendinitis calcificans mit umgebender Weichteilschwellung (*Pfeil,* s. Ausschnittvergrößerung). *Oberer Bildteil:* Normaler Röntgenbefund des Fußrückens auf Schrägaufnahmen (s. Abb. 78–79)

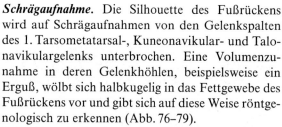

**Abb. 76.** Der Erguß im 1. Tarsometatarsalgelenk wölbt sich halbkugelig in das subkutane Fettgewebe des Fußrückens vor. Ursache für die Gelenkreaktion ist die sog. *Kuneiforme-Exostose* (*Pfeil*). Sie erscheint als sicht- und tastbarer Vorsprung am Os cuneiforme mediale und tritt als Formanomalie, reaktiv bei Senkung des Fußgewölbes, aber auch beim Hohlfuß und als Arthrosefolge auf

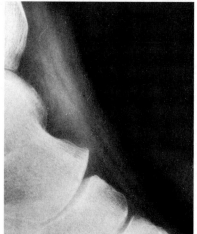

**Abb. 78.** Der streifige Aspekt im proximalen Fußrückenabschnitt entsteht durch die Extensorensehnenscheiden, zwischen denen sich Fettgewebe befindet

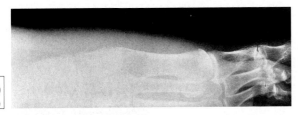

**Abb. 79.** Ein kardiales Ödem hat zu einer gleichmäßigen Anschwellung des Fußrückens geführt und die verschiedenen Gewebestrukturen „homogenisiert"

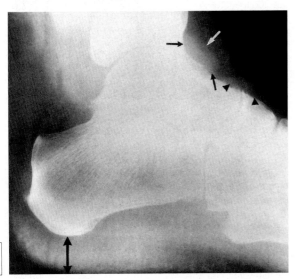

**Abb. 80.** Rheumatoide Arthritis. Volumenvermehrung (Erguß, Synovialisproliferation) im Talonavikulargelenk (*Pfeilspitzen*) und im Talokruralgelenk. Der Befund im oberen Sprunggelenk gibt sich vor allem durch eine recessusartige Vorwölbung nach vorne zu erkennen (*Pfeile*). *Nebenbefund:* Fibroostose am Achillessehnenansatz. Normale Sohlendicke unter der Ferse (*Doppelpfeil*) (s. Abb. 117, 118: Akromegalie)

***Subtalargelenk, Talokruralgelenk.*** Die anatomische Bezeichnung „unteres Sprunggelenk" faßt die diarthrotischen Verbindungen des Talus mit dem Kalkaneus und Navikulare unter funktionellen Gesichtspunkten zusammen. Tatsächlich besteht das untere Sprunggelenk aus einer vorderen – bereits geschilderten – und einer hinteren Kammer. Die *hintere* Gelenkkammer bildet das Subtalargelenk.
Eine intraartikuläre Volumenvermehrung (Erguß, Synovialisproliferation) der Articulatio subtalaris zeigt sich dort, wo die Silhouetten – Konturen – der

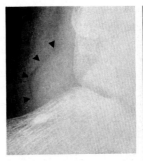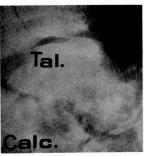

 **Abb. 81.** Arthritis im Subtalargelenk, s. die erosiven Veränderungen (*rechter Bildteil*). An typischer Stelle wölbt sich die arthritische Volumenvermehrung aus der hinteren Gelenkkammer halbkugelig vor (*Pfeilspitzen, Tal.* Talus; *Calc.* Kalkaneus)

Talusrolle und des hinteren oberen Fersenbeinanteils auf der seitlichen Rückfußaufnahme oder der seitlichen Röntgenaufnahme des oberen Sprunggelenks aufeinander zulaufen. Dort erscheint dann eine weichteildichte, sich von der Umgebung absetzende halbkugelige Vorwölbung, die der Kalkaneuskontur aufsitzt (Abb. 81).
Ein pathologisches Substrat im Kavum des oberen Sprunggelenks gibt sich ebenso wie am Subtalargelenk und an den genannten Gelenkspalten des Fußrückens röntgenologisch vor allem deswegen zu erkennen, weil zwischen ihm und dem intra- oder perikapsulären Fettgewebe Schwächungsunterschiede gegenüber Röntgenstrahlen bestehen. Auf der seitlichen Aufnahme des Talokruralgelenks erscheint dann eine recessusartige Vorwölbung nach vorn und/ oder hinten (Abb. 82 und 83). Die Gelenkkapsel des oberen Sprunggelenks ist vorne dünner und weiter als hinten. Daher wölbt sie sich bei einem Erguß stärker vor und ist besser zu erkennen als die hintere ergußbedingte Aussackung. Für den Ergußnachweis im Talokruralgelenk gilt die anatomische Voraussetzung, daß keine (traumatische) Ruptur der Gelenkkapsel vorliegt. In diesem Fall würde der pathologische Gelenkinhalt (traumatischer Erguß, intraartikuläre Blutansammlung) sich in das periartikuläre Bindegewebe ergießen und dort zur Weichteilverdichtung führen. Dann stellt sich der „entleerte" Recessus im Röntgenbild als „Negativ" dar (Abb. 84). Von den Weichteilzeichen des oberen und unteren Sprunggelenks muß differentialtopisch der Schatten eines Sehnenscheidenhygroms abgegrenzt werden (Abb. 85).

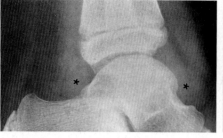
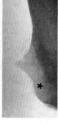

**Abb. 82.** Traumatischer Erguß im Talokruralgelenk bei 2 Patienten. Die Volumenvermehrung gibt sich im vorderen und hinteren (*linker Bildteil*) Recessus zu erkennen (*Asterisken*)

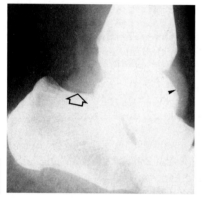

**Abb. 83.** Traumatischer Erguß im oberen Sprunggelenk (*Pfeilspitze*). Als Variante besteht eine Verbindung seiner Gelenkhöhle mit dem hinteren Subtalargelenk. Der kommunizierende Erguß wölbt daher die Kapsel des Subtalargelenks in typischer Weise vor (*offener Pfeil*, s. Abb. 81). Klinisch erwies sich das Subtalargelenk als intakt

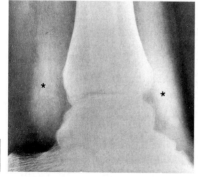

**Abb. 84.** Durch ein extraartikuläres Hämatom (*Asterisken*) stellen sich der vordere und hintere Gelenkrecessus als „Negativ" (Aussparung) dar. Das unscharf begrenzte retrotibiale Hämatom (*hinterer Asterisk*) muß vom scharf begrenzten, kranial-konvexen Hygrom der retromalleolären Sehnenscheiden unterschieden werden (s. Abb. 85)

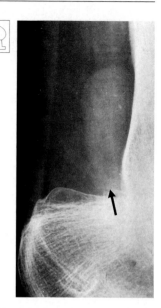

**Abb. 85.** Ein Sehnenscheidenhygrom bei Rheumatoider Arthritis wölbt sich in das präachilläre Baufett (Kager-Dreieck) vor (*Pfeil*)

***Das podale Gleitgewebe als Prädilektionsort.*** Dies gilt für verschiedene oligotop (an 2–4) oder polytop (an 5 oder mehr Gelenken) auftretende Erkrankungen.

*Rheumatoide Arthritis.* Sie befällt vorzugsweise die Metatarsophalangealgelenke und das IP der Großzehe. Im weiteren Verlauf kann sie jedoch auch auf die Gelenke des Mittel- und Rückfußes einschließlich des oberen Sprunggelenks übergreifen.

*HLA-B27-assoziierte seronegative Spondarthritiden.* Synonym werden sie auch als seronegative Spondylarthropathien bezeichnet. Dazu gehören der periphere Gelenkbefall bei Spondylitis ankylosans, die Arthritis psoriatica, das Reiter-Syndrom und andere reaktive Arthritiden, die enteropathischen Osteoarthropathien bei Enteritis regionalis (M. Crohn) und Colitis ulcerosa sowie die Juvenile chronische Arthritis. Sie manifestieren sich häufig an den MTP, am IP der Großzehe *und* am Rückfuß.

MEMO

> Akute (subakute) MTP-Arthritis + Wurstzehe + Fersenschmerzen = seronegative Spondarthritis.

*Gichtarthropathie.* Sie beginnt bei den meisten Patienten monoartikulär am MTP 1, bevor sie sich auf die anderen MTP und das IP der Großzehe ausbreitet oder sonstwo am Fuß oder extrapodal zu erkennen gibt.

*Fersensilhouette.* Die Hautsilhouette hinter und unterhalb des Fersenbeins und die knöcherne Kalkaneussilhouette erfahren bei lokalen pathologischen Prozessen, aber auch bei Systemerkrankungen, z. B. bei den (HLA-B27-assoziierten) seronegativen Spondarthritiden, viel seltener durch die Rheumatoide Arthritis, charakteristische Veränderungen. Dazu gehören die *Achillobursitis*, *Periostitis* und *Fibroostitis calcanei*.

*Haglund-Ferse.* Als Beispiel für einen *lokalen* abnormen Befund sei die *Haglund-Ferse* (Abb. 86 und 87) und ihre möglichen Komplikationen erwähnt. Das Eponym weist auf eine Formvariante des oberen Tuber-calcanei-Anteils hin. Anstelle der normalen harmonischen Rundung dieses Tuberabschnitts wölbt er sich nach oben (und gering nach hinten) vor und verändert dadurch die normale knöcherne Rückfußsilhouette. Der Druck des verformten Fersenbeins und der Gegendruck durch (enges) Schuhwerk kann benachbarte Weichteilstrukturen schädigen. Dadurch kommt es zu Fersenschmerzen und Anschwellungen, deren morphologisches Substrat sich röntgenologisch lokalisieren läßt.

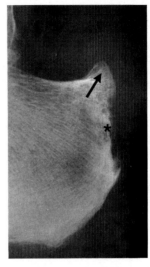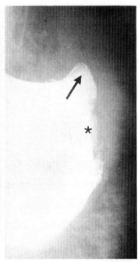

**Abb. 87.** Koinzidenz von Haglund-Ferse (*Pfeil*) und Rückfußveränderungen bei Spondylitis ankylosans (Fibroostitis am Achillessehnenansatz, Achillobursitis mit typischer Weichteilschwellung und ebenso typischer Erosion am Kalkaneus, *Asterisk*)

*Achillessehne.* Die normale Achillessehne (des M. triceps surae) hat 1 oder 2 cm proximal der hinteren oberen Tuberkante auf der seitlichen Röntgenaufnahme einen a.-p. Durchmesser bis zu 8 mm (Resnick et al. 1977) und setzt sich vom präachillären Fett – *Kager-Dreieck* oder *präachillärer Triangel* genannt – scharf konturiert ab (s. Abb. 207, 208). Entzündliche Sehnenveränderungen, beispielsweise als Komplikation der Haglund-Ferse, führen zu einer Sehnenverdickung und zum Verlust ihrer scharfen Vorderkontur. Die Achillessehnenruptur „löscht" das Kager-Dreieck durch das Begleithämatom oder resorptive entzündliche Vorgänge mehr oder weniger aus (s. Abb. 209).

*Bursa tendinis calcanei Achillis* (Bursa subachillea), *Achillobursitis.* Dieser Schleimbeutel liegt zwischen Achillessehne und oberem Tuberabschnitt (Abb. 88). Der röntgenologische Indikator für eine unversehrte Bursa subachillea ist der sog. retrokalkaneäre Fettrecessus – *Bursafettdreieck* –, der sich auf seitlichen Röntgenaufnahmen als eine kleine dreieckige Filmschwärzungsfigur mit Fettcharakter zwischen Achillessehne und oberer Tuberkontur abbildet (Abb. 89 und 90; s. Abb. 86).
Folgende diagnostische Regeln gelten: kraniokaudale Ausdehnung des Bursafettdreiecks ≤ 1 mm = Verdacht auf pathologisch veränderte Bursa; Recessusobliteration = pathologisch veränderter Schleimbeutel.

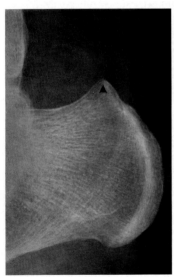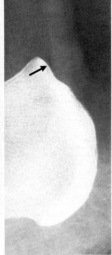

**Abb. 86.** Haglund-Ferse mit charakteristischer Höckerbildung (*Pfeilspitze*); *Pfeil:* „Bursafettdreieck"

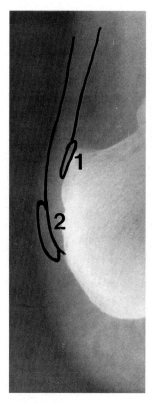

**Abb. 88.** Lokalisation der Bursa tendinis calcanei Achillis (*1*) und der Bursa subcutanea calcanea (*2*)

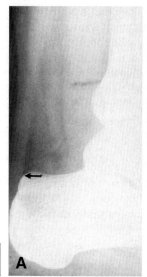 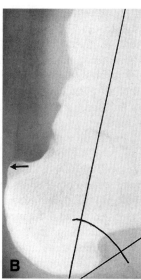

**Abb. 89. A** Darstellung des retrokalkaneären Recessus (*Pfeil*), der die Lokalisation der Bursa tendinis calcanei (Achillis) – auch Bursa subachillea genannt – anzeigt. Der retrokalkaneäre Recessus (Bursafettdreieck) ist auf der seitlichen Röntgenaufnahme des oberen Sprunggelenks in Neutralstellung zu beurteilen. **B** Röntgenaufnahmen in Dorsalflexion des oberen Sprunggelenks (Unterschenkelachse und Plantartangente sind eingezeichnet) eignen sich *nicht* zur Beurteilung des Bursafettdreiecks (*Pfeil*). Bei dieser Gelenkstellung wird die Achillessehne an den Kalkaneus gepreßt, und das Bursafettdreieck ist nicht mehr zu erkennen

Entzündliche Bursitiden geben sich nicht nur an einer Obliteration des Bursafettdreiecks zu erkennen, sondern wölben sich auch in das präachilläre Baufett vor (Abb. 91). Ein peribursales Ödem kann darüber hinaus größere Anteile des präachillären Fettdreiecks erfassen. Sie werden dadurch wasseräquivalent und „ausgelöscht" (Abb. 90–92). Außerdem führt die Achillobursitis häufig zu einer umschriebenen Verdickung und dorsalen Vorwölbung des Schattens der Achillessehne und zu einem weiteren Röntgenzeichen der Achillobursitis, dem sog. *Achillobursitisdefekt* am Tuber calcanei (Abb. 90–98). Den Röntgenaspekt der Kalkaneusperiostitis geben die Abb. 99–101 wieder.

MEMO

Achillobursitis: Auslöschung des Bursafettdreiecks, Vorwölbung der vergrößerten Bursa in das Kager-Dreieck oder angrenzende Teile des Kager-Dreiecks durch Ödem wasseräquivalent, umschriebene Vorwölbung der Achillessehne, Achillobursitisdefekt.

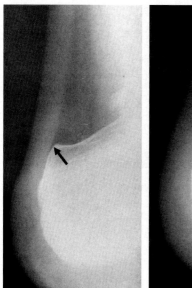
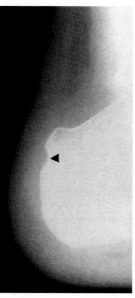

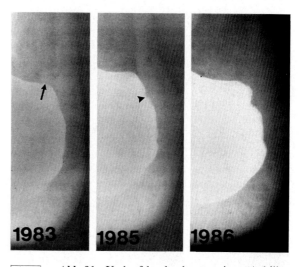

**Abb. 90.** Entwicklung einer Achillobursitis bei chronischem Reiter-Syndrom. Normalbefund (*linker Bildteil*): Achillessehnensilhouette regelrecht, retrokalkaneärer Recessus sichtbar (*Pfeil*). 3 Monate später hat sich die Achillobursitis klinisch manifestiert und zeigt sich röntgenologisch an 4 Merkmalen (*rechter Bildteil*):

1. Auslöschung des retrokalkaneären Recessus.
2. Das peribursitische Ödem macht Anteile des präachillären Baufetts (Kager-Dreieck) wasseräquivalent (weichteiläquivalent); dadurch schwinden dort die Schwärzungsunterschiede zwischen Fettgewebe und Achillessehne
3. Umschriebene Verdichtung und Vorwölbung der Achillessehne. Eine streckenweise Verdichtung der Achillessehne bei *sichtbarem* Bursafettdreieck spricht entweder für eine primäre Sehnenerkrankung (Tendinitis Achillis, s. Abb. 91) oder für eine Entzündung der Bursa subcutanea calcanea. Dieser Schleimbeutel liegt unter der Hackenhaut im Insertionsbereich der Achillessehne (s. Abb. 88).
4. Ein Achillobursitisdefekt ist am Kalkaneus aufgetreten (*Pfeilspitze*)

**Abb. 91.** Verlaufsbeobachtung einer Achillobursitis bei noch nicht klassifizierbarer seronegativer Spondarthritis. *1983:* Erstmals Achillobursitis (Obliteration des Bursafettdreiecks, Vorwölbung der vergrößerten Bursa in den präachillären Fettkörper, *Pfeil*). *1985:* Rückgang der Achillobursitis, jedoch ist auf der Aufnahme ein diskreter Achillobursitisdefekt am Kalkaneus zu erkennen (*Pfeilspitze*). Außerdem erscheint die Achillessehne in Höhe der Bursa verdickt: *Tendinitis Achillis. 1986:* Achillobursitisrezidiv mit peribursalem Ödem, Vergrößerung des Achillobursitisdefektes, Verdickung und dorsale Vorwölbung der Achillessehne

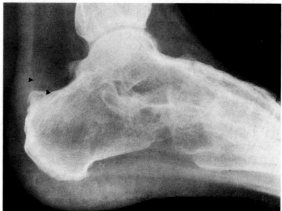
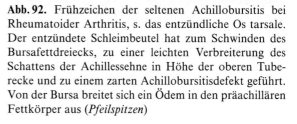

**Abb. 92.** Frühzeichen der seltenen Achillobursitis bei Rheumatoider Arthritis, s. das entzündliche Os tarsale. Der entzündete Schleimbeutel hat zum Schwinden des Bursafettdreiecks, zu einer leichten Verbreiterung des Schattens der Achillessehne in Höhe der oberen Tuberecke und zu einem zarten Achillobursitisdefekt geführt. Von der Bursa breitet sich ein Ödem in den präachillären Fettkörper aus (*Pfeilspitzen*)

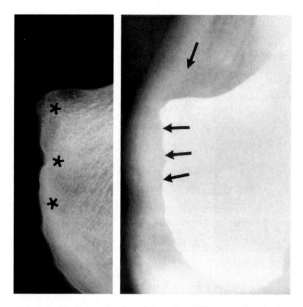

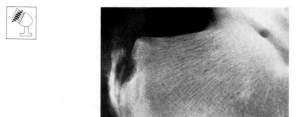

**Abb. 95.** Tenographie der Achillessehne bei Achillobursitis (Spondylitis ankylosans). Der Achillobursitisdefekt ist am Kalkaneus direkt zu erkennen. Die Anschwellung der Bursa imprimiert und verlagert die durch Kontrastmittel dargestellte Sehne

**Abb. 93.** Unilaterale Bursitis subachillea mechanischer Ursache (Leistungssportler, chronischer Druck durch Sportschuhe). Das Bursafettdreieck ist ausgelöscht, Weichteilschatten der entzündlich angeschwollenen Bursa (*Pfeile*). Formvariante der Tuberkontur (in Höhe der *Asterisken*) – kein Achillobursitisdefekt. *Oberer Pfeil:* Peribursales Ödem löscht Grenzlinie zwischen Achillessehne und Kager-Dreieck umschrieben aus

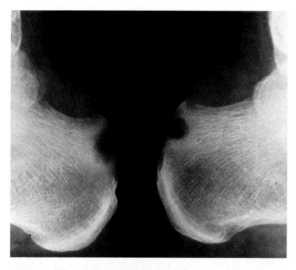

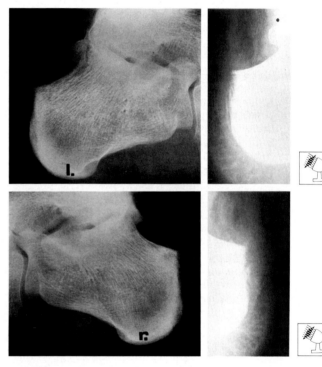

**Abb. 94.** Bilateraler Achillobursitisdefekt bei Spondylitis ankylosans

**Abb. 96.** Die Achillobursitis – bei diesem Patienten bilateral – führt nicht nur zum typischen Achillobursitisdefekt, sondern manchmal zu einem „Abschmelzen" des hinteren oberen Kalkaneusanteils, vgl. auch das peribursale Ödem

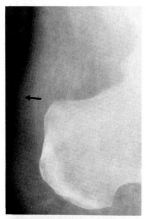

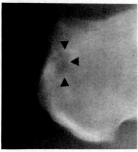

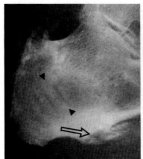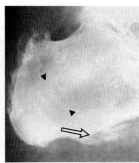

**Abb. 99.** Arthritis psoriatica. Im Vordergrund der Fersenbeinveränderungen steht eine ossifizierende Periostitis: en profil, „Hahnenkammbild"; en face, streifige Verdichtungen (*Pfeilspitzen*). Produktive Fibroostitis (*offener Pfeil*) an typischer Stelle (s. Abb. 103)

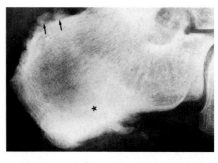

**Abb. 97.** Tuberkulose des Tuber calcanei mit tuberkulöser Achillobursitis. Die Knocheneinschmelzung ist besonders auf der Schichtaufnahme sichtbar (*Pfeilspitzen*). Auf dem *oberen Bildteil* sind die Anschwellung der Bursa (dorsale Vorwölbung der Achillessehne, *Pfeil*) und die ödematöse Durchtränkung des präachillären Fettdreiecks zu erkennen

**Abb. 100.** Achillobursitis mit „Abschmelzen" des hinteren oberen Fersenbeinanteils, Periostitis ossificans (*Pfeile*) und produktive Fibroostitis der Aponeurosen- und Sehneninsertionen (s. Abb. 103). Die ausgedehnte Kalkaneushyperostose (*Asterisk*) zeigt die „ostitische" Komponente der Fibroostitis an

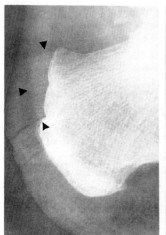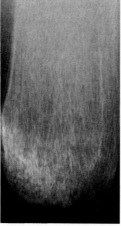

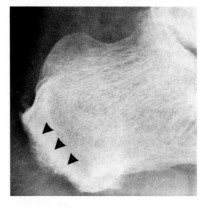

**Abb. 98.** Pyogene Achillobursitis bei einer langzeitig bettlägerigen 81jährigen Patientin. Die Achillobursitis ist auf der seitlichen Fersenbeinaufnahme zu erkennen (*Pfeilspitzen*). Die fortgeleitete pyogene Osteomyelitis des Tuber calcanei wird erst auf der Röntgenaufnahme in der 2. Ebene sichtbar

**Abb. 101.** Entzündliche Osteoproliferationen (*Pfeilspitzen*) im hinteren unteren Kalkaneusanteil bei Rheumatoider Arthritis

***Bursa subcutanea calcanea.*** Sie legt sich der Achillessehnenansatzzone *von hinten* an (s. Abb. 88) und ruft
bei (entzündlicher) Anschwellung eine entsprechende
Vorwölbung der Hackensilhouette hervor (Abb.102).

***Komplikationen der Haglund-Ferse und ihre Differentialdiagnose.*** Als schmerzhafte Komplikationen der
Haglund-Ferse können in unterschiedlicher Ausprägung eine Verdickung der Achillessehne sowie die
Anschwellung der beiden sehnenflankierenden
Schleimbeutel auftreten. Der Achillobursitisdefekt
ist bei der Haglund-Ferse jedoch nicht zu erwarten.
Diese Erosion des Tuber calcanei – loco typico –
erscheint in erster Linie als Verdachtssignal für eine
seronegative Spondarthritis. Darüber hinaus gibt es
einen pathognomonischen Röntgenbefund an der
Achillessehne, der eine Hyperlipoproteinämie anzeigt. Im Verlauf solcher Stoffwechselstörungen mit
Vermehrung einer oder mehrerer Transportformen
der Lipide treten Weichteilxanthome auf. Die bilaterale, spindelförmige Auftreibung der Achillessehne
durch Xanthome ist ein charakteristischer Röntgenbefund, der von Kalkeinlagerungen und *Tubererosion*
begleitet werden kann.
Weichteilxanthome ohne oder mit gleichzeitigen intraossären Lipidablagerungen – kleine rundliche oder
ovale Osteolysen – können Druckerosionen an kleinen Knochen hervorrufen. Diese Druckerosionen
gehören zur röntgenologischen Differentialdiagnose
der subkutanen Rheumaknoten, der Weichteiltophi
bei Gicht und sonstiger Weichteilraumforderungen.
Als 3. Ursache des Achillobursitisdefektes sei die
tophöse Gicht erwähnt und als 4. Ätiologie die
bakterielle Bursitis angeführt.

***Fibroostitis calcanei*** (Abb. 103). Sie ist das Musterbeispiel (Paradigma) für eine entzündliche Reaktions

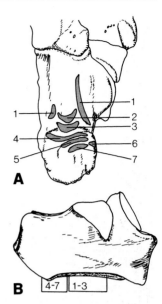

**Abb. 103. A** Blick auf die plantare Fläche des Fersenbeins
mit Band- und Sehneninsertionen, an denen enthesiopathische Reaktionen vorkommen: *1* M. quadratus plantae;
*2* Lig. calcaneocuboideum plantare; *3* Lig. plantare
longum; *4* M. abductor digiti minimi; *5* M. flexor
digitorum brevis; *6* M. abductor hallucis; *7* Aponeurosis
plantaris. **B** Seitliche Ansicht des Kalkaneus. Mögliche
Enthesiopathien gemäß Nr. 1–7 oben

weise an Sehnen-, Ligament- und Gelenkkapselansätzen, die unter dem Begriff ***Enthesiopathie*** (enthesis = insertio) subsumiert wird.

***Fibroostose-Fibroostitis-Komplex.*** Dieses Synonym
für Enthesiopathie weist sowohl auf die reagierenden
Gewebe als auch auf die Pathogenese der (enthesiopathischen) Knochensporne und Insertionserosionen
hin. Fibroostose ist das Musterbeispiel für die nichtentzündliche Reaktionsweise der Insertionen straffen, fibrösen Bindegewebes.

***Funktionelle Anatomie der Insertion.*** Dazu seien folgende Erläuterungen gegeben: An den epiphysären
und apophysären Insertionen der Sehnen, Bänder
und fibrösen Gelenkkapseln fehlt das Periost. Das
pathologisch-anatomische Substrat der (klinischen)
Insertionstendopathie ist daher an diesen Ursprüngen und Ansätzen *keine* Tendoperiostitis oder
Tendoperiostose (was häufig im klinischen Schrifttum behauptet wird). Die Fasern der genannten
straffen Bindegewebsstrukturen gehen an den epi-
und apophysären Insertionshöckern, -flächen und
-furchen nicht direkt in die Knochensubstanz über,
sondern zwischen dem straffen Fasergewebe und
dem Knochen ist eine Faserknorpelzone eingeschaltet (Abb. 104 und 105). Dieser Faserknorpel ist
knochenwärts mineralisiert.

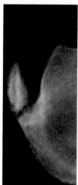
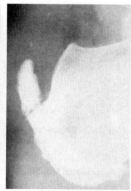

**Abb. 102.** Mechanisch ausgelöste Bursitis tendinis calcanei (Achillobursitis) *und* Bursitis subcutanea calcanea
(Schleimbeutel zwischen Haut und Achillessehne). Knöcherne Metaplasie in der Achillessehne (Sehnenknochen)

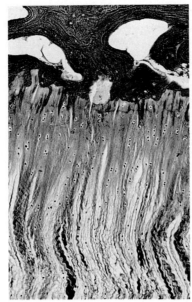

SUBTENDINÖSER KNOCHEN

MINERALISIERTER FASERKNORPEL

NICHTMINERALISIERTER FASERKNORPEL

FREIE SEHNE

**Abb. 104.** Histologischer Schnitt einer chondral-apophysären Sehneninsertion. (Goldner, 100:1, Archiv Prof. Dr. B. Tillmann, Kiel)

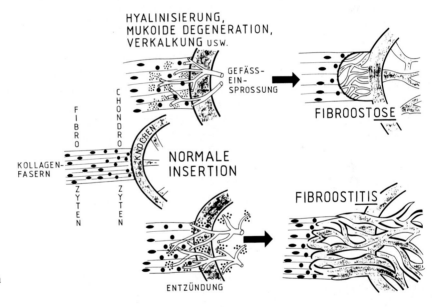

**Abb. 105.** Erscheinungsformen der Enthesiopathie

Angemerkt sei, daß an den flächenhaften oder umschriebenen Ansätzen der Röhrenknochendiaphysen die Sehnenfasern fächerartig in das dort vorhandene Periost einstrahlen, sich mit den elastischen Periostfasern verflechten und erst dann in den Knochen eintauchen.

Diesem periostal-diaphysären Insertionsmodus steht also die chondral-epiphysäre bzw. chondral-apophysäre Sehnen-, Band- und Kapselverankerung gegenüber. Trotz ihrer morphologischen Unterschiede erfüllen beide Ansatzweisen identische Aufgaben. Sie operieren als Dehnungsbremse, die das differente Elastizitätsmodul des Sehnen- und Knochengewebes

ausgleichen soll. Der Quotient aus belastungsbedingter Spannungs- und zugehöriger Dehnungszunahme weicht nämlich zwischen beiden Gewebsarten um etwa eine Zehnerpotenz ab (Tillmann 1987); die Zugfestigkeit beider morphologischer Strukturen ist dagegen annähernd gleich groß.

Beim diaphysären Insertionstyp erfüllen die elastischen Fasern der Knochenhaut die Aufgabe einer Dehnungsbremse. Am epi- und apophysären Ursprung und Ansatz übernimmt die Faserknorpelzone diese dämpfende Funktion: Die Kraftübertragung vom Muskel zur Sehne dehnt die Sehnenfasern in Richtung der Zugkräfte. Zwangsläufig kommt es dabei zur Querverkürzung der Sehne. Die in die Faserzüge eingestreuten Chondrozyten und in die Knorpelgrundsubstanz eingelagerten wasserbindenden Glykosaminoglykane – die Polysaccharidketten der Proteoglykane – schränken die Annäherung der Kollagenfasern ein. Diese setzen damit über die Behinderung der Querverkürzung auch die Möglichkeit zur Längsdehnung der Sehne herab.

Die Faserknorpelzone im Insertionsbereich hat noch eine 2. mechanische Aufgabe – diejenige einer mechanisch protektiven Schienenhülse. Falls die Sehne nicht annähernd senkrecht auf den Ansatzknochen zuläuft, besteht die Gefahr der Faserabknickung und damit der Ruptur an ihrer Konvexseite. Ebenso wie ein Schleimbeutel an der Konkavseite der Verlaufskrümmung wirkt die faserknorpelige „Hülse" einer Abknickung der Sehnenfasern entgegen.

Über die mechanische Funktion hinaus bewahrt sich der Insertionsbereich – aus straffem Fasergewebe, unmineralisiertem Faserknorpel, mineralisiertem Faserknorpel und Lamellenknochen – zeitlebens die Potenz einer enchondralen Wachstumszone. Traumatisch-reparative, degenerative, entzündliche, endokrine, toxische, z.B. fluorotische, metabolische und in der Konstitution (Erbgut) begründete Stimuli können auf diese Zone einwirken und ihre knochenbildende Potenz realisieren. Dann entsteht ein enthesiopathischer Knochensporn oder Ansatzdefekt an Sehnen-, Ligament- und Kapselinsertionen.

***Röntgenbildanalyse der enthesiopathischen Reaktionen.*** Sie hat zu Erkenntnissen geführt, denen große differentialdiagnostische Bedeutung zukommt. Die primärentzündliche Enthesiopathie – Fibroostitis – läßt sich nämlich röntgenologisch von der nichtentzündlichen Enthesiopathie – Fibroostose – unterscheiden.

Die Fibroostose verläuft meist asymptomatisch, kann aber durch Druck auf die Weichteilumgebung, beispielsweise auf lockeres Bindegewebe, Schleimbeutel und Haut, und – ausgelöst durch regressive Veränderungen in der Insertionszone (Chard et al. 1994) – zu reaktiv-entzündlichen Phänomenen einschließlich Schmerzen führen. Im aktiven Entzündungs- und Wachstumsstadium bereitet die Fibroostitis immer Beschwerden. Außerdem zeigt sie – namentlich bei bilateralem Auftreten – mit sehr hoher Wahrscheinlichkeit eine (systemische) entzündlich-rheumatische Erkrankung, vor allem aus dem Kreis der seronegativen Spondarthritiden, an.

***Fibroostose- und Fibroostitisentstehung.*** Sie beginnt mit dem fibrochondropetalen Einsprossen von Gefäßen, die aus dem Knochenmark kommen (Abb. 106; s. Abb. 105). Der Reiz zur Gefäßinvasion kann von Überlastungsfolgen in der Insertionszone ausgehen. „Ernährungsfeindliche", die Konvektion behindernde Hyalinisierung, mukoide Degeneration, Ablagerung von Lipiden und (vor allem) Kalziumsalzen, Nekrosen, im Einzelfall auch die ochronotische Pigmentdeposition sind ebenfalls als Stimuli bekannt. Auch eine posttraumatische Abräumreaktion im faserknorpeligen Insertionsbereich geht mit Gefäßeinsprossung einher. Hormonelle Impulse bei Akromegalie können die Insertionszone durch Anregung der Chondrozytenvermehrung vergrößern.

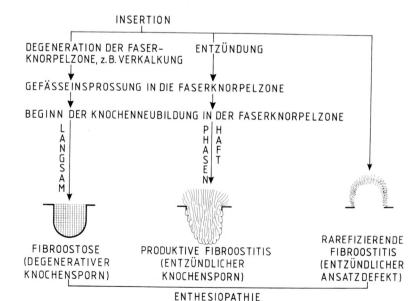

**Abb. 106.** Pathogenetische Vorstellungen zur Entstehung der Fibroostose und Fibroostitis

Wenn dabei ein kritisches Volumen überschritten wird, ist die Ernährung der gefäßfreien Faserknorpelzone nicht mehr gesichert. Auch diese Situation löst das Einsprossen von Gefäßen aus.

Fibroostosen spiegeln bei konstitutionellen bzw. hereditären Erkrankungen die im Erbgut verankerte Ossifikationsneigung straffen, fibrösen Bindegewebes wider. Als Beispiele für diese Fibroostoseätiologie seien genannt: diffuse idiopathische Skeletthyperostose (DISH), Pachydermoperiostose (*primäre* hypertrophische Osteoarthropathie), Fibrodysplasia ossificans progressiva (obsolet: Myositis ossificans progressiva), Hypophosphatasie und hereditäre hypophosphatämische Rachitis/Osteomalazie – die klinisch-radiologische Gemeinsamkeit der beiden zuletzt genannten seltenen Erbkrankheiten ist die Vitamin-D-resistente Rachitis/Osteomalazie.

Mit der Vaskularisation von Knorpelgewebe setzen im Organismus, sei es im Wachstumsalter, sei es in späteren Lebensjahren, enchondrale Verknöcherungsvorgänge ein.

*Nichtentzündliche, wachstumsanaloge Knochenspornbildung.* Sie verläuft langsam und gleichmäßig; die dabei entstehende Fibroostose hat eine glatte Kontur (Oberfläche), eine zarte Kortikalis, eine regelmäßige Spongiosatextur und zeigt sich im Röntgenbild als Stift, Sporn, Buckel oder Wulst (Abb. 107–109).

*Fibroostitis.* Wenn im Knochenmark, nahe der faserknorpeligen Insertionszone, primärentzündliche Vorgänge auftreten, so läuft – wie bei jeder Entzündung – ein phasenhaftes Geschehen mit wechselnder Aktivität ab. Dies wirkt sich in zwei Richtungen aus: osteo- und chondropetal. Das Trabekelgerüst in der Insertionsumgebung wird umgebaut, remodelliert. Entweder überwiegt die intraossäre Knochenneubildung (röntgenologisch: Knochenverdichtung in der

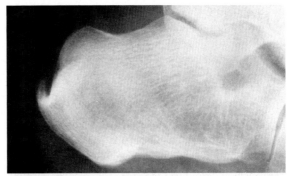

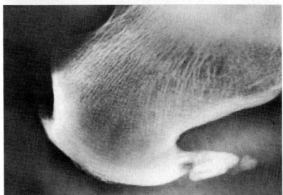

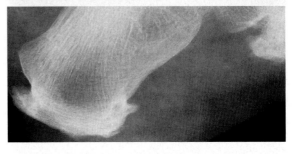

**Abb. 107.** Unterschiedlich ausgeprägte Fibroostosen an Sehnen- und Bandansätzen des Kalkaneus und am 5. Metatarsale. Die Patienten des *mittleren und unteren Bildteils* sind an Diabetes mellitus erkrankt und zeigen am Achsenskelett die Merkmale von DISH

**Abb. 108.** Große diskontinuierliche Fibroostose (hinterer Fersensporn), zarter vorderer Fersensporn. Im Szintigramm (99 m-Tc-Phosphatkomplex, Mineralphase) *keine* pathologische Tracerakkumulation. Die vermehrte Tracerakkumulation im tarsometatarsalen Übergang ist ein häufiger Befund. Er zeigt eine Senkungstendez des Fußlängsgewölbes an. Bei starker Osteoblastenhyperaktivität an dieser Stelle des Fußlängsgewölbes nach Streßläsion fahnden!

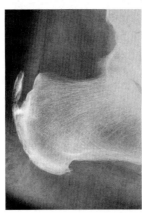

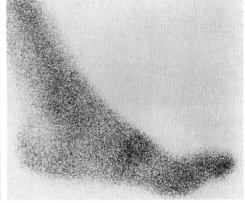

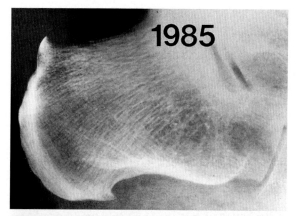

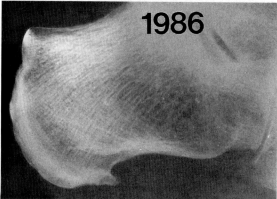

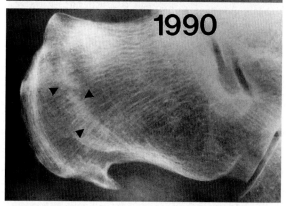

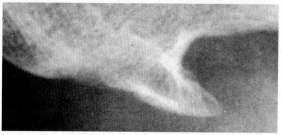

Insertionsumgebung) oder anfangs oder im Verlauf der Knochenabbau (röntgenologisch: Insertionserosion). In der Faserknorpelzone löst das einsprossende entzündliche (Granulations-)Gewebe seiner Aktivität entsprechend eine zeitlich und räumlich im Stop-and-go-Prinzip fortschreitende Knochenbildung aus. Dadurch entsteht der im Röntgenbild unregelmäßig, oft plump gestaltete, blasig oder wie ausgefranst erscheinende, manchmal unscharf konturierte und irregulär strukturierte entzündliche Knochensporn – die *produktive* Fibroostitis (Abb. 110 und 111). Die bereits beschriebene entzündliche Insertionserosion wird auch als *rarefizierende* Fibroostitis (Abb. 112–115; s. Abb. 106) bezeichnet.

MEMO

> Szintigramm der Fibroostose: negativ. Bei der Fibroostitis jedoch vermehrte Tracerakkumulation, die weit über den Sporn hinausgeht.

***Nichtentzündliche Insertionsdefekte.*** Zwei nichtentzündliche „Insertionsdefekte" gibt es darüber hinaus. Der eine stellt sich als physiologische, aber *variabel* auftretende **Insertionsfurche** mit glatten Konturen dar. Als Beispiele dafür seien genannt: die Insertionsfurche für das Lig. arcuatum pubis (s. Abb. 139), der Sulcus paraglenoidalis am Ilium und/oder Sakrum (s. Abb. 142, 143) – er ist die Ansatzfurche für die sakroiliakale fibröse Gelenkkapsel – und die ebenfalls variable Insertionsfurche am sternalen Ende des Schlüsselbeins für das Lig. costoclaviculare.

MEMO

> Sehnen-, Bänder- und Gelenkkapselinsertionen können von planen Knochenkonturen, von Höckern, Furchen oder Gruben (Insertionsgruben) abgehen. Differentialdiagnose zur rarefizierenden Fibroostitis durch die glatte Kortikalis der Insertionsgrube oder -furche.

**Abb. 109.** Langsames Wachstum (zwischen *1985* und *1990*) einer Fibroostose der Plantaraponeurose. Regelmäßige Spongiosatextur im Jahr *1990* (*Ausschnitt*). Zu dieser Zeit sind im Tuber calcanei Streßphänomene aufgetreten, die sich an endostalen Verdichtungen zu erkennen geben (*Pfeilspitzen*)

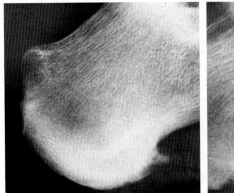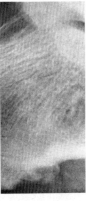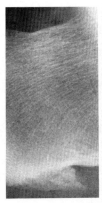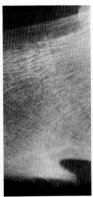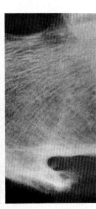

**Abb. 110.** Erscheinungsformen der produktiven Fibroostitis – entzündlicher Fersensporn – an der Plantarfläche des Tuber calcanei. Ihre Merkmale sind die unregelmäßige und unscharf konturierte Silhouette und die mehr oder weniger auffallende irreguläre und dichte Spongiosatextur. Wechselnd starke perifokale Knochenneubildung in unmittelbarer Umgebung der Insertionszone. Die Beispiele stammen von Patienten mit seronegativen Spondarthritiden

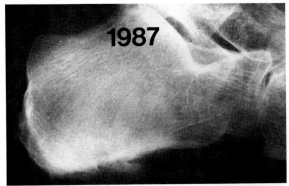

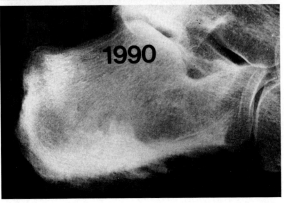

**Abb. 111.** In 3 Jahren, zwischen *1987* und *1990* greift die produktive Fibroostitis auf mehrere Insertionen an der Plantarfläche des Fersenbeins über. Zunahme der perifokalen intraossären Spongiosaverdichtung

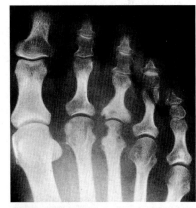

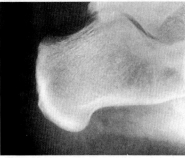

**Abb. 112.** Patientin mit noch nicht klassifizierbarer seronegativer, HLA-B27-assoziierter Spondarthritis. *Pathologische Röntgenbefunde:* Chronische erosive Arthritis des MTP 3 rechts mit endostalem und periostalem Umbau der Grundphalanxbasis, wie er für diese Krankheitsgruppe charakteristisch ist. Nichterosive Gonarthritis mit Erguß (nicht abgebildet). Seit mehreren Monaten Schmerzen im Bereich des Tuber calcanei, jedoch dort *normaler* Röntgenbefund, aber schon pathologische Tracerspeicherung im Skelettszintigramm (s. Abb. 113)

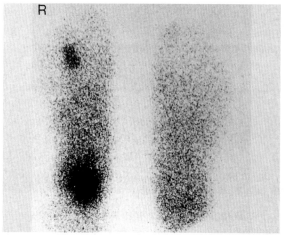

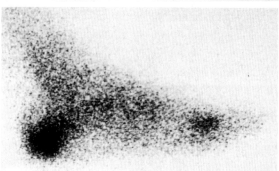

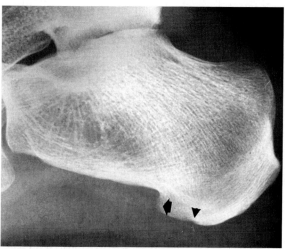

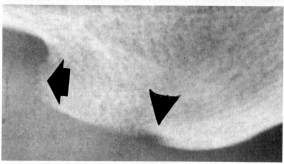

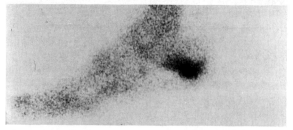

**Abb. 113.** Das Szintigramm zu Abb. 112 zeigt im rechten Kalkaneus eine vermehrte Akkumulation des knochensuchenden Radionuklids, d. h., die „ostitische" Komponente der Fibroostitis gibt sich bereits zu erkennen. Auch am MTP 3 erstreckt sich die Anreicherung entsprechend der endostalen und periostalen Reaktion bis auf die Grundphalanxdiaphyse – ein typischer szintigraphischer Befund für seronegative Spondarthritiden

**Abb. 114.** Im Röntgenbild stellt sich die Frühform einer rarefizierenden Fibroostitis an 2 Insertionen der Plantarfläche des Kalkaneus (*Pfeil* und *Pfeilspitze*) dar. Die weiter vorne gelegene Fibroostitis ist erst bei Lupenvergrößerung eindeutig zu erkennen. Die vermehrte Tracerakkumulation in der Mineralphase geht weit über die zarten Ansatzdefekte hinaus. Sie zeigt die ostitische Komponente der Fibroostitis an

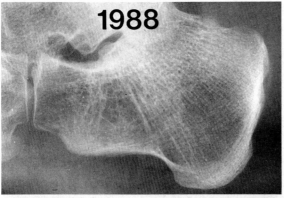

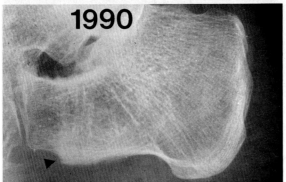

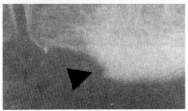

**Abb. 115.** Entstehung einer rarefizierenden Fibroostitis an der Insertion des Lig. plantare longum zwischen *1988* und *1990* (*Pfeilspitzen*)

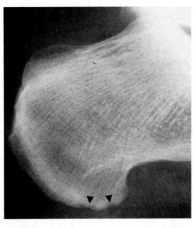

**Abb. 116.** Zarte Konturdefekte (*Pfeilspitzen*) im plantaren Insertionsbereich des Kalkaneus bei renaler Osteodystrophie: also Insertionsdystrophie. Röntgenologisch läßt sich dieser Befund nicht von einer rarefizierenden Fibroostitis unterscheiden (s. Abb. 114, 115), jedoch gelingt die diagnostische Einordnung durch klinische Befunde (chronische Hämodialysetherapie bei terminaler Niereninsuffizienz, sekundärer Hyperparathyreoidismus)

Der 2. nichtentzündliche Insertionsdefekt tritt bei hyperparathyreotischen Stoffwechselstörungen auf, z. B. bei der renalen Osteodystrophie (Synonym: renale Osteopathie). Das histologische Leitmerkmal dieser Stoffwechselstörung ist die dissezierende Fibroosteoklasie, also ein Knochenumbau mit der Tendenz zum Knochenabbau. An Stellen starker Zugbelastung (wie an Sehneninsertionen) und Druckbelastung, z. B. an den Sakroiliakalgelenken (s. Abb. 1007), offenbart sich die Tendenz zum Knochenabbau besonders augenfällig. An Sehnen- und Bandinsertionen kann auf diese Weise eine nichtentzündliche Erosion entstehen, die auch als *Insertionsdystrophie* (Abb. 116; s. Abb. 148, 603, 604) bezeichnet

wird. Dieser Konturdefekt an Sehneninsertionen läßt sich im Rahmen des klinisch bekannten und pathobiochemisch bestimmten Krankheitsbildes und auch in Verbindung mit der Dauerdialysetherapie ätiologisch und pathogenetisch zuordnen. Allenfalls muß differentialdiagnostisch berücksichtigt werden, daß Insertionserosionen auch bei der Osteomalazie vorkommen können.

*Akromegalie.* Bei ihr treten nicht nur häufig Fibroostosen, sondern auch eine Verdickung der plantaren Fersenweichteile auf, die bei Frauen der weißen Rasse 23 mm überschreitet. Bei erwachsenen Männern sind 25 mm der normale Grenzwert. Gemessen wird die Weichteildicke vom „tiefsten Punkt" der Kalkaneussilhouette zur nächstgelegenen Stelle der Fußsohlenkontur (Abb. 117 und 118). Eine Weichteilverdickung an der Ferse soll sich manchmal bei Patienten unter Langzeitbehandlung mit dem Antiepileptikum Diphenylhydantoin entwickeln. Im Vorfußbereich sind bei Akromegalie verschiedene fakultative knöcherne Verformungen zu beobachten: Vergrößerung des Nagelfortsatzes, Auswüchse an der Endphalanxbasis, Schaftverdickung der Mittel- und Endphalangen, an den Grundphalangen eher Schaftverschmächtigung, „nasenähnliche" Verformung der Metatarsusköpfe (Abb. 119).

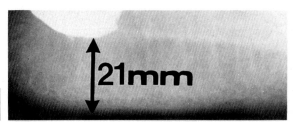

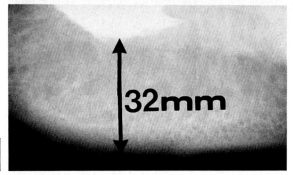

**Abb. 117.** Die Sohlendicke unter dem Kalkaneus ist bei Frauen bis 23 mm, bei Männern bis 25 mm normal (*oberer Bildteil*). Bei Akromegalie liegt die Sohlendicke über diesen Grenzwerten (*unterer Bildteil*)

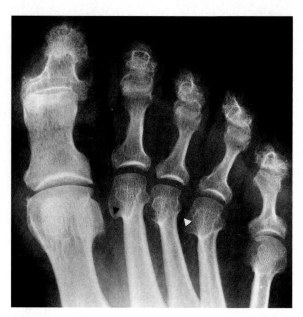

**Abb. 119.** Akromegale Fußform analog der Tatzenhand mit fakultativen Röntgenbefunden: Gelenksockelvergrößerung (Grundphalanx 5), Metatarsuskopfumbau („mediale Nase", *Pfeilspitzen*)

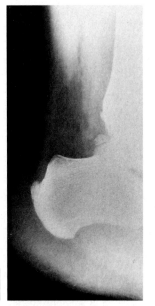

**Abb. 118.** Akromegalie mit Verdickung der Sohlenweichteile und plumper Fibroostose am Achillessehnenansatz. *Nebenbefund:* Os trigonum

***Bursae intermetatarsophalangeae.*** Sie liegen zwischen den MTP. Eine (entzündliche) Schwellung dieser Schleimbeutel wölbt sich nach plantar vor (s. Abb. 66, 77).

***Bursa subcutanea ossis metatarsalis 1.*** Dieser Schleimbeutel medial vom Kopf des 1. Metatarsus spielt z. B. bei der Klinik des Hallux valgus dann eine Rolle, wenn er sich bei dieser Fehlstellung entzündet (s. Abb. 56-58).

Ergänzend zum Thema Fersenbeinenthesiopathie werden auf den Abb. 120–148 (vgl. Abb. 496) diagnostisch und klinisch wichtige, häufig entstehende Fibroostosen und Fibroostitiden anderer Lokalisationen wiedergegeben.

Außerdem soll an dieser Stelle auf das „Akquirierte Hyperostose-Syndrom" verwiesen werden, zu dessen röntgendiagnostischen Leitbefunden die Fibroostitis des Lig. costoclaviculare gehört (s. Abb. 1075, 1076, 1079, 1109), bei dem aber auch andere Insertionen fibroostitisch befallen werden.

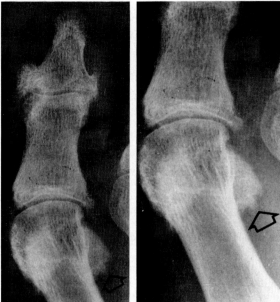

**Abb. 120.** Produktive Fibroostitis (*offener Pfeil*) an der proximalen Kontur des lateralen Sesambeines am MTP 1 bei Arthritis psoriatica

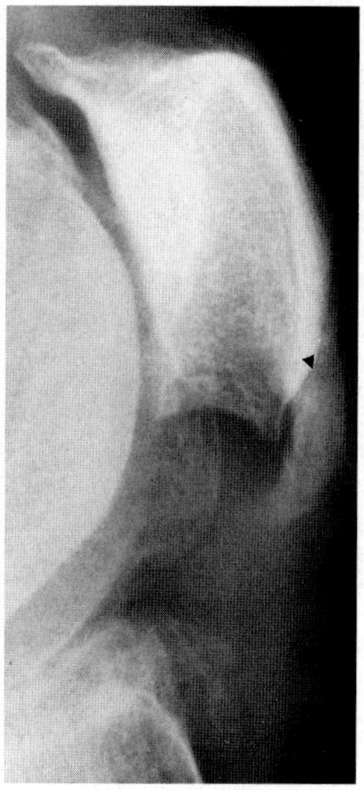

**Abb. 122.** Fibroostose des Lig. patellae (*Pfeilspitze*), s. die glatte Kontur des Knochensporns. Femoropatellararthrose mit großem marginalem Osteophyten am Oberrand der Kniescheibe

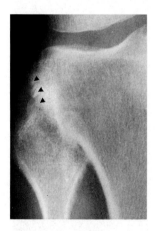

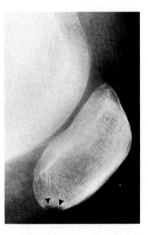

**Abb. 121.** Kapsuloligamentäre Fibroostitis des Tibiofibulargelenks. Die irregulär geformten Konturveränderungen fallen besonders an den markierten Stellen auf (*Pfeilspitzen*)

**Abb. 123.** Rarefizierende Fibroostitis am unteren Patellarand (Lig. patellae) bei Rheumatoider Arthritis (*Pfeilspitzen*)

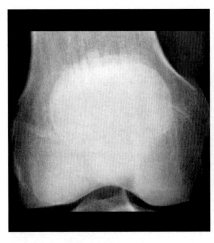
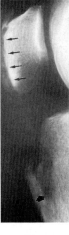

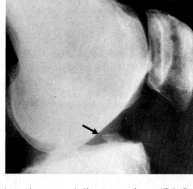

**Abb. 124.** Fibroostotische Ausziehungen am Oberrand der Patella (Insertion der Quadrizepssehne). Die seitliche Patellaaufnahme (*rechter Bildteil*) zeigt, daß sich die Ossifikation nicht auf die Insertion beschränkt, sondern sich präpatellar fortsetzt (*Pfeile*). Ausgedehnte Fibroostose an der Tuberositas tibiae (Lig. patellae, *kurzer Pfeil*). Patient mit DISH

**Abb. 127.** Tuberculum intercondylicum tertium (*Pfeil*), d. h. Fibroostose der Insertion des vorderen Kreuzbandes. Darüber hinaus gibt es ein Tuberculum intercondylicum quartum = Fibroostose der Insertion des hinteren Kreuzbandes, die der hinteren Tibiakopfkante aufsitzt

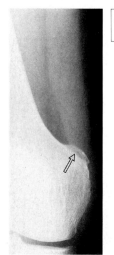

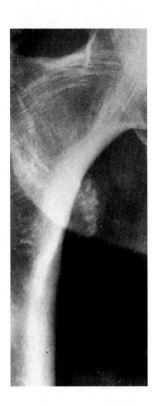

**Abb. 125.** Fibroostose am Ansatz des M. adductor magnus (sog. ***Stieda-Pellegrini-Schatten*** Typ I., *offener Pfeil*). Der Muskel hebt sich durch einen „Baufettstreifen" von seiner Weichteilumgebung ab

**Abb. 128.** Fibroostosen am Trochanter minor

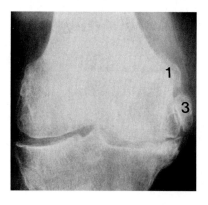

**Abb. 126.** Forgeschrittene Gonarthrose mit Schwerpunkt im medialen tibiofemoralen Kompartiment. *1 **Stieda-Pellegrini-Schatten*** Typ I = Fibroostose an der Insertion des M. adductor magnus; *3* Stieda-Pellegrini-Schatten Typ III = Knöcherne Metaplasie im geschädigten medialen Kollateralband. Der Stieda-Pellegrini-Schatten Typ II würde zwischen dem Typ I und Typ III liegen und hat anatomisch-präparatorisch keine Beziehung zum medialen Kollateralband. Es könnte sich z. B. um ein ossifiziertes Hämatom handeln

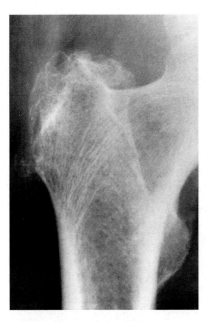

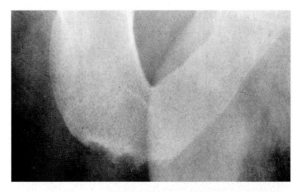

**Abb. 132.** Rarefizierende und produktive Fibroostitis am Tuber ischiadicum bei Spondylitis ankylosans

**Abb. 129.** Deformierung des Trochanter major durch zahlreiche Fibroostosen der dort inserierenden Muskeln

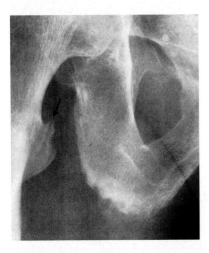

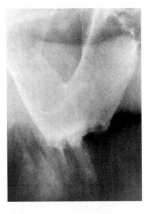

**Abb. 133.** Rarefizierende und produktive Sitzbeinfibroostitis bei Spondylitis ankylosans. Der produktive Anteil markiert die Sehneninsertionen

**Abb. 130.** Patient mit Spondylitis ankylosans. Fibroostitis am Trochanter minor und Tuber ischiadicum. Die produktive Fibroostitis wächst in der Iliopsoasrichtung (*Pfeil*), in der Wachstumszone (Fibroostitisspitze) fehlt die Kortikalis

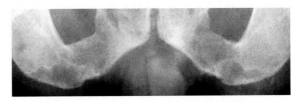

**Abb. 134.** Der „Berg- und Tal-Aspekt" durch Fibroostosen an der Vorder- und Hinterfläche des Tuber ischiadicum gibt sich en face als scharf begrenzte Verdichtungen und Aufhellungen zu erkennen: Röntgendifferentialdiagnose bei Tumorpatienten gegenüber Metastasen!

◁

**Abb. 131.** Fibroostosen an den Ursprüngen der Adduktoren und ischiokruralen Muskeln. Die *Pfeile* weisen auf die sog. Grazilisfibroostose. Im Gegensatz zur Iliopsoasfibroostitis (s. Abb. 130) hat die Fibroostose auch an der Spitze eine Kortikalis

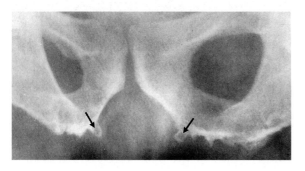

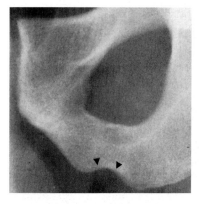

**Abb. 135.** Formvariante im Bereich der verknöcherten „Synchondrosis ischiopubica" (*Pfeilspitzen*). Röntgenologische Differentialdiagnose gegenüber der rarefizierenden Fibroostitis durch die glatte Kontur und fehlende perifokale Knochenverdichtung

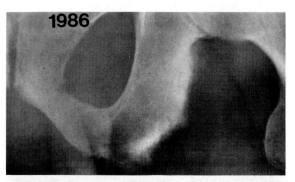

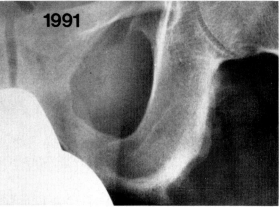

**Abb. 137.** Verlaufsbeobachtung einer Sitzbeinfibroostitis. *1986:* Floride Fibroostitis mit unscharfen Konturen, irregulärer Knochenstruktur und unregelmäßigen inhomogenen perifokalen Sitzbeinverdichtungen, die sich fast bis zur Hüftpfanne erstrecken. *1991:* Rückgang der Lokalbeschwerden. Auf die Remission weisen auch die Röntgenbefunde hin: Der neuformierte Knochen sitzt schalenförmig dem Sitzbein auf

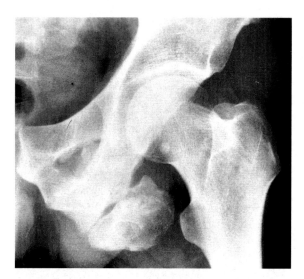

**Abb. 136.** Zustand nach Abriß der Sitzbeinapophyse, bei dem die reparativen Vorgänge zu einem Exzessivwachstum der dislozierten Apophyse geführt haben

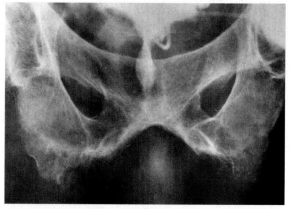

**Abb. 138.** Vor etwa 15 Jahren transurethrale Prostataresektion (s. die kontrastierte „Vorblase"). Nach dem Eingriff entwickelte sich eine bakterielle Ostitis pubis et ischii, deren Narbenstadium zu erkennen ist: Symphysensynostose und an den Muskelursprüngen der Sitzbeine ausgeheilte Fibroostitiden, d. h. kortikalisierte und/oder glatt konturierte ausgedehnte Knochenneubildungen

MEMO

| Abgerissene, nichtreponierte Apophysen neigen zu Exzessivwachstum. |
| --- |

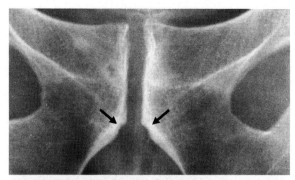

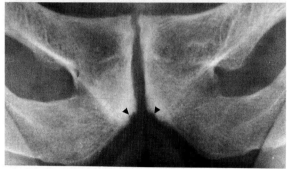

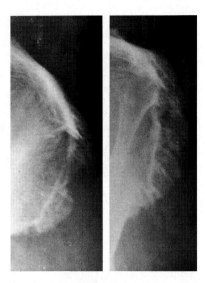

**Abb. 141.** Hahnenkammartige Fibroostosen an der Darmbeinkontur

**Abb. 139.** Röntgendifferentialdiagnose der als Spielart des Normalen auftretenden Insertionsfurche des Lig. arcuatum pubis gegenüber der rarefizierenden Fibroostitis dieses Bandes. Bei ersterer ist die umgebende Sklerosezone scharf konturiert, bandförmig (*oberer Bildteil, Pfeile*). Bei der Fibroostitis dehnt sich die „ostitische" Komponente weit in das Schambein aus und ist unscharf begrenzt (*unterer Bildteil, Pfeilspitzen*)

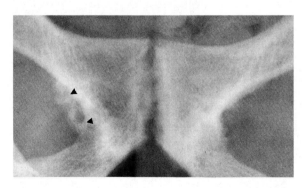

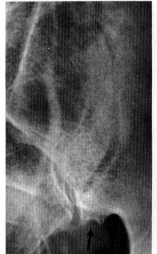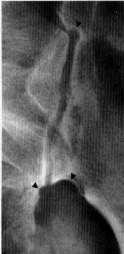

**Abb. 140.** Produktive Fibroostitis der Mm. obturatorii – rechts ausgeprägter als links – (*Pfeilspitzen*). Irreguläre, unscharf konturierte Knochenneubildung und vor allem auf der linken Seite perifokale Spongiosasklerose. Außerdem erosiver, synostosierender Symphysenprozeß im Verlauf der Spondylitis ankylosans

**Abb. 142.** Der Sulcus paraglenoidalis ist die variable und nicht obligate Ansatzfurche für die sakroiliakale Gelenkkapsel. *Linker Bildteil:* Sulcus paraglenoidalis an der Spina iliaca posterior inferior (*Pfeil*). *Rechter Bildteil:* In diesem Fall stellt sich der Sulcus paraglenoidalis an 3 Stellen dar (*Pfeilspitzen*), nämlich am Darmbein an der Linea arcuata (häufigster Sitz), am Kreuzbein und iliakal am oberen Gelenkrand, wo der vordere Gelenkkapselanteil nach dorsal abbiegt, um dem Verlauf der Facies auricularis zu folgen

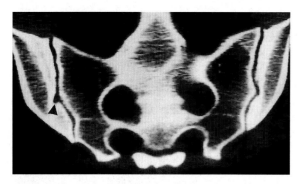

**Abb. 143.** Hinterer Sulcus paraglenoidalis im CT (*Pfeilspitze*)

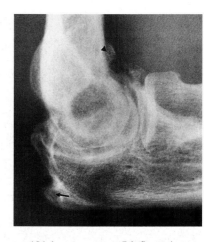

**Abb. 145.** Fibroostose (Olekranonsporn, *Pfeil*) am Ansatz des M. triceps brachii. Außerdem Gelenkkapselansatz-verknöcherung (*Pfeilspitze*) und Kapselchondrom in der Ellenbeuge bei Kubitalarthrose

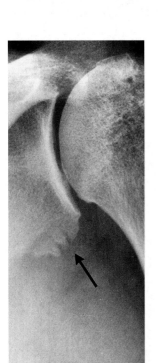

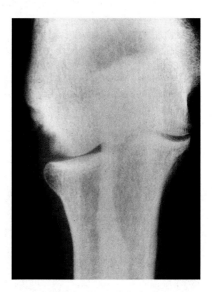

**Abb. 144.** Fibroostose am Ursprung des Caput longum des M. triceps brachii (*Pfeil*)

**Abb. 146.** Rarefizierende Fibroostitis am Epicondylus lateralis humeri (Extensorenursprünge)

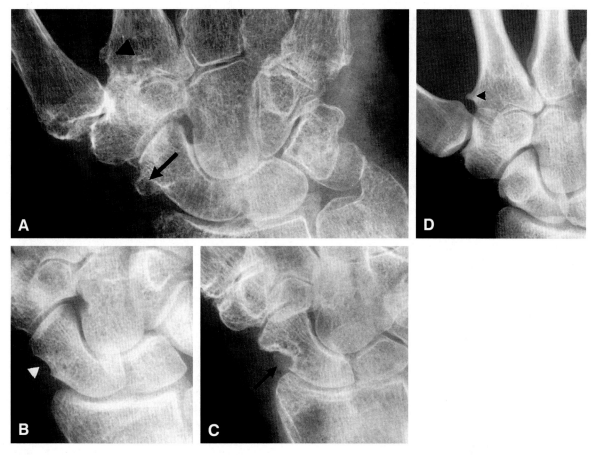

**Abb. 147. A** Fibroostose an den Insertionen des Lig. collaterale carpi radiale (*Pfeil*) und des Lig. metacarpeum interosseum zwischen dem 1. und 2. Metakarpus (*Pfeilspitze*). Letztere ist ein wichtiger Indikator für die Überlastung des Kapsel-Band-Apparates am Daumensattel-gelenk. **B** Insertionsfurche (*Pfeilspitze*) des Lig. collaterale carpi radiale, also Variante, am Skaphoid. **C** Rarefizierende Fibroostitis (*Pfeil*) des Lig. collaterale carpi radiale am Kahnbein bei seronegativer Spondarthritis. **D** Fibroostose des Lig. metacarpeum interosseum (*Pfeilspitze*, s. A)

MEMO

> Die Fibroostose an der medialen Seite der MC-2-Basis zeigt eine Überlastung im Daumensattelgelenk an.

———————————————▷

**Abb. 148.** Insertionsdystrophie (renal-dystrophischer subligamentärer Ansatzdefekt) des Lig. coracoclaviculare. Der Befund ist ausgeprägt an der Klavikula sichtbar, angedeutet aber auch am Processus coracoideus zu erkennen. (Patient mit terminaler Niereninsuffizienz, Dauerhämodialysetherapie). Resorption des lateralen Klavikulaendes

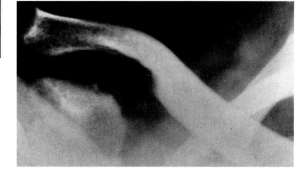

# 5 Diagnostische Fettphänomene

Fett ist ein besonderes Gewebe – auch für Röntgenstrahlen. Verschiedene Fettgewebsarten können unterschieden werden:

*Speicherfett.* Vor allem in der Unterhaut und im Abdomen dient es als Energievorrat, übt also eine kalorische Funktion aus. Fettgewebe beteiligt sich darüber hinaus an der Thermoregulation, da es die Wärme schlecht leitet. Fettansammlungen sind außerdem Wasserreservoire.

*Baufett.* Als „hungerfestes" Baufett übernimmt der Mesenchymabkömmling vielfältige mechanische Aufgaben, darunter auch im Gelenkbereich.

*Dystopes Fettgewebe.* Beispielsweise im Mediastinum, in der Retroperitonealregion, epidural und im Becken kann es unter hormonellen Impulsen raumfordernden Charakter annehmen, sich röntgenologisch zu erkennen geben, computertomographisch identifiziert werden (Minuswerte der Hounsfield-Skala bis etwa 150) und manchmal klinische Erscheinungen hervorrufen. Dieses hormonell stimulierte Fettgewebe tritt auch unter Langzeittherapie mit Glukokortikosteroiden auf. Paraspinale Fettmassierungen, die sich an einer umschriebenen Verlagerung der thorakalen Paraspinallinie offenbaren, sind auch schon ohne endogenen oder exogenen Kortikosteroidexzeß beschrieben worden (Glickstein et al. 1987).

*Vakatfett.* Bei der Involution von Organen und Geweben, z. B. Thymus, Knochenmark, und unter pathologischen Umständen, etwa im Muskelgewebe, tritt Fettgewebe als Gewebssubstitut, gewissermaßen als Vakatfett, auf.
Die sog. *fettige Degeneration* von Zellen, Geweben und Organen ist in der pathologischen Anatomie ein geläufiges Zellphänomen.

Die sog. Fettleber zeichnet sich durch Ablagerung von Neutralfetten in den Leberzellen aus. Die Verfettung der Leberzellen hat verschiedene Ursachen, intra- und extrahepatische, die jedoch grundsätzlich als pathologisch oder zumindest als abnormal eingeordnet werden.

In der Röntgendiagnostik informieren disloziertes Fettgewebe und vor allem Baufett in der Gelenkkapsel und in ihrer näheren Umgebung über den Zustand des Gleit- und Stützgewebes.

## *Disloziertes Fettgewebe*

Disloziertes Fettgewebe hat einen traumatischen Ursprung. Ein praktisch wichtiges Beispiel für disloziertes Fett ist als **Lipohämarthros** im Kniegelenk bekannt. Fettgewebe reichert sich nämlich in einem Kniegelenkerguß an, wenn der infrapatellare Fettkörper oder die fetthaltigen Plicae alares durch ein Trauma zerquetscht wurden oder Knochenmarkfett über eine Fraktur oder möglicherweise röntgenologisch invisible Fissur der artikulierenden Knochen in die Gelenkhöhle eingedrungen sind.

*Posttraumatische Fett-Blut-Spiegel.* Fettgewebe hat ein geringeres spezifisches Gewicht als die Blut- oder Ergußflüssigkeit – „Fett schwimmt oben". Diesen physikalisch bedingten Vorgang gibt die sog. *Niveauröntgenaufnahme* des Kniegelenks (Abb. 149) wieder. Sie wird mit gestrecktem Kniegelenk bei horizontalem Strahlengang angefertigt. In der durch den Erguß aufgeblähten Bursa suprapatellaris zeigt sich eine Schichtung – ein Flüssigkeitsspiegel –, da Fett nicht nur ein geringeres spezifisches Gewicht hat, sondern auch eine niedrigere effektive Ordnungszahl und Dichte als die Blutflüssigkeit. Ordnungszahl und Dichte bestimmen maßgeblich die Schwärzung des Röntgenfilms. Daher gibt sich das „schwimmende" Fettgewebe an einer Zone verstärkter Filmschwärzung zu erkennen.
Posttraumatische Fett-Blut-Spiegel sind auch am Schultergelenk und in der Bursa subacromialis bekannt, beispielsweise nach Fraktur, Fissur oder Luxationsfraktur. Bei gleichzeitiger oder vorbestehender Perforation oder Ruptur der Rotatorenmanschette können sich sogar 2 Fett-Blut-Spiegel auf der im Sitzen angefertigten Schultergelenkaufnahme zeigen, der eine im Gelenkkavum (Abb. 150), der andere in der vom Hämarthros mit aufgefüllten Bursa subacromialis.

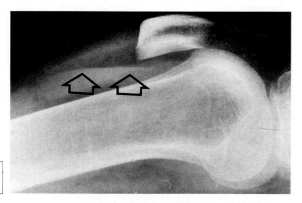

**Abb. 149.** Sog. Niveauröntgenaufnahme des Kniegelenks (Untersuchung bei gestrecktem Knie im horizontalen Strahlengang). *Pfeile:* Spiegelbildung im Erguß – „Fett schwimmt oben". Diagnose: Lipohämarthros

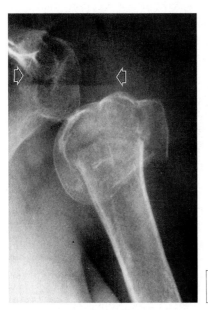

**Abb. 150.** Posttraumatisches Lipohämarthros des Schultergelenks (*Pfeile,* Röntgenaufnahme im Sitzen). Patientin mit subkapitalem, axillär luxiertem Humerustrümmerbruch

## Artikuläres (intrakapsuläres) und periartikuläres (extrakapsuläres) Fett

*Artikuläres Fett.* Baufett kommt grundsätzlich auch in der Gelenkkapsel vor. Die Gelenkkapsel besteht aus 2 Schichten, der äußeren, der Membrana fibrosa, und der inneren, der Membrana synovialis. Zwischen diesen beiden morphologischen Anteilen der Gelenkkapsel sammelt sich regelhaft Baufett an bzw. läßt sich dieses Fettgewebe auch schon der tiefen Schicht des Synovialgewebes, der Subintima, zuord-

nen. Das subintimale Gewebe schließt sich nämlich der synovialen Intima, die von den Synovialozyten (Deckzellen, „lining cells") geprägt wird, nach außen an. Dieses Gewebe besteht vor allem aus lockerem Bindegewebe, in dem sich auch Fettzellen nachweisen lassen (Tillmann 1987).

Die variable Menge der Adipozyten entscheidet darüber, ob sich das intrakapsuläre Fettgewebe als mehr oder weniger auffallender „schwarzer Streifen" im Röntgenbild zu erkennen gibt. Der intrakapsuläre Fettstreifen kann bei Gelenkerkrankungen, die mit einem Erguß oder einer Synovialisproliferation einhergehen, verlagert und/oder deformiert werden. Kapselödem und Kapselinfiltration löschen die Fettlage auf dem Röntgenbild sogar aus, falls dadurch die effektive Ordnungszahl und Dichte des Fettgewebes den übrigen Gelenkweichteilen angeglichen wird.

Erfahrungsgemäß muß vor allem an folgenden Gelenken damit gerechnet werden, daß *bei einem Teil* der röntgenuntersuchten Personen so viel intrakapsuläres Baufett vorhanden ist, um den Nachweis einer intrakavitären Volumenvermehrung erbringen zu können: CMC 1 (Abb. 151), distales Radioulnargelenk (Abb. 152) und Schultergelenk (genügend intrakapsuläres Baufett, das sich nativröntgenologisch zu erkennen geben kann, findet sich allenfalls im Bereich des Recessus axillaris, s. Abb. 173).

Folgende Gelenke haben *regelmäßig* genug intrakapsuläres Baufett, das maßgeblich zum Ergußnachweis und zur Abbildung der Synovialisproliferationen beiträgt: Ellenbogengelenk, Kniegelenk, oberes Sprunggelenk, hintere und vordere Kammer des unteren Sprunggelenks. Intrakavitäre Volumenver-

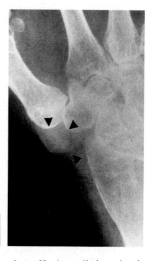

**Abb. 151.** Intrakapsuläres Baufett offenbart die intrakavitäre Volumenzunahme (Erguß, Synovialisproliferation) im CMC 1 (*Pfeilspitzen*)

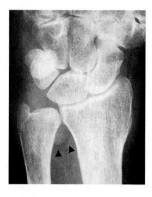

**Abb. 152.** Der Erguß im distalen Radioulnargelenk (*Pfeilspitzen*) wölbt den Recessus sacciformis vor

mehrungen im Kuneonavikular- und ersten Tarsometatarsalgelenk werden vor allem auf Schrägaufnahmen des Fußrückens sichtbar. Jedoch sei dahingestellt, ob dies durch intrakapsuläres Baufett oder durch die Vorwölbung der aufgeblähten Gelenkhöhle in das subkutane Fettgewebe des Fußrückens zustande kommt.

***Periartikuläres Fett.*** Außer dem intrakapsulären, röntgendiagnostisch interessanten Fettgewebe gibt es noch periartikuläre (extrakapsuläre) Fettansammlungen – Fettstreifen, Fettlinien, Fettdreiecke usw., die ebenfalls bei verschiedenen Erkrankungen des Gleit- und Stützgewebes Informationen liefern können. Auch diese Baufettstrukturen müssen bei der Röntgenbildanalyse betrachtet werden.

### Abbildung der Gelenkweichteile von Fingern und Zehen

Je dünner die periartikulären Weichteile eines Gelenks sind, desto mehr tragen der Erguß und die Synovialisproliferation selbst zu ihrer Abbildung bei. Die Schwärzung des belichteten Röntgenfilms wird nämlich auch von der Dicke des durchstrahlten Gewebes beeinflußt. Erguß und Synovialisproliferation blähen die Gelenkhöhle auf und führen dadurch zu einer „Dickenzunahme" des Gleitgewebes. Bei dem dünnen periartikulären Weichteilmantel der DIP und PIP an den Fingern und Zehen sowie des IP an Daumen und Großzehen zeigt sich eine intrakavitäre Volumenzunahme daher nicht nur an einer Silhouettenvorwölbung, sondern auch an einer geringeren Filmschwärzung dort, wo der vermehrte Inhalt der Gelenkhöhle von den Röntgenstrahlen durchdrungen wird.

Zur Abbildung einer Volumenzunahme – Erguß, Synovialisproliferation – in den MCP und MTP tragen 4 Parameter bei:

1. Die Silhouettenvorwölbung am MCP 1 medial, am MCP 2 medial, am MCP 5 lateral (s. Abb. 18, 22), am MTP 1 medial und am MTP 5 lateral (s. Abb. 54, 58, 65, 69).
2. Die Veränderung der physiologischen Metakarpus- und Metatarsuskopfdistanzen an den MCP 2–5 (s. Abb. 16, 20) und an den MTP 1–5 (s. Abb. 67–69).
3. Interartikuläre Fettstreifen – Metakarpal- bzw. Metatarsalfettstreifen – geben sich an den MCP 2–5 und den MTP 1–5 in wechselnder Häufigkeit zu erkennen; d. h., die Menge des dort vorhandenen Baufetts unterliegt vom Ernährungszustand unabhängigen, individuellen Schwankungen. Die interartikulären MCP- und MTP-Streifen sind daher nicht bei allen Menschen an allen genannten Gelenken sichtbar – sie haben vielmehr Regelcharakter (s. Abb. 16, 67). Eine intrakavitäre Volumenzunahme verlagert und/oder verformt (verkürzt) die interartikulären Fettstreifen (s. Abb. 18, 19, 58, 65, 68). In Abhängigkeit vom Ausmaß des Ergusses oder der Synovialisproliferation können die Fettstreifen auch vollständig verschwinden (ausgelöscht werden) (s. Abb. 20, 26). Die Fettstreifen sollten daher mit der Gegenseite verglichen werden. Auch ein periartikuläres Ödem kann sich an ihnen offenbaren.
4. An den MCP und MTP tragen die erguß- und/oder proliferationsbedingte Aufblähung der Gelenkhöhle sowie ein Kapselödem oder eine Kapselinfiltration ebenfalls zur Abbildung der erkrankten Gelenkweichteile bei. Schwächungsparameter für Röntgenstrahlen ist die Dicke der durchstrahlten Materie; als Folge wird der Röntgenfilm im betroffenen Gelenk weniger geschwärzt.

### Karpale Baufettphänomene

Auf 2 Baufettphänomene in der Umgebung des Handgelenks, die röntgendiagnostisches Interesse beanspruchen, sei hier hingewiesen: auf den Skaphoidfettstreifen und auf das Pronator-quadratus-Zeichen.

***Skaphoidfettstreifen*** (Abb. 153 und 154). Er entsteht durch Baufett zwischen dem Lig. collaterale carpi radiale und der gemeinsamen Sehnenscheide der Mm. abductor pollicis longus und extensor pollicis brevis.

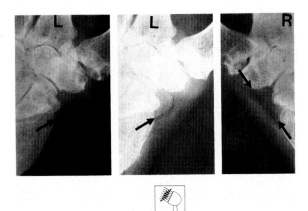

**Abb. 153.** Im rechten Karpalbereich (*R*) ist zwischen den beiden *Pfeilen* der normale Skaphoidfettstreifen sichtbar. Auf der linken Seite (*L*) verlagert eine Volumenzunahme (Erguß, Synovialisproliferation) im Mediokarpalgelenk den Skaphoidfettstreifen (*Pfeil*). Die Rheumatoide Arthritis zeigt sich bei diesem Patienten außerdem an Gelenkspaltverschmälerungen und Erosionen

***Pronator-quadratus-Zeichen*** (Abb. 155–158). Es entsteht durch eine dünne Baufettschicht, die am distalen Unterarm zwischen dem M. pronator quadratus und den Mm. flexor digitorum profundus und flexor pollicis longus liegt. Die Fettlage kann von Hämatomen und entzündlicher Ödemflüssigkeit erreicht, durchtränkt und dann mehr oder weniger ausgelöscht, aber auch, namentlich von Hämatomen, verlagert oder deformiert werden – der Vergleich mit der Gegenseite ist zu empfehlen. Das Pronatorquadratus-Zeichen liefert daher Zusatzinformationen vor allem über Traumen und akute Arthritiden in seiner Nachbarschaft.

## Kubitale Fettphänomene

Am Ellenbogen haben verschiedene Weichteilzeichen, die z. T. auf Baufett zurückgehen, röntgendiagnostische Bedeutung.

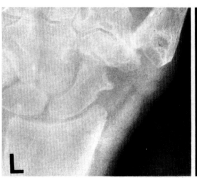
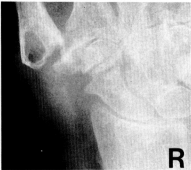

**Abb. 154.** Auslöschung des rechten (*R*) Skaphoidfettstreifens bei Rheumatoider Arthritis

Das Fettgewebe stellt sich bei der Mehrzahl erwachsener Personen, seltener bei Kindern und Jugendlichen, als streifenartige oder dreieckige Schwärzungszone dar – Betrachtung vor einer Grelleuchte –, die vom Processus styloideus radii nach distal zieht.

Auch für den Skaphoidfettstreifen gilt, daß er durch Flüssigkeit (wie Ödem oder Hämatom) durchtränkt und dadurch partiell oder total ausgelöscht, d. h. wasseräquivalent, werden kann oder verlagert wird. Außerdem ist es möglich, daß erkrankte, unmittelbar benachbarte morphologische Strukturen, z. B. angeschwollene Sehnenscheiden und Arthritiden (Articulatio radiocarpea und Articulatio mediocarpea), Einfluß auf die Projektionsform des Skaphoidfettstreifens nehmen.

Die praktische Bedeutung liegt jedoch in seiner Eigenschaft, durch Veränderung seiner Konfiguration den Verdacht auf (knöcherne) Traumen in seiner Nachbarschaft, vor allem des Os scaphoideum, zu erwecken.

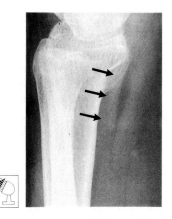

**Abb. 155.** Normales Pronator-quadratus-Zeichen auf der seitlichen Handgelenkaufnahme (*Pfeile*)

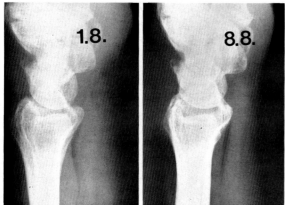

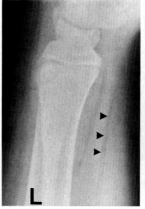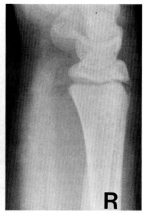

**Abb. 156.** Traumatische Verlagerung des Pronator-quadratus-Zeichens (*1. 8.*). Eine Woche später (*8. 8.*) ist das Hämatom resorbiert, und der Schwärzungsstreifen stellt sich wieder normal dar

**Abb. 158.** Frische distale Epiphysenverletzung des rechten Radius (*R*). Beim Vergleich mit der gesunden Seite (*L*) fällt auf, daß dort eine zweite „Fettlinie" beugewärts vom Pronator-quadratus-Zeichen zu erkennen ist (*Pfeilspitzen*). Wahrscheinlich spiegelt sie (bei Kindern) eine inkonstante Baufettlage zwischen den tiefen und oberflächlichen Beugemuskeln wider („Beuger-Fettzeichen"). Das traumatische Hämatom hat beide Fettzeichen weitgehend ausgelöscht

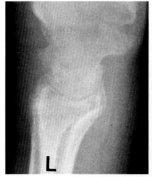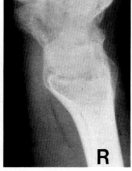

**Abb. 157.** Das periartikuläre Ödem einer akuten bakteriellen Karpalarthritis hat das Pronator-quadratus-Zeichen erreicht. Dadurch wird es weitgehend ausgelöscht (*L*). Der Vergleich mit der gesunden Gegenseite (*R*) zeigt die Variabilität der tiefen Baufettschicht am distalen Arm: Das Pronator-quadratus-Zeichen ist zwar an typischer Stelle scharf konturiert sichtbar, erscheint jedoch gegenüber dem Beispiel in Abb. 155 verschmälert

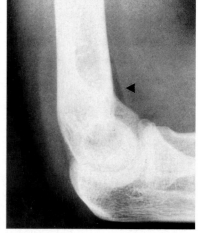

**Abb. 159.** Normale Darstellung des *vorderen* Kapselfettpolsters am Ellenbogengelenk (*Pfeilspitze*). Das hintere Kapselfettpolster ist nicht zu erkennen, da es physiologisch in der Fossa olecrani liegt

***Kubitales Fettpolsterzeichen.*** Es zeigt auf der seitlichen Röntgenaufnahme mit großer Verläßlichkeit eine intraartikuläre Volumenzunahme im Ellenbogengelenk an.

Sowohl im vorderen als auch im hinteren Kapselanteil liegt zwischen der Synovialmembran und der Membrana fibrosa lockeres fetthaltiges Bindegewebe. Auf der seitlichen Ellenbogenaufnahme werden daher ein vorderes und ein hinteres Fettpolster unterschieden.

Das vordere intrakapsuläre Fettpolster bildet sich normalerweise unmittelbar vor der Fossa coronoidea

als tropfenförmige Schwärzungszone ab (Abb. 159). Das hintere Kapselfettpolster ist am gesunden Gelenk nicht zu erkennen, da es in der tiefen Fossa olecrani liegt.

Schon wenige Milliliter Erguß, aber auch Synovialisproliferationen, blähen das Gelenkkavum auf. Das vordere Fettpolster wird dadurch abgehoben und

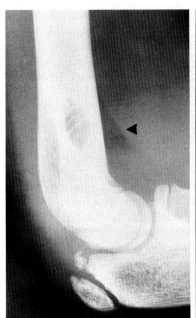 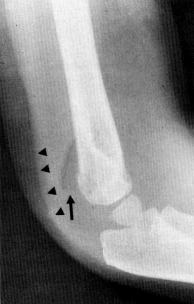 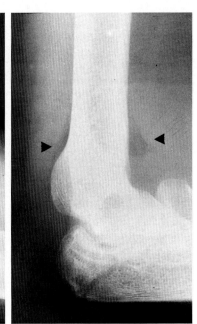

**Abb. 160.** Varianten des positiven kubitalen Fettpolster-zeichens (Erguß, Synovialisproliferation). *Linker Bildteil:* Abhebung des vorderen Kapselfettpolsters (*Pfeilspitze*). *Mittlerer Bildteil:* Das hintere Kapselfettpolster wird aus der Fossa olecrani verdrängt und dadurch sichtbar (*Pfeil*). Der traumatische Erguß wölbt die hinteren Kapselanteile so stark vor, daß auch die Sehne des M. triceps brachii dadurch verlagert wird (*Pfeilspitzen*). *Rechter Bildteil:* Die Verlagerung beider Kapselfettpolster zeigt den traumatischen Erguß an (*Pfeilspitzen*)

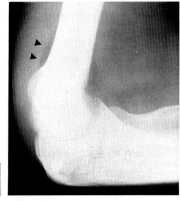 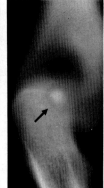 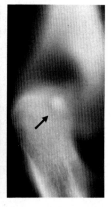

**Abb. 161.** Sympathische Arthritis, Sichtbarwerden des dorsalen Fettstreifens (*linker Bildteil, Pfeilspitzen*), bei Osteoidosteom im Olekranon (*mittlerer* und *rechter Bildteil*). Der Nidus ist in der spongiösen Knochensubstanz in typischer Weise verkalkt. Ebenso charakteristisch ist der Aufhellungssaum, der sich in der Nidusumgebung zu erkennen gibt (*Pfeile*)

läßt sich in Abhängigkeit von der Ausdehnung und Dicke des intrakapsulären Fettgewebes entlang dem Kapselverlauf verfolgen (Abb. 160). Die intraartikuläre Volumenzunahme hebt das *hintere* Fettpolster aus der Fossa olecrani heraus. Sein Nachweis spricht daher grundsätzlich für einen pathologischen Befund (Abb. 160–163).

*Supinatorfettlinie.* Das 2. röntgendiagnostisch verwertbare Baufettphänomen in der Ellenbogenregion ist die Supinatorfettlinie (Abb. 163). Der M. supinator umgibt mantelartig den proximalen Anteil des Radius. Sein vorderer Faszienanteil enthält auch Adipozyten, so daß bei der Betrachtung vor einer Grelleuchte sich dort normalerweise eine zarte, mehr

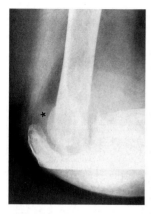

**Abb. 162.** Mutilationsstadium der Rheumatoiden Arthritis. Die Synovialisproliferation (*Asterisk*) hebt sich vom elevierten hinteren Kapselfettpolster ab

oder weniger dem Radius parallele Schwärzungslinie zu erkennen gibt – jedenfalls zeigt sie sich bei den meisten röntgenuntersuchten Personen. Beim Erguß im Ellenbogengelenk und bei extrakapsulären Hämatomen kann die Supinatorfettlinie verformt werden, d. h., der Abstand ihres proximalen Endes von der Humeruskontur vergrößert sich. Dies führt zur „Stauchung" der Supinatorfettlinie. Wenn das proximale Ende einer derart verformten Supinatorfettlinie 19 mm oder mehr vom Humerusschaft distanziert ist, so spricht dies beispielsweise für ein Trauma im Ellenbogenbereich (Dihlmann et al. 1991), unabhängig davon, ob sich gleichzeitig ein Gelenkerguß nachweisen läßt oder nicht.

Kubitalarthritiden mit großem Erguß oder ausgeprägten Synovialisproliferationen und kubitale Synovialzysten können die Supinatorfettlinie ebenfalls nach distal und/oder vorne (radiusfugal) verlagern (s. Abb. 163).

*Veränderungen der Olekranonsilhouette.* Zwischen der Olekranonkonvexität und dem Integument liegt die Bursa subcutanea olecrani. In ihrer unmittelbaren Nähe kommen außerdem noch 2 weitere Schleimbeutel vor, die Bursa intratendinea olecrani und die Bursa subtendinea M. tricipitis brachii.

Bursitiden (Abb. 164 und 165), beispielsweise als Folge mechanischer Überlastung, bakterieller oder entzündlich-rheumatischer Genese und auch bei Gicht, sowie bursale Synovialzysten verändern durch ihren raumfordernden Charakter die Silhouette über dem Olekranon. Dort zeigt sich eine homogene Anschwellung, die bei bakterieller Infektion und Gicht häufig Kalkschatten enthält. Außerdem kann ein peribursales Ödem das benachbarte subkutane Fettgewebe am Ober- und Unterarm durchtränken und damit auslöschen.

In derselben Region treten außerdem die subkutanen Rheumaknoten der Rheumatoiden Arthritis auf. Bei der Betrachtung vor einer Grelleuchte zeigt der Rheumaknoten netzartige Strukturen (Weston u. Palmer 1978).

Bursitis und Rheumaknoten führen manchmal zur Erosion des Olekranon.

Sehnenxanthome und (periostale) Amyloidknoten gehören ebenfalls zur Differentialdiagnose der Silhouettenveränderung über dem Olekranon. Weichteilinfektionen geben sich an einem Ödem zu erkennen, das die extraartikulären Baufettstrukturen auslöscht.

Bei Infektionen durch Gasbildner (Drogenabusus) treten Luftansammlungen im Gewebe auf (Abb. 166).

*Computertomographischer Ergußnachweis.* Computertomographisch gelingt der Ergußnachweis im Schulter-, Hüft- und Sakroiliakalgelenk – bei letzterem durch eine weichteildichte Vorwölbung in die prä- und retroartikuläre, fetthaltige Region (s. Abb. 997).

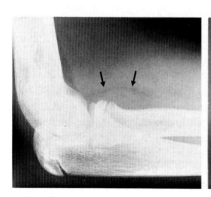
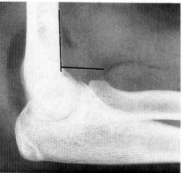

**Abb. 163.** Normalform der Supinatorfettlinie (*Pfeile*) und des vorderen Kapselfettpolsters (*linker Bildteil*). Positive kubitale Fettpolsterzeichen und humerofugale Distanzierung der Supinatorfettlinie (*markiert*) bei Arthritis (*rechter Bildteil*)

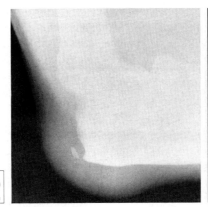
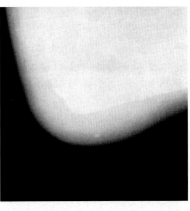

**Abb. 164.** Mechanisch induzierte chronisch-aseptische-Bursitis olecrani. Charakteristische Silhouettenveränderung und Dichteanhebung der Ellenbogenweichteile (*linker Bildteil*). *Nebenbefund:* In der unmittelbaren Nähe der Triceps-brachii-Insertion erkennt man eine knöcherne Metaplasie. *Rechter Bildteil:* Akute bakterielle Bursitis olecrani mit typischer Anschwellung und peribursalem Ödem. Einzelne Kalkschatten sind zu erkennen (verkalkter Eiter)

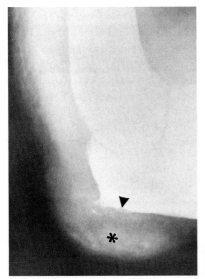

**Abb. 165.** Chronische bakterielle Bursitis olecrani (*Asterisk*). Der entzündliche Prozeß hat am Olekranon eine periostale Reaktion ausgelöst (*Pfeilspitze*) und einen Olekranonsporn (Fibroostose des M. triceps brachii) erodiert

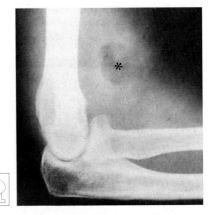

**Abb. 166.** Weichteilinfektion durch gasbildende Bakterien bei parenteralem Drogenabusus (*Asterisk*)

## Schulter

Im Schultergelenk lassen sich der Erguß und Synovialisproliferationen computertomographisch direkt abbilden (Abb. 167–169) oder durch eine Verlagerung des hinteren und/oder vorderen intrakapsulären Fettstreifens (Dihlmann u. Bandick 1987a) darstellen. Bei etwa 80% der Menschen ist im Computertomogramm ein hinterer Kapselfettstreifen sichtbar (Abb. 170).

Seine Verlagerung durch eine intrakavitäre Volumenvermehrung kann am sichersten bei einer Schnittführung in Höhe des Tuberculum minus erkannt werden, wenn der Humeruskopf sich in Außenrotation befindet. Diese Stellung führt nämlich zu einer „Entspannung" des hinteren Kapselanteils; der Gelenkerguß sammelt sich vor allem im hinteren Kavumbereich an und verlagert dann den hinteren Kapselfettstreifen nach dorsal (Abb. 171).

Der vordere intrakapsuläre Fettstreifen des Schultergelenks stellt sich im CT seltener dar als sein hinteres Analogon. Die Innenrotation des Humerus entspannt den vorderen Gelenkkapselanteil und spannt den hinteren Kapselbereich an. Ein Erguß wird sich daher vor allem im vorderen Kavumabschnitt ansammeln und dort den vorderen Kapselstreifen abheben (s. Abb. 168).

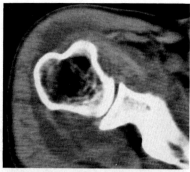

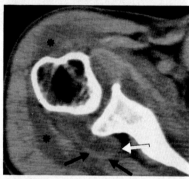

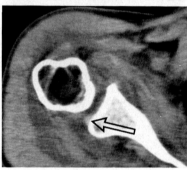

**Abb. 167.** Aktivierte Arthrose im Schultergelenk. Der Erguß wirkt als „negatives" Kontrastmittel; daher stellt sich der hintere Anteil des Labrum glenoidale (*offener Pfeil*) dar. Der Erguß hat die Bursa subdeltoidea (*markiert*) erreicht: Hinweis auf die Perforation der Rotatorenmanschette. *Pfeile:* dorsale Kapselausstülpung (Arthrozele)

Ein größerer Erguß distanziert den Humeruskopf von der Schulterblattpfanne nach lateral oder laterokaudal (Abb. 172). Dies fällt bei akuten Omarthritiden bereits auf der a.-p. Schultergelenkaufnahme auf. Eine solche Distanzierung setzt allerdings ein großes Ergußvolumen *und* eine schwere entzündliche Schädigung des Gleitgewebes voraus. Daher ist dieser Röntgenbefund vornehmlich bei akuten bakteriellen Infektionen des Schultergelenks – bei Kindern häufiger als bei Erwachsenen – nachzuweisen.

Im Recessus axillaris des Schultergelenks zeigen sich Erguß und/oder Synovialisproliferationen auf der a.-p. Röntgenübersichtsaufnahme, wenn dort genügend intrakapsuläres Baufett vohanden ist (Abb. 173).

Schleimbeutel in der unmittelbaren Umgebung des Schultergelenks (vor allem die Bursa subdeltoidea, Abb. 174) und die Sehnenscheide des langen Bizepskopfs können im CT beurteilt werden, wenn sie (durch Flüssigkeitsvermehrung) vergrößert sind (Bursitis, Bursazyste, Sehnenscheidenhygrom usw.) und/oder Kalkniederschläge enthalten (Abb. 175).

Ausgedehnte Weichteilinfektionen in der Schulterregion durchtränken auch dort das extrakapsuläre und intermuskuläre Baufett. Dadurch werden die Weichteilstrukturen auch im CT „homogenisiert". Bei eitrigen Infektionen – Phlegmonen – treten sehr häufig zusätzlich Kalkniederschläge auf (Abb. 176).

Knochen- und Weichteilstudium gehören auch zur Röntgenbildanalyse des Akromioklavikulargelenks (Abb. 177).

MEMO

Intrakavitäre oder extraartikuläre Flüssigkeitsansammlungen mit kleinen pleomorphen Kalkschatten zeigen Eiter (Empyem, Abszeß, Phlegmone) an.

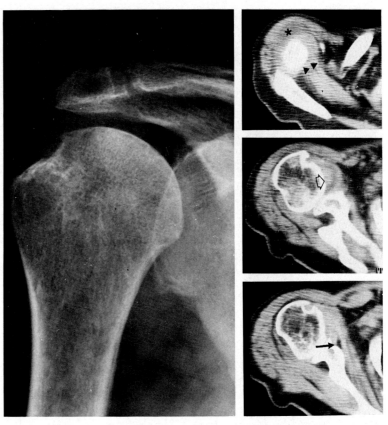

**Abb. 168.** Omarthritis bei Rheumatoider Arthritis. Auf der Übersichtsaufnahme fallen eine Erosion am oberen Kapselansatz und der Hochstand des Humeruskopfes in der Skapulapfanne auf. Die Computertomographie präzisiert die Röntgenbefunde: Der vordere Gelenkrecessus ist überwiegend von der proliferierten Synovialis ausgefüllt (*offener Pfeil*). Die vermutete (partielle) Ruptur der Rotatorenmanschette (Humeruskopfhochstand durch den Tonus des M. deltoideus) zeigt sich an einer Taillierung des M. supraspinatus (*Pfeilspitzen*) und am Übertritt des Ergusses in die Bursa subdeltoidea (*Asterisk*). Abgehobener vorderer Kapselfettstreifen (*Pfeil*) als indirekter Hinweis auf eine Volumenvermehrung im vorderen Kavumanteil (CT in Innenrotation des Oberarms)

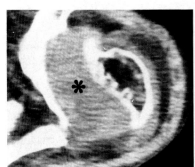
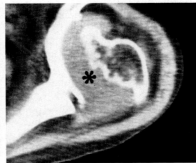
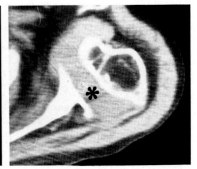

**Abb. 169.** Fortgeschrittene Omarthritis (Mutilationsstadium) bei Rheumatoider Arthritis. Im Gelenkkavum überwiegen nach den Hounsfield-Schwächungswerten (+39 HE) die Synovialisproliferationen (*Asterisken*)

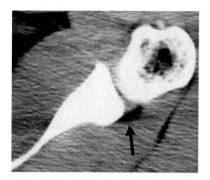

**Abb. 170.** Normale Abbildung des hinteren Kapselfettstreifens (*Pfeil*)

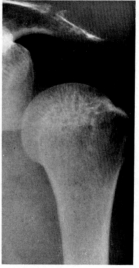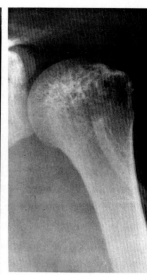

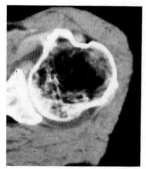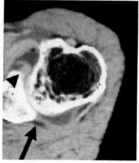

**Abb. 172.** Bakterielle Schultergelenkinfektion (Pyarthros) nach lokaler Injektion eines Kortikosteroids. *Linker Bildteil:* Der Erguß, zusätzlich begünstigt durch eine reflektorische Hypotonie der gelenkumhüllenden Muskeln, drückt den Humeruskopf nach laterokaudal. *Rechter Bildteil:* Nach Gelenkentlastung durch Drainage normalisiert sich die Stellung der artikulierenden Knochen weitgehend

**Abb. 171.** Erguß im Schultergelenk. Im CT direkter Ergußnachweis; der Erguß wirkt als „negatives" Kontrastmittel: Labrum glenoidale sichtbar (partieller Abriß, *Pfeilspitze*). Außerdem verlagert der Gelenkerguß den hinteren Kapselfettstreifen nach dorsal (*Pfeil*)

**Abb. 173.** Druckerosion am Humerushals (*Pfeilspitzen*) durch Synovialisproliferationen und Erguß bei Rheumatoider Arthritis. Im Recessus axillaris der Gelenkhöhle stellt sich die intraartikuläre Volumenzunahme durch Verlagerung des Kapselfettstreifens dar (*offene Pfeile*). Das CT bestätigt die intraartikuläre Volumenzunahme (*Asterisk*). Der Humeruskopfhochstand in der Skapulapfanne weist auf eine schwere Schädigung der Rotatorenmanschette – Ruptur – hin

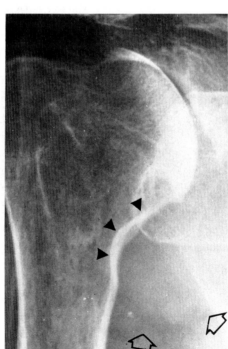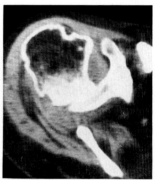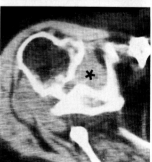

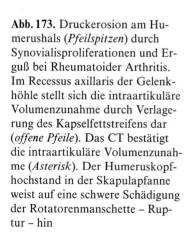

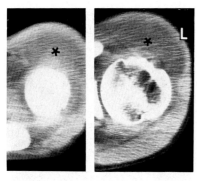

**Abb. 174.** Großer Erguß in der Bursa subdeltoidea (*Asterisken*)

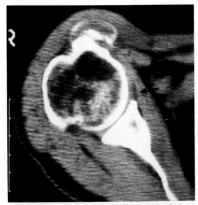

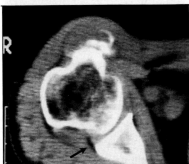

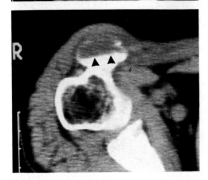

**Abb. 175.** „Kalkspiegel" in der Bursa subdeltoidea („Schlammfangbursitis", *Pfeilspitzen*). Kein Gelenkerguß, normale Lage des vorderen und hinteren intrakapsulären Fettstreifens (*Pfeile*)

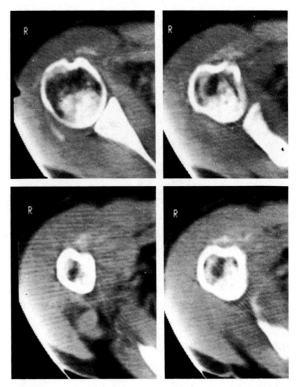

**Abb. 176.** Periartikuläre Phlegmone nach lokaler Kortikosteroidinjektion. Das Exsudat hat die fetthaltigen periartikulären Faszien durchtränkt. Dadurch stellt sich die Gelenkumgebung homogen dar. Im eitrigen Exsudat sind pleomorphe Kalkniederschläge zu erkennen

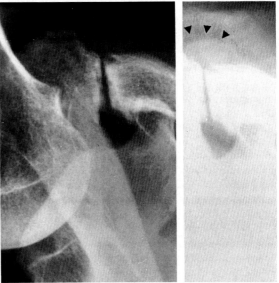

**Abb. 177.** Akromioklavikulararthrose mit sich kranial vorwölbender Gelenkkapsel und/oder Erguß (*Pfeilspitzen*). Normalerweise wölbt sich der akromioklavikuläre Gelenkschatten höchstens 5 mm nach kranial vor

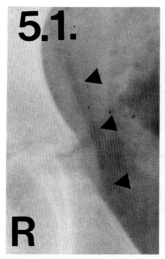
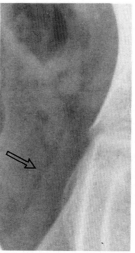
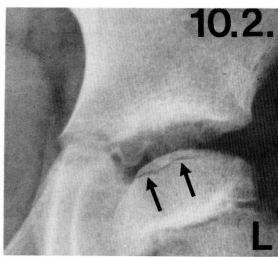

**Abb. 178.** Röntgenaspekt des normalen Obturatorschattens der rechten Hüfte (*R, 5. 1., Pfeilspitzen*). Der kontralaterale Obturatorschatten ist leicht verbreitert dargestellt (*offener Pfeil*). Seine Kontur erscheint fast ausgelöscht: 7jähriger Patient mit linksseitiger Coxitis fugax. Nach etwa 5 Wochen (*10. 2.*) ist die Coxitis fugax klinisch abgeheilt; der Obturatorschatten stellt sich wieder normal dar. Röntgenologisch sind jetzt die Frühzeichen des M. Perthes (aseptische Nekrose des Femurkopfes) zu erkennen (Abflachung des Femurkopfes und subchondrale marginale Fraktur, *Pfeile*). Jede flüchtige Koxitis im „Perthes-Alter" sollte einerseits nach ihrer klinischen Abheilung Anlaß zur Kontrollröntgenuntersuchung der befallenen Hüfte sein. Andererseits sollte bedacht werden, daß die flüchtige Koxitis (sog. irritable Hüfte) besonders im ersten Jahr nach der Primärmanifestation rezidivieren kann

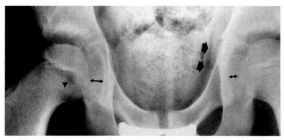

**Abb. 179.** Osteomyelitis im Bereich der proximalen Femurmetaphyse (*Pfeilspitze*). Das perikoxale Ödem hat auf den Obturatorschatten Einfluß genommen und seine Kontur ausgelöscht (vgl. gesunde Gegenseite, *Pfeile*). Der Hüftgelenkerguß läßt sich direkt im CT (s. Abb. 180) und indirekt auf der Übersichtsröntgenaufnahme nachweisen: vergrößerte Distanz zwischen Femurkopf und Hüftpfanne (*Doppelpfeil links*). Die gelenknahe Demineralisation rechts ist als eine Kombination von arthritischem Kollateralphänomen und Inaktivitätsdemineralisation aufzufassen

## Hüfte

Der a.-p. Übersichtsaufnahme und dem CT sind Informationen über die Weichteile des Hüftgelenks und seiner unmittelbaren Umgebung sowie über einen eventuellen pathologischen Inhalt des Gelenkkavums zu entnehmen.

*Obturatorschatten.* Der M. obturatorius internus – röntgenologisch sichtbar durch seine fetthaltige Faszie – wölbt sich entlang dem azetabulumnahen Anteil der Linea arcuata intrapelvin (bei Kindern) 2–8 mm vor. Entzündliche Ödeme oder Eiteransammlungen, die den Obturatorschatten beispielsweise vom Hüftgelenk her über die noch offene Wachstumsfuge der Hüftpfanne erreichen, wölben ihn beckeneinwärts vor, verbreitern ihn also, oder löschen ihn nach

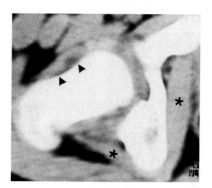

**Abb. 180.** Patient der Abb. 179. CT der rechten Hüftregion. Direkter Ergußnachweis (*Pfeilspitzen*). Die beiden *Asterisken* markieren den M. obturatorius internus, dessen Fettstreifen im vorderen Anteil (blasennah) vom Ödem durchtränkt ist

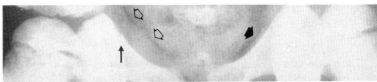

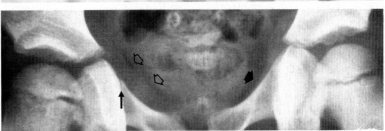

**Abb. 181.** Frische Schambeinfraktur rechts (*Pfeil*) mit verbreitertem Obturatorschatten (*offene Pfeile*), vgl. Gegenseite (*kurzer Pfeil*). Der verbreiterte Obturatorschatten spiegelt ein Hämatom im M. obturatorius internus wider

Durchtränkung seines epimuskulären Fett-Bindegewebes aus (Abb. 178–180). Es ist also immer ein Seitenvergleich nötig, vor allem zur Unterscheidung zwischen fehlender Darstellung und Auslöschung! Das intrapelvin sich ausbreitende Hämatom nach Azetabulumfraktur kann den Obturatorschatten ebenfalls verbreitern (Abb. 181) oder auf der Übersichtsröntgenaufnahme auslöschen.

***Perikoxale Fettstreifen.*** Sie spiegeln auf a.-p. Röntgenaufnahmen inter- oder epimuskuläre Baufettansammlungen wider. Am konstantesten sind die Fettstreifen medial vom M. iliopsoas und der Fettstreifen medial vom M. glutaeus minimus abzugrenzen. Inkonstant tritt ebenfalls ein Fettstreifen zwischen den Mm. glutaei medius und minimus auf.

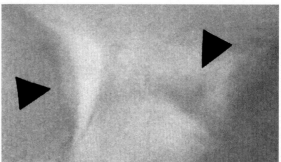

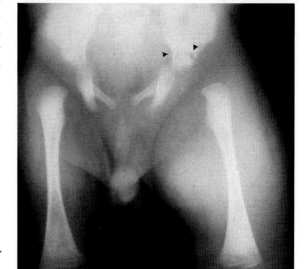

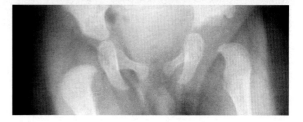

**Abb. 182.** Verlauf einer akuten Pfannendachosteomyelitis. Säugling, *oberer Bildteil und Ausschnittvergrößerung:* 3 Wochen alt; *unterer Bildteil:* 3 Monate alt. Pfannendachosteolyse, Periostreaktion (*Pfeilspitzen*) und Hüft-Oberschenkel-Ödem zeigen die Osteomyelitis an. Die Distensionsluxation ist der Hinweis für einen Hüftgelenkerguß. Der untere Bildteil gibt den Röntgenbefund nach klinischer Heilung wieder: nur noch geringfügige Distension des proximalen Femurs, Entwicklungsstörung im Azetabulumbereich, Ödemrückgang

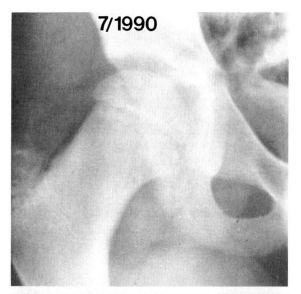

Das histomorphologische Substrat der perikoxalen Fettstreifen ist inter- oder epimuskuläres lockeres fetthaltiges Bindegewebe vom Charakter einer Faszie, in der Gefäße und Nerven verlaufen. Der Gehalt an Fettzellen bestimmt die Darstellung auf der Röntgenaufnahme. Die Fettstreifen werden nach (pathologischer) Flüssigkeitsdurchtränkung im Röntgenbild ausgelöscht und gehen in die Muskelschatten unter oder erscheinen durch Volumenzunahme ihrer Weichteilumgebung verlagert. Ersteres geschieht vor allem, wenn periartikuläre Ödemflüssigkeit, ein periossäres Ödem oder periossärer Eiter die extrapelvinen Fettstreifen erreicht und durchtränkt (Abb. 182 und 183) (Seitenvergleich!).

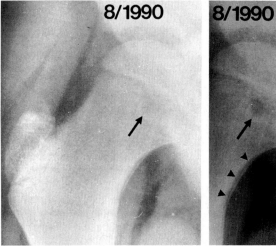

**Abb. 183.** Das periartikuläre Ödem bei Femurhalsosteomyelitis löscht die 3 perikoxalen Fettstreifen aus. Unter der Therapie Rückgang des Ödems nach einem Monat. Die perikoxalen Fettstreifen sind wieder zu erkennen. Im Bereich der proximalen Femurmetaphyse ist ein Einschmelzungsherd entstanden (*Pfeil*). Außerdem hat ein entzündliches Ödem entlang der medialen Schenkelhalskontur zu einer Periostabhebung und konsekutiven Periostlamelle (*Pfeilspitzen*) geführt, die weit über den entzündlichen Herd im Schenkelhals hinaus geht. Bei der juvenilen Epiphyseolysis capitis femoris kann eine ähnliche Periostreaktion auftreten (s. Abb. 790), deren Pathogenese noch diskutiert wird

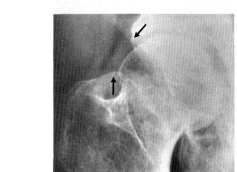

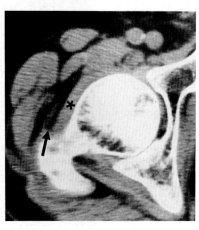

**Abb. 184.** In *passiver maximaler* Außenrotation (s. Trochanter minor) stellt sich die Hüftgelenkkapsel als bandförmiger Weichteilschatten zwischen Trochanter major und Pfannenerker dar (*Pfeile*). Das CT zeigt, daß ein Kapselabschnitt (*Asterisk*) und das anliegende epikapsuläre Baufett von den fokofugal divergierenden Röntgenstrahlen annähernd tangential getroffen werden. *Pfeil:* sich nach vorne verbreiternder Glutaeus-minimus-Fettstreifen – er liegt der Gelenkkapsel unmittelbar an

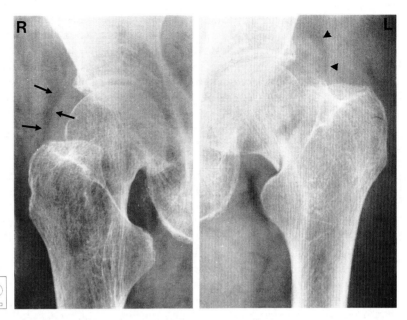

**Abb. 185.** Patient mit linksseitiger (L) medialer Oberschenkelhalsfraktur in typischer Schonhaltung (Außenrotation, leichte Anteflexion, evtl. leichte Abduktion im Hüftgelenk). Die Gelenkkapsel ist durch ein intraartikuläres Hämatom distendiert und verlagert den Glutaeus-minimus-Fettstreifen bogig [*Pfeilspitzen* vgl. mit rechts (R, *Pfeile*)]. Dieser Befund zeigt die *frische* Fraktur an

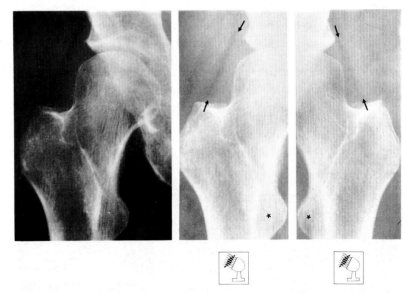

**Abb. 186.** Verlaufsbeobachtung einer rechtsseitigen infektiösen Koxitis nach lokaler Kortikosteroidinjektion (s. Abb. 187). 2 Tage nach der Keiminokulation fällt auf der Röntgenaufnahme in schmerzbehinderter aktiver Außenrotation (s. den Trochanter minor, *Asterisk*) keine Auslöschung, sondern in diesem Fall die Abdrängung des rechten Glutaeus-minimus-Fettstreifens auf (*Pfeile,* Seitenvergleich!). Der übrige Röntgenbefund des rechten Hüftgelenks zeigt eine Hüftdysplasie mit Coxa valga

Darüber hinaus wird im Schrifttum die Antwort auf die Frage diskutiert, ob der Weichteilschatten zwischen dem Glutaeus-minimus-Fettstreifen und der lateralen Kontur des proximalen Femurendes der Hüftgelenkkapsel entspricht oder ein anderes morphologisches Substrat widerspiegelt.

Die korrekte Antwort auf diese Frage hängt von der Stellung des proximalen Femurendes auf der a.-p. Röntgenaufnahme des Hüftgelenks ab! Am anatomischen Präparat und im CT läßt sich nämlich nachweisen, daß bei *maximaler* Außenrotation des Femurs im Hüftgelenk der Glutaeus-minimus-Fettstreifen der Hüftgelenkkapsel unmittelbar anliegt *und* annähernd in der Sagittalebene liegt (Dihlmann u. Tillmann 1992).

Beim hüftkranken Patienten wird die erforderliche maximale Außenrotation nicht immer durch aktive Muskelanspannung erreicht. Daher empfiehlt es sich, die maximale Außenrotation von einer vor Streustrahlen geschützten Assistenzperson durch entsprechende Fußdrehung passiv einstellen und halten zu lassen. In Außenrotationsstellung – röntgenologisches Kriterium: der Trochanter minor springt stark vor – durchsetzt der sog. Zentralstrahl das fetthaltige Bindegewebe medial vom M. glutaeus minimus im Kontaktbereich zur Gelenkkapsel über eine längere Strecke annähernd tangential. Bei genügendem Fettgehalt der Glutaeus-minimus-Faszie gibt sich die Hüftgelenkkapsel dann als bandartiger Weichteilschatten zu erkennen, der sich zwischen Trochanter major und Pfannenerker ausspannt (Abb. 184). Beim Vorliegen eines Hüftgelenkergusses oder/und Kap-

selödems verbreitert sich dieser Schatten und wölbt sich manchmal nach lateral vor (Abb. 185–187).

Die praktische Bedeutung des Versuchs, auf a.-p. Hüftröntgenaufnahmen möglichst viele Informationen über Knochen- und Weichteilstrukturen zu gewinnen, läßt sich folgendermaßen formulieren: Bei klinischem Verdacht auf eine (einseitige) Hüftgelenkerkrankung, bei der Informationen über die Gelenkweichteile und/oder über das Vorliegen eines Ergusses zur Diagnose beitragen, wird die Primärröntgenaufnahme als Beckenübersicht in maximaler Außenrotationsstellung beider Hüftgelenke angefertigt. Die durch eine Assistenzperson passiv herbeigeführte maximale Außenrotation sollte der (aktiven) Einstellung durch den Patienten vorgezogen werden.

*Computertomographische Abbildung der Hüftweichteile.* Sie ist aufwendiger als die Übersichtsröntgenaufnahme, dafür aber sensitiver und spezifischer. Außerdem stellen sich im CT Weichteilstrukturen dar, die mit der Übersichtsaufnahme nicht erfaßt werden, und es kann zwischen Erguß und Gelenkkapselverdickung unterschieden werden. Folgende Erkenntnisse sind computertomographisch über Hüftgelenkweichteile zu gewinnen (Dihlmann u. Nebel 1983):

– Die Dicke der normalen Hüftgelenkkapsel überschreitet 6 mm nicht  (Abb. 188 und 189).
– Der Hüftgelenkerguß stellt sich zwischen Femur- und Kapselkontur als hypodense Zone dar (s. Abb. 187).

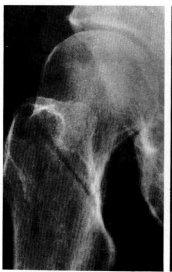
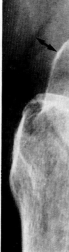
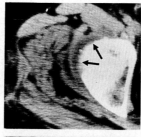
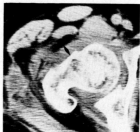

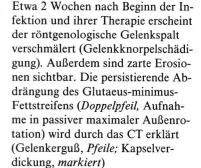

**Abb. 187.** Patientin der Abb. 186. Etwa 2 Wochen nach Beginn der Infektion und ihrer Therapie erscheint der röntgenologische Gelenkspalt verschmälert (Gelenkknorpelschädigung). Außerdem sind zarte Erosionen sichtbar. Die persistierende Abdrängung des Glutaeus-minimus-Fettstreifens (*Doppelpfeil,* Aufnahme in passiver maximaler Außenrotation) wird durch das CT erklärt (Gelenkerguß, *Pfeile;* Kapselverdickung, *markiert*)

- In Abhängigkeit von der Ergußmenge – Partialvolumeneffekt! – gibt die „Dichtemessung" der Flüssigkeit Hinweise darauf, ob ein seröser (serofibrinöser) oder eitriger Erguß vorliegt (Abb. 190).
- Hat sich ein Hüftgelenkerguß gebildet, so kann die innere Oberfläche der Hüftgelenkkapsel beurteilt werden. Umschriebene Synovialisproliferationen geben sich auf diese Weise zu erkennen.
- Die Aktivität einer *chronischen* entzündlich-rheumatischen Koxarthritis kann durch den Vergleich der Übersichtsaufnahme mit dem Computertomogramm beurteilt werden:
  *Konstellation der aktiven (floriden) Koxarthritis:* Röntgenzeichen der Arthritis, vor allem die gleichmäßige (konzentrische) Verschmälerung des radiologischen Gelenkspalts (und Erosionen) sind sichtbar, und der computertomographische Nachweis von Erguß und/oder Gelenkkapselverdickung gelingt.
  *Konstellation der inaktiven (remittierten) Koxarthritis:* Röntgenzeichen der Arthritis, vor allem die gleichmäßige (konzentrische) Verschmälerung des radiologischen Gelenkspalts (und Erosionen) sind sichtbar, im CT jedoch kein Erguß, keine Gelenkkapselverdickung (Abb. 191).
- (Zystische) Raumforderungen im Trigonum femorale werden im CT abgebildet und können differentialtopisch und differentialdiagnostisch eingeschätzt werden (Fischer et al. 1991):
  Das Trigonum femorale ist ein topographisches Orientierungsareal, dessen Basis das Lig. inguinale bildet. Als mediale Begrenzung wird der M. adductor longus angegeben; lateral schließt der M. sartorius dieses virtuelle Dreieck ab. Als leicht identifizierbare Orientierungsstrukturen dienen im Trigonum femorale die A. femoralis und medial von ihr die V. femoralis sowie die Bursa iliopectinea (Dihlmann et al. 1989). Letztere bildet einen weichteildichten Schatten dorsal, seltener medial vom M. iliopsoas.

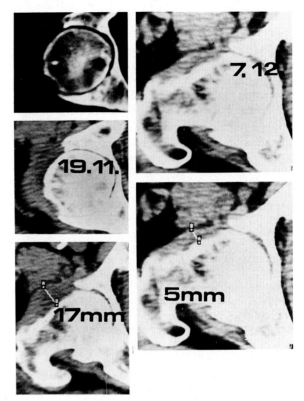

**Abb. 188.** Wegen Koxarthrose wurde ein mikrokristallines Kortikosteroid statt intrakavitär versehentlich intrakapsulär injiziert. Danach starke Schmerzen, deswegen stationäre Aufnahme am selben Tag. Das CT zeigt eine ödematöse Verdickung der Gelenkkapsel auf 17 mm (*19. 11.*). Im Kontroll-CT nach klinischer Heilung (*7. 12.*) (nichtsteroidale Antiphlogistika) hat die Gelenkkapsel wieder ihre normale Dicke (< 6 mm) angenommen

**Abb. 189.** Hüftgelenkerguß bei Coxitis fugax. Der Erguß erscheint als hypodense Zone zwischen Kapsel (*Asterisken*) und Femurkontur. Die Dicke der Hüftkapsel überschreitet 6 mm nicht. Die faltenartige Verdickung der Gelenkkapsel (*rechter Bildteil*) wird bei jungen Menschen häufig als Normalbefund angetroffen

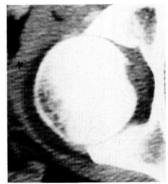
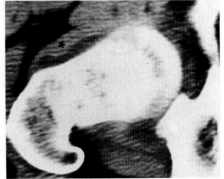

Sie kann sich durch bursales Fett, durch Kalkschatten (dystrophischer Ursache oder durch verkalkte Synovialchondrome) oder auch durch einen Erguß vom Querschnitt des M. iliopsoas und von der hinter ihr liegenden Hüftgelenkkapsel absetzen. Der Schleimbeutel kommuniziert in 10–15% der Fälle mit dem Hüftgelenkkavum (**Bursa iliopectinea communicans**) (Abb. 192), so daß er von einem Hüftgelenkerguß aufgebläht wird. Die **Bursa iliopectinea noncommunicans** hat dagegen

keine Verbindung zur Gelenkhöhle. Sie kann ohne Markierungsstrukturen wie Fettgewebe, Ergußflüssigkeit oder Verkalkungen nicht vom M. iliopsoas abgegrenzt werden oder ist nur durch topographisch-anatomische Kenntnisse zu lokalisieren. Zu den zystischen oder „raumfordernden" Gebilden im Trigonum femorale, die computertomographisch identifiziert werden können, gehören außerdem die Synovialzyste (Weichteilganglion), der perikoxale Abszeß (Senkungsabszeß), die postoperative oder posttraumatische Lymphozele („falsche" Lymphzyste), die verschiedenen Aneurysmatypen, vergrößerte, evtl. miteinander verbackene Lymphknoten, diffuse oder abgekapselte („alte") Hämatome, z. B. nach angiographischer Gefäßpunktion, bei Blutgerinnungsstörungen oder nach Weichteiltraumen, und die Schenkel- und Inguinalhernie mit luft- und/oder flüssigkeitsgefüllter Dünndarmschlinge (Abb. 193).

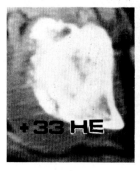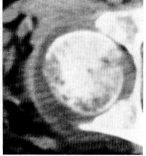

**Abb. 190.** Schleichend einsetzender entzündlicher Hüftgelenksprozeß. Die hohen Schwächungswerte (*+33 HE*) begründen die Annahme, daß es sich um keinen serösen oder serofibrinösen Gelenkerguß handelt, sondern um (eingedickten) Eiter oder verkästen Detritus. Die bakteriologische Untersuchung enthüllte eine tuberkulöse Koxitis

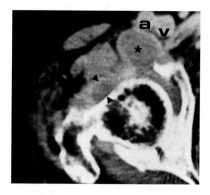

**Abb. 192.** Der Gelenkerguß (*Pfeilspitzen*) bei aktivierter Arthrose dehnt sich in die Bursa iliopectinea aus (*Asterisk*), d. h. Bursa iliopectinea communicans, vgl. die topographische Beziehung zur A. und V. femoralis (*a, v*)

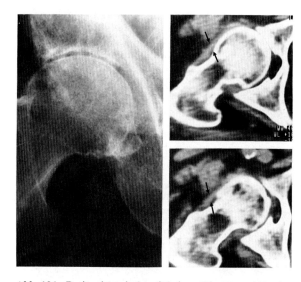

**Abb. 191.** Patientin mit langjähriger Rheumatoider Arthritis. Auf der Übersichtsaufnahme weisen die konzentrische Gelenkspaltverschmälerung und die Erosionen auf eine Arthritis hin. Normale Dicke der Gelenkkapsel (3 mm, *Pfeile*), kein Gelenkerguß. Daraus wird eine Remission abgeleitet, die klinisch bestätigt wurde

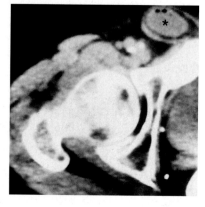

**Abb. 193.** Zur Differentialdiagnose der pathologisch veränderten Bursa iliopectinea gehört die Inguinalhernie (*Asterisk*)

An den unteren Extremitäten liefern auch andere Schleimbeutel durch ihre topographischen Beziehungen zu Baufettansammlungen Informationen über ihren eigenen morphologischen Zustand oder über die normale oder pathologische Anatomie benachbarten Gleitgewebes.

## Kniegelenk

**Bursa suprapatellaris.** Am Kniegelenk kommuniziert die Bursa suprapatellaris fast immer mit der Gelenkhöhle. Sie ist daher eher ein Gelenkrecessus, der durch einen Erguß und/oder Synovialisproliferationen aufgebläht und durch seinen Wandfettgehalt sichtbar wird (Abb. 194–196; s. Abb. 315).

Auf der seitlichen Röntgenaufnahme des Kniegelenks läßt sich vor allem bei Kindern, seltener bei Erwachsenen, diejenige Stelle, an welcher die Gelenkhöhle und die Bursa ineinander übergehen, zwischen 2 häufigen Baufettansammlungen lokalisieren, nämlich zwischen dem mehr oder weniger dreiecksförmig projizierten suprapatellaren Fettpolster und der vorderen metaphysären Femurfettlage.

Normalerweise ist die Bursa kollabiert, und der Abstand zwischen den beiden Fettlagen beträgt nicht mehr als 5 mm (Hall 1975). Durch einen Erguß im Kniegelenkkavum werden die Distanz zwischen den genannten Fettlagen vergrößert, die Bursa suprapatellaris aufgebläht und die hintere Kontur der Qua-

drizepssehne unscharf abgebildet oder unsichtbar (Abb. 197).

Ein größerer Erguß drängt außerdem die Patella mehr als 5 mm vom Femur ab.

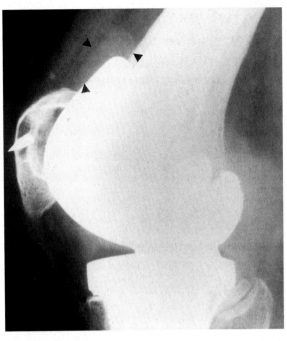

**Abb. 195.** Auch in der neuformierten Gelenkhöhle nach Totalendoprothesenimplantation im Kniegelenk zeigt sich ein Erguß im oberen Recessus an typischer Stelle (*Pfeilspitzen*)

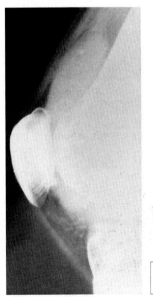

**Abb. 194.** Aktivierte Gonarthrose mit Gelenkerguß, der sich an einer Ballonierung der Bursa suprapatellaris zu erkennen gibt

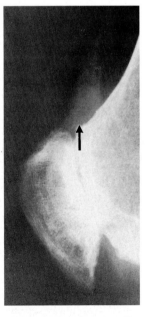

**Abb. 196.** Das „Flammenbild" in der Bursa suprapatellaris (*Pfeil*) zeigt eine Synovialisproliferation an: chronische Gonarthritis bei (primärer) Spondylitis ankylosans (vgl. Abb. 315)

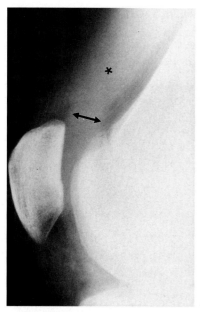

**Abb. 197.** Ballonierung der Bursa suprapatellaris (*Asterisk*) durch einen traumatischen Kniegelenkerguß, s. die vergrösserte Distanz (> 5 mm) zwischen dem suprapatellaren Fettdreieck und der vorderen metaphysären Fettlage (*Doppelpfeil*)

*Hinterer Gelenkkapselanteil.* Ein großes Ergußvolumen entfaltet den hinteren Gelenkkapselanteil so, daß sein intrakapsuläres Baufett sich als dorsal konvexe Bogenfigur zeigt oder die Form der Zahl 3 („3-Zeichen") annimmt (Abb. 198). Außerdem kann eine (evtl.) vorhandene Fabella dorsal disloziert werden – Vergleich mit dem gesunden Kniegelenk (bis zu 20% der Erwachsenen haben dieses Sesambein im lateralen Gastroknemiuskopf).

*Baker-Zyste.* Durch Baufett in ihrer Wandung gibt sich auch die sog. Baker-Zyste (Abb. 199) zu erkennen. Diese dorsal vom Kniegelenk liegende Popliteazyste (Synovialzyste, Arthrozele) leitet sich vor allem von der Bursa gastrocnemio-semimembranosa bzw. Bursa M. semimembranosi ab. Diese kommunizierenden oder nichtkommunizierenden Schleimbeutel können sich nämlich zystisch erweitern und sich manchmal sogar unterschenkelwärts ausdehnen. Die Baker-Zyste entsteht nur selten „idiopathisch". Bei der überwiegenden Mehrzahl der Patienten läßt sich eine Erkrankung nachweisen, die mit einem chronischen Kniegelenkerguß einhergeht.

Synovialzysten kommen ebenfalls an anderen Gelenken vor. Pathogenetisch gehen sie auch auf Hernien der Synovialmembran durch die fibröse Gelenkkapsel zurück. Als ihre Komplikationen sind bekannt: akute Dissektion, Ruptur, Infektion und Kompression benachbarter neurovaskulärer Strukturen.

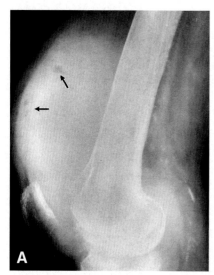
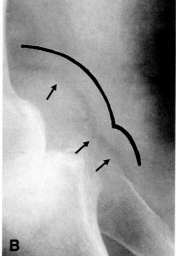

**Abb. 198. A** Sehr starke Ausweitung der Gelenkhöhle durch Erguß und Synovialisproliferationen mit Abdrängung der Patella nach vorne, Aufblähung der Bursa suprapatellaris und Vorwölbung des hinteren Gelenkrecessus, s. den Weichteilschatten und die verlagerte A. poplitea. Umschriebene Verfettungen in der proliferierten Synovialmembran fallen zusätzlich auf (*Pfeile*). Patientin mit Rheumatoider Arthritis. **B** Gelenkerguß bei aktivierter Gonarthrose. Im hinteren Gelenkanteil offenbart sich der Erguß am „3-Zeichen" (*Pfeile*)

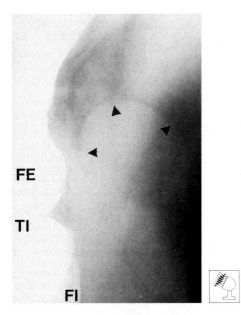

Abb. 199. Die Popliteazyste (Baker-Zyste) wölbt sich kugelig in das umgebende Baufett vor (*Pfeilspitzen*) (*FE* Femurkondylus; *TI* Tibiakopf; *Fi* Fibula)

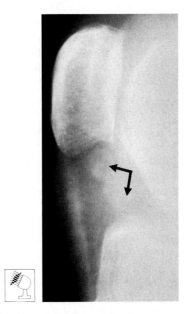

Abb. 200. Die Proliferationen der Synovitis pigmentosa villonodularis sind in den infrapatellaren Fettkörper eingewachsen (*Pfeile*)

*Corpus adiposum infrapatellare.* Dieser Fettgewebskörper liegt unterhalb der Kniescheibe, vor dem Gelenkkavum und hinter dem zwischen Patella und Tuberositas tibiae ausgespannten Lig. patellae. Der Fettkörper wird von der Synovialmembran überzogen. Proliferative Prozesse der Synovialmembran des Kniegelenks können in den Fettkörper hineinwachsen. Dann hellt sich seine fettbedingte Schwärzung nodulär auf (Abb. 200).

Bei älteren Menschen verliert der Fettkörper manchmal seine „Fettdichte" (s. Abb. 194) und setzt sich auf der seitlichen Röntgenaufnahme nicht mehr vom Schatten des Lig. patellae ab. Offenbar überwiegt dann das faserige Bindegewebe im Corpus adiposum infrapatellare – es ist fibrosiert (Abb. 201).

*Synoviallipom.* Hierbei handelt es sich um eine seltene benigne Raumforderung, die auch im Kniegelenk vorkommt. Bei genügender Größe kann sie auf Übersichtsröntgenaufnahmen diagnostiziert werden; denn die Weichteilmasse – evtl. mit einzelnen Kalkschatten, z. B. in der Bursa suprapatellaris – zeigt die gleiche Filmschwärzung wie das (normale) Corpus adiposum infrapatellare.

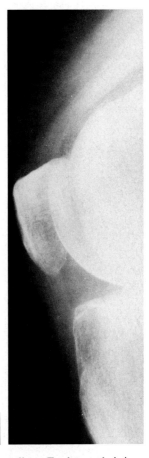

Abb. 201. Fibrosierter infrapatellarer Fettkörper bei einer Greisin (Normalaspekt des Fettkörpers: s. Abb. 194)

*Infra- und präpatellare Bursitiden.* Bei Bursitiden (welcher Ätiologie auch immer) in der Umgebung des infrapatellaren Fettkörpers kann das peribursitische Ödem diesen erreichen und sich darin ausbreiten. Das Ödem macht den Fettschatten dort, wo es sich in ihm ausgebreitet hat, wasseräquivalent (weichteiläquivalent), d. h., die Filmschwärzung nimmt dort ab. Auf diese Weise läßt sich bei entsprechend lokalisierter Symptomatik (Schmerzangabe) eine Entzündung der Bursa infrapatellaris profunda röntgenologisch nachweisen. Dieser Schleimbeutel liegt zwischen dem Lig. patellae und der Tibia.

*M. Schlatter.* Beim M. Schlatter entwickelt sich ein Ödem, das ebenfalls auf den infrapatellaren Fettkörper übergreifen kann und dann zum gleichen Röntgenbild führt wie die Bursitis infrapatellaris profunda (Abb. 202 und 203). Im neueren Schrifttum wird der M. Schlatter (M. Osgood-Schlatter) als Überlastungsschaden der Insertion des Lig. patellae mit

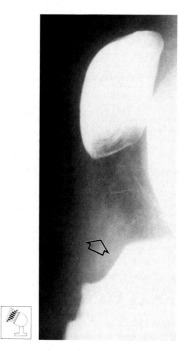

**Abb. 203.** Vor 4 Tagen Abtragung von Anteilen der Tuberositas tibiae wegen M. Osgood-Schlatter. Der Weichteilschatten (*offener Pfeil*) entspricht einem Hämatom, das sich von der Operationsstelle homogenisierend nach kranial bis in den infrapatellaren Fettkörper ausbreitet (vgl. den Normalaspekt bei Betrachtung vor einer Grelleuchte in Abb. 202, rechter Bildteil)

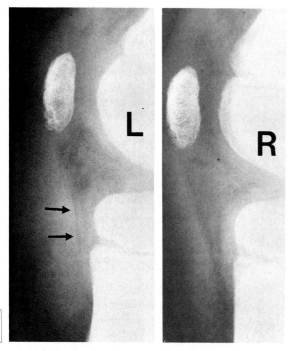

**Abb. 202.** Röntgenologische Differentialdiagnose: Linksseitige (*L*) isolierte Bursitis infrapatellaris profunda oder peritendinitisches Ödem mit oder ohne Bursitis (*Pfeile*) bei frühem M. Schlatter, vgl. die normale rechte (*R*) Gelenksilhouette einschließlich des infrapatellaren Fettkörpers.

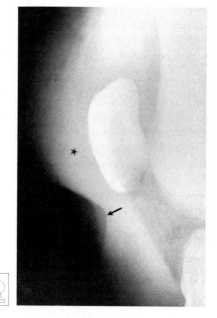

**Abb. 204.** Ein traumatischer infizierter Gewebsdefekt (*Pfeil*) hat zu einer präpatellaren Bursitis (*Asterisk*) geführt

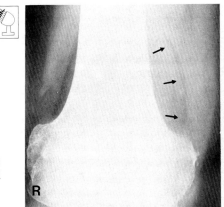
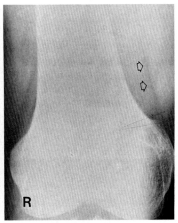

**Abb. 205.** Weichteilinformationen auf der a.-p. Knieröntgenaufnahme: Ein *größerer* Erguß verlagert medial gelegene Baufettstrukturen bogig (*Pfeile*); Normalaspekt: *Offene Pfeile*

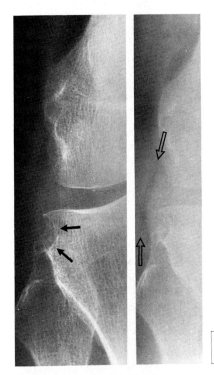

**Abb. 206.** Ganglion des Außenmeniskus. Der typisch lokalisierte Tibiadefekt (Druckerosion, *Pfeile*) gibt sich zu erkennen. Bei Betrachtung vor einer Grelleuchte fällt der Weichteilschatten des Meniskusganglions direkt auf (*offene Pfeile*), da sich das Ganglion in Baufett vorwölbt

Auswirkungen auf das ligamentäre Bindegewebe und den apophysären Knochen angesehen (Rosenberg et al. 1992).

Zur Differentialdiagnose zwischen beiden Krankheitsalternativen sind dann einerseits die knöchernen Veränderungen der schnabelförmigen proximalen Tibiaapophyse heranzuziehen. Andererseits sei je-

doch bedacht, daß die Tibiaapophyse manchmal als Ausdruck einer Entwicklungsvariante multizentrisch verknöchert. Dies kann die charakteristische Fragmentation der Apophyse beim M. Schlatter (s. Abb. 733) vortäuschen. Dann sind die Grenzen der Röntgendiagnostik erreicht!

Eine weitere Bursa, die Bursa subcutanea (subfascialis, subtendinea) praepatellaris, gibt sich bei ihrer entzündlichen Anschwellung röntgenologisch an typischer Stelle zu erkennen (Abb. 204).

In den bisher beschriebenen Schleimbeuteln der Knieregion sind manchmal Kalkschatten zu erkennen. *Röntgendifferentialdiagnose:* Bursitis calcarea (vor allem nach mechanischer Überlastung, aber auch bei infektiöser Bursitis), neoplastische Synovialchondromatose, pleomorphe Pyrophosphatverkalkungen im Rahmen der Chondrokalzinose, *Kalzium*uratablagerung bei Gicht.

Die geschilderten Weichteilinformationen über das Kniegelenk wurden auf seitlichen Röntgenaufnahmen gewonnen. Auf a.-p. Aufnahmen des Kniegelenks sind vor allem 2 pathologische Weichteilbefunde zu erwähnen: Gelenkerguß (Abb. 205) und Meniskusganglion (Abb. 206).

Auf die Bursa tendinis calcanei Achillis (Bursa subachillea) wurde schon im Kap. „Fußsilhouette" (s. S. 29ff.) eingegangen. An dieser Stelle seien folgende diagnostische Stichworte genannt und abgebildet: Kager-Dreieck (präachillärer Baufettkörper, Abb. 207 und 208), Achillessehnenruptur (Abb. 209 und 210), peribursitisches Ödem bei Achillobursitis (s. Abb. 90–92); pathologischer Weichteilschatten *vor* dem Kager-Dreieck: Sehnenscheidenerkrankung der Zehenbeuger oder des M. tibialis posterior, z. B. Tenosynovitis, Hygrom (s. Abb. 85), periartikuläres Ödem bei pyogener Talokruralarthritis (Abb. 211).

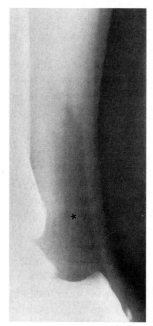

**Abb. 207.** Projektionsfigur des präachillären Baufetts (sog. Kager-Dreieck, *Asterisk*). Die Achillessehne stellt sich scharf konturiert dar; der Vorderrand des Kager-Dreiecks – gebildet von den tiefen Wadenmuskeln – erscheint normalerweise mit unscharfer Kontur

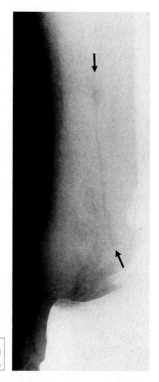

**Abb. 209.** Typischer Aspekt der frischen Achillessehnenruptur: Das präachilläre Baufett ist vom Hämatom durchtränkt – und dadurch ausgelöscht worden; die Achillessehnenkontur fehlt; subfasziales Fettgewebe der tiefen Wadenmuskulatur stellt sich als charakteristische „schwarze Linie" (*Pfeile*) dar

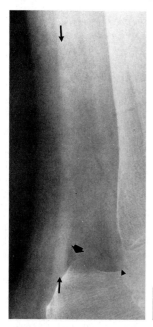

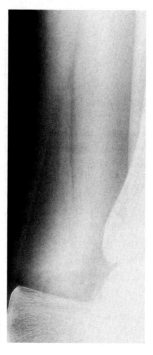

**Abb. 208.** Bei adipösen Menschen ist die Achillessehne (*Pfeile*) in Fett „eingebettet" – vorne Baufett, hinten Speicherfett. *Pfeilspitze:* Schatten der Sehnenscheiden der Mm. tibialis posterior, flexor digitorum pedis longus und flexor hallucis longus. Dieser Schatten verbreitert sich bei krankhaften Prozessen der Sehnen und Sehnenscheiden. *Kurzer Pfeil:* Bursafettdreieck, das die Bursa tendinis calcanei (Achillis) widerspiegelt

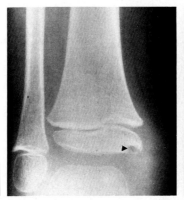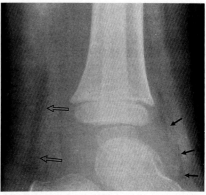

**Abb. 211.** Frische osteomyelitische Einschmelzung in der Tibiaepiphyse (*Pfeilspitze*) mit Gelenkerguß im oberen Sprunggelenk (*Pfeile*) und ausgedehntem periartikulärem Ödem, s. die partielle Auslöschung („Verschmälerung") des Kager-Dreiecks (*offene Pfeile*). Das starke *periartikuläre* Ödem spricht für eine pyogene Arthritis, da bei der sympathischen Arthritis kein periartikuläres Ödem zu erwarten ist

MEMO

> Kager-Dreieck (präachilläres Fettdreieck): normalerweise hintere Kontur scharf, vordere Kontur unscharf begrenzt.

MEMO

> Achillessehnenruptur: fehlende vordere Achillessehnenkontur, mehr oder weniger ausgelöschtes Kager-Dreieck, sichtbare „schwarze Linie" durch subfasziales Fettgewebe der tiefen Wadenmuskulatur.

**Abb. 210.** Differentialdiagnose der frischen Achillessehnenruptur: Nur 2 der röntgenologischen Rupturkriterien sind nachzuweisen, nämlich die Auslöschung des Kager-Dreiecks und die „schwarze Faszienfettlinie" (s. Abb. 209). Die Kontur der Achillessehne ist jedoch erhalten. Das Hämatom muß daher einen anderen Ursprung als die Achillessehne haben. Hier ging es von einer subtalaren Luxation aus

# 6 Paul Sudeck & Cie.:
## Die akuten und chronischen Leiden des Gelenksockels

Die beiden knorpelüberzogenen knöchernen Gelenksockel bilden mit dem Gleitgewebe – der Synovialmembran, dem fibrösen Kapsel-Band-Apparat, den Disken und Menisken – eine morphologische und funktionelle Einheit. Dies zeigt sich auch unter krankhaften Bedingungen. Beispielsweise kann als Reaktion auf einen bakteriellen Entzündungsprozeß im Gelenksockel eine aseptische, nichterosive sympathische Arthritis entstehen. Ein nichtinfektiöses Geschehen im Gelenksockel, z. B. die transitorische Osteoporose, führt zu einem computertomographisch nachweisbaren Kapselödem und Gelenkerguß (Dihlmann u. Thomas 1983), histologisch zu einer leichten Synovitis. Umgekehrt wird bei der Arthritis eine **entzündliche Osteoporose** im Gelenksockel beobachtet.

### *Arthritisches Kollateralphänomen*

*Pathogenese.* Der Ausdruck arthritisches Kollateralphänomen, Synonym der entzündlichen Osteoporose, wurde aufgrund histologischer Befunde geprägt (Rutishauser u. Jacqueline 1959). Dazu gehören Zellproliferationen (mit dem Schwerpunkt Gefäßwand) und Zirkulationsstörungen, die von der aktiven Hyperämie bis zur sinusoidal-venösen Ektasie reichen und (vor allem letztere) zur Plasmostase, zum interstitiellen Ödem und zur herdförmigen Angioretikulose führen. Direkt subchondral und im Gebiet der Epiphysenfugennarbe sind diese Veränderungen besonders ausgeprägt.

Der Ausdruck „arthritisches Kollateralphänomen" soll anzeigen, daß die pathologischen Befunde im Gelenksockel vom entzündlichen Synovialprozeß, evtl. auch von subchondralen Entzündungsherden, z. B. Markpannus oder hämatogenen subchondralen bakteriellen Foci, ausgelöst werden, jedoch mit ihnen nicht identisch sind.

Neurozirkulatorische Reflexmechanismen und synovitisch freigesetzte humorale Mediatoren und Sensibilisatoren [für im Blut kreisendes Parathormon und Calcitriol (1,25-Dihydroxyvitamin $D_3$), (Sambrook et al. 1990)] führen über die histologisch faßbaren Vorgänge und/oder durch direkten Angriff auf die Zellelemente des Knochens zu einer Störung des physiologischen Knochenumbaus mit negativer Bilanz. Als Folge mangelhaften Knochenanbaus entwickelt sich eine Atrophie der Trabekeln, und die Architektur der Knochenbälkchen erscheint ohne Zusammenhang und Ordnung (Rutishauser u. Jacqueline 1959). Im Röntgenbild zeigt sich dies summarisch als Knochendefizit.

Auf nervale Reflexmechanismen bei der Entstehung der arthritischen Kollateralphänomene weisen Beobachtungen bei Reflexdystrophien vom Typ des Sudeck-Syndroms hin. Während bei der Arthritis der Reflexmechanismus von der Synovialmembran zum subchondralen Knochenmark seinen Weg nimmt, ist dies beim Sudeck-Syndrom umgekehrt. Im Knochenmark werden Zellproliferationen und Zirkulationsstörungen angetroffen, die dem Bild des arthritischen Kollateralphänomens ähneln. In der Synovialmembran fallen dagegen vergleichsweise geringe entzündliche Befunde auf, die beim Sudeck-Syndrom eine *kollaterale Arthritis* (Rutishauser u. Jacqueline 1959) anzeigen.

Die Schwerpunkte der pathologischen Prozesse sind bei der Arthritis und beim Sudeck-Syndrom also „vertauscht". Dies schließt nicht aus, daß bei Reflexdystrophien auch röntgenologisch nachweisbare Ergußbildung, diskrete Erosionen und/oder Periostreaktionen entstehen (Genant et al. 1975) – gewissermaßen als Nebenbefund (Abb. 212; s. Abb. 262); denn der behandlungsbedürftige Prozeß liegt im gelenktragenden Knochen, bei der Arthritis dagegen in der Synovialmembran.

Die Röntgendiagnostik trägt dazu bei, die Vorgänge im Gelenksockel und ihre Auswirkungen auf die Knochentrabekeln pathogenetisch zu präzisieren und enthüllt den Einfluß des Zeitfaktors bei ihrer Entstehung. Folgende 3 pathogenetische Regeln gelten in diesem Zusammenhang:

1. Das „Geschäft" der Gelenkweichteile ist die Garantie einer schadenfreien Bewegung, das des Gelenkknorpels die Schockabsorption und das des knöchernen Gelenksockels die gebündelte Druck- und Lastübertragung. Nimmt eine dieser

3 Komponenten Schaden, so droht auch den beiden anderen Gefahr.

2. Die Erfahrung lehrt, daß schon Bewegungsausfall – Inaktivität, Immobilisation – alle 3 morphologischen Konstituenten des Gelenks beeinträchtigt, und zwar in folgendem quantitativem Ausmaß: Gelenksockel > Gelenkknorpel > Gelenkweichteile, d. h. Osteoporose (Knochenmasseverlust) > Knorpeldehydratation > Fibrose, Schrumpfung.

3. Das Röntgenbild des Gelenksockels hängt vom Vollzug der Immobilisation – Zeitfaktor – ab. Die „akute" Gelenkimmobilisation offenbart sich im Gelenksockel anders als die „chronische" nach und nach eintretende Bewegungseinschränkung.

Die Beachtung dieser 3 Regeln liefert bei der Beurteilung von Röntgenaufnahmen wichtige Zusatzinformationen, beispielsweise am knöchernen Gelenksockel.

Einen Eindruck vom Einfluß des Vollzugs und der Dauer einer örtlich begrenzten Gelenkimmobilisation auf den betroffenen Gelenksockel vermittelt die posttraumatische oder postoperative Ruhigstellung. Sie wird „von heute auf morgen" – also akut – vollzogen und kann über Wochen und Monate fortgesetzt werden. Immobilisation, d. h. akuter mechanischer *Streßverlust* des Gleit- und Stützgewebes, löst im mitbetroffenen Knochenmark eine Hyperämie aus. Dadurch können die im Blut zirkulierenden Hormone des Knochenstoffwechsels verstärkt wirksam werden. Das Ergebnis ist eine Stimulation der Osteoklastentätigkeit. Beide funktionellen Parameter – Immobilisationsvollzug und -dauer – treffen einen Gelenksockel, der vor dem Trauma oder Eingriff unversehrt war. Die Inaktivität – Immobilisation – ist daher grundsätzlich ein Kofaktor des Trabekelabbaus (Knochendefizits) im Gelenksockel, welcher Ursache auch immer. Dies läßt sich – wenn auch in anderem Zusammenhang – quantitativ ausdrücken: Die Masse der Spongiosatrabekeln nimmt bei völliger Bettruhe pro Woche um 1% ab (Mazess u. Whedon 1983).

## Akutes Knochendefizit

Der Begriff „akutes Knochendefizit" schließt auch den Knochenverlust im akuten Stadium der Sudeck-Reflexdystrophie und ihrer Varianten sowie bei der akuten bzw. subakuten Arthritis ein. Bei entzündlichen Gelenkerkrankungen wird die örtliche Immobilisation zwar nicht so schnell vollzogen wie bei der posttraumatischen oder postoperativen Ruhigstellung. Dafür geben die krankhaften Veränderungen im Knochenmark der Gelenksockel bzw. in der Synovialmembran starke humoral und nerval vermittelte Impulse, die den immobilisationsbedingten negativen Einfluß auf den Knochenumbau verstärken. Dies läßt sich formelhaft ausdrücken: Immobilisationsvollzug (gemessen in der Zeiteinheit) mal Turnover-Geschwindigkeit (gemessen in Trabekelnzahl pro Zeiteinheit) = Konstante. Konstante mal Immobilisationsdauer (gemessen in Zeiteinheiten) = Knochendefizit.

MEMO

> Das gelenknahe Knochendefizit fehlt bei der erosiven Arthrose, bei der chronischen Gicht, bei chronischem Verlauf der Arthritis psoriatica (bei akutem Schub jedoch gelenknahes Knochendefizit vorhanden) und bei der multizentrischen Retikulohistiozytose.

*Röntgenbild des akuten Knochendefizits* (Abb. 213–218, 223, 225, 227–229). Folgende Informationen sind der Röntgenuntersuchung über das akute Knochendefizit zu entnehmen: In den Gelenksockeln ist in Abhängigkeit von der Knochendicke und vom Ausmaß des Weichteilmantels nach wenigen Wochen eine inhomogene bis fleckige Demineralisation zu erkennen. Außerdem erscheinen die Spongiosastrukturen unscharf, wie verwaschen. Diese Röntgenbefunde konkurrieren oder gehen parallel mit einer unmittelbar subchondralen, schmalen, bandförmigen Demineralisationszone (Abb. 219–222, 224, 225) und/oder einem etwas breiteren Entkalkungsband im Bereich der Epiphysenfugennarbe (Abb. 219, 221, 223, 226). Auch nach dem Schluß der Wachstums-

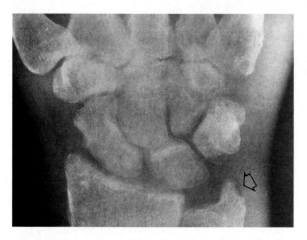

**Abb. 212.** Posttraumatisches Sudeck-Syndrom (1. Stadium) der rechten Hand (Ausschnitt) etwa 5 Wochen nach Unterarmfraktur. Inhomogenes Knochendefizit, Erosion am Styloidfortsatz der Elle (*offener Pfeil*)

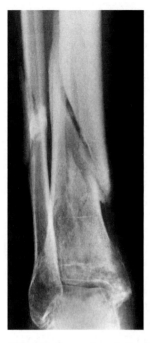

**Abb. 213.** Zustand nach distaler Unterschenkelfraktur vor 3 Monaten. Die inhomogen-fleckige Inaktivitätsosteoporose spiegelt das *akute* Knochendefizit wider und zeigt sich (zunächst) am distalen Frakturfragment

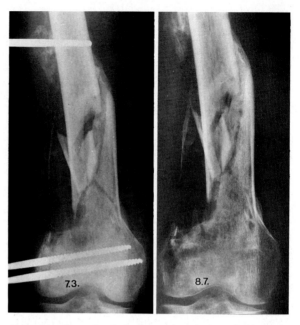

**Abb. 214.** Oberschenkeltrümmerbruch (am 2. 1.). *7. 3.:* Immobilisation durch Fixateur externe. Die Inaktivitätsosteoporose zeigt sich am distalen Fragment. *8. 7.:* Zustand nach Entfernung des Fixateur externe. Die Inaktivitätsosteoporose hat sich im distalen Bereich verstärkt und auf das proximale Fragment ausgedehnt

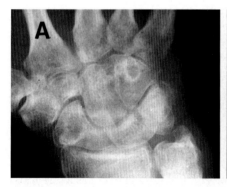 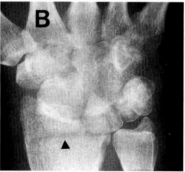 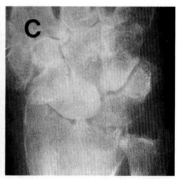

**Abb. 215A, B.** Röntgenbildanalyse bei Karpalarthritiden unter Berücksichtigung des röntgenologischen Arthritismosaiks (s. Abb. 1): Weichteilzeichen früher als Kollateralphänomen (Knochendefizit, zunächst fleckig-inhomogen, dann homogen) früher als Direktzeichen. **A** *Akutes* Knochendefizit (fleckiges, inhomogenes Bild) und beginnende Gelenkspaltverschmälerung in der Articulatio radiocarpea: Akute oder subakute Arthritis, bei der die Reihenfolge des Arthritismosaiks eingehalten wird (frischer Schub einer Rheumatoiden Arthritis). **B** *Inhomogene* Demineralisation (s. auch das Entkalkungsband im Bereich der distalen Epiphysenfugennarbe des Radius, *Pfeilspitze*) und ausgeprägte arthritische Direktzeichen (Gelenkspaltverschmälerung, Erosion, Fehlstellung, s. die „dreieckige" Projektionsfigur des Lunatums als Hinweis auf seine Dislokation). *Schlußfolgerung:* 1. Die Direktzeichen haben das *akute* Knochendefizit „überholt". Es handelt sich also um einen sehr aggressiven Prozeß: pyogene Arthritis (bei dieser Patientin). 2. Differentialdiagnose: Bei entsprechender Anamnese käme der akute Schub einer bisher in Remission befindlichen erosiven Arthritis, z. B. Rheumatoiden Arthritis, in Frage. **C** *Inhomogene* Demineralisation, fortgeschrittene arthritische Direktzeichen, Schlußfolgerung wie bei B (subakuter Schub einer Rheumatoiden Arthritis)

fuge bleibt nämlich die Gefäßdichte dort größer als im übrigen Knochenmark; deshalb nehmen mehr Gefäße pro Volumeneinheit an der Zirkulationsstörung teil und beeinflussen den physiologischen Knochenumbau daher quantitativ stärker als in anderen Knochenmarkbereichen. Durch das schmale subchondrale Entkalkungsband des akuten Knochendefizits springt die subchondrale Grenzlamelle stärker ins Auge. Im weiteren Verlauf kann sie vom Entkalkungsprozeß mitgegriffen werden und mehr oder weniger schwinden.

Setzt sich das akute Knochendefizit fort, dann müssen bei der Beurteilung der Röntgenaufnahme differentialdiagnostische Erwägungen angestellt werden, die seine grundsätzlichen ätiologischen Alternativen berücksichtigen und darüber hinausgehen. Beim akuten Knochendefizit geben sich nämlich an den Gelenksockeln 3 verschiedene Entitäten – Immobilisation, Arthritis, Reflexdystrophie – mit identischen Röntgenbefunden zu erkennen; das wurde schon betont.

Zur Differentialdiagnose dieser 3 Alternativen gehen Bildgebung und klinische Untersuchung, aber auch die Erhebung der Anamnese Hand in Hand. Praktische Bedeutung hat vor allem die Abgrenzung des „physiologischen" akuten Knochendefizits nach Traumen und Operationen von verschiedenen Komplikationen des Heilungsverlaufs:

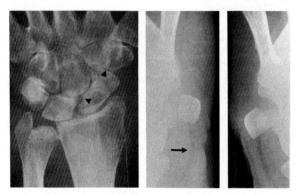

**Abb. 216.** Monarthritis im linken Karpalgelenk (nach dem klinischen Befund). Die Reihenfolge des Arthritismosaiks ist gewahrt: starke Weichteilschwellung, beginnende fleckige Demineralisation, diskrete Direktzeichen – Gelenkspaltverschmälerung, Erosion (*Pfeilspitzen*). Für eine bakterielle Infektion sprechen die starke Weichteilschwellung und das frühe Erscheinen der Direktzeichen schon nach 3 Wochen (kulturell: Staphylococcus aureus). *Pfeil:* Unscharfe Darstellung des bogig verlagerten Pronator-quadratus-Fettstreifens infolge eines Ödems bzw. seiner ödematösen Durchtränkung, vgl. gesunde Gegenseite.

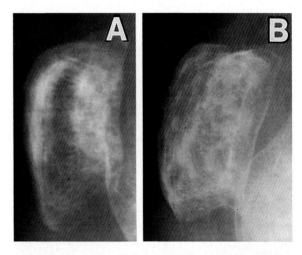

**Abb. 217A, B.** Akutes Knochendefizit verschiedenen Ausmaßes in der Patella. **A** Reflexdystrophie 3 Wochen nach klinischem Beginn; **B** Inaktivität 6 Wochen nach Trauma

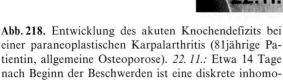
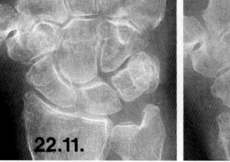
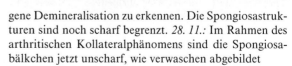

**Abb. 218.** Entwicklung des akuten Knochendefizits bei einer paraneoplastischen Karpalarthritis (81jährige Patientin, allgemeine Osteoporose). *22. 11.:* Etwa 14 Tage nach Beginn der Beschwerden ist eine diskrete inhomogene Demineralisation zu erkennen. Die Spongiosastrukturen sind noch scharf begrenzt. *28. 11.:* Im Rahmen des arthritischen Kollateralphänomens sind die Spongiosabälkchen jetzt unscharf, wie verwaschen abgebildet

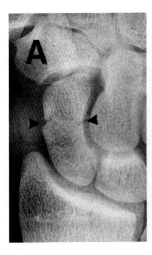
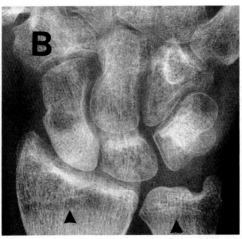

**Abb. 219 A, B.** Das avaskuläre proximale Knochenfragment nimmt an der Inaktivitätsosteoporose nicht teil. Verlaufsbeobachtung einer Skaphoidfraktur. **A** Frische Skaphoidfraktur (*Pfeilspitzen*). **B** 11 Wochen später. Das akute Knochendefizit, nämlich subchondrales Band an mehreren Karpalia und breiteres Entkalkungsband im Bereich der Epiphysenfugennarbe beider Unterarmknochen (*Pfeilspitzen*), geht in das chronische Knochendefizit über (homogene Demineralisation)

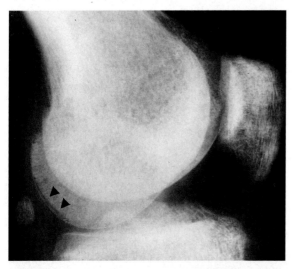

◁─────────────────────────────────

**Abb. 220.** Inaktivitätsosteoporose nach gelenknaher Fraktur. Auf der seitlichen Aufnahme des Kniegelenks zeigt sich das akute Knochendefizit zunächst an der Patella (fleckig bis inhomogen) und als schmales subchondrales Band im hinteren Femurkondylusbereich (*Pfeilspitzen*). Dort, wo die Femurkondylen sich nicht überlagern, ist das Knochendefizit besser (früher) zu erkennen

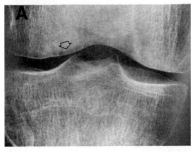
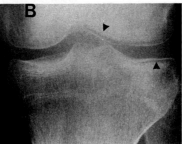
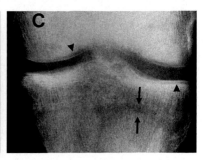

**Abb. 221. A** Frühes Stadium des subchondralen Bandes (*offener Pfeil*) etwa 3 Wochen nach Einsetzen des Sudeck-Syndroms. Arthroskopie 8 Wochen zuvor, jetzt Spontanschmerz, diffuse ödematöse, subkutane Weichteilschwellung, Hautrötung. **B** Ausgeprägtes subchondrales Femurband und beginnendes subchondrales Tibiaband (*Pfeilspitzen*) bei reaktiver Arthritis. **C** Postoperatives immobilisationsbedingtes akutes Knochendefizit mit subchondralem Femur- und Tibiaband (*Pfeilspitzen*). Außerdem fallen im Tibiakopfbereich unscharfe Spongiosastrukturen und ein breiteres Entkalkungsband im Bereich der Epiphysenfugennarbe auf (*Pfeile*). Die Arthritis (**B**) begann vor etwa 4 Wochen; die Operation (**C**) ist 6 Wochen her

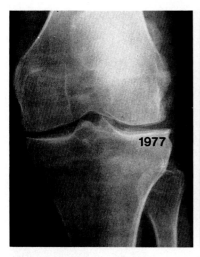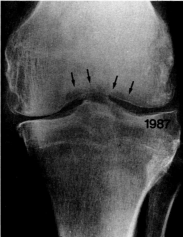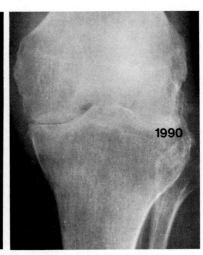

**Abb. 222.** Pfropfarthritis des Kniegelenks. *1977* wurde der Patient wegen Gonarthrose röntgenuntersucht. *1987:* Seit 1 Jahr leidet der Patient an einer Rheumatoiden Arthritis, die sich etwa 6 Wochen zuvor auch am linken Knie bemerkbar gemacht hat. Abgesehen von einem Gelenkerguß auf der seitlichen Aufnahme (nicht abgebildet) weist das subchondrale Aufhellungsband (arthritisches Kollateralphänomen, *Pfeile*) auf das *akute* Knochendefizit hin. Unter Berücksichtigung der heutigen antiphlogistischen Therapiemöglichkeiten ist bei der aktivierten Arthrose kein akutes Knochendefizit zu erwarten (Ausnahme s. Memo S. 99). *1990:* Die Gonarthritis (1987 begonnen) hat zu einer weitgehenden Gelenkknorpelzerstörung geführt. Das *chronische* Knochendefizit durch arthritisches Kollateralphänomen und Inaktivität zeigt eine homogene Entkalkung, die auch auf dieser unterexponierten Röntgenaufnahme auffällt

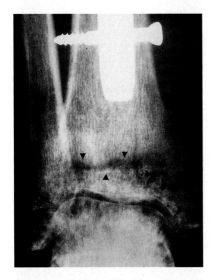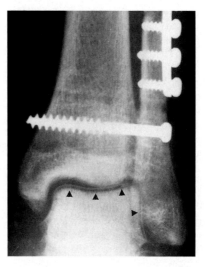

**Abb. 223.** Fleckige Demineralisation und bandförmige Entkalkungszone im Bereich der ehemaligen Tibiaepiphysenfuge (*Pfeilspitzen*) etwa 6 Wochen nach Marknagelung wegen Unterschenkelschaftfraktur: *akutes* Knochendefizit durch postoperative Inaktivität

**Abb. 224.** Subchondrales Talusband (*Pfeilspitzen*) bei postoperativer Inaktivitätsosteoporose

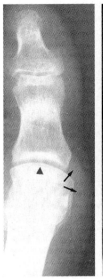
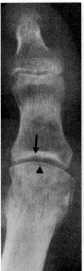
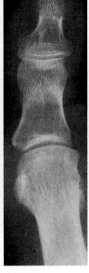
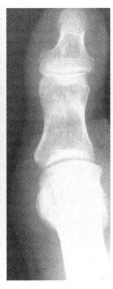

Abb.
226

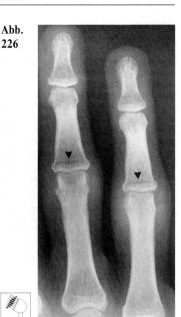

**Abb. 225.** Akute Arthritis beider MTP-1-Gelenke bei Spondylitis ankylosans. *Links* Gelenkerguß im MTP 1 (arthritisches Weichteilzeichen, *kleine Pfeile*) und arthritisches Kollateralphänomen (*akutes* Knochendefizit), erkennbar an der fleckigen Entkalkung des Metatarsuskopfes und der schmalen bandförmigen Entkalkungszone (*Pfeilspitze*). Zarte Erosion an der Grundphalanx (*Pfeil*). Am *rechten* MTP 1 dominiert die Weichteilschwellung (vor allem nach medial ausgerichtet). Gerade beginnende kollateralarthritische Demineralisation. *Deutung:* Die beiden Arthritiden sind zeitversetzt entstanden. *Links* klingt die exsudative Phase ab; das kollateralarthritische akute Knochendefizit „steht in voller Blüte", beginnende Erosion des distalen Gelenksockels (*Pfeil*). *Rechts* stehen die Weichteilzeichen im Vordergrund; d. h., die exsudativen Vorgänge überwiegen noch gegenüber der sehr diskreten kollateralarthritischen Demineralisation. Tatsächlich begann die linksseitige Arthritis im MTP 1 etwa 3 Wochen vor der rechtsseitigen Gelenkentzündung. (Normaler Harnsäureserumspiegel)

**Abb. 226.** PIP-Befall bei Rheumatoider Arthritis. Die Spindelform des Weichteilschattens spiegelt den Gelenkerguß wider (arthritisches Weichteilzeichen). Das Entkalkungsband im Bereich der Epiphysenfugennarbe der Mittelphalangen (*Pfeilspitzen*) zeigt die kollateralarthritische Demineralisation an (*akutes* Knochendefizit)

———————————————————▷

**Abb. 227.** *2. 4.:* Frische Skaphoidfraktur, noch eindeutiger zu erkennen auf den Skaphoidzielaufnahmen (nicht abgebildet). *5. 7.:* Unscharfe, „verwaschene" Spongiosastrukturen, fleckiges und subchondral z. T. bandförmiges akutes Knochendefizit, an dem das nekrotische proximale Skaphoidfragment nicht teilnimmt. *2. 12.:* Aus dem akuten Knochenumbau hat sich ein chronisches Knochendefizit mit diffuser Demineralisation entwickelt. Die Trabekelstrukturen sind wieder scharf konturiert

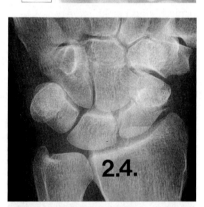

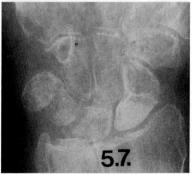

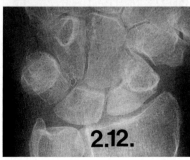

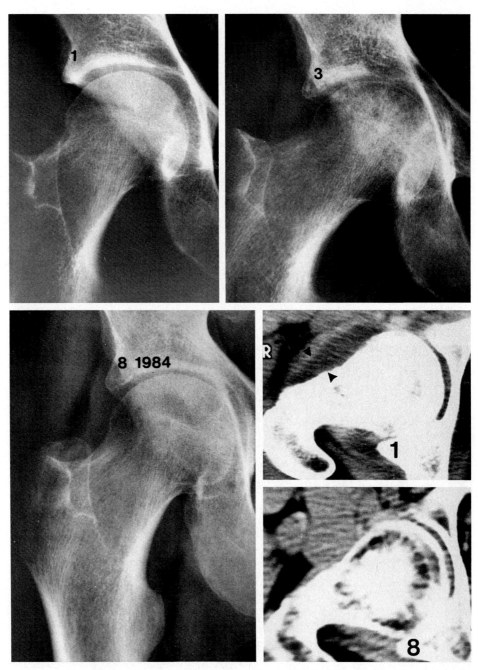

**Abb. 228.** Bakterielle Koxarthritis, die bereits wenige Tage nach Beginn antibiotisch behandelt wurde. *1* (Januar 1984) Normaler Röntgenbefund, jedoch im CT Ergußnachweis (*zwischen den Pfeilspitzen*). *3* (März 1984) Voll ausgebildetes arthritisches Kollateralphänomen, keine Erosionen, jedoch Verschmälerung des röntgenologischen Gelenkspalts als Ausdruck der Gelenkknorpelschädigung. *8* (August 1984) Der entzündliche Prozeß ist abgeklungen (Erguß resorbiert, Remineralisation), jedoch persistiert die Gelenkspaltverschmälerung (bleibender Gelenkknorpelschaden). Im Rahmen des Kollateralphänomens und der Immobilisation waren im März Teile des Superziliums abgebaut worden. Im August ist es nach Abklingen der Arthritis wieder nachzuweisen; der Patient ist voll remobilisiert

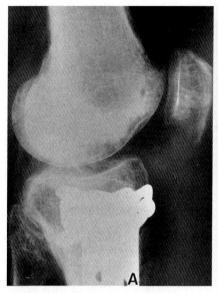
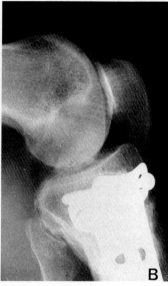

**Abb. 229A, B.** Rückbildung der Inaktivitätsosteoporose. **A** Inaktivitätsosteoporose nach osteosynthetischer Versorgung einer proximalen Tibiafraktur. **B** 24 Monate später hat sich die Inaktivitätsosteoporose vollständig zurückgebildet, vgl. die subchondralen Partien der Femurkondylen

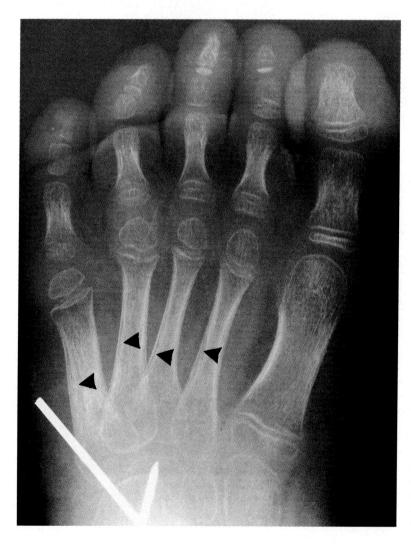

**Abb. 230.** Zustand nach Korrekturoperation eines Klumpfußes 3 Wochen zuvor. Weichteilinfektion über Eintrittstelle des distalen Spickdrahts, Weichteilschwellung. Durch die Weichteilinfektion ist es zu einer Periostreaktion (*Pfeilspitzen*) an den Diaphysen der Metatarsalia 5-2 gekommen, deren Ausmaß mit zunehmender Entfernung vom Entzündungsherd abnimmt (entsprechend der lokalen Konzentration an Entzündungsmediatoren?). Inaktivitätsdemineralisation

Die posttraumatische oder postoperative *Röntgen-routinekontrolle* soll über die Heilungsvorgänge informieren. Sie wird gewöhnlich in einem Zeitabstand – nach Wochen – durchgeführt, in dem sich das immobilisationsbedingte Knochendefizit im Gelenksockel und womöglich jenseits davon schon manifestiert hat.

Die traumatisch oder operativ ausgelösten Schmerzen sind längst abgeklungen. Je nach dem Zeitintervall zwischen dem traumatischen oder operativen Primärereignis und der Röntgenuntersuchung fallen eine inhomogene bis fleckige sowie eine unmittelbar subchondrale bandartige Demineralisationszone und/oder nach Wachstumsabschluß ein breiteres Entkalkungsband im Bereich der epiphysär gelegenen Wachstumfugennarbe auf. Abhängig vom Heilungsverlauf, also von der notwendigen Immobilisationszeit, kann die Gelenksockelentkalkung ihr fleckiges Muster verlieren und diffusen (homogenen) Charakter annehmen. Dieser Befund leitet zum chronischen Knochendefizit über. Pathologische Haut- und Unterhautphänomene sind als Begleitbefunde des immobilisationsinduzierten Knochendefizits nicht zu erwarten.

*Außerplanmäßige Röntgenuntersuchungen.* Unerwartet aufgetretene Beschwerden des Patienten begründen in der posttraumatischen oder postoperativen Heilphase zu jeder Zeit eine außerplanmäßige Röntgenuntersuchung. Dann muß differentialdiagnostisch an mindestens 4 Komplikationen gedacht werden, nämlich an:

– eine Reflexdystrophie (S. 107ff.),
– eine Weichteilinfektion,
– eine Knocheninfektion,
– eine infektiöse Arthritis oder an
– Kombinationen dieser krankhaften Alternativen.

Sie überlagern in Abhängigkeit vom posttraumatischen oder postoperativen Intervall die Röntgenbefunde des akuten oder chronischen Knochendefizits im Gelenksockel oder vornehmlich im *distalen* Fragment einschließlich des *distalen* Gelenksockels einer gelenkfernen Fraktur (s. Abb. 213, 214).

*Weichteilinfektion.* Die posttraumatische oder postoperative Weichteilinfektion orientiert sich auf die (versorgte) Verletzung oder Operationswunde. Dort spürt der Patient spontan oder beim Palpieren die

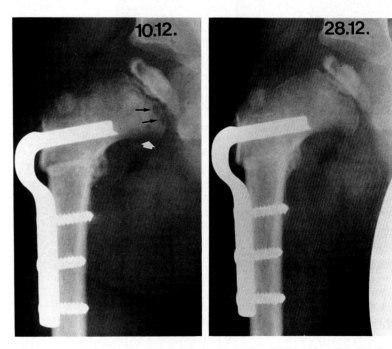

**Abb. 231.** Umstellungsosteotomie wegen M. Perthes (8. 11.). *10. 12.:* Inzision eines Abszesses oberhalb des Trochanter major. Metaphysäre Resorptionsherde (*Pfeile*) und Erosion an der proximalen, medialen Femurhalskontur (*kurzer Pfeil*), normaler postoperativer Befund im Bereich der Osteotomie. *Diagnose:* postoperative Weichteilinfektion und im Zusammenhang mit der Operation aufgetretene Femurhalsosteomyelitis. *28. 12.:* Unter Antibiotikatherapie schnelle Rückbildungstendenz der entzündlichen metaphysären Einschmelzungen. Die Femurhalserosion demarkiert sich. Reizlose Wundverhältnisse im Bereich der Abszeßinzision. *Diagnose:* Gutes Therapieergebnis der antibiotisch behandelten postoperativen Femurhalsosteomyelitis

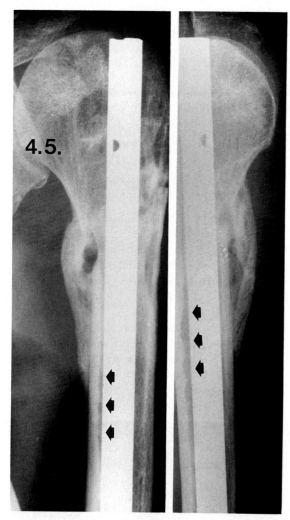

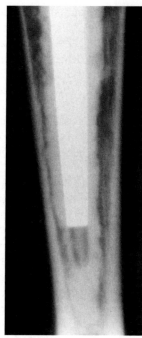

**Abb. 233.** Die infektiöse
Lockerung des Stiels
einer Kniegelenkendoprothese gibt sich am „angefressenen" Knochenzement im Bereich seiner Grenzfläche zum
Knochen zu erkennen, außerdem auch endostale Arrosio-
nen. Implantation vor etwa 2 Jahren

**Abb. 232.** Infizierte Marknagelosteosynthese bei proximaler Humerusschaftfraktur (1.2.). *4. 5.:* Diskrete bogige
endostale Kompaktaresorptionen (*Pfeile*), keine klinischen Entzündungszeichen, jedoch stärkere Lokalbeschwerden. Erst die Röntgenaufnahme in der 2. Ebene
(*rechter Bildteil*) zeigt eine typische endostale „Infektgirlande" (*Pfeile*), die den postoperativen osteomyelitischen
Prozeß beweist

stärksten Schmerzen. Die Celsusschen Entzündungszeichen, Calor, Rubor und Tumor (Anschwellung),
sind dort am ausgeprägtesten zu erkennen. Weitet
sich die Infektion zur Phlegmone aus, so umspült der
Eiter auch die Knochenoberfläche. Dadurch kann
eine, z. B. lamelläre, Periostreaktion entstehen (Abb.
230; s. Abb. 27, 28). Systemische Entzündungszeichen (Fieber, leukozytäre Blutbildveränderungen
usw.) sind in Abhängigkeit vom Ausmaß der Infektion zu erwarten.

***Knocheninfektion.*** Bei einer posttraumatischen oder
postoperativen Knocheninfektion – tritt sie nach

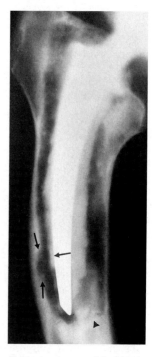

**Abb. 234.** Tiefe Infektion des Endoprothesenstiels (totale
Hüftendoprothese) mit „Anfressen" *und* Desintegration
(Zerbröckeln, *Pfeilspitze*) des Knochenzements. Außer-
dem entzündlicher endostaler Knochenabbau sowie gra-
nulomatöse Fremdkörperreaktion (typischer ovoider
Aspekt, *Pfeile;* operativ bestätigt)

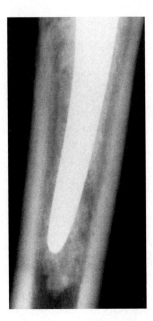

**Abb. 235.** Totalendoprothesenoperation des linken Hüft-gelenks vor 20 Jahren. Der Patient ist beschwerdefrei. Röntgenuntersuchung zur Frage einer rechtsseitigen Schenkelhalsfraktur. Röntgenbild des „angefressenen" Knochenzements (unverändert seit 5 Jahren). Dieser Befund zeigt sich häufig bei symptomfreier, *viele Jahre* zuvor durchgeführter einzementierter Endoprothesenim-plantation. Er spiegelt die resorptive Potenz eines asepti-schen, fibrovaskulären Gewebes an der Knochen-Ze-ment-Grenze wider. *Schlußfolgerung:* Die symptomfreie, Jahre zuvor implantierte Endoprothese mit „angefresse-nem" Knochenzement entspricht einer potentiellen biolo-gischen Reaktion im Verlauf und nicht einer Endoprothe-senlockerung. Dieser Befund kann unter dem Stichwort „Knochenzementalterung" subsumiert werden

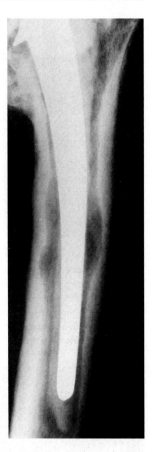

**Abb. 236.** Infektiöse Exkavationen mit weitgehender Re-sorption des Knochenzements in diesem Bereich (operativ gesichert). Hüfttotalendoprothese

wenigen Tagen ein, wird von einer Frühinfektion gesprochen, macht sie sich nach Wochen bemerkbar, von einer Spätinfektion – muß nach den Röntgenbe-funden der Osteomyelitis, Ostitis, Periostitis gefahn-det werden. Dazu gehören feinfleckige bis konflu-ierende Knocheneinschmelzungen (Abb. 231), ver-gleichsweise dichte (die Röntgenstrahlen stärker schwächende) Sequester, eine mehr oder weniger ausgebildete entzündungsdemarkierende Sklerose und parallel zur Knochensilhouette ausgerichtete Periostreaktionen, die über den Bereich der entzünd-lichen Spongiosa- und Kompaktaalteration hinaus-gehen. Vor allem beim subperiostalen Abzeß entsteht manchmal auch ein Codman-Dreieck (s. Abb. 394). An größeren Röhrenknochen können computerto-mographisch das entzündliche Marködem und die endostale Knochenbildung im Knochenquerschnitt erkannt werden. Das durchtränkte Fettmark nimmt „Weichteildichte" an, d. h., die Hounsfield-Einheiten

schlagen von negativen Werten in positive Dichte-zahlen um.

Nach *osteosynthetischen Operationen* zeigt sich die Knocheninfektion als umschriebener, unscharf be-grenzter, bogiger Resorptionssaum um das Osteo-synthesematerial (Abb. 232).

Auch aseptische Periostreaktionen können im Zu-sammenhang mit der Schraubenimplantation auftre-ten. Wenn solche monolaminären Periostapposition-nen, vor allem während einer Verlaufsbeobachtung, in ihrer Ausdehnung unterbrochen, also partiell resorbiert werden, so zeigt dies eine infektiöse (puru-lente) Periostitis an. Systemische Entzündungszei-chen gehören zum klinischen Bild der posttraumati-schen und der postoperativen Knocheninfektion.

Tiefsitzende *Infektionen bei einzementierten Endopro-thesen* geben sich durch „Anfressen" des Knochenze-ments an seiner Grenzfläche zum Knochen zu erken-nen (Abb. 233), das mit der Zeit zur *massiven* Desin-tegration („Zerbröckeln", Abb. 234) der Fixations-substanz führt (Dihlmann et al. 1991). Ohne klinische Entzündungszeichen tritt das „Anfressen" des Kno-

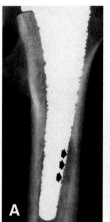
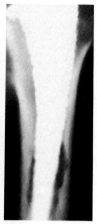
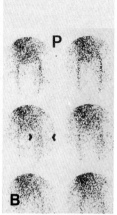
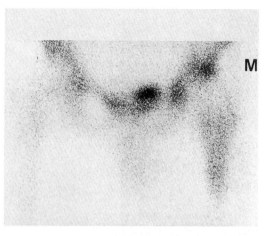

**Abb. 237. A** Typische „Infektgirlande" (*Pfeile*) am Stiel einer zementfrei implantierten Hüftendoprothese. Die Tomographie spiegelt den Befund deutlicher wider als die Übersichtsaufnahme. **B** Die präoperative Dreiphasen-szintigraphie mit 99m-Technetium-markiertem Phosphatkomplex weist ebenfalls auf die Infektion hin: In der Perfusionsphase (*P*) zeigt sich die entzündliche Hyper-ämie an einer verstärkten Tracerstrahlung (*zwischen den Pfeilspitzen*). In der Mineralphase (*M*) ist die vermehrte Tracerakkumulation in der knöchernen Umgebung des Endoprothesenstiels nachzuweisen. Die Tracerbelegung im Pfannenbereich ist biomechanisch zu erklären (röntgenologisch und operativ keine Infektion)

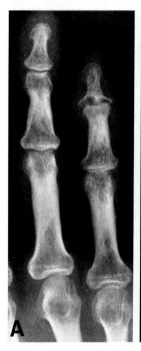
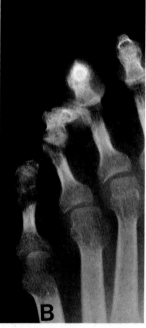

**Abb. 238 A, B.** Relative endostale Diaphysensklerose durch chronisches kollateralarthritisches Knochendefizit. **A** Arthritis psoriatica (s. die erosive DIP-Arthritis). **B** Rheumatoide Arthritis mit Vorfußbefall

chenzements aber auch Jahre, oft Jahrzehnte nach der Prothesenimplantation auf und spiegelt dann eine schleichende resorptive, fibrovaskuläre, aseptische Abwehrreaktion des Organismus gegen das Fixationsmaterial wider (Abb. 235). Sie kann kli-nisch bedeutungslos oder – gelegentlich – ein Schritt auf dem Weg zur aseptischen Prothesenlockerung sein. Ein Indikator für die mikrobiell ausgelöste Komplikation ist auch die flachbogige endostale „Infektexkavation" (Abb. 236).

Zu den Röntgenzeichen der *Infektion zementfrei implantierter Endoprothesen* gehört die „Infektgirlande" (Abb. 237, vgl. Abb. 232). Periostreaktionen, Lamellen oder die periostbedingte Verdickung der kompakten Knochensubstanz, sind bei den *zementfrei* implantierten Endoprothesen für sich alleine keine Entzündungszeichen. Als Einzelbefunde bilden sie sich vor allem durch sog. *Streßtransfer,* der vom Implantat ausgeht (s. Abb. 813, 814).

*Bakterielle Arthritiden.* Sie entstehen bei posttraumatischen Osteomyelitiden gewöhnlich per continuitatem. Nach Gelenkoperationen überwiegen die Infektionen durch bakterielle Kontamination. Dann beherrschen entzündliche Gelenksymptomatik und entzündliche Systembefunde das klinische Bild. Neben dem Gelenkerguß springen bei der pyogenen Arthritis in Abhängigkeit von der Gelenkgröße schnell progrediente Erosionen und Gelenkspaltverschmälerung frühestens nach 10–14 Tagen ins Auge. Der isolierte, ohne arthritische Direktzeichen und entzündliche Systemreaktionen auftretende posttraumatische oder postoperative Erguß ist *kein* verläßlicher Infektionsindikator. Im Zweifelsfall bieten sich zur diagnostischen Klärung Gelenkpunktion und Aspiration mit Synoviaanalyse und bakteriologischer Untersuchung an. Der eitrige Erguß hat

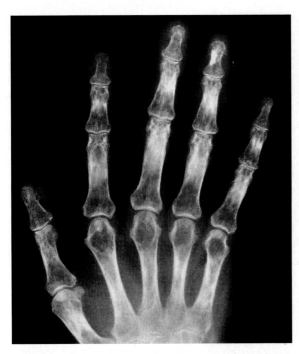

**Abb. 239.** Abbauvorgänge im Bereich der relativen Diaphysensklerose – also Zunahme des chronischen Knochendefizits – weisen auf ein Fortschreiten des Demineralisationsprozesses hin. Patient mit Reflexdystrophie bei Pancoast-Tumor

cremige Konsistenz; bei der Infektion werden mehr als 20 000 Leukozyten/μl, vorwiegend Granulozyten, gezählt.

## Chronisches Knochendefizit

Das chronische Knochendefizit (s. Abb. 222, 227) entwickelt sich aus dem akuten Knochenumbau, wenn seine Ursache persistiert, oder es setzt primär chronisch ein und verläuft in der Zeit. Die Gelenksockel sind gleichmäßig – homogen, diffus – demineralisiert; die Trabekelstrukturen erhalten (wieder) scharfe Konturen. An kleinen Röhrenknochen springt das Materialdefizit der Gelenksockel im Vergleich zur Diaphyse manchmal so ins Auge, daß man den Eindruck einer *Diaphysensklerose* hat (Abb. 238 und 239).

MEMO

> Aktivierte Arthrose: Nur bei ungenügender Therapie und/oder therapieresistentem, protrahiertem Verlauf kann ein Knochendefizit in den Gelenksockeln entstehen. Ein dünner Weichteilmantel begünstigt die Hautrötung über dem Gelenk.

Beim *chronisch-perpetuierten Knochendefizit* müssen zusätzliche Überlegungen angestellt werden, die über die Inaktivitätsosteoporose (nach Trauma oder Operation) und ihre geschilderten infektiösen Komplikationen sowie die reflexdystrophischen und kollateralarthritischen Knochenverluste hinausgehen. Unabhängig von der Ätiologie und Pathogenese meint der Osteoporosebegriff eine Masseabnahme der Knochensubstanz in der Volumeneinheit.

Der physiologische Knochenumbau läuft in der Spongiosa schneller ab als in der kompakten Knochensubstanz. Er bekommt nicht nur durch Inaktivität, Reflexdystrophie und Arthritis eine negative Bilanz, sondern richtet sich auch nach hormonellen Impulsen. Den kalziumregulierenden Hormonen – Parathormon (Knochenabbau > -anbau), Calcitonin (Bremseffekt auf Knochenabbau) und Calcitriol [1,25(OH)$_2$D$_3$, Mineralisation der organischen Matrix, konzentrationsabhängige Förderung des Knochenabbaus] – stehen andere Hormone zur Seite, die ebenfalls Einfluß auf den physiologischen Knochenumbau nehmen und ihn pathologisch verändern können. Dazu gehören Hormone der Nebennierenrinde, der Schilddrüse, Östrogene und Testosteron sowie das Wachstumshormon (STH) der Hypophyse.

MEMO

> Im Englischen wird die kompakte Knochensubstanz als Kortikalis bezeichnet. Im deutschen Sprachgebrauch ist mit Kortikalis nur die Umgrenzung der Spongiosa gemeint. Davon wird die Kompakta der Diaphyse unterschieden.

Bei der exakten Röntgenbildanalyse eines demineralisierten gelenknahen oder -fernen Knochenabschnitts offenbaren sich daher folgende differentialdiagnostische Probleme:

Das chronisch-perpetuierende Knochendefizit, habe es immobilisationsbedingt, reflexdystrophisch oder kollateralarthritisch begonnen, *kann* sich in ein Resorptionsmuster fortsetzen und verstärken, das sich als intraossärer, subperiostaler und endostaler Knochenabbau identifizieren und analysieren läßt.

*Intraossärer bandförmiger Knochenabbau.* Dieser Prozeß zeigt sich an den Diaphysen der Röhrenknochen manchmal als sog. *Pseudoperiostitis* (s. Abb. 416). Diese Pseudoperiostitis ist das Endstadium der intraossären Knochenresorption, das sich im Rahmen des chronischen Knochendefizits bei Immobilisation, reflexdystrophisch und kollateralarthritisch sowie bei seniler Osteoporose zu erkennen gibt. Die wichtigste röntgenologische Differential-

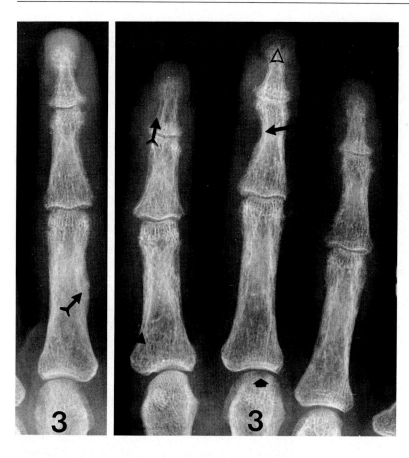

**Abb. 240.** Renale Osteodystrophie. Die intraossäre Knochenresorption (Diaphysenstriation, s. z. B. *Pfeilspitze*) zeigt sich nicht nur an den Mittelphalangen, sondern auch an End- und Grundphalangen. Außerdem ausgeprägte „Muldung" (*Pfeil*) an der Mittelphalanx 3 rechts (Osteoklastenexzeß, der über die subperiostale Zähnelung hinausgeht). An den Nagelfortsätzen spiegeln sich resorptive Vorgänge wider (*offene Pfeilspitze*). Der *kurze Pfeil* zeigt auf eine hyperparathyreote Erosion des Metakarpuskopfes 3 rechts. Periostreaktion an Endphalanx 2 und Grundphalanx 3 (*geschwänzte Pfeile*)

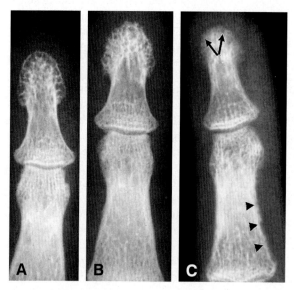

**Abb. 241 A–C.** Frühzeichen der renalen Osteodystrophie (hyperparathyreote Stoffwechsellage). **A** Normale Darstellung der Nagelkranzkortikalis. **B** Die Nagelfortsatzkortikalis ist abgebaut (beginnende Akroosteolyse). **C** Kortikale Resorption am Nagelkranz (*Pfeile*) und subperiostale Resorption auf der Radialseite der Mittelphalanx (diskrete Zähnelung, *Pfeilspitzen*)

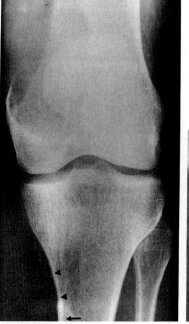
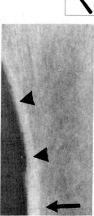

**Abb. 242.** Expansiv wachsender brauner Tumor im distalen Femur bei primärem Hyperparathyreoidismus. Die diagnostische Einordnung der expansiv wachsenden ▷

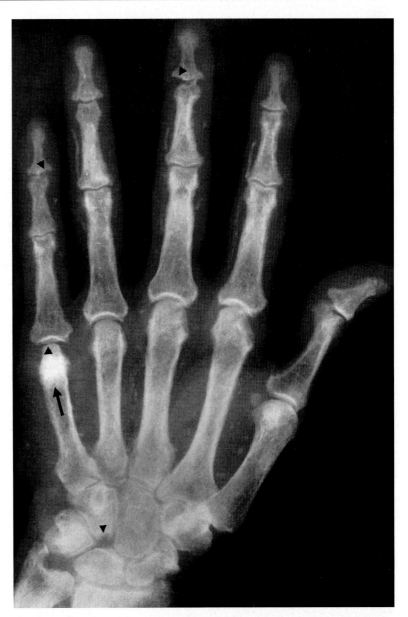

**Abb. 243.** Primärer Hyperparathyreoidismus mit fortgeschrittenen resorptiven Vorgängen an den übersehbaren Knochensilhouetten einschließlich Erosionen an einzelnen Gelenken (s. z. B. *Pfeilspitzen*). Außerdem Hyperostose (Osteosklerose, *Pfeil*) im Metakarpuskopf 5 und 1. Wandverkalkungen in den kleinen Hand- oder Fußarterien sind allgemeine Indikatoren einer chronischen Stoffwechselstörung

◁————————————————————

Raumforderung gelingt durch Beachtung der subperiostalen Resorptionszone (*Pfeilspitzen*) an typischer Stelle der proximalen medialen Tibiametaphyse (*Ausschnittver-größerung*). Die diskrete subperiostale Knochenresorption ist besonders beim Vergleich mit der normal dargestellten diaphysären Tibiakompakta zu erkennen (*Pfeil*)

diagnose der Pseudoperiostitis, die ein Minus an Knochensubstanz widerspiegelt, ist die Streßperiostose, also ein bandförmiges Knochenplus (s. z. B. Abb. 799, 801).

Die intraossäre Knochenresorption beginnt mit einer Erweiterung – Tunnelierung – der Havers-Kanäle und führt zum Röntgenbild der *Diaphysenstriation* (Abb. 240), stärkere Grade zur Spongiosierung der kompakten Knochensubstanz.

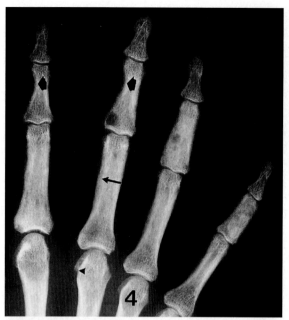

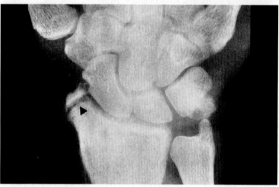

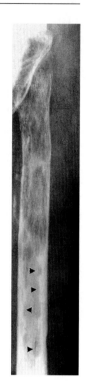

**Abb. 245.** Postoperatives chronisches Knochendefizit in der Fibula nach Implantation einer totalen Knieendoprothese. Die flachbogigen Exkavationen (*Pfeilspitzen*) sind vor allem in den gelenkfernen Anteilen der Fibula zu erkennen. In Gelenknähe ist die Demineralisation schon weiter fortgeschritten und hat zu einem fortgeschritteneren Abbau der kompakten Knochensubstanz geführt

**Abb. 244.** Tertiärer Hyperparathyreoidismus, Zustand nach Entfernung des autonom gewordenen Nebenschilddrüsengewebes. *Oberer Bildteil:* Reparative Phänomene sind zu erkennen: Totale Reossifikation eines braunen Tumors in der Mittelphalanx 5, partielle Reparation eines braunen Tumors in der Mittelphalanx 4. Die Reossifizierungsvorgänge haben in diesen beiden Mittelphalangen zu einem Formumbau geführt. Noch sichtbare hyperparathyreote Stigmata: Subperiostale Knochenresorption an Mittelphalangen („Muldung" auf der Radialseite, *kurze Pfeile*), Periostapposition (z. B. *Pfeil*), Gelenksockelerosion (z. B. *Pfeilspitze*), brauner Tumor in der Mittelphalanx 3. *Unterer Bildteil, Pfeilspitze:* Heilende Looser-Umbauzone, d. h., Knochenbälkchen sprossen in die Streßfraktur ein, die im Zusammenhang mit einem Vitamin-D-Defizit entsteht. Die Umbauzone spiegelt die osteomalazische Komponente der renalen Osteodystrophie wider

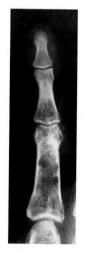

**Abb. 246.** Endostale Exkavation der Grundphalanx 2 („scalloping") bei Enchondromatose (abgebildet ist nur der Zeigefinger)

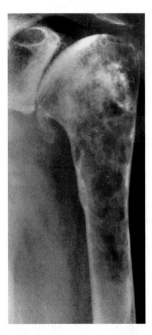

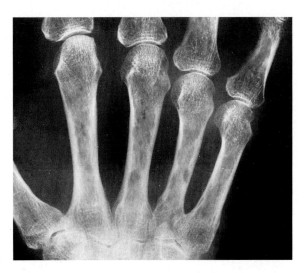

**Abb. 249.** „Wurmstichiger" Aspekt des chronischen Knochendefizits an den Metakarpalien bei einem 76jährigen Mann, s. auch die endostalen Exkavationen. Eine Thesaurismose, z. B. Hyperlipoproteinämie, wurde ausgeschlossen

**Abb. 247.** Endostale Exkavationen bei einem zentralen Chondrosarkom, s. auch die verkalkte Tumormatrix im Humeruskopf. *Nebenbefund:* Fortgeschrittene Omarthrose

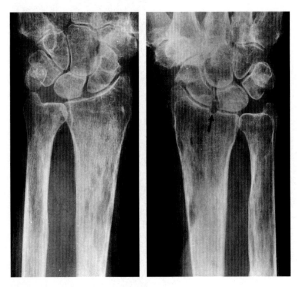

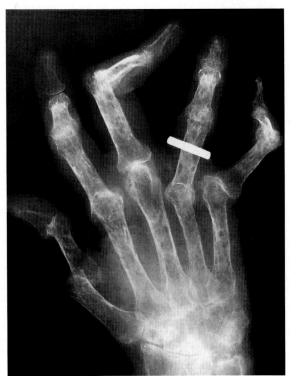

**Abb. 248.** 76jähriger Mann mit senil-osteoporotischem Knochenumbau am Unterarm. Ein *„wurmstichiger"* Aspekt und an einigen Stellen eine Kompaktaverdünnung fallen auf, d. h., die Osteoporose ist zunächst ein *fokales* Knochendefizit, vgl. Abb. 309. *Nebenbefunde:* Rhizarthrose, Trapez-Skaphoid-Arthrose und kortikalisierte Insertionsfurche (*Pfeil*) für das Testut-Ligament – Spielart des Normalen

**Abb. 250.** Jahrzehntelange Rheumatoide Arthritis. Die funktionslos gewordene Hand zeigt vielfältige, über die diffuse Demineralisation weit hinausgehende fokale Entkalkungsbefunde – im Rahmen des chronischen Knochendefizits –, nämlich en face und en profil abgebildete, mottenfraßähnliche und „wurmstichige" Resorptionsphänomene: Die Osteoporose beginnt (s. Abb. 248) und verläuft als ein fokales Geschehen. „Zusammenfließen" der Osteoporosefoci: diffuser Knochenschwund

**Subperiostaler Knochenabbau.** Er hat an den Röhren-knochenmeta- und -diaphysen hat nicht nur eine immobilisationsbedingte, reflexdystrophische und kollateralarthritische Pathogenese, sondern kommt auch bei der Hyperthyreose und Akromegalie, *vor allem* aber beim Hyperparathyreoidismus bzw. bei der renalen Osteodystrophie vor. Beim autonomen oder regulativen Parathormonexzeß zeigt sich die subperiostale Knochenresorption mit hoher Spezifi-tät, aber geringerer Sensitivität vor allem an der Radialseite der Fingermittelphalangen (anfangs 2 und 3) als *Silhouettenzähnelung* (Abb. 241 und 242) und *Silhouettenmuldung* (Abb. 240, 243 und 244), außerdem als Kortikalisunterbrechung oder -verlust an den Nagelfortsätzen der Endphalangen (Abb. 241).

**Endostale Resorption.** Sie führt zu einer *gleichmäßi-gen Verdünnung der Diaphysenkompakta* und damit zur Erweiterung der Markhöhle (Abb. 245), und zwar nicht nur bei den hier wiederholt angeführten 3 kau-

salen „Routinealternativen", sondern auch bei hor-monellen Störungen, namentlich bei Östrogen- und Testosterondefizit. Besondere differentialdiagnosti-sche Bedeutung hat diejenige Form der endostalen Knochenresorption, welche sich mit *flachbogigen Exkavationen der Endostsilhouette* an den Röhren-knochendiaphysen zu erkennen gibt (Abb. 245; s. Abb. 249). Dieses sog. „scalloping" (des englischspra-chigen Schrifttums) täuscht manchmal einen tumo-rösen Prozeß in der Knochenmarkhöhle vor bzw. kann dieses knöcherne Resorptionsmuster von einem Knochentumor hervorgerufen werden (Abb. 246 und 247). Das „scalloping" ist ein *Profileffekt.*
Wenn Exkavationen und/oder fleckige intraossäre Resorptionsbereiche *en face* abgebildet werden, ent-stehen in der kompakten und spongiösen Knochen-substanz eine mottenfraß- oder wurmstichähnliche Strukturstörung (Abb. 248–250) und schließlich grö-

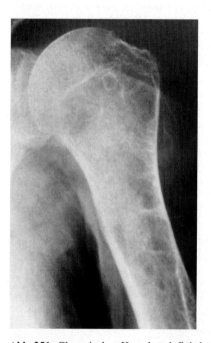

**Abb. 251.** Chronisches Knochendefizit bei einem 86jähri-gen Patienten. En face getroffene endostale osteoporoti-sche Resorptionshöhlen – Abbaufoci. Kein Anhalt für neoplastische Osteolyse, auch keine pathologische Tra-cerakkumulation. Dieser Befund zeigt an, daß auch die senile Osteoporose an den Röhrenknochen einen mali-gnomartigen Aspekt bieten kann. Zur Differentialdia-gnostik des prognostisch „harm"-losen chronischen Kno-chendefizits in der spongiösen und kompakten Knochen-substanz gehört neben der inaktivitätsbedingten, kollate-ralarthritischen und reflexdystrophischen Pathogenese eine 4. Ursache: die senile Osteoporose

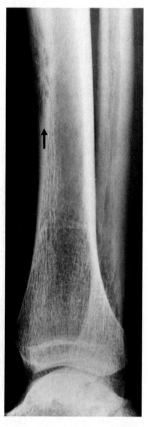

**Abb. 252.** Typischer lokal begrenzter Wurmstichaspekt (*Pfeil*) einer seit 14 Tagen klinisch bemerkbaren Osteo-myelitis bei einem Patienten unter Hämodialysedauerthe-rapie. Die fehlende Periostreaktion spricht für einen hochfloriden Prozeß, bei dem der Knochenabbau über-wiegt. Trotz starker Weichteilsymptomatologie (Rötung, Schwellung) wurde eine Biopsie durchgeführt (akute Osteomyelitis, Staphylococcus aureus)

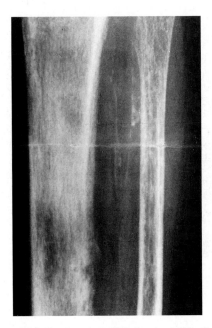

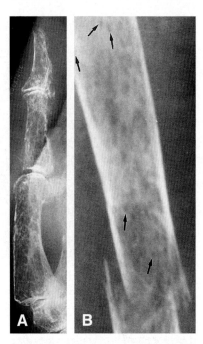

**Abb. 253.** Osteomyelitis in der Tibiadiaphyse mit Periostreaktion, die sich über die osteomyelitisch erkrankten Knochenanteile hinaus (!) *nach proximal* ausdehnt (wichtiges differentialdiagnostisches Merkmal der Entzündung gegenüber einem malignen Tumor). In der Fibula erkennt man ein wurmstichiges Bild durch chronisches Knochendefizit

**Abb. 255. A** Wabiger entkalkender Strukturumbau des gesamten 1. Strahls. Der ausgedehnte Befall des gesamten Knochens spricht für eine Systemerkrankung (*histologisch:* Non-Hodgkin-Lymphom). **B** Multiples Myelom mit pathologischer Fraktur im Humerus. Neben wurmstichigen Osteolysen (*Pfeile*) sind durch Konflux auch größere Osteolysen entstanden

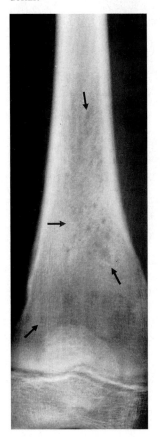

ßere Osteolysen (Abb. 251) durch Abbaukonflux (Joyce u. Keats 1986). Solche Strukturstörungen kommen daher nicht nur bei Osteomyelitiden (Abb. 252 und 253), primären und metastatischen malignen Knochentumoren (Abb. 254 und 255) sowie myeloproliferativen Erkrankungen (Abb. 256) vor, sondern auch bei inaktivitätsbedingter, reflexdystrophischer und kollateralarthritischer Knochenresorption sowie bei hormonell bedingten Störungen des physiologischen Knochenumbaus, beispielsweise bei der senilen Osteoporose. Diese differentialdiagnostische Erwägung wird um so dringender, je kleiner der Skelettanteil oder -ausschnitt ist, der abgebildet wird!

◁—————————————————————

**Abb. 254.** Mottenfraßähnliches, wurmstichiges Resorptionsmuster bei einem Ewing-Sarkom (*Pfeile*). Periostreaktion nur im Bereich der Tumorausdehnung (vgl. Abb. 253)

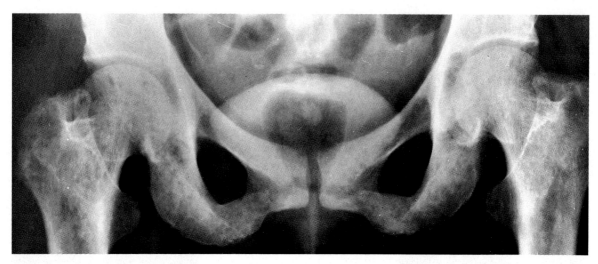

**Abb. 256.** Patient mit Osteomyelosklerose. Auf den Systemcharakter des wurmstichigen Knochenaspekts weist die Ausdehnung auf den vorderen Beckenring hin. Das wurmstichige Bild entsteht durch Ausweitung der Markräume

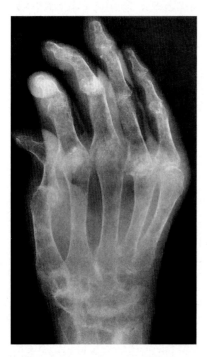

**Abb. 257.** Glasknochen im Endstadium einer Rheumatoiden Arthritis. Die hochgradig demineralisierten Knochen lassen kaum noch Schwächungsunterschiede zu den umgebenden Weichteilen erkennen

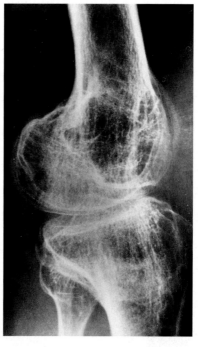

**Abb. 258.** Zustand nach Langzeitimmobilisation im 3. Dezennium wegen Trümmerbruchs des Tibiakopfes und der Patella. Da in diesem Lebensalter die Entstehung und Persistenz der hypertrophischen Knochenatrophie selten ist, muß retrospektiv auch an die Endatrophie eines (durchgemachten) Sudeck-Syndroms gedacht werden

*Glasknochen.* Bei jahrzehntelang bekannter entzündlich-rheumatischer Gelenkerkrankung, z. B. Rheumatoider Arthritis, mündet das chronische Knochendefizit durch das arthritische Kollateralphänomen und die Inaktivität schließlich in den sog. Glasknochen ein (Abb. 257). Der Glasknochen ist so stark demineralisiert, daß kaum noch Schwärzungsunterschiede zum umgebenden Weichteilmantel bestehen.

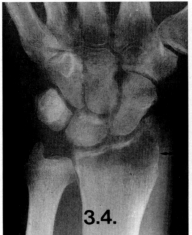 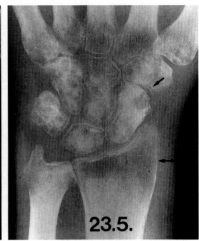

**Abb. 259.** Radiusschaftfraktur am 1. 3. (nicht abgebildet). *3. 4.:* Kontrollröntgenuntersuchung wegen Weichteilschwellung und Schmerzen im Karpalbereich. *Röntgenbefund:* Im distalen Radius und in den proximalen Metakarpaliabereichen homogene Entkalkung, in den Karpalia beginnende fleckige Demineralisation. In Verbindung mit dem klinischen Befund wird die Diagnose „beginnendes Sudeck-Syndrom" gestellt. *23. 5.:* Fortschreitende Demi-

neralisation, bei der im mittleren und proximalen Karpalbereich die fleckige Entkalkung dominiert. *Pfeil:* bandförmige subchondrale Entkalkung im Os trapezium. Die Weichteilschwellung hat zugenommen (vgl. die *horizontalen Pfeile*). *Beurteilung:* Verlaufsbeobachtung des 1. Stadiums eines posttraumatischen Sudeck-Syndroms. Auch bei Reflexdystrophien zeigt sich das Knochendefizit anfangs „fokal" (vgl. *3. 4.*)

MEMO

> Chronisches Kompakta-Knochendefizit: subperiostale Zähnelung, Kompaktamuldung; Kompaktastriation, Spongiosierung der Kompakta; endostale Exkavation („scalloping"), fokale, sich vergrößernde und dadurch konfluierende Resorptionsherde. Endstadium: Kompakta gleichmäßig extrem verdünnt (Glasknochen).

*Hypertrophische Knochenatrophie.* Als weiteres (fünftes) Erscheinungsbild des chronischen Knochendefizits ist die sog. hypertrophische Knochenatrophie – Knochenatrophie wird in der medizinischen Umgangssprache synonym für Osteoporose gebraucht – bekannt. Darauf sei näher eingegangen:
Bei der chronischen Wachstumsalterarthritis (S. 198 ff.) und bei Langzeitimmobilisation im Wachstumsalter treten nicht nur Formveränderungen der artikulierenden Knochenanteile auf, sondern auch eine strähnige (hypertrophische) Demineralisation der Gelenksockel. Letztere wird nach Langzeitimmobilisation jenseits des 3. Dezenniums nur selten beobachtet. Im Gegensatz zu den beschriebenen akuten und chronischen Entkalkungsmustern, die sich mit der örtlichen Remobilisation, dem Ausheilen der Arthritis und der Rückbildung des reflexdystrophischen Geschehens zurückbilden, persistieren Glasknochen und hypertrophische Atrophie lebenslang (Abb. 258).

Das nicht immer vermeidbare strähnig-weitmaschige Endstadium der Reflexdystrophie, namentlich des posttraumatischen Sudeck-Syndroms, wird *„Endatrophie"* (s. Abb. 265, 266) genannt. Sie zeigt eine Defektheilung an. Die Pathogenese der hypertrophischen (strähnigen) Knochenatrophie und ihres reflexdystrophischen Analogons, der strähnigen Endatrophie in der Spongiosa, läßt sich mit einer bildhaften Übertragung erläutern: Würde in einer Schonung ein Teil der jungen Bäume abgeholzt werden, so hätten die stehengebliebenen Bäume mehr Licht, Nährstoffe und Platz zu wachsen. Sie würden schneller dick und größer werden als dies ohne Lichten des Baumbestandes der Fall wäre. Entsprechend verdicken sich die tragenden Trabekeln, welche im Rahmen des pathologischen Trabekel-Turnovers nicht abgebaut wurden.

## Reflexdystrophie

Die Reflexdystrophie (Sudeck-Syndrom, Algodystrophie) ist eine **schmerzhafte akute Osteoporose mit Weichteilbeteiligung** (Sudeck 1901/02, 1943). Sie tritt posttraumatisch, postoperativ, auch nach Weichteilinfektionen, atraumatisch, bei bekannter organ- oder gewebsbezogener, neurogener oder metabolischer Grundkrankheit oder – selten – im Zusammenhang mit der Gravidität sowie nach bestimmten Medikamenten (z. B. Barbituraten, Tuberkulostatika) auf. Die Reflexdystrophie manifestiert sich also überwiegend als Zweitschlag, der von einem „Irritationsfokus" ausgelöst und offenbar durch die Konstitution des Erkrankten begünstigt wird. Nur selten entstehen Reflexdystrophien „idiopathisch". Zu ihren wichtigsten *klinischen* Symptomen und Befunden gehören Spontanschmerz, Bewegungsbehinderung, diffuse ödematöse, subkutane Weichteilschwellung, vasomotorische Störungen (an der Haut: Überwärmung, Rötung, Blässe, Zyanose, Marmorierung) und trophische Hautphänomene (Hyperhidrosis, Hypertrichose, beschleunigtes Nagelwachstum). Je weiter distal an einer Extremität (selten bilateral) die Reflexdystrophie auftritt, desto stärker springen die allgemeine, d. h. nicht gelenkbezogene Weichteilschwellung, die vasomotorischen und trophischen Hautveränderungen ins Auge. Je dicker der Weichteilmantel ist – also proximal an den Gliedmaßen – desto geringer sind diese Weichteilveränderungen ausgeprägt, oder sie fehlen überhaupt. An der Hand wird schon im frühen Krankheitsstadium häufig eine antalgische Semiflexion der Finger (s. Abb. 261, 263) beobachtet. Im weiteren Verlauf kann sich daraus das Bild der „neurotrophischen Klaue" entwickeln (Doury et al. 1981).

***Stadien der Reflexdystrophie.*** Das wechselnde Nebenund Nacheinander der pathologischen klinischen Befunde, aber auch die *röntgenologisch* nachweisbaren Knochenveränderungen waren der Anlaß, bestimmte Stadien beim Ablauf der Reflexdystrophien zu beschreiben. Trotz Befundüberschneidungen lassen sich bei den Reflexdystrophien vom Typ des Sudeck-Syndroms 1. das ***hyperämisch-entzündliche Stadium***, 2. das ***dystrophische Stadium*** mit venöser Stase und 3. das ***atrophische Endstadium*** mit weitmaschiger Spongiosastruktur unterscheiden.

Im Durchschnitt zeigen sich die klinischen Befunde der Reflexdystrophien etwa 4–6 Wochen nach der auslösenden Ursache. Die knöchernen, röntgenologisch faßbaren Veränderungen hinken dem klinischen Bild bis einige Wochen hinterher.

*1. und 2. Stadium.* Die Befunde des 1. und 2. Stadiums können sich völlig oder bis auf geringfügige Residuen zurückbilden. Das gilt auch für die zugehörigen Röntgenbefunde, nämlich die fleckigen bis inhomogenen und bandförmigen Entkalkungen (*Stadium 1,* Abb. 259–262) und die diffuse (homogene) Demineralisation mit mehr oder weniger unscharfen Spongiosastrukturen [*Stadium 2,* (Abb. 263)]. Bei Kindern imponiert das 1. Stadium des Knochenumbaus nicht so „fleckig" wie bei Erwachsenen, sondern verläuft gleichmäßig, so daß es schon im 1. Stadium zu einer diffusen Entschattung des Knochens kommt (Sudeck 1943).

MEMO

> Verdacht auf Sudeck-Syndrom
> Anamnese: Ereignis, z. B. Trauma.
> Klinik: Topisch inadäquater diffuser Dauerschmerz nach beschwerdefreiem Intervall mit vasomotorischer Instabilität und schwellungsbedingter Einschränkung der Gelenkmotilität.
> Diagnostische Klärung: Röntgenuntersuchung; denn Inaktivitätsosteoporose macht keine Schmerzen usw.

Zum 1. Stadium gehört die mehr oder weniger erkennbare Auslöschung der subchondralen Grenzlamelle. Im 2. Stadium besteht bei stark herabgesetzter Strahlenschwächung dagegen der Eindruck, als seien die Konturen der nun gleichmäßig entkalkten

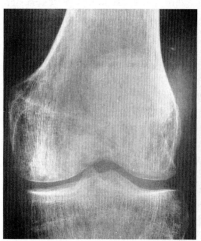
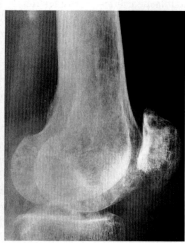

**Abb. 260.** Etwa 4 Wochen nach Totalendoprothesenoperation des Hüftgelenks klagt der Patient über Schmerzen im Kniebereich. Die Haut ist überwärmt. Das beschwerdefreie Intervall und die fleckige Demineralisation entsprechen der „schmerzhaften akuten Osteoporose mit Weichteilbeteiligung" (Sudeck-Syndrom, 1. Stadium)

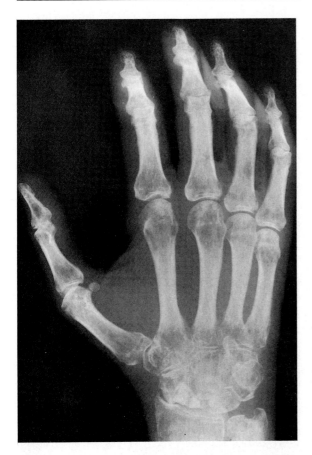

◁

**Abb. 261.** Pseudarthrose des Skaphoids mit zusätzlicher Fraktur des proximalen ischämischen Kahnbeinfragments. Die nekrotischen Kahnbeinanteile nehmen nicht an der Entkalkung teil. Im Karpalbereich zeigt sich eine diffuse Demineralisation mit unscharfen Strukturen. Vor allem an den MCP-Gelenksockeln herrscht das fleckige Entkalkungsbild vor, d. h., die Reflexdystrophie zeigt das Stadium 1–2. Aus röntgenologischer Sicht ist bei diesem Patienten die antalgische Semiflexion der Finger der wichtigste Hinweis auf eine Reflexdystrophie. Die physiologische und pathophysiologische Umbaurate verläuft in der Spongiosa schneller als in der Kompakta. Daher entkalken die Gelenksockel auch bei nichtarthritischen Erkrankungen früher als die Diaphysen

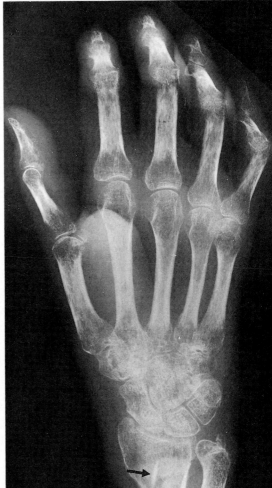

**Abb. 263.** 2. Stadium eines posttraumatischen Sudeck-Syndroms nach distaler Unterarmfraktur. Besonders die entkalkten Karpalia erscheinen wie „mit dem Bleistift nachgezeichnet". Entspannungsstellung in Fingerflexion. Siehe das nicht entkalkte, ischämische Knochenfragment (*Pfeil*): traumatischer „Sequester"

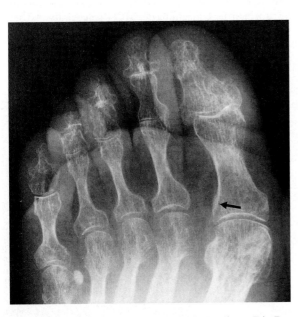

**Abb. 262.** 1. posttraumatisches Sudeck-Stadium. Die Periostreaktion (*Pfeil*) weist auf die kollaterale Arthritis der Reflexdystrophie hin

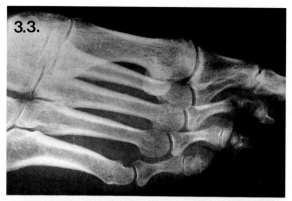

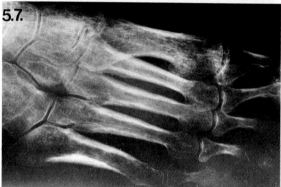

**Abb. 264.** Entwicklung des 2. reflexdystrophischen Stadiums nach Unterschenkelfraktur. *3. 3.:* Normaler Röntgenbefund am Tag des Traumas. *5. 7.:* Die Entkalkung ist noch nicht völlig homogen, jedoch erscheinen die abgebildeten Tarsalia wie „mit dem Bleistift nachgezeichnet"

Knochen mit dem Bleistift nachgezeichnet (Abb. 264). Die bereits beschriebenen Veränderungen der kompakten Knochensubstanz setzen am Ende des 1. Stadiums ein oder beginnen im 2. Sudeck-Stadium, d. h., sie sind frühestens etwa 8–10 Wochen nach dem klinischen Beginn der Reflexdystrophie röntgenologisch zu erkennen.

*3. Stadium.* Das *irreversible 3. Stadium* wird zu Recht als atrophisches Stadium (Stadium der Defektheilung) bezeichnet. Die Haut ist blaß, kühl, dünn und trocken; das subkutane Gewebe und die Muskulatur sind atrophiert; die Gelenke sind fibrös versteift bzw. kontrakt; röntgenologisch zeigt sich die knöcherne Endatrophie (Abb. 265 und 266; s. Abb. 797).

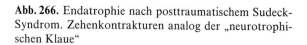

**Abb. 266.** Endatrophie nach posttraumatischem Sudeck-Syndrom. Zehenkontrakturen analog der „neurotrophischen Klaue"

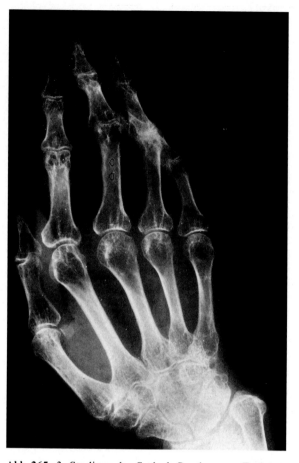

**Abb. 265.** 3. Stadium des Sudeck-Syndroms – Endatrophie – nach distaler Unterarmfraktur vor 3 Jahren. Außer der diffusen Demineralisation fallen strähnige Strukturen vor allem in der Umgebung der MCP-Gelenke auf. An der Grundphalanx 3 zeigt sich die endostale Resorption in Form des „scalloping" (*Pfeilspitzen*)

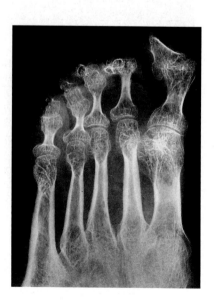

*Kollaterale Arthritis.* Die kollaterale Arthritis der Reflexdystrophie (S. 86) führt nur sehr selten zu *bleibenden,* röntgenologisch erkennbaren Spätfolgen. Dazu gehören die Chondrolyse, d. h. die in kurzer Zeit eintretende Verschmälerung des röntgenologischen Gelenkspalts *nach* Abklingen des Sudeck-Syndroms (Hannequin et al. 1985) und Karpalsyn-

ostosen (Fischer 1986). Zu Karpalsynostosen kommt es also nicht nur durch angeborene Fusion, nach rheumatischer Wachstumsalterarthritis, bakterieller Arthritis und bei ischämischer Muskelkontraktur (Louis et al. 1980), sondern auch durch Reflexdystrophie.

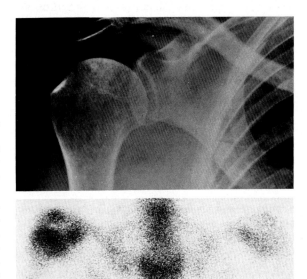

**Abb. 267.** Rechtsseitiges Schulter-Hand-Syndrom. Seit etwa 3 Wochen besteht klinisch eine schmerzhafte, bewegungsbehindernde Periarthropathia humeroscapularis (ohne Kalkeinlagerungen in die Rotatorenmanschette). Im Humeruskopf-Hals-Bereich und in den Karpalia (nicht abgebildet) ist ein fleckiges Knochendefizit zu erkennen. Das Szintigramm (Mineralphase) zeigt einen vermehrten Einbau des knochensuchenden Radionuklids im Bereich des Humeruskopfes, der Schulterpfanne und des Akromion – es handelt sich also um einen beschleunigten Knochenumbau mit negativer Bilanz

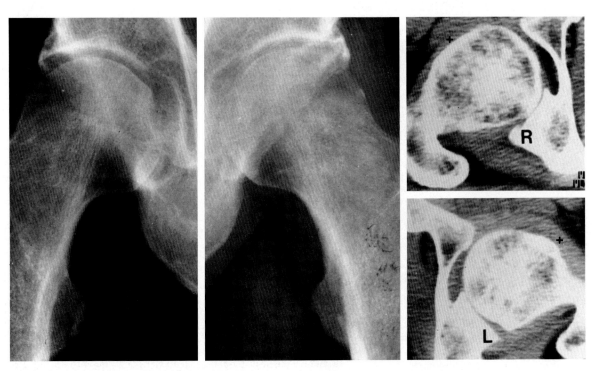

**Abb. 268.** Linksseitige transitorische Hüftosteoporose. Beschwerden seit etwa 4 Wochen. Typische Röntgentrias: „verwaschene" Entkalkung des femoralen Gelenksockels, (partieller) Schwund der subchondralen Grenzlamelle, normal breiter Gelenkspalt. Im CT erweist sich die linksseitige Gelenkkapsel (*Kreuz*) als verdickt (>6 mm). Histologisch: schüttere Rundzellinfiltrate und Ödem

MEMO

> Schmerzrückfall bei behandeltem Sudeck-Syndrom: Sudeck-Rückfall oder knöcherne Streßläsion im Sudeck-Gebiet.

## Reflexdystrophische Varianten und Simulanten

*Kausalgie.* Sie ist eine Variante der dekalzifizierenden Reflexdystrophie, die sich durch ein besonders quälendes Schmerzerlebnis, den sog. Brennschmerz, auszeichnet und tritt nach (partieller) Verletzung solcher peripheren Nerven auf, die einen hohen Anteil vegetativer Fasern enthalten. Dazu gehören die Nn. medianus, ulnaris und tibialis. Die Schmerzattacken werden durch äußere (taktile, akustische, optische usw.) Reize ausgelöst oder setzen als Reaktion auf affektive Erregungen ein.

*Schulter-Hand-Syndrom.* Formal ist das Schulter-Hand-Syndrom die in engem zeitlichem Zusammenhang auftretende Kombination einer (schmerzhaften, bewegungsbehindernden) kalzifizierenden oder nichtkalzifizierenden Periarthritis humeroscapularis (Abb. 267) mit einem Sudeck-Syndrom der Hand.

Unilaterales Auftreten weist eher auf einen lokalisierbaren Irritationsfokus hin. Vor allem die seltene bilaterale Manifestation sollte auch an metabolische Störungen, z. B. Diabetes mellitus, oder die Folgen einer Langzeittherapie mit Barbituraten, Tuberkulostatika oder Antiepileptika denken lassen. Auch die Radiojodtherapie bei Hyperthyreose kann ein Schulter-Hand-Syndrom auslösen. Der Myokardinfarkt, das Scalenus-anterior-Syndrom und das Halsrippensyndrom gehören ebenfalls zu den Ursachen des Schulter-Hand-Syndroms.

Die Häufigkeit degenerativer Diskopathien der Halswirbelsäule erschwert es, solche Veränderungen mit dem Schulter-Hand-Syndrom in einen kausalen Zusammenhang zu bringen. Im Schrifttum wird darüber hinaus diskutiert, ob diese Reflexdystrophie auch als paraneoplastische Erkrankung auftritt. Bei einem spontan entstandenen (atraumatischen) Schulter-Hand-Syndrom oder sogar bei jeder Reflexdystrophie unklarer Genese (Michaels u. Sorber 1984) sollte daher auch an die Möglichkeit einer paraneoplastischen Genese gedacht werden.

*Transitorische Osteoporose* (Synonym: wandernde transitorische Osteoporose). Die transitorische Osteoporose ist wahrscheinlich eine Variante der

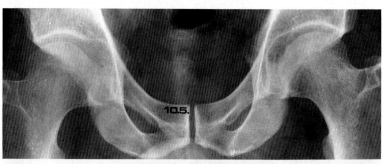

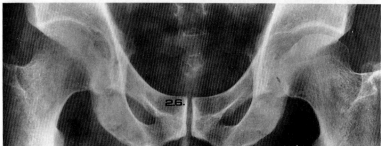

**Abb. 269.** Verlaufsbeobachtung einer transitorischen Osteoporose am rechten Hüftgelenk. *10. 5., oben:* Bewegungsbehindernde Schmerzen im rechten Hüftgelenk seit 3 Wochen. Leichte Hüftdysplasie rechts (Hypoplasie des Pfannenerkers). *2. 6., unten:* Röntgentrias der transitori-schen Osteoporose: Knochendefizit des proximalen Femurendes, Grenzlamelle geschwunden, normal weiter röntgenologischer Gelenkspalt. Durch die schmerzbedingte Entlastung hat sich das Supercilium acetabuli verschmälert

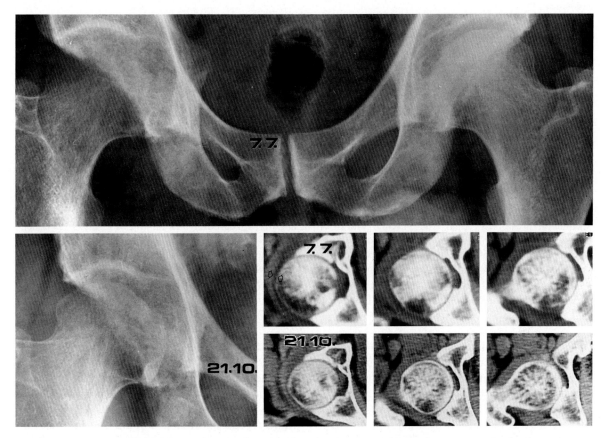

**Abb. 270.** Patient der Abb. 269. *7. 7.:* Zunahme des Knochendefizits am proximalen Femurende. Der normal weite Gelenkspalt ist noch zu erkennen. Im CT gelingt der Ergußnachweis (*zwischen den offenen Pfeilen*). *21. 10.:* Partielle Remineralisation; der röntgenologische Gelenkspalt ist wieder gut zu erkennen. Im CT kein Ergußnachweis mehr, jedoch Kapselverdickung. Seit August hat der Patient keine Beschwerden mehr

klassischen Reflexdystrophie, da sie als schmerzhafte (akute) Osteoporose in Erscheinung tritt. Die Namensgebung weist darauf hin, daß es sich um eine selbstlimitierende Erkrankung – etwa 9–12 Monate vergehen bis zur restitutio ad integrum – mit der Tendenz zu *sukzedanem* oligotopem, selten isotopem Befall handelt.

Die Gelenksockel der unteren Extremitäten werden viel häufiger befallen als die oberen Gliedmaßen. Das proximale Femurende – Hüftgelenk – ist als Prädilektionsstelle bekannt. Die Erkrankung befällt Männer, Frauen und Kinder. Sie zeigt bei Frauen am Hüftgelenk manchmal eine besondere klinische Konstellation, nämlich die Manifestation im letzten Trimenon der Schwangerschaft mit Belastungsschmerzen, geringeren Ruheschmerzen und schmerzhafter Rotationsbehinderung. Die Beschwerden – das gilt für alle Lokalisationen der transitorischen Osteoporose – treten entweder spontan auf oder schließen sich einem banalen Trauma an.

Einige Wochen nach Einsetzen der Symptome enthüllt die Röntgenaufnahme eine diffuse Entkalkung des betroffenen Gelenksockels (1), den Schwund seiner subchondralen Grenzlamelle (2) und einen normal breiten Gelenkspalt (3). Diese Trias (Abb. 268 und 269) hat hohe röntgenologische Krankheitsspezifität, da beispielsweise bei der differentialdiagnostisch in Frage kommenden akuten pyogenen Gelenkinfektion sich deren destruktive Potenz sehr bald an der konzentrischen Gelenkspaltverschmälerung und am Auftreten von Erosionen zu erkennen gibt. Außerdem fehlen bei der transitorischen Osteoporose systemische Entzündungszeichen; allenfalls kann die Blutsenkungsgeschwindigkeit leichtgradig beschleunigt sein.

Reflexdystrophische Weichteilbefunde fallen bei der transitorischen Osteoporose an Gelenken mit ausgeprägtem Weichteilmantel nicht auf, können sich aber beispielsweise am Fuß entwickeln. Dies entspricht dem regelhaften Verhalten der Reflexdystrophien, an

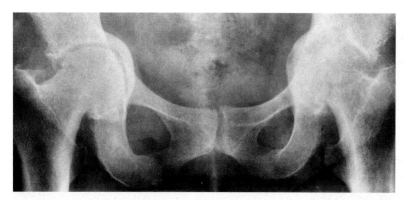

**Abb. 271.** Beidseitige idiopathische Hüftprotrusion mit Sekundärarthrose. Seit etwa 4 Wochen Ruhe- und Bewegungsschmerzen im linken Hüftgelenk. Normale Blukörperchensenkungsgeschwindigkeit, keine pathologischen Veränderungen im Blutbild. Aspiration eines sterilen Gelenkergusses. *Röntgenbefund:* Entkalkung des proximalen Femurendes. Trotz der Entkalkung sind der rönt- genologische Gelenkspalt an einzelnen Stellen noch normal weit abzugrenzen und die subchondrale Grenzlamelle zum Teil noch zu erkennen. *Diagnose:* Transitorische Osteoporose des linken Hüftgelenks. Rückgang der Beschwerden unter nichtsteroidalen Antirheumatika und Kalzitonin

Gelenken bzw. Gelenksockeln mit dicker Weichteilhülle ohne oder mit nur geringfügig sichtbaren oder palpablen Haut- und Unterhautveränderungen einherzugehen.

Die auf S. 86 beim Sudeck-Syndrom beschriebene kollaterale Arthritis kann sich bei der transitorischen Osteoporose, beispielsweise am Hüftgelenk, im CT als ödematöse Kapselverdickung und/oder Ergußbildung (Abb. 268 und 270) zu erkennen geben (Dihlmann u. Thomas 1983).

Der Krankheitsverlauf des transitorischen osteoporotischen Geschehens läßt sich röntgenologisch verfolgen: Etwa 4 Wochen nach Krankheitsbeginn (vorher schon ist im Szintigramm die Tracerakkumulation unspezifisch erhöht) zeigt sich die erwähnte Röntgentrias am erkrankten Gelenksockel – u. a. eine diffuse Entkalkung (Abb. 271). Am gegenüberliegenden Gelenksockel kann sich im Krankheitsverlauf eine geringe Inaktivitätsosteoporose entwickeln. In Einzelfällen nehmen nur „Zonen" des Gelenksockels, beispielsweise ein Femurkopfquadrant, ein Femurkondylus oder, z. B. am Fuß, ein Strahl an der Demineralisation teil. Daher gibt es einen sog. *Zonaltyp der transitorischen Osteoporose* (Lequesne et al. 1977), der persistiert und dann abheilt oder im Verlauf von Wochen den ganzen Gelenksockel oder das gesamte Fuß- oder Handskelett ergreift, bevor er auch hier abklingt. Die Röntgendifferentialdiagnose des Zonaltyps der transitorischen Osteoporose schließt *Frühstadien* von Malignommetastasen und ortsständigen Neoplasmen mit ein.

Die Remineralisation – nach histologischen Untersuchungen handelt es sich um die Reossifikation einer *transitorischen Osteonekrose* (Dihlmann u. Delling 1985; Dunstan et al. 1992) – beginnt etwa 3–4 Monate nach Beschwerdenbeginn und ist spätestens 12 Monate nach Einsetzen der Erkrankung abgeschlossen. Sie hinkt dem Abklingen der klinischen Beschwerden um Monate hinterher. Strukturstörungen am befallenen Gelenksockel bleiben nicht zurück, wohl aber kann, wie oben bereits erwähnt, die transitorische Osteoporose an anderen Stellen im Abstand von Monaten oder Jahren, z. B. an der kontralateralen Hüfte, am Knie oder Fuß, „rezidivieren", selten sogar am selben Gelenk wieder auftreten. Im Magnetresonanztomogram tritt als erstes Phänomen sowohl bei der transitorischen Osteoporose als auch bei der avaskulären Femurkopfnekrose ein Knochenmarködem auf. In diesem Frühstadium ist der Leidensweg daraus noch nicht abzuleiten – spontane Restitution oder struktureller Zusammenbruch sind noch prognostische Alternativen. Daher wird in diesem Frühstadium prognostisch indifferent vom *Knochenmarködem-Syndrom gesprochen* (Hofmann et al. 1993).

*Adhäsive (retraktile) Kapsulitis.* Eine reflexdystrophische Ätiologie wird bei der schmerzhaften adhäsiven (retraktilen) Kapsulitis diskutiert. Sie tritt posttraumatisch, postoperativ, im Verlauf des Diabetes mellitus Typ I (Dihlmann u. Höpker 1992) oder idiopathisch auf, d. h. ohne pathologisches Primärereignis oder ohne Grundkrankheit.

Im Vordergrund des nativen Röntgenbefundes steht eine diffuse Entkalkung beider Knochensockel, evtl. begleitet von einer Gelenkspaltverschmälerung, die

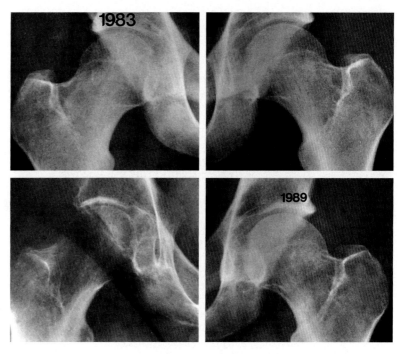

**Abb. 272.** Adhäsive (retraktile) Kapsulitis des Hüftgelenks [1960 geborener Patient, seit dem 5. Lebensjahr insulinpflichtiger Diabetes mellitus Typ I (Dihlmann u. Höpker 1992)]. *1983:* Etwa einen Monat nach Beginn der rechtsseitigen Hüftbeschwerden läßt sich eine minimale fleckige Demineralisation im rechten Femurkopf nach-

weisen. *1989:* Erhebliches Knochendefizit in der Umgebung des rechten Hüftgelenks, nichterosive konzentrische Verschmälerung des röntgenologischen Gelenkspalts, Hüftkontraktur in Außenrotation, leichter Abduktion und Flexion. Vergleichsweise Verschmälerung des Supercilium acetabuli

auf den inaktivitätsbedingten Wasserverlust des Gelenkknorpels hinweist.

Die adhäsive Kapsulitis wird vor allem am Hüft-, Schulter-, oberen Sprunggelenk und im Karpalbereich beobachtet. Ihr liegt eine fibrotische, mit oder ohne kartilaginäre Metaplasie einhergehende Verdickung der Gelenkkapsel zugrunde. Der Umbauprozeß des Kapselgewebes kann von einer Recessusobliteration begleitet werden. Verdickung und Obliteration des Kapselgewebes schränken die Gelenkbeweglichkeit und das Fassungsvermögen des Gelenkkavums ein. Dies zeigt sich bei der Arthrographie durch Rückfluß des injizierten Kontrastmittels entlang der Punktionsnadel schon nach wenigen Millitern Kontrastmittelflüssigkeit.

Die Beachtung der nachstehend aufgezählten 3 Parameter führt am Hüftgelenk zur Diagnose der adhäsiven (retraktilen) Kapsulitis (Dihlmann u. Höpker 1992), ohne daß eine Arthrographie oder Arthroskopie notwendig wird:

1. Schleichend einsetzende, schmerzhafte oder schmerzlose Bewegungseinschränkung des Hüftgelenks ohne serologische Entzündungsphänomene.

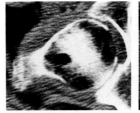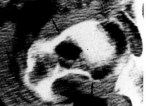

**Abb. 273.** Patient der Abb. 272. CT des rechten Hüftgelenks (Weichteilfenster). Kapselverdickung bis auf 10 mm (*Doppelpfeile*). *Arthrotomie:* Normaler makroskopischer Befund im Bereich des Gelenkknorpels. Histologisch lassen sich ein fibröser Kapselumbau mit Hyalinisierung und kartilaginärer Metaplasie sowie Veränderungen der elastischen Fasern (Kaliberschwankungen, Spleißungen, Zwickelbildung und Abknickung) nachweisen. *Diagnose:* Adhäsive (retraktile) Kapsulitis des rechten Hüftgelenks (in diesem Fall bei Diabetes mellitus)

2. Anfangs normaler Röntgenbefund, der nach Wochen bis Monaten in eine gelenknahe Demineralisation und nichterosive Verschmälerung des radiologischen Gelenkspalts (Immobilisationsatrophie, beim Gelenkknorpel durch Wasserverlust) übergeht (Abb. 272).

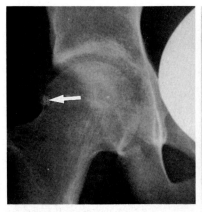
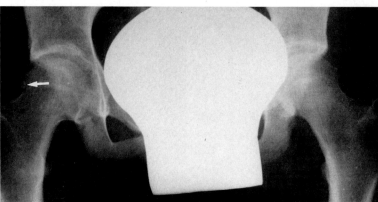

**Abb. 274.** Dekalzifizierende Synovialchondromatose des rechten Hüftgelenks. Beckenübersichtsaufnahme 5 Wochen nach Beginn schleichend einsetzender Bewegungsschmerzen des rechten Hüftgelenks (41jährige Patientin). *Röntgenbefund:* Knochendefizit beider Sockel des rechten Hüftgelenks, leichte nichterosive Verschmälerung des röntgenologischen Gelenkspalts (inaktivitätsbedingte Knorpeldehydratation?). Kleiner Kalkschatten in der unmittelbaren Weichteilumgebung (*Pfeil*). *Röntgenologische Differentialdiagnose:* Transitorische Osteoporose oder dekalzifizierende Synovialchondromatose (dann wäre der Kalkschatten die „Spitze des Eisbergs"). Zur diffentialdiagnostischen Klärung erfolgt die Computertomographie (Abb. 275)

3. Verdickung der *gesamten* Hüftgelenkkapsel im CT auf mehr als 6 mm, kein Gelenkerguß, keine verkalkten oder verknöcherten Verdichtungen innerhalb des Knorpelgewebes oder im Gelenkkavum (Abb. 273).

Die Punkte gelten mutatis mutandis auch für andere Gelenke.

***Dekalzifizierende Synovialchondromatose*** [(Cayla et al. 1965), Abb. 274]. Diese schmerzhafte Gelenkerkrankung teilt mit den Reflexdystrophien die diffuse Entkalkung der Gelenksockel (des Hüft- und Kniegelenks). Eine Inaktivitätsatrophie des Gelenkknorpels kann begleitend auftreten und röntgenologisch als Gelenkverschmälerung imponieren. Dem Stoffwechsel der Synovialchondrome entsprechend verkalkt

**Abb. 275.** Patientin der Abb. 274. CT des rechten Hüftgelenks. Zahlreiche verkalkte Synovialchondrome in der partiell verdickten Gelenkkapsel oder im Gelenkkavum. Gelenkerguß (*Pfeilspitzen*). Auf der Übersichtsaufnahme war nur das randständige, in die Weichteilumgebung projizierte Synovialchondrom (*Pfeil*) zu erkennen

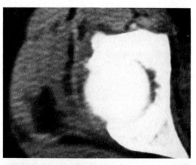
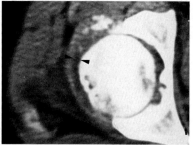
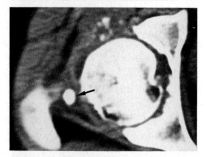
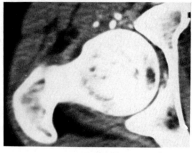

ein kleinerer oder größerer Teil von ihnen und zeigt sich auf der Übersichtsaufnahme und im CT.

Die wichtigsten diagnostischen Parameter sind die schmerzhafte Osteoporose im Gelenksockel und der Nachweis von verkalkten Synovialchondromen. Im CT offenbaren sich manchmal die (unverkalkten) Kapselchondrome als Kapselverdickung. Außerdem kann sich ein Gelenkerguß bilden (Abb. 275).

*Sympathische Arthritis.* Die aseptische (mikrobiell sterile) sympathische Arthritis (s. Abb. 161, 329, 331) zeigt das „Mit-Leiden" der Synovialmembran eines Gelenks bei einem aktiven krankhaften Prozeß – einer Entzündung oder gut- bzw. bösartigen Knochentumoren – in ihrem knöchernen Gelenksockel an.

Die Pathogenese der sympathischen Arthritis (Mediatoren? nerval-reflektorisch?) ist nicht bekannt. Weichteilinfektionen, pyogene Bursitiden, pyogene oder rheumatische Gelenkentzündungen und Gichtattacken können ebenfalls der Anlaß für eine sympathische Arthritis in umittelbar benachbarten Gelenken sein. In der Regel zeigt sich die sympathische Arthritis an einem schmerzhaften Gelenkerguß und ihrem nichterosiven Charakter, jedoch kann der röntgenologische Gelenkspalt verschmälert sein. Als Spätfolge kommt die Arthrosis deformans vor (s. Abb. 331).

*Sog. posttraumatischer pagetoider Knochenumbau.* Er ist wahrscheinlich eine besondere lokale Form der Sudeck-Reflexdystrophie. Der Knochenumbau befällt nur den traumatisierten Knochenteil und kommt in jedem Lebensalter vor (Abb. 276). Klinik und Röntgenbefund können mit dem Bild der Ostitis deformans Paget übereinstimmen.

Abgesehen vom ausschließlichen Auftreten des pagetoiden Umbaus im Fraktur- oder Osteotomiebereich

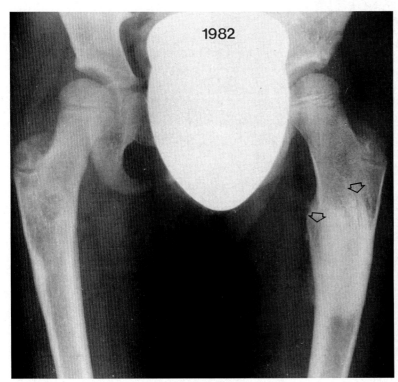
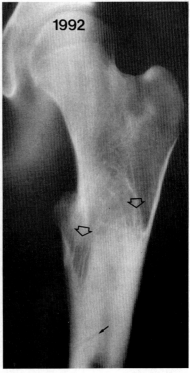

**Abb. 276.** Histologisch gesicherter pagetoider Knochenumbau in einer Osteotomienarbe. *1979:* Beidseitige infratrochantäre Femurosteotomie bei Hüftdysplasie (nicht abgebildet). *1982:* Narbenstadium nach Osteotomie im rechten Femur, jedoch nach wie vor Hüftdysplasie mit steiler Pfanne und Hypoplasie des Pfannenerkers, Coxa valga. Im *linken* Femur ist im Bereich der Osteotomie eine Knochenneubildung festzustellen. Sie hat z. T. strähnigen Charakter (*offene Pfeile*). *1992* (Tomogramm): Der Umbauprozeß ist mitgewachsen, hat also in 10 Jahren keine *eigenständige* Ausbreitungstendenz gezeigt. Streßfraktur: Distraktionstyp (*Pfeil*). Histologisch wurde eine chronische Osteomyelitis ausgeschlossen (es fehlte auch das klinische Korrelat). Der mikromorphologische Befund entsprach dem pagetoiden Knochenumbau

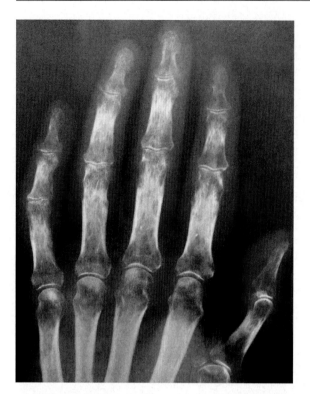

ist eine histologische Unterscheidung zwischen beiden Alternativen möglich (Rohner 1957). Bei der Ostitis deformans Paget lassen sich u. a. ein überstürzter Knochenabbau (Osteoklasten) und Knochenanbau (Osteoblasten) nachweisen. Dieser überstürzte Knochenumbau zeigt sich durch die sog. Mosaikstrukturen. Beim pagetoiden Knochenumbau kommt die strähnige Knochenstruktur durch Ausweitung der Havers-Kanäle zustande. Dadurch entsteht eine lamelläre Aufblätterung in der kompakten Knochensubstanz, die im Röntgenbild allerdings durch eine endostale Knochenneubildung (im Knochenmarkraum) überlagert werden kann.

Chronische Lymph- und Phlebostasen führen manchmal zu fleckigen Entkalkungen (Abb. 277), die von inaktivitätsbedingten, reflexdystrophischen und kollateralarthritischen Demineralisationen klinisch und röntgenologisch abgegrenzt werden müssen.

**Abb. 277.** 4 Jahre nach linksseitiger Mastektomie wegen Karzinom hat sich ein chronisches Lymphödem des linken Armes entwickelt. Im Handbereich ist als Folge ein chronisches Knochendefizit aufgetreten, das sich nicht nur an den Gelenksockeln, sondern auch in der kompakten Knochensubstanz zeigt

# 7 Präerosion, Erosion und ihre Kollaborateure: Die arthritischen Direktzeichen und ihre Differentialdiagnose

Das Substantiv „Erosion" leitet sich vom Partizip Perfekt „erosum" des lateinischen Verbs „erodere" ab. Das bedeutet: abnagen, wegnagen, zerfressen. Damit werden genau diejenigen Vorgänge beschrieben, welche der aggressive eitrige Gelenkerguß oder die entzündliche Synovialisproliferation auslösen. Sie geben sich als kleiner oder größerer Silhouettendefekt am knöchernen Gelenksockel zu erkennen, und zwar besonders häufig zuerst in der Nähe der Kapselinsertion – *marginale Erosion* (Abb. 278). Grundsätzlich kann die Erosion zuerst aber auch in den zentralen Anteilen der Gelenksilhouette auffallen oder – namentlich bei pyogenen Arthritiden – die gesamte Gelenksilhouette mehr oder weniger gleichzeitig „anknabbern". Ihren Defektcharakter offenbart die Erosion im Profilbild. In Aufsicht stellt sie

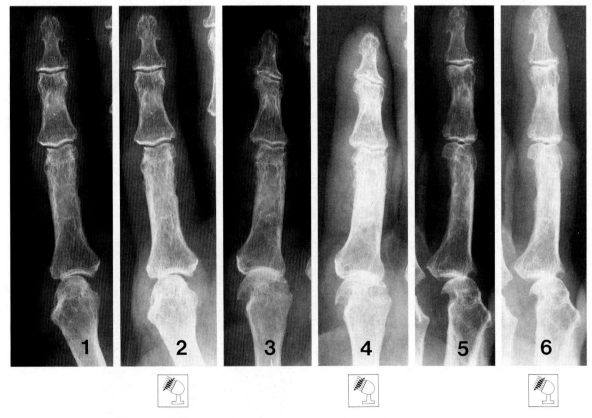

**Abb. 278.** 80jähriger Patient mit Pfropfarthritis (auf eine Polyarthrose hat sich eine Rheumatoide Arthritis aufgepfropft). Dorsovolare Röntgenaufnahme (*1, 2*): Im MCP-Gelenk kein Nachweis von erosiven Veränderungen, jedoch ausgeprägter Gelenkerguß (Verlagerung des metakarpalen Fettstreifens) und exzentrische Gelenkspaltverschmälerung = pathogenetisch vieldeutig. Sowohl am DIP als auch am PIP Arthroseröntgenzeichen. Aufnahme in Zitherspielerhaltung (*3, 4*): Der entzündliche Charakter im MCP gibt sich an einer großen Erosion zu erkennen. Aufnahme in Halbsupination (*5, 6*): Erosionen an beiden Gelenksockeln des MCP sowie im Gelenksockel des PIP. In Einzelfällen ist bei Arthritisverdacht auch im Handbereich die Aufnahme in der 2. Ebene erforderlich!

sich in Abhängigkeit von ihrer Größe als zystenartige Strukturveränderung der Spongiosatrabekeln dar oder ist im Röntgenbild überhaupt nicht zu erkennen.

Jede röntgenologisch identifizierte Erosion bedarf einer genauen Analyse, um auf ihre Pathogenese und Ätiologie schließen zu können. Dabei wird nach Informationen gefahndet, die weit über die kurzschlüssige Vermutung hinausgehen, die Erosion spiegele grundsätzlich 2 Alternativen wider, nämlich das Wirken eines eitrigen Gelenkergusses oder das einer entzündlichen Synovialisproliferation. Diese Annahme ist nur dann zweifelsfrei berechtigt, wenn sich eine Erosion zusammen mit arthritischen Weichteilzeichen und Kollateralphänomenen im subchondralen Knochen zu erkennen gibt. Aber auch in diesem Fall bringt die genaue Röntgenbildanalyse der Erosion weiterführende Informationen, wie gezeigt wird.

Darüber hinaus stellt jede arthritische Erosion nicht nur eine Bedrohung des Gelenksockels dar; denn tatsächlich droht dadurch allen Anteilen des artikulären Gleit- und Stützgewebes Gefahr. Aus prognostischen Gründen wird daher die (günstige) nichterosive von der prognostisch dubiösen oder sogar ungünstigen erosiven Arthritis unterschieden.

## Röntgenbildanalyse der Erosion

*Floride Erosion.* Die floride Erosion (Abb. 279–282) weist auf ein *aktives, destruktives Geschehen* hin, beispielsweise auf eine aktive Arthritis. Floride Erosionen treten aber auch am Gelenksockel bei der erosiven Arthrose (Abb. 283), beim Hyperparathyreoidismus bzw. bei der renalen Osteodystrophie (Abb. 284; s. Abb. 244), etwa an den MC-Köpfen, auf. Der röntgenologische (s. Abb. 1) und/oder klinische Kontext weist der Diagnose den richtigen Weg. Näheres zur Differentialdiagnose der floriden Erosion zeigen die Abb. 285–287. Als floride werden Erosionen bezeichnet, bei denen die subchondrale Spongiosatextur offenliegt und manchmal wie gezähnelt erscheint. Die Spongiosabälkchen enden frei. Zwischen ihnen und an ihren „freien Enden" spielt sich das destruktive, knochenabbauende Geschehen ab.

––––––––––––––––––––––––––––––––▷

**Abb. 280.** Floride sog. Früherosion im Bereich des MTP 5 (Metatarsuskopf). Der Ausdruck „Früherosion" weist auf die metatarsophalangeale Ausbreitungstendenz bei der Rheumatoiden Arthritis hin, die von lateral nach medial verläuft, d. h., die Erosion am Metatarsuskopf 5 tritt gewöhnlich eher auf als an den anderen Metatarsusköpfen

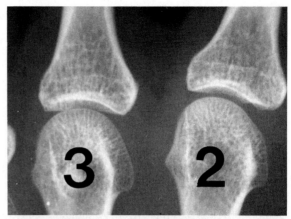
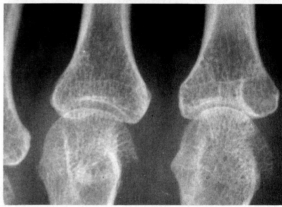

**Abb. 279.** Entstehung einer floriden Erosion am MCP 2 und 3 in 12 Monaten (Rheumatoide Arthritis). Im selben Zeitraum entwickeln sich darüber hinaus am MCP 2 eine Gelenkspaltverschmälerung und eine Begleitzyste (*unterer Bildteil*). Arthritische Begleitzysten können mit und ohne sklerotischen Randsaum auftreten

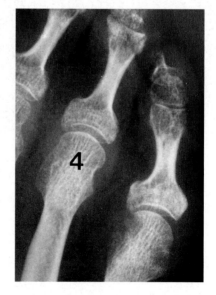

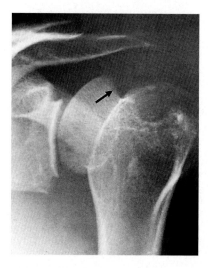

**Abb. 281.** Floride Erosion (*Pfeil*) bei juvenil (im 14. Lebensjahr) begonnener Rheumatoider Arthritis

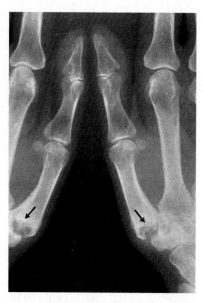

**Abb. 283.** Erosive Rhizarthrose (*Pfeile*). Klinisch und serologisch keine Entzündungsbefunde

**Abb. 282.** Pyogene Arthritis nach Kortikosteroidinjektion wegen aktivierter Gonarthrose im lateralen Gelenkkompartiment. Floride Erosionen zeigen sich an den Knorpel-Knochen-Grenzen der artikulierenden Knochen. Der Arthroseosteophyt (*1. 7., Pfeil*) schmilzt weg (*8. 8.*)

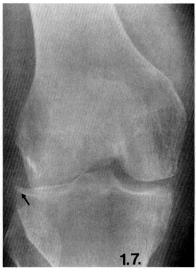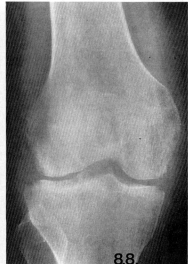

*Heilende Erosion – geheilte Erosion.* Wenn der osteoklastische, beispielsweise arthritische Prozeß *lokal* zum Stehen kommt oder an Stärke abnimmt, überwiegt die reparative Tätigkeit knochenbildender Zellen. Dadurch werden die Markräume zwischen den Spongiosabälkchen ausgefüllt, und/oder die Erosion erhält einen dünnen Kortikalissaum. Wenn dieser Kortikalissaum nur Teile der Erosion bedeckt, handelt es sich um eine *heilende* Erosion (Abb. 288).

Sobald die gesamte Erosion von der neugebildeten Kortikalis „abgedeckt" ist, wird von einer *geheilten* Erosion (Abb. 289) gesprochen. Abbildung 290 gibt ein Beispiel zur Differentialdiagnose der geheilten Erosion wieder.

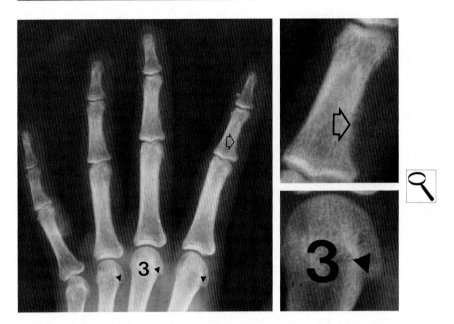

**Abb. 284.** Renale Osteodystrophie bei einem Patienten mit langjähriger Hämodialyse. An den Metakarpusköpfen hat die hyperparathyreote Stoffwechsellage zu margina-len Erosionen (*Pfeilspitzen*) geführt, s. auch die subperio-stale Knochenresorption an der radialen Seite der Mittel-phalangen (*offener Pfeil, Ausschnittvergrößerung*)

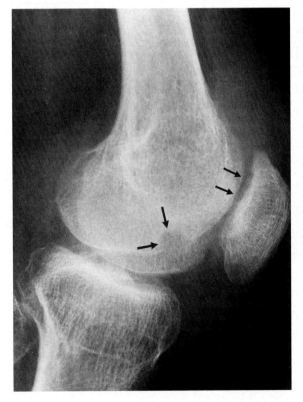

**Abb. 285.** Floride Erosionen (*Pfeile*) bei koagulopathi-scher Osteoarthropathie (Hämophilie A). Die Gelenkblu-tung führt zu einer resorptiven Synovialisreaktion, die auch den Gelenkknorpel und Knochen angreift, s. auch die oberflächlich erodierte Hinterfläche der Patella

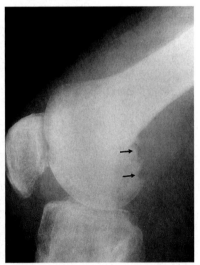

**Abb. 286.** Floride Erosionen (*Pfeile*) dorsal am Condylus medialis des Femurs; kein Gelenkerguß. *Histologische Diagnose:* malignes Synovialom. Gegen eine Arthritis sprechen der fehlende Erguß und der atypische Sitz der Erosionen. Dieser Tumor geht überwiegend nicht von der Gelenkkapsel aus, sondern von periartikulären Geweben, z. B. Bursen, Sehnenscheiden oder Sehnen. Die Knie-gion wird am häufigsten befallen. Etwa 1/3 der Tumoren zeigt pleomorphe Verkalkungen. Charakteristisch für den klinischen Verlauf des malignen Synovialoms ist das anfangs langsame Geschwulstwachstum, das erst im Laufe der Zeit zunimmt. Häufig berichten die Patienten, daß eine seit Monaten oder Jahren bestehende schmerzlo-se derbe Weichteilschwellung zugenommen habe

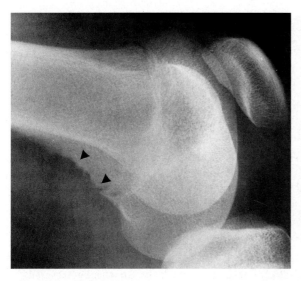

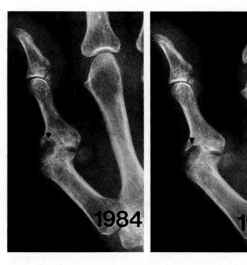

**Abb. 287.** Metaphysäre sog. Kortikalisirregularität (*Pfeilspitzen*) bei einem 14jährigen Mädchen. Metaphysäre Kortikalisirregularitäten gehören zu den Wachstumsvarianten bei Heranwachsenden. Weitere Lokalisationen: proximale Tibiametaphyse, distale Fibula, distaler Humerus, distaler Radius. Sie dürfen nicht mit einem extra- oder intraartikulär gelegenen erosiven Prozeß, z. B. Osteosarkom, verwechselt werden

**Abb. 289.** Im Beobachtungszeitraum (*1984–1988*) erhält die floride Erosion an der Grundphalanx des Daumens eine Kortikalis (*Pfeilspitzen*, Rheumatoide Arthritis). In derselben Zeit entsteht jedoch eine erosive Arthritis im MCP 2. Aus den Reparationszeichen läßt sich nur die lokale, nicht die allgemeine Krankheitsaktivität ableiten!

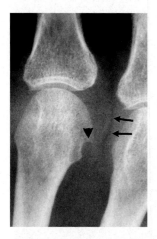

**Abb. 288.** Heilende arthritische Erosion am Metakarpuskopf, d. h. *partielle* Kortikalisierung des knöchernen Silhouettendefektes. *Pfeilspitze:* florider Erosionsanteil. Dort können die Osteoblasten noch keinen „Abwehrwall" gegen die entzündliche Aggression aufbauen. Auf der Radialseite erkennt man die bogige Verlagerung des Metakarpalfettstreifens durch die intrakavitäre Volumenvermehrung (*Pfeile*)

***Restaurierte Erosion.*** Dieser Ausdruck leitet sich von der Verlaufsbeobachtung ab, derzufolge Erosionen bzw. erodierte Anteile des knöchernen Gelenksockels vollständig wiederaufgebaut – restauriert – werden können (Abb. 291 und 292). Solche Reparationsphänomene werden gelegentlich auch bei subchondralen Geoden (Zysten, Pseudozysten) beobachtet, die im Verlauf arthritischer Vorgänge entstanden sind. Auch arthrotische Geröllzysten können sich, beispielsweise nach Umstellungsosteotomie, verkleinern oder sogar verschwinden („abheilen").

Der röntgenologische Gelenkspalt kann sich nach Arthritisremission oder nach operativer Entlastung oder Dekompression arthrotischer Gelenke wieder „erweitern" (Abb. 291; s. Abb. 327): also faserknorpeliger Ersatz des zerstörten hyalinen Gelenkknorpels.

Schließlich werden manchmal bei postarthritischen Sekundärarthrosen durch die reaktive subchondrale Spongiosasklerose und/oder marginale Osteophyten arthritische Erosionen wieder aufgefüllt.

Entsprechende Beobachtungen sind bekannt, wenn nach Nierentransplantation oder Adenomentfernung ein sekundärer oder primärer bzw. tertiärer Hyperparathyreoidismus zurückgeht.

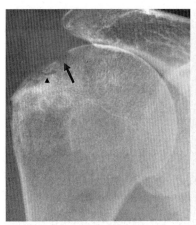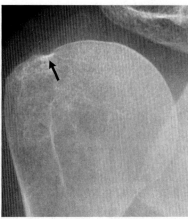

**Abb. 290.** Kapselansatzerosionen (*Pfeile*) am Schultergelenk, *linker Bildteil* bei pyogener Arthritis, *rechter Bildteil*
bei Rotatorenmanschettendegeneration. Die entzündliche Erosion ist floride; eine Dissektion bahnt sich an
(*Pfeilspitze*). Die Ansatzerosion bei dem Rotatorenmanschettenschaden weist stets eine Kortikalis auf. An ihrer

Ätiologie (Zusammenhang mit dem Rotatorenmanschettenschaden) besteht kein Zweifel; ihre Pathogenese ist
jedoch unklar. Siehe auch die Knochenkonturverände-
rungen und Strukturstörungen am Tuberculum majus,
die ebenfalls die Schädigung der Rotatorenmanschette
anzeigen

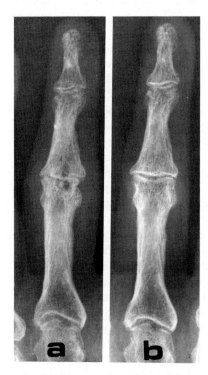

**Abb. 291.** Restauration der arthritischen Direktzeichen im
Verlauf von 4 Jahren (*a–b*) im PIP-Gelenk: Der Gelenkspalt „verbreitert" sich; Erosionen und Zysten bilden sich
zurück

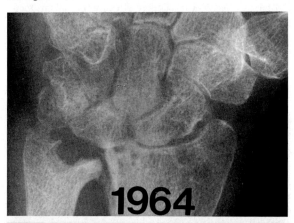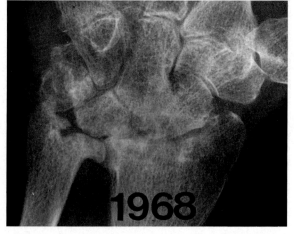

**Abb. 292.** Im Beobachtungszeitraum (*1964–1968*) kommt
es zu einem Wiederaufbau der Knochensockel im distalen
Radioulnargelenk. Im Mediokarpal- und Radiokarpalge-
lenk schreitet der arthritische Prozeß jedoch fort (Rheumatoide Arthritis)

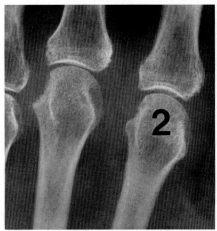
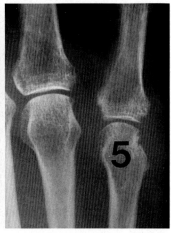

**Abb. 293.** Ausgefranste Erosion („Proliferosion") an den MCP 2 und 3 links und 5 rechts (Arthritis psoriatica). Typisch für die ausgefransten Erosionen ist die Knochen-

neubildung im erodierten Bereich, also das Nebeneinander von „minus" und „plus"

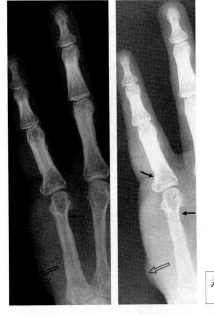

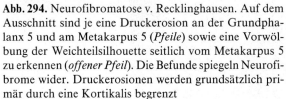

**Abb. 294.** Neurofibromatose v. Recklinghausen. Auf dem Ausschnitt sind je eine Druckerosion an der Grundphalanx 5 und am Metakarpus 5 (*Pfeile*) sowie eine Vorwölbung der Weichteilsilhouette seitlich vom Metakarpus 5 zu erkennen (*offener Pfeil*). Die Befunde spiegeln Neurofibrome wider. Druckerosionen werden grundsätzlich primär durch eine Kortikalis begrenzt

Der röntgenologische Nachweis von restaurativen Vorgängen am Gelenksockel und/oder in seiner weiteren knöchernen Umgebung gibt bei Arthritiden oder metabolischen Knochenerkrankungen Zusatzinformationen, die Schlüsse über die Aktivität und (lokale) Prognose zulassen.

*Ausgefranste Erosion.* Dieser Erosionstyp – auch *Proliferosion* genannt – repräsentiert mit hoher Spezifität die Arthritis psoriatica (Abb. 293) oder (viel seltener) die periphere Gelenkbeteiligung bei einer anderen seronegativen Spondarthritis. Allerdings ist die Sensitivität der ausgefransten Erosion geringer als ihre Spezifität, d. h., nicht bei jedem Patienten mit Arthritis psoriatica sind ausgefranste Erosionen zu beobachten. Bei Rheumatoider Arthritis oder bakteriellen Arthritiden kommt die ausgefranste Erosion nicht vor. Die ausgefranste Erosion spiegelt ein für die genannte(n) Krankheit(en) charakteristisches lokales Nebeneinander von osteodestruktiven und osteoproliferativen Vorgängen wider – in den erosiven Silhouettendefekt „ragen" neugebildete Knochentrabekeln hinein.

*Druckerosion.* Permanenter oder sich langsam steigernder oder wiederholt eintretender Druck auf Knochengewebe stört das Arbeitsgleichgewicht zwischen Osteoblasten und Osteoklasten zu Ungunsten ersterer. Als Folge tritt die Druckerosion auf. Sie ist ein intra- oder extraartikulärer *flacher* Silhouettendefekt, der immer einen *kortikalisierten* Randsaum hat (Abb. 294 und 295; s. Abb. 50, 51, 173, 423, 622). Dieser Randsaum folgt aber nicht der Erosion wie bei der heilenden oder geheilten Erosion, sondern ist ein Simultanereignis.

*Loco-typico-Erosionen.* Die Bezeichnung „Loco-typico-Erosion" hat 2 Implikationen. Sie leitet sich nämlich von der Morphologie und Funktion des erkrankten Gelenks ab und ist nicht unbedingt an eine bestimmte Pathogenese gebunden. Die 4 wichtigsten Loco-typico-Erosionen seien hier erwähnt.

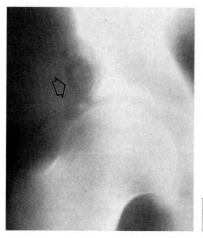

**Abb. 295.** Die Schichtaufnahme zeigt eine Druckerosion durch ein epiazetabuläres Weichteillipom (*offener Pfeil*). Das Fettgewebe gibt sich durch eine verstärkte Schwärzung zu erkennen

*Vogelschwingenerosion an den PIP- und DIP-Gelenken der Hand (Motilitätserosion).* Die Vogelschwingenerosion der Fingergelenke zeigt an, daß ein arthritischer oder arthrotischer Prozeß an den PIP oder DIP zur Ruhe gekommen ist, die Beschwerden weitgehend zurückgegangen sind und das betroffene Gelenk an der Bewegung mehr oder weniger unbehin-

dert teilnimmt. Die Flexions- und die Extensionsbewegung modulieren die geschädigten Gelenkflächen zur „Vogelschwingensilhouette" (Abb. 296).

*Plus-minus-Erosion an den PIP- und DIP-Gelenken der Hand.* Die Plus-minus-Erosion entsteht in der überwiegenden Mehrzahl der Fälle bei der erosiven Fingerarthrose. „Plus" bedeutet, daß ein Teil der einen Gelenkkontur – Gelenksilhouette – in eine Erosion, in das Minus der opponierenden Gelenkfläche, oft unter Achsenfehlstellung, hineinpaßt (Abb. 297).

*Zentrale Erosion am MTP 1.* Die zentrale MTP-1-Erosion ist der Verdachtsbefund auf Gicht bzw. Hyperurikämie, wenn auch kein Beweis. Sie zeigt sich an der Kulmination der konvexen Gelenksilhouette des Metatarsus 1 und geht auf eine dort lokalisierte kleine Dissektion zurück. Das Dissekat ist manchmal noch zu erkennen (Abb. 298), wird bei der Mehrzahl der zentralen Erosionen jedoch bald resorbiert (Abb. 299).

*Distale Femurerosion.* Am distalen Femur tritt an typischer Stelle eine Druckerosion auf, die auf einen chronischen oder rezidivierenden Erguß – welcher Ursache auch immer – in der Bursa suprapatellaris hinweist (Abb. 300).

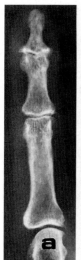
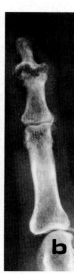
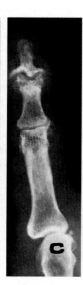
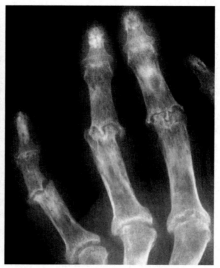

**Abb. 296.** Vogelschwingenerosionen sind Motilitätserosionen: Ihre Form hängt von der Gelenkbeweglichkeit und nicht von der Ätiologie ab. *Linker Bildteil:* Entwicklung einer DIP-Motilitätserosion (*a* 1989; *b* 1991; *c* 1992)
bei erosiver DIP-Arthrose. Außerdem entstehen eine PIP- und MCP-Arthrose. *Rechter Bildteil:* Motilitätserosion an den PIP bei Rheumatoider Arthritis

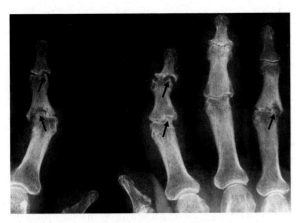

**Abb. 297.** Erosive Polyarthrose der DIP- und PIP-Gelenke. *Pfeile:* „Plus"-Komponente von Plus-minus-Erosionen. Plus-minus-Erosionen begünstigen Fehlstellungen (Achsenabweichungen)

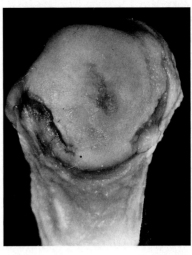

**Abb. 299.** Anblick des Metakarpuskopfes 1 von distal. Man erkennt die zentrale Knorpel-Knochen-Erosion

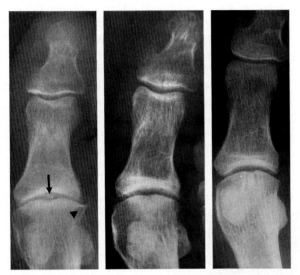

**Abb. 298.** Drei verschiedene Aspekte der zentralen Erosion am MTP 1. *Linker Bildteil:* Zentrale Erosion mit sichtbarem Dissekat (*Pfeil*). *Mittlerer Bildteil:* Üblicher Röntgenaspekt der zentralen Erosion; das Dissekat ist aufgelöst. *Rechter Bildteil:* Zentrale Erosion, an die sich nach proximal ein größerer demarkierter, aber noch nicht dissezierter Metatarsusteil anschließt. Alle 3 Patienten sind an Gicht erkrankt. Die zentrale Erosion am MTP 1 ist jedoch für die Gicht nicht pathognomonisch, sollte aber den Verdacht erwecken, insbesondere, wenn sie zusammen mit einem Hallux rigidus auftritt, s. den dornartigen marginalen Osteophyten (*Pfeilspitze*)

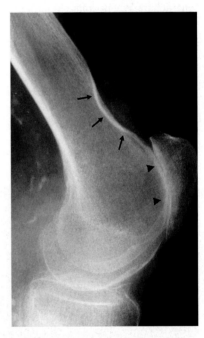

**Abb. 300.** Charakteristische distale Femurerosion (primär kortikalisierte Druckerosion, *Pfeile*) bei langjähriger Gonarthrose mit rezidivierendem Gelenkerguß. Siehe die arthrotische Schlifffläche (*Pfeilspitzen*) im femoropatellaren Kompartiment, die nach völligem Aufbrauch des dortigen Gelenkknorpels entstanden ist

## Dissektion, Sequester, Bröckelerosion

*Dissektion* (Abb. 301). Sie ist ein *randständiges,* häufig gelenkknorpeltragendes Knochenpartikel, das durch Eiter oder Granulationsgewebe oder durch ein Frakturereignis vom Knochensockel eines Gelenks abgetrennt wurde und in der Regel nekrotisch ist. Der Knochentod kann Ursache oder Folge der Dissektion sein. Das von der Blutversorgung ausgeschlossene Dissekat nimmt an den Umbauvorgängen der knöchernen Umgebung nicht teil und erscheint daher gewöhnlich „dichter" als die Trabekeln des Dissekatbettes.

*Sequester* (Abb. 302). Der Sequester bildet sich in der Röntgenaufnahme als abgestorbenes (dichtes) Knochenteilchen ab, das von einer Aufhellungszone umgeben *innerhalb* des Knochenverbandes liegt. Die Aufhellungszone in der unmittelbaren Sequesterumgebung repräsentiert Granulationsgewebe (Granulationshöhle) oder eitriges Exsudat.

Knochensequestration und Dissektion kommen selten auch im Wachstumsfeld maligner Knochentumoren vor.

MEMO

> Sequester: Aus dem Verbund gelöster Knochenteil mit größerer Dichte – „weißer" als die knöcherne Umgebung – bei Osteomyelitis/Osteitis, Trauma, malignem Tumor.

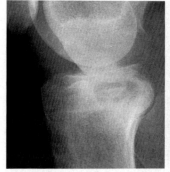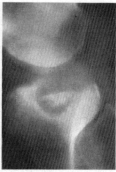

**Abb. 302.** Tibiakopftuberkulose mit Sequester. Der dichte sequestrierte nekrotische Knochen liegt in einer Granulationshöhle

*Bröckelerosionen* (Abb. 303). Diese Erosionen entstehen vor allem aus 3 Gründen, nämlich bei aggressiven akuten pyogenen Arthritiden, bei aseptischen Osteonekrosen und bei neuropathischen Osteoarthropathien.

Eiter kann Knochenpartikel aus dem Gelenksockel herauslösen, und in ihm treten oft Kalkausfällungen auf. Spröder dystrophischer oder nekrotischer Knochen bricht häufig aus dem Gelenksockel heraus, fragmentiert und/oder wird partiell resorbiert. Im Silhouettendefekt und in seiner nahen Umgebung geben sich dann kleine Knochenbröckel zu erkennen. Jede Bröckelerosion sollte zunächst an eine Nekrose des artikulären Knochensockels oder an eine neuropathische Osteoarthropathie denken lassen, falls eine

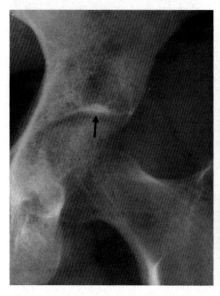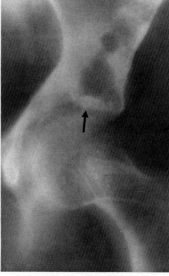

**Abb. 301.** Iliumtuberkulose mit Einbruch in das Hüftgelenk. Die *Pfeile* zeigen auf eine Dissektion, die an der

Entkalkung nicht teilgenommen hat (nekrotischer Knochen)

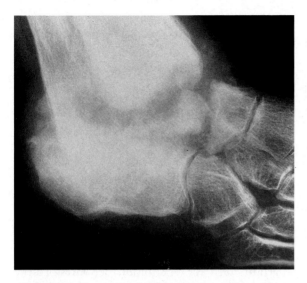

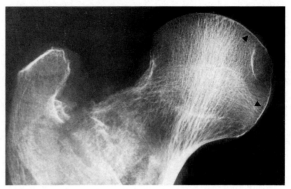

**Abb. 304.** Darstellung der subchondralen Grenzlamelle (*Pfeilspitzen*) an einem Autopsiepräparat des proximalen Femurs (Schenkelhalsfraktur): „weiße" Limie

**Abb. 303.** Neurogene Rückfußosteoarthropathie bei langjährigem Diabetes mellitus. Ausgedehnte Zerstörung des Talus, in geringerem Ausmaß des Kalkaneus mit Knochenbröckeln zwischen Tibia und Talus („Bröckelerosion"). Weitere Hinweise auf die neurogene Osteoarthropathie sind Periostreaktionen und eine dichte Spongiosasklerose. Klinisch kein Hinweis auf eine Infektion

akute pyogene Arthritis (Klinik!) ausgeschlossen werden kann. Andere Pathogenesen, beispielsweise die aseptische nichtneurogene rapid-destruktive Gelenkkrankheit (s. S. 325 ff.), sollten erst nach Ausschluß der genannten 3 Ursachen erwogen werden.

## Präerosion

Die *Präerosion* ist das Synonym für den Schwund der subchondralen Grenzlamelle. Diese Grenzlamelle läßt sich vornehmlich an den konvexen Anteilen der Gelenksilhouette als „weiße" Linie zwischen dem röntgenologischen Gelenkspalt und dem Trabekelgerüst des Gelenksockels abgrenzen (Abb. 304–306). Sie setzt sich aus der Kalkknorpelzone des Gelenkknorpels und der (gelenkknorpel)tragenden Kortikalis zusammen.

Arthritisches Granulationsgewebe, eitriges Exsudat, selten auch Tumorwachstum, ferner subchondrale knöcherne Umbauvorgänge bei arthritischen Kollateralphänomenen und Reflexdystrophien können zur Entkalkung oder zum partiellen oder totalen Abbau und damit zum Schwund der subchondralen Grenzlamelle – Präerosion – führen. Bei knöchernen Systemerkrankungen, z. B. Osteomalazie, kommt ebenfalls eine (totale) Entkalkung der subchondralen Grenzlamelle vor.

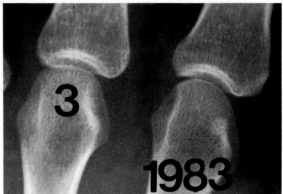

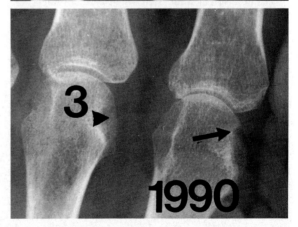

**Abb. 305.** Verlaufsbeobachtung zur Entstehung der Präerosion und Erosion an zwei MCP (Rheumatoide Arthritis). Am 3. MCP tritt im Verlauf von 7 Jahren (*1983–1990*) ein Schwund der subchondralen Grenzlamelle am Metakarpuskopf auf (*Pfeilspitze*), d. h. Schwund der *zarten* „weißen" Linie. Am 2. MCP ist die Krankheit noch weiter fortgeschritten (Verschmälerung des röntgenologischen Gelenkspaltes, Erosionen, z. B. *Pfeil*)

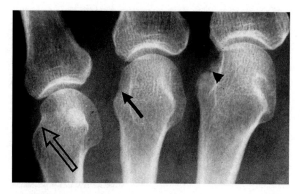

**Abb. 306.** Normale Darstellung der Grenzlamelle an der Ulnarseite des Metakarpuskopfes (*offener Pfeil*), Präerosion (Schwund der subchondralen Grenzlamelle, *Pfeil*) und flache Erosion (*Pfeilspitze)* an drei MCP derselben Hand (Rheumatoide Arthritis)

Die Einordnung dieses Röntgenbefundes als arthritische Präerosion hat daher Prämissen und erlaubt entsprechende Konklusionen:

- Arthritische Weichteilzeichen plus Schwund der subchondralen Grenzlamelle zeigen an, daß sich eine erosive Arthritis entwickelt, also eine entzündliche Gelenkerkrankung, die im Vergleich zur nichterosiven Arthritis eine ungünstigere Prognose hat.
  *Ausnahme:* Transitorische Osteoporose des Hüftgelenks, bei der die Grenzlamelle des Femurkopfes im Rahmen der Demineralisation schwindet, ein Gelenkerguß auftreten kann, der röntgenologische Gelenkspalt sich *nicht* verschmälert (s. Abb. 269, 270).
- Grenzlamellenschwund ohne arthritische Weichteilzeichen ist ein polyvalenter Röntgenbefund. Der Blick auf die Gelenksockelsilhouette des

*kontralateralen* Gelenks und (beispielsweise) auf die *benachbarten* MCP- und MTP-Köpfe kann dazu beitragen, eine (arthritische) Präerosion zu erkennen oder eine Systemerkrankung des Knochengewebes, z. B. eine Osteomalazie (Abb. 307), zu vermuten. Schließlich ist es auch möglich, daß die subchondrale Grenzlamelle aus konstitutionellen Gründen so dünn ist, daß sie beim Betrachten der Röntgenaufnahme „fehlt".

- *Partieller* Schwund der subchondralen Grenzlamelle, d. h. ihr Fehlen an einem Teil der (konvexen) Gelenksilhouette, hat für die Arthritisröntgendiagnose größere Bedeutung als der totale Grenzlamellenschwund.
- Die lokale Remission der Arthritis wird manchmal von reparativen Phänomenen begleitet. Dazu gehört auch die Restitution der Grenzlamelle (Abb. 308). Rekalzifiziert oder wiederaufgebaut erscheint sie entweder vergleichsweise „dicker", oder im Subchondralbereich verdicken sich die Trabekeln (reparative Spongiosasklerose).

## Pseudoerosion (virtuelle Erosion)

An den kugeligen oder eiförmigen Gelenksockeln können polyätiologische Entkalkungsvorgänge, die sich von der (allgemeinen) Osteoporose bis zur Inaktivitätsdemineralisation, zu den Reflexdystrophien und den arthritischen Kollateralphänomenen spannen, aufgrund der Schwächungsgesetze für Röntgenstrahlen randständige Silhouettendefekte vortäuschen: *Pseudoerosion* (Abb. 309). Sie entsteht, weil auch die Dicke der durchstrahlten Partie ein Schwächungsparameter ist. In der Regel hilft die Betrachtung der Röntgenaufnahme vor einer Grellleuchte und mit einer Lupe, die Erosion von einer

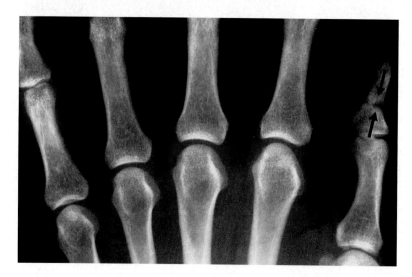

**Abb. 307.** An sämtlichen Metakarpusköpfen hebt sich die subchondrale Grenzlamelle nicht ab. Der diagnostisch wegweisende Befund ist die Looser-Umbauzone in der Daumenendphalanx (*Pfeile*): Osteomalazie

Pseudoerosion zu unterscheiden, da auf diese Weise die subchondrale Grenzlamelle doch noch sichtbar wird.

## Mutilation und Ankylose

Die arthritische Gelenkzerstörung kann sich von der Erosion bis zu den Arthritisendstadien Mutilation und knöcherne Ankylose fortsetzen.

*Mutilation* (Verstümmelung). Dieser Terminus bedeutet, daß die *ursprünglichen* artikulierenden Knochenanteile – Gelenksockelsilhouetten – vollständig abgebaut und daher röntgenologisch nicht mehr zu erkennen sind (Abb. 310–312). Die Annahme einer arthritischen Mutilation setzt die (dem Patienten bekannte) Anamnese einer *jahrelang* bestehenden chronischen Arthritis voraus.

Bei *monoartikulärer* Mutilation müssen differentialdiagnostisch folgende gelenkzerstörende Gelenkprozesse abgegrenzt werden:

– Akute pyogene Arthritis, die in wenigen Wochen (Anamnese, Klinik) zu einem Abschmelzen der Gelenksockel führen kann,

– neuropathische Arthropathie mit dem Leitbefund der Gelenkdesintegration – dem anarchischen Röntgenbild – an einem mittelgroßen oder großen Gelenk oder an einem Verbund kleiner Gelenke, z. B. Vorfuß oder Rückfuß – reaktionslose Osteolyse, Charcot-Gelenk (s. Abb. 671) –,

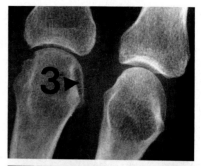
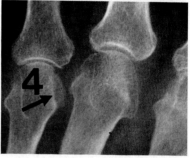

**Abb. 308.** Reparative Phänomene im Grenzlamellenbereich zeigen an: Die Grenzlamelle am Metakarpuskopf 3 wird vergleichsweise verdickt dargestellt (*Pfeilspitze*). Nach dem Schwund der Grenzlamelle verdicken sich die subchondralen Trabekeln (reparative Spongiosasklerose). Dadurch erscheint dieser Bereich des Gelenksockels dichter (*Pfeil*). Beide Befunde sprechen für eine lokale Remission der Arthritis (2 Patienten mit Rheumatoider Arthritis)

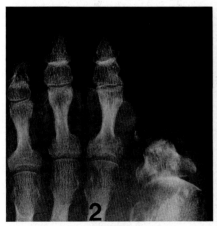
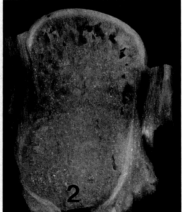
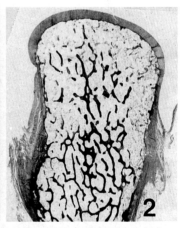

**Abb. 309.** Postoperative Osteomyelitis der linken Großzehe und pyogene MTP-1-Arthritis. Trotz Amputation schwelt der entzündliche Prozeß weiter. Am benachbarten Metatarsuskopf 2 erscheint die Silhouette erodiert. Pathologisch-anatomische Untersuchung nach Fußamputation: Der Silhouettendefekt am Metatarsuskopf 2 ist eine sog. Pseudoerosion, s. auch den erhaltenen Gelenkknorpel. *Erklärung:* Die Inaktivitätsosteoporose des MT-2-Gelenksockels führt zu einer verminderten, d. h. weichteiläquivalenten Röntgenstrahlenschwächung. Im Röntgenbild stellt sich dies als Pseudoerosion (virtuelle Erosion) des kugelförmigen Metatarsuskopfes 2 dar (vgl. die makroskopische und mikroskopische Abbildung), weil ein anderer Parameter der Strahlenschwächung – die Dicke der durchstrahlten Materie – an den Rändern der „Kugel" geringer ist als zentral. S. die Osteoporosefoci im Makropräparat (vgl. Legende Abb. 248 und 250)

- Pseudo-Charcot-Gelenk (s. Abb. 698, 699),
- aseptische Osteonekrose,
- destruktive Pyrophosphatarthropathie,
- Milwaukee-Arthropathie,
- rapid-destruktive Arthrose,
- progressive Sklerodermie,
- Tophusmutilation bei Gicht,
- polyätiologische (idiopathische) Osteolysen,
- Malignommetastasen in kleinen Knochen

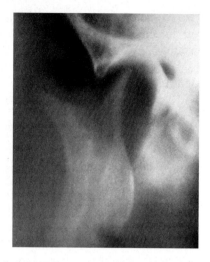

**Abb. 312.** Mutilation des Temporomandibulargelenks bei Rheumatoider Arthritis

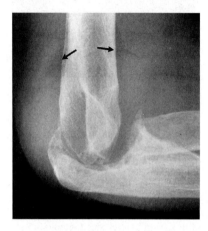

**Abb. 310.** Kubitalmutilation bei Rheumatoider Arthritis. Zu erkennen sind auch der Gelenkerguß und/oder die Synovialisproliferation (Fettstreifenzeichen, *Pfeile*)

*Knöcherne Ankylose* (Abb. 313–315; s. Abb. 92, 311). Sie tritt nach vollständiger Zerstörung des Gelenkknorpels auf.

Bildet sich zwischen den artikulierenden Knochen faseriges Narbengewebe und persistiert dieses, so wird von *fibröser Ankylose* (s. Abb. 488) gesprochen. Das Röntgenbild zeigt einen sehr schmalen „Gelenkspalt" und narbige Strukturunregelmäßigkeiten in der subchondralen Spongiosa, die Gelenksockel oft

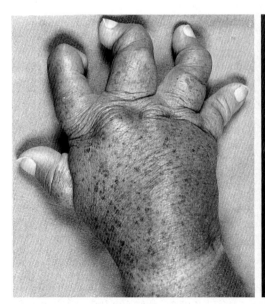

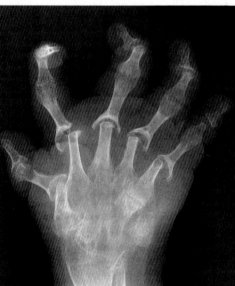

**Abb. 311.** Mutilationen und knöcherne Ankylosen bei etwa 20jährigem Krankheitsverlauf der Rheumatoiden Arthritis. Die Photographie zeigt ebenfalls die Fehlstellungen und Folgen der Mutilationen. DIP-Befall mit Mutilation des proximalen Gelenksockels (Ausnahmefall der Regel vom manuellen Befallmuster der Rheumatoiden Arthritis)

eine Fehlstellung zueinander. Durch den Verlust der Bewegungsfunktion werden sie im Laufe der Zeit begradigt („entrundet"); dieser Umbau verbessert die Druck- und Lastübertragung durch das fibrös versteifte Gelenk.

Die knöcherne Ankylose muß von der Gelenkaplasie (angeborenen Synostose) und (operativen) Arthrodese differentialdiagnostisch abgegrenzt werden. Dabei helfen die Anamnese und der Röntgenbefund.

Angeborene Synostosen treten oft bilateral-symmetrisch auf und zeigen die erhaltene Grundform der Gelenksockel bzw. der beteiligten Knochen, manchmal auch Hemmungsmißbildungen an benachbarten

Knochen und eine normale Zeichnung der subchondralen Knochentrabekeln.

Bei der arthritischen Ankylose sind in der subchondralen Spongiosa Knochennarben zu erwarten, die sich an Trabekelunregelmäßigkeiten zu erkennen geben. Ausnahme: Bei frühkindlicher knöcherner Gelenkversteifung kann die altersmäßige Entwicklungs- und Wachstumspotenz nach eingetretener arthritischer Ankylose die narbigen Spongiosairregularitäten umbauen und dadurch normalisieren. Dann tragen sie nicht mehr zur Unterscheidung der angeborenen von der erworbenen Synostose bei.

Zwischen Erosion und Mutilation ist irgendwo die (arthritische) *Destruktion* terminologisch angesiedelt. Sie ist größer als die Erosion, jedoch weniger ausgedehnt als die Mutilation. Der Ausdruck „Destruktion" gründet sich letztlich auf eine semantische Entscheidung des Röntgenuntersuchers.

Die erosive Arthritis kann bis zu ihren Endstadien (Mutilation, Ankylose) fortschreiten oder vorher zum Stillstand kommen (Remission, Heilung); dann droht evtl. die arthritische Sekundärarthrose. Gelegentlich sind aber auch reparative Phänomene röntgenologisch zu beobachten. Diese Möglichkeit wurde durch die Bezeichnung „heilende", „geheilte" und „restaurierte" Erosion (s. S. 121ff.) angedeutet. Reparative Vorgänge können sich außerdem an der subchondralen Grenzlamelle, den arthritischen Begleitzysten und am röntgenologischen Gelenkspalt abspielen.

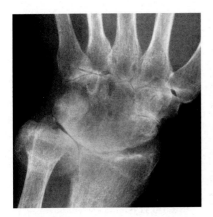

**Abb. 313.** Entzündliches Os carpale bei Rheumatoider Arthritis

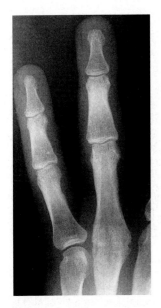

**Abb. 314.** Knöcherne Ankylose des 4. MCP nach bakterieller Infektion

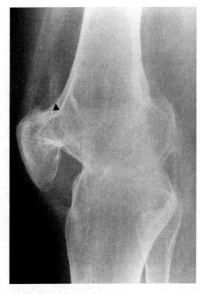

**Abb. 315.** Knöcherne Ankylose aller 3 Kniegelenkkompartimente bei Rheumatoider Arthritis. Flammenförmige Synovialisproliferation im zerstörten Gelenk (*Pfeilspitze*)

Manchmal kommt es im Arthritisverlauf zur Heilung einer pathologischen Fraktur (Abb. 316).

Darüber hinaus ist noch eine weitere Verlaufsmöglichkeit zu erwähnen, die vor allem bei bakteriellen Arthritiden vorkommt, nämlich die **arthritische Abräumreaktion.** In Abb. 317 ist dieser Verlauf dokumentiert:

Die bakterielle (eitrige) Arthritis wurde diagnostiziert und antibiotisch usw. adäquat behandelt. Die klinischen und serologischen Parameter der Arthritis bildeten sich zurück; trotzdem zeigt die röntgenologische Verlaufsbe-obachtung eine erhebliche Progredienz der arthritischen Direktzeichen.

Diese Progredienz ist jedoch kein Signal für das Fortbestehen und Fortschreiten der Arthritis, sondern der Hinweis darauf, daß nach dem Abheilen der Arthritis mikromorphologisch schwer geschädigtes Gleit- und Stützgewebe – das Röntgenbild spiegelt die Makromorphologie wider! – abgebaut wird. Dies zeigt sich vor allem an destruktiven Röntgenzeichen (Erosion, Destruktion). Falls in diesen Fällen der Röntgenuntersucher das klinische Bild und die sero-

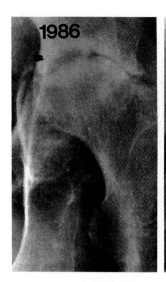
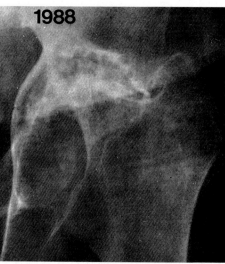

**Abb. 316.** Im Verlauf (*1986–1988*) einer Rheumatoiden Arthritis heilt die pathologische Pfannengrundfraktur (*Pfeil*) bei sekundärer (arthritischer) Pfannenprotrusion. Der arthritische Prozeß schreitet jedoch mutilierend voran

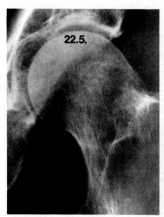
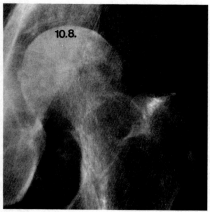
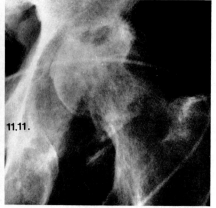

**Abb. 317.** *22. 5.:* Akute infektiöse Koxarthritis. Im CT (nicht abgebildet) Erguß, bei der Aspiration Eiter. Rückgang der klinischen Entzündungszeichen und Beschwerden im Juni. *10. 8., 11. 11.:* Trotz inzwischen normalem klinischem Bild ist eine Progredienz der Gelenkzerstörung röntgenologisch nachzuweisen. Es handelt sich um eine Abräumreaktion zerstörter Kapsel- und Gelenksockelanteile. Die Differentialdiagnose zwischen Arthritisprogredienz und Abräumreaktion wird daher durch die klinischen Befunde entschieden (Nebenbefund: am 11. 11. suprapubischer Katheter wegen Harnverhalt)

logischen Entzündungsparameter nicht beachtet, kann er einer schweren Fehleinschätzung unterliegen. Klinik, Serologie *und* bildgebende Diagnostik bilden auch bei der Arthritis einen Kontext, ein „Buch mit drei Siegeln", die der Radiologe alle „brechen" muß, um die richtige Diagnose zu stellen!

## Veränderung der röntgenologischen Gelenkspaltbreite

Der röntgenologische Gelenkspalt spiegelt am gesunden Gelenk die Dicke des Gelenkknorpelüberzugs beider Knochensockel wider. Folgende krankhafte Veränderungen der Gelenkspaltdicke sind im Röntgenbild zu beobachten – manchmal erst nach vergleichender Betrachtung des benachbarten Gelenks (Finger, Zehen) oder der kontralateralen Knochenverbindung:

*Erweiterung des röntgenologischen Gelenkspalts.* Sie erfolgt durch einen (entzündlichen, traumatischen usw.) Erguß oder durch eine Schwellung – Wasseraufnahme – des Gelenkknorpels im Initialstadium der Arthrosis deformans (s. Abb. 635). Die Gelenkspalterweiterung durch einen Erguß setzt beim Erwachsenen eine Schädigung des Kapsel-Band-Apparates (oder seine angeborene Schlaffheit) voraus (Abb. 318); sie kann bei Kindern aber auch ohne diese morphologischen Vorbedingungen auftreten (Abb. 319).

Die initiale Schwellung des Gelenkknorpels bei der Arthrose ist ein Befund, der sich auch im Röntgenbild beim Vergleich mit der (gesunden) Gegenseite an kleinen Gelenken offenbaren kann. Ihm kommt diagnostische und dokumentarische Bedeutung zu, wenn im betroffenen Gelenk Morgensteifigkeit angegeben wird, die sich innerhalb einer halben Stunde löst. Folgende Regel gilt: *Morgensteifigkeit der Finger bis zu einer halben Stunde spricht für Arthrose; Morgensteifigkeit, die sich erst nach länger als einer halben Stunde zurückbildet, sollte an eine Arthritis, vor allem an die Rheumatoide Arthritis, denken lassen.*

Eine weitere Möglichkeit zur Erweiterung des röntgenologischen Gelenkspalts ist die Dickenzunahme der beiden korrespondierenden Gelenkknorpellagen unter hormonellen Impulsen. Dies tritt bei der Akromegalie ein. Die Überproduktion von Somatotropin führt nicht nur zur Gelenkknorpelproliferation, sondern auch zu einem Auswachsen der „Knochenenden". Ebenfalls gilt dies für die Kanten der gelenktragenden Epiphysen. Auf diese Weise entsteht das Röntgenbild der „Arthrose (Osteophyten an den Gelenkrändern) mit weitem Gelenkspalt" (Abb. 320; s. Abb. 30).

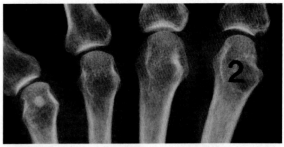
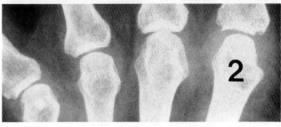

**Abb. 318.** Die Gelenkspalterweiterung im MCP 2 weist auf eine schwere arthritische Zerstörung der Gelenkweichteile hin. Reproduktion wie bei Betrachtung der Röntgenaufnahme vor einer starken Lichtquelle führt die Volumenvermehrung im Gelenkkavum vor Augen

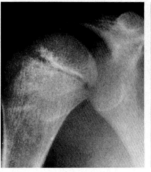
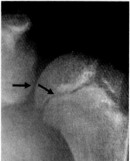

**Abb. 319.** Distensionsluxation im linken Schultergelenk bei pyogener Arthritis. Die Fehlstellung hat zu einer Erweiterung des röntgenologischen Gelenkspalts und einer nach kaudolateral gerichteten Dislokation geführt (s. Verlauf der *Pfeile*). Ätiologische Differentialdiagnose der *inferioren Subluxation* des Schultergelenks: Pyarthros, Hämarthros, Hemiplegie, Parese des N. axillaris, Parese des Plexus brachialis durch Tumorinfiltration

*Pseudoerweiterung des röntgenologischen Gelenk- und Fugenspalts* (Abb. 321; s. Abb. 1003, 1007, 1128). Sie ist eine besondere Reaktionsweise der Amphiarthrosen (straffe Gelenke) und Synchondrosen, z. B. Symphysis pubica. Sie entsteht durch eine subchondrale Knochenresorption, die sich entlang dem Gelenkspalt ausdehnt und dabei oft als girlandenförmige Projektionsfigur erscheint. Von der „echten" Gelenkspalterweiterung als Folge eines gelenksprengenden Traumas unterscheidet sich die Pseudoerweiterung durch ihre unscharfen Konturen; denn nicht nur die subchondrale Grenzlamelle wird abgebaut – fehlt –, sondern auch noch die gelenkparallele Spongiosa. An den Sakroiliakalgelenken kommt die Pseudoerweiterung vor allem bei den (juvenilen) seronegativen Spondarthritiden, bei der renalen Osteodystrophie, bei infektiösen Arthritiden, Gicht und auch bei ausgedehnten Ansiedlungen maligner Tumoren vor.

*Röntgenologische Gelenkspaltverschmälerung.* Sie kann an Gelenken, die längere Zeit oder dauernd immobilisiert sind, z. B. mit einem Gipsverband, bei schlaffen Lähmungen, Kontrakturen (Abb. 322 und 323), aber auch nach Oberschenkelamputation im Hüftgelenk auftreten (vor allem bei Patienten, die ihre Prothese überhaupt nicht oder nur selten anlegen). Die wichtigste Ursache für diesen vor allem im Seitenvergleich auffallenden Befund ist die inaktivitätsbedingte (reversible) Dehydration des Gelenkknorpels.

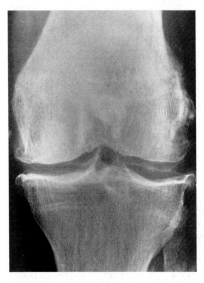

**Abb. 320.** Röntgenbild der „Arthrose mit weitem Gelenkspalt" bei Akromegalie. Die gleichzeitig nachweisbare Chondrokalzinose wirft die noch nicht entschiedene Frage einer Kausalität oder Koinzidenz auf

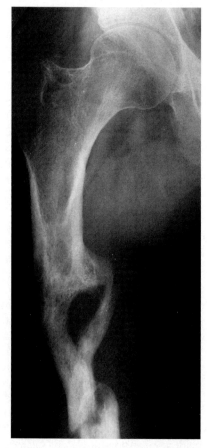

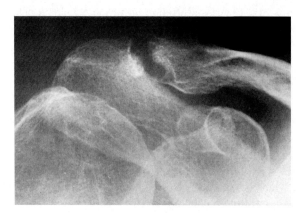

**Abb. 321.** Die Erosion der artikulierenden Knochen am Akromioklavikulargelenk hat zu einer Pseudoerweiterung des röntgenologischen Gelenkspalts geführt. Die akromioklavikuläre Pseudoerweiterung wird auch bei Überlastungsschäden beobachtet

**Abb. 322.** Konzentrische Gelenkspaltverschmälerung durch inaktivitätsbedingte Dehydration des Gelenkknorpels bei infizierter Oberschenkelfraktur (Langzeitimmobilisation). Die Entlastung hat auch zu einer „Atrophie" des Supercilium acetabuli geführt. Die Trias konzentrische Gelenkspaltverschmälerung, Atrophie des Pfannensuperziliums, keine Erosion des knöchernen Gelenksockels spricht unter Berücksichtigung der fehlenden klinischen Symptomatik gegen einen schleichenden arthritischen Prozeß

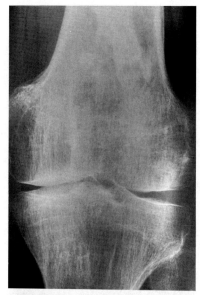

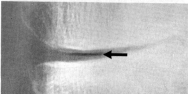

**Abb. 323.** Chronische Osteomyelitis nach offener Oberschenkelfraktur mit Streckkontraktur im Kniegelenk seit dem 20. Lebensjahr (jetzt 49jährige Patientin). *Oberer Bildteil:* Aufnahme des Kniegelenks im *Liegen.* Im distalen Femurschaftbereich erkennt man osteomyelitische Umbauvorgänge einschließlich einer periostalen Reaktion, strähnige Osteoporose der beiden Gelenksockel. Die Verschmälerung des röntgenologischen Gelenkspalts offenbart sich besonders im Interkondylenmassiv. *Unterer Bildteil:* Ausschnitt der Kniegelenksaufnahme im *Stehen* mit zusätzlichen Informationen: Das tatsächliche Ausmaß der Gelenkspaltverschmälerung wird dargestellt. Durch ein zufälliges Vakuumphänomen (*Pfeil*) ist zu erkennen, daß die immobilisationsbedingte Knorpelatrophie vor allem den Belag des Femurs betroffen hat

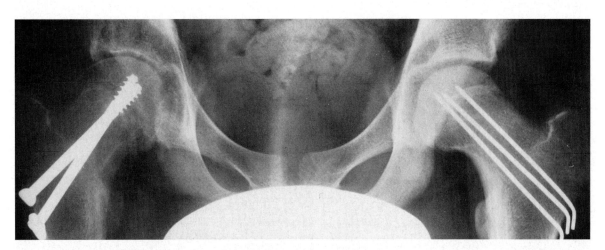

**Abb. 324.** Sechs Wochen nach einer rechtsseitigen therapeutischen Fixierung und einer linksseitigen prophylaktischen Spießung bei juveniler Epiphyseolysis capitis femoris ist im rechten Hüftgelenk eine Gelenkspaltverschmälerung aufgetreten. Die Röntgenbefunde (Gelenkspaltverschmälerung um etwa 50% – Vergleich zur Gegenseite –, zarte Erodierung und gelenknahe Demineralisation) rechtfertigen die Diagnose Chondrolyse (aufgetreten als gefürchtete Komplikation der Grundkrankheit)

*Chondrolyse.* Mit dem Begriff Chondrolyse wird nichtentzündlicher und nichtarthrotischer Gelenkknorpeluntergang beschrieben (Gelenkknorpelnekrose? Enzymatische „Verdauung"?), dem eine gleichmäßige Gelenkspaltverschmälerung folgt. Am Hüftgelenk tritt die Chondrolyse als gefürchtete Komplikation der behandelten oder unbehandelten juvenilen Epiphyseolysis capitis femoris (Abb. 324), selten mit anderer Ätiologie, z. B. posttraumatisch, bei ischämischer Osteonekrose oder „idiopathisch" ebenfalls im Adoleszenzalter oder in späteren Lebensjahren auf. Die chondrolytische Gelenkspaltverschmälerung kann sich zurückbilden, in eine Arthrosis deformans einmünden oder sogar zur bleibenden Gelenkversteifung führen.

MEMO

> Die zentrale Gelenkspaltverschmälerung am Hüftgelenk ist ein ambivalenter Röntgenbefund, der sowohl im Frühstadium der Arthritis als auch bei Arthrosebeginn, namentlich bei niedrigem Kollodiaphysenwinkel, vorkommt.

Auch ohne Seitenvergleich fällt die Verschmälerung des röntgenologischen Gelenkspalts auf, wenn eitriges Gelenkexsudat (Erguß) und/oder arthritische Synovialisproliferationen den Gelenkknorpel angreifen, zerstören und abbauen, ein Prozeß, der bei chronischen Verläufen durch die Gelenkbewegung forciert und akzeleriert wird.

Die *konzentrische (gleichmäßige)* Verschmälerung des Gelenkspalts ist das typische Röntgenzeichen der Arthritis, da sie den gesamten Gelenkknorpel von vornherein angreift (Abb.325–329).

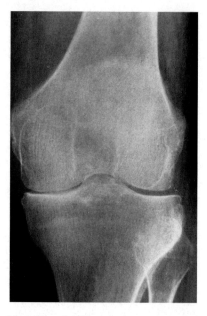

**Abb. 325.** Gleichmäßige Verschmälerung des röntgenologischen Gelenksspaltes *ohne* Erosion der Gelenksockel. Besonders bei der Rheumatoiden Arthritis wird dieser Befund am Kniegelenk beobachtet. Eitrige Arthritiden führen in der Regel zu ausgedehnten Zerstörungen, die schon nach kurzer Zeit auf die Gelenksockel übergreifen

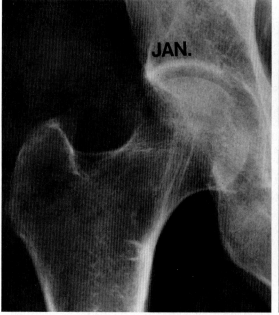
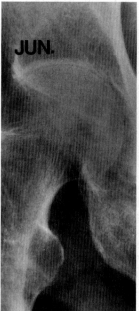
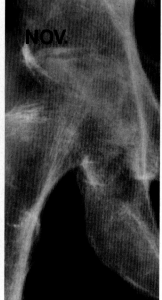

**Abb. 326.** Verlaufsbeobachtungen einer synovialen Tuberkulose des Hüftgelenks. Im Verlauf von 11 Monaten kommt es bei inadäquater Therapie zu einer weitgehenden Gelenkzerstörung: Der Weg führt von einem normalen Gelenkbild über eine konzentrische Gelenkspaltverschmälerung zur arthritischen Destruktion

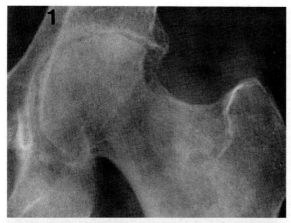

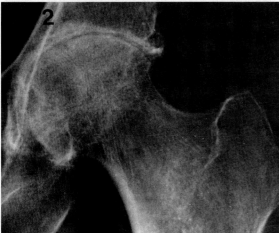

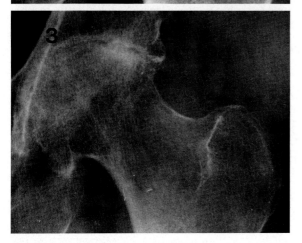

Am Hüftgelenk gibt es darüber hinaus eine *zentrale* Gelenkspaltverschmälerung, die im Frühstadium sowohl der Arthritis als auch der Arthrose auftritt, d. h. für sich allein betrachtet ein ambivalenter Röntgenbefund ist (Abb. 330).
An ungleichmäßig belasteten Gelenken zeigt sich die arthrotische Gelenkspaltverschmälerung zunächst in der Druckaufnahmezone; sie tritt also *exzentrisch*

<⎯⎯⎯⎯⎯⎯⎯⎯⎯⎯⎯⎯⎯⎯⎯⎯⎯⎯

**Abb. 327.** Koxarthritis im Verlauf einer Rheumatoiden Arthritis. *1* Die chronische Arthritis zeigt sich an einer konzentrischen Gelenkspaltverschmälerung und oberflächlichen Erosionen. *2* Nach 5 Jahren ist der röntgenologische Gelenkspalt wieder weiter geworden. Im inaktiven Pannus ist es zu einer faserknorpeligen Metaplasie gekommen. Da der Faserknorpel ein größeres Volumen einnimmt als der Pannus, stellt sich der röntgenologische Gelenkspalt wieder weiter dar. Parallel dazu ist eine Verbesserung der Gelenkbeweglichkeit eingetreten. *3* Vier Jahre später hat ein neuer Krankheitsschub die Zerstörung forgesetzt. Der röntgenologische Gelenkspalt ist weitgehend aufgehoben; die Gelenksockel sind flach erodiert

auf. Reaktive knöcherne Phänomene begleiten sie oder folgen ihr; häufiger noch eilen ihr diese osteophytären und osteoplastischen Reaktionen voraus.
Im Gegensatz zur arthrotischen Gelenkspaltverschmälerung verläuft die arthritische Gelenkspaltverschmälerung reaktionslos, d. h., sie wird nicht von reaktiven knöchernen Phänomenen begleitet.
Zwischen den arthritischen Direktzeichen, einschließlich der gleichmäßigen, reaktionslosen Gelenkspaltverschmälerung, und der arthrotischen, mit knöchernen Reaktionen einhergehenden, Gelenkspaltverschmälerung läßt sich das Röntgenbild der *arthritischen Sekundärarthrose* (Abb. 331) semiotisch einordnen. Sie ist *postarthritisch* nach akuten Arthritiden zu erwarten und tritt *post-* oder *pararthritisch* bei chronischen Arthritiden auf. Der entzündlich vorgeschädigte oder permanent geschädigte Gelenkknorpel ist nämlich häufig der Alltagsbelastung nicht mehr gewachsen, und neben den Röntgenzeichen oder röntgenologischen Residuen der Arthritis (z. B. reaktionslose Gelenkspaltverschmälerung oder Erosionen) fallen reaktive knöcherne Phänomene, vor allem Arthroseosteophyten, auf.

***M. Paget.*** Wenn der M. Paget einen Gelenksockel befällt, werden folgende bildgebende Befunde beobachtet:

– Das Gelenk bleibt unversehrt, d. h., die Breite des röntgenologischen Gelenkspalts verändert sich nicht. In diesen Fällen klagt der Patient nicht über Gelenkbeschwerden.
– Der Paget-Umbau im Gelenksockel stört die diskutierte nutritive Versorgung der *tiefen* Schichten des Gelenkknorpels. Der Gelenkknorpel atrophiert; im Röntgenbild erscheint der Gelenkspalt reaktionslos verschmälert (Abb. 332 und 333).

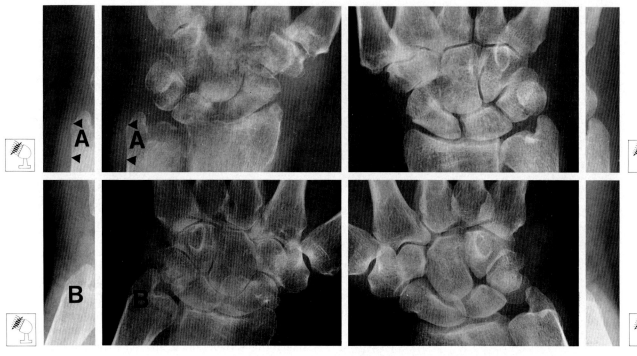

**Abb. 328 A, B.** Röntgenologische Differentialdiagnose zwischen akuter und chronischer Karpalarthritis. **A** Akute pyogene Arthritis nach Anlegen eines zentralen Venenkatheters. Die inhomogene Entkalkung (arthritisches Kollateralphänomen) weist auf das *akute* entzündliche Geschehen hin. In wenigen Wochen ist der Gelenkknorpel im Karpalbereich weitgehend zerstört worden (dies spricht für den pyogenen Charakter). Im Rahmen des arthritischen Geschehens ist auch die Sehnenscheide des M. extensor carpi ulnaris miterkrankt (angeschwollen, *Pfeilspitzen*), vgl. mit der Gegenseite. *Nebenbefund:* Rhizarthrosis deformans rechts ausgeprägter als links. **B** Gleichmäßige Gelenkspaltverschmälerung und homogen strukturierte Demineralisation im Karpalbereich. Außerdem ist beidseits die Sehnenscheide des M. extensor carpi ulnaris angeschwollen (Tenosynovitis). Diese 3 Befunde sprechen für eine *chronische* Polyarthritis, in erster Linie für die Rheumatoide Arthritis

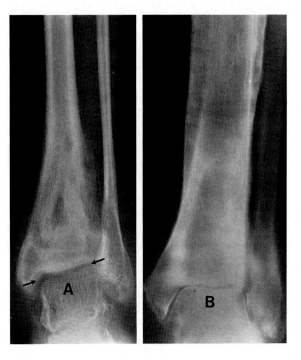

◁───────────────────────────

**Abb. 329 A.** Chronische Osteomyelitis der Tibia mit Erguß im oberen Sprunggelenk (seitliche Aufnahme nicht abgebildet). Der röntgenologische Gelenkspalt ist erhalten, keine Erosion. *Diagnose:* sympathische Arthritis bei chronischer Tibiaosteomyelitis. Als unspezifisches Zeichen einer Wachstumsstörung hat sich eine sog. tibiotalare Abschrägung ausgebildet (*Pfeile*). Bei diesem 15jährigen Patienten wurde sie durch die chronische Osteomyelitis ausgelöst. **B** Floride chronische Tibiaosteomyelitis mit Einschmelzungen und periostalem Involukrum. Der Prozeß hat auf das obere Sprunggelenk übergegriffen (pyogene Arthritis mit Gelenkspaltverschmälerung und flachen Erosionen)

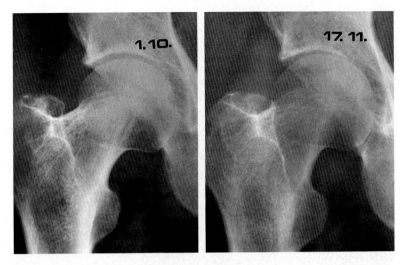

**Abb. 330.** Die *zentrale* Gelenkspaltverschmälerung ist am Hüftgelenk ein ambivalenter Befund, da sie sowohl bei der Arthritis als auch bei der Arthrose auftreten kann. Gelenke mit erniedrigtem oder im unteren Normbereich liegendem Kollodiaphysenwinkel neigen  zur zentralen Gelenkspaltverschmälerung – welcher Pathogenese auch immer (Patient mit bakterieller Koxarthritis, Verlaufsbeobachtung, *1. 10.–17. 11.*)

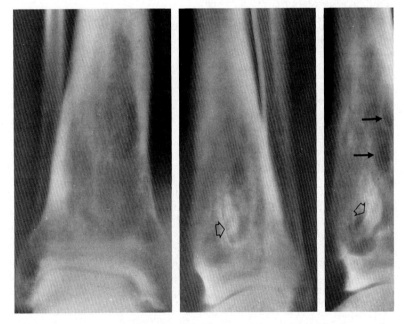

**Abb. 331.** Seit Jahrzehnten ablaufende chronische Osteomyelitis des distalen Tibiadrittels. *Offene Pfeile:* entzündlicher Umbau, Sequester; *Pfeile:* Zustand nach Sequestrotomie. Die sympathische Arthritis hat zu einer Arthrose im oberen Sprunggelenk geführt (Verschmälerung des röntgenologischen Gelenkspalts, subchondrale Sklerose, diskrete marginale Osteophyten)

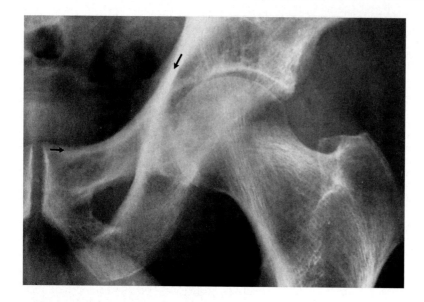

**Abb. 332.** M. Paget der linken Beckenhälfte mit zentraler Gelenkspaltverschmälerung im Hüftgelenk. *Pfeile:* „Randzeichen" durch die Paget-Periostose, ein häufiges Frühzeichen des Becken-Paget

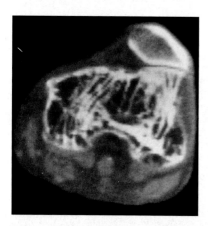

**Abb. 333.** Paget-Umbau der Femurkondylen im CT. Lateralisierte Patella mit erheblicher Verschmälerung des retropatellaren Gelenkknorpels. Der Gelenkknorpelverlust dürfte nicht arthrosebedingt sein, da die subchondrale Sklerose der fibularen Patellafacette nicht dicker ist als die entsprechende Knochenverdichtung unter der völlig druckentlasteten tibialen Facette. Wahrscheinlich ist ein Teil des Gelenkknorpels im Rahmen des Paget-Umbaus ossifiziert

– Der Gelenksockel wird deformiert – beispielsweise kommt es zu einer Protrusio acetabuli (Abb. 334 und 335) –, da der Paget-Knochen mechanisch weniger belastbar ist. Dies kann zur Entwicklung einer Sekundärarthrose führen (Abb. 336).
– Fibrovaskuläres Gewebe aus dem Paget-Bereich sproßt aus dem Gelenksockel in den Gelenkknorpel ein. Dadurch kann es zur Ossifikation des Gelenkknorpels kommen – eine knöcherne Ankylose ist möglich (Abb. 337) – oder zum Knorpeleinbruch in den „weichen" Paget-Knochen (Hadjipavlou et al. 1986).

Im Röntgenbild zeigen sich die beschriebenen pathogenen Vorgänge als mehr oder weniger auffallende Verschmälerung des röntgenologischen Gelenkspalts, knöcherne Ankylose, Erosionen (Abb. 338), Pseudoerweiterung (s. Abb. 1008) sowie als Gelenksockelverformung (Heller u. Dihlmann 1983): *Paget-Arthropathie.*

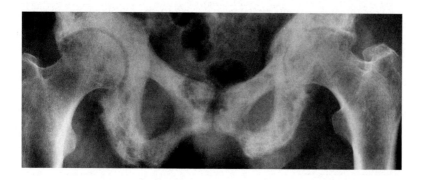

**Abb. 334.** M. Paget beider Beckenhälften mit Protrusio acetabuli und Gelenkspaltverschmälerung im linken Hüftgelenk

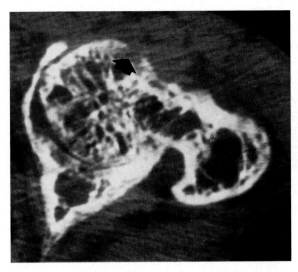

**Abb. 335.** Computertomographischer Aspekt der Paget-Koxopathie bei Befall des Azetabulums und des proximalen Femurs. Außerdem sind Zeichen des Knochenumbaus zu erkennen: Protrusio acetabuli, konzentrische Gelenkspaltverschmälerung, „Erosionen" an der Vorderfläche des Femurkopfes (*Pfeil*)

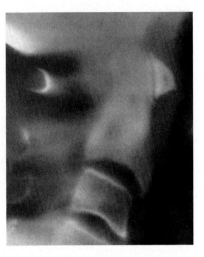

**Abb. 336.** Paget-Umbau des Axiswirbels. Arthrose im vorderen Anteil des mittleren Atlantoaxialgelenks (sog. Atlantodentalgelenk)

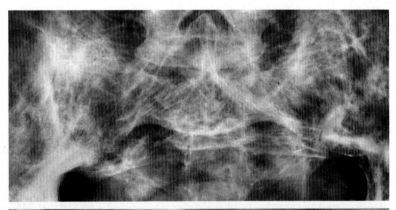

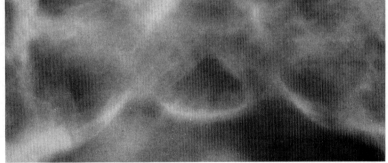

**Abb. 337.** Beidseitig knöcherne Sakroiliakalankylose bei Ostitis deformans Paget des Kreuzbeins und beider Darmbeine im Übersichtsbild und Tomogramm

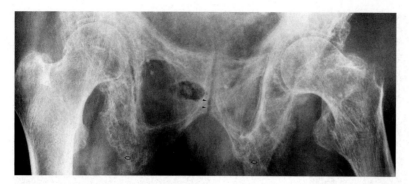

**Abb. 338.** Ostitis deformans Paget des gesamten Beckenringes. Röntgenuntersuchung des Patienten wegen linksseitiger pertrochantärer Schenkelhals- und Schambeinfraktur. In beiden Hüftgelenken mäßige konzentrische Gelenkspaltverschmälerung und zarte Erosionen im linken Pfannenbereich. Erodierte Spaltverschmälerung an der Schambeinfuge. Der Knochenumbau hat sich auf die Insertionen der ischiokruralen Muskeln fortgesetzt

## Geode (Pseudozyste, Zyste) im Gelenksockel

Die Kugel ist ein wichtiges pathobiologisches Phänomen; sie tritt als „Positiv", beispielsweise als tastbarer Knoten, oder als „Negativ" auf und wird dann ihrer Makromorphologie entsprechend synonym als Geode, Pseudozyste oder Zyste bezeichnet. Bei der Arthritis entsteht sie im knöchernen Gelenksockel als erstes arthritisches Direktzeichen – *arthritische Signalzyste* (Abb. 339) – oder gemeinsam mit anderen Direktzeichen – *arthritische Begleitzyste* (Abb. 340–342).

Die Annahme eines zystischen Substanzdefekts im Gelenksockel setzt eigentlich voraus, Röntgenaufnahmen in 2 Ebenen beurteilen zu können; denn die Zyste (Geode, Pseudozyste) ist ein dreidimensionales Gebilde, das dreidimensional beurteilt werden sollte. Beispielsweise kann auf der Röntgenaufnahme, die irgendein Gelenk nur in einer Ebene wiedergibt, auch eine Erosion als Zyste imponieren, wenn sie en face abgebildet wird (Abb. 343). Allerdings gilt, daß in Aufsicht dargestellte Erosionen nicht so kugelrund sind, wie dies von Zysten zu erwarten ist. Je runder ein zystischer Sustanzdefekt auf der Röntgenaufnahme in einer Ebene erscheint, desto eher hat er Kugelgestalt.

Die Kugel kann als ein biologischer Kompromiß zwischen dem osteolytischen Agens – welcher Art auch immer – und der örtlichen Abwehrreaktion aufgefaßt werden: Unter allen Körpern mit gleichem Volumen hat ein kugeliges Gebilde die kleinste Oberfläche; die lokale Abwehr kann so konzentrierter einwirken und das osteolytische Agens möglichst begrenzen. Von allen Flächen gleichen Flächenin-

halts umschließt die Kugeloberfläche das größte Volumen; das osteolytische Agens kann deshalb maximal einwirken oder sich vermehren, ehe sich dies an einer adäquaten Oberflächenvergrößerung – dies führt zur Aktivierung der lokalen Abwehrreaktionen – zu erkennen gibt.

Kugelige Osteolysen – Geoden, Pseudozysten, Zysten – entwickeln sich in den subchondralen Knochenabschnitten aus vielfältigen Gründen:

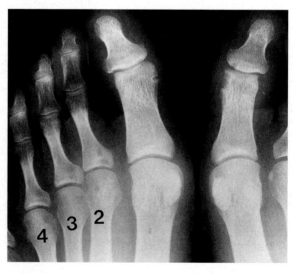

**Abb. 339.** Bei zweifelsfreier erosiver IP-Arthritis *rechts* sind in den Gelenksockeln der MTP 2–4 *links* unscharf konturierte arthritische Signalzysten aufgetreten. Patientin mit Rheumatoider Arthritis

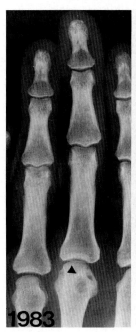 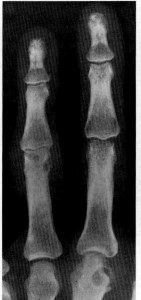 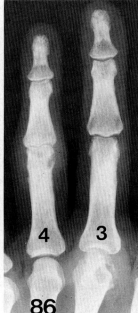 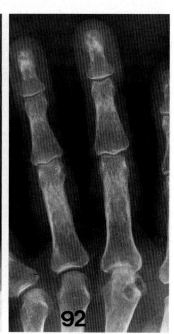

**Abb. 340.** Verlauf einer Rheumatoiden Arthritis. *1983:* Verschmälerung des röntgenologischen Gelenkspalts und arthritische Begleitzyste (*Pfeilspitze*) im MCP 3. *1986:* Zusätzlich zur Zyste sind 2 Erosionen aufgetreten; die Gelenkspaltverschmälerung hat sich verstärkt. Außerdem gelingt der Nachweis der intraartikulären Volumenvermehrung (Gelenkerguß und/oder Synovialproliferation) durch die Distanzierung der MCP 2 und 3 und intrakavitäre Weichteilverdichtung. Im PIP 4 weisen 4 Röntgenbefunde auf eine Arthritis hin: Weichteilschwellung, Gelenk-

spaltverschmälerung, Begleitzyste im Gelenksockel der Grundphalanx, Kapselansatzerosion. *1992:* Remission der PIP-4-Arthritis. Die Weichteilschwellung und die arthritische Begleitzyste haben sich zurückgebildet; Verkleinerung der Erosion. Progredienz der MCP-Arthritis; insbesondere ist der Gelenkknorpel zerstört. Fingerfehlstellung im Sinne einer ulnaren Deviation. Diffuse Osteoporose, Folge der langjährigen Kortikosteroidtherapie (?)

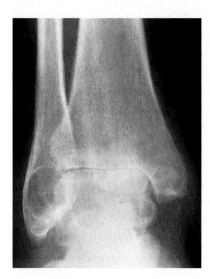

**Abb. 341.** Chronische Arthritis im rechten Sprunggelenk. Im Vordergrund steht die starke Gelenkspaltverschmälerung. Im Außenknöchel ist eine große arthritische Begleitzyste entstanden

*Arthritis.* Die Geode ist ein arthritisches Direktzeichen. Diagnostische Sicherheit hinsichtlich der Arthritis ist gegeben, wenn die Geode mit anderen arthritischen Direktzeichen gemeinsam auftritt und außerdem Weichteilzeichen und arthritische Kollateralphänomene identifiziert werden können.

Geode(n) *plus* Weichteilzeichen (Volumenzunahme im Gelenkkavum) machen differentialdiagnostische Erwägungen notwendig, da eine Arthritis möglich, z. B. pigmentierte villonoduläre Synovitis (Abb. 344), aber nicht gesichert ist, z. B. (epiphysäres) Chondroblastom mit sympathischem Gelenkerguß.

Ein Geodennachweis im Gelenksockel *ohne* andere Röntgenbefunde des Arthritismosaiks (s. Abb. 1) macht eine Arthritis eher unwahrscheinlich, schließt sie jedoch nicht aus (Abb. 345), wenn nur ein Gelenksockel befallen ist. Sehr wahrscheinlich ist eine Arthritis, wenn Geoden in beiden Gelenksockeln sichtbar sind.

Fast nur im Knochensockel des Knie- und Ellenbogengelenks entstehen bei der Rheumatoiden Arthritis

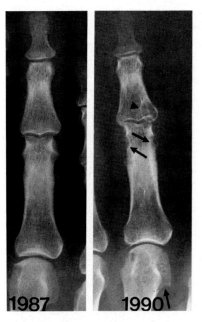

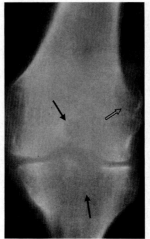 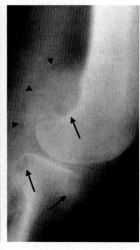

**Abb. 342.** Arthritische Geoden können nicht nur exzentrisch auftreten, sondern auch expansiv wachsen (*Pfeilspitze*). In diesen Fällen setzt die richtige diagnostische Einordnung voraus, daß sich in diesem Gelenk oder in der Nachbarschaft andere arthritische Direktzeichen zeigen. *Pfeile:* Kapselansatzerosionen am PIP 3; MCP 3: Gelenkspaltverschmälerung, Erosion (*Pfeil*) und Begleitgeoden. (Verlaufsbeobachtung einer Rheumatoiden Arthritis über 3 Jahre, *1987–1990*)

**Abb. 344.** Folgende Röntgenbefunde fallen auf den Tomogrammen auf: Geoden und Erosionen (*Pfeile*); eine Geode zeigt expansives Wachstum (*offener Pfeil*); intraartikuläre Weichteilproliferation (*Pfeilspitzen*); *keine* Verschmälerung des röntgenologischen Gelenkspalts. Zwei Überlegungen führen zur Diagnose: 1. Beide Gelenksockel sind befallen, also geht der Prozeß vom Gelenk aus; 2. der Gelenkspalt ist nicht verschmälert, jedoch läßt sich eine intraartikuläre Weichteilproliferation nachweisen: pigmentierte villonoduläre Synovitis (bioptisch bestätigt). Die Gelenkspaltverschmälerung gehört allerdings nicht zu den Ausschlußkriterien der pigmentierten villonodulären Synovitis, da an Gelenken mit straffer Gelenkkapsel, z. B. Hüfte, durchaus eine Gelenkspaltverschmälerung auftreten kann

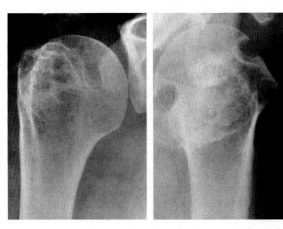

**Abb. 343.** Die zystischen Strukturauflockerungen im Humeruskopf enthüllen sich in der 2. Aufnahmeebene teilweise als en face getroffene Erosionen (Rheumatoide Arthritis)

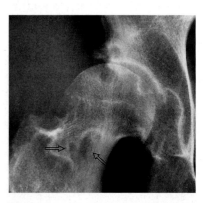

**Abb. 345.** 40jähriger Patient mit Hüftdysplasie (Pfannenerkerhypoplasie, steile Pfanne) und Sekundärarthrose (marginale Osteophyten, subchrondrale Sklerose und Gelenkspaltverschmälerung in der Druckaufnahmezone, korrespondierende Geröllzysten). Die zystischen Strukturauflockerungen im femoralen Ansatzbereich der Gelenkkapsel (*offene Pfeile*) können nicht als Arthrosebefunde eingeordnet werden. Bei der pigmentierten villonodulären Synovitis werden häufig Erosionen und zystische Osteolysen *am Kapselansatz* beobachtet; daher Biopsie, deren Ergebnis den röntgenologischen Verdacht einer pigmentierten villonodulären Synovitis bestätigte

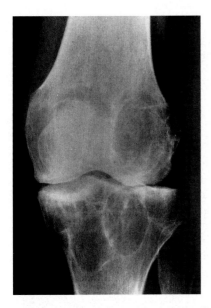

**Abb. 346.** Makrogeoden in beiden Gelenksockeln bei bekannter Rheumatoider Arthritis. Gelenkspaltverschmälerung im lateralen femorotibialen Kompartiment, außerdem leichte laterale Dislokation der Tibia: Kapsel-Band-Instabilität

sog. *Makrogeoden* (Abb. 346 und 347), die wahrscheinlich auf fokale Knochenmarknekrosen im Rahmen dieser Erkrankung zurückgehen. Sie werden oft, aber nicht immer, von weiteren arthritischen Direktzeichen begleitet, oder andere Gelenke zeigen das Röntgenbild einer chronischen Arthritis/Polyarthritis.

Am Hüftgelenk kommen Makrogeoden vor allem bei der Spondylitis ankylosans vor.

Manchmal treten an den Händen und Füßen schon im frühen arthritischen Krankheitsstadium *zahlreiche* Geoden auf, während Erosionen fehlen oder nur gering ausgeprägt sind. Die Geodenverteilung entspricht dann dem typischen Befallmuster der Rheumatoiden Arthritis (Karpus), MCP (MTP), PIP, IP (Abb. 348).

*Arthrose.* Die Geode tritt als Geröllzyste bei asymmetrisch belasteten Gelenken (z. B. Hüftgelenk) zuerst in der Druckaufnahmezone auf. Sie findet sich einseitig oder beidseits des Gelenkspaltes, evtl. als sog. „kissing cysts" (s. Abb. 345), nämlich korrespondie-

**Abb. 347.** Ausgedehnte Makrogeoden in den Gelenksockeln der Ellenbogengelenke zweier Patienten. *Obere Bildteile:* Patient, bei dem klinisch und röntgenologisch eine Rheumatoide Arthritis bekannt ist (s. auch die Erosion, *Pfeil*). *Unten* sind Makrogeoden und eine humeroradiale Gelenkspaltverschmälerung zu erkennen. Klinisch und röntgenologisch handelt es sich um eine Monarthritis. Die Probeexzision ergab eine produktive Tuberkulose. *Diagnose:* zystische Knochentuberkulose des Ellenbogengelenks

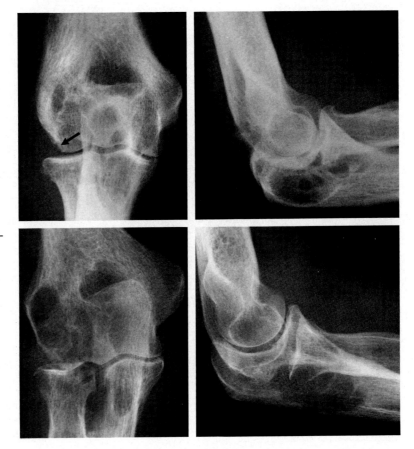

rende Geröllzysten in beiden Gelenksockeln. Charakteristischerweise besteht eine ausgeglichene Größenrelation zwischen den artikulierenden Knochen (Gelenksockel) und der Geröllzyste, d. h. großer Gelenksockel = größere Geröllzyste, kleiner Gelenksockel = kleine Geröllzyste. Wenn diese Relation gestört ist oder Formabweichungen vom Zystenaspekt bestehen, sollten folgende Überlegungen angestellt werden:

– Liegt eine Fingergelenksarthrose mit unverhältnismäßig großer Geröllzyste vor, droht der Übergang in eine erosive Arthrose (Abb. 349). Bei zystischen Osteolysen im Handbereich mit Durchmessern von mehr als 5 mm muß der Harnsäureserumspiegel bestimmt werden. Außerdem sollte differentialdiagnostisch an Gicht gedacht werden, wenn eine Fingerpolyarthrose (bei Männern) einzelne Gelenke ausspart (Abb. 350).

MEMO

> Verdacht auf chronische Gicht: Hand- und Vorfußosteolysen mit Durchmesser > 5 mm, Fingerpolyarthrose (bei Männern), die einzelne Gelenke ausspart.

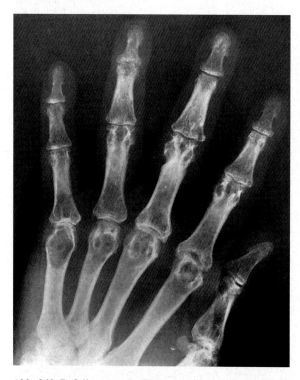

**Abb. 348.** Befallmuster der Rheumatoiden Arthritis (MCP und PIP) mit dominierenden arthritischen Geoden (Harnsäureserumspiegel normal)

MEMO

> Geoden (Zysten, Pseudozysten) beiderseits des Gelenkspalts begründen die Annahme einer Gelenkkrankheit.

– Intraossäre Gichttophi zeichnen sich durch ihre Polymorphie aus: Lochdefekt, längsovaler Defekt, der sich vom Gelenksockel osteopetal ausbreitet, gekammerte und trabekulierte Osteolysen in den Gelenksockeln (Abb. 351). Außerdem sollte bei den genannten Osteolysen immer nach Weichteiltophi (dichte *Natrium*uratschatten) gefahndet werden (Abb. 352; s. Abb. 375).
– Im Verlauf der Arthrose ist als Komplikation eine partielle aseptische Osteonekrose im Gelenksockel eingetreten, die resorbiert wurde: großer Gelenksockel, ungewöhnlich große und/oder vom Gelenkknorpel ungewöhnlich weit distanzierte „Geröllzyste", z. B. Hüftgelenk.

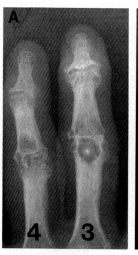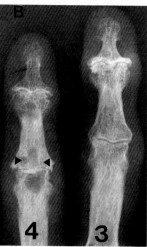

**Abb. 349 A, B.** Röntgendifferentialdiagnose zwischen der Geröllzyste und der arthritischen Begleitzyste. A DIP- und PIP-Arthrose mit großen Geröllzysten in der PIP-Umgebung. Solche großen Zysten begünstigen die Entstehung der erosiven Arthrose, s. PIP 4. B DIP-Arthrose. Die Veränderungen am PIP 4 spiegeln jedoch einen arthritischen Prozeß wider. *Begründung:* Symmetrische (*spindelförmige*) Vorwölbung der Weichteilsilhouette, ausgedehnte arthritische Begleitzysten, starke Gelenkspaltverschmälerung. Den entscheidenden Hinweis auf die Diagnose wie auch die Ätiologie der Arthritis geben die häkchenförmigen Protuberanzen (*Pfeilspitzen*, s. S. 231 f.). Diese entzündlich induzierten Knochenproliferationen im Kapselansatzbereich sind typische Befunde der Arthritis psoriatica; sehr selten kommen sie auch bei den anderen seronegativen Spondarthritiden vor. *Diagnose:* Psoriatische Pfropfarthritis

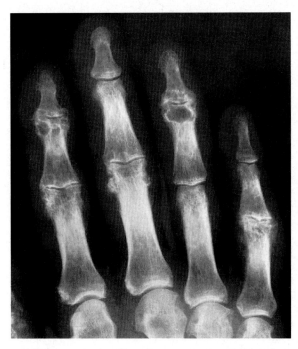

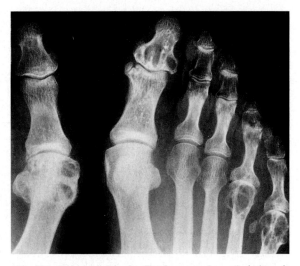

**Abb. 351.** Polymorphie der Tophusosteolysen bei chronischer Gicht. Tophusdefekte sind scharf begrenzt und können durch Trabekeln unterteilt sein

**Abb. 350.** Jede Fingergelenkarthrose mit überdimensionalen Geröllzysten oder jede zystische Osteolyse im Handbereich, deren Durchmesser 5 mm überschreitet, bedarf des Gichtausschlusses (Harnsäureserumspiegel?). Dieser Patient gab Chiragraattacken an. Der Harnsäureserumspiegel betrug 9,4 mg/dl

– Bei großer Geröllzyste, aber nur geringfügigen (anderen) Arthroseröntgenbefunden muß die Differentialdiagnose zu Arthrose plus koinzidentem intraossärem Ganglion gestellt werden, z. B. am Sprung-, Knie- oder Hüftgelenk (Abb. 353 und 354). Bei beiden pathologischen Entitäten – Geröllzyste und intraossärem Ganglion – ist der histologische Befund weitgehend identisch (kollagenfaserreiche, zellarme Zystenwandung, mukoide Flüssigkeit bzw. Niederschläge, osteosklerotischer Randsaum). Intraossäre Ganglien schmerzen in uncharakteristischer Weise. Bei der Arthrose kommt es je nach dem befallenen Gelenk zu kurzzeitiger Morgensteifigkeit (Finger), Anlaufschmerz und zunehmendem Belastungsschmerz. Die mehr oder weniger permanent schmerzhafte (entzündlich) aktivierte Arthrose (s. S. 277) geht mit einem Gelenkerguß einher, meistens jedoch nicht mit einem arthritischen Kollateralphänomen.

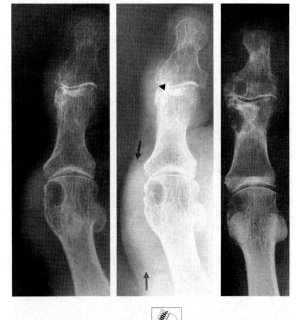

**Abb. 352.** Tophusosteolysen an den Großzehen zweier Patienten. Wegen ihrer scharfen Konturierung werden sie auch als Lochdefekte bezeichnet. Wenn sich die Tophusosteolysen meta-/diaphysär ausbreiten, nehmen sie eine ovale Form an. Ausschlaggebend für die Differentialdiagnose sind – abgesehen vom Harnsäureserumspiegel – anamnestisch bekannte Gichtattacken und Weichteilverdichtungen, die extraartikuläre Weichteiltophi widerspiegeln können. Bursitis urica (*Pfeile*). Am IP ist ein extraartikulärer Tophus anzunehmen, da ein Gelenkerguß eine symmetrische Weichteilvorwölbung und Verdichtung hervorrufen müßte (*Pfeilspitze*). Der *rechte Bildteil* gibt nur intraossäre Tophi wieder

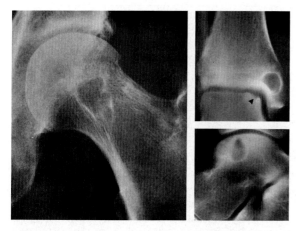

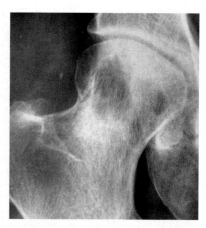

**Abb. 353.** Intraossäre Ganglien im Femurkopf und -halsübergang, im Malleolus medialis und in der Talusrolle. Der Befund am Malleolus medialis ist charakteristisch. Der Befund am proximalen Femur bedarf differentialdiagnostischer Erwägungen: intraossäres Ganglion, Amyloidom, pigmentierte villonoduläre Synovitis, benigner Knochentumor. *Nebenbefund:* leichte Koxarthrose, Residuen einer Osteochondrosis dissecans der Talusrolle (*Pfeilspitze*)

**Abb. 355.** Dysplasiezysten. Große zystische Aufhellungen zeigen an, daß bei der Hüftdysplasie auch eine Strukturinsuffizienz am verformten proximalen Femurende auftreten kann. Die Zysten sind keine Begleitbefunde – Geröllzysten – der Sekundärarthrose; denn sie treten mit und ohne Arthrose auf und sind auch unverhältnismäßig groß: Ausdehnung auf den Schenkelhals. 54jährige Patientin mit Hüftdysplasie, die sich an normaler Hüftpfanne, aber dysplastischem Femurkopf und Coxa valga zu erkennen gibt. Im Femurkopf: Dysplasiezysten

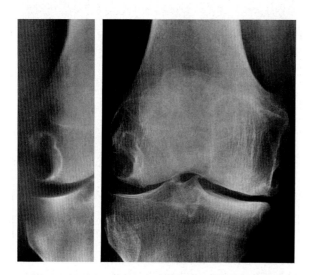

**Abb. 354.** Gonarthrose (marginale Osteophyten, Deformierung der Interkondylenhöcker, Gelenkspaltverschmälerung mit subchondraler Sklerose im Bereich des medialen femorotibialen Kompartiments). Polyzyklisch begrenzte, randsklerosierte „Zyste" im Condylus lateralis femoris (Übersichtsaufnahme und Tomogramm), also nicht in dem am meisten arthrotisch veränderten Gelenkbereich: intraossäres Ganglion (Koinzidenzbefund)

– *Dysplasiezyste,* d. h., bei der Hüftdysplasie, die sich auch am proximalen Femurende an Verformungen zu erkennen gibt, können *große* zystische Strukturaufhellungen auftreten, die keine arthrotischen Geröllzysten und keine intraossären Ganglien sind. Sie dehnen sich oft epi- bis metaphysär aus, sind nicht auf die Druckbelastungszone beschränkt und stellen sich mit zarter Randsklerose oder auch ohne diese Verdichtungszone dar (Abb. 355). Sie zeigen an, daß der Hüftdysplasie nicht nur eine Formstörung zugrunde liegt, sondern auch im Femursockel gleichzeitig eine Strukturinsuffizienz gegeben sein kann. Die Dysplasiezysten entstehen durch Resorption abgestorbener Trabekeln, die sich der unphysiologischen Belastung nur unzulänglich anpassen konnten. Nach Umstellungsosteotomie können sie sich verkleinern oder sogar zurückbilden.

*Ablagerungen.* In der Praxis führen Ablagerungen von (z. B.) Mononatriumuratmonohydrat bei der Gicht (Tophus), von Amyloidproteinen (Abb. 356; s. Abb. 379) und Cholesterin bei bestimmten familiären Hyperlipoproteinämien zu mehr oder weniger kugeligen Osteolysen. Ossäre Xanthome sind seltene Komplikationen der familiären Hyperlipoproteinämien, die sich entweder als multiple, kleine, runde oder ovale, scharf konturierte Osteolysen – Disseminationen in der Spongiosa oder Kompakta – oder auch als größere Osteolysen mit der Gefahr pathologischer Frakturen röntgenologisch zu erkennen geben. Die Differentialdiagnose ist gegenüber dem multiplen Myelom und den malignen Lymphomen zu stellen. Die Diagnose erleichtern der serologische Nachweis der Hyperlipoproteinämie sowie sicht- und tastbare Haut-, Unterhaut- und Sehnenxanthome. In der Regel zeigen sich diese Ablagerungen in kleinen Knochen nicht nur im Gelenksockel, sondern auch in gelenkfernen Knochenabschnitten (Diaphyse), in den Gelenkweichteilen und extraartikulären Weichteilen (Haut, Unterhaut, Bändern, Sehnen, Schleimbeuteln). Die abgelagerten Stoffwechselprodukte liegen gewöhnlich nicht „nackt" im Knochenmark, sondern sind von einem zellreichen Granulationsgewebe mit Fremdkörperriesenzellen und histiozytären Zellelementen umgeben. Deponiertes Agens und Reaktion induzieren die Osteolyse.

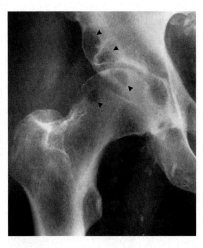

**Abb. 356.** Beta-2-Mikroglobulinamyloidose bei einem Patienten mit langjähriger Hämodialysetherapie. Im rechten Hüftgelenk ist eine leichte Koxarthrose auf dem Boden einer Hüftdysplasie (Pfannenerkerhypoplasie) entstanden. Die Osteolysen (*Pfeilspitzen*) sind nach Lokalisation und Aspekt nicht als Geröllzysten zu identifizieren, sondern entsprechen im Zusammenhang mit der bioptisch nachgewiesenen Amyloidose intraossären Amyloidablagerungen. Expansives Wachstum des obersten Herdes (tumoröse Amyloidablagerung = Amyloidom). Die röntgenologische Differentialdiagnose gegenüber der pigmentierten villonodulären Synovitis ist nur bei Kenntnis der Niereninsuffizienz und Hämodialyse mit Wahrscheinlichkeit möglich

***Knochengranulome.*** Die gewöhnlich multipel auftretenden Knochenmanifestationen der ***Sarkoidose*** (Abb. 357 und 358) sitzen auch im Knochensockel der Gelenke, namentlich an den Händen und Füßen. Sie zeigen sich dort als zystische, ovale oder kartenherzförmige Osteolysen mit oder ohne Randsklerose. Bei epiphysärem Sitz können die Granulome in das benachbarte Gelenk einbrechen und zu destruktiven Röntgenbefunden führen (s. unten).

Neben Osteolysen kommt es vor allem in der Meta- und Diaphyse kleiner Röhrenknochen zu knöchernen Umbauvorgängen (Abb. 359; s. Abb. 357). Dann wird die Spongiosastruktur verändert – Netz-, Waben-, Gitterstrukturen und Trabekelverplumpungen sind zu differenzieren –, und Periostreaktionen treten mit oder ohne Knochenexpansion auf. Die Kompakta wird tunneliert oder schwindet, wird spongiosiert. Auch gelenkferne Erosionen kommen durch Granulomwachstum zustande. Alle aufgezählten Befunde können symptomlos verlaufen, tastbare Knochenauftreibungen verursachen, die Gelenkbeweglichkeit herabsetzen und mit Schmerzen und anderen klinischen Entzündungszeichen bis hin zum Wurstfinger – Sarkoidose-Daktylitis (jüngerer Menschen) – einhergehen.

Die Gelenkmanifestationen der Sarkoidose lassen sich wie folgt einordnen: Nichtverkäste Epitheloidzellgranulome brechen entweder aus den Gelenksockeln in die Knochenverbindung ein oder entstehen in der Synovialmembran. Auch ohne Granulombildung kann es zu einer unspezifischen Synovitis kommen, z. B. im Verlauf des ***Löfgren-Syndroms*** (akute oder subakute Sarkoidose mit bihilärer Lymphadenopathie, Fieber, Erythema nodosum, Polyarthralgie bis Polyarthritis). Bei chronischer Sarkoidose entwickeln sich manchmal die Bilder einer chronischen *erosiven* Mono-, Oligo- oder Polyarthritis.

***Hand-Schüller-Christian-Krankheit.*** Sie gehört zum Krankheitskomplex der Histiozytose X (eosinophiles Knochengranulom, M. Hand-Schüller-Christian, M. Abt-Letterer-Siwe). Die pathognomische Zelle ist bei diesen 3 Krankheiten der Histiozyt. Beim eosinophilen Knochengranulom treten u. a. eosinophile Granulozyten auf. Die Abt-Letterer-Siwe-Krankheit ist

die maligne Variante der Histiozytose X im Kleinkindalter. Beim M. Hand-Schüller-Christian (Abb.
360) werden in den Histiozyten zusätzlich Lipoide
gespeichert. Dadurch entstehen Schaumzellen. Die
ossären Granulome der Hand-Schüller-Christian-
Krankheit führen zu mehr oder weniger rundlichen
Osteolysen, die entweder histologisch identifiziert
werden müssen oder im Rahmen der klinisch-röntgenologischen Trias (Landkartenschädel durch Osteolysen, Exophthalmus, Diabetes insipidus) auftreten.

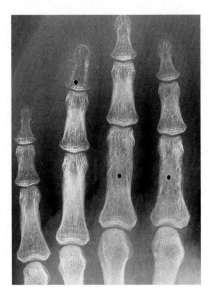

**Abb. 358.** Histologisch gesicherte Knochensarkoidose.
Die Granulome sind in der Endphalanx 4 zu einer größeren intraossären Lyse konfluiert. An den Grundphalangen 2 und 3 haben subperiostale Granulome eine Periostreaktion ausgelöst, intraossäre Granulome die Havers-
Kanäle erweitert (*Markierungen*)

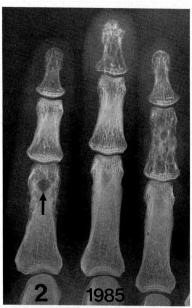

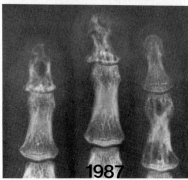

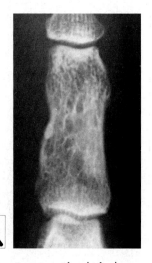

**Abb. 357.** Patient mit Haut- und Knochensarkoidose.
*1985:* Kleinere und größere Granulomosteolysen sind in
einzelnen Fingerknochen nachzuweisen; kartenherzförmige Osteolyse im Kopf der Grundphalanx 2 (*Pfeil*).
Außerdem erkennt man an dieser Grundphalanx subperiostale Granulome, die eine periostale Knochenneubildung ausgelöst haben. Diffuser Granulombefall der Endphalanx 3 und der Mittelphalanx 4. *1987:* Fortschreiten
der Granulome in der Endphalanx 3 und der Mittelphalanx 4 mit Umbauvorgängen. Seit 1985 ist es zum Neube-
fall der Endphalanx 2 gekommen, in der erosive und
expansive Granulome aufgetreten sind

**Abb. 359.** Zur Differentialdiagnose granulominduzierter
Umbauvorgänge der Sarkoidose, die *kleine* Röhrenknochen *vollständig* erfassen können, gehören: tuberöse Sklerose, fibröse Dysplasie, monostotische Enchondromatose
(hier abgebildet), hereditäre Hämoglobinopathien, Arthritis psoriatica und Hyperparathyreodismus

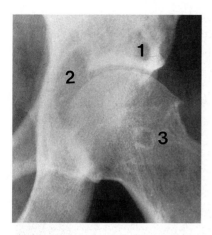

**Abb. 360.** In der Umgebung des linken Hüftgelenks sind 3 mehr oder weniger zystische Osteolysen zu erkennen: *1* arthrotische Geröllzyste; *2* Osteolyse durch M. Hand-Schüller-Christian mit polyostotischem Befall (klinisch und histologisch gesichert); *3* banale Knochenzyste im Femurhals

MEMO

> Geoden in beiden Gelenksockeln ohne Knochendefizit und ohne Verschmälerung des Gelenkspalts: pigmentierte villonoduläre Synovitis, Amyloidosearthropathie, zystische Tuberkulose, Silikonarthritis, arthritische Signalzysten (fokale Knochenmarknekrosen bei Rheumatoider Arthritis)

*Zystische Knochentuberkulose.* Damit bezeichnet man aus dem Röntgenbild abgeleitet eine produktive Tuberkuloseform, bei der die verkästen Epitheloidzellgranulome zu zahlreichen kleinen und größeren zystischen Osteolysen im Bereich des Gelenksockels und seiner Umgebung führen (s. Abb. 347).

*Plasmazelluläre Osteomyelitis und Brodie-Abszeß.* Die nichteitrige plasmazelluläre Osteomyelitis (die „subakute Osteomyelitis" des englischsprachigen Schrifttums) und der Brodie-Abszeß spiegeln atypische Osteomyelitisverläufe wider, die mit hypovirulenten Bakterien und/oder günstiger Abwehrlage des Organismus im Zusammenhang gebracht werden (Abb. 361). Der *klassische* Brodie-Abszeß zeigt eine *breite* perifokale Sklerose um die zentrale Knocheneinschmelzung und sitzt in der Metaphyse. Der *atypische* Brodie-Abszeß mit epiphysärer Lokalisation und/oder *zartem* Randsaum kann von der plasmazellulären Osteomyelitis (sie sitzt vor allem metaphysär, nach Schluß der Wachstumsfuge aber auch meta-/epiphysär) röntgenologisch nicht eindeutig unterschieden werden. Beide Affektionen zeigen grundsätzlich eine kugelige oder ovaläre Osteolyse, die von einem Sklerosesaum – innen scharf konturiert, außen sich unscharf auflösend – umgeben ist. Je näher die Entzündungsherde am Gelenkspalt sitzen, desto häufiger entwickelt sich eine sympathische (sterile) Arthritis (Gelenkerguß). Ein bakterieller Einbruch mit nachfolgender pyogener Arthritis ist bei diesen beiden Osteomyelitisformen ein seltenes Ereignis.

*Fremdkörpergranulome durch Prothesenkunststoffe.* An kleinen Röhrenknochen erscheinen sie als Geo-

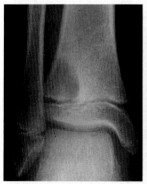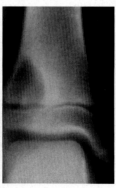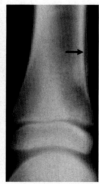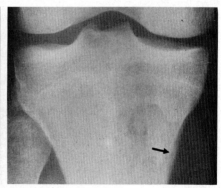

**Abb. 361.** Bei der plasmazellulären Osteomyelitis und beim Brodie-Abszeß kommt es im Gelenksockel zu einer Einschmelzung, die von einer perifokalen Sklerose wechselnden Ausmaßes umgeben ist. Je nach der Entfernung von der Knochenoberfläche tritt eine solide („benigne") Periostreaktion (*Pfeile*) auf. Röntgenologischer Leitbefund der plasmazellulären Osteomyelitis (distale Tibia-metaphyse) und des Brodie-Abszesses (proximale Tibia) ist daher die „zystische" oder ovaläre Osteolyse mit unterschiedlich breiter perifokaler Randsklerose und fakultativer solider Periostreaktion. Zur Differentialdiagnose gegenüber einem malignen Tumor bewährt sich die Beachtung der über den Destruktionsprozeß hinausgehenden entzündlichen Periostreaktion (s. Abb. 389)

den in der knöchernen Prothesenumgebung. Sie bestehen aus histiozytären Elementen und Fremdkörperriesenzellen oder entsprechendem Granulationsgewebe (Abb. 362).

Wurden solche Kunststoffprothesen wegen Zerstörungen durch die Rheumatoide Arthritis implantiert, so darf das Auftreten der Fremdkörperreaktion nicht als Fortschreiten des arthritischen Prozesses – Neuauftreten von arthritischen Begleitzysten – fehlgedeutet werden. Bei Fremdkörperreaktionen in der unmittelbaren Umgebung von Prothesen größerer Gelenke (Abb. 363 und 364) sind Fehldeutungen als Arthritisrezidiv nicht zu erwarten. Die zystenartigen Osteolysen spiegeln dort Fremdkörperreaktionen auf Kunststoff- und/oder Metallpartikelabrieb wider und kommen daher auch bei zementfreien Implantaten, z. B. im Hüft- und Kniebereich, vor. Dabei zeigt sich manchmal expansives Wachstum mit Knochenauftreibung: *granulomatöser Pseudotumor* (Abb. 363 und 364). Zur Differentialdiagnose der Fremdkörpergranulome bei Gelenkprothesen gehören auch infektiöse Knocheneinschmelzungen (Abb. 365).

*Brauner Tumor.* Der „braune Tumor" (Abb. 366–369; s. Abb. 242, 244) des autonomen (primären usw.) und regulativen (sekundären) Hyperparathyreoidismus ist ein resorptives Riesenzellgranulom. Er kann auch im Knochensockel sitzen – dies gilt vor allem für kleine Röhrenknochen und platte Knochen; an großen Röhrenknochen überwiegt dagegen der meta- und diaphysäre Sitz. Der braune Tumor tritt beim sekundären Hyperparathyreoidismus bzw. im Rah-

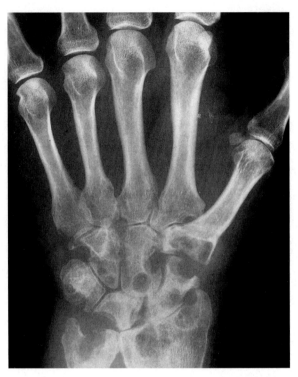

**Abb. 362.** Silikonarthritis. Wegen Therapieresistenz einer subluxierenden Rhizarthrose wurde bei der Patientin folgende operative Therapie durchgeführt: MC-1-Trapezarthrodese und Implantation einer Trapezium-Silastic-Prothese. Vier Jahre nach der Operation sind die Karpalknochen einschließlich der distalen Radius- und Ulnaanteile von zystischen Osteolysen durchsetzt. *Beurteilung:* granulomatöse Fremdkörperreaktionen in der Umgebung, die durch den Prothesenkunststoff ausgelöst wurde

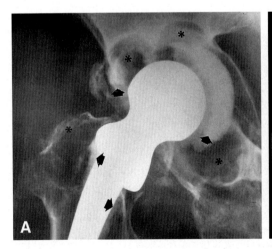
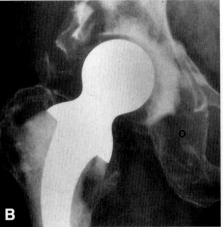
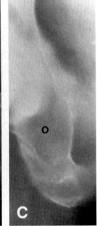

**Abb. 363. A** Pfannenlockerung und -zerstörung durch große kugelförmige, granulomatöse Fremdkörperreaktionen gegenüber dem Knochenzement (*Asterisken*). Im Bereich des Trochanter major ist ebenfalls ein solches Granulom entstanden. Die Fremdkörpergranulome haben den Knochenzement zum Teil „aufgefressen". (*Pfeile:* Knochenzementreste). **B** Anderer Patient. Im *markierten* Bereich zeigt das Fremkörpergranulom expansive Wachstumstendenz und hat das Sitzbein aufgetrieben (sog. granulomatöser Pseudotumor)

men der renalen Osteodystrophie viel seltener auf als bei den autonomen Hyperparathyreoidismusformen.

Die Bezeichnung „brauner" Tumor geht auf die makroskopische Farbe des „Tumors" zurück und weist auf seine Pathogenese hin. Die unter dem Einfluß der vermehrten Synthese und Freisetzung von Parathormon entstehende dissezierende Fibroosteoklasie senkt die Tragfähigkeit des Stützgewebes so sehr, daß Spontanfrakturen mit Einblutungen auftreten. Unter Einwirkung des vermehrten Parathormons werden die Osteoklasten im Frakturbereich vermehrt und aktiviert. Dadurch kommt es zu einem lokal verstärkten Knochenabbau, in dem sich mikromorphologisch lockeres, gefäßreiches Bindegewebe mit Blutungen und Hämosiderinablagerungen nachweisen läßt. Durch die Eisendeposition erhält der Knochenherd seine „braune" Farbe – daher „brauner Tumor".

Röntgenologisch zeigt sich die Osteolyse in Abhängigkeit von ihrer Größe als Knochenzyste oder expansiver Knochentumor, so daß bei Unkenntnis der serologischen Befunde Röntgenfehldiagnosen möglich sind (z. B. Osteoklastom). Abgesehen von der serologischen Klärung kann die Röntgenuntersuchung der Hand zur Diagnosefindung beitragen (s. S. 100 ff.).

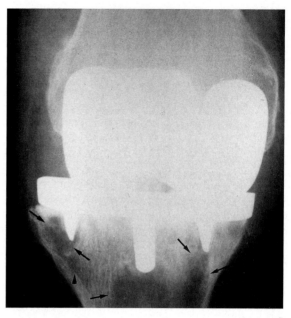

**Abb. 365.** Die Osteolysen (*Pfeile*) an den Verankerungszapfen des Tibiaendoprothesenanteils spiegeln infektiöse Einschmelzungen, keine Fremdkörpergranulome, wider. *Begründung:* Die Osteolysen haben irreguläre Form und sind unscharf konturiert. *Pfeilspitze:* Osteolyse am lateralen Prothesenzapfen, die sich einen Weg nach distal bahnt

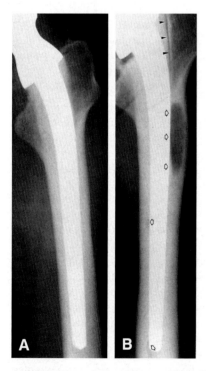

**Abb. 364.** Entstehung mehrerer Fremdkörpergranulome (*offene Pfeile*) im Verlauf von 26 Monaten (von *A* zu *B*). Das größere Fremdkörpergranulom hat expansive Vergrößerungstendenz (Pseudotumor). Außerdem entsteht eine partielle Lockerung im proximalen Schaftbereich (*Pfeilspitzen*)

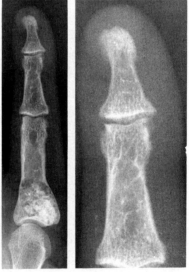

**Abb. 366.** Rekalzifizierungsvorgänge in einem braunen Tumor nach Entfernung des Nebenschilddrüsenadenoms bei tertiärem Hyperparathyreoidismus. Am Nagelfortsatz der Endphalanx sind Residuen einer hyperparathyreoten Akroosteolyse zu erkennen. Als Reparationsphänomen ist es dort zu einer Spongiosasklerose gekommen (*Ausschnittvergrößerung*). Außerdem zeigt die Ausschnittvergrößerung diskrete subperiostale Resorptionen auf der Radialseite der Mittelphalanx und auch Erosionen – ebenfalls Indikatoren der renalen Osteodystrophie

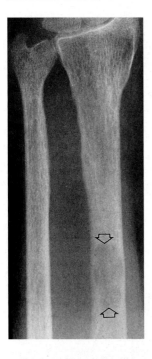

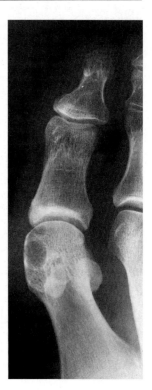

**Abb. 367.** Diaphysärer brauner Tumor (*offene Pfeile*) bei primärem Hyperparathyreoidismus mit chronischer Niereninsuffizienz. Durch die allgemeine Demineralisation zeigt sich zwischen dem braunen Tumor und der Knochensubstanz nur eine geringe Schwärzungsdifferenz

**Abb. 369.** Patientin mit sekundärem Hyperparathyreoidismus bei terminaler Niereninsuffizienz. Röntgenuntersuchung vor Beginn der Hämodialyse. Normaler Harnsäureserumspiegel. Im Metatarsuskopf 1 erkennt man 2 zystische Osteolysen (*Histologie:* brauner Tumor)

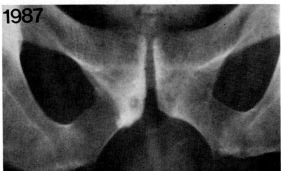

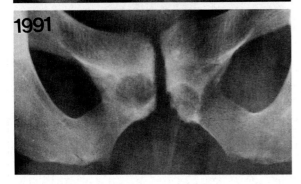

**Abb. 368.** Verlaufsbeobachtung (*1987–1991*) von 2 parasymphysären braunen Tumoren bei renaler Osteodystrophie

***Reparatives Riesenzellgranulom der Extremitäten.*** Ursprünglich als gnathogene Läsion beschrieben tritt dieser Befund vor allem an den kleinen Röhrenknochen und Ossa brevia auf. Dort kommt es zu einer schmerzhaften Schwellung. Im Röntgenbild zeigt sich

eine „unspezifische" ovale oder rundliche Osteolyse mit konzentrischer oder exzentrischer Knochenauftreibung. Die Differentialdiagnose gegenüber dem Chondroblastom, Osteoklastom und der aneurysmatischen Knochenzyste gelingt histologisch.

MEMO

> Intellektueller Abbau plus multiple Knochenzysten am Hand- und Fußskelett, aber auch an den Enden langer Röhrenknochen, evtl. mit Spontanfraktur: Verdacht auf polyzystische lipomembranöse Osteodysplasie.

***Polyzystische lipomembranöse Osteodysplasie mit sklerosierender Leukenzephalopathie*** (Mäkelä et al. 1982). Zur Differentialdiagnose multipler bilateralsymmetrischer Karpal- bzw. Taluszysten und zystischer Gebilde in den Gelenksockeln kurzer und langer Röhrenknochen gehört die polyzystische lipomembranöse Osteodysplasie mit sklerosierender Leukenzephalopathie (Mäkelä et al. 1982). Der Verlauf dieser seltenen (hereditären) Phakomatose wird als typisch geschildert: In den ersten Dezennien entwickeln sich zunächst asymptomatische Knochenzysten ohne Randsklerose. Mit zunehmendem Alter bereiten sie Beschwerden; pathologische Frakturen geben sich klinisch zu erkennen. Mit etwa 30 Lebensjahren beginnt der psychische Abbau, der in den

40er Jahren zur völligen Demenz führt. Die Assoziation von progredienter mentaler Verödung – beispielsweise abzuschätzen an der zunehmenden Rate selbstverschuldeter Verkehrsunfälle – mit Karpalzysten usw. sollte an diese seltene Erkrankung denken lassen, bei der als Auslöser eine Fettstoffwechselstörung oder eine Entwicklungsanomalie der Blutgefäße vermutet wird.

***Hämophiler Pseudotumor.*** Rezidivierende intraossäre und subperiostale Blutungen führen bei Patienten mit angeborenen Blutungsübeln zu Reaktionen, die sich röntgenologisch als vorwiegend epiphysär lokalisierte, intraossäre Resorptionszysten zu erkennen geben. Außerdem können blutungsinduzierte Umbauvorgänge (Abbau, Anbau der Knochensubstanz) – dabei spielt auch die hydraulische Wirkung abgekapselter großer Hämatome eine pathogenetische Rolle – zur Entstehung des zystisch-trabekulären hämophilen Pseudotumors beitragen. Er löst schwere Zerstörungen mit Verunstaltung der betroffenen Knochen bzw. Knochenanteile aus. Darüber hinaus entstehen bei normalen Gerinnungsverhältnissen posttraumatische Zysten (Abb. 370) durch resorptive Vorgänge nach intraossären Blutungen oder lokalen Ischämien.

***Tumorähnliche Läsionen.*** Das *intraossäre Ganglion* (Knochenganglion, subchondrale Synovialzyste) ist die wichtigste tumorähnliche Knochenläsion mit Zystenaspekt (rund, oval, trabekuliert), die auf einer Seite des Gelenkspalts exzentrisch im Knochensockel auftritt. Das intraossäre Ganglion entsteht ohne

pathogenetischen Zusammenhang mit irgendeiner Gelenkaffektion. Sein Auftreten gemeinsam mit einer röntgenologisch erkennbaren Arthrose entspricht einer zufälligen Gemeinsamkeit (s. S. 149). Zu den Prädilektionsstellen des Knochenganglions (s. Abb. 353, 354) gehören die distale Tibia, vor allem der Malleolus medialis, die Umgebung des Knie-, Hüft- und Schultergelenks; seltener sind auch die Ossa brevia betroffen.

*Idiopathische Karpalzysten, Epithelzysten, Enchondrome.* Sog. idiopathische Karpalzysten (Abb. 371), Epithelzysten in den Endphalangen (Abb. 372) und (solitäre) Enchondrome (Abb. 373 und 374) gehören zu den typischen kugeligen oder ovalen Osteolysen des Handskeletts. Abgesehen vom Fehlen klinischer und anderer röntgenologischer Entzündungsbefunde erlauben Matrixossifikationen, die bei mindestens 50% der Enchondrome röntgenologisch zu erkennen sind, die Abgrenzung gegenüber arthritischen Signal- oder Begleitzysten (s. z. B. Abb. 340). Letztere können sich selten expansiv ausdehnen (s. Abb. 342), was bei den Enchondromen hingegen die Regel ist.

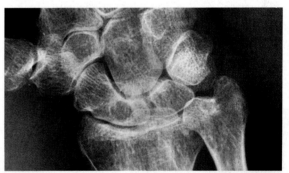

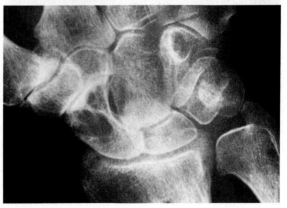

**Abb. 371.** Idiopathische Karpalzysten im Skaphoid. Karpometakarpal-1-Arthrose (Rhizarthrose) und Trapez-Skaphoidarthrose als Nebenbefunde im unteren Bildteil. *Oberer Bildteil* 80jährige Frau, *unterer* Bildteil 84jähriger Mann

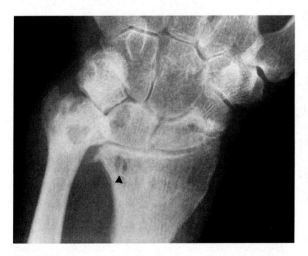

**Abb. 370.** Zustand nach karpoantebrachialer Luxationsfraktur mit posttraumatischen Zysten. Ihre irreguläre Form und Septierung (*Pfeilspitze*) sprechen gegen arthrotische Geröllzysten

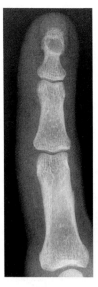

**Abb. 372.** Epithelzyste der Endphalanx des 2. Fingers durch traumatische Einsprengung von Epidermiszellen unter das Periost oder in den Knochen. Die Differential-diagnose betrifft vor allem den Glomustumor und das Enchondrom, evtl. auch Metastasen. Die Epithelzyste kann sowohl mit einer zarten Randsklerose auftreten als auch ohne diese Umgebungsreaktion. Bei der Epithelzyste kommen lokale Beschwerden nur fakultativ vor. Der Glomustumor identischer Lokalisation zeichnet sich fast immer durch *attackenartige* Schmerzen aus

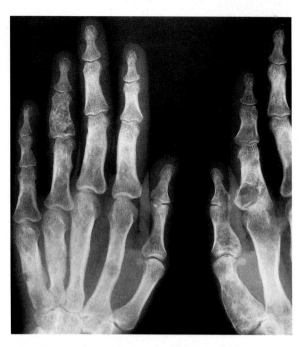

**Abb. 374.** Enchondromatose (Dyschondroplasie) mit polyostotischem und polytopem Auftreten der Chondro-me, s. auch die Silhouettenveränderungen an einzelnen befallenen Knochen

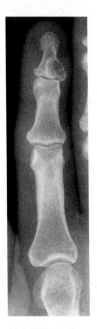

**Abb. 373.** Solitäres Enchondrom in der Endphalanx des 2. Fingers mit expansivem Wachstum und entsprechender Veränderung der Fingersilhouette. Das solitäre Enchon-drom ist der häufigste raumfordernde Prozeß in der Hand. Zur Differentialdiagnose s. Abb. 342

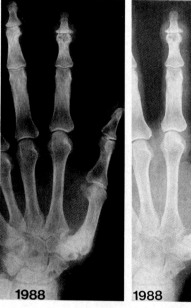
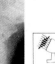

**Abb. 375.** Tophöse Gicht. Tophusosteolysen im Kapital-um und Skaphoid. Der Gichtbeweis gelingt auf dieser Aufnahme durch den „dichten" Ergußschatten im DIP 2 (Betrachtung vor einer *Grelleuchte*). Der Erguß einer aktivierten Arthrose würde die Röntgenstrahlen viel weniger schwächen als intraartikuläres natriumhaltiges Uratsalz. Durch den Befund im DIP 2 werden die Geoden in der Mittelphalanx und den Karpalia als intraossäre Tophi identifiziert. Subluxierte Rhizarthrose mit Geröll-zysten oder Tophi.
(Vgl. Abb. 11: intraartikulärer Natriumuratniederschlag)

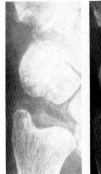
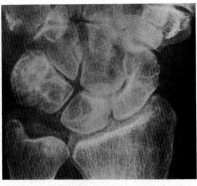

**Abb. 376.** Koinzidenz oder kausaler Zusammenhang von Karpuszysten und Chondrokalzinose

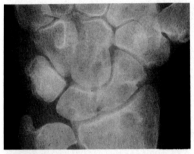

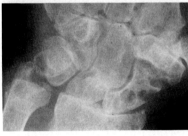

**Abb. 377.** Arthritische Zysten (Pseudozysten, Geoden) bei Rheumatoider Arthritis, die sich an anderen Gelenken eindeutig zu erkennnen gibt (Röntgenaufnahmen zweier verschiedener Patientinnen). *Oberer Bildteil:* Signalzysten, s. Abb. 339; *unterer Bildteil:* Arthritische Begleitzysten, s. die Verschmälerung der röntgenologischen Gelenkspalten

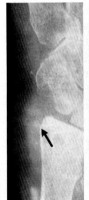
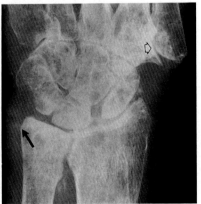

Die idiopathischen Karpalzysten sind nichtexpansive Osteolysen, die lokale Ischämien oder Synovialhernien widerspiegeln. Näheres zur röntgenologischen Differentialdiagnose der idiopathischen Karpalzysten zeigen die Abbildungen 375–379.

*Vibrationsosteoarthropathie.* Dazu gehört auch die karpale Vibrationsosteoarthropathie mit Ermüdungszysten, Arthrosis deformans, Karpalinstabilität und Osteolyse des Processus styloideus ulnae. Im Schrifttum werden darüber hinaus noch folgende Karpalbefunde mit der Preßluftarbeit in Zusammenhang gebracht (Laarmann 1970): Lunatumnekrose (streckseitige Verkantung des Mondbeins und Bandzerrung führen zur Blutsperre), Kahnbeinpseudarthrose (Biegung des Knochens über dem Griffelfort-

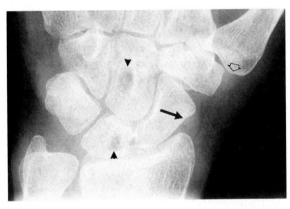

**Abb. 379.** Patient mit Langzeithämodialyse. Klinisch hat sich ein Karpaltunnelsyndrom entwickelt, dessen Ursache die β-2-Mikroglobulinamyloidose ist (bioptisch gesichert). Amyloidoseröntgenzeichen im Karpalbereich: Knochenzysten (*Pfeilspitzen*); ein Weichteilamyloiddepot (*Pfeil*) an typischer Stelle (Gielen et al. 1990) deformiert den Skaphoidfettstreifen. *Offener Pfeil:* weichteildichter Schatten, der einem weiteren Weichteilamyloidom im Bereich des CMC 1 entspricht

←

**Abb. 378.** Fortgeschrittene Vibrationsosteoarthropathie (jahrelange Preßluftarbeit): karpale Ermüdungszysten, Arthroseröntgenzeichen, Karpalinstabilität (s. die skapholunäre Diastase auf mehr als 2 mm), Osteolyse des Processus styloideus ulnae. Da der Patient auf der Gegenseite keinen pathologischen Befund aufweist, dürfte die schwere Rhizarthrose (*offener Pfeil*) mit Adduktionskontraktur des 1. Strahls ebenfalls als Folge des Vibrationsschadens aufzufassen sein. Kausal oder koinzident ist eine Synovialchondromatose in der Sehnenscheide des M. extensor carpi ulnaris entstanden (*Pfeile*)

satz des Radius führt zur querovalen, einkammerigen *nichtendständigen* Ermüdungszyste, deren Wände einbrechen). Außerdem gehören zu den Preßluftschäden am Arm die Osteochondrosis dissecans (vor allem am Caput radii und Capitulum humeri) und Vasospasmen der Finger.

**Tumoren.** Das Chondroblastom (Abb. 380 oben) tritt bei jungen Menschen (überwiegend vor dem 20. Lebensjahr) auf. Dieser Knochentumor gibt sich in den gelenktragenden Epiphysen, Epi-/Metaphysen oder Apophysen der langen Röhrenknochen zu erkennen, viel seltener auch in den Ossa plana oder brevia. Das Chondroblastom sitzt exzentrisch oder zentral und zeigt sich als rundliche, ovale oder lobulierte schmerzhafte Osteolyse mit scharfer Begrenzung, die aber partiell auch unscharf konturiert sein kann. Sklerotischer Randsaum, Trabekulierung, Verkalkungen, Periostreaktion und expansives Wachstum (Knochenauftreibung) kommen vor. Der gutartige Tumor kann im benachbarten Gelenk einen sympathischen Gelenkerguß hervorrufen oder auch direkt in das Gelenk einbrechen.

*Osteoklastom.* Das Osteoklastom (Riesenzelltumor, Abb. 380 unten) zeigt sich im typischen Fall als exzentrisch im Gelenksockel (Epiphyse), bei jungen Menschen auch als metaphysär bzw. epi-/metaphysär gelegene Osteolyse, die sich mehr oder weniger scharf, manchmal mit partiellem oder totalem Randsaum, zum gesunden Knochen absetzt. Matrixverkalkungen fehlen immer; Expansion kommt vor (desgleichen Trabekulierung) mit der Tendenz, aus dem Knochen herauszuwachsen (ausgebeulte, evtl. perforierte periostale Knochenschale). In mittelgroßen (und kleineren) Knochen, z. B. Radius, Ulna, Fibula, sitzt die Osteolyse eher konzentrisch und treibt den befallenen Knochenteil insgesamt auf. Etwa die Hälfte der Tumoren wächst in der Umgebung des Kniegelenks. Mehr als die Hälfte der Osteoklastome tritt zwischen dem 24. und 40. Lebensjahr auf.

*Aneurysmatische Knochenzyste.* Die röntgendifferentialdiagnostisch zu berücksichtigende aneurysmatische Knochenzyste wird vor allem im 1. und 2. Dezennium beobachtet und sitzt überwiegend metaphysär (s. Abb. 657). Außerdem gehören ein großer parossaler Geschwulstanteil sowie eine eierschalenartige (uhrglasförmige), d. h. hauchdünne Periostreaktion zum klassischen, allerdings nicht obligaten Röntgenbild der aneurysmatischen Knochenzyste in langen Röhrenknochen.

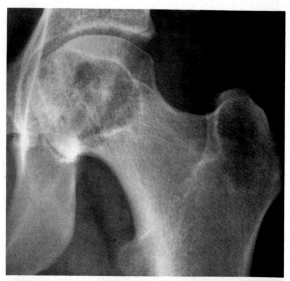

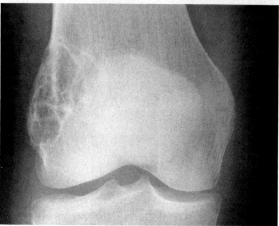

**Abb. 380.** „Lehrbuchaspekt" (Dihlmann 1987a) des Chondroblastoms (*oberer Bildteil,* proximale Femurepi/-metaphyse) und des Osteoklastoms (*unterer Bildteil,* distale Femurepi/-metaphyse). Die 14jährige Patientin mit dem Chondroblastom zeigt außerdem eine leichte idiopathische Hüftpfannenprotrusion

**Dorsaler Patelladefekt.** Zu den röntgenologischen Differentialdiagnosen „zystischer" tumorverdächtiger Osteolysen der Patella gehört der uni-, seltener bilaterale dorsale Patelladefekt (Abb. 381–383). Er hat seine typische Lokalisation im superolateralen Patellaanteil. Nur selten liegt er superomedial in der Kniescheibe. In der Regel handelt es sich um einen nicht schmerzhaften Zufallsbefund. Dies erleichtert die Differentialdiagnose gegenüber allen anderen, mehr oder weniger schmerzhaften, zystenartigen Osteolysen, die bereits geschildert wurden und auch in der Patella sitzen können. Die ätiologisch unklare Läsion besteht mikromorphologisch aus fibrösem Bindegewebe.

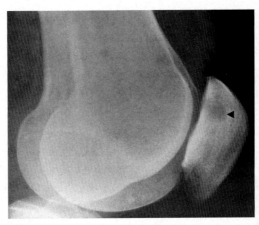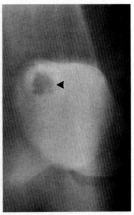

**Abb. 381.** Dorsaler Patelladefekt (25jährige Patientin). Die superolaterale, dorsale Lokalisation (*Pfeilspitzen*) in der Patella und Beschwerdefreiheit sind für diesen Befund so charakteristisch – er wurde zufällig bei einer Röntgen-untersuchung (seitliche Übersichtsaufnahme, a.-p.-To-mogramm) eines Unfalls entdeckt –, daß bei sonst gesundem Menschen keine Differentialdiagnose in Frage kommt

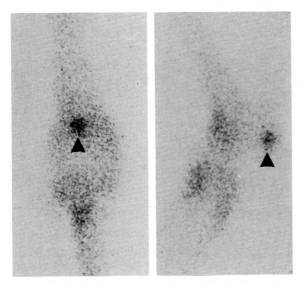

**Abb. 382.** Patientin der Abb. 381. Der Patelladefekt speichert im Szintigramm (*Pfeilspitzen*) das knochensuchende Radionuklid

## Periostreaktionen

Mit dem Schluß der epiphysären Wachstumsfugen kommt das Längenwachstum zum Stillstand. Das Periost bewahrt jedoch zeitlebens die Fähigkeit, Knochensubstanz zu bilden. Es überzieht den Knochen schlauchartig und ist durch Kollagenfaserbündel (Sharpey-Fasern), die in die Kompakta einstrahlen, mit dem Knochen verbunden.

Im Kindesalter, aber auch noch im übrigen Wachstumsalter, bildet das Periost eine „saftige", zellreiche Knochenhülle. Der Zellreichtum in der sog. Kambiumschicht der Knochenhaut, die dem Knochen unmittelbar aufliegt, gewährleistet einerseits das appositionelle Dickenwachstum des Knochens. Andererseits reagiert diese Schicht auf pathologische Reize mit Knochenbildung.

Die Kambiumschicht verliert nach Wachtumsabschluß ihren Zellreichtum, und entsprechend erhöht sich die Reizschwelle für die Auslösung der periostalen Knochenproduktion. Also: bei Patienten im Wachstumsalter (Abb. 384; s. Abb. 472, 474), vornehmlich in der 1. Lebensdekade, treten pathologische Periostreaktionen (qualitativ) häufiger und (quantitativ) stärker und in kürzerer Zeit (schon nach wenigen Tagen bis 1–2 Wochen) auf als bei Erwachsenen.

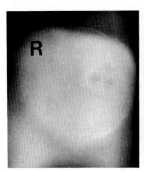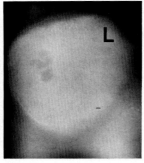

◁————————————————

**Abb. 383.** Bilateraler dorsaler Patelladefekt im Tomogramm mit *atypischer* Lokalisation. Anstelle dorsal-superolateral liegt er dorsal-superomedial

Ein wichtiges pathologisches Stimulans für lokale Periostreaktionen ist die *Abhebung der Knochenhaut* von der übrigen Knochensubstanz. Entzündliches und nichtentzündliches Ödem, Eiter, extravasales Blut und (entzündliche, tumoröse) Zellproliferationen können auf diese Weise eine periostale Knochenneubildung auslösen. Bei der Arthritis breitet sich vor allem das periartikuläre Ödem, bei Kindern viel öfter

als bei Erwachsenen, auch subperiostal aus. Das Periost wird dadurch abgehoben und bildet Knochensubstanz; sie zeigt sich als *singuläre Lamelle* (Abb. 385 und 386). Verläuft dieser Vorgang in Schüben, so entsteht eine *mehrschichtige Lamelle* (Abb. 387). Bei sehr protrahierten Periostreaktionen verschmilzt der neugebildete periostale Knochen sofort mit der Kompakta und ist von ihr nicht mehr abzugrenzen. Auf diese Weise entstehen z. B. die sog. Kolbenphalanx (Abb. 388; s. Abb. 477 u. S. 221) und die Gelenksockelhypertrophie (S. 221).

Die begleitenden arthritischen Periostreaktionen verlaufen vornehmlich *parallel* zur Knochensilhouette und dehnen sich an kleinen Knochenröhren mehr oder weniger weit epi-/meta-/diaphysär aus.

Von der entzündlichen epi-/meta-/diaphysären Periostlamelle muß an den Grundphalangen der Zehen 2–5 die sog. Diaphysenmanschette unterschieden werden (s. Abb. 386). Sie entsteht als konstruktive Streßadaption zur Erhaltung der diaphysären Tragfähigkeit (s. Abb. 749).

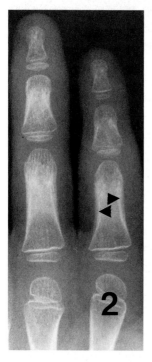

**Abb. 384.** Juvenile chronische Arthritis mit Weichteilschwellung am PIP 2 und DIP 3. *Pfeilspitzen:* Periostale Reaktion, die sich über die ganze Grundphalanx ausbreitet. Periostreaktion auch an der Grundphalanx 3

MEMO

Infektiöse Periostreaktionen können sich nach Ausheilen der Infektion zurückbilden.

MEMO

Osteodestruktion ohne Periostreaktion: aggressiver Prozeß = Infektion oder maligner Tumor.
Osteodestruktion plus *transfokale* Periostreaktion: Infektion >>> maligner Tumor.
Osteolytischer Fokus plus *isotope* Periostreaktion: Malignom >>> Infektion.

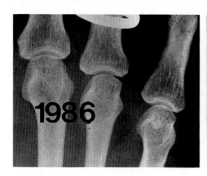
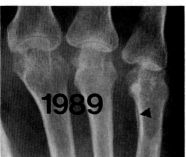

**Abb. 385.** Verlaufsbeobachtung einer Rheumatoiden Arthritis über 3 Jahre (*1986–1989*). Im Bereich der MCP-Gelenke 3–5 entwickeln sich eine Verschmälerung des Gelenkspaltes, Erosionen und im meta-diaphysären

Übergang eine singuläre Periostlamelle (*Pfeilspitze*). Bei der adulten Rheumatoiden Arthritis treten Periostreaktionen sehr viel seltener auf als bei den seronegativen Spondarthritiden. Diffuses Knochendefizit (*1989*)

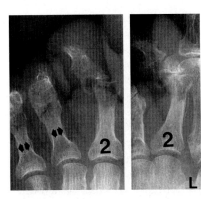

**Abb. 386.** Singuläre Periostreaktion zur Differentialdiagnose der Diaphysenmanschette an den Grundphalangen der Zehen (Dihlmann et al. 1972): Die entzündliche Periostreaktion breitet sich von einer pyogenen Arthritis des PIP-Gelenks der 2. Zehe auf die Grundphalanx aus. Begleitet wird die Entzündung von einer starken Weichteilschwellung der 2. Zehe (Daktylitis, Wurstzehe). Die *kurzen Pfeile* zeigen auf die Diaphysenmanschette der Grundphalanx, die wie eine Schienenhülse die Mitte der Diaphyse umgibt: physiologisches Streßphänomen (S. 381)

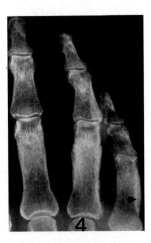

**Abb. 388.** 78jährige Patientin. Nach mehrjähriger Fluoridtherapie wegen Stammskelettosteoporose sind Periostreaktionen entstanden, die an der Grundphalanx 4 zur sog. Kolbenphalanx geführt haben. Die Kolbenphalanx ist grundsätzlich die Folge einer sehr langsamen Periostapposition. Dadurch verschmilzt die Periostreaktion sofort mit der kompakten Knochensubstanz, und das Bild der Kolbenphalanx entsteht. Die Kolbenphalanx ist daher nicht die Folge einer bestimmten Krankheit, sondern spiegelt eine periostale Reaktionsweise in der Zeit wider. An der lateralen Kontur des Schaftes der Grundphalanx 5 zeigt sich die fluoridinduzierte Periostreaktion an einer breiten singulären Periostlamelle (*Pfeilspitze*)

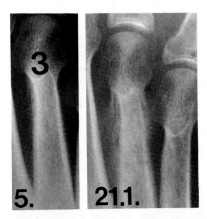

**Abb. 387.** Entstehung zirkulärer mehrschichtiger Periostlamellen am MTP 3 im Verlauf einer hämatogenen Periostitis in 16 Tagen (*5.–21. 1.*)

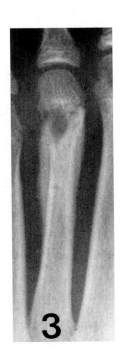

**Abb. 389.** Folgende differentialdiagnostische Regel gilt: Bei Tumoren tritt die Periostreaktion nur dort auf, wo sie von Tumorzellen ausgelöst wird. Bei osteomyelitischen Prozessen dehnt sich die Periostreaktion weit über den entzündlichen Fokus aus. Die Ursache dafür ist wahrscheinlich das subperiostale Ödem oder subperiostaler Eiter, der sich unter dem Periostschlauch ausbreitet. Beispiel: osteomyelitische Einschmelzung an der Metaphyse des Metatarsus 3, Periostausbreitung bis zur Hälfte der Diaphyse

MEMO

> Bekannte Knocheninfektion plus weichteil- oder knochenwärts „angeknabberte" Periostreaktion: Der Prozeß ist aktiv, s. Abb. 391.

MEMO

> Umschriebenes Wurmstich- oder Mottenfraß-bild der Kompakta ohne Periostreaktion. Computertomographie: Flüssigkeit in der Markhöhle = Entzündung. Weichteilgewebe in der Markhöhle = Tumor. Knochengewebe in der Markhöhle = Entzündung oder Tumor. Irreguläre *intramedulläre* Knochenbildung = Tumor >>> Entzündung.

Die Tendenz zur *transfokalen* Ausbreitung der entzündlichen Periostreaktion gilt bei osteomyelitischen subperiostalen Ödemen, subperiostaler Eiteransammlung und entzündlicher Knocheneinschmelzung (Abb. 389–391; s. Abb. 183, 253, 361).

Tumoröse Zellproliferationen, nur *sehr selten* auch entzündliches Granulationsgewebe, führen dagegen zu *fokalen* Periostphänomenen, die den Knochenherd überhaupt nicht oder nur geringfügig an Ausdehnung überschreiten (Abb. 392). Dadurch erhält der periostale Knochen eine bandförmige Silhouette oder die Form eines soliden oder schalenartigen oder zwiebelschalenförmigen Kugelschnitts; er erscheint also rundlich oder oval konturiert (Abb. 393 A).

Falls Zellproliferationen, vor allem bei *malignen* Tumoren, seltener auch entzündliches Granulationsgewebe oder aggressiver Eiter die Knochenhaut

durchwachsen oder durchsetzen, so wird ein Teil des neugebildeten periostalen Knochens durchbrochen und dabei abgebaut. Auf diese Weise entsteht das sog. Codman-Dreieck (Abb. 393 B und 394; s. Abb. 611).

In ihrer Ausdehnung irgendwo unterbrochene Periostreaktionen, welchen Röntgenaspekts auch immer, oder sogar eine unterdrückte Periostneubildung, z. B. über einer umschriebenen Knochenläsion (s. Abb. 252), zeigen grundsätzlich ein „aggressives Agens" an, das durch die Röntgenbildanalyse und computertomographische Darstellung der benachbarten Knochensubstanz, Knochenmarkhöhle, Weichteilumgebung und nach den klinischen, evtl. bioptischen Befunden identifiziert werden muß.

Das Periost kann auf Tumor*infiltration* aber auch mit komplexer Knochenbildung reagieren, die metaphorisch als Sonnenstrahl-, Bürsten- und Samttyp der periostalen Spiculae (Abb. 395–397) eingeordnet wird.

Das Periost kann auch durch lokale, von *extraossären* Weichteilgeweben übergreifende pathologische Prozesse stimuliert werden. Dabei gibt es 4 grundsätzliche Reaktionsmöglichkeiten:

1. Der Prozeß übt starken lokalen Druck aus, z. B. ein chronischer Kniegelenkerguß (s. Abb. 300), ein periostnaher gutartiger oder ein langsam wachsender bösartiger Weichteiltumor. Dann entsteht keine periostal gebildete Knochensubstanz, sondern ein Knochendefekt – die Druckerosion (s. Abb. 173, 294, 295).

2. Die Knochenhaut kann durch einen entzündlichen Weichteilprozeß aktiviert werden, der die

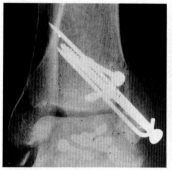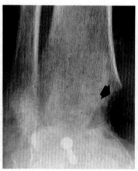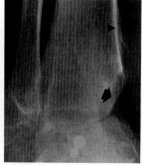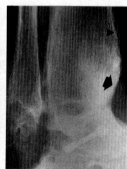

**Abb. 390.** Osteosynthetisch versorgte Fraktur des Malleolus medialis sowie Außenknöchelausriß und Talusfraktur mit postoperativer Infektion (Osteomyelitis und pyogene Arthritis). Im Verlauf von 13 Monaten (*linker bis ganz rechter Bildteil*) kommt es zur Abheilung der Infektion und zur knöchernen Sprunggelenkankylose. Nach Entfernung des malleolären Fragments und des meisten Osteo-

synthesematerials glättet sich der infizierte Frakturrand (*Pfeile*): Reparationsphänomen. Die trotzdem entstehende entzündliche Periostreaktion – Indikator der Entzündungsaktivität – bildet sich erst nach weiterer Antibiotikatherapie teils zurück, teils wird sie eingebaut (*Pfeilspitzen*); außerdem kommt es zur Remineralisation: Abheilung

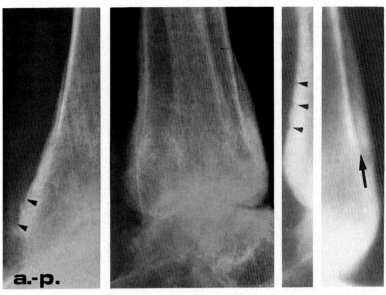

**Abb. 391.** Zustand nach Synovektomie des oberen Sprunggelenks mit Sekundärinfektion. Die Periostanalyse läßt folgende histologisch bestätigte Einschätzung zu: Auf den beiden seitlichen Schichtaufnahmen und auch auf der a.-p. Aufnahme erscheinen die Konturen der Periostreaktionen an der Tibia wie „angeknabbert" (*Pfeilspitzen*). Dieser Befund spricht dafür, daß es sich um einen noch floriden periostitischen (bakteriellen) Prozeß handelt. Die vordere Periostlamelle ist nach vorne glatt konturiert und von der Kompakta „abgehoben" (*Pfeil*). In diesem Bereich finden sich zarte Arrodierungen. Daraus kann ebenfalls auf die Aktivität der Periostitis geschlossen werden

ruhenden osteogenen Knochenhautzellen – Präosteoblasten genannt – wahrscheinlich durch Mediatorsubstanzen aktiviert. Auf diese Weise kommt es, z. B. bei Phlegmonen, zu lamellär oder ähnlich geformten Periostreaktionen (Abb. 398 und 399), die als Periostitis einzuordnen sind und die Frage aufwerfen, ob der darunter liegende Knochen bereits mitinfiziert ist.

3. Es ist möglich, daß *maligne* Weichteiltumoren die Knochenhaut erreichen und in sie und die darunter liegende Knochensubstanz einwachsen. In Abhängigkeit von der Tumorwachstumsgeschwindigkeit kommt es dann zu einer mehr oder weniger ausgeprägten knöchernen Periostreaktion – langsameres Tumorwachstum – oder die periostale Knochenneubildung unterbleibt und der Knochen wird sogleich erodiert – schnelles Tumorwachstum. Gelegentlich lösen auch *entzündliche* Weichteilprozesse überhaupt keine oder eine nur geringfügige Knochenneubildung aus, wenn sie das Periost umspülen; vielmehr arrodieren sie sogleich den Knochen. Wahrscheinlich ist dies die Folge einer toxischen Wirkung auf die periostalen Präosteoblasten und wird vor allem bei Patienten mit infizierter Gangrän beobachtet (Abb. 400).

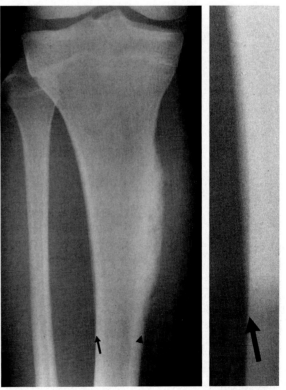

**Abb. 392.** Juxtakortikales Osteosarkom am proximalen Tibiaschaft. Die makroskopische Tumorausbreitung und die Ausdehnung der Periostreaktion stimmen überein (*Pfeil, Pfeilspitze*)

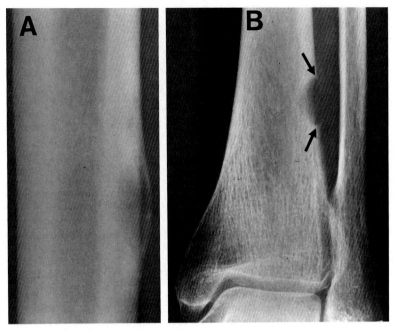

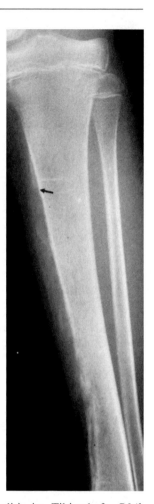

**Abb. 393. A** Kompaktaosteolyse im Bereich der Diaphyse des linken Femurs mit schalenartiger *kontinuierlicher* Periostreaktion. Die Form der Periostreaktion weist auf langsames Wachstum hin (*Histologie:* eosinophiles Knochengranulom). Eine Periostreaktion in der Form eines Uhrglasprofils ist auch bei der aneurysmatischen Knochenzyste bekannt, die, wenn auch selten, in der Diaphyse auftreten kann. **B** Kompaktaosteolyse, die das abgehobene Periost durchwachsen und weitgehend zerstört hat. Nur noch an den Rändern der Osteolyse sind Reste des Periosts im Sinne eines Codman-Dreiecks zu erkennen (*Pfeile*): Metastase eines Urothelkarzinoms

**Abb. 394.** Floride Osteomyelitis im Tibiaschaft. *Pfeil:* Codman-Dreieck, d. h., entzündliches Granulationsgewebe und/oder Eiter haben das Periost abgehoben und abgebaut. Dadurch entsteht ein dreieckiger oder keilförmiger Knochenschatten. Das Codman-Dreieck kommt also nicht nur bei Neoplasmen vor!

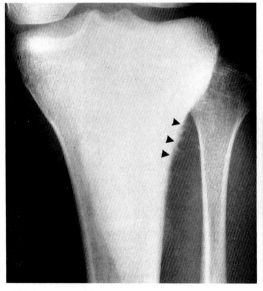

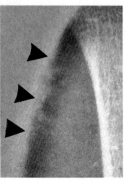

**Abb. 395.** Osteoplastisches Osteosarkom der Tibia mit Spiculae vom Bürstentyp (*Pfeilspitzen,* s. auch die Ausschnittvergrößerung)

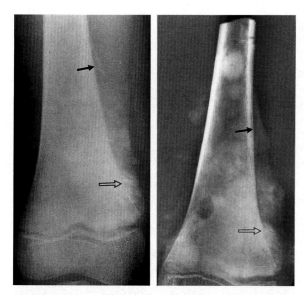

**Abb. 396.** Codman-Dreieck (*Pfeile*) und komplexe Periostreaktion vom Samttyp (*offene Pfeile*) bei einem Osteosarkom mit Metastasen in der Markhöhle (s. das vom Weichteilmantel entfernte Operationspräparat, *rechts*)

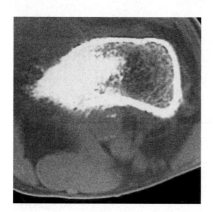

**Abb. 397.** Computertomographische Darstellung der spikulären Periostreaktion bei einem Osteosarkom im Bereich der distalen Femurmetaphyse

4. Eine weitere Alternative ist die Arrosion des neugebildeten periostalen Knochens durch den malignen Weichteiltumor (Abb. 401).

*Streßperiostose.* Periostal gebildeter Knochen kann als sog. Streßperiostose auftreten. Auf diese Weise entstehen periostale Stützstreben und Schienenhülsen, die eine herabgesetzte mechanische Belastbarkeit des Knochengewebes anzeigen oder sich an Stellen pathologisch erhöhter mechanischer Krafteinwirkung und/oder verminderter Trag- und Stützfähigkeit des Knochens manifestieren (S. 374ff.).

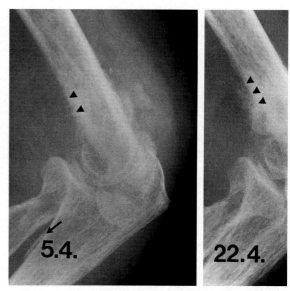

**Abb. 398.** Infizierte suprakondyläre Humerusfraktur, deswegen Spickdrahtentfernung. *5. 4.:* Die homogenisierende Weichteilschwellung weist in Verbindung mit den Kalkbröckeln auf eine eitrige Infektion (Phlegmone) hin, die zu einer rasch aufschießenden Periostreaktion geführt hat (*Pfeilspitzen*). Die Periostlamelle (*Pfeil*) an der proximalen Ulna zeigt die distale Ausdehnung der Weichteilinfektion an. *22. 4.:* Zunahme der irregulären Periostreaktion (*Pfeilspitzen*), d. h., die Entzündung ist noch aktiv

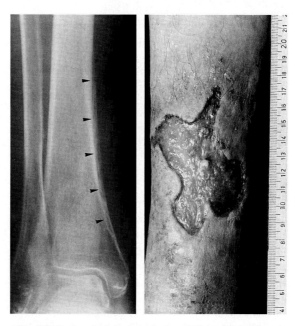

**Abb. 399.** Patientin mit chronischem Ulcus cruris. Fortgeleitet von dem infizierten Weichteildefekt ist an der medialen Tibiasilhouette eine Periostreaktion (*Pfeilspitzen*) aufgetreten

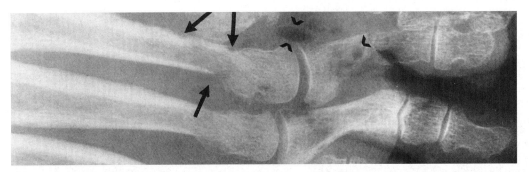

**Abb. 400.** Infizierte Gangrän, die sich nach proximal phlegmonös ausbreitet. An mindestens 3 Stellen ist der 2. Metatarsus arrodiert (*Pfeile*). Darüber hinaus sind gering- fügige Periostreaktionen am Metatarsusschaft zu erkennen. Das Weichteilemphysem (*markiert*) zeigt die Anaerobierinfektion an

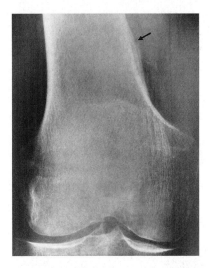

**Abb. 401.** Knochennahes Angiosarkom in den Weichteilen des Oberschenkels. Der Tumor hat das Periost erreicht, zu einer mehrschichtigen Periostreaktion geführt und die Periostreaktion arrodiert (*Pfeil*). Der Patient kam wegen uncharakteristischer Schmerzen zur Röntgenuntersuchung und berichtete über ein Weichteiltrauma des rechten Oberschenkels vor 1–2 Monaten. Der Verdacht eines Weichteilmalignoms kam auf wegen der arrodierten Periostreaktion und führte zur Biopsie

*Systemische Periostosen.* Vielfältige systemische Perioststimuli sind bekannt, die auf unbekannte Weise, über die bereits geschilderten pathogenetischen Mechanismen oder aufgrund spezifischer pharmakologischer oder pathobiochemischer Wirksamkeit mehr oder weniger ausgebreitete periostale Knochenneubildungen induzieren. Dazu gehören die *erworbenen* Periostreaktionen bei Vitaminmangel (Vitamine C und D), Vitamin-A- (s. Abb. 1033) und -D-Überdosierung, durch synthetische Vitamin-A-Derivate (Retinoide – s. Abb. 1033 – zur Therapie bestimmter Dermatosen), bei Prostaglandin-$E_1$-Therapie von

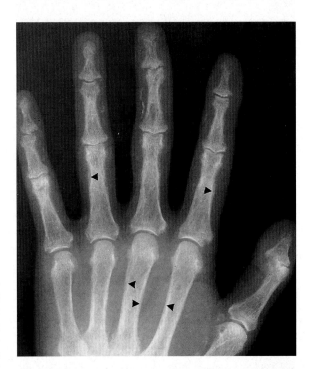

**Abb. 402.** Primärer Hyperparathyreoidismus mit sekundärer Niereninsuffizienz; Langzeithämodialyse. Folgende Röntgenbefunde des Hyperparathyreoidismus sind zu erkennen: Periostappositionen (Metakarpusschäfte, Grundphalangendiaphysen, *Pfeilspitzen*), Erosionen der artikulierenden Knochen (MCP-Gelenke 1–5, DIP), subperiostale Resorptionen (Mittel- und Grundphalangen), Akroosteolyse (Nagelfortsätze), Gefäßwandverkalkungen kleiner Handarterien (unspezifischer Hinweis auf eine chronische Stoffwechselstörung)

Säuglingen mit angeborenen zyanotischen Herzvitien, bei endemischer, industrieller und therapeutischer Fluorose (s. Abb. 388, 428), beim Hyperparathyreodismus oder bei renaler Osteodystrophie (Abb. 402 und 403). Beim Caffey-Syndrom (infantile kortikale Hyperostose im Säuglingsalter), nach wiederholten Kindesmißhandlungen („battered child syndrome"), bei Akropachie (Abb. 404), venöser oder lymphatischer Stase und hypertrophischer Osteoarthropathie dominiert ebenfalls die Reaktion der Knochenhaut.

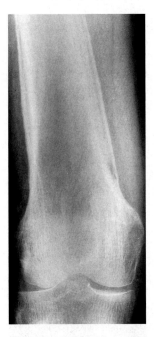

**Abb. 403.** Ausgeprägte Periostreaktion bei sekundärem Hyperparathyreoidismus (Patientin mit terminaler Niereninsuffizienz; Langzeithämodialyse). Die Differentialdiagnose gegenüber der hypertrophischen Osteoarthropathie (Marie-Bamberger-Syndrom) ist durch die Anamnese sowie durch die klinischen und röntgenologischen Befunde des Hyperparathyreoidismus zu stellen

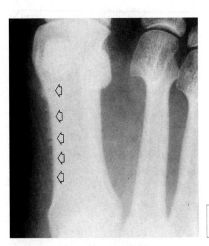

**Abb. 404.** Zahlreiche flammenförmige periostale Exkreszenzen (*offene Pfeile*) bei Akropachie. Diese Form der Periostreaktion an kleinen Röhrenknochen sollte immer den Verdacht auf eine Akropachie erwecken.

*Akropachie.* Zu den Manifestationen des autoimmunen endokrinopathischen Multiorgansyndroms Typ B gehört die Akropachie. Dabei handelt es sich also um ein erweitertes Organspektrum des M. Basedow im Erwachsenenalter. Bei dieser Betrachtungsweise ist der M. Basedow eine immunogene Multisystemerkrankung, die neben der Hyperthyreose und diffusen Schilddrüsenvergrößerung mit einer infiltrativen Ophthalmopathie und infiltrativen Dermopathie einhergehen kann. Die Lokalisation der infiltrativen Dermopathie an der Vorderfläche der Unterschenkelhaut wird als prätibiales Myxödem bezeichnet. Wenn die im Korium sich abspielende infiltrative Dermopathie an den Händen und Füßen an das Periost heranreicht, reagiert die Knochenhaut mit spikulär-periostaler Akropachie. Die Weichteilschwellung imponiert als Trommelschlegelfinger und -zehen.

MEMO

Auch bei *diskreten* Periostreaktionen ohne bekannte lokale oder systemische Ursache: Marie-Bamberger-Syndrom? Die sensitivere Skelettszintigraphie gibt die Antwort (mehr oder weniger symmetrische Osteoblastenhyperaktivität an Röhrenknochen).

*Hypertrophische Osteoarthropathie.* Die hypertrophische Osteoarthropathie (Marie-Bamberger-Syndrom, Abb. 405–407) ist eine Zweiterkrankung – daher auch die Bezeichnung „sekundäre" hypertrophische Osteoarthropathie. Sie gibt sich durch nichterosive Arthritiden oder Arthralgien, bilateral-symmetrische periostale Knochenappositionen an den Schäften, seltener gleichzeitig auch metaphysär oder dia-/meta-/epiphysär an großen und kleinen Röhrenknochen und an Trommelschlegelfingern (-zehen) mit Uhrglasnägeln zu erkennen.

Als Grundleiden werden vor allem Herz-, Mediastinal-, Lungen- und Pleuraerkrankungen beschrieben, aber auch Leberzirrhose und Leberzellkarzinom, entzündliche und neoplastische Erkrankungen des Intestinaltraktes, die Takayasu-Arteriitis (Sanders u. Fischbein 1987) und Laxanzienabusus. Das Marie-Bamberger-Syndrom bildet sich zurück, wenn die Grundkrankheit beseitigt ist.

Nur bei weniger als 5% der Patienten mit hypertrophischer Osteoarthropathie läßt sich keine definierbare Grundkrankheit nachweisen – *idiopathische hypertrophische Osteoarthropathie* (Keysser u. Krüger 1990). Außerdem gibt es eine androtrope *hereditäre hypertrophische Osteoarthropathie (Touraine-Solente-Golé-Syndrom, Pachydermoperiostose,* Abb.

408). Die idiopathische und die hereditäre hypertrophische Osteoarthropathie werden als primäre Form der Erkrankung zusammengefaßt. Bei letzterer treten *zusätzlich* Haut- und Unterhautveränderungen auf, die zu tatzenförmigen Händen und Füßen, säulenförmiger Verdickung der Unterarme und Unterschenkel („Elefantenfüße") und zur Verdickung und Furchung der Gesichts- und behaarten Kopfhaut (Cutis verticis gyrata) führen. An den Endphalangen kommen Osteolysen vor. Selten dehnt sich die Pachydermoperiostose zu einer generalisierten Skeletthyperostose aus. Dann verknöchern auch die Gelenkkonstituenten (Kapsel-Band-Apparat, Gelenkknorpel, Menisken, Disken, intraossäre Membranen). Dieses hereditäre Krankheitsbild wird auch als *Hyperostosis generalisata* (Uehlinger 1942) bezeichnet.

Hinter einem schmerzlosen oder gering schmerzhaften einzelnen Trommelschlegelfinger kann sich ein Osteoidosteom verbergen. Im Röntgenbild fällt entweder ein verkalkter Nidus auf und/oder die gesamte Endphalanx ist knöchern aufgetrieben.

MEMO

> Akute (subakute) nichterosive MTP-Arthritis mit lamellärer Periostreaktion an der zugehörigen Grundphalanx: seronegative Spondarthritis, vor allem reaktive Arthritis.

Zu den Erkrankungen, bei denen Arthritiden im Vordergrund des klinischen Bildes stehen und die besonders zu Periostreaktionen neigen, gehören die Juvenile chronische Arthritis, welchen Typs (Sub-

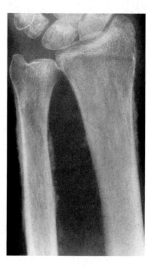

**Abb. 406.** Marie-Bamberger-Syndrom am distalen Unterarm (Patient der Abb. 405)

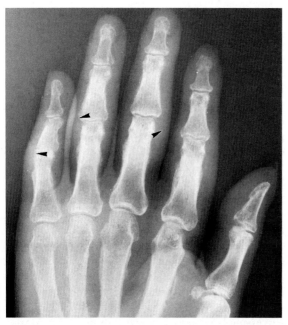

**Abb. 405.** Sekundäre hypertrophische Osteoarthropathie (Marie-Bamberger-Syndrom) bei einem Patienten mit Bronchialkarzinom im rechten Oberlappen. Die periostalen Reaktionen lassen sich bilateral-symmetrisch an den großen und kleinen Röhrenknochen beider oberer und unterer Extremitäten nachweisen. Die distalen Phalangen sind typischerweise ausgespart. Der Patient hat keine Trommelschlegelfinger oder -zehen, jedoch zeigt sich eine nichterosive PIP-Arthritis 3–5 links an ihren Weichteilzeichen (spindelförmige Auftreibung, *Pfeilspitzen*)

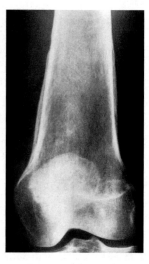

**Abb. 407.** Marie-Bamberger-Syndrom bei einem Patienten mit fortgeschrittener Lungenfibrose. *Beispiel:* linkes Femur

typs) auch immer, und die seronegativen (häufig HLA-B27-assoziierten) Spondarthritiden (Abb. 409 und 410). Bei der zuletzt genannten Krankheitsgruppe, einschließlich des Akquirierten Hyperostose-Syndroms (s. S. 635ff.) und seiner Altersvariante, der chronischen rekurrierenden multifokalen Osteomyelitis (s. S. 636), bei der Panarteriitis nodosa und beim systemischen Lupus erythematodes treten Periostreaktionen auch ohne Arthritiden oder weit entfernt von den erkrankten Gelenken auf (Abb. 411 und 412). Sie sind bei den letzteren die Antwort auf periostale (subperiostale) Vaskulitiden.

Im Verlauf der adulten Rheumatoiden Arthritis werden gelenknahe Periostreaktionen viel seltener beobachtet. Sie treten entweder als arthritisches Direktzeichen (s. Abb. 385) auf oder gehen auf eine Vaskulitis zurück (Abb. 413).

Zur nosologischen Einordnung periostaler Knochenneubildungen trägt maßgeblich das Wissen darüber bei, ob der Patient überhaupt an einer chronisch-entzündlichen Gelenkerkrankung leidet, ob das benachbarte Gelenk oder nur der unmittelbar subperiostale Knochen im Röntgenbild krankhaft verändert ist oder ob es sich um eine lokalisierte Periostaffektion – z. B. nach Trauma (Abb. 414) – oder eine ausgebreitete entweder polytope oder sogar bilateralsymmetrische, also systemische, Periostreaktion handelt.

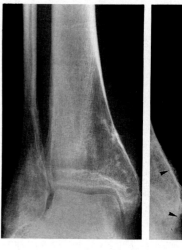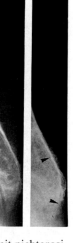

**Abb. 409.** Primäre Spondylitis ankylosans mit nichterosiver Arthritis im Talokruralgelenk (chronischer Gelenkerguß). *Pfeilspitzen:* Im distalen Anteil beider Unterschenkelknochen ist außerdem eine zarte Periostreaktion zu erkennen (bei seronegativen Spondarthritiden jedes Lebensalters besteht eine Tendenz zur ossifizierenden Periostitis)

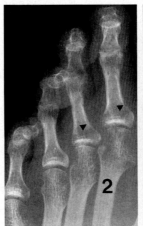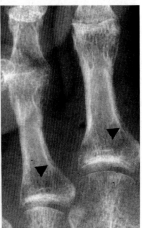

**Abb. 410.** Akutes Reiter-Syndrom mit subakuter, nichterosiver reaktiver Arthritis der MTP 2 und 3 (inhomogene Demineralisation als Ausdruck des arthritischen Kollateralphänomens, charakteristisch lokalisierte Periostreaktion, *Pfeilspitzen*). Die metaphysäre Lokalisation der Periostapposition erlaubt die Abgrenzung gegenüber der physiologischen Diaphysenmanschette (s. Abb. 386)

**Abb. 408.** Patient mit den typischen klinischen und röntgenologischen Befunden der Pachydermoperiostose (hereditäre primäre hypertrophische Osteoarthropathie, Touraine-Solente-Golé-Syndrom). Die Röntgenaufnahme des distalen Unterschenkels zeigt nicht nur die appositionelle Dickenzunahme, sondern auch die Verknöcherung der Membrana interossea. Bei Verknöcherungsvorgängen der Membranae interosseae der oberen und unteren Extremitäten muß differentialdiagnostisch auch an die Fluorose gedacht werden (Anamnese, auch hinsichtlich Fluortherapie, urbaner oder industrieller Fluorexposition)

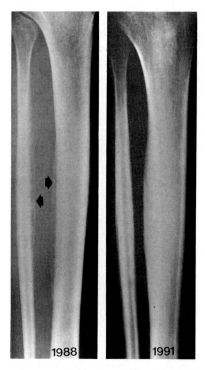

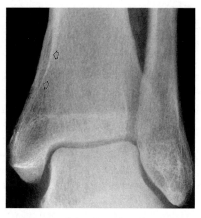

**Abb. 412.** Mehrschichtige lamelläre Periostreaktion im Bereich der distalen Tibiametaphyse (*offene Pfeile*) bei histologisch gesicherter leukozytoklastischer Vaskulitis. Der mehrschichtige Aspekt läßt 2 Schlußfolgerungen zu: Die Erkrankung verläuft am Ort der Periostreaktion in Schüben, und der Prozeß ist örtlich noch floride, da im Narbenstadium die einzelnen Periostlamellen miteinander verschmelzen würden

**Abb. 411.** Patientin mit Panarteriitis nodosa. Die Verlaufsbeobachtung (*1988–1991*) zeigt, daß als Folge einer periostalen Vaskulitis an den Tibia- und Fibulakonturen zarte appositionelle Knochenneubildungen (*Pfeile*) zu erkennen sind. Nach 3 Jahren sind diese Periostreaktionen entweder in die kompakte Knochensubstanz eingebaut oder teilweise resorbiert

MEMO

Tuberöse Sklerose: Nebeneinander von periostaler und endostaler Knochenneubildung (Markraumeinengung oder Verödung) und kleinen Knochenzysten an kurzen Röhrenknochen.

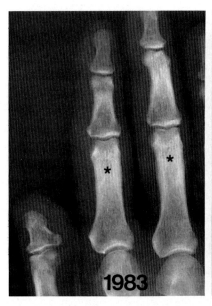

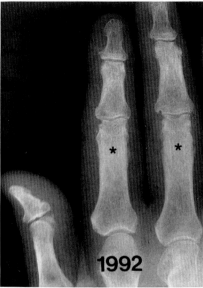

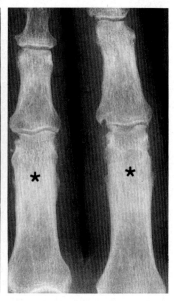

**Abb. 413.** Verlaufsbeobachtungen einer Rheumatoiden Arthritis. Im Vergleich zu *1983* läßt sich *1992* eine erosive Arthritis an den PIP- und MCP-Gelenken nachweisen. Darüber hinaus springen vor allem an den Grundphalangen 2 und 3 (*Asterisken*) Veränderungen im Sinne einer Kolbenphalanx auf. *Histologie:* Vaskulitis, die zu einer periostalen Reaktion geführt hat. *Nebenbefund:* Brachytelephalangie 1

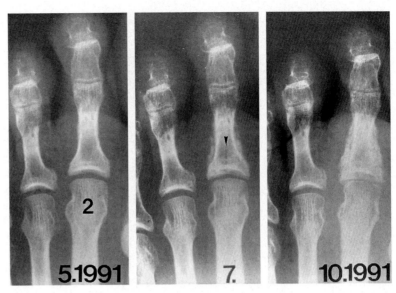

**Abb. 414.** Verlauf (*5. 1991–10. 1991*) einer nicht erkannten Fissur der Grundphalanx 2 und eines schalenförmigen Abbruchs aus dem Gelenksockel der Grundphalanx 3. Durch die fehlende Ruhigstellung kommt es zu einer starken Periostreaktion und zu einer Verknöcherung des Gelenkknorpels im 2. MTP. Im Juli (*7.*) 1991 wird die Fissur durch Randresorption eindeutig sichtbar (*Pfeilspitze*). Die Gelenkknorpelverknöcherung ist ein extrem seltenes posttraumatisches Ereignis

Die *tuberöse Sklerose* (Abb. 415) geht mit polytopen Periostappositionen ohne entzündliche Gelenkerkrankung einher. Bei dieser vererbten oder sporadisch auftretenden Phakomatose haben die Skelettveränderungen klinisch keine Bedeutung. Ihr diagnostischer Wert ist jedoch groß; denn sie kommen bei 50% der Patienten vor. Außerdem hat etwa die Hälfte der Patienten mit tuberöser Sklerose *keine* Hautveränderungen (Adenoma sebaceum Pringle der mittleren Gesichtspartien, sog. Chagrinlederhaut am kaudalen Körperstamm, Café-au-lait-Flecke und subunguale Fibrome). Überhaupt reicht das Merkmalsspektrum der tuberösen Sklerose von völliger Gesundheit bis zu schwersten körperlichen und geistigen Behinderungen (therapieresistente Epilepsie, Riesenzellastrozytome, Niereninsuffizienz, Nierenzellkarzinom, blutende Angiomyolipome). Bei Patienten mit Epilepsie oder Schwachsinn, aber ohne Hautveränderungen, können die charakteristischen Knochenbefunde einschließlich band- oder fächerförmiger sowie fleckiger Hyperostosen in der spongiösen Knochensubstanz (Hirnschädel, Beckenknochen) zur ätiologischen Klärung beitragen. Entsprechendes gilt für zerebrale Kalkherde, die vor allem in den Stammganglien, in der Umgebung des 3. Hirnventrikels und in der Hirnrinde auftreten.

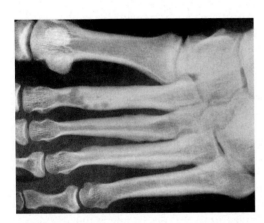

**Abb. 415.** Polytope endostale und periostale Knochenappositionen *ohne* Gelenkerkrankung. Patient mit tuberöser Sklerose. Die zystischen Aufhellungen im Metatarsus 2 und in der 4. Grundphalanx des Patienten spiegeln den Ersatz der Knochensubstanz durch proliferiertes kollagenes Bindegewebe wider. Die Kombination endostaler und periostaler Knochenappositionen mit zystischen Knochenstrukturauflockerungen ist ein typischer Befund der tuberösen Sklerose

*Pseudoperiostitis.* Bei der Pseudoperiostitis wird eine Periostlamelle (überwiegend an kleinen Röhrenknochen) vorgetäuscht. Ihr liegt ein mehr oder weniger ausgedehntes schmales (intrakortikales) Resorptionsband – Exzessivstriation – in der kompakten Knochensubstanz zugrunde (Abb. 416; s. Abb. 240, 423). Die Pseudoperiostitis wird bei chronischer Demineralisation infolge Inaktivität, bei Reflexdystrophien, hyperparathyreoter Stoffwechsellage, manchmal auch bei seniler Osteoporose beobachtet.

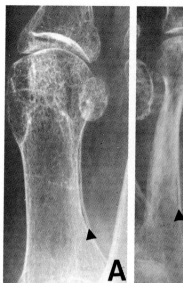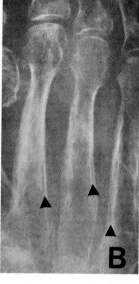

**Abb. 416A, B.** Pseudoperiostitis durch laminar-intrakortikale Knochenresorption der Diaphyse des Metatarsus 1 (A, *Pfeilspitze*) bei einem Patienten im endatrophischen 3. Stadium eines Sudeck-Syndroms. **B** Metatarsale Pseudoperiostitis (*Pfeilspitzen*) im dystrophischen 2. Stadium eines Sudeck-Syndroms

## Gelenkfehlstellungen

Die physiologische Stellung eines Gelenks im Raum wird – abgesehen von physikalischen Größen wie Luftdruck und Gravitation – vom morphologischen Zustand seines Gleit- und Stützgewebes bestimmt. Dazu gehören die Form und Befindlichkeit der beiden knöchernen Gelenksockel und des Gelenkknorpels, des Kapsel-Band-Apparats und seiner Insertionen. Die zugehörigen Muskeln, Sehnen, Sehnenscheiden und der Zustand des Integuments beeinflussen ebenfalls die Gelenkstellung, die auf den Übersichtsaufnahmen beurteilt wird.

Jede nachhaltige strukturelle Veränderung an den genannten Konstituenten führt zur Fehlstellung, die oft mit Instabilität des betroffenen Gelenks verbunden ist. Die Instabilität offenbart sich spontan als Fehlstellung der artikulierenden Knochen oder läßt sich aktiv durch willkürlichen Muskelgebrauch oder durch externe (passive) Krafteinwirkung, z. B. durch die strahlengeschützten Hände einer Assistenzperson oder ein entsprechend konstruiertes Haltegerät, provozieren.

Die praktisch wichtigste Ursache von Gelenkfehlstellungen ist das *Trauma*. Das Spektrum der Gelenktraumen spannt sich von den Weichteilverletzungen – Gelenkkontusion (Gelenkprellung), Distorsion (Ver-

stauchung), Kapsel-Band-Ruptur mit oder ohne spontaner Gelenkfehlstellung, Luxation (Ausrenkung) – bis zu den knöchernen Gelenkschäden wie Gelenkfrakturen, darunter auch Gelenkknorpelfrakturen, Bandausrißfrakturen und Luxationsfrakturen einschließlich derjenigen im Wachstumsalter, bei denen die gelenknahen Epiphysenfugen oft mitverletzt werden.

Im Verlauf von *Arthritiden, Arthrose* und *Arthropathien* kann es ebenfalls zu Gelenkfehlstellungen kommen. Daher werden bei der Gelenkentzündung die Fehlstellungen zu den arthritischen Direktzeichen gezählt. Die röntgenologisch erkannte Fehlstellung gehört zur Beurteilung der jeweiligen Gelenkerkankung. Sie bestätigt oder ergänzt das klinische Bild und weist manchmal der Therapie den Weg.

Röntgenologisch erkannte nichttraumatische Gelenkfehlstellungen können Informationen liefern, die über die Beschreibung des lokalen Gelenkbefundes hinausgehen, beispielsweise maßgeblich zur Diagnose beitragen und/oder den klinischen Krankheitsverdacht bestätigen oder die Pathogenese der Gelenkerkankung erhellen. Unter diesen Gesichtspunkten sei hier auf die Ikonographie der Gelenkfehlstellungen eingegangen.

*Fingerfehlstellungen.* Bei polyartikulären Erkrankungen können an den *Fingern* vielfältige *irreguläre,* bilateral-asymmetrische Fehlstellungen auftreten. Aus statistischer Sicht kommt dies besonders häufig bei der Arthritis psoriatica (Abb. 417) vor.

Für die Handpolyarthrose sind weder die Bezeichnungen „reguläre" noch „irreguläre" Fehlstellungen gerechtfertigt. Vielmehr werden folgende Fehlstellungstendenzen beobachtet: DIP: radiale Abweichung, Flexion; PIP: ulnare Deviation (Abb. 418); MCP 1: ulnare Verschiebung; MCP 2–5: radiale Verschiebung (Abb. 419); CMC 1: radiale Subluxation und/oder Adduktion (Abb. 420). Die Rheumatoide Arthritis zeichnet sich durch eher bilateral-symmetrische regelhafte Fingerfehlstellungen aus. Dazu gehören die ulnare Langfingerdeviation und volare Subluxation in den MCP (Abb. 421), die Schwanenhals- und Knopflochdeformität der Fingergelenke und die funktionell ungünstige Z-förmige, mehr oder weniger 90°-/90°-Deformierung des Daumens (90°-Flexionskontraktur im MCP 1, 90°-IP-Überstreckung, Abb. 422; s. Abb. 417, 423).

Die Ulnardeviation in den MCP entsteht im Zusammenhang mit der Erkrankung des distalen Radioulnargelenks und der Tenosynovitis des M. extensor carpi ulnaris. Die Sehnenscheidenerkrankung führt zur Gleitstörung der Sehne des M. extensor carpi ulnaris. Dann überwiegen die radialwärts gelegenen

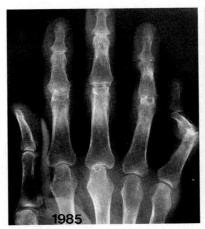 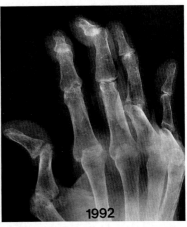

**Abb. 417.** Die Verlaufsbeobachtung (*1985–1992*) bei Arthritis psoriatica zeigt die Entwicklung der bei dieser Krankheit häufigen irregulären Fingerfehlstellungen. Dies gilt für die Finger 2–5. Am Daumen ist dagegen die charakteristische Z-förmige (90°/90°) Fehlstellung aufgetreten, die sehr häufig auch bei der Rheumatoiden Arthritis vorkommt

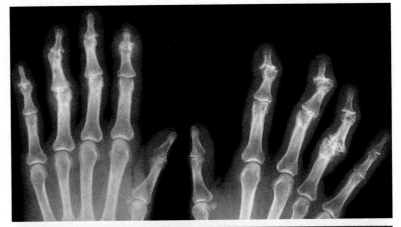

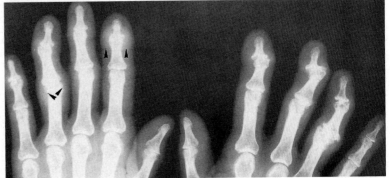

**Abb. 418.** Fingerpolyarthrose mit der Tendenz zur radialen Abweichung im Bereich der DIP. Die Flexionstendenz ist am DIP 2 links zu erkennen. An mehreren arthrotisch veränderten PIP fällt die ulnare Deviation auf. Die Betrachtung vor einer Grelleuchte zeigt in 2 Gelenken die Arthroseaktivierung (Erguß) an der symmetrischen Weichteilverdichtung an (*Pfeilspitzen*)

Handextensoren und lösen eine Radialrotation der Karpalia und damit der Mittelhand aus. Bei synovitischer Überdehnung des Retinaculum extensorum gleiten die Streckersehnen über den MCP nach ulnar ab, und bei gleichzeitiger synovitischer Schädigung des Kapsel-Band-Apparates der MCP entwickelt sich durch den asymmetrischen Sehnenzug die Ulnardeviation – die Ulnardrift – der Langfinger in den MCP. Unter der Bezeichnung „adulte Handskoliose" (Abb. 423) ist diese komplexe Fehlstellung zusammengefaßt. Die Ulnardeviation der MCP 2–5 setzt also synovitische Schädigungen im proximalen *und* mittleren Handbereich voraus.

Betrachtet man die Röntgenaufnahme der Hand eines Polyarthritikers mit Ulnarabweichung der Langfinger, so erkennt man im Zusammenhang mit den Fingerfehlstellungen „adäquat" ausgeprägte andere arthritische Direktzeichen, z. B. Erosionen und Gelenkspaltverschmälerung. Gelenkfehlstellung, Erosion des Gelenksockels und Verschmälerung des röntgenologischen Gelenkspaltes treten also im Kontext auf.

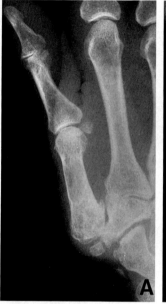
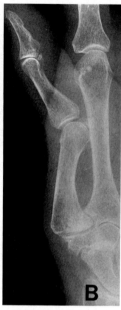

**Abb. 420 A, B.** Arthrotische Fehlstellungen des Daumensattelgelenks. A Subluxation (Trapezdysplasie) und geringe Adduktion, B starke Adduktion. Bei der Rhizarthrose (CMC-1-Arthrose) werden häufig knöcherne Kapselmetaplasien (Kapselosteome) beobachtet (*A*)

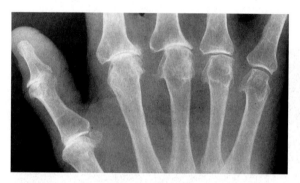

**Abb. 419.** MCP-Arthrose. Am MCP 1 ist eine ulnare Verschiebung, an den MCP 2–4 eine radiale Verschiebung entstanden

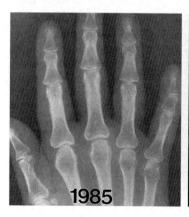
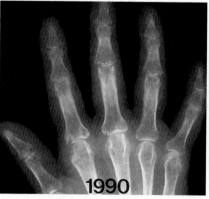
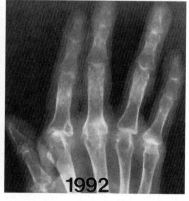

**Abb. 421.** Verlaufsbeobachtung bei Rheumatoider Arthritis. *1985:* Prodromalstadium mit Arthralgien und vasomotorischen Phänomenen. *1990:* 5 Jahre später sind an den MCP arthritische Direktzeichen zu erkennen, *1992:* Ulnare Verschiebung im MCP 2 und 4, volare Subluxation im MCP 3, geringe volare Subluxation im MCP 5, ulnare Verschiebung im MCP 1. 1985 kein Knochendefizit, 1990 Knochendefizit vor allem in den Gelenksockeln, 1992 hat das Knochendefizit alle Knochenanteile erfaßt

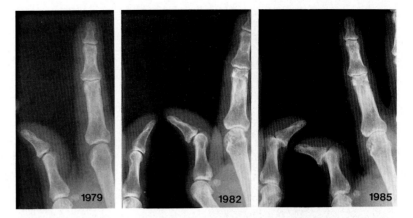

**Abb. 422.** Verlaufsbeobachtung (*1979–1985*) bei adulter Rheumatoider Arthritis mit Entwicklung der Z-förmigen (90°-/90°) Fehlstellung des Daumens

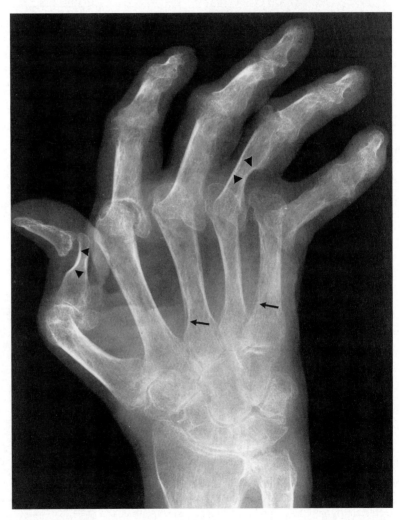

**Abb. 423.** Fortgeschrittene Rheumatoide Arthritis. Die Handskoliose stellt sich dar (Radialrotation der Karpalia und Mittelhandknochen, ulnare Abweichung in den MCP 2–5). Außerdem sind die MCP-Gelenke 3–5 volar luxiert, und am Daumen zeigt sich die 90°-/90°-Deformität. Die 90°-Überstreckung im Interphalangealgelenk des Daumens hat zu einer Interposition der Gelenkweichteile im distalen Abschnitt der Grundphalanx geführt. Dadurch ist eine Druckerosion (*Pfeilspitzen*) entstanden. *Pfeilspitzen:* 2. Druckerosion an der 4. Grundphalanx. Die starke Demineralisation (Glasknochen) des gesamten Handskeletts hat an den Metakarpalia 3 und 5 zu einer Pseudoperiostitis geführt (*Pfeile*)

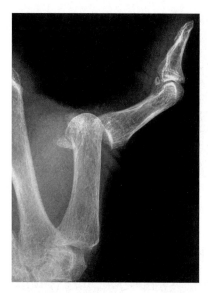

**Abb. 424.** Traumatische Luxation im MCP 1 ohne knöcherne Begleitverletzung

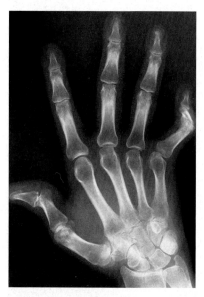

**Abb. 425.** 34jährige Patientin mit Lupus erythematodes systemicus. Die Patientin klagt über geringe Gelenkbeschwerden im Handbereich und Morgensteifigkeit. Im Verlauf der letzten 2 Jahre haben sich eine Beugefehlstellung im PIP 5 (erworbene Kamptodaktylie), eine ulnare Abweichung in den Fingergrundgelenken 3–5 sowie die Fehlstellung im CMC 1 und im IP-Gelenk des Daumens entwickelt. Die Röntgenaufnahme zeigt die beschriebenen Fehlstellungen, jedoch keine Röntgenzeichen einer erosiven Arthritis. Unter Berücksichtigung der klinischen Diagnose (systemischer Lupus erythematodes) handelt es sich um die typische deformierende, nichterosive Lupus-Gelenkerkrankung, die allerdings nur bei einem kleinen Teil der Patienten auftritt

Dagegen spricht die mono- oder oligotope Disparität zwischen Fehlstellung und Unversehrtheit der Gelenksockel auch ohne Kenntnis der Anamnese für ein Gelenkweichteiltrauma (Abb. 424).

Falls diese Disparität bei polytopen Gelenkerkrankungen auftritt, beispielsweise die Ulnardeviation dominiert und Erosionen an den MCP überhaupt nicht oder nur sehr diskret ausgeprägt sind, müssen die differentialdiagnostischen Erwägungen auf bestimmte Gelenkveränderungen beim systemischen Lupus erythematodes – gewöhnlich dem Sammelbegriff *Jaccoud-Syndrom* untergeordnet – gerichtet werden.

MEMO

> Verdacht auf klassische Kollagenose: Wenn eine nichterosive oder erosive Oligo- oder Polyarthritis mit klinisch auffallenden Organmanifestationen einhergeht.

*Lupus erythematodes systemicus.* Der Lupus erythematodes systemicus gehört zur den klassischen Kollagenosen. Diese vielgestaltige Multisystemerkrankung geht während ihres Verlaufs zu einem hohen Prozentsatz (90 % und mehr) mit Gelenkbeteiligung einher. Etwa die Hälfte der Patienten klagt über initiale Gelenkbeschwerden. Entweder treten Polyarthralgien – klinisch oder röntgenologisch nicht objektivierbare Gelenkbeschwerden – oder nichterosive, seltener auch erosive Oligo- und Polyarthritiden-

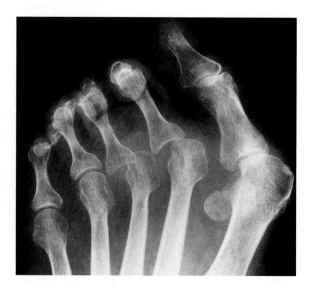

**Abb. 426.** 52jährige Frau mit langjährigem systemischem Lupus erythematodes. An beiden Vorfüßen (nur links abgebildet) haben sich in wenigen Monaten Fehlstellungen ohne Erosionen ausgebildet

auf. Bei einem Teil der Patienten – meist erkranken Frauen im 3.–5. Lebensjahrzehnt an systemischem Lupus erythematodes – entwickelt sich eine charakteristische Gelenkerkrankung (Abb. 425 und 426). Sie zeichnet sich an der Hand und am Fuß, sehr selten auch an anderen Gelenken, durch ausgeprägte, auch auf dem Röntgenbild ins Auge springende, *passiv reponierbare* Gelenkfehlstellungen aus, die *ohne* oder mit diskreten Erosionen an den Gelenksockeln einhergehen und gewöhnlich ohne Schmerzen oder nur mit geringfügigen Beschwerden verlaufen.

*Jaccoud-Syndrom.* Bei dem Röntgenbefund „Arthritis mit schweren Fehlstellungen ohne oder mit nur geringfügigen Zerstörungen am Gelenksockel" muß das Jaccoud-Syndrom (Jaccoud-Arthropathie) differentialätiologisch definiert werden. Die Jaccoud-Arthropathie (Abb. 427) wurde zunächst als chronisch (prolongiert oder rezidivierend) verlaufendes rheumatisches Fieber beschrieben.

Die *Leitbefunde* sind rheumatisches Fieber in der Anamnese, rheumatische Endokarditis bzw. erworbener Herzklappenfehler und ein hoher Antistreptolysintiter.

Die redressierbaren Gelenkfehlstellungen werden auf eine Kapselfibrose mit Kapsellockerung durch die Gelenkattacken des rheumatischen Fiebers zurückgeführt.

Die Syndromcharakter der Jaccoud-Arthropathie trat zutage, als auch bei anderen Erkrankungen – der systemische Lupus erythematodes wurde schon er-

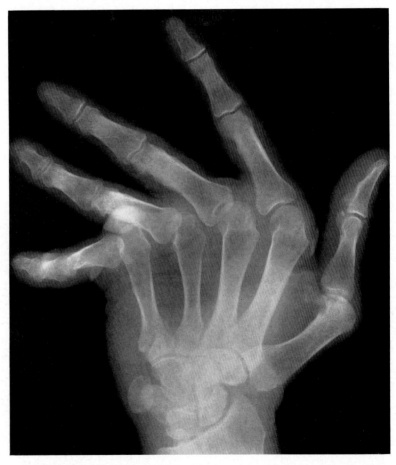

**Abb. 427.** Nach klinischem Ausschluß des systemischen Lupus erythematodes und der Rheumatoiden Arthritis führt der Röntgenbefund – erworbene Subluxationen und Luxationen in den MCP-Gelenken 2–5 beidseits (nur links abgebildet, Röntgenaufnahme im Halbsupination) – zur Diagnose Jaccoud-Arthropathie; Grund: In den letzten Jahren hat sich bei dem 70jährigen Patienten eine wenig schmerzende, luxierende Erkrankung der MCP 2–5 entwickelt. Die Jaccoud-Arthropathie hat jedoch Syndromcharakter. Es müssen daher mindestens 14 verschiedene ätiologische Differentialdiagnosen *klinisch* gestellt werden, s. S. 180

wähnt – die Diskrepanz zwischen einer arthritischen Gelenkfehlstellung und den anderen arthritischen Direktzeichen auffiel. Dazu gehören potentiell die progressive systemische Sklerose, Polymyositis, Dermatomyositis, Mischkollagenosen oder nicht klassifizierbare Kollagenosen, das Siccasyndrom (Sjögren-Syndrom), das hypokomplementämische urtikarielle Vaskulitissyndrom (Palazzo et al. 1993), die angioimmunoblastische Lymphadenopathie (Conrozier et al. 1990) und angeborene Antikörpermangelsyndrome. Gelenkfehlstellungen vom Typ des Jaccoud-Syndroms wurden auch beim erblichen *Ehlers-Danlos-Syndrom* [Kollagendysplasie, dadurch „Bindegewebsschwäche" an der Hand (Cutis laxa), der Muskulatur, den Gelenken und den Gefäßen] sowie als paraneoplastisches Phänomen beobachtet (Johnson et al. 1989). Röntgenologische Leitbefunde sind überstreckbare Gelenke mit Luxationsneigung, dadurch (evtl. erosive) Arthrose und subkutane verkalkte Fettnekrosen.

Entsprechende Fehlstellungen an den Händen ohne klinische Symptome, Befunde und Röntgenzeichen einer Arthritis, aber mit Akroosteolysen, kommen beim *KID-Syndrom* vor (Leventhal et al. 1989). KID ist das Akronym von *K*eratitis, *I*chthyosis, *D*eafness (= Taubheit). Selten zeigen sich die Röntgenbefunde des Jaccoud-Syndroms auch bei der Rheumatoiden Arthritis, dann aber im Kontext mit erosiven Arthritiden anderer Lokalisationen (Abb. 428).

MEMO

> Urtikaria plus Arthralgien oder nichterosive Arthritis oder Jaccoud-Syndrom: Erkrankung aus dem Spektrum der leukozytoklastischen Vaskulitiden.

***Familiäre hypertrophische Synovitis.*** Bei der familiären hypertrophischen Synovitis entwickeln sich Flexionskontrakturen der Finger und Zehen in den ersten 2 Lebensmonaten, die von Gelenkergüssen an kleinen und großen Gelenken – Folge einer nichterosiven Arthritis – begleitet werden und mit Morgensteifheit, Bewegungseinschränkung und Gelenkschmerzen einhergehen. Die kongenitale hypertrophische Synovitis gehört zu den Differentialdiagnosen der Juvenilen chronischen Arthritis (Hammoudeh u. Siam 1993).

***Morbus Parkinson.*** Bei der Parkinson-Krankheit kommen an den Händen Einsteifungen, korrigierbare oder sogar irreversible Fehlstellungen der Gelenke durch Muskelkontrakturen und Sehnenverkürzungen vor. Dazu gehören Flexionen, Hyperextensionen und Ulnardeviationen der Phalangen. Die röntgenologische Gelenksilhouette dieser Patienten ist jedoch normal (Karagevrekis et al. 1972).

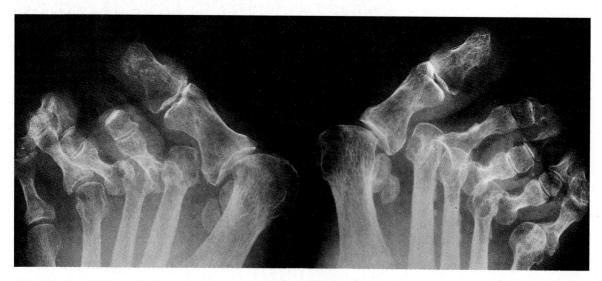

**Abb. 428.** Zur Differentialdiagnose des Jaccoud-Syndroms gehört auch die Rheumatoide Arthritis, an der diese 78jährige Patientin seit Jahren leidet. Im Vordergrund der Vorfußveränderungen stehen Luxationen in den meisten MTP. Erosionen sind nicht zu erkennen, jedoch an mehreren MT-Köpfen Signalzysten. An den Kniegelenken (nicht abgebildet) eindeutige Röntgenzeichen einer chronischen erosiven Arthritis. *Nebenbefund:* Periostreaktionen bei Langzeittherapie mit Natriumfluorid wegen Stammskelettosteoporose (Patientin der Abb. 388)

*Habituelle Subluxation im 1. Karpometakarpalgelenk.*
Formstörungen des Os trapezium im Sinne einer
radialen Abflachung sowie konstitutionelle oder erworbene Kapsel-Band-Schwäche begünstigen die habituelle Subluxation im 1. Karpometakarpalgelenk

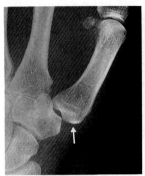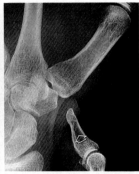

**Abb. 429.** Habituelle Subluxation im CMC 1. *Pfeil:* sublu-
xiertes Metakarpale 1. Reposition der Gelenkfehlstellung
durch den Druck mit dem anderen Daumen der Patientin
(*offener Pfeil:* Kraftvektor)

(Abb. 429). Diese schmerzhafte und bewegungsbehindernde Fehlstellung kann als Präarthrose wirken.

*Karpale Fehlstellungen.* Die *perilunäre Luxation* tritt
vor allem bei einem Sturz auf die zur Abwehr
dorsalflektierte Hand auf, seltener durch einen Sturz
auf die Faust. Die Pathomechanismen und Stadien
dieser Luxation und ihre knöchernen Begleitverlet-
zungen sind genau analysiert worden.
Die *skapholunäre Dissoziation* (s. Abb. 430–433; s.
Abb. 439) ist der erste Schritt auf dem Weg zu den
perilunären Kombinationsluxationen und -luxa-
tionsfrakturen nach einem Sturz auf die dorsalflektierte Hand. Sie entsteht durch eine permanente oder
dynamische (streßprovozierte oder habituelle) Rotationssubluxation des Kahnbeins, die durch die Ruptur des interossären Bandes zwischen Skaphoid und
Lunatum, der radioskaphoidären Bandzüge und Einrisse des Lig. radiocapitatum ausgelöst wird. Hat sich
die traumatisierende Kraft damit noch nicht erschöpft, so kommt es zu weiteren ligamentären und/
oder kombinierten osteoligamentären Schädigungen, bis schließlich das Endstadium der perilunären

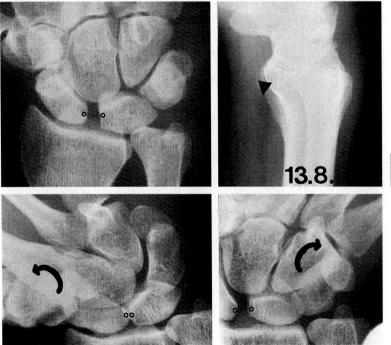

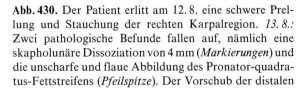

**Abb. 430.** Der Patient erlitt am 12. 8. eine schwere Prel-
lung und Stauchung der rechten Karpalregion. *13. 8.:*
Zwei pathologische Befunde fallen auf, nämlich eine
skapholunäre Dissoziation von 4 mm (*Markierungen*) und
die unscharfe und flaue Abbildung des Pronator-quadratus-Fettstreifens (*Pfeilspitze*). Der Vorschub der distalen

Ulna wird als Konstitutionsanomalie gedeutet, da er auch
an der nichttraumatisierten Gegenseite (nicht abgebildet)
zu erkennen ist. Die Funktionsaufnahmen in Radial- und
Ulnarduktion offenbaren (Bewegung in *Pfeilrichtung*) bei
Radialduktion den Rückgang der skapholunären Diastase (Zuggurtung des radialen Kapsel-Band-Apparates)

Luxation erreicht wird, in dem zusätzlich auch noch das Mondbein disloziert, nämlich um mindestens 90° abkippt.

Karpale Instabilitäten – vor allem die skapholunäre Dissoziation und andere (seltenere) Karpaldiastasen – sind jedoch nicht nur die Folgen von Traumen unterschiedlicher Stärke und Angriffsrichtung, sondern geben sich auch bei chronischen Arthritiden und destruktiven Arthropathien zu erkennen, beispielsweise bei der Pyrophosphatarthropathie (Stäbler 1992). Karpale Gefügestörungen bei der Mondbeinnekrose, bei posttraumatischer oder konstitutioneller Bandschlaffheit sowie in Fehlstellung verheilten Radiusfrakturen können ebenfalls zu Instabilitäten führen.

Eine Erweiterung des skapholunären Gelenkspalts tritt als Normalvariante bei Menschen mit angeborener lunotriquetraler Koalition auf. Dies muß als Differentialdiagnose berücksichtigt werden (Metz et al. 1993).

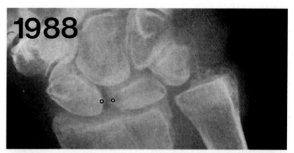
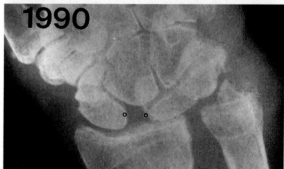
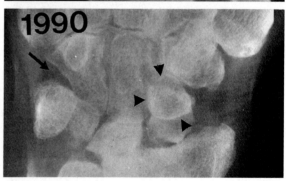

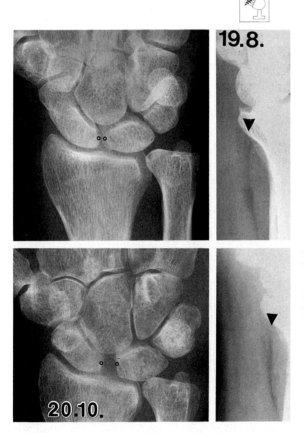

**Abb. 431.** Patient der Abb. 430. Am 17.8. wurde operativ eine palmare Kapsel-Band-Raffung durchgeführt. Die a.-p. Kontrollaufnahme vom *19.8.* zeigt einen normalen Röntgenbefund. Die Rotationssubluxation des Kahnbeins ist rückgängig gemacht worden. Wegen Schmerzen wird am *20.10.* eine Kontrollröntgenuntersuchung durchgeführt. Sie zeigt ein Rezidiv der skapholunären Dissoziation ohne vorangegangenes Trauma (normaler Pronator-quadratus-Fettstreifen, *Pfeilspitze*). Fleckige Inaktivitätsdemineralisation, klinisch keine Zeichen einer Reflexdystrophie

**Abb. 432.** Verlaufsbeobachtung (Zunahme, *1988–1990*) einer skapholunären Dissoziation bei Rheumatoider Arthritis im *rechten* Handgelenk (*Markierungen*). Siehe auch die progrediente Verbreitung des distalen Radioulnarspalts und die erosiven Veränderungen im karpoulnaren Knochen- und Weichteilbereich sowie die Tenosynovitis des M. extensor carpi ulnaris. *1990* zeigt sich auf der *linken* Seite eine fortgeschrittene karpoantebrachiale Instabilität: Luxation der Ulna im distalen Radioulnargelenk, ulnare Dislokation der proximalen Karpalreihe mit Rotationsluxation des Skaphoids, s. die Ringfigur (*Pfeilspitzen*), Luxation in der Articulatio mediocarpea zwischen der proximalen und distalen Karpalreihe, s. den klaffenden röntgenologischen Gelenkspalt zwischen Hamatum und Triquetrum (*Pfeil*)

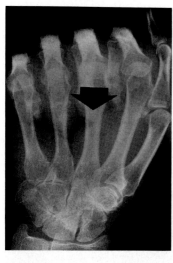

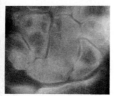

**Abb. 433.** Vor 6 Jahren Karpaltrauma durch Sturz, das jedoch nicht behandelt wurde. Jetzt Karpalarthrosen mit dem Schwerpunkt Kapitatum-Lunatum (Tomographie). Kräftiger Faustschluß (*Pfeil:* Richtung der einwirkenden Kraft) in der Funktionsaufnahme führt zu einer skapholunären Diastase. Die zystischen Veränderungen im Hamatum, Kapitatum und Skaphoideum (Tomogramm) sind als resorbierte posttraumatische Ischämien aufzufassen

Je nach der Lokalisation und dem Ausmaß der Ligamentzerstörung und der Karpaldestruktion zeigen sich auf der dorsovolaren Röntgenaufnahme des Handgelenks in Neutralstellung die skapholunäre Dissoziation oder andere Karpaldissoziationen definitionsgemäß an einer Verbreiterung des interkarpalen röntgenologischen Gelenkspalts auf mehr als 2 mm.

Die Röntgenuntersuchung des Handgelenks in 2 Ebenen trug dazu bei, die Nomenklatur der Karpalinstabilitäten abzuleiten: *Radius, Lunatum, Kapitatum und das 3. Metakarpale bilden eine kraftübertragende Gelenkkette, die auf der seitlichen Handgelenkaufnahme normalerweise auf einer geraden Linie liegt.* Das parallel dazu angeordnete Skaphoideum und seine Bandverbindungen verhindern, daß bei der Einwirkung komprimierender Kräfte die genannte Gelenkkette im Zickzack-Sinne kollabiert. Fällt die stabilisierende Kontrolle des Kahnbeins und seiner Bänder aus, so kommt es zu der physiologisch nicht vorgesehenen Zickzack-Verformung der zwischengeschalteten proximalen Karpalreihe, die vom Mondbein repräsentiert wird – die Gelenkkette ist instabil. Das Lunatum kann dabei im Zickzacksinne nach dorsal oder volar (palmar) gekippt werden. Je nach dorsaler oder volarer (palmarer) Lunatumabkippung wird von dorsaler oder volarer (palmarer)

Karpusinstabilität gesprochen. Die international eingeführte Bezeichnung für die dorsale Instabilität ist das Akronym **DISI** ("*d*orsi-flexed *i*ntercalated *s*egment *i*nstability"). Die Akronyme **VISI** bzw. **PISI** stehen für "*v*olar-flexed" bzw. "*p*almar-flexed *i*ntercalated *s*egment *i*nstability" – kennzeichnen also die volare (palmare) Karpusinstabilität.

DISI tritt am häufigsten auf und geht auf der dorsovolaren Röntgenaufnahme oft mit einer skapholunären Dissoziation einher. Manchmal sind diese oder andere Dissoziationen erst auf Streßaufnahmen (vor allem in Ulnar-, evtl. zusätzlich in Radialduktion und dorsovolar mit geballter Faust unter aktiver Muskelanspannung bei der Belichtung) zu erkennen.

Darüber hinaus projiziert sich das Kahnbein verkürzt, da sein proximaler Pol um eine quere Achse handrückenwärts gekippt ist. Im Kahnbein erscheint die sog. *Ringfigur* (Abb. 430–432). Durch die Fehlstellung wird nämlich der distale Skaphoidanteil orthograd abgebildet.

Auch das Lunatum dreht sich um seine quere Achse nach dorsal und nimmt auf der dorsovolaren Röntgenaufnahme statt der normalen Trapezform eine *dreieckige* Projektionsgestalt an (Abb. 434).

Außerdem werden auf der seitlichen Aufnahme 3 Winkel gemessen, der skapholunäre, der radiolunäre

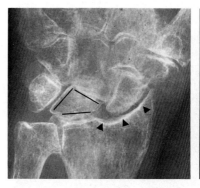
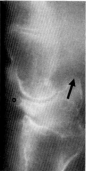

**Abb. 434.** Indikatoren der chronischen Karpalinstabilität bei einer 86jährigen Patientin:
- Schleifarthrose im skaphoradialen Kompartiments der Articulatio radiocarpea. Das Skaphoid hat sich in typischer Weise in die distale Radiusgelenkfläche "eingegraben" (*Pfeilspitzen*).
- Skapholunäre Dissoziation.
- Fehlstellung des Lunatums auf der dorsopalmaren Aufnahme (Dreiecksform).
- Auf dem seitlichen Tomogramm steht das palmare Horn des Lunatums (*Pfeil*) weiter distal als das dorsale (DISI).

Weitere pathologische Befunde sind: Rhizarthrose mit Schlifffläche und großer Geröllzyste, fortgeschrittene diffuse Osteoporose

und der kapitolunäre Winkel. Sie verhalten sich bei DISI und VISI (PISI) gegensätzlich (Abb. 434; 435; s. Abb. 1141), da das Lunatum bei der *palmaren* Karpalinstabilität (PISI ist der modernere Ausdruck) nach volar kippt und sein dorsales Horn auf der seitlichen Röntgenaufnahme weiter distal steht als sein palmares. Bei DISI kippt das Mondbein nach dorsal; sein palmares Horn zeigt nach distal.

Bei der perilunären Luxation werden die virtuellen Achsenverhältnisse zwischen distalem Radius, Lunatum, Kapitatum und Metakarpale 3 so gestört, daß das Kapitatum auf der seitlichen Röntgenaufnahme des Handgelenks hinter das Mondbein versetzt erscheint.

Der karpale Verletzungsweg bzw. eine traumatische Karpalinstabilität, die beispielsweise durch eine perilunäre Luxation repräsentiert wird, entsteht und verläuft in Abhängigkeit von der Kraftstärke und von dem Ausmaß der Dorsalflexion des Handskeletts nahezu gesetzmäßig (s. S. 582ff.). Das ist nicht der Fall, wenn Arthritiden und Arthropathien die Karpalinstabilität verursachen, da deren zerstörerische Potenz nur unsicher vorausgesagt werden kann (Abb. 436). Bei chronischen Arthritiden kündigt sich häufig im Röntgenbild die Karpalinstabilität an. Im Insertionsbereich der stabilisierenden Ligamentbündel des distalen Radius können nämlich tiefe, entzündliche Erosionen („Krypten") und Zysten (Geoden) auftreten (Abb. 437 und 438). Dadurch droht die Gefahr, daß die Bandverankerung im Radius zerstört wird und es dann zur Karpalinstabilität

kommt. Die Instabilitätskrypten (zur Differentialdiagnose s. Abb. 248) oder -zysten wirken sich besonders auf die Insertion der radioskaphoidären und radiolunären bzw. radioskaphoideolunären Bandzüge aus. Das Y-förmig zwischen Radius, Skaphoid und Lunatum ausgespannte Ligament wird auch als Testut-Band bezeichnet.

Als traumatische und arthropathische Spätfolge karpaler Instabilitäten kann sich eine Karporadialar-

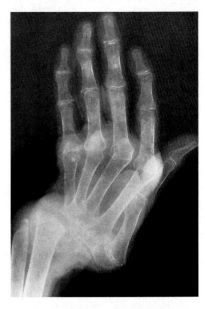

**Abb. 436.** Fortgeschrittene Rheumatoide Arthritis mit Karpalluxation: Weitgehende Resorption der proximalen Karpalreihe und arthritisch bedingte Substanzverluste an den distalen Enden der Unterarmknochen. Chronisches Knochendefizit (Glasknochen)

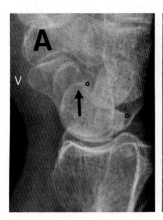
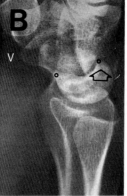

**Abb. 435. A** Seitliche Handwurzelaufnahme bei DISI. Typisch für diese Fehlstellung des Lunatums ist, daß sein palmares Horn (*Pfeil*) weiter distal steht als sein dorsales. **B** PISI auf der seitlichen Handwurzelaufnahme. Das dorsale Horn des Lunatums zeigt nach distal (*offener Pfeil*). *V* Volarseite der Hand. (Archiv Priv.-Doz. Dr. R. Frahm, Villingen-Schwenningen)

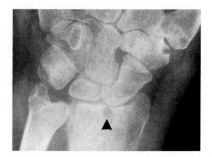

**Abb. 437.** Patientin mit Rheumatoider Arthritis. Die Instabilitätszyste (*Pfeilspitze*) an typischer Stelle des Radius zeigt an, daß die Insertionen bestimmter radiokarpaler Bandzüge vom arthritischen Granulationsgewebe bedroht werden und die *Gefahr* einer Karpalinstabilität droht

throse entwickeln, namentlich die sog. *skaphoradiale Schleifarthrose* (Abb. 439; s. Abb. 434). Dieser Arthroseaspekt setzt eine Karpusinstabilität voraus.

*Federnde Elle* ist ein klinischer Begriff. Ihr distales Ende springt nach dorsal vor und kann durch dorsovolaren Druck in die Normalstellung gebracht werden. Läßt der Druck durch die kontralaterale Hand des Patienten oder des ärztlichen Untersuchers nach, so „federt" die distale Ulna in die Fehlstellung – Dorsalsubluxation – zurück. Das dislozierte distale Ulnaende kann auf der seitlichen Karpalaufnahme

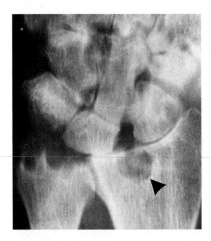

**Abb. 438.** Fortgeschrittene Karpalarthritis (Rheumatoide Arthritis) mit typisch lokalisierter Instabilitätszyste (*Pfeilspitze*). Die skapholunäre Dissoziation und die Rotationssubluxation des Kahnbeins zeigen die eingetretene Karpalinstabilität an (Tomogramm)

dokumentiert werden (Abb. 440). Die federnde Elle entsteht posttraumatisch oder auf konstitutioneller Grundlage.

Zum *Caput-ulnae-Syndrom* gehören die arthritisch bedingte Dorsaldislokation der distalen Ulna und die Palmarluxation der Karpalia. Dieses Syndrom tritt bei der fortgeschrittenen Rheumatoiden Arthritis auf.

*Schultergelenkfehlstellungen.* Im Schultergelenk artikulieren 3 morphologische Strukturen miteinander: der Oberarmkopf auf der einen, die Schulterblattpfanne und die Rotatorenmanschette auf der anderen Seite. Atraumatische, erworbene Fehlstellungen im Schultergelenk offenbaren sich auf der zweidimensionalen a.-p. Röntgenaufnahme an einer Verlagerung des Caput humeri nach oben (Ruptur der Rotatorenmanschette, s. Abb. 168, 442, 576), nach lateral bzw. lateral-kaudal (Distensionsluxation durch einen voluminösen Erguß, s. Abb. 172 und 319) und nach kaudal (Imbalanceluxation bei Paresen der Schultermuskulatur).

Die laterale (laterokaudale) Humeruskopfdislokation setzt bei Erwachsenen eine gleichzeitige Schädigung des Kapsel-Band-Apparates voraus. Sie tritt daher vornehmlich bei einem purulenten Erguß auf. Beim Neonatus, bei Säuglingen und Kindern führt der Erguß jedoch unabhängig von seiner Zusammensetzung zur Distanzierung der beiden knöchernen Gelenksockel.

Die häufigste traumatische Fehlstellung im Schultergelenk ist die *vordere* Luxation. Sie kann prägleno-

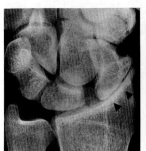
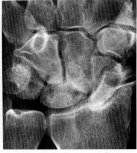

**Abb. 439.** Folgezustände von Karpalinstabilitäten bei 2 Patienten. *Linke Bildseite:* Skaphoradialarthrose bei Karpalinstabilität (skapholunäre Dissoziation) und verheilter Skaphoidfraktur. Die Arthrose zeigt sich an einer Verschmälerung des röntgenologischen Gelenkspalts, subchondralen Geröllzysten und marginalen Osteophyten (*Pfeilspitzen*). *Rechte Bildseite:* Aspekt der skaphoradialen Schleifarthrose, d. h., bei karporadialer Instabilität hat sich das Kahnbein in den Radius „eingegraben"

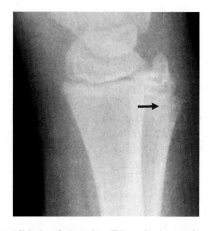

**Abb. 440.** Röntgenbild der federnden Elle mit der typischen Subluxation der Ulna, erkennbar auf der seitlichen Röntgenaufnahme (*Pfeil*). Diese Fehlstellung läßt sich bei der klinischen Untersuchung reponieren, federt jedoch sofort wieder in die dorsale Subluxationsstellung zurück. Ursache der federnden Elle sind konstitutionelle oder traumatische Bandschwächen und -schäden.

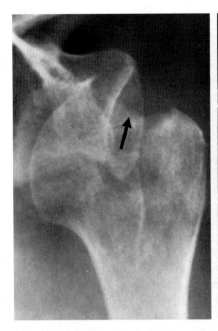
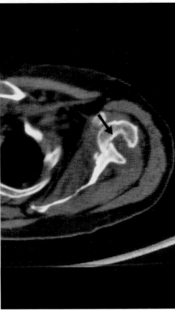

**Abb. 441.** Jahrelang übersehene anteriore Schulterluxation bei einem alten Menschen. Entstanden ist ein extrem großer *Hill-Sachs-Defekt,* der schon auf der a.-p. Aufnahme zu erkennen ist (*Pfeil,* s. auch das CT). Üblicherweise stellt sich diese Impressionsfraktur nur auf Röntgenaufnahmen in Innenrotation dar

idal-subkorakoidal, präglenoidal-subklavikulär oder präglenoidal-intrathorakal erfolgen – in Abhängigkeit von der Kraftstärke und der Kraftrichtung (Abb. 441).

Die Fehlstellung des Humeruskopfes nach hinten tritt traumatisch auf. Zuverlässig ist sie auf der sog. transskapulären Y-Aufnahme des Schultergelenks (Abb. 442) zu erkennen, da der Humeruskopf auf dieser Röntgenaufnahme nach dorsal abweicht. Die a.-p. Aufnahme läßt bei einer Traumaanamnese nur die Vermutung einer *retroglenoidalen* Luxation des Humeruskopfes zu, wenn der röntgenologische Gelenkspalt des Schultergelenks auf mehr als 6 mm erweitert ist. Die (oft jahrelang verschleppte) retroglenoidale Luxation gibt sich auf der a.-p. Röntgenaufnahme am sog. *Muldenzeichen* zu erkennen, das eine anteromediale Impressionsfraktur des Humeruskopfes anzeigt (Abb. 442 und 443).

*Hüftgelenkfehlstellungen.* Am Hüftgelenk werden verschiedene Grade der atraumatischen Fehlstellung, nämlich Dezentrierung, Subluxation und Luxation, unterschieden.

Bei der Dezentrierung decken sich die virtuellen Mittelpunkte der Kreise, die der Rundung des Femurkopfes und des Azetabulums folgen, nicht mehr. Im *Säuglings-* und *Kindesalter* wird die Dezentrierung – die sog. *Distensionsluxation* (Differentialdiagnose Abb. 444) – durch den Gelenkerguß, welcher Genese und Zusammensetzung auch immer, hervorgerufen. Die inkompressible Ergußflüssigkeit drückt den Femurkopf – ermöglicht durch die in diesem Lebensabschnitt physiologisch bedingt lockere (wei-

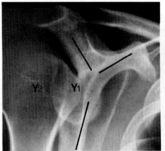
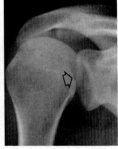

**Abb. 442.** Darstellung einer frischen traumatischen retroglenoidalen Humerusluxation auf der Y-Aufnahme. Auf dieser transskapulären Aufnahme müssen sich bei normaler Gelenkstellung die virtuellen Mittelpunkte (Y) der Schultergelenkpfanne (Y1) und des Humeruskopfes (Y2) etwa decken. Die dorsale Dislokation von Y2 zeigt die retroglenoidale Luxation direkt an. Die a.-p. Aufnahme offenbart das Muldenzeichen (*offener Pfeil,* s. Abb. 443). Der Humeruskopfhochstand weist auf eine schwere Schädigung der Rotatorenmanschette hin

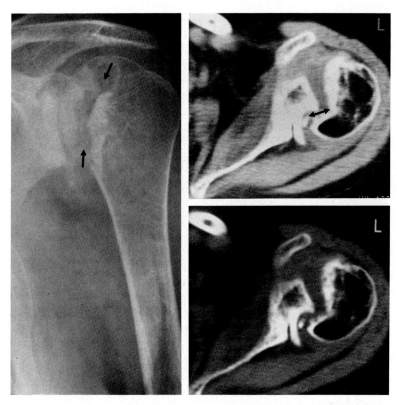

**Abb. 443.** Das *Muldenzeichen* zwischen den *Pfeilen* zeigt die retroglenoidale (posteriore) Schulterluxation an. Das CT (Weichteil- und Knochenfenster) bestätigt diese Diagnose. Das Muldenzeichen entsteht durch eine Impressionsfraktur des Humeruskopfes. *Doppelpfeil:* Tiefe der Mulde

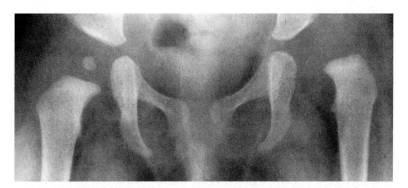

**Abb. 444.** Zur Differentialdiagnose der sog. koxalen Distensionsluxation im Säuglingsalter: Formenkreis der kongenitalen Hüftluxation, *hier* erkennbar an Höhertreten und Lateralisierung des linken Diaphysenstachels, an der Unterbrechung der Shenton-Ménard-Linie (s. Abb. 1168), an der steilen knöchernen Pfannenkontur und an der verzögerten Ossifikation des Femurkopfkerns (vgl. Gegenseite). Distensionsluxation beim Neonatus: Verdacht auf eine geburtstraumatische Epiphysenlösung (sowohl am proximalen Femur als auch am proximalen Humerus). Röntgenkontrolle in etwa 10 Tagen (Hämatomverkalkung, Periostlamelle durch subperiostales Hämatom)

te) Gelenkkapsel – nach lateral und kaudal. Dies läßt sich *beim Seitenvergleich* an der vergrößerten Distanz zwischen dem lateralen Schenkel der Köhler-Tränenfigur und der nähesten Stelle des Femurkopfes erkennen. Im 1. Lebenshalbjahr wird die Entfernung zwischen der Pfanne und dem sog. Diaphysenstachel gemessen. Die mögliche gleichzeitige kaudale Dezentrierung des Femurkopfes zeigt sich an der vergleichsweise vergrößerten Distanz zwischen der Pfannendachkontur und dem Femurkopf bzw. Femurkopfkern.

Beim M. Perthes wird die beschriebene Dezentrierung ebenfalls gesehen (s. Abb. 716).

Außerdem ist die Lateralisierung bzw. laterokraniale Dezentrierung des Femurkopfes ein wichtiger Befund bei der anthropologischen Hüftluxation, die auch als *kongenitale Hüftluxation* bezeichnet wird. Ihr liegt eine mangelhafte Formsicherung des Hüftgelenks zugrunde, die angeboren ist und unbehandelt bzw. ungenügend behandelt postnatal zu Fehlstellungen führen kann. Die Dislokationsbereitschaft hängt vor allem von der Formstörung des Azetabulums, des proximalen Femurs und von der Stellung des Femurkopfes zur Hüftpfanne beim Neonatus ab. Dies spiegelt sich in den verschiedenen Luxationsstufen wider: *Dysplasie, Dezentrierung* mit fließendem Übergang zur *Subluxation, Luxation* (Abb. 445–449). Das proximale Femurende nimmt im ungünstigsten Fall seinen Weg nach oben und hinten. Auf diesem Weg kann sich der Femurkopf im Darmbein eine

Sekundärpfanne graben oder sich bei der hohen hinteren kongenitalen Hüftluxation ohne Knochenkontakt in der Glutäalmuskulatur abstützen. Abgesehen von Störungen des Gangbildes, die vor allem bei der Luxationsstufe zu erwarten sind, ist die kongenitale Hüftluxation die wichtigste Präarthrose des Hüftgelenks.

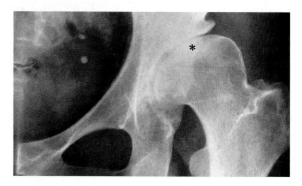

**Abb. 446.** Subluxationsstufe der anthropologischen Hüftluxation: steile Hüftpfanne, dysplastischer Femurkopf, Unterbrechung der Shenton-Ménard-Linie. Bei der Patientin hat sich auf dem Boden der kongenitalen Hüftsubluxation eine fortgeschrittene Arthrose ausgebildet: Verschmälerung des röntgenologischen Gelenkspalts vor allem in der Druckaufnahmezone (*Asterisk*), subchondrale Sklerose

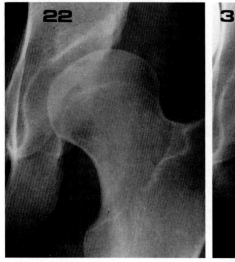
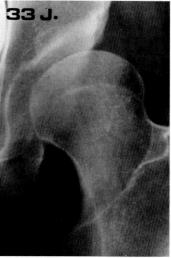

**Abb. 445.** Hüftdysplasie mit Hypoplasie des Pfannenerkers: Der Femurkopf wird von der Pfanne nicht vollständig gedeckt. Die Verlaufsbeobachtung (dieselbe Patientin mit *22* und *33* Jahren) zeigt als 1. Hinweis auf den Gelenkknorpelstreß eine Vergrößerung und Verformung des Pfannensuperziliums (s. S. 371 ff., sog. Pauwels-Triangel) bei unverändertem röntgenologischem Gelenkspalt

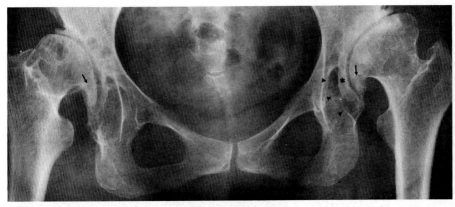
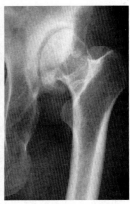

**Abb. 447.** Formenkreis der kongenitalen Hüftluxation. *Linker Bildteil:* Aus dem Arcus-pubis-Winkel läßt sich röntgenologisch das Geschlecht ablesen (s. Abb. 1178). Beidseitige Hüftluxation mit sehr steiler Sekundärpfannenbildung. Jetzt beidseits fortgeschrittenes arthrotisches Röntgenbild (Verschmälerung des röntgenologischen Gelenkspalts, subchondrale Sklerosierung, Geröllzysten). Auf beiden Seiten hat sich ein subfovealer Osteophyt (sog. Elefantenrüssel) gebildet (*Pfeile*). Er gehört zu den

koxalen Dezentrierungszeichen. Durch die Steilheit der Sekundärpfanne hat der dysplastische Femurkopf die Tendenz zur Kranialisation. Der subfoveale Osteophyt zeigt dies an; er vergrößert die mit der Sekundärpfanne artikulierende Gelenkfläche. *Asterisk:* linke Sekundärpfanne, *Pfeilspitzen:* Primärpfanne. *Rechter Bildteil:* Linksseitige Hüftluxation mit hoch angesiedelter Sekundärpfanne an der Hinterfläche des Iliums. Jetzt Sekundärarthrose, u. a. mit subfovealem Osteophyten

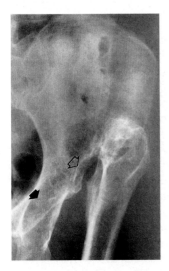

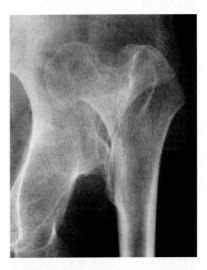

**Abb. 448.** Kongenitale Hüftluxation. Das schwer verformte proximale Femurende hat auch die Sekundärpfanne (*offener Pfeil*) „verlassen". Eine Tertiärpfanne hat es sich noch nicht gegraben. *Pfeil:* Primärpfanne

**Abb. 449.** Hohe kongenitale Hüftluxation, bei der das dysplastische Caput femoris keine Sekundärpfanne an der Iliumhinterfläche gebildet hat, sondern sein Widerlager in der Glutealmuskulatur fand

Eine laterale (laterokraniale) Dezentrierung des Femurkopfes im *Erwachsenenalter* kommt bei der Koxarthrose vor. 3 Röntgenbefunde zeigen die Dezentrierung – *Dezentrierungszeichen* – an:

1. der *subfoveale Osteophyt am Femurkopf* – seine Extremform ist der sog. Elefantenrüssel (Abb. 447, 450, 451; s. Abb. 788, 789),
2. die *Vervielfachung* (Verdoppelung usw.) *der Pfannenbodenkontur* („Pfannendoppelung") (Abb. 450 und 452) und
3. das *Wiberg-Zeichen* – die sog. knöcherne Hängematte – an der medialen Schenkelhalskontur (Dihlmann u. Hopf 1971; Abb. 451, 453, 454; s. Abb. 787, 789).

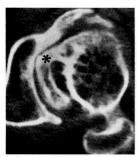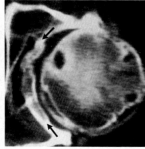

**Abb. 450.** Morphologische Grundlagen des subfovealen Osteophyten (*Asterisk*) und der Pfannenbodendoppelung (*Pfeile*) im CT. Auch in der Transversalebene zeigt sich, daß der subfoveale Osteophyt nur an seiner Ursprungsstelle mit dem (dysplastischen) Femurkopf Kontakt hat. Die Pfannendoppelung geht von der osteophytären Überbrückung der Fossa acetabuli (*zwischen den Pfeilen*) aus

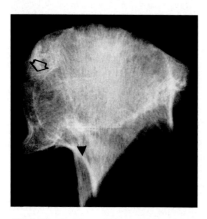

**Abb. 451.** Subfovealer Osteophyt (*offener Pfeil*) und Wiberg-Zeichen (*Pfeilspitze*) an einem Resektionspräparat des Femurkopfes. Durch den fehlenden Weichteilmantel kommen die Trajektorien im Wiberg-Zeichen zur Darstellung. Das Wiberg-Zeichen realisiert virtuelle Druckkraftlinien, die dezentrierungsbedingt extraossär verlaufen, als Trajektorien

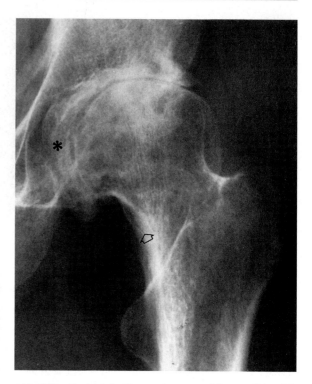

**Abb. 452.** Als koxale Dezentrierungszeichen stellen sich die sog. Pfannendoppelung (*Asterisk*) und das Wiberg-Zeichen (*offener Pfeil*) dar

Der subfoveale Osteophyt und die Pfannendoppelung drängen entweder den Femurkopf aus dem Azetabulum heraus oder sind knöcherne Vakatbildungen, die der Dezentrierung des Femurkopfes folgen. Unabhängig von diesen beiden pathogenetischen Deutungsalternativen wird die Dezentrierung durch beide Röntgenbefunde irreversibel.

Das Wiberg-Zeichen ist eine periostale Apposition am Schenkelhals, die bei dezentriertem proximalem Femurende virtuelle Druckkraftlinien aufnimmt und sie als Trajektorien manifestiert (s. Abb. 451).

Atraumatische Fehlstellungen im Hüftgelenk entstehen auch als entzündliche *Destruktionsluxation* nach pelvin (zentral) in jedem Lebensalter. Die Destruktionsluxation im Säuglings- und Kleinkindalter ist jedoch in erster Linie nach lateral (laterokaudal, laterokranial) gerichtet. Unter dem Begriff „Destruktionsluxation" werden grundsätzlich dislozierende entzündliche Zerstörungen der gelenkbildenden Weichteil- und Knochenstrukturen zusammengefaßt (Abb. 455; s. Abb. 459). An den unteren Extremitäten sind diese Fehlstellungen unter dem zusätzlichen Einfluß der Schwerkraft häufiger als anderswo. Destruktive Arthropathien können durch die Zerstörung eines oder beider Gelenksockel ebenfalls zu schweren Gelenkfehlstellungen führen.

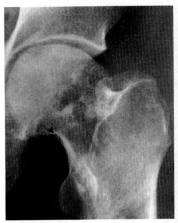
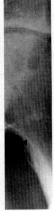
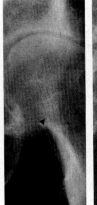
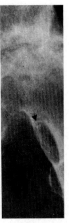

**Abb. 453.** Verschiedene Ausprägungen des Wiberg-Zeichens (*Pfeilspitzen*)

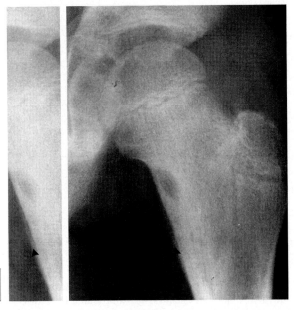
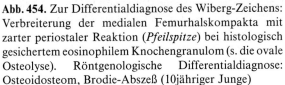

**Abb. 454.** Zur Differentialdiagnose des Wiberg-Zeichens: Verbreiterung der medialen Femurhalskompakta mit zarter periostaler Reaktion (*Pfeilspitze*) bei histologisch gesichertem eosinophilem Knochengranulom (s. die ovale Osteolyse). Röntgenologische Differentialdiagnose: Osteoidosteom, Brodie-Abszeß (10jähriger Junge)

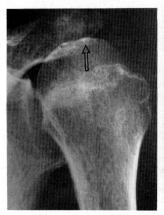
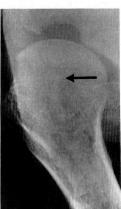

**Abb. 455.** Destruktionsluxation im Schultergelenk bei Rheumatoider Arthritis. Der Humeruskopfhochstand in Relation zur Gelenkpfanne (*Richtung des offenen Pfeils*) zeigt die Zerstörung der Rotatorenmanschette, die Dislokation des Humeruskopfes nach vorne (*Pfeilrichtung*) die entzündliche Kapselschädigung an

*Imbalanceluxationen* zeigen, z. B. im Hüftgelenk, Störungen der Muskelsynergismen und -antagonismen bei angeborenen und erworbenen Paresen oder hereditären Muskelerkrankungen an (Abb. 456).

**Kniegelenk.** Atraumatische Achsenstörungen und Fehlstellungen des Kniegelenks im Varus- oder Valgussinne treten als Folgen schwerer arthrotischer, arthritischer und osteoarthropathischer Weichteil-

schäden und Umbauvorgänge sowie bei Wachstums- und Entwicklungsstörungen des/der Gelenksockel(s) auf (Abb. 457–460). Da das Kniegelenk vorwiegend durch Muskeln und Bänder gefestigt wird, wirken sich Weichteilschäden besonders ungünstig auf die Stabilität des Kniegelenks aus. Vornehmlich beim Kniebefall durch die Juvenile chronische Arthritis kann es frühzeitig zur Dorsaldislokation der Tibia im Kniegelenk kommen (s. Abb. 471).
Patellafehlstellungen zeigen sich als *Patella alta* (Abb. 461) und *Patella profunda* (Abb. 462) sowie an einer *medialen* und *lateralen Dystopie*. Auf Tangentialaufnahmen der Patella und im CT sind ihre permanenten, rezidivierenden und habituellen horizontalen Dystopien zu erkennen (Abb. 463 und 464).

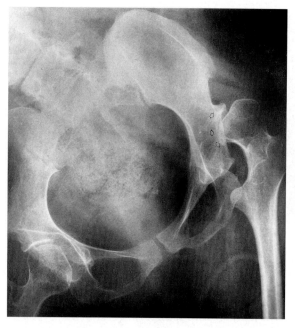

**Abb. 456.** Imbalanceluxation des linken Hüftgelenks bei Paresen infolge Myelomeningozele mit Sekundärpfanne (*offene Pfeile*) und Verbildung beider proximaler Femurenden

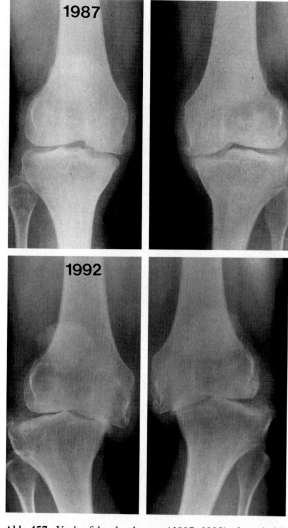

**Abb. 457.** Verlaufsbeobachtung (*1987–1992*) eines beidseitigen Genu varum arthroticum. Außer der arthrotischen Gelenkknorpelschädigung und seinen Folgen (Gelenkspaltverschmälerung, subchondrale Sklerose, Osteophyten) ist es zu einer schweren Kapsel-Band-Schädigung gekommen, die zu einer lateralen Dislokation der proximalen Tibiaenden und zur Achsenstörung im Varussinne geführt hat

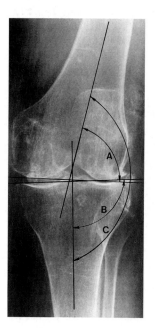

**Abb. 458.** Genu valgum arthroticum. Bei der 61jährigen Patientin besteht außerdem eine schwere generalisierte Osteoporose. Dies zeigt sich z. B. an der sehr schmalen Kompakta der übersehbaren Knochen und an der nur geringfügigen subchondralen Sklerose am stark druckbelasteten lateralen Tibiakondylus. Eingezeichnet wurden die röntgenometrischen Linien und Winkel zur Erkennung der Achsenfehlstellungen in der frontalen Ebene (s. Abb. 1162)

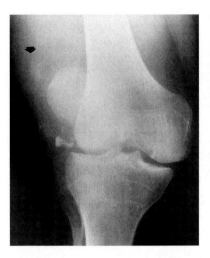

**Abb. 459.** Laterale Destruktionsluxation im Kniegelenk bei pyogener Arthritis. Die laterale Patellaluxation weist auf die entzündliche Schädigung des Streckapparats hin. Die eitrige Konsistenz des Gelenkergusses – auf der nicht abgebildeten seitlichen Aufnahme zeigt sich eine Ballonierung der Bursa suprapatellaris – erkennt man an den amorphen Kalkschatten (*Pfeil*)

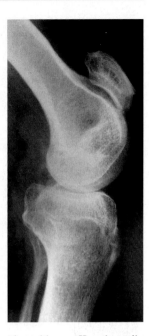

**Abb. 461.** Dysmorphien der übersehbaren Knochenteile bei Diplegia spastica infantilis (M. Little) mit charakteristischer kranialer Dystopie der Patella: Patella alta

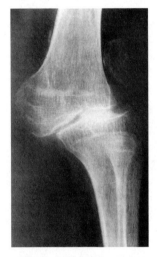

**Abb. 460.** Zustand nach frühkindlicher distaler Femurosteomyelitis. Die Entzündung hat zu einer inadäquaten Vergrößerung des medialen Femurkondylus und zu einer Achsenabweichung und Tibiafehlstellung sowie lateralen Patella- und Unterschenkelluxation infolge Zerstörung der Gelenkweichteile geführt. Sekundärarthrose bei der jetzt 78jährigen Patientin. Ausgeprägte Inaktivitätsdemineralisation. Die strähnige Osteoporose – hypertrophische Atrophie (s. Tibiakopf) – ist ein Hinweis auf ihre Entstehung im Wachstumsalter (s. S. 199)

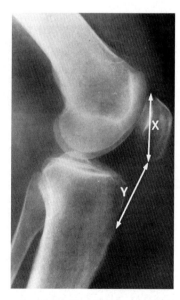

**Abb. 462.** Konstitutionelle Patella profunda, ermittelt nach der Methode von Insall und Salvati (s. Abb. 1164)

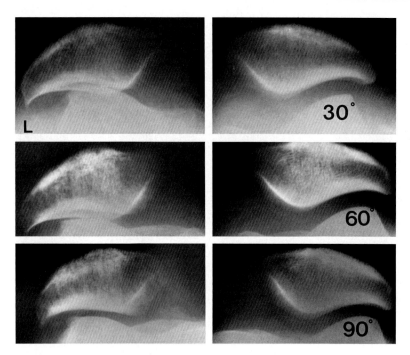

**Abb. 463.** Défilé-Aufnahmen der Patellae in 30°, 60°, 90°. Die Aufnahme in 30°-Kniebeugung, eventuell mit Anspannung der Quadrizepssehne, gibt das Ausmaß der Dystopie gewöhnlich am genauesten wieder. Bei dem Patienten läßt sich beidseits eine Patelladislokation nach lateral ohne Vorliegen einer echten Patelladysmorphie nachweisen. Nur in 30°-Beugung erscheint der tangential getroffene Anteil der Femurgleitbahn links (*L*) etwas dysplastisch (flach): Zeichen der Femoropatellararthrose sind links sichtbar (Osteophyten, Gelenkspaltverschmälerung). Die linke Patella zeigt eine schmerzbedingte Inaktivitätsdemineralisation. Patella-Défilé-Aufnahmen werden „im Blick von oben", CT „im Blick von unten" beurteilt

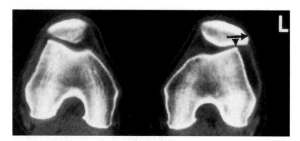

**Abb. 464.** Horizontale Patelladystopie nach lateral am linken (*L*) Kniegelenk (*Pfeil*); *Pfeilspitze:* Patellakippung, die auch schon als Einzelbefund auf das 1. Stadium der lateralen Patellafehlstellung hinweist. Die Form der linken Patella ist normal, jedoch liegt eine Dysplasie der Femurgleitbahn mit abgeflachtem medialem Femurkondylus und kaum erkennbarem Sulkus vor. Normalerweise besteht ein „harmonisch" gerundeter Sulkus zwischen den annähernd gleich hohen medialen und lateralen Femurkondylen. Allenfalls ist auch normalerweise der mediale Kondylus etwas flacher gerundet als der laterale. Am rechten Kniegelenk besteht eine echte Patelladysplasie (sog. „Jägerhut"). Zu den *echten* Patelladysplasien gehören außer dem „Jägerhut": Flachpatella, Patella parva, Halbmond- und Kieselsteinpatella. Alle anderen Patellaformen sind Spielarten des Normalen (Nebel u. Lingg 1981). *Schlußfolgerung:* Die beschriebenen Dysmorphien können, müssen aber nicht zur horizontalen Patellafehlstellung führen

MEMO

Patellakippung ohne Dislokation: Frühzeichen der Schädigung des Streckapparates.

Im Einzelfall muß geklärt werden, ob angeborene oder erworbene Abweichungen von der normalen Patellaform – *Patelladysmorphien –, Dysplasien der Patellagleitbahn* am Femur, ob Störungen des muskulären Gleichgewichts, ob angeborene oder erworbene Fehlformen und/oder Achsenabweichungen des Femurs und/oder der Tibia, Ligamentschäden oder komplexe Mißbildungen die Patellafehlstellung hervorrufen oder begünstigen.

*Zehenfehlstellungen.* Fehlstellungen der Zehen treten bei Arthritiden gemeinsam mit den anderen arthritischen Direktzeichen auf. Sie zeigen sich auf Routineröntgenaufnahmen besonders augenfällig an den MTP (Abb. 465). Die arthritischen Schädigungen des Kapsel-Band-Apparates und des knorpelig-knöchernen Gelenksockels führt an diesen Gelenken im Zusammenwirken mit dem Sehnenzug und der (arthritisch bedingten) Senkung der Fußgewölbe oft zu schweren Fehlstellungen. Auch für Zehenfehlstellungen gilt, daß bei einer „Dissoziation" der arthritischen Direktzeichen, d. h. schweren Fehlstellungen ohne erosive arthritische Direktzeichen, differentialdiagnostisch an das Jaccoud-Syndrom (s. S. 178 ff.) gedacht werden muß. Ohne klinische und röntgenologische Arthritisbefunde auftretende Zehenfehlstellungen haben eine vielfältige Pathogenese.

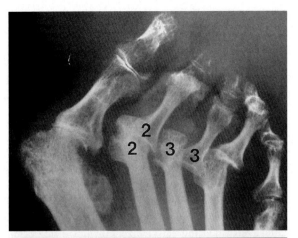
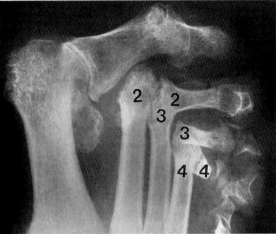

**Abb. 465.** Gegenüberstellung der Rheumatoiden Arthritis (*obere Bildhälfte*) und der Arthritis psoriatica (*untere Bildhälfte*) im Vorfußbereich. Tendenziell neigt die Rheumatoide Arthritis zu „regulären" Fehlstellungen – laterale Drift. Bei der Arthritis psoriatica können dagegen tendenziell irreguläre Fehlstellungen als Folge von Mutilationen auftreten (s. 4. und 5. Strahl), und zwar schon verhältnismäßig bald, z. B. bei diesem Patienten bereits nach 5jähriger Krankheitsdauer

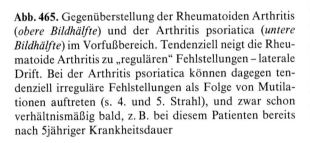
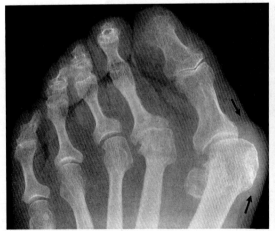
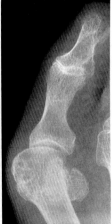

**Abb. 466.** Beidseitiger Hallux valgus, der links mit einer Arthrose und Bursitis (*Pfeile*) einhergeht. Außerdem erkennt man einen Digitus secundus valgus und Digitus tertius valgus. Viel häufiger wird der Hallux valgus von einem Digitus quintus varus begleitet. Sekundärarthrose im 2. MTP mit Formadaptation des phalangealen Gelenksockels an die Fehlstellung. Ausgeprägter linksseitiger Spreizfuß mit Fächerung der Metatarsusachsen. Im Bereich der rechten Pseudoexostose des Hallux valgus sind „Belastungszysten" entstanden – Analoga der arthrotischen Geröllzysten

*Hallux valgus.* Bei dieser Fehlstellung (Abb. 466) weicht die Großzehe im MTP 1 unter Pronation nach lateral ab; der Metatarsuskopf 1 springt nach medial vor – klinisch: Pseudoexostose. Der Hallux valgus tritt bei chronischen Polyarthritiden, selten familiär, nach Verletzungen und bei Paresen auf. Die Schuhmode ist jedoch das häufigste pathogenetische Moment, namentlich dann, wenn der Hallux länger angelegt ist als die zweite Zehe. Der rasch progrediente Hallux valgus sollte vor allem bei jüngeren Menschen differentialpathogenetisch an die Rheumatoide Arthritis denken lassen. Die Hallux-valgus-Fehlstellung führt erst nach längerer Zeit zur Sekundärarthrose. Diese zeigt sich röntgenologisch zuerst an einer Deformierung der kleinzehenwärts dislozierten beiden Sesambeine der Großzehe. Viel früher treten Beschwerden durch eine mechanisch-entzündliche Reizung der Bursa auf, die über der „Pseudoexostose" liegt (s. Abb. 56–58). Außerdem können Schwielen- und Klavusbildung Beschwerden hervorrufen (s. Abb. 59).

*Hallux rigidus.* Die „starre" Großzehe (Abb. 467) ist eine Flexionskontraktur im MTP 1, die eine mehr oder weniger ausgeprägte Hyperextension im IP der Großzehe zur Folge hat. Im Röntgenbild – angefertigt in 2 Ebenen – fallen typische Arthroseosteophy-

ten auf, die nach lateral und dorsal ausgerichtet sind. Ätiologisch kommen die (primäre) MTP-Arthrose, eine Überlänge der Großzehe, genetische Disposition, ferner Traumen, funktionelle Überlastungen, z. B. durch Sport, sowie nicht passendes Schuhwerk in Frage. Außerdem sollte bei jedem Hallux rigidus der Harnsäureserumspiegel des Patienten geprüft werden. Bei Patienten mit Hyperurikämie oder klinisch manifester Gicht tritt der Hallux rigidus nämlich häufiger auf als in der Durchschnittspopulation.

MEMO

> Hallux-rigidus-Arthrose: Harnsäureserumspiegel?

*Hallux malleus* (Abb. 468). Er zeichnet sich durch eine Überstreckung im MTP 1 und eine Beugekontraktur im IP aus. Diese Fehlstellung offenbart sich bereits klinisch. Sie kommt auch an den Langzehen vor (*Hammerzehe,* Abb. 469). Die Beugekontraktur betrifft das PIP *oder* DIP. Der paralytische Hallux malleus, z. B. nach Poliomyelitis, kann von der geschilderten Form abweichen.

*Krallenzehen* (Abb. 469). Sie zeichnen sich durch Hyperextension der Grundphalanx im MTP und Flexion im PIP *und* DIP aus. Das Endglied hat keinen Kontakt mit der Unterlage mehr. Hammer- und Krallenzehen treten überwiegend im Zusammenhang mit anderen Fußdeformitäten auf.
Durch Schrumpfungsvorgänge der Plantaraponeurose beim M. Ledderhose, dem plantaren Analogon zur Dupuytren-Kontraktur, kann es zu Flexionskontrakturen der Zehen kommen (Abb. 470).

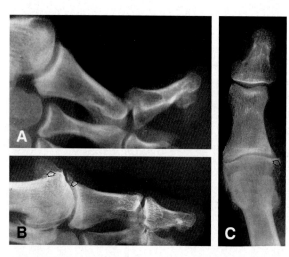

**Abb. 467A–C.** Hallux rigidus. **A** Typische Flexionsfehlstellung im MTP 1 und Hyperextension im IP der Großzehe. Keine Arthrosezeichen. Die Großzehenfehlstellung spiegelt also ein „Weichteilproblem" wider, beispielsweise die Begleiterscheinung einer Belastungsdeformität des Fußes (Knickplattfuß) mit vermehrter Anspannung der Beugersehnen. **B, C** Hallux-rigidus-Arthrose mit typischen dorsolateralen Osteophyten (*offene Pfeile*), die eine Streckung im MTP 1 verhindern, s. die Flexionsfehlstellung im MTP 1

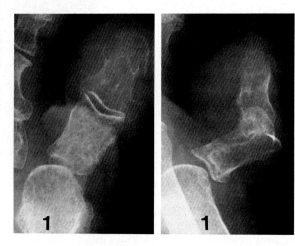

**Abb. 468.** Postoperativ entstandener Hallux malleus (Hyperextension im MTP 1, Flexion des IP), Zustand nach Hallux-valgus-Korrekturoperation

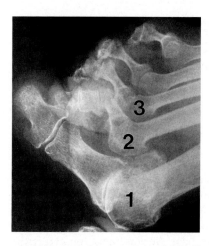

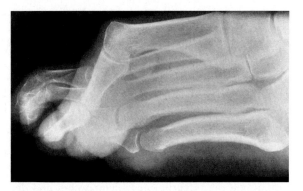

**Abb. 470.** Flexionskontraktur im MPT 1 bei M. Ledderhose (Analogon zur Dupuytren-Kontraktur der Palmaraponeurose)

**Abb. 469.** Verschiedene Zehenfehlstellungen (Schrägaufnahme des Fußes): *1* Hallux valgus; *2* Hammerzehe (Hyperextension im MTP, Flexion des PIP und Normalstellung des DIP); *3(–5)* Krallenzehen (Synonym: Klauenzehen; Hyperextension im MTP, Flexion des PIP und DIP)

# 8 Die Stigmata der Wachstumsalterarthritis und andersartiger infantiler und juveniler Formstörungen der Gelenksockel

Arthritiden im Wachstumsalter nehmen nicht nur Einfluß auf die Integrität des Gleitgewebes und der knöchernen Gelenksockel – nichterosive oder erosive Arthritis –, sondern stören auch lokal die Reifung und das Wachstum des betroffenen Gelenks: *Wachstumsalterarthritis*. Je jünger der Patient ist, desto ausgeprägter offenbaren sich die Form- und Strukturstörung der Gelenksockel. Außerdem kommt es beim Kind zu quantitativen Verschiebungen und Präferenzen innerhalb des Arthritismosaiks (s. Abb. 1), wenn man Vergleiche mit dem Arthritisbild im Erwachsenenalter anstellt.

## Juveniles Arthritismosaik

*Weichteilzeichen.* Schwellungen der artikulären und periartikulären Weichteile und Gelenkergüsse sind um so eher zu erwarten, je jünger der Patient ist. Arthrozysten finden sich häufig an den Kniegelenken, z. B. die Poplitealzyste (sog. Baker-Zyste), und den Schultergelenken. Sie kommen aber auch an

anderen Knochenverbindungen vor. Die Weichteilbefunde geben sich ebenso wie beim Erwachsenen (beim Betrachten der Röntgenaufnahme vor der Grelleuchte) an Silhouettenveränderungen und einer Verlagerung und/oder Auslöschung von Baufettlinien in der Gelenkumgebung zu erkennen. Alterationen der perikoxalen Fettstreifen sind bei Kindern häufiger zu beobachten als bei Erwachsenen. Ein arthritisches Ödem oder ein Gelenkerguß, welcher Genese auch immer, ist bei noch *offener* Y-Fuge der Hüftpfanne oft durch eine Verlagerung oder Auslöschung der Obturatorfettlinie nachzuweisen (s. Abb. 178 und 179). Der erhöhte Gelenkinnendruck durch Gelenkerguß und/oder Synovialisproliferation kann

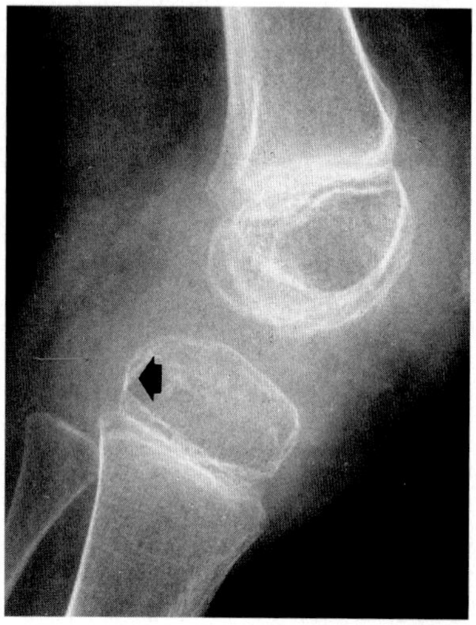

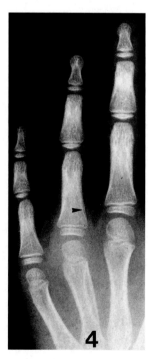

**Abb. 472.** Juvenile chronische Arthritis (9jähriges Kind) mit Befall des MCP 4. Distanzierung des Metakarpuskopfes durch Gelenkerguß/Synovialisproliferation, diskrete Periostreaktion an der Grundphalanx (*Pfeilspitze*), ausgeprägte Periostreaktion am Metakarpus 4

**Abb. 471.** Juvenile chronische Arthritis (5jähriges Kind). Röntgenzeichen der Arthritis: Erguß/Synovialisproliferation, geringe dorsale Tibiasubluxation (*Pfeil*)

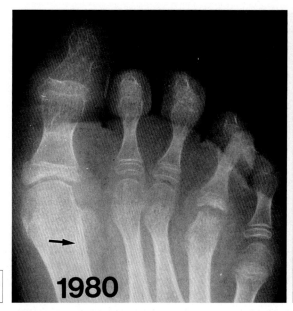
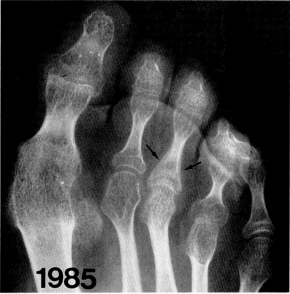

**Abb. 473.** Verlaufsbeobachtung einer Juvenilen chronischen Arthritis. *1980:* Erosive Arthritis im MTP 1 mit geschichteter lamellärer Periostreaktion (*Pfeil*). MTP-4-Arthritis mit Erguß/Synovialisproliferation und Gelenksockelerosion. *1985:* Ankylose des MTP 1, Periostreaktion z. T. in die kompakte Knochensubstanz eingebaut, arthritisch induzierte Vergrößerungen des lateralen Sesambeines der Großzehe. Arthritis im MTP 3 mit

Erosion, Gelenkspaltverschmälerung und epi-/meta-/diaphysärer Periostreaktion der Grundphalanx 3 (*Pfeile*). MTP-4-Arthritis (erodierter Metatarsuskopf, Knochendefizit der Gelenksockel, „Hypertrophie" des phalangealen Gelenksockels). *Verlaufsbeurteilung:* Juvenile chronische Arthritis, deren Röntgenbefunde (Periostreaktion und Sesambeinvergrößerung) die Entwicklung zu einer seronegativen Spondarthritis vermuten lassen

am Hüft- und Schultergelenk zu einer Distensions-(sub-)luxation des Femur- und Humeruskopfes führen (s. Abb. 179, 182, 319), da der Kapsel-Band-Apparat im frühen Kindesalter physiologisch bedingt nachgiebiger ist als beim Erwachsenen. Auf ähnliche Weise kommt es im Kniegelenk zur dorsalen Tibiasubluxation (Abb. 471). Dieser Befund ist ein Frühzeichen der kindlichen Gonarthritis.

*Arthritische Kollateralphänomene.* Schon bald nach Krankheitsbeginn – als Beispiel sei die Juvenile chronische Arthritis angeführt – entwickeln sich bei Kindern an den Gelenksockeln die Röntgenphänomene des akuten Knochendefizits. Sie spiegeln kollateralarthritische Prozesse wider, sind aber auch Folgen einer Immobilisation durch Schonung oder therapeutisch bedingt. Eine mögliche Kortikosteroidmedikation verstärkt die negative Knochenbilanz.
Das akute Knochendefizit gibt sich an den Schäften der Röhrenknochen vor allem an einer Kompaktaverdünnung als Folge endostaler Resorption zu erkennen. Zusammen mit periostalen Knochenappositionen führt dies zu Knochenumbau und säulenartigen Knochenformveränderungen, die besonders an

den Metakarpalia und Fingergrundphalangen zu beobachten sind. Im Krankheitsverlauf geht das akute in das chronische Knochendefizit über. Die Knochenkonturen können unregelmäßig gestaltet, die Knochenstrukturen irregulär umgebaut werden. Strähnige Knochenstrukturveränderungen bis hin zur hypertrophischen Knochenatrophie bleiben zeitlebens als Residuen zurück. Das krankheitsbedingte Knochendefizit ist darüber hinaus im späteren Leben auch mit einer ausgeprägten, quantifizierbaren Verminderung der Knochenmasse des Körpers verbunden.

*Arthritische Direktzeichen.* Auch diese Teile des Arthritismosaiks sind im Wachstumsalter Modifikationen unterworfen.

*Lamelläre Periostreaktionen.* (Abb. 472–474; s. Abb. 384). Sie können bei Kindern oft schon kurze Zeit nach Arthritisbeginn mehr oder weniger gelenknah an den Meta- und/oder Diaphysen der benachbarten Knochen nachgewiesen werden. Je jünger die erkrankten Kinder sind (Vorschulalter), desto stärker fallen diese Befunde auf.

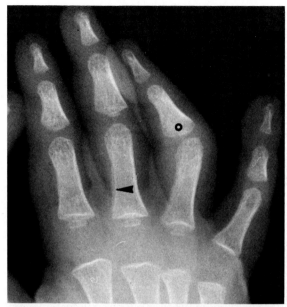

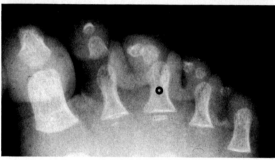

**Abb. 474.** Kleinkind (22 Monate) mit Arthritis psoriatica (Vater und Mutter: Psoriasis vulgaris). Arthritische Weichteilschwellungen im Bereich der Finger 2–4 rechts, am ausgeprägtesten am PIP 4 (*Markierung*). Dort erkennt man eine Wachstumsakzeleration am Gelenksockel der Mittelphalanx. Außerdem fällt eine Gesamtvergrößerung der Grundphalanx der 3. Zehe auf (*Markierung*). Periostreaktionen an einzelnen Grundphalangen, besonders auffallend am 3. Finger (*Pfeilspitze*)

MEMO

| Periostreaktionen gehören zu den Frühzeichen der kindlichen Arthritis. |
| --- |

*Röntgenologischer Gelenkspalt.* Er entspricht beim Kind nicht nur wie im Erwachsenenalter der Dicke des Gelenkknorpels, sondern wird zusätzlich je nach dem Skelettalter auch von den noch knorpeligen, nicht verknöcherten Epiphysenanteilen gebildet. Röntgenologische Gelenkspaltverschmälerung und Erosionen sind daher bei der Juvenilen chronischen Arthritis entweder erst als Spätzeichen oder bei älteren Kindern oder Jugendlichen zu erwarten. Die röntgenometrische Bestimmung der Knorpeldestruktion im Karpalbereich (s. Abb. 1139) kann als Parameter der Therapiekontrolle und zur Beurteilung der Krankheitsprogredienz dienen (Poznanski 1992). Eine Karpusverkürzung, die nicht auf arthritischen Knorpelverlust zurückzuführen ist, kommt bei Kindern mit Hypo- oder Agammaglobulinämie und bei den multiplen epiphysären Dyplasien, die auch mit Gelenkbeschwerden einhergehen können, vor.

*Arthritische knöcherne Ankylosen* (Abb. 473 und 475). Sie sind röntgenologisch bei Kindern vor dem 10. Lebensjahr selten nachzuweisen und entstehen bei entzündlich-rheumatischen Erkrankungen nicht vor dem 3. Jahr nach Arthritisbeginn. An den Händen können Interphalangeal- und Metakarpophalangealankylosen beobachtet werden. Ankylosen im Karpalbereich betreffen häufig das CMC 3, das CMC 2 und das Karporadialgelenk. Endstadium der Interkarpalankylosen ist das *entzündliche Os carpale*. Je früher die Karpalankylosen auftreten, desto mehr haben sie im späteren Lebensalter den Röntgenaspekt angeborener Karpalsynostosen, d. h., die Spongiosatextur der betroffenen Knochen setzt sich ungestört in den Ankylosepartner fort. Diese Feststellung gilt besonders dann, wenn nur einzelne Karpalia oder Karpometakarpalia synostosiert sind oder eine radiolunäre Synostose eingetreten ist. Entsprechende Überlegungen gelten für die Tarsometatarsalankylosen und Intertarsalankylosen bis hin zum *arthritischen Os tarsale* (Abb. 475). In einem ankylosierten Hüftgelenk als Folge der jugendlichen Koxarthritis kann eine „kompensatorische Pseudarthrose" der noch nicht ossifizierten Wachstumsfuge eine Restbeweglichkeit ermöglichen.

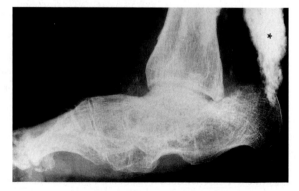

**Abb. 475.** Im Kindesalter begonnene chronische Polyarthritis, deren Befunde für eine nichtklassifizierte Kollagenose sprechen, s. die ausgedehnte Kalzinose der Achillessehne (*Asterisk*). Knöcherne Ankylose im Mittel- und Rückfuß

## Arthritis und Skelettentwicklung

Die Wachstumsalterarthritis führt nicht nur zu *quantitativ,* sondern auch zu *qualitativ* anderen Röntgenbefunden im Vergleich zum Erwachsenen; denn sie modifiziert das Skelettwachstum und die Skelettreifung, d. h. gleichzeitig ablaufende *physiologische* Vorgänge (Abb. 476–493). Hierzu zählen zu frühes oder verspätetes Auftreten (Abb. 476) und/oder Reifen sowie Verformung der Knochenkerne, aber auch die Resorption kleiner Knochenanlagen. Modellierungs-

störungen der Gelenksockel, Verkürzung der Röhrenknochen durch vorzeitigen Epiphysenfugenschluß (Abb. 480 und 481) sowie die Folgen der arthritischen Hyperämie werden ebenfalls bei der Wachstumsalterarthritis beobachtet.

*Arthritogene Hyperämie.* Dieses Entzündungsphänomen löst eine unphysiologische Wachstumsbeschleunigung des Knochens bzw. gelenknaher Knochenanteile aus oder begünstigt verfrüht einsetzende Reifungsvorgänge bis zum prämaturen Epiphysenfugenschluß, der das Längenwachstum beendet.
Diese Beobachtungen gelten sowohl für die langen als auch für die kurzen Knochen des *Beinskeletts.*

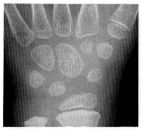 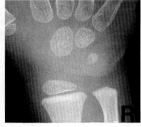

**Abb. 476.** Altersmäßige Entwicklung der karpalen Knochenkerne links, Verknöcherungsretardierung rechts (4jährige Patientin mit Juveniler chronischer Arthritis, Entwicklungsstand am rechten Karpus 2,5 Jahre)

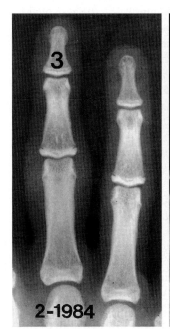 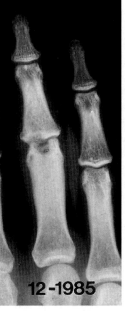

**Abb. 477.** Juvenile chronische Arthritis. *2-1984:* sehr diskrete arthritische Weichteilzeichen am PIP 3. *12-1985:* erosive Arthritis am PIP 3, Wachstumsstörung des Gelenksockels der Mittelphalanx, Kolbenform der Grundphalanx (als Folge einer sehr langsamen Periostreaktion)

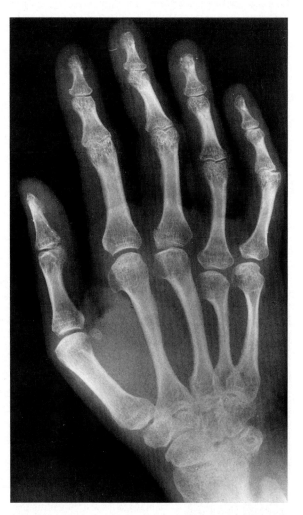

**Abb. 478.** 46jährige Patientin, bei der sich nach der 1. Pockenimpfung eine chronische Polyarthritis entwickelt hatte, die nach 3 Jahren ausheilte. Arthritische Röntgenzeichen sind nicht mehr zu erkennen, jedoch Entwicklungsstörungen (s. vor allem Metakarpus 4 und distales Ende der Ulna), Verformung einzelner Gelenksockel und Arthritisnarben (Karpalankylosen)

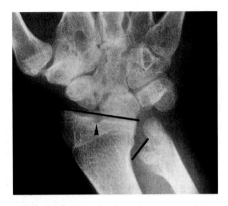

**Abb. 479.** 17jähriger Patient mit seit Jahren bestehender Juveniler chronischer Arthritis. Eine sog. Pseudo-Madelung-Deformität (*sekundäre* Madelung-Deformität) mit verstärktem ulnarem Abfall der distalen Radiusgelenkkontur, distaler Ulnadysplasie mit radialem Abfall der distalen Ulnakontur, ferner Verkürzung der distalen Elle mit hyperplastischem Styloidfortsatz lassen sich nachweisen. Die proximale Reihe der Karpalia hat sich entsprechend angepaßt. Im Gegensatz zur doppelseitigen familiären oder bei Systemerkrankungen der enchondralen Ossifikation auftretenden *primären* Madelung-Deformität weisen auf die entzündliche (sekundäre) Genese hin: knöcherne Ankylosen zwischen einzelnen Karpalia, Verschmälerung der röntgenologischen Gelenkspalten und die Instabilitätskrypte am distalen Radius (*Pfeilspitze*). Die sekundäre Madelung-Deformität kann auch posttraumatisch entstehen

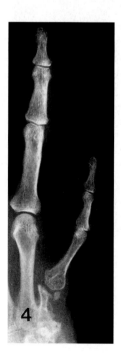

**Abb. 480.** 56jähriger Patient mit hämatogener Osteomyelitis des 5. Metakarpus im 2. Lebensjahr. Nach weitgehender Zerstörung des 5. Metakarpus hat sich eine Neoarthrose am MCP 5 gebildet. Alle 3 Fingerknochen des 5. Strahls sind hypoplastisch (vgl. 4. Strahl)

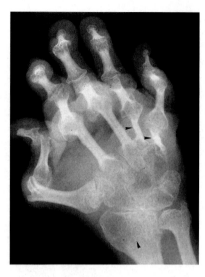

**Abb. 481.** 41jähriger Patient. Endstadium einer Juvenilen chronischen Arthritis: mißgestaltete Metakarpalia 4 und 5 sowie aufgetriebenes distales Radiusende (*Pfeilspitzen*)

Wachstumsstörungen der langen Röhrenknochen werden häufiger bei Kindern mit Monarthritis, vor allem des Kniegelenks, beobachtet als bei polyartikulärem Gelenkbefall. Die Hyperämie beschleunigt das Längenwachstum des erkrankten Beines besonders bei den Kindern, deren Arthritis vor dem 9. Lebensjahr einsetzt. Dagegen kommt es häufig zum hyperämiebedingten verfrühten Epiphysenfugenschluß, wenn der Arthritisbeginn nach dem 9. Lebensjahr erfolgt, so daß bei diesen Kindern das erkrankte Bein kürzer bleibt (Simon et al. 1981). Die Beinlängendifferenz wird durch eine Skoliose kompliziert.

An den Füßen kommt vermindertes Längenwachstum durch arthritisbedingten vorzeitigen Epiphysenfugenschluß besonders der Metatarsalia 2–4 vor. Eine arthritogene Überlänge von Zehen- oder Metatarsusknochen fällt dagegen viel seltener auf. Die hyperämische Größenzunahme kann sich auch an den Sesambeinen des Großzehengrundgelenks zu erkennen geben (s. Abb. 473).

Die arthritisch-hyperämische Wachstumsstimulation macht sich im Kniebereich (Abb. 482 und 483) am femoralen Gelenksockel mit überproportionaler Größenzunahme stärker bemerkbar als am tibialen Pendant oder an der Patella. Bei Arthritisbeginn vor dem 4. Lebensjahr wächst der mediale Femurkondylus stärker als der laterale. Im Kleinkindesalter entwickelt sich die sog. *Morgensternform* der distalen Femurepiphyse. Auch die Erweiterung der Fossa intercondylaris wird nicht nur beim Blutgelenk (Abb. 484), sondern als Ausdruck einer Wachstumsstörung bei der Juvenilen chronischen Arthritis

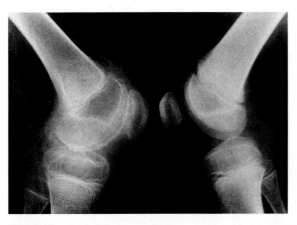

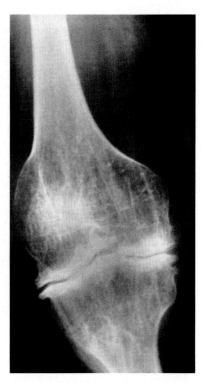

**Abb. 482.** 7jähriger Patient mit Juveniler chronischer Arthritis, Befall des linken Kniegelenks. Beide Gelenksockel einschließlich der Patella sind größer als auf der gesunden Seite. Arthritisbefunde: Volumenzunahme in der Bursa suprapatellaris, chronisches Knochendefizit. Ohne Kenntnis der Anamnese ist eine röntgenologische Unterscheidung gegenüber der Hämophilie-Arthropathie nicht möglich

**Abb. 483.** 47jähriger Patient, dessen chronische Polyarthritis im Kindesalter begann. Auf den Charakter als Wachstumsalterarthritis weisen die Verformungen der Gelenksockel, namentlich am Femur, hin. Zarte Erosionen. Im Kniegelenk liegt eine *fibröse* Ankylose vor. *Begründung:* Die Arthrose begradigt den röntgenologischen Gelenkspalt, während er in diesem Fall flachbogig verläuft. Die marginalen Osteophyten setzen den bogigen Verlauf fort. Die „subchondrale" Sklerose ist auch dort sichtbar, wo keine Druckübertragung erfolgt (Fossa intercondylaris). Das Gelenk ist versteift

(Abb. 485) und anderen chronischen Arthritiden einschließlich der tuberkulösen Gonarthritis des Wachstumsalters beobachtet.

Als Folge gestörten Wachstums ist ebenfalls die potentiell vertikal dystope, formgestörte Patella (Abb. 486–488) einschließlich der Rechteckpatella aufzufassen. Die Silhouette der Rechteckpatella hat im seitlichen Röntgenbild einen vergrößerten Tiefendurchmesser im Vergleich zum kraniokaudalen Ausmaß.

Die arthritisch bedingte Hyperämie induziert am Hüftgelenk (Abb. 489, 490) in Abhängigkeit von der Skelettreife verschiedene Formstörungen der proximalen Femuranteile. Die Hüftpfanne erfährt demgegenüber weniger ausgeprägte Veränderungen. Die vergleichsweise unterschiedliche hyperämische Wachstumsförderung am Femurkopf und an der Hüftpfanne führt zu einer dysproportionierten Hüftkopfvergrößerung und damit zu Artikulationsstörungen, die in eine Subluxationsstellung des Femurkopfes übergehen können. Auch Trochanter minor und major werden manchmal unproportioniert groß. Vorzeitiger Wachtumsfugenschluß gibt sich dagegen röntgenologisch an einer Femurhalsverkürzung zu erkennen.

Protrusio acetabuli, Coxa valga sowie Fehlstellungen und Formveränderungen, die dem Bild der kongenitalen Hüftluxation gleichen, sind weitere mögliche Entwicklungsstörungen bei juveniler Koxarthritis.

Die *Glockendeformität des Femurkopfes* (Abb. 491) spiegelt eine Hüftarthritis wider, die zwischen dem 10. (bis 12.) und dem 17. (bis 20.) Lebensjahr abgelaufen ist. In diesem Lebensalter sind nämlich die zentralen Anteile des Wachstumsfugenknorpels schon ossifiziert, während der Fugenknorpel in der Peripherie noch vorhanden ist. Dieser periphere Knorpel proliferiert durch den Reiz der arthritogenen Hyperämie und bildet nach seiner Ossifikation den typischen aufgeworfenen Rand der Glockendeformität.

Ähnliche Wachstumsstörungen wie an den Beinen treten auch an den *oberen Extremitäten* auf. Kleine Knochenkerne, z. B. der Karpalia, aber auch Epiphysenkerne kleiner Röhrenknochen können im Verlauf des Entzündungsprozesses mehr oder weniger vollständig resorbiert werden. Bei der weiteren Skelettreifung bleiben betroffene Röhrenknochen, beispielsweise die Metakarpalia (oder Metatarsalia), verkürzt.

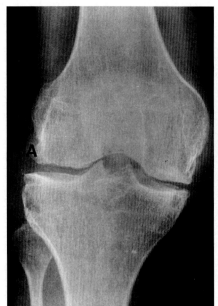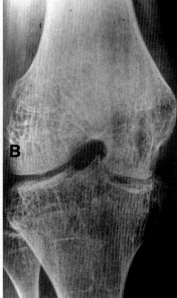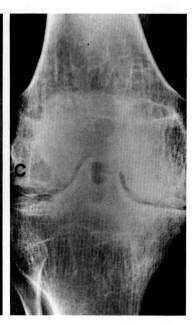

**Abb. 484A–C.** Stadien der *koagulopathischen Osteoarthropathie*. **A** Akutes Rezidiv bei rezidivierenden Gelenkeinblutungen. Die resorptive Entzündung gibt sich an einem Knochendefizit mit „verwaschener" Zeichnung zu erkennen (arthritisches Kollateralphänomen). Verformung vor allem des Femurgelenksockels. **B** Chronischer Hämarthros bei Hämophilie A. Verformung der Gelenksockel. Die Erweiterung der Fossa intercondylaris ist ein unspezifisches Zeichen der Wachstumsalterarthritis. **C** Endstadium einer hämophilen Osteoarthropathie. Verformung der Gelenksockel, s. auch die erweiterte Fossa intercondylaris und die großen Tubercula intercondylaria. Gelenkspaltverschmälerung. Das Gelenk ist versteift. Chronisches Knochendefizit im Sinne der hypertrophischen Atrophie bei **B** und **C**

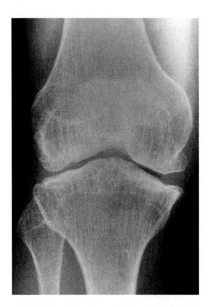

**Abb. 485.** 42jährige Patientin mit Juveniler chronischer Arthritis, die im 10. Lebensjahr begonnen und sich bis in das Erwachsenenalter fortgesetzt hat. Im Vordergrund der Veränderungen steht die Verformung der Gelenksockel, s. auch die leichte Erweiterung der Fossa intercondylaris

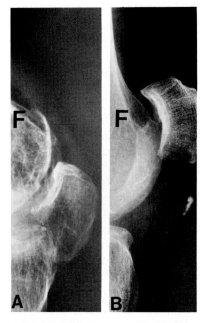

**Abb. 486A, B.** Im Wachstumsalter erworbene Patellaformveränderungen. **A** Juvenile chronische Arthritis (Patient jetzt 42jährig), Patella profunda. **B** Patella alta bei juvenil begonnener Gonarthritis im Rahmen einer noch nicht klassifizierten Kollagenose (s. die subpatellare Calcinosis interstitialis circumscripta). (Patient der Abb. 475)

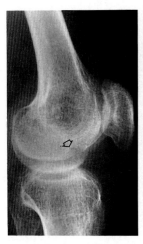 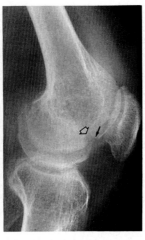

**Abb. 487.** Verlaufsbeobachtung einer chronischen Osteo-arthropathie bei *Hämophilie A* mit leichter Formstörung und vertikaler Dystopie der Patella. *Linke Bildhälfte* (1980): Erosion am Außenkondylus des Femurs (*offener Pfeil*). *Rechte Bildhälfte* (1982): Akutes Blutungsrezidiv mit resorptiver Entzündung (Erguß in der Bursa suprapa-tellaris, Vergrößerung der Erosion am lateralen Kondy-lus, *offener Pfeil*, Auftreten einer Erosion am medialen Kondylus, *Pfeil*). Das Kollateralphänomen dieser Ent-zündung gibt sich an einer unscharfen, wie verwaschen wirkenden Spongiosastruktur (s. Femur) zu erkennen

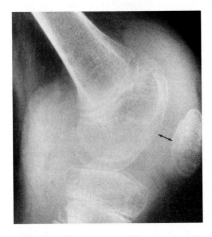

**Abb. 488.** Massiver rezidivierender Hämarthros bei *Hä-mophilie A* (8jähriges Kind). Die Strahlenschwächung durch die intraartikuläre und intrasynoviale Eisendeposi-tion springt beim Vergleich mit der Strahlenschwächung der extraartikulären Knochen besonders ins Auge. Ab-drängung der formgestörten Patella vom Femur durch den Gelenkerguß (*Doppelpfeil*)

Die Resorption von Epiphysenkernen der Finger- oder Zehenphalangen führt ebenso zur Brachydakty-lie wie ein arthritisch induzierter vorzeitiger Schluß der Wachstumsfuge.

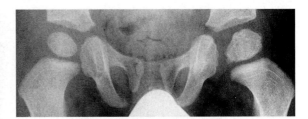

**Abb. 489.** 2jähriger Junge. Zustand nach linksseitiger Säuglingskoxitis im 1. Lebensjahr. Wachstumsakzelera-tion der artikulierenden Teile (Hüftpfanne, Femurkopf und proximales Ende des Femurhalses)

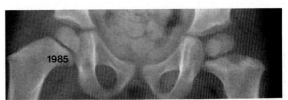
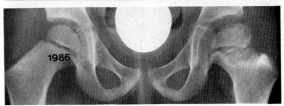

**Abb. 490.** Verlaufsbeobachtung einer linksseitigen Fe-murhalsosteomyelitis (Kind, geb. 1983). *1986* ist die Osteomyelitis abgeheilt. Die Wachstumsstörung (Akzele-ration und Verformung) des linken proximalen Femuren-des fällt auf

Bei der Karpalarthritis nehmen die Karpalknochen eine atypische, anguläre, d. h. „eckige" Form an, sind oft nicht in typischer Weise zu identifizieren und/ oder werden nur unvollständig oder überhaupt nicht ausgebildet.

Die Resorption der distalen Radiusepiphyse und/ oder ihr vorzeitiger Wachstumsfugenschluß können eine Radiusverkürzung und distale -deformierung hervorrufen: *Pseudo-Madelung-Deformität (sekundä-re Madelung-Deformität)* (s. Abb. 479). Sie ist die Prämisse der „juvenil-arthritischen Handskoliose" mit ulnarer Subluxation der Hand im Karpalgelenk und radialer Fingerfehlstellung.

Die hyperämiebedingte „Hypertrophie" der distalen Metakarpusepiphyse bei MCP-Arthritis und der di-stalen Grundphalanxepiphyse bei PIP-Arthritis füh-ren zur persistierenden bulbösen Verbreiterung die-ser Gelenksockel.

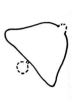

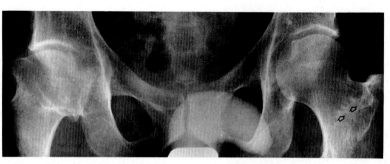

**Abb. 491.** 37jähriger Patient: Juvenile Spondylitis ankylosans, die im 15. Lebensjahr mit einer rechtsseitigen Koxitis begann. Entsprechend dem altersmäßigen Beginn der nichterosiven Koxitis hat sich eine *Glockendeformität* des rechten Femurkopfes ausgebildet. Die Seitendifferenz der Supercilia acetabuli weist darauf hin, daß die schockabsorbierende Fähigkeit des rechten Hüftgelenkknorpels verringert ist. *Offene Pfeile:* En-face-Bild einer Fibroostitis am Ansatz der Hüftgelenkkapsel am linken Femurhals

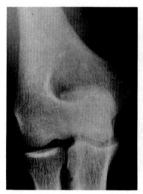
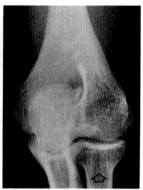

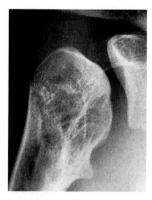

**Abb. 492.** Hämophilie A. Die Vergrößerung des Caput radii (*offener Pfeil*) wird im Schrifttum als Charakteristikum der hämophilen Osteoarthropathie angesehen (York 1991). Tatsächlich ist dieser Befund jedoch eine allgemeine „Hyperämiefolge", sei sie primär entzündlich oder resorptiv-entzündlich wie bei Koagulopathien bedingt. Als pathologisch fallen außerdem eine leichte Verschmälerung des röntgenologischen Gelenkspaltes, eine geringe Verformung des Olekranon und eine leichte Flexionskontraktur auf

**Abb. 493.** 36jähriger Patient mit schwerer Verformung des proximalen Humerusendes nach frühkindlicher Osteomyelitis, keine Arthrosezeichen

Prämaturer arthritisbedingter Schluß ihrer distalen Epiphysenfuge führt ebenso wie die Epiphysenresorption zur Ulnaverkürzung. Formstörungen der Gelenksockel sind außer bei Kubitalarthritis auch bei kindlicher Osteomyelitis und Hämophilie zu beobachten (Abb. 492–494).

Mikrognathie und Okklusionsstörung kennzeichnen mit dem Aspekt des sog. *Vogelgesichts* die prämature Knorpelossifikation des Processus condylaris mandibulae bei Arthritisbeginn vor dem 3. Lebensjahr.

Der Röntgenaspekt der Wachstumsalterarthritis ist nicht pathognomonisch für die Juvenile chronische Arthritis. Der Ausdruck „Wachstumsalterarthritis" hat lediglich den Charakter eines Paradigmas. Er stellt die Summe biologischer Reaktionen dar, mit denen das wachsende kindliche Gleit- und Stützgewebe auf ätiopathogenetisch vielfältige Störungen antwortet. Darüber hinaus kann im Verlauf der Juvenilen chronischen Arthritis ein derart weitgehender Umbau der erkrankten Skelettabschnitte eintreten, so daß später eine röntgenologische Diagnosestellung ohne Kenntnis von Anamnese und Klinik unmöglich wird. Das destruktive Moment der Arthritis ist von verformenden Phänomenen überdeckt worden!

Ähnliche Veränderungen wie bei der Wachstumsalterarthritis sind beispielsweise auch bei den Heteroglykanosen, darunter die Mukopolysaccharidosen (Abb. 495), sowie Osteochondrodysplasien (Abb. 496, s. Abb. 722) zu beobachten und kennzeichnen Raritäten wie die *Kniest-Dysplasie,* eine bei der Geburt bereits manifeste Osteochondrodysplasie, die *mega-epiphysäre Dysplasie* und die *progressive pseudorheumatoide Arthritis* (Spranger et al. 1983; *Syn-*

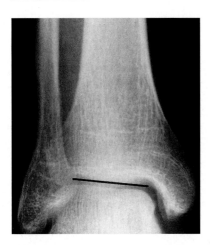

**Abb. 494.** Patient mit *Hämophilie A,* Beteiligung des oberen Sprunggelenks: Die resorptiv-entzündlichen Phänomene als Folge wiederholter Gelenkeinblutungen im Kindesalter haben zu einer tibiotalaren Abschrägung und zu einem strähnigen Knochendefizit geführt. Die tibiotalare Abschrägung („tibiotalar slant") zeigt sich an einer von lateral-kranial nach medial-kaudal verlaufenden Gelenksilhouette. Sie ist ein unspezifischer Röntgenbefund, da sie sowohl bei konstitutionellen Skeletterkrankungen als auch bei primären oder reaktiven Entzündungen, bei Paresen, bei Vitamin-D-Mangel, bei hyperparathyreoter Stoffwechsellage, bei Leukämien und nach Traumen der noch offenen Wachstumsfuge vorkommt

*onym:* ***progressive pseudorheumatoide Chondrodysplasie,*** Poznanski 1992, Rezai-Delui et al. 1994). Die zuletzt genannte hereditäre (autosomal rezessive) Erkrankung täuscht die Juvenile chronische Arthritis vor. Sie geht mit einer schmerzhaften oder schmerzlosen Bewegungseinschränkung der peripheren Gelenke und vertebralen Bewegungssegmente einher. Gelegentlich kommt es zu Gelenkschwellungen, jedoch zeigen sich im histologischen Bild keine Synovitis und im Röntgenbild keine knöchernen Erosionen. Die Gelenksockel werden aufgetrieben. Die Symptome und Befunde treten im 1. Dezennium auf. Sie geben sich häufig zunächst an Gehschwierigkeiten, leichter Ermüdbarkeit und muskulärer Schwäche zu erkennen. Systemische Entzündungszeichen fehlen. Stellt man die Röntgenbefunde bei der Juvenilen chronischen Arthritis denjenigen der progressiven pseudorheumatoiden Arthritis gegenüber, so haben die Veränderungen bei der Juvenilen chronischen Arthritis einen *destruktiven,* bei der progressiven pseudorheumatoiden Arthritis einen *dysplastischen* Charakter! Auch an der Halswirbelsäule offenbaren sich beide Erkrankungen an mehr oder weniger identischen Befunden: Diskushöhenabnahme, Synostose der

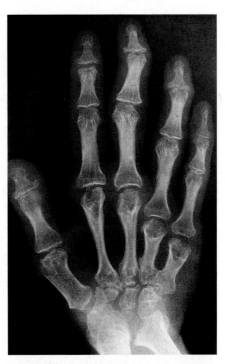

**Abb. 495.** Zu den Differentialdiagnosen der Wachstumsalterarthritis bzw. des Zustandes nach Wachstumsalterarthritis gehören vor allem die Heteroglykanosen, die nach klinischen, biochemischen und röntgenologischen Kriterien in Mukopolysaccharidosen, Mukolipidosen und Oligosaccharidosen unterteilt werden. Ihnen liegen Enzymdefekte beim Abbau der komplexen Kohlenhydrate zugrunde. 41jährige Patientin mit *M. Morquio (Mukopolysaccharidose IV-A).* Abgesehen von den fehlgebildeten anderen Skelettveränderungen spricht vor allem folgender Befund gegen eine polyarthritische Genese der dargestellten Verformungen und Verbildungen: Die röntgenologischen Gelenkspalten sind an den stark verformten oder sogar als destruiert auffaßbaren Karpalia völlig normal

Wirbelbogengelenke, hypoplastische Dornfortsätze, Randleistenanulusverknöcherungen (s. Abb. 509, 511a). An den mittleren und unteren Wirbelsäulenabschnitten stehen Platyspondylie und Ossifikationsstörungen der vorderen Abschlußplattenabschnitte im Vordergrund, d. h. Veränderungen, die bei der Juvenilen chronischen Arthritis nicht zu erwarten sind.

Eine im Verlauf der Juvenilen chronischen Arthritis notwendige Kortikosteroidmedikation verstärkt, wie oben bereits erwähnt wurde, das krankheitsbedingte *lokale* Knochendefizit. Die steroidinduzierte *generalisierte* Osteoporose birgt auch die Gefahr von Spontanfrakturen. Außerdem bremsen Kortikosteroide das Längenwachstum.

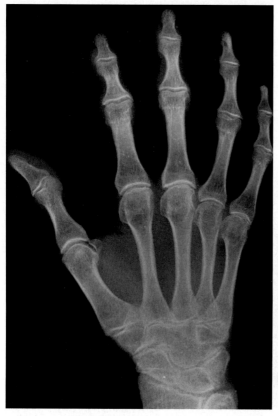
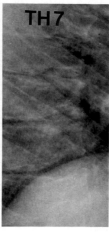

**Abb. 496.** 27jährige Patientin mit *multipler epiphysärer Dysplasie Typ Ribbing.* Charakteristisch für die verschiedenen Formen der multiplen epiphysären Dysplasie ist an der Hand die „eckige", umharmonische Verformung der Gelenksockel bzw. Gelenksilhouetten (s. Karpalia). An der Brustwirbelsäule (*Ausschnitt* einer seitlichen Thoraxröntgenaufnahme) sind die Wirbelkörper in typischer Weise ventral abgeflacht und mit unregelmäßigen Abschlußplatten abgebildet

Ischämische Osteonekrosen (Abb. 497) treten bei der Juvenilen chronischen Arthritis spontan auf. Ihre Häufigkeit steigt jedoch unter Kortikosteroidbehandlung an. Als Residuen revaskularisierter juveniler Osteonekrosen sind Formstörungen der betroffenen Gelenksockel zu beobachten.

*Immobilisationsgelenk.* Form- und Strukturstörungen der Gelenksockel werden unabhängig von ihrer Ätiologie auch durch eine langdauernde krankheits- oder therapiebedingte Immobilisation induziert und/ oder verstärkt: Immobilisationsgelenk. Typisch für Immobilisationsgelenke ist die „Glättung" der Gelenksilhouette. Diese Regel gilt auch für traumatische Veränderungen, die im Wachstumsalter entstanden sind, für die Hämophiliearthropathie (Abb. 498) und für Gelenke, die wegen periartikulärer Verkalkungen bei kindlicher Dermatomyositis oder wegen Lähmung der ortsständigen Muskulatur immobilisiert sind: *Parese-* und *Paralysegelenk* (Abb. 499–501). An den Schulter- und Hüftgelenken geben sich die

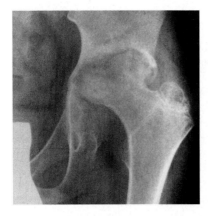

**Abb. 497.** Juvenile chronische Arthritis (Patient jetzt 14 Jahre alt). Außer den arthritischen Zerstörungen (s. die erosiven Veränderungen und die beginnende sekundäre Pfannenprotrusion) ist es nach langjähriger Kortikosteroidtherapie zu einer Femurkopfnekrose gekommen

Immobilisationsfolgen an einem Mißverhältnis zwischen dem normal geformten Humerus- bzw. Femurkopf und dem demgegenüber „verschmächtigten" Humerus- oder Femurschaft zu erkennen.

Die immobilisationsbedingte oder nervale Entlastung spiegelt sich am Hüftgelenk außerdem an einem schmalen Pfannensuperzilium wider.

Coxa vara bei bestehender Kontraktionsfähigkeit der Adduktorenmuskulatur und Hyperplasie des Trochanter minor durch relatives Überwiegen der Iliopsoasmuskelkraft sind Indikatoren einer muskulären Imbalance. Entsprechendes gilt für die Valgisierungstendenz bei Adduktorenparese.

Der Leitröntgenbefund „Formstörung des Kniegelenksockels", zu deren verschiedenen Ursachen im Wachstumsalter Traumen, epiphysäre Osteochondrodysplasien, die Arthrogrypsis multiplex congenita und Osteogenesis imperfecta gehören, ist auch auf den Abb. 502–505 zu erkennen.

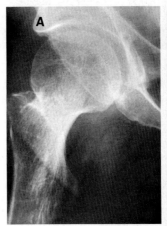
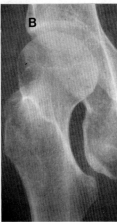

**Abb. 499A.** Rechtsseitiges *Paresegelenk,* **B** *Coxa valga mit geringer Pfannendysplasie* (Pfannenerkerhypoplasie). Röntgenmorphologische Differentialdiagnose: Beide Patienten haben eine Coxa valga, jedoch fällt beim Paresegelenk das charakteristische Mißverhältnis des (großen) Femurkopfes zum (unterentwickelten) Femurschaft auf. Bei der Coxa valga sind die Größenproportionen im Femurbereich gewahrt. Die Pfannendysplasie zeigt sich an einer nicht vollständigen Deckung des Femurkopfes

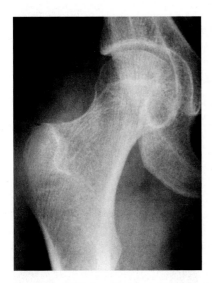

**Abb. 498.** 42jähriger Patient mit *Hämophilie A.* Bei normal geformtem Hüftgelenk fallen eine Coxa valga und eine Hypoplasie des Trochanter major auf. Folge rezidivierender Muskelblutungen im Wachstumsalter (?)

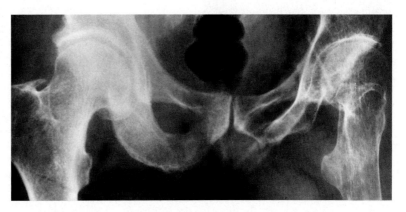

**Abb. 500.** Poliomyelitis im Kindesalter. Die Paresen der Muskeln in der Umgebung des linken Hüftgelenks haben zu einer Wachstumsstörung des linken vorderen Beckenringes und am proximalen Femur zum Aspekt des *Paresegelenks* (Verschmächtigung des proximalen Femurschaft-Halses) geführt. Atrophie des Supercilium acetabuli und des Gelenkknorpels. Paresebedingte starke Außenrotation (79jähriger Patient mit akuter Harnverhaltung)

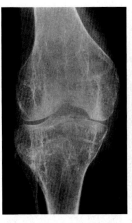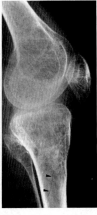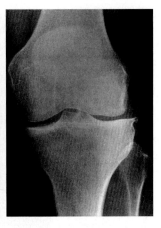

**Abb. 501.** Zustand nach Poliomyelitis. Das rechte Kniegelenk zeigt sich als typisches *Paresegelenk* mit Knochenhypoplasie und „Glättung" der Silhouette beider Gelenksockel (*linker u. mittlerer Bildteil*). Entsprechende Formstörungen kommen auch nach Langzeitimmobilisation im Wachstumsalter vor. Bei Langzeitimmobilisation ist ein strähniges Knochendefizit der Gelenksockel obligat. Beim Paresegelenk tritt dies nur in Abhängigkeit vom Ausmaß der Lähmungen auf. Auf die Parese der Unterschenkelmuskulatur weist u. a. die extrem hypoplastische Fibula hin. Röntgenuntersuchung wegen proximaler Tibiafraktur (*Pfeilspitzen*). Bei der 52jährigen Patientin ist eine linksseitige Gonarthrose entstanden (*rechts im Bild*), wahrscheinlich als Folge der einseitigen Überlastung bei paretischen rechtsseitigen Schenkelmuskeln

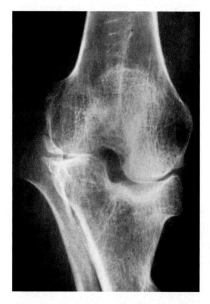

**Abb. 502.** Im Wachstumsalter inadäquat behandelter Tibiakopfbruch. Der mediale Femurkondylus hat sich durch Größenzunahme dem deprimierten Anteil des Tibiakopfes angepaßt

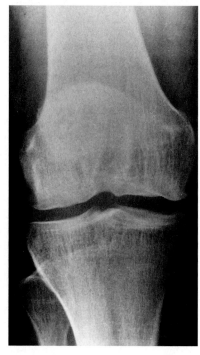

**Abb. 503.** Verformung des Knochensockels am Femur bei *multipler epiphysärer Dysplasie.* Die Differentialdiagnose gegenüber der Wachstumsalterarthritis und dem Immobilisationsgelenk läßt sich in erster Linie durch die Anamnese und die (bekannten) Veränderungen an anderen Gelenksockeln stellen

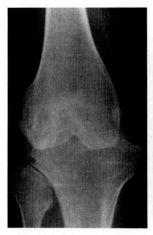 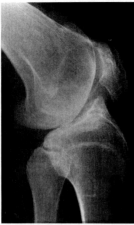

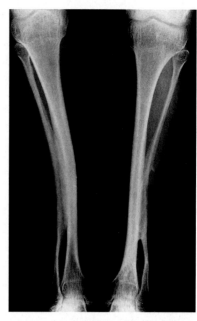

**Abb. 504.** Formstörungen der Gelenksockel einschließlich Patella und auch der Gelenksockel des Tibiofibulargelenks bei *Arthrogryposis multiplex congenita* (angeborene Gelenkstarre, 37jährige Patientin). Die fibrosierende Gelenkversteifung kann ein, zwei und mehr Extremitätengelenke befallen. Es kommt zu Gelenkkontrakturen in Flexionsstellung – wie bei dieser Patientin – oder auch in Extensionsstellung. Die klinischen Leitsymptome der Erkrankung sind Bewegungslosigkeit und Muskelschwund im Bereich der betroffenen Gelenke

**Abb. 505.** Modellierungsstörungen und strähniges chronisches Knochendefizit bei *Osteogenesis imperfecta.* Die genetisch bedingte Verformungstendenz und abnorme Knochenbrüchigkeit mit Frakturneigung geht auf eine systemische Störung im Aufbau des straffen und lockeren Bindegewebes zurück (vor allem des Kollagens). Verschiedene Typen der Osteogenesis imperfecta sind bekannt, deren Gemeinsamkeit die plastische Verbiegung und Verformung der langen Röhrenknochen ist. Die anderen Befunde wie vielfältige Wirbelkörperverformungen, Kleeblattbecken, zystische Meta-Epiphysen („Popcorn"-Epiphysen), Fehlen der Kortikalis an den langen Röhrenknochen und dysplastische Zahnbefunde kommen dagegen nur fakultativ bei den einzelnen Typen vor. Im spröden Knochen treten auch Streßphänomene auf. Bei dem 26jährigen Patienten sind beide obere Sprunggelenke durchbaut. Man erkennt die durchziehenden verdickten Trajektorien

Das Lebensalter nimmt darauf Einfluß, ob eine Osteomyelitis im Gelenksockel oder in seiner meta-/diaphysären Umgebung ein benachbartes Gelenk mitergreift:

Im Neugeborenen- und Säuglingsalter wird die Epiphyse der Röhrenknochen von der Dia- und Metaphyse her perfundiert. Die Infektion kann hämatogen das Gelenk direkt erreichen.

Nach dem 1. Lebensjahr bildet die Epiphysenfuge eine Barriere zwischen Meta- und Epiphyse. Metaphysäre Infektionen können nur auf diejenigen Gelenke übergreifen, deren Gelenkkapsel – wie beim Ellenbogen- und Kniegelenk – bis zur Metaphyse reicht. In diesem Alter haben die Epiphysen eigene Gefäße, so daß sich Mikroorganismen hämatogen dorthin absiedeln und per continuitatem in das Gelenk eindringen können.

Erst nach Schluß der Wachstumsfuge bilden sich wieder metaphysär-epiphysäre Anastomosen aus, die als Übertragungsvehikel für osteomyelitische Herde ins Gelenk dienen können.

Akute kindliche *Leukosen* gehen häufig mit den klinischen Symptomen und Befunden einer Mono-, Oligo- oder Polyarthritis einher und sind bei der Differentialdiagnose der Wachstumsalterarthritis zu

berücksichtigen. Akute Leukosen manifestieren sich besonders häufig im Bereich der Kniegelenke. Die leukämischen Infiltrationen imitieren sowohl die arthritischen Weichteilzeichen, nämlich die Schwellung der artikulären Weichteile und den Gelenkerguß bei synovialem Befall, als auch die arthritischen Kollateralphänomene mit metaphysären, subapophysären oder subdiskalen Aufhellungsbändern. Sie spiegeln eine leukämische Aussaat in diese gut vaskularisierten Skelettabschnitte wider. Permeative, mottenfraßähnliche oder auch geographische Osteolysen, die bisweilen seitensymmetrisch nachzuweisen sind, und lamelläre Periostreaktionen (Abb. 506) gehören zu den Leukosemanifestationen im gelenknahen und gelenkfernen Knochen. Generalisierte Osteoporose, Knochenverdichtungen und Knochenmarkinfarkte sind bei akuten kindlichen Leukosen ebenfalls zu beobachten.

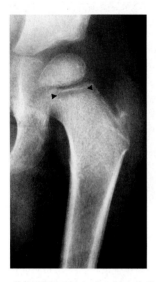

**Abb. 506.** *Akute Leukose* bei einem 3jährigen Kind. Im linken Hüftgelenk manifestiert sich die Erkrankung an einem breiten metaphysären „Band" (*Pfeilspitzen*). Die diaphysäre Periostreaktion hängt bei einem 3jährigen Kind ebenfalls mit der bereits diagnostizierten Leukose zusammen. (Die sog. physiologische Periostitis, d. h. Periostlamellen an Röhrenknochen, ist höchstens bis zum 6. postnatalen Monat zu beobachten).

Zu den seltenen Differentialdiagnosen der Juvenilen chronischen Arthritis gehören die *disseminierte Lipogranulomatose (M. Farber)* mit periartikulären Weichteilschwellungen, juxtaartikulären Knochenerosionen und schmerzhaft eingeschränkter Gelenkbeweglichkeit. Die Krankheit tritt in den ersten Lebenstagen bis -monaten auf und führt gewöhnlich noch im Kleinkindesalter zum Tode.

Die sehr seltene arthropathische Form der *Osteogenesis imperfecta* geht mit schmerzhaften polyartikulären Gelenkdestruktionen einher und führt zu knöchernen Gelenkankylosen (Abb. 505 und 507; s. Abb. 764).

Akut einsetzendes remittierendes Fieber, konjunktivale Injektion, Lymphadenopathie und ein zunächst rotes, dann purpurfarbenes Erythem an Händen, Füßen, übrigen Extremitätenbereichen und am Körperstamm, aber auch an der Mundschleimhaut, kennzeichnen das klini-

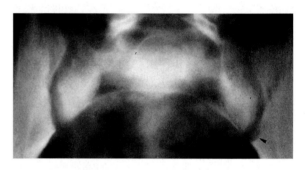

**Abb. 508.** Sakroiliitis bei Juveniler chronischer Arthritis. Auf dem Tomogramm steht die Pseudoerweiterung des rechten Sakroiliakalgelenkspaltes im Vordergrund. Links erkennt man eine Erosion (*Pfeilspitze*)

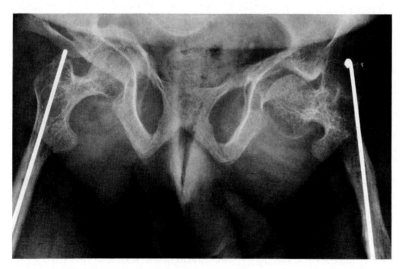

**Abb. 507.** 21jähriger Patient mit *Osteogenesis imperfecta*. Ausgeprägte Verformungen und Verbildungen im übersehbaren Becken- und Femurbereich. Besonders am

rechten Hüftgelenk fällt eine Protrusio acetabuli auf, beidseits partielle Gelenkspaltverschmälerung. Osteosynthetisch versorgte Femurfrakturen

sche Bild des ätiologisch unklaren kindlichen *Kawasaki-Syndroms.* Arthralgien und Arthritiden setzen mit sinkendem Fieber nach etwa 2 Wochen ein. Viszerale Komplikationen wie Myo- und Perikarditis, Ikterus und Gallenblasenhydrops sind möglich.

Weitere seltene Differentialdiagnosen der Juvenilen chronischen Arthritis sind die *(kongenitale) familiäre hypertrophische Synovitis* mit kongenitalen Fingergelenkkontrakturen (S. 180) und symmetrisch lokalisierter Synovitis sowie die *Dysplasia spondyloepiphysaria tarda* mit progressiver (nichtentzündlicher) Arthropathie.

Bei Kindern mit *Trisomie 21 (Down-Syndrom)* entwickeln sich häufig Symptome und Befunde am Gleit- und Stützgewebe. Diese bestehen einerseits aus einer allgemeinen Hyperlaxität und Gelenkhypermobilität zusammen mit einer ventralen Atlasdislokation. Bei einem Teil der Patienten tritt andererseits eine manchmal erosive Oligo- oder Polyarthritis auf. Diskutiert wird in diesem Zusammenhang die Bedeutung der Hyperurikämie, die sich bei vielen Mongoloiden nachweisen läßt.

*Achsenskelettbefall.* Bei Patienten mit Juveniler chronischer Arthritis werden auch die Sakroiliakalgelenke (Abb. 508) und die Halswirbelsäule, manchmal schon initial, befallen. Der entzündlich-rheumatische Krankheitsprozeß ergreift am häufigsten das Bewegungssegment C 2/3. Im Verlauf werden oligo- bis polysegmental weitere Halswirbelsäulenabschnitte miteinbezogen. Die Wirbelbogengelenke stellen den Manifestationsschwerpunkt dar. Typisch für diese juvenile Spondylarthritis ist die Tendenz zur knöchernen Ankylose, und zwar vor allem in den ersten Lebensjahren. Röntgenologisch können zusätzlich Ossifikationen der Ligg. flava und der Disci bis zur erworbenen Blockwirbelbildung nachgewiesen werden. Die Ankylose der Wirbelbogengelenke führt zu Wachstums- und Entwicklungsstörungen im befallenen zervikalen Bewegungssegment. Diese äußern sich mit Hypo- oder Dysplasie der Wirbelkörper und

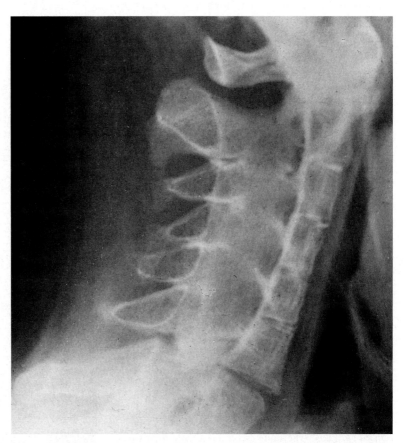

**Abb. 509.** *Juvenil-rheumatische Zervikalsynostose* bei Juveniler chronischer Arthritis, die mit 3 Jahren begonnen hat (Patient jetzt 33 Jahre alt). Die Formveränderungen sind auf dem Boden einer ankylosierenden Entzündung der Wirbelbogengelenke entstanden. Durch diese Ankylose wurden das Wirbelkörperwachstum sowie die Entwicklung der Halswirbel und ihrer Zwischenwirbelschei-

ben gestört. In den Segmenten mit ankylosierten Wirbelbogengelenken sind Wirbelkörperhypoplasie, Diskushypoplasie, Verknöcherung des hinteren Längsbandes, Wirbelbogensynostose und Dornfortsatzhypoplasie zu erkennen. Einzelne hypoplastische Disci sind verkalkt. Vordere Atlassubluxation. Differentialdiagnose s. S. 214f.

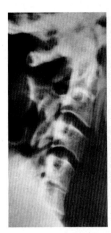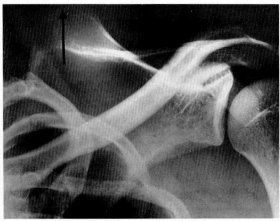

**Abb. 510.** *Klippel-Feil-Syndrom* mit *Sprengel-Deformität* (Skapulahochstand). Das Klippel-Feil-Syndrom ist eine zervikale Segmentierungsstörung oder eine angeborene Fusionsneigung der Wirbel. Bei diesem Patienten ist eine Fusion der Bewegungssegmente C 2/3 und C 5/6 zu erkennen. Außerdem hat der Patient einen linksseitigen Schulterblatthochstand (*Pfeil:* Sprengel-Deformität)

Zwischenwirbelscheiben, seltener auch der Wirbelbögen und der Dornfortsätze. Die Veränderungen bleiben zeitlebens als Residuen der Juvenilen chronischen Arthritis erhalten und werden unter dem Begriff der *juvenil-rheumatischen Zervikalsynostose* (Abb. 509) zusammengefaßt (Dihlmann u. Friedmann 1977).

Arthritisch-erosive Befunde können im okzipitozervikalen Übergang mit Densarrosion und ventraler Atlasdislokation einhergehen. Seltener kommt es zur knöchernen Ankylose im medialen Atlantoaxialgelenk. Eine rheumatische Spondylodiszitis mit entzündlichen Wirbelabschlußplatten- und Zwischenwirbelscheibenprozessen tritt bei der Juvenilen chronischen Arthritis allerdings seltener auf als bei der Rheumatoiden Arthritis des Erwachsenenalters (s. S. 701 ff.).

Die Differentialdiagnose der juvenil-rheumatischen Zervikalsynostose umfaßt den dysontogenetischen (kongenitalen) Blockwirbel (s. Abb. 915), das Klippel-Feil-Syndrom (Abb. 510), Zervikalveränderungen bei der Alkoholembryopathie, die progressive pseudorheumatoide Arthritis (Abb. 511 a; s. S. 206 f.) und die Fibrodysplasia ossificans progressiva (Abb. 511 b).

———————————————————▷

**Abb. 511 a.** Halswirbelsäulenbefund bei der *progressiven pseudorheumatoiden Arthritis.* Der Vergleich mit Abb. 509 zeigt große Ähnlichkeit mit der juvenil-rheumatischen Zervikalsynostose. Insbesondere fallen die Synostosen der Wirbelbogengelenke und extraartikulärer Bogenanteile sowie hypoplastische Dornfortsätze auf. Unterentwickelt sind auch die Zwischenwirbelscheiben, deren äußere Anteile verknöchert sind (27jährige Patientin)

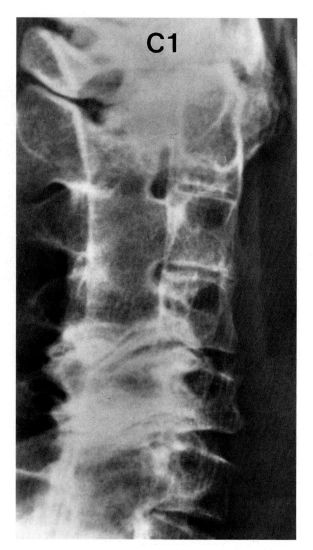

C1

Das *Klippel-Feil-Syndrom* ist die Folge einer mesenchymalen Segmentationsstörung im Wirbelsäulen- und Schulterbereich mit der Neigung zu Wirbelfusionen oder einer angeborenen Fusionsneigung der Halswirbelkörper mit einer variablen Zahl befallener Segmente. Die Verblockung von Zervikalwirbeln gibt sich klinisch am bewegungseingeschränkten kurzen Hals zu erkennen. Weitere mögliche röntgenologische und/oder klinische Befunde sind: angeborene Skoliose, ossärer Schiefhals, Schulterblatthochstand (Sprengel Deformität, s. Abb. 510), Halsrippen, Omovertebralknochen, Rippenanomalien, Gaumenspalten, Zahnanlagestörungen und Fingerfehlbildungen (Syndaktylie, Kamptodaktylie).

Schmerzhafte Weichteilschwellungen und -verhärtungen im Nacken- und Schulterbereich mit febrilen, Wochen dauernden Krankheitsschüben kennzeichnen das klinische Bild der *Fibrodysplasia ossificans progressiva* (Abb. 511b). Diese hereditäre Bindegewebskrankheit beginnt in den beiden ersten Lebensjahrzehnten. Sie ist verbunden mit fortschreitenden Bindegewebsossifikationen in den Skelettmuskeln, Bändern und Gelenkkapseln. Sie breitet sich von der Schulter-Nacken-Region auf die proximalen Armweichteile sowie den Rücken hinunter in die Weichteile des Beckengürtels aus. Die extraartikulär versteiften Gelenke und vertebralen Bewegungssegmente können ankylosieren. Daher sind an der Halswirbelsäule – abgesehen von den begleitenden paravertebralen Muskelossifikationen – ähnliche Röntgenbefunde möglich wie bei der juvenil-rheumatischen Zervikalsynostose (vergl. Abb. 509) und progressiven pseudorheumatischen Arthritis (vergl. Abb. 511a).

Darüber hinaus gehören Skelettanomalien zur Fibrodysplasia ossificans progressiva: Adaktylie, Monophalangie und Mikrodaktylie von Daumen und Großzehe, aber auch Dysmorphien anderer Strahlen (Abb. 511b), Hallux valgus, Klinodaktylie des Kleinfingers, Verkürzung von Metakarpalia und Fingerphalangen, aber auch Formstörungen von Epiphysen, Apophysen und des Femurhalses.

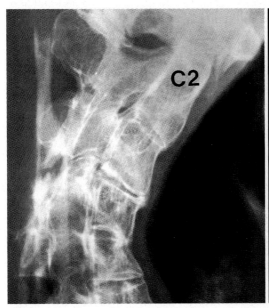
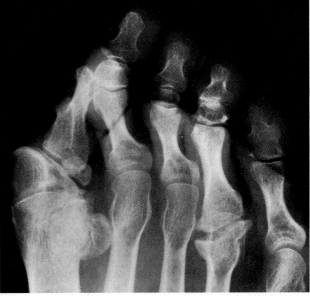

**Abb. 511b.** *Fibrodysplasia ossificans progressiva* (29jähriger Patient). Halswirbelsäule: Diskushypoplasie, Verknöcherung des Randleistenanulus fibrosus, Wirbelkörperhypoplasie und -hyperplasie, Ankylose der Wirbelbogengelenke, arkuäre Kyphose (*linker Abbildungsteil*), Befunde, die auch bei anderen Erkrankungen vorkommen, vergl. Abb. 409 und 511a. Allein die paravertebralen Verknöcherungsstränge sind krankheitsspezifisch, desgleichen die Kombination der Halswirbelsäulenveränderungen mit den Dysmorphien des 1. (und 3.) Fußstrahls (*rechter Abbildungsteil*). Das Synonym *Myositis ossificans progressiva* ist obsolet

# 9 Eine Dreiecksbeziehung:
## Psoriasis – Psoriasisarthritis – Psoriasisosteopathie

Psoriatiker erkranken häufiger an einer chronischen Polyarthritis als die Durchschnittspopulation. Diese Feststellung läßt 3 alternative Schlußfolgerungen zu:

1. Die Schuppenflechte prädisponiert zur Rheumatoiden Arthritis.
2. Das Auftreten beider Erkrankungen spiegelt eine (akausale) Koinzidenz wider.
3. Die Hautkrankheit und die seronegative chronisch verlaufende Gelenkentzündung entstehen auf einem „psoriatischen Bioterrain".

Die 3. Alternative trifft tatsächlich zu, wenn man von der im Einzelfall statistisch möglichen Koinzidenz von Psoriasis und seropositiver Rheumatoider Arthritis absieht. Indizien für das psoriatische Bioterrain sind die Neigung beider Manifestationen zu familiärem Auftreten, die höhere Konkordanz bei eineiigen gegenüber zweieiigen Zwillingen und die HLA-Assoziation (s. S. 705f.). Mehr als ein Indiz ist die Erkenntnis, daß nur die *Bereitschaft* zur psoriatisch genannten Reaktionsweise polygen, d.h. von einem Ensemble krankmachender oder immunologisch modifizierender Gene, vererbt wird und erst (exogene) unbekannte Milieufaktoren und endogene, vielleicht pathobiochemische, Provokatoren zur klinischen Manifestation führen. Das postulierte psoriatische Bioterrain läßt sich mit Hilfe der bildgebenden Verfahren einleuchtend vor Augen führen, wenn die arthritischen Weichteilzeichen, Kollateralphänomene und Direktzeichen bei der Rheumatoiden Ar-

**Tabelle 2.** Das psoriatische Bioterrain gibt sich vor allem an den Händen und Fingern röntgenologisch zu erkennen. Erst in zweiter Linie treten diese Veränderungen als „Überlappungsbefunde" bei anderen seronegativen Spondarthritiden auf. Für die Rheumatoide Arthritis sind sie dagegen völlig atypisch und sollten diese Diagnose in Frage stellen. Außerdem werden „unspezifische" Röntgenbefunde angeführt, die sowohl bei der Arthritis psoriatica als auch bei anderen Arthritiden vorkommen.
– = psoriatische Bioterrain?!

| Arthritische Weichteilzeichen | Arthritische Kollateralphänomene | Arthritische Direktzeichen |
|---|---|---|
| Erguß (Volumenvermehrung) | – Akutes Knochendefizit mit Periostreaktion | Präerosion |
| – Daktylitis (Maximalödem) mit oder ohne Osteoproliferation | Akutes oder chronisches Knochendefizit | Erosion |
| – Erguß mit periostaler, endostaler, enthesiopathischer Osteoproliferation | | – Proliferosion |
| | | – Erosion mit periostaler, endostaler, enthesiopathischer Osteoproliferation |
| | | – Distanzierte Periostreaktion |
| | | – Spongiosierter Knochen |
| | | – „Weißer" Knochen |
| | | – Partial- oder Totalhypertrophie von Röhrenknochen Gelenkspaltverschmälerung |
| | | – Pseudoerweiterung des Gelenkspaltes (Extremitäten) |
| | | – Progrediente artikuläre, extraartikuläre Mutilation |
| | | – Nachbarschaftliche Mutilation-Ankylose-Tendenz Geode |
| | | – Irreguläre Fehlstellung |

thritis mit denjenigen der Arthritis bei Schuppenflechte verglichen werden.

MEMO

> Die Merkmale des psoriatischen Bioterrains zeigen sich besonders häufig und deutlich an den Händen und Füßen.

Das psoriatische Bioterrain (Tabelle 2) gibt sich röntgenmorphologisch um so deutlicher zu erkennen, je weiter distal das erkrankte Extremitätengelenk lokalisiert ist! An der Hand offenbart sich ein weiterer Indikator für die Arthritis psoriatica, nämlich das differentialtopisch orientierte Gelenkbefallmuster. Der Abb. 656 sind die unterschiedlichen manuellen Befallmuster der Rheumatoiden Arthritis – MCP-PIP-IP 1-Processus styloideus ulnae – und der Arthritis psoriatica zu entnehmen. Bei letzterer lassen sich der *Transversaltyp* (Abb. 512 und 513) mit DIP-IP-Prädominanz vom *Axialtyp* (Synonym: Strahlbefall) mit MCP-PIP-DIP-Konkordanz (Abb. 514 und 515) unterscheiden.

Die DIP-Prädominanz zeigt sich auch im Krankheitsverlauf, d. h., die Zerstörung oder die knöcherne Ankylose der DIP geht dem Befall der anderen Fingergelenke zeitlich voraus (Abb. 516).

Im Karpalbereich ist keine *differentialtopische* Unterscheidung zwischen beiden Arthritisalternativen möglich. Die Veränderungen am Griffelfortsatz der Ulna, die eine Tenosynovitis des M. extensor carpi ulnaris anzeigen, kommen sowohl bei der Rheumatoiden Arthritis als auch – jedoch seltener – bei der Psoriasisarthritis vor.

Gegen die Rheumatoide Arthritis an der Hand spricht es, wenn das CMC 1 eine „Vorreiterrolle" gegenüber den erosiven Veränderungen an den anderen Gelenken übernimmt. Dann muß an eine Arthritis aus der Gruppe der seronegativen Spondarthritiden gedacht werden, z. B. an die Arthritis psoriatica (Abb. 513).

Am Fuß gelingt die *topographische* Unterscheidung der beiden Entitäten in der Praxis seltener, obwohl grundsätzlich bei der Arthritis psoriatica im Vorfußbereich ebenfalls der Transversal- und Axialtyp einschließlich des IP-Befalls auftreten können (Abb. 515). Bei der Rheumatoiden Arthritis und bei der Arthritis psoriatica dominieren hier allerdings die MTP- und IP-Lokalisationen.

Beim Axialtyp der Arthritis psoriatica erkranken alle 3 Fingergelenke simultan. Auch die *arthritischen Weichteilzeichen* sind dann in den 3 Gelenketagen zu erwarten. Manchmal breitet sich das arthritische Ödem weit extraartikulär aus und nivelliert die charakteristische Finger- oder Zehensilhouette. Dieses Maximalödem führt mit oder ohne gleichzeitige Flexorentenosynovitis, evtl. sogar als isolierte Weichteilentzündung *ohne* Arthritis, zur *Daktylitis* (Fassbender u. Schilling 1976) mit ihrem Wurstfinger- und -zehenaspekt (Abb. 517 und 518; s. Abb. 24, 72, 74). *Arthritische Kollateralphänomene* im Sinne des akuten und chronischen Knochendefizits kommen bei der Arthritis psoriatica ebenfalls vor. Bei akutem oder subakutem Einsetzen oder entsprechenden Schüben springt die kollateralarthritische Entkalkung durchaus ins Auge (s. Abb. 531). Bei chronischen Arthritisverläufen tritt die gelenknahe Demineralisation allerdings seltener auf als bei der Rheumatoiden Arthritis.

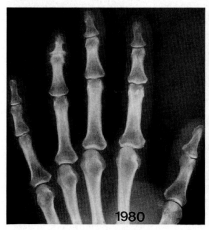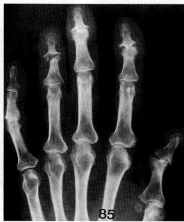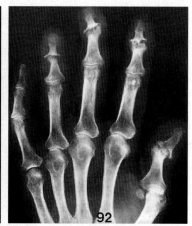

**Abb. 512.** Verlaufsbeobachtung (*1980–1992*) bei Psoriasisarthritis. Die Prädominanz der DIP (und des IP-Gelenks des Daumens) springt ins Auge: Transversaltyp der Arthritis psoriatica. In der Verlaufsbeobachtung nimmt die Größe des Sesambeins und des Gelenksockels der Grundphalanx am MCP 1 zu

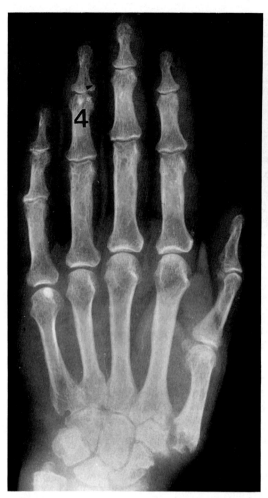

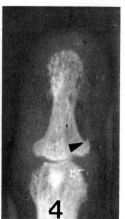

**Abb. 513.** Der klinische Befund läßt die Diagnose chronische Polyarthritis zu. Mehrere Befunde weisen auf ein psoriatisches Bioterrain hin: Weichteilschwellung im DIP 4 (Erguß), Erosionen am DIP 4, kleine Protuberanz an der Basis der Endphalanx 4 (*Pfeilspitze*) und die auffallenden erosiven Veränderungen am CMC 1 (sog. Vorreiterrolle dieses Gelenks gegenüber erosiven Veränderungen an anderen Gelenken). *Diagnose:* Arthritis psoriatica sine psoriase (kein Rheumafaktorennachweis)

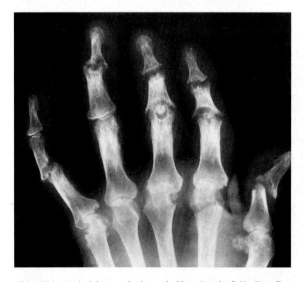

**Abb. 514.** Arthritis psoriatica mit Simultanbefall aller Gelenketagen – MCP, PIP, DIP-Konkordanz: Axialtyp oder Strahlbefall. Bei diesem Patienten wurde das arthritische Mutilationsstadium (s. DIP 2 und 3, PIP 2 und IP) schon nach 5 Jahren Krankheitsverlauf erreicht. Im PIP 5 bahnt sich eine knöcherne Ankylose an

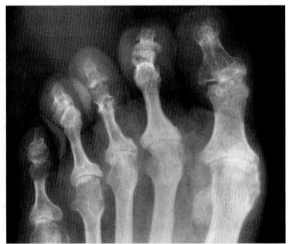

**Abb. 515.** Arthritis psoriatica. Dafür sprechen: Axialbefall an einzelnen Zehen (s. 3. Zehe), harmonische Gelenksockelverbreiterung der Grundphalangen, Vergrößerung des lateralen Großzehensesambeins

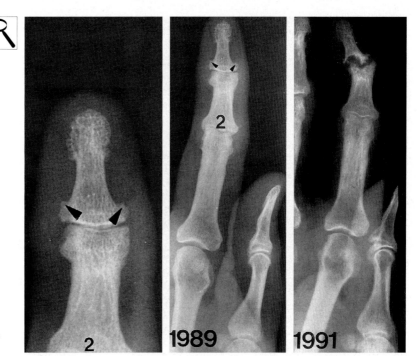

**Abb. 516.** Arthritis psoriatica mit schneller Progredienz im DIP 2 (*1989* zarte Protuberanzen – *Pfeilspitzen* – und Weichteilschwellung, *1991* Mutilation)

Die Arthritis psoriatica offenbart sich teils mit uncharakteristischen, teils mit charakteristischen arthritischen Direktzeichen. Zu den allgemeinen arthritischen Direktzeichen gehören bei der Arthritis psoriatica die Präerosion sowie floride, heilende, geheilte (kortikalisierte) und restaurierte Erosionen.

Darüber hinaus gibt es bei ihr einen Erosionstyp, der sich durch ein synchrones Nebeneinander von Knochenabbau und -anbau auszeichnet: die ausgefranste Erosion – sie ist auch unter dem Terminus **Proliferosion** (Abb. 518 und 519; s. Abb. 69, 72, 74, 293) bekannt. Manchmal zeigt sich zunächst eine Proliferosion und mit der Zeit wird sie überschießend ausgefüllt, da dann die Osteoplasie überwiegt.

Das psoriatische Bioterrain offenbart sich bei manchen Patienten, also *nicht* in jedem Erkrankungsfall, an einer schnellen Zerstörungstendenz (Abb. 516 und 520), d. h. an einer prognostisch ungünstigen *progredienten* Mutilations- oder/und Ankyloseneigung.

Der psoriatische Knochenabbau geht oft weit über den Gelenksockel hinaus (Abb. 520 und 521) und führt gelegentlich zur Totalosteolyse kleiner (Röhren-)Knochen (Abb. 522). An anderen Gelenken tritt frühzeitig die Ankylose ein (Abb. 523).

Die Mutilation beginnt manchmal extraartikulär: Akroosteolyse (Abb. 524) oder konzentrische Osteolyse des Phalanxschaftes (Abb. 525).

Die starke Destruktions- und Ankyloseneigung an den Gelenksockeln und darüber hinaus begünstigt *regellose* Gelenkfehlstellungen (Abb. 526).

Subchondraler Knochenabbau an den opponierenden Gelenksockeln bei fehlender oder geringfügiger, gewissermaßen nachhinkender Zerstörung des Gelenkknorpels zeigt sich im Röntgenbild als *Pseudoerweiterung* (Abb. 527 und 528) – zur Prädilektionstelle für diese Reaktionsmöglichkeit gehört im Vorfußbereich das IP-Gelenk der Großzehe. An straffen, wenig beweglichen Knochenverbindungen, z. B. Sakroiliakal- und Tarsalgelenken, Schambein- und Sternumfuge, ist die Pseudoerweiterung des röntgenologischen Gelenkspalts, d. h. die parallel-subchondrale, unscharf konturierte, flach erodierte Knochenresorption am Gelenksockel, ein geläufiger pathologischer Röntgenbefund, der dort auch ohne psoriatisches Bioterrain vorkommen kann.

Die bisher geschilderten Phänomene spiegeln einen Knochenumbau mit *negativer* Knochenbilanz wider. Charakteristisch für das psoriatisch geprägte Bioterrain ist aber auch ein Knochenumbau mit *positiver* Knochenbilanz!

In diesem Fall tritt synchron mit akuten, exsudativentzündlichen oder chronisch-erosiven Gelenkveränderungen eine periostale, endostal-spongiöse und endostal-kompakte sowie entzündlich-enthesiopathische Knochenreaktion auf, die sich in unmittelbarer Gelenknähe oder an gelenkfernen Stellen zu erkennen gibt.

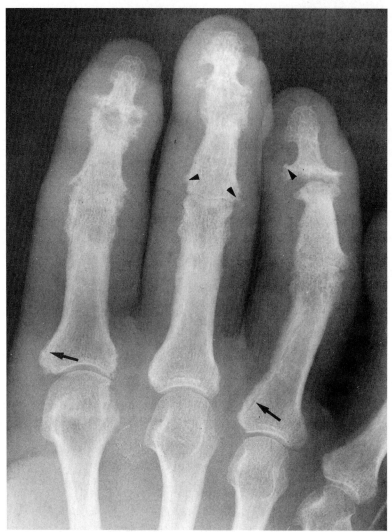

**Abb. 517.** Der Befall aller 3 Gelenketagen hat bei Arthritis psoriatica zu einem Maximalödem geführt, das sich als Wurstfinger 2–4 offenbart. Weitere Hinweise auf die Arthritis psoriatica sind DIP-Prädominanz und Protube-ranzen (*Pfeilspitzen*). *Pfeile:* Periostreaktionen auf dem Wege zur harmonischen Gelenksockelvergrößerung

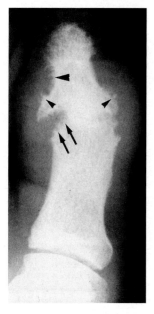

**Abb. 518.** Typischer Aspekt der Arthritis psoriatica im IP der Großzehe: Weichteilschwellung im Sinne einer Wurstzehe; Protuberanzen, die sich auf die Diaphyse ausdehnen (*Pfeilspitzen*); Proliferosion (*Pfeile*); beginnende Akroosteolyse

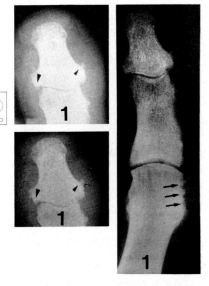

**Abb. 519.** Proliferosion an der Medialseite des MT-1-Kopfes (*Pfeile*); zusätzlich stellen sich in der unmittelbaren Umgebung des IP Protuberanzen (*Pfeilspitzen*) dar. (Betrachtung vor unterschiedlich heller Grelleuchte). Tendenz zur Kolbenform an der Grundphalanx der Großzehe

## Röntgenmorphologische Phänomene des psoriatischen Bioterrains mit positiver Knochenbilanz

*Periostitis.* Periostale Knochenneubildung als dominierendes Merkmal zeigt sich an verschiedenen röntgenmorphologischen Befundkombinationen. Dazu gehören folgende Schlüsselbefunde:
– Daktylitis mit singulärer oder geschichteter diaphysärer Periostlamelle (s. Abb. 24);
– Arthritis mit singulärer oder geschichteter, mehr oder weniger ausgedehnter diaphysärer Periostlamelle (Abb. 529 und 530);
– Periostreaktionen bei akuten und subakuten Arthritiden können sich nach Remission resorbieren, persistieren oder mit dem subperiostalen Knochen verschmelzen (Abb. 531);
– Arthritis mit benachbarter epi-/metaphysärer Periostreaktion (Abb. 532);
– Arthritis mit benachbarter epi-/meta-/diaphysärer (Abb. 533) oder meta-/diaphysärer Periostreaktion (s. Abb. 532);
– überwiegend diaphysäre, aber auch epi- und epi-/metaphysäre *irreguläre*, z. B. knopf-, sockel- oder kammartige, undulierende periostale Knochenneoformation *in der Nähe* arthritisch erkrankter Gelenke (Abb. 534–536).

MEMO

> Differentialdiagnose Kolbenphalanx: seronegative Spondarthritiden – vor allem Arthritis psoriatica –, Autoimmunerkrankungen, Vaskulitis, Gicht, Fluoridtherapie.

Langsam entstehende Periostreaktionen verschmelzen sogleich mit der kompakten Knochensubstanz der Diaphyse und/oder epi-/metaphysären Kortikalis. Als Folge kommt es an den Phalangen zur **Kolbenphalanx,** d. h. zu einer harmonischen Verbreiterung („Auftreibung"), vor allem des Phalanxschaftes (Abb. 537; s. Abb. 519, 532, 539). Dadurch geht die Taillierung verloren. An den Grundphalangen der Finger springt dieser Befund besonders ins Auge.
Im Epi-Metaphysenbereich führt die langsam entstehende periostale Knochenneubildung mit der Zeit zur mehr oder weniger harmonischen Vergrößerung der Gelenksockel – **Gelenksockelhypertrophie** (Abb. 538–540). Dieser Befund wird am häufigsten an den Grundphalangen der Finger und Zehen erhoben. Formal handelt es sich bei den genannten harmonischen Formveränderungen um partielle oder totale Hypertrophien kleiner Röhrenknochen und – das sei noch hinzugefügt – Sesambeine (s. Abb. 515 und 521). Die erworbene Sesambeinvergrößerung kommt sonst nur noch bei der Akromegalie vor.

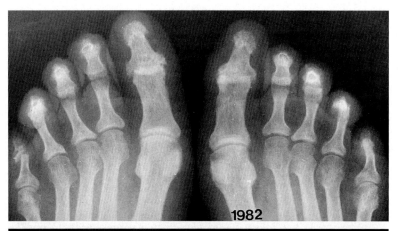

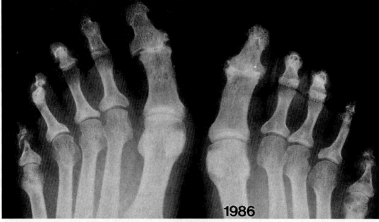

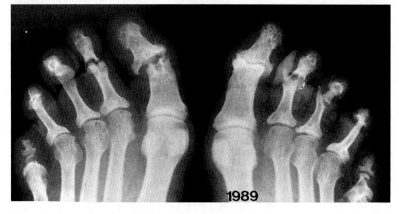

**Abb. 520.** Verlaufsbeobachtung einer Arthritis psoriatica. *1982* fallen nach etwa 3jährigem Krankheitsverlauf nicht nur typische Protuberanzen in der Umgebung der IP-Gelenke auf, sondern auch Mutilationen in beiden 5. PIP-Gelenken. Im Verlauf (*1986, 1989*) nehmen die Mutilationen lokal und an Zahl zu. Zwei weitere Befunde sind charakteristisch für die Arthritis psoriatica: Pseudoerweiterung des Gelenkspalts IP links (1989) sowie das Nebeneinander von knöcherner Ankylose (4. Zehe rechts, 1989) und Mutilation (2., 3. und 5. Zehe rechts, 1989). S. auch die (osteolytische) Verschmächtigung einzelner Grundphalangen im Verlauf

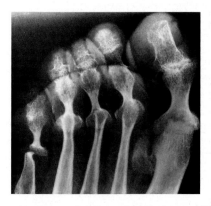

**Abb. 521.** Arthritisches Mutilationsstadium der MTP 2–5, knöcherne Ankylose der PIP 2–5, irreguläre Vergrößerung des lateralen Sesambeins. Die Kombination dieser Befunde läßt auch ohne Kenntnis der Hauterkrankung auf ein psoriatisches Bioterrain schließen

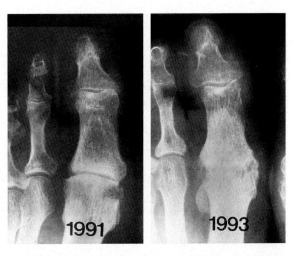

**Abb. 523.** Arthritis psoriatica mit auffallend schneller knöcherner Ankylose im MTP 1, d. h., die knöcherne Ankylose – das eine der beiden Arthritisendstadien (Ankylose, Mutilation) – wird in zwei Jahren (*1991–1993*) erreicht

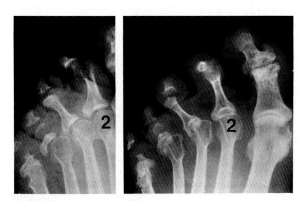

**Abb. 522.** Arthritis psoriatica mit Phalanxresorption (s. 2. bis 5. Zehe). An MTP und IP weisen Erosionen auf die arthritische Pathogenese hin. (Dorsoplantar- und Schrägaufnahme)

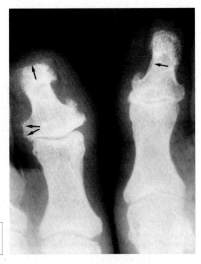

**Abb. 524.** Arthritis psoriatica. In den IP läßt sich keine erosive Arthritis nachweisen, jedoch zeigen die *Pfeile* das psoriatische Bioterrain an (Protuberanzen und Nagelfortsatzosteolyse – Akroosteolyse – an der linken Großzehenendphalanx und lamelläre Periostreaktion an der Endphalanxdiaphyse rechts)

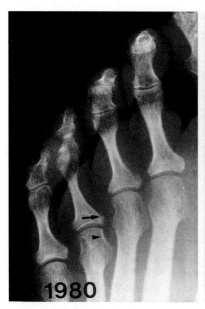 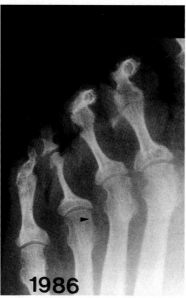

**Abb. 525.** Arthritis psoriatica. *1980:* Geheilte (kortikalisierte) Erosion am MTP 4 (*Pfeilspitze*), außerdem zarte epiphysäre Periostreaktion an der Grundphalanx 4 (*Pfeil*). *1986:* Folgende Röntgenbefunde weisen auf das psoriatische Bioterrain hin: Gelenksockelvergrößerung der Grundphalangen 2–5, weitgehende Osteolyse der Mittelphalanx 4, osteolytische Verschmächtigung durch konzentrische Resorption der Grundphalangendiaphysen 4 > 3 > 2. Es zeigen sich an den MT-Köpfen 2–5 arthritische Erosionen. Die geheilte Erosion am MT-4-Kopf (*Pfeilspitze,* 1980) ist floride geworden, d. h., ihr Kortikalisrand wurde abgebaut: Rezidiv

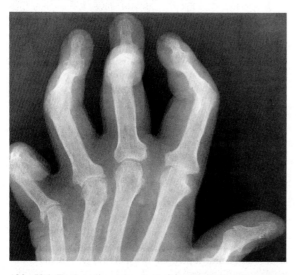

**Abb. 526.** Endstadium der Arthritis psoriatica. Regellose Fehlstellungen der PIP- und DIP-Gelenke sind durch knöcherne Ankylosen fixiert worden. Anbauvorgänge an den MCP-Gelenksockeln, Mutilation im MCP 5. Diffuse Osteoporose

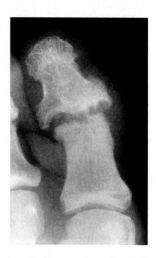

**Abb. 527.** Klaffender Gelenkspalt im erosiv-arthritisch erkrankten IP: Pseudoerweiterung

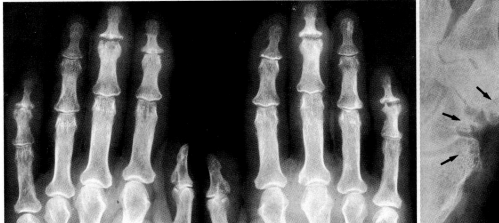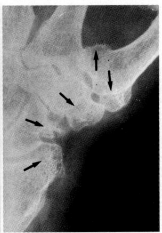

**Abb. 528.** 62jährige Frau mit Arthritis psoriatica (Prädominanz des DIP-Befalls, Pseudoerweiterung der Gelenkspalten DIP 3 links sowie DIP 3 und 5 rechts). S. auch die Metakarpuskopfdistanzierung rechts: arthritisches Weichteilzeichen. Im *linken Bildteil* überwiegt die erosive Komponente, im *rechten* dominiert die osteoproliferative Tendenz (*Pfeile*) der Arthritis psoriatica

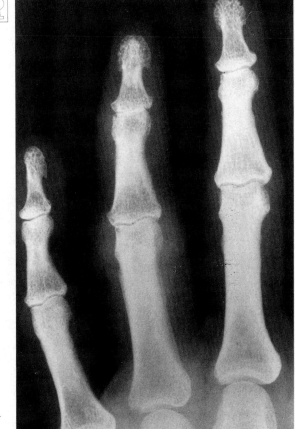

**Abb. 529.** Arthritis psoriatica mit Befall der 3 Gelenketagen des 4. Fingers. Lamelläre Periostreaktion an der Grundphalanx 4. Erosion im MCP 4, Weichteilzeichen im PIP und DIP 4

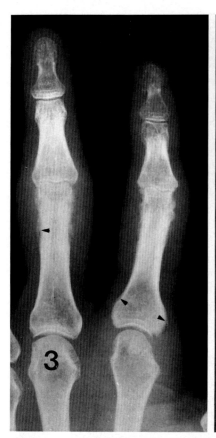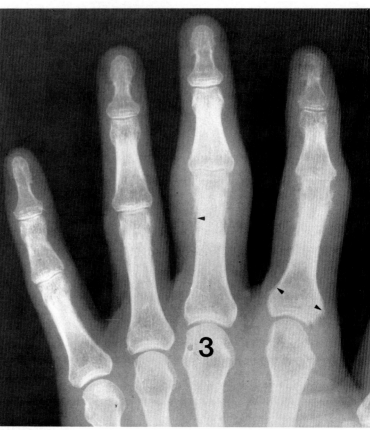

**Abb. 530.** Akute Arthritis im PIP 3 und 2 sowie MCP 2 und DIP 2. Auf das psoriatische Bioterrain weisen hin: diskrete Periostreaktionen z. T. am Gelenksockel, z. T. gelenkfern (*Pfeilspitzen*). *Diagnose:* Arthritis psoriatica sine psoriase (die Hauterkrankung trat doch noch 2 Jahre nach der Gelenkmanifestation auf)

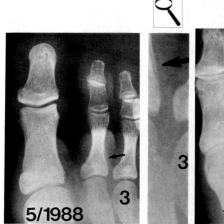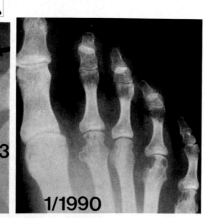

**Abb. 531.** Verlaufsbeobachtung bei Arthritis psoriatica. In weniger als 2 Jahren tritt eine erhebliche erosive Arthritis bilateral-asymmetrisch an MTP auf. Die reversible metaphysäre Periostreaktion (*Pfeil*) ist ein Charakteristikum der akuten oder subakuten, (noch) nichterosiven Arthritis bei den seronegativen Spondarthritiden, z. B. bei der Arthritis psoriatica. Für die Rheumatoide Arthritis ist dieser Befund atypisch. Entsprechend dem subakuten Arthritisverlauf (*1988*) ist das arthritische Kollateralphänomen (unscharfe, „verwaschene" Spongiosazeichnung) zu erkennen (vor allem MTP 2). *1990* ist die Erkrankung in ein chronisches Stadium übergegangen; Erosionen dominieren, und das akute Knochendefizit hat sich zurückgebildet (wieder scharfe Trabekelzeichnung)

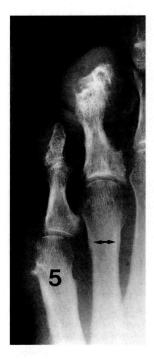

**Abb. 532.** Arthritis psoriatica sine psoriase. Erosive Arthritis an MTP 5 und DIP 4, darüber hinaus am 5. und 4. Strahl ausgedehnte, z. T. deformierende, z. T. zur Kolbenform führende Periostreaktionen (Basen der Grundphalangen sowie am MT 5, lamellär an der Diaphyse MT 4, *Doppelpfeil*)

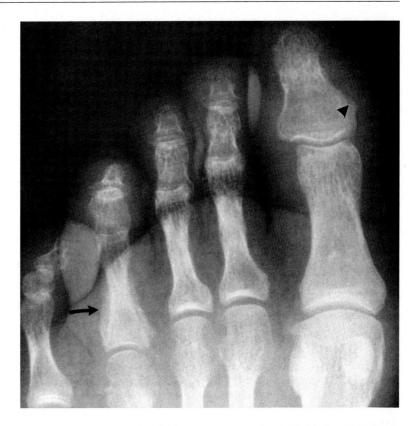

**Abb. 533.** Arthritis psoriatica mit subakutem Beginn (arthritisches Kollateralphänomen, s. die unscharf konturierten und entkalkten Trabekeln der MT-Köpfe. Ohne Kenntnis der psoriatischen Hauterkrankung weisen die Periostreaktionen auf eine Arthritis aus der Gruppe der seronegativen Spondarthritiden hin. Beispielsweise neigt der MTP-Befall auch bei reaktiven Arthritiden zu den abgebildeten Periostreaktionen (*Pfeile*). Die massive Weichteilschwellung der 4. Zehe (Wurstzehe) und beginnende Protuberanzenbildung am IP (*Pfeilspitze*) zeigen in erster Linie das psoriatische Bioterrain an

**Abb. 534.** Ausgedehnte *diaphysäre* Periostreaktionen (*Pfeilspitzen*) an den Metatarsalia 2–4 (*rechter Bildteil*, Schrägaufnahme). Ihre nosologische Zuordnung ist nur möglich, weil die Patientin:
– seit Jahren an einer Psoriasis leidet,
– an der Hand an mehreren DIP erosive Arthritiden aufgetreten sind und
– die 4. Zehengrundphalanx eine „frische" *meta-/diaphysäre* Periostreaktion (*Pfeilspitzen*) zeigt (*linker Bildteil*, dorsoplantare Aufnahme).
Ohne die 3 Begründungen müßte die röntgenologische Differentialdiagnose folgende Erkrankungen berücksichtigen: posttraumatische Periostitis ossificans, Phlegmone des Vorfußes mit begleitender Periostitis, neuropathische Osteoarthropathie (z. B. bei Diabetes mellitus), Akropachie, Marie-Bamberger-Syndrom, Fluoridtherapie, metatarsale Streßphänomene

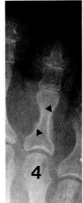
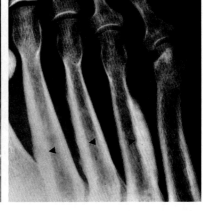

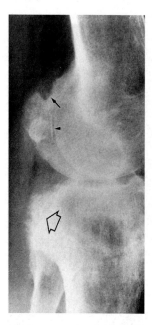

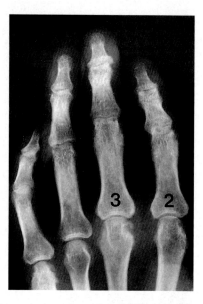

**Abb. 535.** Psoriasis vulgaris mit seit Jahren rezidivierender erosiver Gonarthritis. Auf der seitlichen Aufnahme zeigt die Erosion (*Pfeil*) am medialen Femurkondylus den erosiven Charakter der Arthritis an. *Pfeilspitze:* Sekundärarthrose (femorofabellar). *Offener Pfeil:* Ausgedehnte periostale Reaktion („Hahnenkamm") in der Umgebung der Kapselinsertion des Knie- und Tibiofibulargelenks. Die Reaktionsweise entspricht den seronegativen Spondarthritiden. Die bekannte Hauterkrankung ermöglicht die Einordnung als Arthritis psoriatica

**Abb. 537.** Arthritis psoriatica mit erosiver MCP-Arthritis 2, 3 und 5. Auf das psoriatische Bioterrain weisen die Kolbengrundphalangen 2 und 3 hin. Sie spiegeln eine langsam entstehende Periostreaktion wider, die sogleich mit der kompakten Knochensubstanz verschmilzt. Dadurch entsteht die kolbenförmige Auftreibung, die manchmal auch an Metakarpalia (Metatarsalia, s. Abb. 532, 540) auftritt

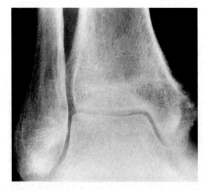

**Abb. 536.** Psoriasis vulgaris seit 4 Jahren. Seit etwa 6 Monaten Schmerzen im rechten Sprunggelenk. Die Röntgenaufnahme zeigt eine nichterosive Arthritis, auf der seitlichen Aufnahme Erguß (nicht abgebildet). Ausgedehnte Periostreaktion, die sich vom Malleolus medialis nach proximal ausdehnt. Entsprechende Periostreaktionen werden auch bei anderen Arthritiden aus der seronegativen Spondarthritisgruppe beobachtet

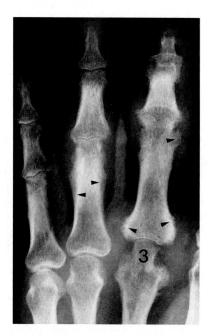

**Abb. 538.** Arthritis psoriatica mit erosiver MCP-3- und PIP-3-Arthritis. Verschiedenartige Periostreaktionen (*Pfeilspitzen*). An der Basis der Grundphalanx 3 beginnt ein periostaler Prozeß, der mit der Zeit zur Sockelhypertrophie führt

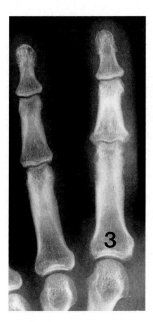

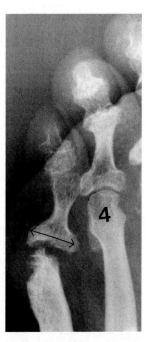

**Abb. 539.** Arthritis psoriatica mit Periostreaktionen, die an der Grundphalanx 3 die Tendenz zur Kolbenphalanx zeigen und zu einer *Gelenksockelhypertrophie* an der Basis der Mittelphalanx geführt haben. Der 3. Finger hat „weiße" Knochen

**Abb. 540.** Außer erosiv-arthritischen Veränderungen am 5. MTP fällt die Sockelhypertrophie (*Doppelpfeil*) der Grundphalangen 5 und 4 auf, außerdem Tendenz zur Kolbenform des MT 5

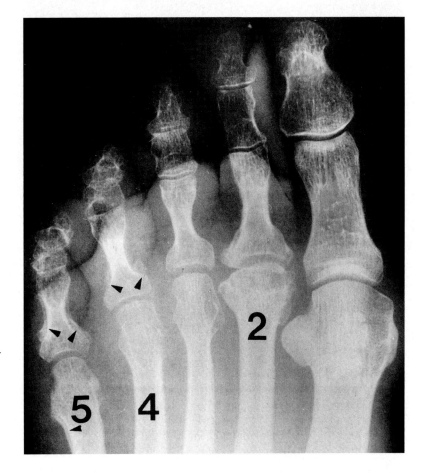

**Abb. 541.** Arthritis psoriatica mit subakuter erosiver und nichterosiver Arthritis MTP 5 bzw. 4. Die Periostreaktionen an den Grundphalangen 4 und 5 sowie am Metatarsus 5 (*Pfeilspitzen*) weisen auf die Reaktionstendenz peripherer Arthritiden aus der Gruppe der seronegativen Spondarthritiden – bei diesem Patienten Arthritis psoriatica – hin. *Nebenbefund:* Reparationsstadium einer aseptischen Knochennekrose des Metatarsuskopfes 2 (M. Köhler II) mit charakteristischer Formadaptation der zugehörigen Grundphalanxbasis

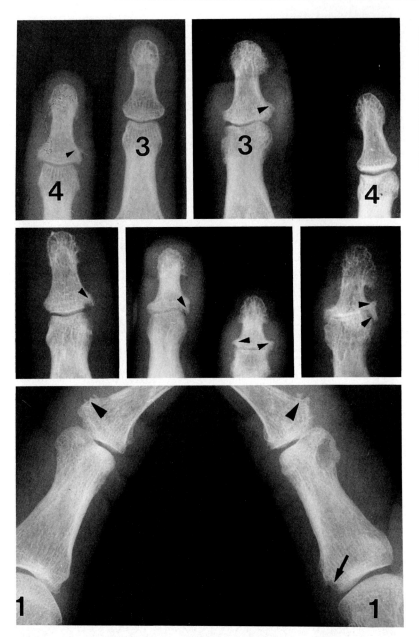

**Abb. 542.** Beispiele für Protuberanzen (*Pfeilspitzen, oberer* und *mittlerer Bildteil*) an den DIP-Gelenken bei Arthritis psoriatica. Je diskreter sich eine knöcherne Protuberanz darstellt, um so diagnostisch wichtiger ist die begleitende Weichteilschwellung (Erguß bzw. periartikuläres Ödem des DIP-Gelenks). Arthritis psoriatica mit erosiver MCP-1-Arthritis (*Pfeil*) und Protuberanzen an den Endphalangen der Daumen (*Pfeilspitzen, unterer Bildteil*)

Eine *nichtentzündliche* harmonische adaptive Gelenksockelvergrößerung der Grundphalanxbasis wird nach der Revaskularisation des M. Köhler II (aseptische Metatarsuskopfnekrose) beobachtet (Abb. 541; s. Abb. 735), extrem selten auch bei MCP-Arthrose (s. Abb. 466).

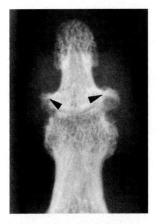

**Abb. 543.** Arthritis psoriatica am DIP-Gelenk. Protuberanzen und Erosionen haben zum charakteristischen Bild der „Mäuseohren" (*Pfeilspitzen*) geführt

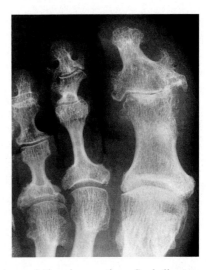

**Abb. 545.** Arthritis psoriatica sine psoriase. Sockelhypertrophie der Grundphalangen 2 und 3, bizarre knöcherne Exkreszenzen (Exzessivprotuberanzen) am IP

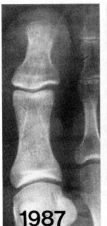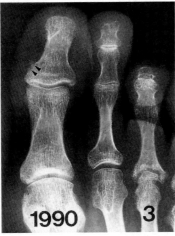

**Abb. 544.** Arthritis psoriatica. Am IP entstehen im Verlauf (*1987–1990*) Protuberanzen (*Pfeilspitzen*). Ohne Verlaufsbeobachtung und ohne den Nachweis der fortgeschrittenen erosiven Arthritis des MTP 3 wären die Protuberanzen kaum als Indikatoren der Arthritis psoriatica zu identifizieren [(Differentialdiagnose gegenüber Silhouettenvarianten oder am Gelenksockel der Endphalanx auftretenden Streßexkreszenzen (s. Lee et al. 1992)]

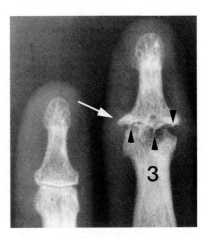

**Abb. 546.** Arthritis psoriatica mit Befall des DIP 3 rechts. Röntgenbefund: Erosive Arthritis mit Gelenkschwellung, extraartikuläre Protuberanz (*Pfeil*) und seltene *intra*artikuläre Protuberanzen (*Pfeilspitzen*)

***Fibroostitis.*** Entzündlich-enthesiopathische Reaktionen – Fibroostitis – treten an Gelenkkapselansätzen, gelenknahen und -ferneren Band- und Sehneninsertionen auf. Dazu gehören auch die sog. ***Protuberanzen,*** d. h. Mini-Fibroostitiden bestimmter Lokalisation. Protuberanzen, aber auch größere Exkreszenzen mit fibroostitischer Pathogenese plus Gelenkerguß, also nichterosiver Arthritis, oder bereits erosiver Arthritis sind vor allem an den DIP, PIP und IP als fakultative Frühbefunde der Arthritis psoriatica mit hoher Spezifität bekannt (Schacherl u. Schilling 1967) (Abb. 542–545, 548, 549; s. Abb. 72, 513, 516–

519, 524, 533). Sie spiegeln überwiegend Kapsel- und Bandansatzfibroostitiden wider, kommen aber auch extra- und intraartikulär (Abb. 545 und 546) vor. Die Neigung zu entzündlichen Enthesiopathien betrifft nicht nur Hände und Füße, sondern kann sich an allen epi- und apophysären Kapsel-, Band- und Sehneninsertionen des Stützgewebes zu erkennen geben (Abb. 547). Nach der örtlichen Remission können sich die als Protuberanzen bezeichneten Mini-Fibroostitiden umbauen, d. h. ihre Oberfläche „glätten" und den zugehörigen Gelenksockel osteoplastisch verformen. Diese Vorgänge haben keine

pathogenetische Beziehung zur Arthrosis deformans
– daher fehlen die typischen marginalen Arthroseosteophyten, die schnabelartig von der Gelenkknorpel-Knochen-Grenze ausgehen.

***Weißer Knochen.*** Der Elfenbeinaspekt – „weißer"
Knochen – eines kleinen Röhrenknochens zeigt an,
daß der Knochenumbau mit positiver Bilanz ihn im
Ganzen erfaßt hat. Seine Form verändert sich dadurch nicht, aber er wirkt wegen der vermehrten Knochenmasse als Röntgenstrahlenfänger und erscheint
auf der Röntgenaufnahme „weißer" als benachbarte
Knochen (Abb. 549; s. Abb. 539, 551, 554), und im
Szintigramm nimmt der ganze Knochen den osteotropen Radionuklidkomplex vermehrt auf (Abb. 550).

MEMO

> „Weißer" kleiner Röhrenknochen: psoriatisches
> Bioterrain?
> „Weißer" Karpal- oder Tarsalknochen(teil):
> Osteonekrose, Streßphänomen?
> „Weißer" Wirbel (mono- oder oligovertebral)
> vor allem: Metastase, malignes Lymphom, skle-
> rosierendes Plasmozytom bzw. POEMS-Syn-
> drom [*p*olyneuropathy, *o*rganomegaly (Leber,
> Milz, Lymphknoten), *e*ndocrinopathy, *M*-prote-
> in, *s*kin changes], M. Paget, bakterielle sklerosie-
> rende Osteomyelitis, degenerativer Elfenbeinwir-
> bel, Akquiriertes Hyperostose-Syndrom?
> Reversible bilateral-symmetrische „weiße" Epi-,
> Apophysen und Knochenkerne im Wachstums-
> alter oder „Knochenendensklerose" überhaupt:
> renale Osteodystrophie?

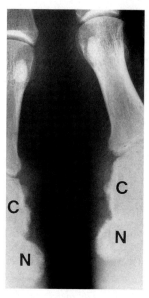

**Abb. 547.** Arthritis psoriatica mit entzündlichen Enthesiopathien am medialen Kuneiforme (*C*) und am Navikulare
(*N*) beidseits

***Umbau der Knochenstruktur.*** Der auf psoriatischem
Bioterrain ausgelöste beschleunigte Knochenumbau
kann auch zu einer Strukturveränderung des betroffenen kleinen Röhrenknochens führen. Manchmal
verändert sich seine Knochenstruktur so, daß der
Knochen dann insgesamt spongiosiert und leicht
vergrößert erscheint. Außerdem kann neugebildete
endostale Knochensubstanz in die Markhöhle vor-
wachsen.

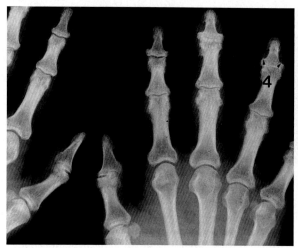

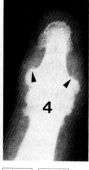

**Abb. 548.** Arthritis psoriatica mit osteoplastischen Umbauvorgängen und fortgeschrittener DIP-Arthritis 3 und

4, bei 4 bereits knöcherne Ankylose, diskrete Protuberanzen (*Pfeilspitzen*)

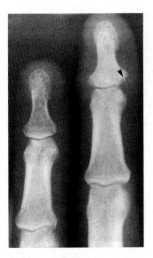

Abb. 549. Arthritis psoriatica mit Protuberanzen (*Pfeilspitze*). Die Endphalanx 3 zeigt den Aspekt des „weißen" Knochens

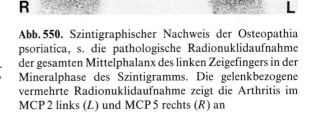

Abb. 550. Szintigraphischer Nachweis der Osteopathia psoriatica, s. die pathologische Radionuklidaufnahme der gesamten Mittelphalanx des linken Zeigefingers in der Mineralphase des Szintigramms. Die gelenkbezogene vermehrte Radionuklidaufnahme zeigt die Arthritis im MCP 2 links (*L*) und MCP 5 rechts (*R*) an

*Parasyndesmophyt.* Am Stammskelett offenbart nur ein charakteristisches Merkmal das psoriatische Bioterrain: der Parasyndesmophyt (s. S. 497f.).

*Sakroiliitis.* Die Sakroiliitis vom Typ „buntes Bild" (s. S. 487ff.) ist eine grundsätzliche Reaktionsform der seronegativen Spondarthritiden, also auch der Arthritis psoriatica.

*Arthritis psoriatica sine psoriase.* Die Vielfalt, das individuell wechselnde Neben- und Nacheinander der geschilderten Reaktionsmöglichkeiten des psoriatischen Bioterrains wurde bisher als Indikator einer „spezifischen" Arthritis psoriatica geschildert, d. h., bei Patienten mit Schuppenflechte kann eine entzündliche Gelenkerkrankung auftreten, die ätiologisch mit der Psoriasis im Zusammenhang steht. Tatsächlich ist bei 10–20 % der Patienten, die an einer chronischen Arthritis vom geschilderten Phänotyp erkranken, die Schuppenflechte erst *nach* dem Ausbruch der Gelenkerkrankung zu erwarten, oder sie zeigt sich überhaupt nicht. Diese Arthritis psoriatica sine psoriase (lat. sine = ohne) bestätigt das Postulat eines psoriatischen Bioterrains, das sich an der Haut als Psoriasis und zu einem kleineren Prozentsatz als Arthritis psoriatica oder Arthritis psoriatica sine psoriase zu erkennen gibt.

*Osteopathia psoriatica.* Der beschriebene Strukturumbau kleiner Röhrenknochen mit Schwinden der Kompakta und Gesamtspongiosierung, die Ergebnisse von Szintigraphien mit osteotropen Radionuklidkomplexen (s. Abb. 550) und biochemische Untersuchungsergebnisse (Hein et al. 1991) erlauben darüber hinaus die Annahme einer Osteopathia psoriatica. Sie kann im Kontext mit der Arthritis psoriatica verlaufen, sich aber ebenso allein gelenkfern manifestieren (Holzmann 1985).

In jedem Dreiecksverhältnis dominiert ein Partner. Dies ist in dem hier besprochenen Fall aus klinischer Sicht die Schuppenflechte. Alle drei Partner sind „Geliebte" des psoriatischen Terrains – aber es hat seine „Favoritin": die Psoriasis. Diese radiologisch und biochemisch erkannte Dreiecksbeziehung wird durch histomorphologische Knochenbefunde bestätigt. Nach Fassbender (1986) gibt es einen vom psoriatisch-arthritischen Prozeß unabhängigen nichtentzündlichen, osteoklastenfreien, schubweisen Knochenumbau, der mit lokalem, enzymatisch induziertem Proteoglykanverlust beginnt. In den Zonen mit Proteoglykandepletion siedeln sich Osteoblastenketten an. Sie bilden Osteoid; sodann entsteht Geflechtknochen, der die erhaltene Kollagenfasermatrix wieder knöchern auffüllt. Später wird der Geflechtknochen zu Lamellärknochen umgebaut.

Aus klinischer und radiologischer Sicht werden die Arthritis psoriatica und die Spondylitis psoriatica als seronegative Spondarthritis eingeordnet. Zu den Gemeinsamkeiten dieser Krankheitsgruppe gehört die „Überlappung" ihrer Symptome, Befunde und Untersuchungsergebnisse – also Ähnlichkeiten, die jedoch nichts an der eigentlichen Krankheitsindividualität ändern. Verallgemeinernd bedeutet dies, bei den geschilderten röntgenmorphologischen Befunden prinzipiell *zuerst und nachdrücklich* an die Arthritis psoriatica oder Arthritis psoriatica sine psoriase zu denken, aber die anderen seronegativen Spondarthritiden (S. 705) diagnostisch nicht vollständig außer acht zu lassen (Abb. 551–554).

Ähnliche Überlegungen gelten auch für das Achsenskelett. Beispielsweise treten Parasyndesmophyten bei der Arthritis psoriatica (sine psoriase) und beim psoriatischen Achsenskelettbefall ohne periphere Arthritis, d. h. als „Zeugen" des psoriatischen Bioterrains, *und* beim Reiter-Syndrom *sowie* gelegentlich beim Akquirierten Hyperostose-Syndrom auf. Die Sakroiliitis vomTyp „buntes Bild" und Fibroostitiden einschließlich der Achillobursitis (s. S. 39ff., 47ff.) sind das Pathoprivileg *aller* seronegativer Spondarthritiden. Protuberanzen zeigen mit einer Spezifität von etwa 95 % das psoriatische Bioterrain an; nur bei wenigen Prozent anderer seronegativer Spondarthritiden und sehr selten bei der Gicht werden sie ebenfalls beobachtet. Die Daktylitis (Wurstfinger, -zehe) ist auch jenseits der Arthritis psoriatica (sine psoriase) und anderer seronegativer Spondarthritiden ein weitverbreitetes Phänomen (Differentialdiagnose s. Abb. 24).

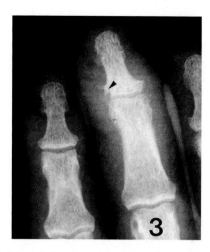

**Abb. 551.** Spondylitis ankylosans mit seronegativer peripherer Arthritis. Im DIP-3-Gelenk fallen auf: Weichteilschwellung, zarte Erosion und Protuberanzen (*Pfeilspitze*). Außerdem sind die Mittel- und Grundphalanx 3 „weiße" Knochen. Daher gilt, daß die bei der Arthritis psoriatica beschriebenen Reaktionsformen am *häufigsten* bei dieser Erkrankung, in *seltenen* Fällen jedoch auch bei den anderen seronegativen Spondarthritiden auftreten können

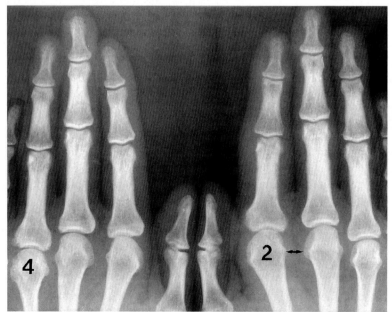

**Abb. 552.** Spondylitis ankylosans mit peripherem Gelenkbefall, s. die nichterosive Arthritis an MCP 2 (*Doppelpfeil*), PIP 2 und DIP 2 rechts (Erguß); diskrete diaphysäre Periostreaktion (Grundphalanx 2 und 3 rechts); Sockelhypertrophie der Grundphalanxbasis 2 rechts und 4 links

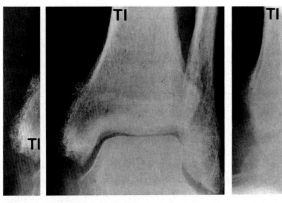

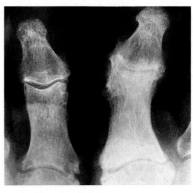

**Abb. 553.** Spondylitis ankylosans mit peripherer Gelenk-beteiligung (nichterosive Arthritis des oberen Sprungge-lenks). Am Malleolus medialis ist eine Periostreaktion aufgetreten, die sich nach proximal bis zur Metaphyse fortsetzt. Eine bandförmige Verknöcherung zeigt sich auch am distalen Ansatz der Membrana interossea cruris. Auf der seitlichen Aufnahme erkennt man den hahnen-kammähnlichen Charakter der Periostreaktion (*rechter Bildteil*)

**Abb. 554.** Spondylitis ankylosans mit peripherer Gelenk-beteiligung. Erosive Arthritiden im MTP 1 beidseits, mit ankylosierender Komponente auch im IP rechts. Die Grundphalanx der rechten Großzehe und ihr metatarsa-ler Gelenksockel haben den Aspekt des Elfenbeinkno-chens („weißer" Knochen)

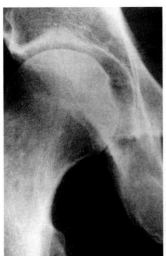
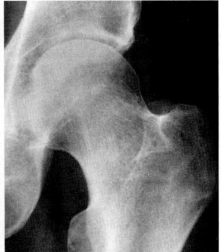

**Abb. 555.** Arthritis psoriatica mit chronischer Koxarthri-tis links. Der röntgenologische Aspekt (konzentrische Gelenkspaltverschmälerung mit zarten Pfannenerosio-nen) entspricht einer chronischen Arthritis. Eine nosolo-gische Zuordnung allein daraus ist nicht möglich

Folgende Regel sei auch hier erwähnt: Je peripherer sich die Rheumatoide Arthritis sowie ihr verwandte Erkrankungen und eine Arthritis aus dem Kreis der seronegativen Spondarthritiden an den Extremitäten manifestieren, desto sicherer lassen sich diese ätiolo-gischen Entitäten röntgenologisch unterscheiden. Die stammnahen Arthritiden liefern dagegen diese in jeder Hinsicht wichtigen Informationen viel seltener. Bei ihnen zeigt die Bildgebung mit ionisierenden Strahlen in erster Linie die Arthritis an (Abb. 555). Klinik und Röntgenbefund in der Extremitätenperi-pherie sind dann die nosologisch entscheidenden Parameter!

# 10 Denkanstoß „Weichteilverkalkung"

Das Erdalkalimetall Kalzium ist im Organismus ubiquitär verbreitet. Wenn es außerhalb des Stützgewebes und seiner Wachstumsfugen in den Weichteilen einschließlich des Knorpelgewebes ausfällt, wird es mit Hilfe der Röntgenstrahlen zum Indikator einer lokalen oder systemischen Stoffwechselstörung. Eine stärkere Zell- und Gewebsschädigung kann zum Kalziumniederschlag führen: *dystrophische Verkalkung*. Ein Anionenexzeß, z. B. massives extrazelluläres Auftreten von Pyrophosphationen, fordert das Ausfallen des Kalziums als Kalziumpyrophosphat heraus. Das niedergeschlagene, wasserunlösliche oder -schwerlösliche Kalziumsalz kann im Weichteilgewebe zum pathobiologischen Fremdkörper werden, der eine kristallinduzierte Arthritis, Periarthritis, Tendinitis oder Entzündung im interstitiellen Bindegewebe auslöst. *Auskristallisierte Kalziumsalze sind daher sowohl Indikatoren als auch Initiatoren des Krankhaften!*

## Biokristalle

Zwei Gruppen *anorganischer* Kalziumphosphatverbindungen dominieren die Weichteilverkalkungen: extrazelluläres Kalziumpyrophosphatdihydrat $(Ca_2P_2O_7 \cdot 2H_2O)$ und verschiedene *basische* Kalziumphosphate, beispielsweise Kalziumhydrogenphosphat (Brushit, $CaHPO_4 \cdot 2H_2O$), Oktakalziumphosphat $[CaH_2(PO_4)_6 \cdot 5H_2O]$, Trikalziumphosphat [Whitlockit, $Ca_9(PO_4)_6 \cdot H_2O$] und vor allem Hydroxylapatit [Hydroxyapatit, Hydroxiapatit, $Ca_5(PO_4)_3 \cdot OH$ im Gleichgewicht mit $3Ca_3(PO_4)_2 \cdot Ca(OH)_2$]. Hydroxylapatit ist unter Berücksichtigung der Temperatur, des pH-Wertes und der Mineralkonzentrationen im menschlichen Organismus der stabilste Kristalltyp aus basischen Kalziumphosphatsalzen. Als *Regel* gilt, daß Kalziumpyrophosphat (Abb. 556–565) vor allem *intraartikulär* und Hydroxylapatit überwiegend *periartikulär* (Abb. 566–570, 574) auftreten.

Diese Regel wird nicht nur durch Ausnahmen bestätigt, sondern gilt generell nur für den *röntgenologischen* Nachweis der Kristalle. Das Erkennen der Kalkschatten im Röntgenbild hängt nämlich von verschiedenen Umständen ab, beispielsweise von ihrer Konzentration in Flüssigkeiten, von der Größe der kristallinen Aggregate und von der Dicke des umhüllenden Weichteilmantels.

Für die Milwaukee-Arthropathie (s. S. 325 ff.) spielen intraartikulär freigesetzte basische Kalziumphosphatverbindungen eine pathogenetische Rolle. Die

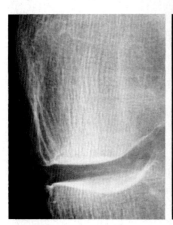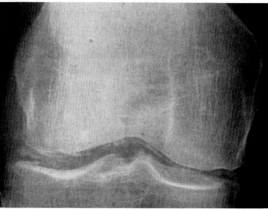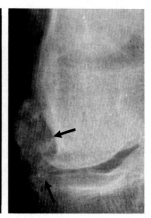

**Abb. 556.** Verschiedene Erscheinungsbilder der Chondrokalzinose des Kniegelenks [Meniskus, Hyalinknorpel, Gelenkkapsel (*Pyrophosphattophus, Pfeile*)] auf der a.-p. Röntgenaufnahme

Röntgenaufnahme einer solchen Arthropathie, die im Schrifttum auch als „destruktive Apatitarthropathie" bezeichnet wird, zeigt entweder gar keine oder nur sehr diskrete Kalkschatten. Außerdem haben solche (geringfügigen) Weichteilverkalkungen bei dieser Arthropathie überhaupt keine röntgendiagnostische Bedeutung.

Bei Patienten mit Kalziumpyrophosphatniederschlägen – Chondrokalzinose – lassen sich in der Synovia oder im Gelenkerguß häufig auch basische Kalziumphosphate nachweisen, ohne daß dies röntgenologisch zu differenzieren bzw. zu erkennen ist.

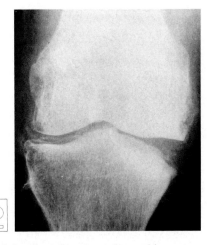

**Abb. 559.** Destruktive Pyrophosphatarthropathie (s. S. 325)

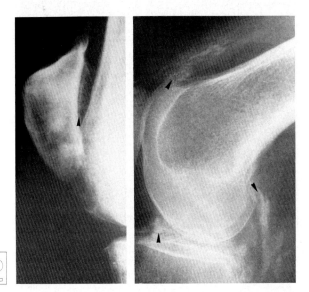

**Abb. 557.** Röntgenbefunde der Chondrokalzinose auf 2 seitlichen Röntgenaufnahmen des Kniegelenks (*Pfeilspitzen*). Die Kalkablagerungen zeigen sich im Hyalinknorpel, in den Menisken und in der Gelenkkapsel

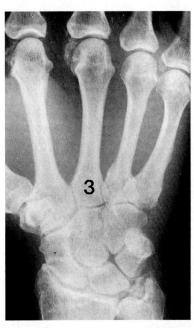

**Abb. 560.** Chondrokalzinose des Discus articularis im distalen Radioulnargelenk, diskret im Gelenkknorpel zwischen Mond- und Erbsenbein sowie im MCP 3. Im MCP-Bereich hat sich das Pyrophosphat vor allem im Kapselgewebe (Synovialmembran) niedergeschlagen. Eine Eisenstoffwechselstörung wurde klinisch ausgeschlossen

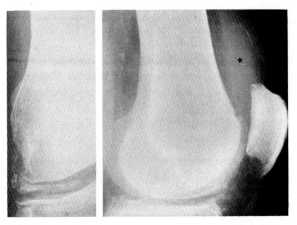

**Abb. 558.** Akuter Pseudogichtanfall im Kniegelenk (Erguß, *Asterisk*)

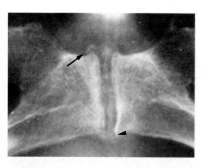

**Abb. 561.** Chondrokalzinose des Symphysenknorpels und der Ligg. pubicum superius (*Pfeilspitze*) und arcuatum pubis (*Pfeil*)

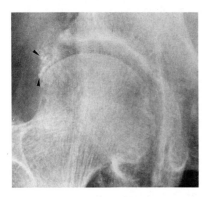

**Abb. 562.** Chondrokalzinose des rechten Hüftgelenks (*Pfeilspitzen*) bei einer 73jährigen Frau ohne Hüftbeschwerden

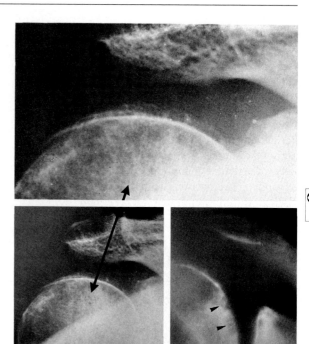

**Abb. 563.** Destruktive Pyrophosphatarthropathie des Schultergelenks (*Pfeilspitzen*). Ohne Kenntnis des verkalkten Gelenkknorpels (*Auschnittsvergrößerung*) wäre nur die Diagnose einer erosiven Omarthrose zu stellen (Osteophyten, subchondrale Sklerose)

*Extraartikuläres Kalziumpyrophosphat.* Als Ausnahmefall der zitierten Regel tritt es selten als sog. *Pyrophosphattophus* (s. Abb. 556) auf. Dabei handelt es sich um einen juxtaartikulären (gelappten) massiven Kalkschatten, der sehr häufig benachbarte Knochen erodiert. Die Differentialdiagnose „verkalkte Massenläsion" in den gelenknahen Weichteilen, evtl. von den Gelenkweichteilen ausgehend, muß daher nicht nur die neoplastische Synovialchondromatose, die tumoröse Kalzinose, Tumoren mit Knorpelmatrix und das maligne Synovialom berücksichtigen, sondern auch den Pyrophosphattophus. Bei den differentialdiagnostischen Überlegungen sollte die Frage beantwortet werden, ob gleichzeitig am *Kniegelenk* typische Röntgenzeichen der Chondrokalzinose vorhanden sind. Pyrophosphattophi wurden bisher außer am Kniegelenk vor allem an der Hand, am Ellenbogen, an der Hüfte, am Kiefergelenk und im kraniovertebralen Übergang sowie in Sehnen-scheiden mit der Gefahr der Sehnenruptur (Jones et al. 1992) beobachtet.

Unter den *organischen* Kalziumsalzen, die röntgendiagnostisches Interesse beanspruchen, seien Kalziumoxalat und Kalziumurat hervorgehoben. Kalziumoxalat kristallisiert bei bestimmten Stoffwechselstörungen als monohydratisiertes Mineral – Whewellit – oder dihydratisiertes Salz – Weddellit – aus.

Mononatriumuratmonohydrat und sein kristallines Agglomerat, der Gichttophus, prägen die klinischen Befunde und das Röntgenbild der Uratgicht. Kalziumurat fällt bei der Gicht nur selten aus, dann gemeinsam mit dem Natriumsalz der Harnsäure. Kalziumurat zeigt sich besonders intraossär, seltener auch in den Weichteilen.

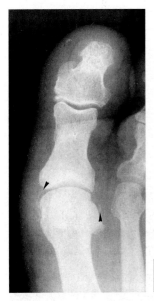

**Abb. 564.** Pseudogichtanfall im MTP 1 mit starker Weichteilschwellung. Chondrokalzinose auch im IP. *Pfeilspitzen:* Gelenkknorpelverkalkung. Serumharnsäurespiegel wiederholt normal

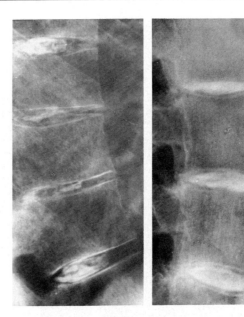

**Abb. 566.** Differentialdiagnose der Diskusverkalkungen (vgl. Abb. 565). *Links:* Degenerative Nucleus-pulposus-Verkalkungen (überwiegend Kalziumhydroxylapatit). *Rechts:* Totalverkalkung der gesinterten Zwischenwirbelscheibe bei Ochronose (typischer Röntgenaspekt)

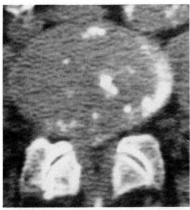

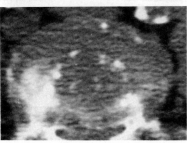

**Abb. 565.** Chondrokalzinose der Zwischenwirbelscheibe im CT

## Pathomechanismen der Kristalldepositionskrankheiten

Präzipitierte Biokristalle können im Gewebe

1. *aktions-* und *reaktionslos* liegen bleiben,
2. *pathomechanisch* schädigend wirken oder
3. *pathobiochemisch* gesteuerte Reaktionen auslösen, die zu ihrer Auflösung führen und/oder das biologische Umfeld angreifen.

Die Beschreibung einer Gewebsindifferenz (s. 1.), d. h. einer klinisch symptomlosen Präzipitation, darf allerdings nur *retrospektiv* erfolgen. Kristalle in Weichteilgeweben haben eher den Charakter eines „Wolfes im Schafspelz", aus dem der „Wolf" jederzeit hervortreten kann. Biokristalle können am Ort ihrer Ausfällung zur Funktionsstörung führen (s. 2.). Beispielsweise beeinträchtigt die Pyrophosphatpräzipitation im Gelenkknorpel dessen Funktion als Schockabsorber. Dadurch wird der Gelenkknorpel einer zusätzlichen Druck- und Stoßbelastung ausgesetzt, die zur Arthrosis deformans führen kann. Klinisch am wichtigsten sind kristallinduzierte, entzündliche Reaktionen (s. 3.). Sie geben sich als *Kristallsynovitis* zu erkennen.

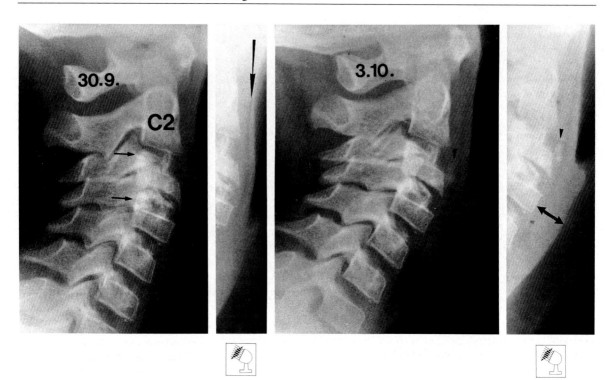

**Abb. 567.** Differentialdiagnose der Diskusverkalkungen: Discitis calcarea bei Kindern. Dieses Krankheitsbild ist das spinale Analogon zur Tendinitis calcarea sive calcificans.
*30. 9.:* Ausgedehnte Verkalkung der Zwischenwirbelscheiben C2/3 und C3/4 (*Pfeile*). Die Wachstumsstörung der benachbarten Wirbel C3 und C4 (vgl. Wirbelhöhen C5 und C6) zeigt an, daß die Kalkablagerungen schon längere Zeit bestehen. Der retropharyngeale Weichteilschatten ist nicht verbreitert. Prävertebraler Fettstreifen (*langer Pfeil*) normal.
Der 9jährige Junge wurde wegen einer Einschränkung der Halsbeweglichkeit zur Röntgenuntersuchung überwiesen.

*3. 10.:* Erneute Röntgenuntersuchung, da inzwischen starke Schmerzen und eine Schluckstörung aufgetreten sind. Die Röntgenaufnahme zeigt eine Verbreiterung der retropharyngealen Weichteile über 7 mm in Höhe der Grundplatte C2. Auch in Höhe von C4 ist die Retropharyngealdistanz vergrößert (*Doppelpfeil*); vgl. auch die ödembedingte Unschärfe oder Auslöschung des prävertebralen Fettstreifens. Außerdem erkennt man einen unscharf begrenzten Kalkschatten (*Pfeilspitze*), der sich vor dem Diskus C2/3 und dem Wirbelkörper C3 in kraniokaudaler Richtung erstreckt. *Diagnose:* Discitis calcarea C2/3 und C3/4, der sich eine akute Tendinitis calcarea (calcificans) des M. longus colli aufgepfropft hat

Der Gicht- und Pseudogichtanfall (Chondrokalzinose), die akute Periarthritis (humeroscapularis) und extraartikuläre Tendinitis calcificans sind Beispiele für die Freisetzung von Entzündungsmediatoren durch Biokristalle. Die Kristallphagozytose durch Leukozyten spielt bei der Liberation von Entzündungsmediatoren eine wichtige pathogenetische Rolle. Die Auskristallisation steht am Beginn einer komplexen Interaktion zwischen den Kristallen und biologischen Reaktionsmöglichkeiten, die sich subjektiv und klinisch-objektiv als akute Entzündung oder als chronische Arthropathie manifestieren.

MEMO

Differentialtopik
der Chondrokalzinose: artikuläre > extraartikuläre Kalziumausfällung,
der Apatitpräzipitation: periartikulär > intraartikulär,
der Gicht: intra- = periartikuläre Präzipitation.

MEMO

Wichtigste Differentialdiagnose der akuten endogenen oder exogenen (durch Kortikosteroidkristalle induzierten) Kristallarthritis ist die infektiöse Arthritis.

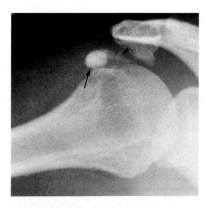

**Abb. 568.** Hoch schmerzhafte akute Periarthritis hume-roscapularis calcificans. Dieser klinische Befund läßt sich schon aus dem Röntgenbild ablesen: Im tuberculumna-hen Bereich erkennt man das homogene, scharfbegrenzte Kreidestadium (*Pfeil*) der Apatiteinlagerung in die Ro-tatorenmanschette. Proximal davon ist die Kalkeinlage-rung in der Rotatorenmanschette irregulär geformt und hat unscharfe Konturen. Dieses Pastenstadium (*Pfeil-spitze*) weist auf resorptive Vorgänge hin, die sich als kristallinduzierte Entzündung klinisch zu erkennen ge-ben. Diese Entzündung spielt sich in den benachbarten Bursen oder auch im Gelenkkavum ab, in das die mehr oder weniger verflüssigten Apatitkristalle eindringen

# Erscheinungsformen der Hydroxylapatitkrankheit

## Periarthritis-Tendinitis-Bursitis calcificans (Periarthropathie-Komplex)

Dieser Typ der Hydroxylapatitkrankheit zeigt sich im Röntgenbild in Form rundlicher, ovaler oder halbmondförmiger Kalkschatten von Millimeter- bis Zentimeterdurchmesser, die sich entlang einer anato-misch definierten Struktur ausdehnen.

Die bekanntesten Lokalisationen sind die Rotatoren-manschette bzw. ihre konstituierenden Sehnen (Mm. supraspinatus, infraspinatus, teres minor, subscapu-laris) (Abb. 568, 571 und 572) und das Caput longum M. bicipitis brachii (s. Abb. 570).

### Akute Periarthritis, akute Tendinitis.
Sie führt zu einer sehr schmerzhaften Bewegungseinschränkung. Tat-sächlich spiegelt sie eine Perforation der pastenförmi-gen Kalkpräzipitationen in ein benachbartes Gelenk, eine Bursa oder eine Sehnenscheide wider – es entsteht also eine akute Kristallsynovitis, Kristall-bursitis oder Kristalltenosynovitis.

Am Schultergelenk brechen die Kalkdepots am häu-figsten in die Bursa subacromialis ein und können sich in die oft kommunizierende Bursa subdeltoidea ausdehnen. Dieser Schleimbeutel wirkt häufig für die perforierten, verflüssigten Kalkmassen als „Schlammfang" und wird dadurch „aufgebläht"

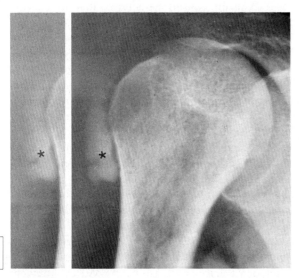

**Abb. 569.** Auf dem Wege über die Bursa subacromialis können die Kalkmassen (*Asterisk*) in die Bursa subdelto-idea gelangen. Dieser Schlammfangmechanismus löst eine Bursitis subdeltoidea aus

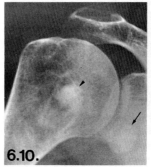
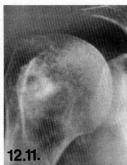

**Abb. 570.** *6. 10.:* Tendinitis calcarea sive calcificans der langen Bizepssehne im Sulcus intertubercularis (*Pfeil-spitze*). Ein Teil der Verkalkung ist in das Kavum des Schultergelenks eingedrungen und hat sich im Recessus axillaris angesammelt (*Pfeil*)

*12. 11.:* Zwischen dem 6. 10. und dem 12. 11. sind weitere Kalkmassen aus der Bizepssehne in den Gelenkbinnen-raum eingebrochen. Die dadurch induzierte Synovitis des Schultergelenks hat zur weitgehenden Kalkresorption geführt. Der Kalk im Recessus axillaris ist zum großen Teil resorbiert

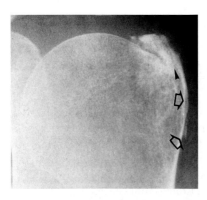

**Abb. 571.** Manchmal lösen die degenerativen Veränderungen im Insertionsbereich oder die reaktiven Phänomene bei der Periarthropathia calcificans eine Ossifikation der Sehneninsertion aus (Fibroostose des Rotatorenansatzes, *Pfeilspitze*). Außerdem zeigt sich gelegentlich eine periostale Apposition am Tuberculum majus (*offene Pfeile*)

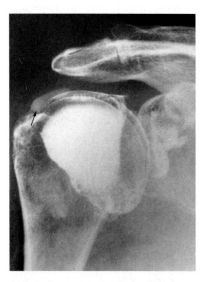

**Abb. 572.** Die adhäsive Kapsulitis („frozen shoulder") gehört zu den Erscheinungsformen der chronischen Periarthropathia humeroscapularis. Im Monokontrastarthrogramm offenbaren sich die Kapselschrumpfung und Recessusverklebung durch eine reduzierte KM-Aufnahme (im vorliegenden Fall 4 ml). Die diffuse Demineralisation des Humeruskopfes ist in erster Linie eine Folge der durch die schmerzhaft eingeschränkte Beweglichkeit bedingten Inaktivität. Die Kalkdeposition in der Rotatorenmanschette (*Pfeil*) ist ein fakultatives Merkmal

(s. Abb. 569, 698, 739). An der Schulter kann das aus der Rotatorensehnenmanschette perforierte Apatitmaterial seinen Weg auch in das Kavum des Humeroskapulargelenks nehmen [computertomographischer Nachweis von intraakavitärem Kalk *und* Erguß (Dihlmann u. Bandick 1988)].

Akute kalzifizierende Periarthritiden, Tendinitiden oder Bursitiden mit dünner Weichteilumhüllung, z. B. an der Hand (Abb. 573) und am Fuß, gehen oft mit einer umschriebenen Hautrötung einher. Falls die betroffene Sehne nicht von einer Sehnenscheide umgeben ist, zeigt sich die phlogistische Potenz der durchbrochenen Apatitpaste an einer Entzündung im interstitiellen Bindegewebe.

Die Krankheitsbezeichnung „akute Periarthritis calcificans", z. B. akute Periarthritis humeroscapularis calcificans, ist eine klinische Diagnose. Sie stützt sich auf die akut – geradezu plötzlich – einsetzende, permanent schmerzhafte Bewegungsbehinderung oder Bewegungssperre *und* auf den Röntgenbefund. Die akute Periarthritis führt häufig zu einem Verschwinden der Kalkpräzipitationen, z. T. durch Verflüssigung und Perforation in die Umgebung, z. T. durch resorptive Vorgänge in der befallenen Sehne. Auch therapeutische Maßnahmen können die Kalkschatten innerhalb weniger Wochen zur Resorption bringen. Dies spricht gegen die generelle Annahme, die Hydroxylapatitpräzipitationen der kalzifizierenden Periarthritiden und Tendinitiden würden zu den dystrophischen Verkalkungen gehören.

Unter den theoretischen Vorstellungen über die Pathogenese der periarthritischen und tendinitischen Verkalkungen kommt denjenigen Plausibilität zu, welche von einem phasenhaften pathomorphologischen Geschehen in der befallenen Sehne ausgehen, das sich auch im Konsistenzwechsel der Kalkdepots (Kreide wird zur Paste, s. unten) offenbart. Diese Beobachtungen wurden bei der Periarthritis humeroscapularis calcificans an Operationspräparaten gemacht (Uhthoff et al. 1982); ihre Übertragung auf andere Sehnen wird diskutiert (Dihlmann 1981c), die daraus gezogenen Schlußfolgerungen von anderen Autoren jedoch als pathogenetische Fehldeutung deklariert (Tillmann 1992).

Die Verkalkungen in der Rotatorenmanschette treten vor allem in einem bestimmten Sehnenareal, etwa 1 cm proximal vom Tuberculum majus, auf. Dort läßt sich eine Zone physiologischer Hypovaskularisation, eine Art Wasserscheide, nachweisen (Rathbun u. Macnab 1970, Tillmann 1992). Außerdem unterliegt der hypovaskularisierte Sehnenbereich durch die Nähe des Akromions und des Lig. coracoacromiale einer „physiologischen" Friktion, die eine biomechanische Irritation auslösen kann.

Unter diesen ungünstigen „Umweltbedingungen" – kritische Durchblutung und physiologische Enge – setzt manchmal eine metaplastische Transformation der Tendinozyten zu Chondrozyten ein; das Sehnengewebe wandelt sich dort in Faserknorpel um. Einerseits ist der Chondrozyt nämlich die „Hungerform"

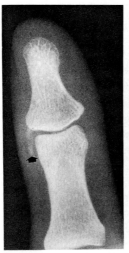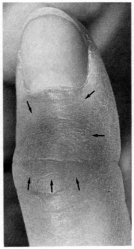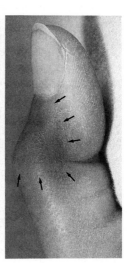

**Abb. 573.** Periarthropathia calcificans am IP des Daumens. Pastenstadium (*kurzer Pfeil*) mit akuter entzündlicher Reaktion (Schwellung und Rötung, *Pfeile*)

der Mesenchymzelle, die auch noch unter ungünstigen Umweltbedingungen ihre Existenz fristen kann (Fassbender 1984); diese Schlußfolgerung wurde aus den histologischen Befunden an Gelenkkapseln arthrotischer Gelenke gezogen und läßt sich auf die Pathophysiologie der Sehnenverkalkungen übertragen. Andererseits sind die Chondrozyten als Mittler der Verkalkung und Verknöcherung bekannt. Beide Eigenschaften sollen die Kalziumpräzipitation in Form des Hydroxylapatitkristalls begünstigen. Dieser Kalkniederschlag hat *kreidige* Konsistenz und bereitet nur geringe Beschwerden oder verläuft schmerzlos.

Kalkdepositionen können aber auch zum Anlaß einer Bioreaktion werden, die mit Kristallphagozytose und Gefäßeinsprossung in die Apatitfoci einhergeht. Diese Vorgänge führen zur Verflüssigung der Foci, die Zahnpastakonsistenz annehmen. Teils werden sie dadurch resorbiert, teils können sie in die Umgebung perforieren und dort eine kristallinduzierte Entzündung (Bursitis, Arthritis) auslösen.

Das mehr oder weniger *indolente* „Kreidestadium" läßt sich vom *schmerzhaften* „Pastenstadium" der Sehnenverkalkung auch röntgenologisch unterscheiden. *Kreidestadium:* Der Kalkherd ist glatt konturiert und homogen dicht. *Pastenstadium:* Der Kalkherd hat unscharfe Konturen und erscheint inhomogen dicht.

## MEMO

> Sehnenkalk scharf begrenzt, homogen dicht (Kreidestadium) meist schmerzfrei. Sehnenkalk unscharf begrenzt, inhomogen dicht (Pastenstadium) schmerzhaft.

Die *akute* Periarthritis humeroscapularis calcificans hat ein *über die Zeit* ausgedehntes Analogon, das sich als ein Syndrom mit kontrapunktischen Facetten zu erkennen gibt; klinische Leitsymptome sind der chronische Schmerz und die Bewegungsbehinderung. Die pathogenetische Achse dieses Syndroms bildet jedoch die morphologisch geschädigte Rotatorenmanschette. Auf dieses Syndrom weisen verschiedene Krankheitsbezeichnungen hin (Wagenhäuser 1979).

***Periarthropathia humeroscapularis tendopathica simplex.*** Sie nimmt einen subakuten oder chronischen, häufig rezidivierenden Verlauf und geht meist mit Kalkeinlagerungen einher. Spontanschmerzen mit nächtlicher Schmerzexazerbation beim Liegen auf der erkrankten Seite kennzeichnen das klinische Bild, das durch den „schmerzhaften Bogen" unterstrichen wird.

Darunter versteht man die Schmerzverstärkung oder -auslösung bei einer Abduktion im Schultergelenk von 60°/70°–120°. Die Schmerzen machen sich nämlich bemerkbar, wenn das Tuberculum majus beim seitlichen Anheben gegen das Schulterdach stößt und die geschädigte Supraspinatussehne dabei gequetscht wird. Beim weiteren Anheben (über 120° hinaus) bewegt sich das Tuberkulum in Richtung Fossa supraspinata weiter, und die Supraspinatussehne wird dann nicht mehr „bedrängt".

***Periarthropathia humeroscapularis pseudoparetica.*** Sie weist auf eine Ruptur der Rotatorenmanschette, vor allem der Supraspinatussehne, hin. Allgemeines klinisches Leitsymptom ist die herabgesetzte *aktive* Beweglichkeit im Schultergelenk, während das *pas-*

*sive* Bewegungsausmaß normal ist. Konkret: Der passiv abduzierte Arm kann nicht mehr in dieser Gelenkstellung gehalten werden.

***Periarthropathia humeroscapularis ankylosans (fibröse Schultersteife, adhäsive Kapsulitis," frozen shoulder").*** Ihr liegt ein fibrosierender Prozeß des Gelenkkapselgewebes zugrunde. Die *zunehmende* schmerzhafte Einschränkung der aktiven und passiven Schulterbeweglichkeit geht auf diese Kapselfibrose zurück. Sie ist also keine schmerzbedingte Bewegungsbehinderung.

Die Funktionsausfälle im Schultergelenk – je fortgeschrittener, desto geringer der Ruheschmerz – haben die Tendenz, sich im Verlauf von Monaten bis Jahren also langsam, inkomplett oder vollständig zurückzubilden. Daher werden 3 Verlaufsphasen unterschieden (Wirth 1988), nämlich „Einfrieren", „Gefrorensein" und „Auftauen" der erkrankten Schulter. Die fibröse Schultersteife entwickelt sich posttraumatisch, pathozerebral (vor allem nach ischämischen Insulten) oder entsteht spontan („idiopathisch"), beispielsweise bei Patienten mit Diabetes mellitus.

Bildgebender Leitbefund ist das (durch die Kapselschrumpfung und Rezessusverklebung) reduzierte Fassungsvermögen des Gelenkkavums (s. Abb. 572), d. h., bei der Arthrographie werden nur noch 3–6 ml Kontrastmedium aufgenommen, und frühzeitig tritt eine Anfärbung der drainierenden Lymphgefäße auf. Normalerweise faßt das Kavum 10 ml und mehr, ohne daß es zu einem Reflux entlang der Nadel kommt. Darüber hinaus zeigt sich eine fleckige oder diffuse Demineralisation der artikulierenden Knochen.

***Impingement-Syndrom der Rotatorenmanschette (und der langen Bizepssehne).*** Hierbei handelt es sich um ein Engpaßsyndrom im Gleitraum zwischen der Unterfläche des vorderen Akromiondrittels, des Lig. coracoacromiale einerseits und der Kalottenwölbung des Humerus andererseits. Die Weichteilstrukturen dort – Bursa subacromialis, Rotatorenmanschette, namentlich die Supraspinatussehne, sowie die Schultergelenkkapsel – erleiden Schaden, wenn dieser Raum eingeengt wird. Entsprechend pathogenetisch wirken sich Formvarianten des Akromions sowie Akromion- und Akromioklavikularosteophyten aus (Abb. 574).

Das englische Verb „to impinge" (= anstoßen, anprallen) beschreibt die pathogenetischen Vorgänge, nämlich das Anprallen des Tuberculum majus an das vordere Drittel des Akromions (Abb. 575) und das Lig. coracoacromiale, evtl. auch an den unteren Pol des arthrotisch deformierten Akromioklavikular-

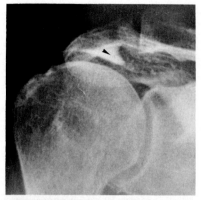
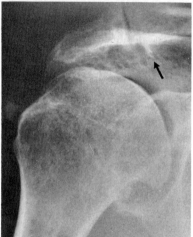
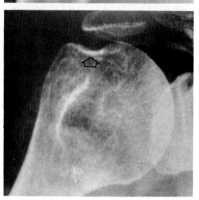

**Abb. 574.** Beim Vorliegen von Osteophyten, die sich an der Unterseite des Akromions (*Pfeilspitze*) oder als kaudalwärts gerichtete Ausziehungen des Akromioklavikulargelenks (*Pfeil*) zeigen, ist eine mechanische Schädigung der Rotatorenmanschette zu erwarten oder bereits eingetreten. Ein entsprechender Indikator ist die Resorptionsgrube (primär kortikalisierte Erosion) unmittelbar oberhalb des Tuberculum majus (*offener Pfeil*). Strukturauflockerungen der Spongiosa im Bereich des Tuberkulum und seiner nahen Umgebung sind ebenfalls Hinweise auf eine chronische Schädigung der Rotatorenmanschette

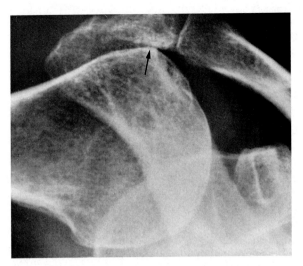

**Abb. 575.** Impingement-Syndrom, das sich bei Abduktion (Elevation in der Frontalebene) durch Anstoßen des Tuberculum majus an der Unterfläche des Akromions (*Pfeil*) zu erkennen gibt. Dadurch bleibt für die Rotatorenmanschette „kein Platz" mehr

gelenks. Das Impingement-Syndrom spiegelt daher eine Traumatisierung der Rotatorenmanschette und des subakromialen Schleimbeutels wider, beispielsweise durch langjährige Arbeitsbewegungen und Sportaktivitäten, die mit exzessiven Überkopfbewegungen des Armes einhergehen. Histomorphologisch manifestiert sich diese Schädigung als ödematöse Schwellung, Einblutung in die Sehnenmanschette, entzündlicher Reizzustand, Fibrosierung und Verdickung dieser Weichteilstrukturen, die auf diese Weise den Engpaßkonflikt verstärken bzw. hochschaukeln.

Subjektiv äußert sich das Impingement-Syndrom an Schmerzen, die durch das Anstoßen der periartikulären Weichteile an das Schulterdach ausgelöst werden und dem „schmerzhaften Bogen" (s. oben) entsprechen. Das Impingement-Syndrom ist kein einheitliches Krankheitsbild, da die Beschwerden – die schmerzhafte Funktionsstörung durch die räumliche Konfliktsituation – beispielsweise auch durch die Ruptur der Rotatorenmanschette oder der langen Bizepssehne, durch die Periarthropathia humeroscapularis tendopathica simplex (mit oder ohne Kalkpräzipitation) und nach Schulterweichteiltraumen ausgelöst bzw. imitiert werden können.

Die *Milwaukee-Schulter* (s. S. 325ff.) ist eine destruktive Apatitarthropathie. Bei ihrer Pathogenese spielen Apatitkristalle eine wichtige Rolle; für die Bildgebung sind die Apatitpräzipitationen jedoch ohne diagnostisches Interesse, da sie zu diskret sind, um im Röntgenbild erkannt zu werden. Röntgenologisch (s. Abb. 701–703) gibt sich die apatitinduzierte Gelenkdestruktion vielmehr an der sog. atrophischen Gelenkdestruktion zu erkennen, d. h., die Zerstörung der Gelenkweichteile, einschließlich der Rotatorenmanschette, und *reaktionslose* Abbauvorgänge beider Gelenksockel dominieren das Bild.

Omarthrose und Akromioklavikulararthrose sowie infektiöse und aseptische, z. B. entzündlich-rheumatische, Arthritiden des Schultergelenks können die Rotatorenmanschette und die benachbarten Bursen schädigen oder mit dem einen oder anderen beschriebenen pathologischen Zustand dieser Strukturen des Gleitgewebes koinzidieren, ihn verstärken oder klinisch imitieren. Außerdem sind Mischformen der verschiedenen periarthropathischen krankhaften Veränderungen bekannt.

## Röntgenbildanalyse der Schulter

**Röntgenaufnahmen.** Die exakte Röntgenbildanalyse der Rotatorenmanschette, ihrer Insertionszone am Tuberculum majus und Tuberculum minus, des Akromions und Akromioklavikulargelenks gibt auf Schulterröntgenaufnahmen Informationen, die zur klinischen Definition der beschriebenen Krankheitsbilder maßgeblich beitragen. Der erste röntgendiagnostische Schritt zur Klärung einer Symptomatik, die auf eine Erkrankung der Rotatorenmanschette hinweist, sollten 3 Röntgenaufnahmen sein: a.-p. in maximaler Innenrotation, a.-p. in maximaler Außenrotation und die a.-p. Aufnahme des Schultergelenks in 90°-Abduktion (Elevation in der Frontalebene) und maximaler Außenrotation (dabei 90°-Beugung im Ellenbogengelenk).

**Rotatorenmanschette.** Der Sehnenverbund aus den Mm. supraspinatus, infraspinatus und teres minor bildet eine fibröse Haube, der sich nach vorne die Sehne des M. subscapularis anschließt. Diese Rotatorenmanschette ist das fibröse Widerlager des Humeruskopfes, der durch den Ruhetonus des M. deltoideus die Tendenz hat, nach kranial zu steigen. Bei einer schweren Schädigung der Rotatorenmanschette, gewöhnlich Ruptur, kommt es daher (ungewollt) zu einem *Hochstand* des Caput humeri in Bezug zur Skapulapfanne (Abb. 576).

Dieser Befund läßt sich auf der a.-p. Röntgenaufnahme quantifizieren:

*A.-p. Röntgenaufnahme.* Auf der a.-p. Röntgenaufnahme des Schultergelenks erweckt eine Distanz zwischen dem Unterrand des Akromions und der darunter liegenden Humeruskopfkontur von weniger als 6 mm den begründeten Verdacht auf eine Ruptur der Rotatorenmanschette (Petersson u. Redlund-Johnell 1984). Dieser Verdacht muß durch eine Computertomographie der Rotatorenmanschette mit 2 oder 3 mm Schichtdicke (Rückenlage, Neutralposition des Schultergelenks) bestätigt oder entkräftet werden.

Lähmungen des M. deltoideus durch eine Schädigung des N. axillaris, welcher Ursache auch immer, führen zu einem *Tiefstand* des Humeruskopfes (in Bezug zur Schulterblattpfanne) *ohne* Distanzierung der beiden Gelenksockel. Dieser Befund fällt besonders auf Röntgenaufnahmen auf, die im Sitzen oder Stehen angefertigt wurden.

*A.-p. Röntgenaufnahme in Innenrotation.* In der Supraspinatussehne kulminiert die Rotatorenmanschette. Nach kaudal hinten schließen sich ihr die Sehne des M. infraspinatus und noch weiter kaudal die Teres-minor-Sehne an. Auf Röntgenaufnahmen mit innenrotiertem Humeruskopf liegen Kalkpräzipitationen des Supraspinatus daher über dem oberen Drittel des Tuberculum majus. Infraspinatuskalk zeigt sich in der Weichteilumgebung des mittleren Tuberculum-majus-Drittels, während sich Kalkdepots in der Sehne des M. teres minor neben dem unteren Drittel des Tuberculum majus lokalisieren lassen. Die Bursa subdeltoidea liegt

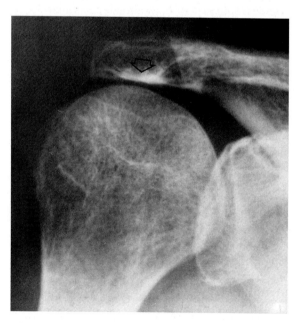

**Abb. 576.** Der Humeruskopfhochstand in der Schulterpfanne – bedingt durch den Ruhetonus des M. deltoideus – spiegelt eine Ausdünnung oder Ruptur der Rotatorenmanschette wider. Sobald sich an der Unterfläche des Akromions eine sklerosierte Schlifffläche (*offener Pfeil*) bildet, ist eine komplette Ruptur anzunehmen

zwischen dem M. deltoideus und der Rotatorenmanschette. Die Bursa subacromialis nimmt perforierte „Kalkpasten" aus der Rotatorenmanschette auf und leitet sie in die regelhaft mit ihr kommunizierende Bursa subdeltoidea weiter. Letztere wird dadurch aufgebläht und gibt im Röntgenbild einen typisch konfigurierten und lokalisierten Schatten.

*A.-p. Röntgenaufnahme in Außenrotation.* Kalkdepots in der unmittelbaren Weichteilumgebung des Tuberculum minus gehören entweder der Subskapularissehne an oder liegen in der Sehne des langen Bizepskopfes, die im Sulcus intertubercularis in einer Sehnenscheide gleitet.

**Computertomographie der Rotatorenmanschette.** Die Supraspinatussehne ist derjenige Repräsentant der Rotatorenmanschette, welcher sich im CT aufgrund seiner Topographie genau abbilden und bis in seinen Muskel zurückverfolgen läßt (Abb. 577). Die Sehne und der Bauch der Mm. subscapularis und infraspinatus sind ebenfalls computertomographisch darzustellen. Die Sehne des M. teres minor verläuft dagegen bei Patientenrückenlage so steil, daß sie nicht zuverlässig beurteilt werden kann. Folgende computertomographische Befunde zeigen mit hoher Spezifität und Sensitivität degenerative Veränderungen, inkomplette und komplette Rupturen der Supraspinatussehne an (Dihlmann u.Bandick 1987b, Hannesschläger et al. 1989a), so daß die Arthrographie nur noch sehr selten indiziert ist.

*Computertomographie der gesunden Rotatorenmanschette.* Bei einer normalen Subakromialdistanz (zwischen Unterfläche des Akromions und Humeruskopfkalotte) von 6 mm und mehr gelingt bei einer Schichtdicke von 2 oder 3 mm die kontinuierliche Darstellung des annähernd horizontal ziehenden M. supraspinatus und seiner haubenförmigen Sehne, des anatomischen Hauptteils der Rotatorenmanschette, dem auch das größte klinische Interesse zukommt. Diese Sehnenzone ist offensichtlich prinzipiell einer verstärkten mechanischen Belastung ausgesetzt oder der normalen Belastung weniger gewachsen als das vordere und hintere Sehnendrittel. Im CT bildet der M. supraspinatus sich als kontinuierliche, gerade oder leicht bogig begrenzte Struktur ab, die von der Fossa supraspinata nach lateral zieht und dessen Sehnenanteil den Humeruskopf bedeckt. Manchmal kann der Sehnenanteil des Supraspinatus als leicht hyperdens gegen seinen Muskelbauch abgegrenzt werden. Vorne setzt sich ein Teil der Sehne oft strangförmig in den Muskelbauch fort und wird dann im CT als hyperdenser Strang sichtbar.

*Degenerative Sehnenschädigungen und/oder inkomplette Rotatorenmanschettenrupturen.* Sie geben sich computertomographisch mit mehr oder weniger ausgedehnten dreieckigen („Triangel"), ovalen, halbmondförmigen oder rundlichen *hypodensen* Arealen im Supraspinatusverlauf zu erkennen (Abb. 578). Vor ihnen verläuft derjenige Sehnenstrang, welcher sich im Gegensatz zum Hauptteil der Sehne strangförmig in den Muskelbauch fortsetzt. Ihre laterale Begrenzung liegt im Bereich des Muskel-Sehnen-Übergangs. Sie ragen 1–2 cm in den Muskel hinein. Daher stellen diese Befunde die Sehnenschädigung

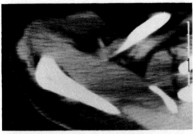

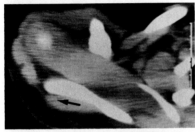

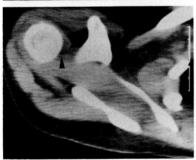

**Abb. 577.** CT-Aspekt der normalen Rotatorenmanschette. Im *oberen* und *mittleren Bildteil* zieht der M. supraspinatus als homogene gerade oder leicht bogig begrenzte Struktur von der Fossa supraspinata nach lateral und bedeckt (*oberer Bildteil*) mit seiner Sehne, die den anatomischen Hauptteil der Rotatorenmanschette bildet, den Humeruskopf. Die Sehneninsertion umgibt den Humeruskopf harmonisch (*mittlerer Bildteil*). Dorsal der Spina scapulae ist der Ursprungsbereich des M. infraspinatus (*Pfeil*) angeschnitten. Das hypodense Areal, das sich medial an die Humeruskopfkontur anschließt (*unterer Bildteil, Pfeilspitzen*, „Pseudotriangel"), entsteht als Partialvolumeneffekt durch Miterfassen synovialer Strukturen unterhalb der Rotatorenmanschette

nicht direkt dar, sondern sind Kennzeichen eines umschriebenen muskulären Folgeschadens und als empfindlicher *indirekter* Hinweis auf einen Rotatorenmanschettenschaden zu bewerten! Dieses gilt nicht für hypodense Dreiecke auf weiter kaudal gelegenen Schichtbildern, die sich medial an die Humeruskopfkontur anschließen. Hierbei handelt es sich um einen Partialvolumeneffekt durch Mitanschnitt unterhalb der Rotatorenmanschette liegender synovialer Strukturen („Pseudotriangel", Abb. 577).

MEMO

> Der CT-Triangel der Rotatorenmanschette liegt im Muskel und nicht in der Sehnenhaube. Er zeigt daher eine umschriebene Muskelatrophie bei schwerem Rotatorenmanschettenschaden an. Pseudotriangel: Partialvolumeneffekt synovialer Strukturen bei Schnitten durch den Humeruskopf.

Quer zum Supraspinatusverlauf im Muskel-Sehnen-Übergang angeordnete schmale, hypodense Streifen, die mit einem hypodensen „Triangel" kombiniert sein können, kennzeichnen schartenartige, tiefreichende inkomplette hier lokalisierte Rotatorenmanschettenrupturen (Abb. 579).

*Muskelatrophie.* Zeichen der Muskelatrophie, wie stärkere bogige Einziehungen der ventralen und

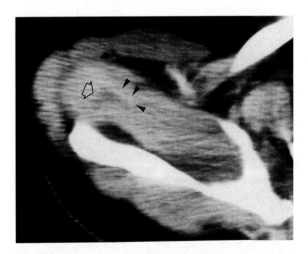

**Abb. 578.** Dreieckige („Triangel"), rundliche, ovale oder halbmondförmige hypodense Areale (*offener Pfeil*), die sich medial an den Muskel-Sehnen-Übergang des M. supraspinatus anschließen, sind ein empfindlicher computertomographischer Hinweis auf schwere degenerative Rotatorenmanschettenveränderungen oder eine inkomplette Ruptur und spiegeln einen muskulären Folgeschaden wider. *Pfeilspitzen:* vorderer hyperdenser Sehnenstrang des M. supraspinatus

dorsalen Supraspinatuskontur (Taillierung, „Sektkorken", „Flaschenhals"), Verschmächtigung des
ganzen M. supraspinatus und strähnige, gefiederte
sowie fischgrätenartig oder längs im Muskelverlauf
angeordnete, hypodense intramuskuläre Fettstreifen
sind im fortgeschrittenen Stadium der Rotatorenmanschettenschädigung fakultative Begleitbefunde
(Abb. 580–584).

MEMO

Die Taillierung, das Sektkorken- und Flaschen-
halsbild haben ihr morphologisches Substrat im
Supraspinatusmuskel und nicht in der Rotatorenmanschette. Sie zeigen konsekutive Muskelatrophien bei schweren Rotatorenmanschetten-
schäden an.

*Sehnenperforation.* Die Kombination besonders ausgedehnter hypodenser Triangel mit den Zeichen der
Supraspinatusatrophie gibt Anlaß, den Verdacht auf
eine kleine komplette Sehnenplattenruptur (Perforation) im Zusammenhang mit schweren degenerativen
Rotatorenmanschettenveränderungen zu äußern.
Als Regel gilt:

–  Triangel *ohne* Supraspinatusatrophie = Degeneration der Supraspinatussehne oder frischere (höchstens 6 Wochen alte) inkomplette Ruptur;
–  Triangel *mit* Supraspinatusatrophie = inkomplette Ruptur (die Sehne ist ausgewalzt, aufgefasert
   und extrem verdünnt),

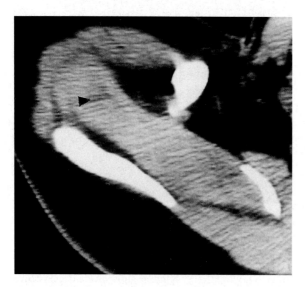

**Abb. 579.** Der schmale hypodense Streifen (*Pfeilspitze*)
annähernd senkrecht zum Supraspinatusverlauf auf diesem CT entspricht einer schartenförmigen inkompletten
Rotatorenmanschettenruptur

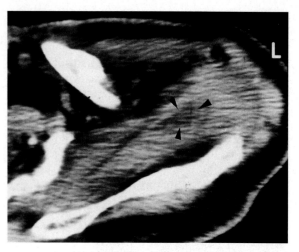

**Abb. 580.** Auf diesem Computertomogramm ist der hypodense Triangel (*Pfeilspitzen*) mit den Zeichen der Supraspinatusatrophie kombiniert, nämlich mit ventraler und
dorsaler Einziehung der Muskelkontur (Taillierung) sowie hypodensen intramuskulären Fettsträhnen. Folgende
zeitbezogene Regel gilt: Triangel ohne Muskelatrophie =
frischerer Rotatorenmanschettenschaden, Triangel mit
Supraspinatusatrophie = Rotatorenmanschettenschaden
älter als 6 Wochen

–  oder ein kleiner kompletter Riß, der die Sehnen-
   platte vollständig kraniokaudal durchsetzt, ist
   bereits eingetreten (s. Abb. 580)

*Komplette Rotatorenmanschettenruptur.* Bei der kompletten Rotatorenmanschettenruptur gelingt die kontinuierliche Darstellung der Rotatorenmanschette
nicht mehr. Der Humeruskopf tritt als „Fortsetzung"
der Supraspinatussehne ins Bild (Humeruskopfglat-
ze). Der fehlende Sehnenteil ist zerrissen und zermalmt. Ein vorderer (s. Abb. 583) und/oder hinterer
„Zügel" entspricht dem erhaltenen Sehnenrest. Der
durch den dehiszenten Sehnenriß hochgestiegene
Humeruskopf kann eine Schlifffläche in die Ventral-
kontur des Akromion eingraben. Eine komplette
Rotatorenmanschettenruptur wird gewöhnlich von
einer schweren Supraspinatusatrophie begleitet.

Die beschriebenen computertomographischen Rup-
turzeichen der Supraspinatussehne (Rotatorenmanschette) spiegeln mehr oder weniger *querverlaufende*
Sehnenrisse wider, die vor allem bei Personen jenseits
des 35. Lebensjahres (McLaughlin 1944) zu erwarten
sind. Reine Längsrisse treten dagegen vorwiegend bei
jungen Menschen auf, deren prätraumatisch unversehrte Rotatorenmanschette der Querrißentstehung
erfolgreich Widerstand leistet. Im Senium zeigen

häufig „Fettsträhnen" im Muskelverlauf (vor allem der Mm. supraspinatus und subscapularis) Involutionsvorgänge an.

***Tuberculum majus.*** Dieser Muskelansatzhöcker ist einerseits der röntgenologische Indikator für Insertionsschäden der 3 Rotatoren. Andererseits besteht für dieses Tuberkulum die Gefahr, bei forcierten, über lange Zeit fortgesetzten, materialgefährdenden Überkopfbewegungen mit dem Akromion zu kollidieren, obwohl physiologischerweise das Tuberculum majus unter dem Gleitschutz der Bursa subacromialis in Abduktion bis 90° durchaus unbehindert unter dem Schulterdach entlanggleiten kann. Durch beide Pathomechanismen erleidet das Tuberculum majus folgende Silhouettenveränderungen und Strukturstörungen:

*Akute* humeroskapuläre Periarthritiden lösen im Tuberkulumbereich und seiner Humeruskopfumgebung eine fleckige oder homogene (Seitenvergleich!) Demineralisation aus.

*Chronische* Schädigungen geben sich an Ausziehungen [Fibroostosen der Rotatorensehnen (s. Abb. 571,

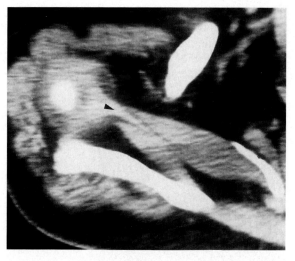

**Abb. 581.** Komplette Rotatorenmanschettenruptur im CT. Der M. supraspinatus hat sich retrahiert und den Sehnendefekt durch den der Humeruskopf nach oben gestiegen ist, erweitert. Der atrophische Muskel zeigt sich stark verschmächtigt. Die Supraspinatuskonturen sind wie ein Flaschenhals bogig eingezogen. *Pfeilspitze:* nach proximal retrahierter Muskel-Sehnen-Übergang

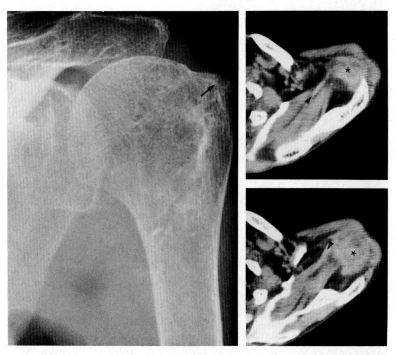

**Abb. 582.** Der Humeruskopfhochstand, irregulär sklerosierte Spongiosabälkchen in der Umgebung des Tuberculum majus und Konturunregelmäßigkeiten (*Pfeil*) im Insertionsbereich der Rotatorenmanschette kennzeichnen auf der Übersichtsaufnahme (*linker Bildteil*) den schweren Rotatorenmanschettenschaden. Die CT (*rechter Bildteil*) geben das Ausmaß der Rotatorenmanschettenschädigung wieder: Die Rotatorenmanschette (*Aste-* risken) ist narbig-inhomogen von hypodensen Defekten durchsetzt: Perforationen. Der Muskel-Sehnen-Übergang zeigt sich diskontinuierlich, seine vordere und hintere Kontur eckig eingezogen („Pilzzeichen", „Sektkorken"). Die erhaltene zarte Sehne des M. supraspinatus (*Pfeilspitzen*) setzt sich hyperdens von seinem atrophischen Muskelbauch ab

582)], an Randsklerose, Abschliff oder Abplattung und dadurch bedingten Silhouettenveränderungen des Tuberkulums zu erkennen (s. Abb. 571, 574).

Unmittelbar medial vom Tuberculum majus kann eine randsklerosierte Resorptionsgrube auftreten

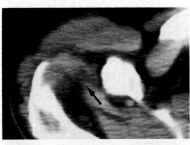

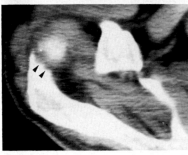

**Abb. 583.** Auf diesem CT ist von der ruptierten Rotatorenmanschette nur noch ein ventraler Restzügel (*Pfeil*) erhalten. Muskelatrophie. Der hochstehende Humeruskopf hat sich in das Akromion eingeschliffen (*Pfeilspitzen*)

(s. Abb. 290, 574). Die röntgenologische Differentialdiagnose gegenüber einer arthritischen Erosion am Kapselansatz des Schultergelenks wird durch die primäre Randsklerose der Resorptionsgrube, durch zusätzliche pathologische Röntgenbefunde am Tuberculum majus und durch das Fehlen anderer arthritischer Röntgenbefunde gestellt. Zystischsträhniger Strukturumbau des Tuberkulums gehört ebenfalls zu den Befunden des chronischen Schadens der Rotatorenmanschette.

***Tuberculum minus.*** Bei einer chronischen Schädigung der Subskapularissehne entwickeln sich an diesem Ansatzhöcker analoge pathologische Röntgenbefunde, wie sie am Tuberculum majus beobachtet werden.

***Akromion, Akromioklavikulargelenk.*** Am Unterrand des Akromions können osteophytäre Exkreszenzen (s. Abb. 574), eine Kortikalisierung oder sogar Schliffflächenbildung (s. Abb. 576) auffallen. Kaudalwärts gerichtete marginale Osteophyten des arthrotisch deformierten Schultereckgelenks werden wegen ihrer topographischen und damit möglichen pathogenetischen Beziehungen zur Supraspinatussehne registriert (s. Abb. 574).

***Sulcus intertubercularis.*** In dieser knöchernen Rinne zwischen den beiden Tubercula des proximalen Humerus gleitet die scheidenbewehrte Sehne des langen Bizepskopfes. Pathogenetisch wirksame röntgenologisch bzw. computertomographisch erkennbare Ver-

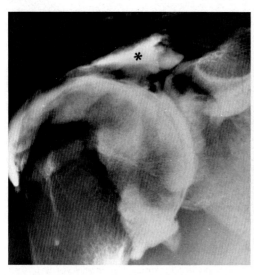

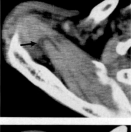

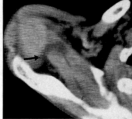

**Abb. 584.** Arthrographie und CT der Rotatorenmanschettenruptur. *Linker Bildteil:* Das intraartikulär instillierte Kontrastmittel ist oberhalb der Rotatorenmanschette in der Bursa subacromialis nachzuweisen (*Asterisk*) und teilweise in die kommunizierende Bursa subdeltoidea

übergetreten: Zeichen der Ruptur. *Rechter Bildteil:* Die CT zeigt die Rupturstelle direkt (*Pfeile*). Die dunklen Streifen im Supraspinatusverlauf kennzeichnen seine begleitende Atrophie (Fettgewebe)

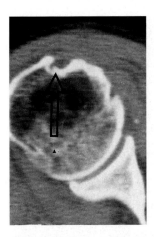

**Abb. 585.** Tuberculum intertuberculare im Sulcus intertubercularis, d. h. in der Rinne zwischen den beiden Tubercula des Humeruskopfes, in der die Sehne des langen Bizepskopfes gleitet (*offener Pfeil*). Stellt sich dieser kleine Höcker nur in einem CT-Schnitt dar, so ist es ein Tuberkulum. Bei Abbildung auf mehreren Schnitten wird von einer Crista intertubercularis gesprochen. Beide Spielarten des Normalen sind potentiell pathogen

änderungen sind dort intratendinöse Kalkpräzipitation, Osteophyten im Sulkus (Abb. 585), Erguß oder Synovialisproliferation in der Sehnenscheide (sie ist eine Ausstülpung der Schultergelenkkapsel).

Der Sulcus intertubercularis läßt sich auf seiner Tangentialröntgenaufnahme abbilden. Ebenso wie vom Schultergelenk und von den benachbarten Bursen können Synovialzysten (Hygrome) von der Sehnenscheide ausgehen und computertomographisch diagnostiziert werden. Dislokationen der Sehne (Sehnenscheide) sind ebenfalls im CT zu erkennen.

Der Vielzahl pathologischer Befunde in Röntgenbild und CT der Schulterregion steht eine Vielzahl krankhafter klinischer Erscheinungsbilder gegenüber, die auf periartikuläre Weichteilprozesse – Entitäten oder Kombinationsschäden – hinweisen. Zur diagnostischen oder differentialdiagnostischen und morphologischen Zuordnung ergänzen sich die klinischen Befunde einschließlich der Anamnese und die Bildgebung mit Röntgenstrahlen in sinnvoller Weise. Die Apatitpräzipitation spielt dabei oft eine richtungsweisende Rolle.

***Differentialdiagnose.*** Der Periarthropathie-Komplex kann grundsätzlich in jeder Sehne und in jedem Schleimbeutel auftreten, desgleichen in den fibrösen Anteilen der Gelenkkapseln und in Bändern. Selten rufen solche Kalkdepots Druckerosionen an unmittelbar benachbarten Knochen hervor: Dann sollte die

Differentialdiagnose gegenüber gutartigen und bösartigen Weichteiltumoren mit Knorpelmatrix, dem juxtakortikalen (parossalen) Osteosarkom und der atraumatischen oder traumatischen Myositis ossificans gestellt werden. Dieser Hinweis gilt auch für nicht erodierende Kalkpräzipitationen in selten befallenen Sehnen.

Die bildgebende Differentialdiagnose gelingt mit der Computertomographie, da zu den Tumoren und zur Myositis ossificans immer ein unverkalkter Weichteilschatten gehört, der sich computertomographisch zu erkennen gibt. Bei der Myositis ossificans liegt dieser unverkalkte Bereich zentral, beim juxtakortikalen Osteosarkom in der Peripherie des verkalkten Bezirks. Auch in diesen morphologischen Strukturen gehen die Kalkpräzipitationen mit oder ohne Beschwerden einher. Die Abb. 77, 573 und 586–593 geben verschiedenen Lokalisationen wieder, darunter die Periarthropathia coxae calcificans.

***Periarthropathia coxae calcificans*** (Abb. 593). Auch bei dieser Entität kann „Sehnenkalk" in benachbarte Schleimbeutel (Glutäalbursen) einbrechen oder sich in die Bindegewebsinterstitien der Umgebung des Trochanter major ergießen, dann *akute* Hüftschmerzen auslösen und resorbiert werden. Apatitkalk schlägt sich manchmal auch primär in den Bursen nieder. Klinisches Leitsymptom der Periarthropathia coxae ist der Druckschmerz über dem großen Rollhügel. Bei der chronischen Periarthropathia coxae zeigen sich im Röntgenbild neben der mehr oder weniger auffallenden peritrochanteren Weichteilverkalkung Silhouetten- und Strukturveränderungen dieses Rollhügels (Fibroostosen, Alterationen seiner Spongiosastruktur wie Verdichtungen und Auflockerungen).

***Periarthropathia calcificans generalisata.*** Die Hydroxylapatitkrankheit vom Typ des Periarthropathie-Komplexes kann familiär auftreten – *hereditäre* Hydroxylapatitkrankheit (Bahous u. Müller 1979) und sich *polytop* manifestieren. Bei dieser Periarthropathia calcificans generalisata (mit oder ohne genetischer Manifestationskomponente) kommt es zu mehr oder weniger generalisiert auftretenden periartikulären Kalkpräzipitationen (Abb. 594), die unter schmerzhaften akuten Entzündungserscheinungen (Hautrötung, Überwärmung, Schwellung) resorbiert werden, an anderen Stellen aber neu auftreten können. Die Attacken dauern meist nur wenige Tage, münden manchmal jedoch in langdauernde periartikuläre Reizzustände ein. Die Intervalle zwischen den einzelnen Periarthritisschüben sind unterschiedlich groß; sie betragen Tage, Wochen oder Monate. Die

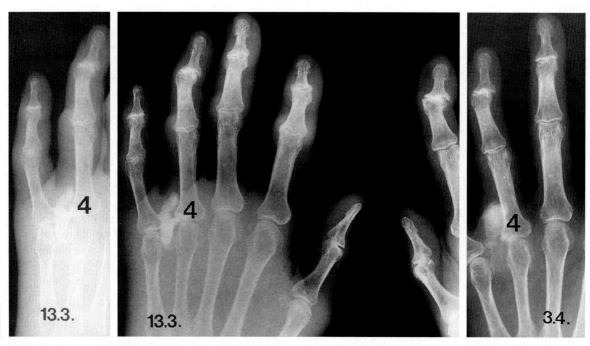

**Abb. 586.** *13. 3.:* Periarthropathia calcificans zwischen MCP 4 und 5 mit ödematöser Schwellung der ganzen linken Hand. Erguß in PIP und DIP sowie im MCP 1 (Ursache?, sympathische Reaktion?).

*3. 4.:* 3 Wochen später (unter Therapie mit nichtsteroidalen Antiphlogistika) hat sich ein Teil des Kalks resorbiert; die Weichteilschwellung einschließlich der Ergußbildung ist zurückgegangen

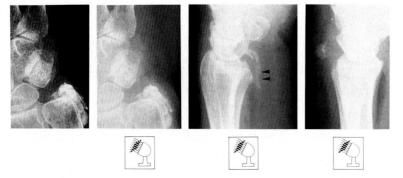

**Abb. 587.** Tendinitis calcarea (*von links nach rechts*) in der Umgebung des ulnaren Styloidfortsatzes, in tiefen Flexorensehnen (distal Kreidestadium, proximal Pastenstadium, *Pfeilspitzen,* mit starker Weichteilschwellung einschließlich Durchtränkung des Pronator quadratus-Fettstreifens, vgl. mit dem *rechten Bildteil*). Tendinitis calcarea der Extensoren (*rechts*)

Kalkabscheidungen können aber ebenso asymptomatisch im Gewebe liegen bleiben; offensichtlich lösen erst resorptive Vorgänge die Entzündungsphänomene aus.

*Erosive Apatitarthritis.* In seltenen Fällen werden zusammen mit mehr oder weniger massiver periartikulärer Apatitdeposition auch *intraartikuläre* Apatitniederschläge beobachtet. Letztere können zu einer *erosiven Apatitarthritis* führen (Schumacher et al. 1981).

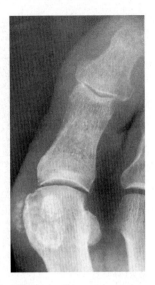

**Abb. 590.** Bursitis calcarea bei Hallux valgus

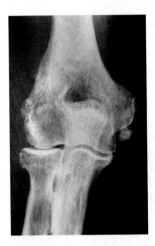

**Abb. 588.** Periarthropathia cubiti calcificans. Die Verkalkungen liegen entweder im Lig. collaterale ulnare oder in einer Flexorensehne

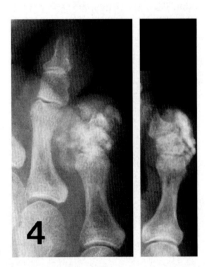

**Abb. 591.** Periarthropathia calcificans in der Umgebung des 5. PIP und DIP in 2 Ebenen dargestellt

## Kalzinosen

Unter diesem Begriff werden Kalkdepots in der Haut, Unterhaut sowie im interstitiellen Bindegewebe, in Faszien und Sehnen – also im Weichteilmantel der Gelenke und Knochen – zusammengefaßt. Aus deskriptiver Sicht gibt es 3 Kalzinosetypen: die Calcinosis interstitialis circumscripta, die Calcinosis interstitialis universalis und die Calcinosis lipogranulomatosa.

*Calcinosis interstitialis circumscripta (localisata)* mit krümelig-fleckigen und clusterartigen Weichteilverkalkungen (Abb. 595 und 596; s. Abb. 38).

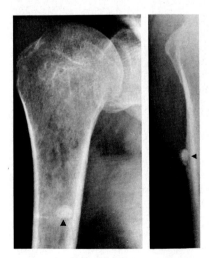

**Abb. 589.** Tendinitis calcarea (*Pfeilspitzen*) im Insertionsbereich des M. deltoideus (schmerzloses Kreidestadium)

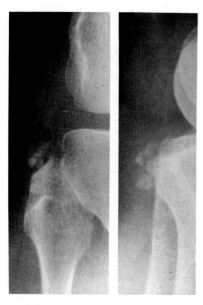

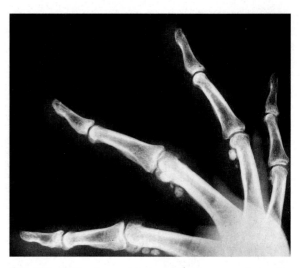

**Abb. 594.** Periarthropathia calcificans generalisata im Handbereich

**Abb. 592.** Periarthropathia calcificans im Bereich des Tibiofibulargelenks

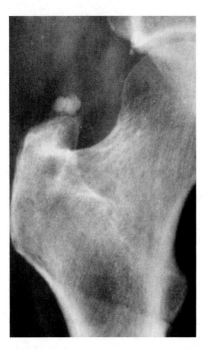

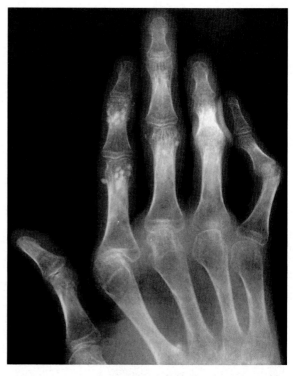

**Abb. 593.** Periarthropathia coxae calcificans. Außerdem diskrete Kalkeinlagerung im Labrum acetabulare: Ausdruck der Gewebealterung

**Abb. 595.** Calcinosis interstitialis circumscripta mit clusterartigen Weichteilverkalkungen bei einem 18jährigen Patienten mit noch nicht klassifizierter Mischkollagenose, außerdem Erosionen und Gelenkfehlstellungen

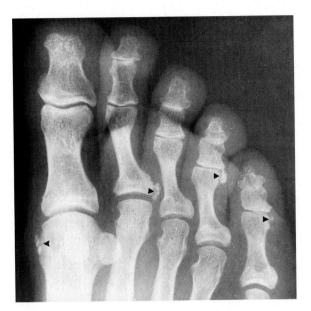

**Abb. 596.** Calcinosis interstitialis circumscripta (*Pfeilspitzen*) bei einem hämodialysierten chronischen Urämiker

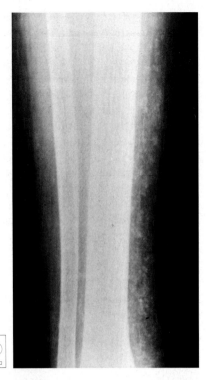

**Abb. 597.** Calcinosis interstitialis universalis bei einer Patientin mit chronischer Urämie. Die Hämodialysebehandlung wurde von ihr verweigert

*Calcinosis interstitialis universalis.* So werden ausgedehnte Weichteilverkalkungen genannt, die sich band-, streifen- oder netzförmig im subkutanen Gewebe und im tiefer gelegenen interstitiellen Bindegewebe ausbreiten (Abb. 597).

MEMO

Calcinosis interstitialis circumscripta ohne erosive Arthritis, mit oder ohne Akroosteolysen: in erster Linie progressive systemische Sklerose.
Calcinosis interstitialis circumscripta mit erosiver Arthritis: in erster Linie an eine Mischkollagenose denken.

Bei diesen beiden Kalzinosen mit irreversiblen Apatitpräzipitationen lassen sich laborchemisch keine Störungen des Kalzium- oder Phosphatstoffwechsels nachweisen.

*Ausnahmen* sind der zirkumskripten Kalzinose ähnliche Kalkablagerungen bei hyperparathyreoter bzw. renal osteodystrophischer Stoffwechsellage, Pseudohypoparathyreoidismus (genetisch determinierte Parathormonresistenz der Knochen und Nieren) und Pseudo-Pseudohypoparathyreoidismus (genetisch determinierter normokalzämischer Pseudohypoparathyreoidismus). An die beiden zuletzt genannten Konstitutionsanomalien sollte gedacht werden, wenn sich auf Hand- und Fußröntgenaufnahmen nebeneinander Weichteilverkalkungen und Knochenver-

kürzungen (Brachymetakarpie, -metatarsie, Brachytelephalangie I) zu erkennen geben. Als äußeres Merkmal beider Konstitutionsabweichungen fallen Rundgesicht und Minderwuchs auf.

Etwa die Hälfte der Patienten mit zirkumskripter oder universeller interstitieller Kalzinose leidet an einer Grundkrankheit, vor allem an den klassischen Kollagenosen, ihren Mischformen und Begleitbefunden (Raynaud-Syndrom), an einer (fortgeschrittenen) Rheumatoiden Arthritis, am Ehlers-Danlos-Syndrom oder an der Akrodermatitis chronica atrophicans, einer Manifestation der chronischen Lyme-Borreliose.

Bei der anderen Hälfte der Kalzinoseträger ist dieser Röntgenbefund das einzige örtlich nachweisbare krankhafte Substrat. Die kalzinotischen Präzipitationen können symptomlos im Gewebe liegen, manchmal jedoch schmerzhafte entzündliche Schwellungen hervorrufen. Dann wird auch von der „Kalkgicht" gesprochen. Dieser Terminus ist jedoch obsolet, da er mehr oder minder subjektiv bei schmerzhaften Weichteilverkalkungen verschiedenster Pathogenese und Ätiologie angewandt wird.

*Calcinosis lipogranulomatosa.* Diese Form der Kalzinose hat verschiedene Synonyme: **tumoröse (pseudo-**

*tumoröse) Kalzinose, Lipokalzinogranulomatose, Teutschländer Krankheit* (Abb. 598–600). Die tumoröse Kalzinose tritt aus pathogenetischer Sicht als sog. *metastatische Verkalkung* auf. Bei ihr lassen sich daher in vielen Fällen serologisch Störungen des Phosphatstoffwechsels nachweisen, und zwar im Rahmen ihrer hereditären Ätiologie und bei Hämodialysepatienten mit terminaler Niereninsuffizienz. Zur Definition der metastatischen Kalkablagerungen gehört auch der Hinweis, daß die Kalziumsalze sich in mikro- und makromorphologisch unversehrten Geweben niederschlagen.

*Hereditäre (familiäre) tumoröse Kalzinose.* Diese Störung des Phosphormetabolismus wird autosomal mit variabler klinischer Expressivität vererbt (Lyles et al. 1985). Durch Familienuntersuchungen wurde einerseits erkannt, daß Formes frustes vorkommen, die sich nur serologisch demaskieren, beispielsweise durch einen erhöhten Serumspiegel des 1,25–Dihydroxy-Vitamins $D_3$. Andererseits mag die variable klinische Expressivität (Stärke der Genmanifestation) ein möglicher Grund für die Annahme sein, daß nur bei etwa einem Drittel der Erkrankten das familiäre Auftreten beobachtet wird. Die Hypervitaminose D und die normokalzämische Hyperphosphatämie ohne Niereninsuffizienz sind diejenigen pathologischen Laborparameter, welche zusammen mit dem namen- und bildgebenden Krankheitsmerkmal tumoröse Kalzinose am sichersten zur Diagnose führen.

Der Ausdruck „tumoröse Kalzinose" beschreibt gelenknahe und gelenkfernere umschriebene Kalziumsalzpräzipitationen von milch- oder pastenartiger Konsistenz. Diese Kalkniederschläge geben sich meistens schon im 1. oder 2. Dezennium zu erkennen. Sie können jedoch in jedem Lebensalter auftreten, wobei Farbige häufiger betroffen werden als Weiße. In der Hüft-, Ellenbogen-, Schulterregion und an den Füßen manifestiert sich die tumoröse Kalzinose mit abnehmender Häufigkeit mono- oder polytop. Die Streckseiten sind als Vorzugslokalisationen bekannt. Im Röntgenbild zeigen sich die periartikulären Verkalkungen als mehr oder weniger gelappte zystische oder solide Gebilde wechselnder Größe und unterschiedlicher Ausdehnung, häufig mit der Tendenz zur Größenzunahme. Sie können zur Knochenarrosion führen (Meltzer et al. 1992).

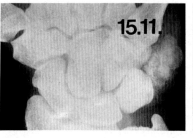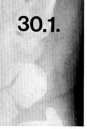

**Abb. 598.** Dauerhämodialysierter Patient bei terminaler Niereninsuffizienz. Zwischen dem *15. 11.* und dem *30. 1.* resorbiert sich in Abhängigkeit vom Kalzium-Phosphat-Produkt im Serum (15. 11. ≥ 70; 30. 1. < 70) eine tumoröse Kalzinose in den Karpalweichteilen

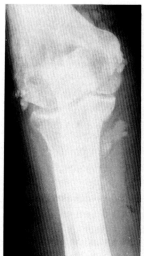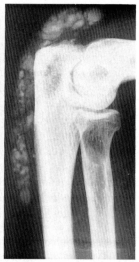

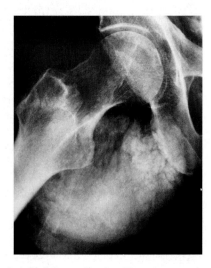

**Abb. 599.** Tumoröse (pseudotumoröse) Kalzinose in der Ellenbogenumgebung bei einem Patienten ohne bekannte Grundkrankheit, hereditär?, vgl. Text

**Abb. 600.** Tumoröse Kalzinose in der Umgebung des Hüftgelenks bei einem Patienten mit terminaler Niereninsuffizienz und Dauerhämodialyse

Wahrscheinlich geht die tumoröse Kalzinose überwiegend von Schleimbeuteln aus (Martinez et al. 1990), deren Synovialgewebe mit der Größenzunahme zerstört und durch eine fibröse Kapsel ersetzt wird. Mit dem „Wachstum" der Kalkzysten und -knoten dehnen sie sich in Faszien und interstitielles Bindegewebe aus. Histologisch lassen sich außerdem granulomatöse Fremdkörperreaktionen mit lipidbeladenen Histiozyten sowie mikromorphologische Entzündungsphänomene nachweisen.

Klinische Entzündungssymptome und -befunde werden bei der hereditären tumorösen Kalzinose in der Regel nicht angegeben bzw. erhoben. Jedoch kann es bei voluminösen Kalkmassen zur Behinderung der Gelenkbeweglichkeit, zu Drucknekrosen der darüberliegenden Haut, zur Fistelung und Sekundärinfektion kommen. Außerdem sind als Komplikation Druckschädigungen peripherer Nerven, z. B. des N. ischiadicus, beschrieben worden. Unter therapeutischer Phosphatdepletion können sich die Kalkmassen verkleinern (Mozaffarian et al. 1977).

Zu den klinischen und bildgebenden Indikatoren der tumorösen Kalzinose gehören auch bestimmte Zahnveränderungen (Lyles et al. 1985), Knochen(mark)-befunde, systemische Gefäßwand-, Zwischenwirbelscheiben-, Dura- und Hautverkalkungen (Calcinosis cutis). Hypoplastische Zähne mit kurzen, zwiebelförmigen Wurzeln und obliterierter Pulpakavität („Pulpasteine") liefern – falls nachweisbar – die Information, daß es sich um eine hereditäre Kalzinose (und nicht um das entsprechende „erworbene" Erscheinungsbild bei niereninsuffizienten Hämodialysepatienten) handelt. Außerdem sind sie das diagnostisch entscheidende bildgebende Merkmal in den (seltenen) Fällen einer „tumorösen Kalzinose ohne tumoröse Kalzinose".

*„Kalzifizierende Myelitis".* Besonderes differentialdiagnostisches Interesse beanspruchen bei der tumorösen Kalzinose fakultativ auftretende fleckige Knochenmarkverkalkungen in den Schäften langer Röhrenknochen (Martinez et al. 1990). Im Gefolge dieser Kalkpräzipitationen kann es zu einer „kalzifizierenden Myelitis" kommen. Sie führt zwar zu keiner endostalen Erosion, jedoch häufig zu einer Periostreaktion und gibt sich klinisch ebenso oft an Schmerzen, Weichteilschwellung und geringem Temperaturanstieg zu erkennen. Durch die entzündliche Reaktion wird das in der Markhöhle niedergeschlagene Apatitmineral resorbiert.

Die Differentialdiagnose der „kalzifizierenden Myelitis" umfaßt folgende Läsionen:

Knochenmarkinfarkt, Enchondrom und zentrales Chondrosarkom (bei beiden Tumoren ist eine endostale Knochenexkavation möglich, die beim Knochenmarkinfarkt fehlt. Außerdem finden sich bei den genannten Tumoren computertomographisch nachweisbare unverkalkte Tumormatrixanteile). Knochenmarkverkalkungen sind auch bei der Amyloidose mit oder ohne endostaler Exkavation bekannt.

*Erdheim-Chester-Krankheit.* Ein „knochenmarkinfarktähnlicher" Röntgenbefund kommt an den Röhrenknochen bei der Erdheim-Chester-Krankheit vor. Dabei handelt es sich jedoch nicht um verkalkte Knochenmarkinfarkte, sondern um einen sklerosierenden Knochenumbau, der auch die Markhöhle ausfüllt – mehr oder weniger obliteriert –, mit Periostreaktionen einhergeht, die Epiphysen jedoch ausspart oder nur geringfügig beteiligt. Bei dieser Erkrankung treten disseminierte Lipogranulome mit lipidbeladenen histiozytären Zellelementen auf, die sich in verschiedenen Organen und Weichteilbereichen ansiedeln, z. B. in Herz, Lungen, Nieren, im Retroperitonealraum, und dort klinische Symptome hervorrufen. Die Skelettbeteiligung ist klinisch oft asymptomatisch oder bereitet nur geringe Beschwerden, trägt zur Diagnosestellung der Erkrankung aber wesentlich bei. Die langen Röhrenknochen sind die Prädilektionsstellen; Achsenskelettbefall und Manifestation an anderen Knochen (Rippen, Mandibula) kommen vor (Resnick et al. 1982). Mit Hilfe der anderen bildgebenden Merkmale und serologischen Parameter der tumorösen Kalzinose gelingt in diesen Fällen die Diagnosestellung. Knochenmarkverkalkungen werden bei der tumorösen Kalzinose auch in der Diploe gesehen.

*Manifestationen oder Assoziationen der tumorösen Kalzinose.* Hierzu gehören auch das Pseudoxanthoma elasticum, die Calcinosis interstitialis universalis (Feldman et al. 1981) und die Chondrokalzinose. Die erwähnte erbliche Systemerkrankung elastischer Gewebsanteile geht mit Hautverkalkungen, Gefäßwandverkalkungen und gefäßähnlichen Streifen im Augenhintergrund einher. Ihre Kombination mit tumoröser Kalzinose ist wiederholt beschrieben worden (McPhaul jun. u. Engel 1961; Kaplan et al. 1980).

Vorwiegend medizinhistorische Bedeutung hat der Hinweis, daß beim sog. Milch-Alkali-Syndrom (Burnett-Syndrom) von Kranken, die chronisch an Magen- oder Zwölffingerdarmulzera leiden und über längere Zeit leicht resorbierbare Alkalisalze sowie größere Mengen Milch einnehmen oder eingenommen haben, die tumoröse Kalzinose vorkommen kann. Das klinische Bild wird geprägt von Übelkeit, evtl. mit Erbrechen, Schwindelgefühl, Ataxie, Stupor, „Gelenkschmerzen" und Polydipsie.

Eine weitere Ursache der tumorösen Kalzinose ist die therapeutische Hypervitaminose D.

*Tumoröse Kalzinose bei dauerhämodialysierten Patienten.* Wenn sie mit terminaler Niereninsuffizienz auftritt (s. Abb. 598, 600), spiegelt sie ein auf mindestens 70 angestiegenes Kalzium-Phosphat-Produkt im Serum (gemessen in mg/dl) wider. Sie ist bei diesen Patienten ebenfalls als metastatische Weichteilverkalkung einzuordnen und gehört dann zu den vielfältigen Facetten des gestörten Stoffwechsels der dauerdialysierten Nierenkranken.

Bei (hämodialysierten) Patienten mit terminaler Niereninsuffizienz werden – das sei hier zusammengefaßt – 4 Arten von Weichteilverkalkungen in den Gelenken oder in unmittelbarer Gelenknähe (periartikulär) beobachtet:

1. Die tumoröse Kalzinose,
2. die Calcinosis interstitialis circumcripta oder universalis,
3. Verkalkungen vom Aspekt der Periarthritis-Tendinitis-Bursitis calcificans und
4. die Chondrokalzinose.

Gicht kommt bei Patienten mit hämodialysierter chronischer Niereninsuffizienz nur selten vor. Ihre Niederschläge geben außerdem nicht den typischen „Kalkschatten" im Röntgenbild, da das kristalline Urat überwiegend als Natriumsalz und nicht als Kalziumverbindung vorliegt.

## Hyperparathyreodismus

Die krankheitsspezifischen Folgen des Hyperparathyreoidismus zeigen sich nicht in den Weichteilen, sondern im Knochen. Der Parathormonexzeß führt dort zu einer dissezierenden Fibroosteoklasie. Dieses histologische Merkmal gibt sich im Röntgenbild nicht in jedem Fall zu erkennen. In frühen und mittleren Stadien des Hyperparathyreoidismus kann seine röntgenologische Reflexion nur in 40–50% der Fälle erwartet werden. Aus dieser Sicht ist die diffus erhöhte Strahlentransparenz der Knochen zwar ein häufigeres, jedoch völlig unspezifisches systemisches Röntgenphänomen des Hyperparathyreoidismus.
Die Osteoporose wird definiert als eine Verminderung der Knochenmasse pro Volumeneinheit gegenüber der alters-, geschlechts- und rasseentsprechenden Norm. Diese Definition impliziert einerseits eine biomechanisch ungünstige Veränderung der Knochenarchitektur mit erhöhtem Frakturrisiko. Ande-

rerseits wird vorausgesetzt, daß sich keine charakteristischen Abweichungen vom Serumspiegel des Kalziums, des anorganischen Phosphors und der alkalischen Serumphosphatase nachweisen lassen: *primäre Osteoporose.* Gemäß dieser Definition liegt beim Hyperparathyreoidmus keine Osteoporose, sondern eine komplexe Osteopathie vor, zu der auch eine Verminderung der Knochenmasse pro Volumeneinheit gehört.
Auf Übersichtsröntgenaufnahmen geben sich osteopenische Osteopathien erst bei einer Reduktion der Knochenmasse (diffuser Mineral- und/oder Substanzverlust) von 20–40% zu erkennen. Das Röntgenspektrum des Hyperparathyreoidismus reicht daher vom Normalbefund bis zum Bild der klassischen Osteodystrophia fibrosa cystica v. Recklinghausen. Zwischen diesen beiden Extremen treten in Abhängigkeit von der Lokalisation verschiedene Röntgenbefunde auf, die in der Übersicht weiter unten zusammengestellt und in den Abb. 601–607 bzw. 148, 240–244, 366, 402, 902 und 1007 wiedergegeben sind.
Die pathologischen Skelettveränderungen beim autonomen und regulativen Hyperparathyreoidismus unterscheiden sich nur quantitativ voneinander. Beispielsweise entstehen braune Tumoren beim sekundären Hyperparathyreoidismus selten. Hyperostosen (Osteosklerosen) und Weichteilverkalkungen sind vor allem beim sekundären Hyperparathyreoidismus zu erwarten.

Im folgenden sind Skelettbefunde beim Hyperparathyreoidismus zusammengestellt, die auf Übersichtsaufnahmen auffallen *können.* Die Mehrzahl der pathologischen Befunde kann sich nach Parathyreoidektomie oder Nierentransplantation zurückbilden. Das gilt auch für Gefäßverkalkungen, nicht jedoch für die Chondrokalzinose.

---

**Prädilektionstopik**
- *Kalotte:*
  fleckiger (granulärer), grobporiger Umbau, Milchglas-(Mattglas-)aspekt, Verlust der dreischichtigen Kalottenstruktur.
- *Zähne:*
  Schwund der Zahnfachkortikalis [nur dann beweiskräftig, wenn mehr als 50% der Zahnfachkortikalis *aller* vorhandenen Zähne resorbiert sind (Kruse u. Kuhlencordt 1984)]. Differentialdiagnose: diffuse Erweiterung des Periodontalspaltes bei progressiver systemischer Sklerose.

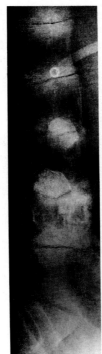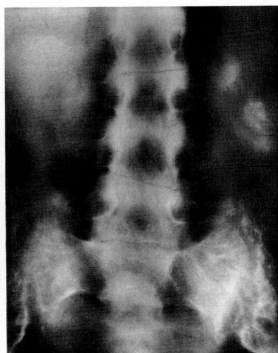

**Abb. 601.** Langjährige globale Niereninsuffizienz mit reaktionslosem
Wegschmelzen der lumbalen Zwischenwirbelscheiben (urämische
Diskolyse), Rugger-Jersey-Wirbeln
und Pseudoerweiterung der Sakroiliakalgelenke (Dihlmann 1981b)

● *Wirbelsäule:*
 – Dreischichtung der Wirbelkörper durch
   breite abschlußplattennahe Hyperostose
   (Sandwich-Wirbel, Rugger-Jersey-Wirbel);
 – generalisierte uniforme Hyperostose
   (auch extravertebral);
 – reaktionsloses Wegschmelzen der Zwischenwirbelscheiben (Diskolyse);
 – destruktive Spondylopathie: mono- bis
   polytope Abschlußplattenerosion mit
   Diskusmasseverlust (Diskushöhenabnahme, Retrolisthesis).
● *Becken:*
 – Pseudoerweiterung an den Sakroiliakalgelenken und der Schambeinfuge;
 – Insertionsdystrophie (subtendinöse
   Knochenresorption) an der Sitzbeinkon-
   vexität, oft mit Kalkstippchen.
● *Schulter:*
 – Pseudoerweiterung der Akromioklavi-
   kulargelenke;
 – Insertionsdystrophie des Lig. coracocla-
   viculare.
● *Hand:*
 – Akroosteolyse am Nagelfortsatz (begin-
   nend mit Kortikalisunterbrechungen

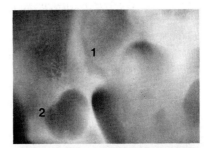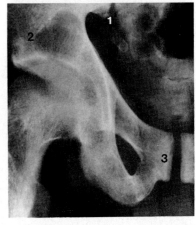

**Abb. 602.** Patient mit terminaler Niereninsuffizienz, 5
Jahre nach Beginn der Hämodialysetherapie. *1* Pseudo-
erweiterung des sakroiliakalen Gelenkspalts, *2* brauner
Tumor, *3* resorptive Vorgänge an der Schambeinfuge

bzw. -abbau) oder/und querverlaufende, bandartige Diaphysenosteolyse der Endphalanx;
- Striation der kompakten Knochensubstanz (Erweiterung der Havers-Kanäle);
- subperiostale Resorption (Zähnelung, Muldenbildung) mit der Prädilektion an der Radialseite der Mittelphalangen 2 und 3;
- Spongiosierung der Kompakta;
- marginal beginnende Resorption des Gelenksockels (Erosion), Prädilektionsstellen: Metakarpuskopf, Karpalia;
- Lunatummalazie.
● *Kniegelenk und Umgebung:*
- Retropatellare subchondrale Resorption;
- subperiostale Resorptionszone an der medialen proximalen Tibiametaphysensilhouette.

---

**Ubiquitär mögliche Befunde**
● Generalisierte Osteopenie (erhöhte Strahlentransparenz).
● Knochenresorption führt
- *subchondral* zur Erosion (marginal oder flächenhaft),
- *subtendinös* (*subligamentär*) zur Erosion,
- *subperiostal* zur Zähnelung (s. Abb. 242, 795),
- *intrakortikal* zur Tunnelierung (Striation, s. Abb. 240), Aufblätterung, Aufsplitterung,
- *endostal* zur Kompaktverdünnung und Markhöhlenerweiterung.

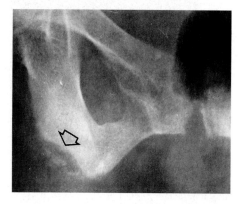

**Abb. 603.** Insertionsdystrophie am Sitzbein (Ansätze der ischiokruralen Muskeln, *offener Pfeil*) bei einem Patienten mit Dauerhämodialyse. Pseudoerweiterung der Symphyse

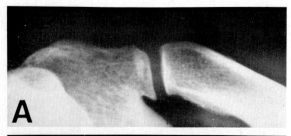

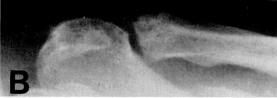

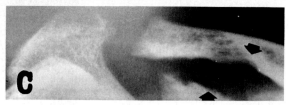

**Abb. 604A–C.** Hyperparathyreote Resorptionsvorgänge am Akromioklavikulargelenk. *A* Normaler Röntgenbefund; *B* diskrete Resorptionsvorgänge am lateralen Ende der Klavikula; *C* fortgeschrittene Knochenresorption mit dem Bild der akromioklavikulären Pseudoerweiterung. Insertionsdystrophie des Lig. coracoclaviculare (*Pfeile*)

---

● Brauner Tumor (zystenartige, evtl. knochenauftreibende Osteolyse) (s. Abb. 242, 244, 366–369,402, 602, 606).
● Spongiosa- und Periosthyperostose („Knochenplus", s. Abb. 403); bei bilateral symmetrischer Hyperostose im Gelenksockel – Knochenendensklerose – sollte die Differentialdiagnose zur aseptischen Osteonekrose gestellt werden (Lewis u. Keats 1982) – und umgekehrt.
● Epiphysäre Wachstumsfugen: unscharf konturierte, „ausgefranste", randsklerosierte Erweiterung mit der Gefahr der Epiphysenlösung (besonders am proximalen Femurende) oder des vorzeitigen Fugenschlusses (Störung des Längenwachstums).
● Streßfrakturen (s. Abb. 244) und traumatische Frakturen, selten Charcot-Gelenke (Meneghello u. Bertoli 1984).
● Arterienwandverkalkungen (s. Abb. 402) an Hand- und Fußarterien sind unspezifische Indikatoren einer chronischen Stoffwechselstörung, z. B. eines Diabetes melli-

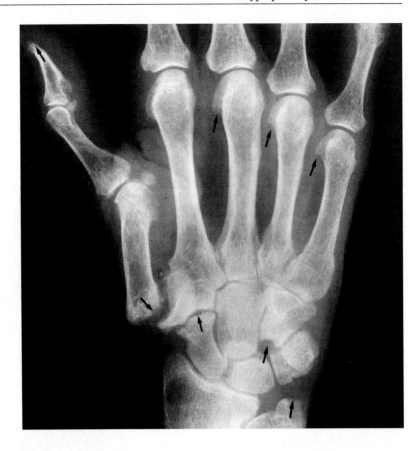

**Abb. 605.** Renale Osteodystrophie mit resorptiven Knochenphäno-menen (Erosionen, Akroosteolyse, *Pfeile*)

tus, Hyperparathyreoidismus bzw. einer renalen Osteodystrophie.
● Periartikuläre Weichteilverkalkung (tumo-röse Kalzinose, Calcinosis interstitialis cir-cumscripta oder universalis, Periarthritis-Tendinitis-Bursitis-calcificans-Typ, Chon-drokalzinose).

Rachitische und osteomalazische Röntgenbefunde kommen auch bei der terminalen Niereninsuffizienz vor (z. B. Abb. 608 und 609).
Röntgenbefunde der Hypovitaminose D treten beim sekundären Hyperparathyreoidismus auf und wer-den durch die dialysebedingte und/oder mögliche oraltherapeutische chronische Aluminiumintoxika-tion der hämodialysierten Patienten mit terminaler Niereninsuffizienz verstärkt. Bei dauerdialysierten Patienten mit terminaler Niereninsuffizienz äußert sich die *renale Osteodystrophie* bei etwa zwei Drittel der Fälle als Kombination von Hyperparathyreoidis-mus und Hypovitaminose D. Etwa ein Fünftel zeigt ausschließlich die Zeichen der Hypovitaminose D. Der Rest gibt sich unter dem Bild des sekundären Hyperparathyreoidismus zu erkennen (Kruse u.

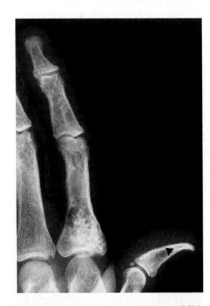

**Abb. 606.** Zustand nach Entfernung eines Nebenschild-drüsenadenoms bei tertiärem Hyperparathyreoidismus. Als reparative Phänomene sind zu erkennen: Verkalkun-gen in einem braunen Tumor der Grundphalanx 2, Reossifizierung der Akroosteolyse am Nagelfortsatz 1 (*Pfeilspitze*)

Kuhlencordt 1984). Entsprechend dieser Feststellung offenbaren sich die Röntgenbefunde der vorhergehenden und der folgenden Zusammenstellung.

---

**Röntgenbefunde der Hypovitaminose D**

- *Erwachsene* (Osteomalazie):
  - Looser-Umbauzonen (etwa senkrecht zur Knochenlängsachse oder Trajektorienrichtung verlaufende Osteoidstraßen) an Skelettstellen mit biomechanischen Spannungsspitzen;
  - Milkman-Syndrom: bilateral-symmetrisch auftretende Looser-Umbauzonen;
  - generalisierte Strahlentransparenzsteigerung;
  - Spongiosatextur: rarefiziert, „verwaschen", „verschwommen", d. h. verdünnt und unscharf konturiert (bedingt durch Osteoidanlagerung an die Trabekeln), nicht mehr auf die Last- und Druckübertragung ausgerichtet (wabige, ornamentartige Trabekeltextur);
  - Kompakta: verdünnt;
  - Knochenverformung: z. B. Keil-, Fisch-, Plattwirbel, Kartenherzbecken, Protrusio acetabuli, basiläre Impression, Verbiegung der langen Röhrenknochen.
- *Jugendliche,* zusätzlich zu den Phänomenen von Erwachsenen und Kindern:
  - Unregelmäßige Verbreitung der Wachstumsfugen mit der Gefahr der Epiphysenlösung.
- *Kinder* (Rachitis), zusätzlich zu den Phänomenen von Erwachsenen und Jugendlichen:
  - Rachitisröntgenaspekt der Wachstumsfugen („ausgefranste" Fugenverbreiterung, Grenze zur Metaphyse unscharf, Metaphysenbecherung, fugennahe Knochenverdichtung);
  - verzögerte Skelettreifung;
  - Grünholzfrakturen.

---

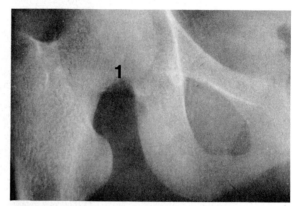

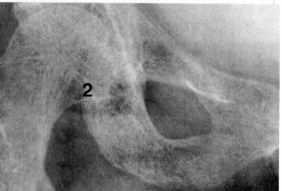

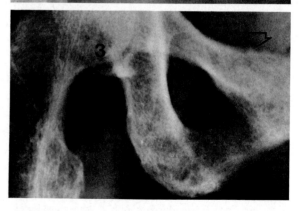

**Abb. 608.** Knochenstrukturstörungen bei der renalen Osteodystrophie. *1* „Mattglasaspekt" durch Überwiegen der osteomalazischen Komponente; *2* rarefizierte Knochenstruktur; *3* vergröberte Spongiosastruktur. Darüber hinaus am Oberrand des Schambeins subperiostale Knochenresorption (*offener Pfeil*)

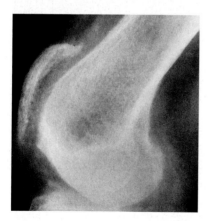

**Abb. 607.** Typischer Aspekt der fortgeschrittenen retropatellären Resorption beim (sekundären) Hyperparathyreoidismus

## Dystrophische Verkalkungen

Im Organismus gilt das Prinzip, daß abgestorbene oder irreparabel geschädigte Zellen und Gewebsteile, dystope körpereigene Substrate oder eingedrungene Fremdkörper resorbiert werden und evtl. durch ein faseriges Bindegewebe ersetzt oder durch Apatitpräzipitationen „eingemauert" werden. Auf diese (letztere) Weise entstehen in der Regel irreversible dystrophische Verkalkungen. Sie spiegeln lokale Ereignisse wider; der Serumspiegel von Kalzium und anorganischem Phosphor ist daher normal.

Zu den dystrophischen Verkalkungen, die auch in Gelenknähe oder sogar im Gelenk auftreten, gehören:

- Kalkschatten in gut- und bösartigen Tumoren, namentlich in Geschwülsten mit knorpeliger (oder fettgewebehaltiger) Matrix (Abb. 610 und 611), im malignen Synovialom (überwiegend extraartikuläre Entstehung, z.B. in Bursen), Chordom, in kugeligen Phlebolithen, in synovialen und periartikulären Hämangiomen.
- Verkalkungen im Eiter [Nachweis von *vereinzelten* Kalkschatten in einer Flüssigkeit, wo auch immer, spricht für Eiter (Abb. 612, s. Abb. 164, 176, 398, 928)]. Eingedickter („alter") Eiter verkalkt unabhängig von seiner Ätiologie (Abb.613, s. Abb. 920).
- Kalkpräzipitationen, die manchmal nach intraartikulärer Kortikosteroidinjektion entstehen, vor allem bei Depotpräparaten, aber auch periartiku-

lär durch Stichkanallecks und nach paraartikulärer Injektion. In diesem Zusammenhang können aseptische erosive Arthritiden auftreten (Gerster u. Fallet 1987). Periartikuläre Apatitablagerungen kommen extrem selten bei systemischer Kortikosteroidapplikation vor (Kubota u. Resnik 1988). Schalenartige Verkalkungen (Verknöcherungen) nach subkutaner Injektion eines intra-

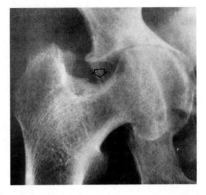

**Abb. 609.** Renale Osteodystrophie mit Überwiegen der osteomalazischen Komponente (histologisch gesichert). Dadurch ist es zu einer sekundären (symptomatischen) Protrusio acetabuli gekommen. Resorptive hyperparathyreote Knochenveränderungen sind aber auch an der kranialen Kontur des Femurhalses zu erkennen (*offener Pfeil*). Die Knochenresorption weist der Röntgendiagnose den Weg

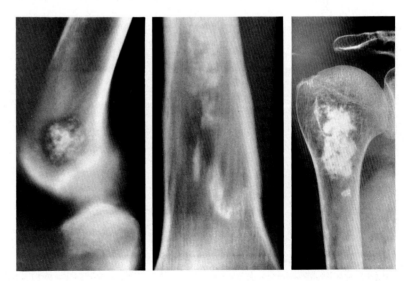

**Abb. 610.** Differentialdiagnose intraossärer Verkalkungen. *Links:* Enchondrom. Neben den bizarren „zentralen" Verkalkungen ist typischerweise „peripher" die unverkalkte Knorpelmatrix zu erkennen. *Mitte:* zentrales Chondrosarkom. Den Verdacht eines (malignen) Tumors erweckt die flachbogige Exkavation („scalloping") der kompakten Knochensubstanz. *Rechts:* in typischer Weise metaphysär lokalisierte Verkalkung ohne unverkalkte Matrix: Knochen(mark)infarkt

muskulär applikablen Medikaments sind auf Beckenübersichtsaufnahmen keine seltenen Befunde (Abb.614).

– Verkalkte tierische Parasiten (Abb. 615).

– Gefäßwandverkalkungen, die ebenfalls eine dystrophische Pathogenese haben, vorausgesetzt, sie sind nicht im Rahmen eines erhöhten Kalzium-Phosphat-Produkts im Serum aufgetreten; denn dann wären sie als metastatische, reversible Kalkablagerungen einzuordnen.

– Subkutane venöse Stauungsverkalkungen an den unteren Extremitäten (Abb. 616).

– Kalzifizierende Myonekrose als Spätfolge des Kompartmentsyndroms am Unterschenkel (innerhalb einer Faszienloge). Druckerosion am benachbarten Knochen ist möglich.

Ob Hämatomverkalkungen (Abb. 617) als dystrophisch einzuordnen sind bzw. das durchsetzte Gewebe so geschädigt haben, daß es dystrophisch verkalkt, hängt auch vom Volumen des Extravasats ab. Kleinere traumatische Hämatomverkalkungen werden nämlich resorbiert (Abb. 618).

## Differentialdiagnose pathologischer Weichteilverknöcherungen: wo und wodurch?

*Physiologische Weichteilverknöcherungen* sind Sesambeine und akzessorische Knöchelchen (Differentialdiagnose gegenüber Abrissen und Ausrissen).

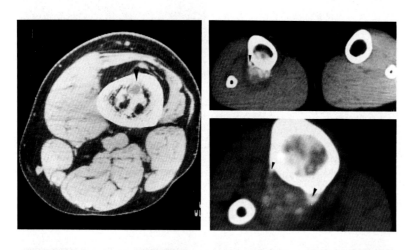

**Abb. 611.** *Links:* CT-Aspekt eines Enchondroms im Femur. *Pfeilspitze:* unverkalkte Tumormatrix. *Rechts:* Osteosarkom der Tibia mit Einwachsen in die Markhöhle und Ausbrechen in die periossären Weichteile. *Kleine Pfeilspitzen:* Codman-Dreieck im CT

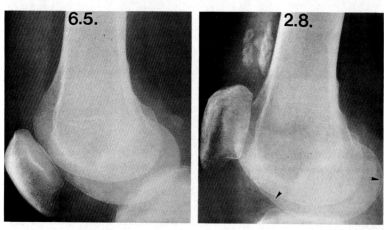

**Abb. 612.** Verlaufsbeobachtung einer synovialen Tuberkulose des Kniegelenks.
*6. 5.:* Außer einem geringen Gelenkerguß klinische Befunde einer Synovitis. Behandlung als reaktive Arthritis mit nichtsteroidalen Antirheumatika.
*2. 8.:* Röntgenkontrolluntersuchung wegen Ausbleibens einer nachhaltigen Besserung. Inzwischen zeigt sich ein arthritisches Kollateralphänomen (subchondrales Band, *Pfeilspitzen,* und inhomogenes Knochendefizit der Patella). Als entscheidender Röntgenbefund sind in der Bursa suprapatellaris Verkalkungen aufgetreten. Deshalb erfolgte die Arthrotomie. *Diagnose:* Synovialtuberkulose mit verkalktem Eiter (S. 263)

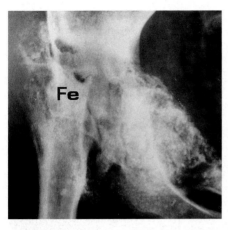

**Abb. 613.** Endstadium einer tuberkulösen Koxitis, die unmittelbar nach dem 2. Weltkrieg inadäquat behandelt wurde. Ausgedehnte Zerstörung der Gelenksockel und verkalkter Abszeß. (*Fe* proximales Femur)

*Pathologische Weichteilknochen* treten intra- und extraartikulär auf:

– Kapselosteome im Verlauf der Arthrosis deformans. Differentialdiagnose gegenüber metaplastischen Synovialchondromen bei Arthrose durch Lupenbetrachtung zur Unterscheidung der Knochenstruktur – Kortikalis, Spongiosatrabekeln – von den stippchenförmigen Verkalkungen der Chondrome (Abb. 619 und 620). Differentialdiagnose zwischen *metaplastischen Synovialchondromen* bei Arthrose und *neoplastischer Synovialchondromatose* mit sekundärer Arthrose nach den „Mehrheitsverhältnissen": „Viel Arthrose, wenige verkalkte Chondrome" = metaplastische Synovialchondrome. "Wenig (keine) Arthrose, sehr viele verkalkte und unverkalkte Chondrome" =

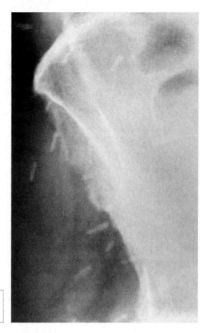

**Abb. 615.** Verkalkte Bandwurmzystizerken in der Glutealmuskulatur

neoplastische Synovialchondromatose (Abb. 621–624).
– Monotopes, monoartikuläres Gelenkosteom (Abb. 625).
– Osteochondrosis dissecans (das Dissekat ist zum Corpus liberum geworden, s. Abb. 740).
– Intraartikuläre Knochenbröckel bei den aseptischen epiphysären Osteonekrosen, beim Charcot- und beim Pseudo-Charcot-Gelenk.
– Der sog. Myositis ossificans localisata traumatica und atraumatica liegt in erster Linie eine Binde-

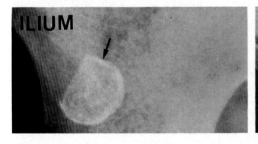
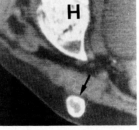

**Abb. 614.** Typischer Aspekt eines ringartigen oder ovalen Kalkschattens in der Glutealregion, der eine Fettgewebsnekrose widerspiegelt. Im histologischen Präparat findet sich eine fibröse Kapsel, die mehr oder weniger ausgedehnte Kalkeinlagerungen zeigt. Diese verkalkten Fettgewebsnekrosen entstehen beispielsweise, wenn ein für *intramuskuläre* Injektion vorgesehenes Medikament ver-

sehentlich in das *subkutane* Fettgewebe (*Pfeile*) injiziert wurde. Beschwerden bereiten diese „abgekapselten" Fettgewebsnekrosen, wenn sich in der fibrösen Kapsel entzündliche Prozesse, z. B. diffuse und perivaskuläre Rundzellinfiltrate, abspielen (Dihlmann u. Peter 1963). Patientin mit fortgeschrittener Koxarthrose. (*H* Hüftgelenk, Weichteilfenster des CT)

gewebsossifikation zugrunde, beispielsweise auch des Kapsel-Band-Apparats von Gelenken (Abb. 626–628).

Die Myositis ossificans traumatica, der Fraktur-kallus und die Periostitis ossificans gehören zu den typischen posttraumatischen Reaktionen des Stütz- und Weichteilgewebes. Vor allem die Myositis ossificans, seltener die traumatische Periostitis ossificans, können mit klinischen Entzündungszeichen einhergehen (calor, rubor, tumor, dolor, s. S. 7). In diesem Zusammenhang kann sich an benachbarten kleinen Knochen, z. B. an der Handwurzel, ein kollaterales akutes Knochendefizit entwickeln.

– Reiter-Knochen vor allem in den Oberschenkelweichteilen.

– Narbenknochen (nach Infektionen; nach Verbrennungen sind heterotope Ossifikationen auch jenseits des direkt geschädigten Gewebes möglich).

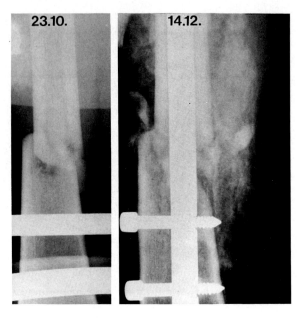

**Abb. 617.** Ausgedehntes verkalktes Hämatom nach Femurschaftfraktur, das zwischen dem *23. 10.* und dem *14. 12.* entsteht

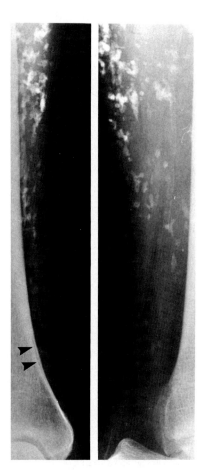

**Abb. 616.** Verkalkte Thromben bei ausgeprägter Varikose. Die zarte Periostreaktion (*Pfeilspitzen*) ist wahrscheinlich eher der Indikator einer chronischen Stauung als Hinweis auf ein Ulcus cruris (vgl. Abb. 399)

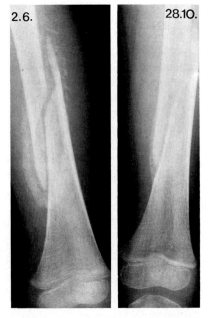

**Abb. 618.** Rückbildung eines verkalkten Hämatoms im Heilungsverlauf einer Femurspiralfraktur bei einem 4jährigen Kind in der Zeit vom *2. 6.* bis *28. 10.*

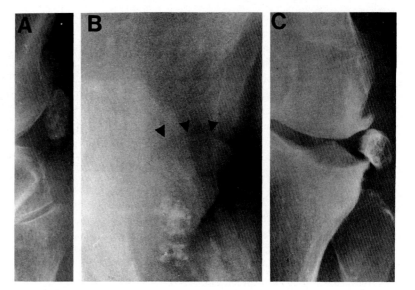

**Abb. 619 A-C.** Verkalkungen und Verknöcherungen mit Beziehung zu den Knieweichteilen: metaplastisches Synovialchondrom (**A**), Baker-Zyste (*Pfeilspitzen*) mit zwei verkalkten metaplastischen Synovialchondromen (**B**) und Kapselosteom bei Tibiakopfischämie mit Sekundärarthrose (**C**)

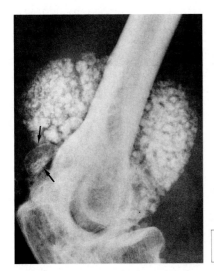

**Abb. 620.** Neoplastische Synovialchondromatose des Ellenbogens. Außerdem ist ein Kapselosteom (*Pfeile,* s. seine Kortikalis) nachzuweisen

– Osteoma cutis (wahrscheinlich hereditär bedingte Umwandlung pluripotenter, mesenchymaler Zellen der Haut in Knochenbildner).
– Beim Pseudohypoparathyreoidismus und Pseudo-Pseudohypoparathyreoidismus (S. 255) kommen Kalziumhydroxylapatitablagerungen und ektopische Verknöcherungen vor.
– Periprothetische Weichteilverknöcherungen beim Hüftgelenkersatz, s. Abb. 626 – Beginn als Kalkniederschlag.

Die *Differentialdiagnose* der Myositis ossificans localisata muß u. a. auch Weichteilgeschwülste mit Verkalkungen berücksichtigen, da die Myositis ossificans mit Kalkpräzipitation einsetzt:

– juxtakortikales (parossales) Osteosarkom (im Computertomogramm zentrale Ossifikation, peripher Weichteilschatten, bei Myositis ossificans localisata dagegen zentral aufgehellte Ringfigur);
– juxtakortikales Weichteilchondrom (Abb. 629);
– peripheres Chondrosarkom;
– Weichteilosteom (Abb. 629);
– „alte" Apophysenausrisse, die durch reparative Vorgänge nach dem Ausriß Wachstumsimpulse erhalten haben und deshalb größen- und formmäßig nicht mehr zur Abrißstelle „passen" (s. Abb. 136).

***Neurogene Paraosteoarthropathien.*** Periartikuläre Weichteilverknöcherungen bei Verletzungen, Erkrankungen und Intoxikationen des Zentralnervensystems und peripherer Nerven sind viel ausgedehnter als die Myositis ossificans localisata im eigentlichen Sinne. Der osteogene Weichteilprozeß entwickelt sich Wochen bis Monate nach dem auslösenden Ereignis in Gebieten mit nervalen Ausfällen. Kalkniederschläge leiten den Prozeß ein, der klinisch mit entzündlichen Phänomenen einhergeht (Abb. 630).
Der Hydroxylapatitpräzipitation folgt die Knochenbildung. Sie führt häufig zur völligen Einscheidung und Umhüllung von Gelenken (Abb. 631 und 632). Dabei sind knöcherne intraartikuläre Ankylosen am Hüft- und Sakroiliakalgelenk möglich (Abb. 631).

Erosionen an benachbarten Knochensilhouetten
können sowohl im Stadium der Kalkpräzipitation als
auch im Stadium der ausgedehnten Knochenneubildung auftreten. Je stammnaher ein Gelenk liegt,
desto größer ist die Gefahr der Entwicklung einer
neurogenen Paraosteoarthropathie. An den unteren
Abschnitten des Achsenskeletts kommen neurogene
heterotope Ossifikationen ebenfalls vor.

***Fibrodysplasia ossificans progressiva*** (*obsolet:* Myositis ossificans progressiva). Sie ist eine sehr seltene
hereditäre Erkrankung, die gewöhnlich schon im 1.
Dezennium einsetzt. Die Weichteilverknöcherung
beginnt gewöhnlich mit *lokalen entzündlichen* Erscheinungen in der Nacken-Schulter-Region. Schubweise werden immer mehr Körperabschnitte von der
ektopen Ossifikation betroffen (mit Ausnahme des
Zwerchfells und der Handweichteile).
Die Krankheit kommt häufig mit Wachstumsabschluß zum Stillstand. Durch die Weichteilverknöcherungen können Entwicklung und Wachstum des
Skeletts in den befallenen Regionen gestört werden.
Besonders an der Halswirbelsäule kommt es auch zur
knöchernen Einsteifung der Intervertebralgelenke
mit konsekutiver Wachstumsstörung der Zwischenwirbelscheiben (Hypoplasie), Wirbelkörper und Wirbelbögen (s. Abb. 511 B).

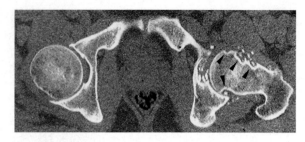

**Abb. 622.** Neoplastische Synovialchondromatose mit
(kortikalisierten) Druckerosionen (*Pfeilspitzen*) am proximalen Femur

Formale Röntgendifferentialdiagnose: Klippel-Feil-
Syndrom (s. Abb. 510), juvenil-rheumatische Zervikalsynostose (s. Abb. 509), progressive pseudorheumatoide Arthritis (s. Abb. 511 A), Alkoholembryopathie.
Zum Krankheitsbild der Fibrodysplasia ossificans
progressiva gehören Mißbildungen an den Zehen und
(seltener) an den Fingern, Mittelfuß- und Mittelhandknochen (s. Abb. 511 B).

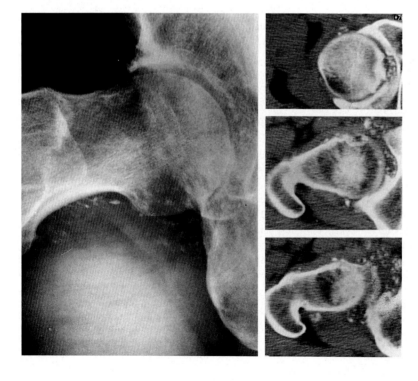

**Abb. 621.** Neoplastische Synovialchondromatose des Hüftgelenks
auf der Röntgenaufnahme und im
CT. Die Gelenkkapsel ist insgesamt leicht verdickt (7 mm; Grenzwert der Kapseldicke ist 6 mm)

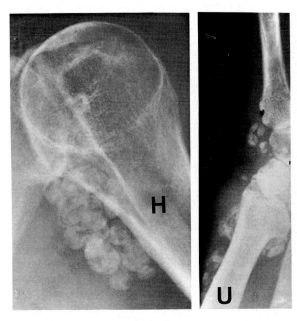

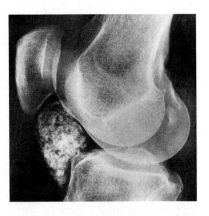

**Abb. 625.** Osteoma spongiosum des infrapatellaren Fett-körpers Vgl. Abb. 624: röntgenologische Differentialdia-gnose vor allem nach der Topik

**Abb. 623.** Neoplastische Synovialchondromatose, die von Sehnenscheiden ausgeht. *Links:* Langer Kopf des M. biceps brachii (*H* Humerus). *Rechts:* Extensorensehnen-scheiden (*U* Ulna)

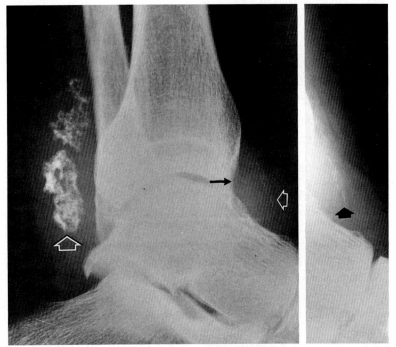

**Abb. 624.** Bizarrer kalkhaltiger Schatten im Sehnenschei-denverlauf der Mm. tibialis posterior, flexor digitorum pedis longus und flexor hallucis longus (*großer offener Pfeil*). Starke Schwellung der Sehnenscheiden des vorde-ren Schienbeinmuskels und langen Großzehenstreckers mit zarten Verkalkungen (*kleiner offener Pfeil*). Der *schmale Pfeil* zeigt auf eine nur bei Lupenbetrachtung vor Grelleuchte erkennbare flache Erosion an der Tibiavor-derfläche. *Operative Diagnose:* Kein pathologischer Be-fund im Bereich des oberen Sprunggelenks. Ausgeprägte, z. T. „konfluierende" neoplastische Synovialchondroma-tose der retrotibialen Sehnenscheiden, nur gering verkalk-te neoplastische Synovialchondromatose der prätibialen Sehnenscheiden. An der mit *schmalem Pfeil* markierten Tibiastelle ließ sich histologisch eine maligne Degenera-tion der Chondrome (Chondrosarkom) mit Arrosion der Kortikalis nachweisen

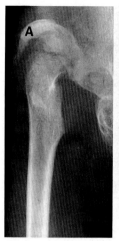
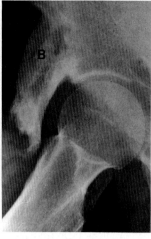
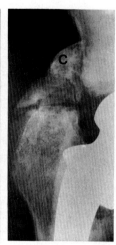

**Abb. 626 A–C.** Erscheinungsformen der sog. Myositis ossificans in der Umgebung des Hüftgelenks. *A* Atraumatische Ossifikation des Kapsel-Band-Apparates bei hoher Hüftluxation. *B* Traumatische Myositis ossificans, die von der Insertion des M. rectus femoris ausgeht. *C* Peri(neo)artikuläre Verknöcherung nach Totalendoprothesenoperation des Hüftgelenks

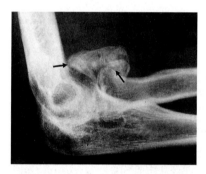

**Abb. 627.** Myositis ossificans (*Pfeile*) nach Ellenbogenluxation

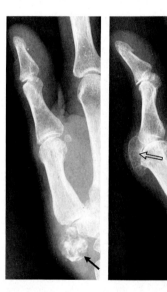

**Abb. 629.** Juxtakortikales Weichteilchondrom (*Pfeil*) in der Umgebung des 1. Karpometakarpalgelenks, vgl. die inhomogene Verkalkung mit der Spongiosastruktur und *Kortikalis* des juxtakortikalen Weichteilosteoms in der Umgebung des MCP 1 (*offener Pfeil*). Diese beiden Tumorarten gehen entweder vom Periost, von der Gelenkkapsel, von Schleimbeuteln und Sehnenscheiden oder vom parossalen Bindegewebe aus

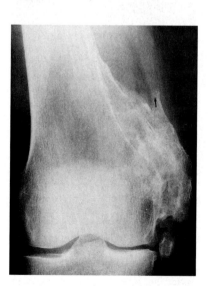

**Abb. 628.** Myositis ossificans traumatica (Exzessivform *aller* Stieda-Schatten). *Pfeil:* Fibroostose, die sich in die Sehne fortsetzt

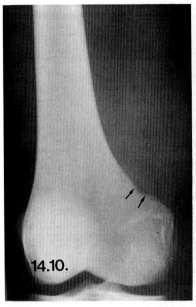 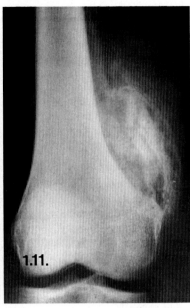

**Abb. 630.** Entwicklung einer neurogenen Paraosteoarthropathie bei einem 17jährigen Patienten mit apallischem Syndrom nach Autounfall am 10. 8.

*14. 10.:* Vor wenigen Tagen ist oberhalb des rechten Kniegelenks eine ausgeprägte Schwellung und Rötung entstanden. Das Röntgenbild spiegelt die Weichteilschwellung wider und zeigt eine Arrosion der metaphysären Femurkortikalis (*Pfeile*).

*1. 11.:* Eine ausgedehnte Weichteilverkalkung kündigt die neurogene Paraosteoarthropathie an. Denn ebenso wie bei der Myositis ossificans traumatica und Fibrodysplasia ossificans progressiva kann die Entwicklung der neurogenen Paraosteoarthropathie mit akut-entzündlichen Weichteilreaktionen einhergehen

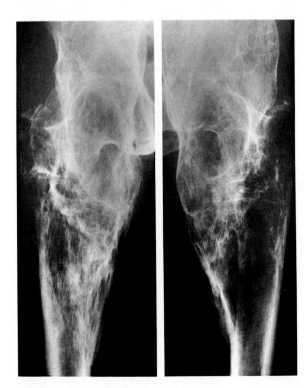

**Abb. 631.** Beidseitige neurogene Paraosteoarthropathie mit knöcherner Einscheidung der Hüftgelenke und Femora bei einem Paraplegiker. Auf der einen Seite ist der Gelenkknorpel mitverknöchert

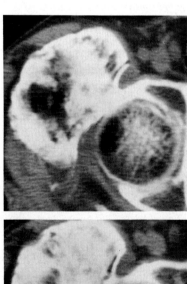 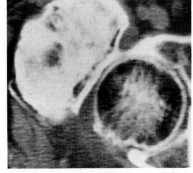

**Abb. 632.** CT-Darstellung einer neurogenen Paraosteoarthropathie. Man erkennt den Zusammenhang des Ossifikationsprozesses mit der Hüftgelenkkapsel und dem Gelenkknorpel

# 11 Der Gelenkknorpel – ein Sklavendasein

Sollte das Leben eines Sklaven vergangener Zeiten geschildert werden, so könnte man davon ausgehen, daß er im ungünstigsten Falle körperlich schwer arbeiten mußte und nur so viel Nahrungsmittel zugeteilt bekam, wie er zur Erhaltung seiner Arbeitskraft und evtl. zur Reproduktion – zum Sklavenzeugen – nötig hatte. Die biologische Situation des Gelenkknorpels ist noch schlechter! Diese pessimistische Einschätzung einer wichtigen Komponente des Gleitgewebes bedarf einer konsistenten Begründung. Sie sollte sich allerdings nicht auf die Behauptung stützen, der Gelenkknorpel sei ein bradytrophes Gewebe und werde entlang eines Nährstoffgradienten durch Diffusion ernährt. Diese pauschalen Feststellungen sind obsolet.

Den Primat der Funktion gegenüber der Morphologie erkennt man beim Gelenkknorpel am Fehlen des Perichondriums und eines eigenen Blutgefäßsystems. Außerdem verfügt er über keine lymphatische Drainage und über keine registrierenden freien Nervenendigungen. Unter Berücksichtigung dieser morphologischen Gegebenheiten wird die folgende Schilderung der tatsächlichen biologischen Situation des hyalinen Gelenkknorpels gerecht, da sie die Physiologie und die Möglichkeiten des Gelenkknorpels, auf Schädigungen zu reagieren, beschreibt und dabei vom gesunden Gelenk ausgeht.

## Prämissen der normalen Gelenkfunktion

Die normale Gelenkfunktion ist gewährleistet, wenn mindestens 3 Prämissen erfüllt sind:

1. muß die Bewegungsfreiheit der artikulierenden Knochen im makromorphologisch vorgegebenen Ausmaß erhalten sein;
2. ist zu fordern, daß die geometrisch ableitbare Druckverteilung im Gelenk die Syntheseleistung der Chondrozyten und die biomechanischen Eigenschaften der knorpeligen Extrazellulärmatrix nicht überfordert. Überschreitet nämlich „Streß" die biologische Toleranz der Knorpelkonstituenten, so ist Gefahr im Verzug. Um ihn zu erkennen und ihm womöglich begegnen zu können, muß

3. das Gleit- und gelenktragende Stützgewebe unter biologischer Kontrolle stehen.

*Kalkknorpelzone.* Biologische Kontrollmechanismen, gewöhnlich in Form von Regelkreisen, offenbaren sich beispielsweise an den artikulierenden Knochen durch Umbauvorgänge. So setzt als biologische Antwort auf die im Alter multikausal abnehmende Gelenkstabilität eine verstärkte Vaskularisation der Kalkknorpelzone ein (Lane et al. 1977). Diese mineralisierte Knorpelzone liegt zwischen der tiefsten Hyalinknorpelschicht – der Radiärzone – und der gelenktragenden Kortikalis. Der subchondrale Knochen und die mineralisierte Knorpelschicht sind miteinander durch Einsenkungen und Ausläufer verzahnt.

*Subchondrale Grenzlamelle.* Die Kalkknorpelzone und die gelenktragende Kortikalis geben sich im Röntgenbild als subchondrale Grenzlamelle zu erkennen. Sie gehört zu den wichtigsten röntgendiagnostischen Gelenkparametern.

Die Kalkknorpelzone geht auf die enchondrale Knochenbildung zurück, ist also ein Residuum des Wachstumsalters mit bestimmten biologischen Funktionen. So wird über die Kalkknorpelschicht der Druck vom verformbaren Hyalinknorpel auf die nur gering reversibel biegbaren Kortikalistrabekeln übertragen. Dabei hat ihre „Mischstruktur" – Knorpelgewebe mit Kalkdeposition – biomechanisch eine äquilibrierende Wirkung. Außerdem stellt sich die Kalkknorpelzone einer Abscherung der Kollagenfibrillen des Hyalinknorpels unter Kompression entgegen.

Die mineralisierte Knorpelzone grenzt sich vom (unverkalkten) Hyalinknorpel durch eine im histologischen Schnitt färberisch erkennbare Grenzlinie – „Tidemark" genannt – ab. In der Tidemark lassen sich u. a. Enzyme des Kalzium- und Energiestoffwechsels nachweisen (Bullough u. Jagannath 1983). Die physiologische, im Alter verstärkte Vaskularisation der Kalkknorpelzone ermöglicht dort eine nennenswerte Knochenbildung. Sie folgt den Vorgängen der enchondralen Ossifikation des Wachstumsalters und gibt sich visuell zu erkennen. Beispielsweise fällt diese Knochenumformung am Ellenbogengelenk auf. Dort nimmt nämlich im Alter die Kongruenz der humeroulnaren Zwinge zu (Bullough u. Jagannath 1983). Die Verbesserung des Formschlusses von Humerus und Ulna fördert die Gelenkstabilität – die biologische „Kontrolle" war also erfolgreich.

*Gelenkknorpel.* Er besteht aus den Chondrozyten und der Extrazellulärmatrix (Knorpelgrundsubstanz).

*Chondrozyten.* In der Extrazellulärmatrix richten sie sich säulenartig senkrecht zur Oberfläche des Gelenkknorpels aus. Ihr Anteil am Volumen des Gelenkknorpels liegt unter 1%. Der gesunde Chondrozyt metabolisiert Traubenzucker zu Laktat und gewinnt durch diese anaerobe Glykolyse die Energie für seine Synthesearbeit. Der Laktatefflux aus dem Gelenkknorpel erreicht die Synovialzellen und stimuliert sie zur Glukosefreisetzung. Auf diese Weise gibt sich eine Rückkopplung – ein nutritiver Regelkreis – zu erkennen: Je mehr Energie die Chondrozyten verbrauchen, desto mehr Laktat fällt an und desto mehr Glukose erreicht die Chondrozyten. Solange die mechanische Belastung des Gelenkknorpels sich in seinen Toleranzgrenzen bewegt, kann dieser nutritive Regelkreis die Syntheseleistung der vorhandenen Chondrozyten steigern. Auf diese Weise läßt sich die verlorene Fähigkeit der ausgereiften Chondrozyten kompensieren, durch Zellteilung funktionstüchtige Knorpelzellen neuzubilden und sich einem Leistungsanspruch numerisch anzupassen (Fassbender 1984).

*Extrazellulärmatrix.* Die Chondrozyten synthetisieren sowohl Proteoglykane als auch Kollagen, und zwar hauptsächlich den Kollagentyp II. Wenn man von den Wassermolekülen absieht, die mehr als 2 Drittel der Extrazellulärmatrix ausmachen, produzieren Chondrozyten also die beiden biomechanisch wichtigsten Bestandteile des Knorpelgewebes.

Die Proteoglykanmakromoleküle zeichnen sich durch eine extreme Hydrophilie aus. Sie liegen allerdings im Gelenkknorpel unterhydratisiert vor, weil das umgebende Kollagenfibrillengerüst ihr Quellungspotential erheblich einschränkt. Die Proteoglykanmakromoleküle werden nämlich vom dreidimensionalen Netzwerk der Kollagenfibrillen so „gefesselt" und der osmotische Druck wird dadurch so „gebändigt", daß ihrer Wasseraufnahme und damit Ausdehnung Grenzen gesetzt sind. Dieser Umstand führt jedoch zu einer Art von Sprungfederwirkung der Proteoglykan-Wasser-Komplexe auf die Kollagenfibrillen, die dadurch auf Zug beansprucht werden.

Das Kollagenfibrillengerüst bildet aber nicht nur Wickelsysteme um die Chondrozyten, sondern richtet sich gleichzeitig arkadenartig aus. Die Kollagenfibrillen ziehen nämlich in der tiefsten unverkalkten Knorpelschicht, der Radiärzone, senkrecht zur Oberfläche, biegen mit ihrer Annäherung an die Knorpeloberfläche bogenförmig um (Übergangszone) und münden in die Tangentialfaserzone ein. Dort verlaufen die Fibrillen parallel zur Oberfläche des Gelenkknorpels. Vom Proteoglykangehalt der Extrazellulärmatrix hängt die sog. Maskierung der Kollagenfibrillen ab, d. h., sie sind normalerweise im Gewebsschnitt nicht zu erkennen. Erst bei einem Proteoglykandefizit werden sie sichtbar, erscheinen sie demaskiert.

Bisher wurde an Stelle des gängigen Terminus „Kollagenfaser" von „Kollagenfibrille(n)" gesprochen. Diese Nomenklatur hängt mit der hierarchischen Kollagenorganisation zusammen: Die Prokollagensynthese erfolgt intrazellulär, die Prokollagenmoleküle gelangen in den Extrazellulärraum und werden dort enzymatisch zu Kollagen umgewandelt. Fünf Kollagenmoleküle bilden durch Aneinanderlagerung und Vernetzung eine Subfibrille. Die Subfibrillen lagern sich ebenfalls aneinander und erreichen die Dimension der Kollagenfibrille. Im Gelenkknorpel liegt dieser Kollagenaufbau vor; in anderen Geweben bilden die Kollagenfibrillen noch größere Einheiten, indem sie sich zu Kollagenfasern formieren.

*Synovia.* Aus der biochemischen Zusammensetzung und der Morphologie des hyalinen Gelenkknorpels lassen sich Schlüsse auf seine Funktion im Verbund des Gleit- und Stützgewebes ziehen, und zwar vor allem dann, wenn auch die Synovia mitberücksichtigt wird. Die Gelenkflüssigkeit ist ein Ultrafiltrat des Blutplasmas und ein Sekretionsprodukt der Synovialozyten. Die Synovia ernährt den Gelenkknorpel und übt gleichzeitig eine Schmierfunktion aus. Dadurch werden die Scherkräfte so reduziert, daß ein fast reibungsloses Gleiten der kraftaufnehmenden Gelenkknorpelflächen erreicht wird.

***Physiologische Biomechanik des Gelenkknorpels.*** Der Gelenkknorpel wirkt durch seine Viskoelastizität wie ein Stoßdämpfer für den subchondralen Knochen. Allerdings sind 3 verschiedene Modi der Schockabsorption bekannt: Die Viskoelastizität des Gelenkknorpels, die (wenn auch geringe) reversible Ausbiegungsmöglichkeit der subchondralen Knochentrabekeln und die neuromuskuläre Gelenkprotektion. Letztere formt den durch die Extremität gehenden Stoß in eine elastisch gebremste Beugungsbewegung um.

Die Stoßdämpferfunktion des Gelenkknorpels bei der Kraftübertragung zwischen den artikulierenden Skelettelementen läßt sich aus der arkadenartigen Textur des Kollagenfibrillengerüstes und vom hohen Wassergehalt der Proteoglykane ableiten. Die säulenartige Anordnung der isogenen Chondrozytengruppen in der Extrazellulärmatrix verstärkt überdies hydraulisch die Druckfestigkeit des Gelenkknorpels. Das arkadenartige Gewölbe der Kollagenfibrillen nimmt Zugspannungen auf, die bei der Kraftübertragung in der Extrazellulärmatrix entstehen.

Viskoelastizität des Gelenkknorpels bedeutet also einerseits, daß seine Druckverformung reversibel ist, wenn die Krafteinwirkung aufhört. Andererseits dämpft seine Viskosität die Druckverformung. Durch diese physikalischen Eigenschaften kann der belastete Gelenkknorpel geringe Inkongruenzen der Tragflächen ausgleichen. Außerdem wird dadurch die Spannung an den kraftaufnehmenden Gelenkflächen gleichmäßiger verteilt.

***Bedarfsgerechte Ernährung der Chondrozyten.*** Sie ist Voraussetzung für die Erhaltung der physiologischen Biomechanik des Gelenkknorpels und erfolgt über die Synovia mit Wasser als Vehikel der Nährstoffe. Nach dem Ergebnis von Tierversuchen steht aber auch eine subchondrale Ernährungsroute zur Diskussion. Die Kalkknorpelzone und ihre Tidemark, die von den terminalen Endarterien des subchondralen Knochens erreicht werden, sind offensichtlich keine unüberwindbaren Barrieren für die Substratpermeation in den unverkalkten Gelenkknorpel (Hanschke et al. 1987; Havelka et al. 1991).

Nährstoffe, die den Weg über die Oberfläche des Gelenkknorpels zu den Chondrozyten nehmen, haben eine lange *Transitstrecke,* die Risiken birgt. Der Transportweg beginnt bei den Synovialiskapillaren und führt durch das Synovialgewebe in den Gelenkraum. Dort werden die Nährstoffe von der Gelenkflüssigkeit aufgenommen. Die nächsten Schritte beim Nährstofftransport sind der Substratübertritt in den Gelenkknorpel und die Weiterbeförderung der Nährsubstanzen zu den Chondrozyten.

Die gelenkphysiologischen Vorstellungen gehen davon aus, daß die Synovia bei der Gelenkbewegung in die Knorpeloberfläche hineingepreßt und bei Gelenkruhe dieser Einstrom unterbrochen wird bzw. umgekehrt verläuft, dann also Flüssigkeit aus dem Gelenkknorpel in die Gelenkhöhle übertritt. Die mechanische Substratkonvektion ist daher ein wichtiger Transportmechanismus für den Influx der Nährstoffe, vor allem Glukose, zu den Chondrozyten und für den Efflux der Metaboliten, vor allem Laktat, in die Synovia.

Die *kurzzeitigen* Belastungen und Entlastungen des Gelenkknorpels bei der Bewegung – rhythmische Vorgänge – fördern daher die Ernährung der Chondrozyten. Sie sollen sich aber auch in der Gelenkknorpeldicke widerspiegeln. Beim Flüssigkeitsinflux unter Gelenkbewegung wäre eine Volumenvermehrung – eine Höhenzunahme des Gelenkknorpels – zu erwarten. Die Entlastung im Bewegungsvorgang würde mit einer Verdünnung der Gelenkknorpelschicht verbunden sein, die den Flüssigkeitsausstrom anzeigt.

Diese mechanistischen Vorstellungen werden modifiziert durch Überlegungen, die von der Hydrophilie der Proteoglykane ausgehen. Bei der Druckbelastung des Gelenkknorpels wird nämlich sowohl Synovialflüssigkeit in den Hyalinknorpel hineingedrückt als auch Wasser aus dem „Proteoglykan-Wasser-Schwamm" herausgepreßt. Dieser (letztgenannte) Vorgang müßte zu einer reversiblen Volumenabnahme des Gelenkknorpels, d. h. zu einer reversiblen Höhenminderung seiner kraftaufnehmenden Flächen, führen. Bei der mechanischen Entlastung des Gelenkknorpels – in Gelenkruhe – werden dagegen Wassermoleküle von den hydrophilen Proteoglykanmakromolekülen aus der Gelenkhöhle angesaugt; eine Höhenzunahme der Gelenkknorpelschicht wäre zu erwarten. Deshalb kann man auch von einer Pumpwirkung der Proteoglykane sprechen, die den An- und Abtransport wasserlöslicher Nährsubstanzen und Metaboliten mitregelt.

Offensichtlich spielen die in den Gelenkknorpel hineingedrückte Synovia und das hydrophile Potential der Proteoglykane bei der Chondrozytenernährung eine wichtige Rolle. Ihre antagonistisch erscheinenden kurzzeitigen Einflüsse auf die Gelenkknorpeldicke könnten – insgesamt gesehen – ebenfalls zum Ausgleich geringer Inkongruenzen der kraftaufnehmenden Flächen beitragen.

Einer *längerfristigen* Bewegungsbelastung im physiologischen Beanspruchungsbereich paßt sich der Gelenkknorpel durch erhöhte Matrixproduktion funktionell an. Die Chondrozyten synthetisieren dann vermehrt Proteoglykane; dadurch nimmt die Gelenkknorpeldicke zu. Diese *funktionelle Adaptation* des Gelenkknorpels wird einerseits durch den bereits geschilderten nutritiven Laktat-Glukose-Regelkreis ermöglicht. Andererseits erfolgt sie in Übereinstimmung mit den theoretischen Ansichten über die kausale Histogenese des hyalinen Knorpels (Pauwels 1960).

Der Bildungsreiz für Hyalinknorpel ist hydrostatischer Druck, d. h. allseitige Kompression ohne Gestaltänderung. Bleibt dieser Druck bestehen, so setzt allerdings die chondrale Ossifikation ein. Der mechanische Erhaltungsreiz für den entstandenen Hyalinknorpel ist nämlich Druckbeanspruchung, die kombiniert mit intermittierender Schubeinwirkung auftritt. Offenbar ist zur Erhaltung von Knorpelgewebe eine geringgradige intermittierende Deformierung des Chondrozyten erforderlich. Diese Vorstellungen werden durch Beobachtungen am hyalinen Gelenkknorpel bestätigt: Die rhythmische Belastung und Entlastung des Gelenkknorpels bei der Bewegung ist als Voraussetzung für eine adäquate Chondrozytenernährung erkannt und bereits geschildert worden. „Motion is lotion" sagen die schlagwortbegabten Angloamerikaner.

Bei länger andauernder Gelenkimmobilisation – der nutritive Biorhythmus kommt zum Stillstand – wird der Chondrozytenmetabolismus gefährdet. In der Tiefe der Radiärzone sterben unterernährte Chondrozyten ab (Tillmann 1987). Außerdem erleidet der Gelenkknorpel einen Wasserverlust. Dadurch erscheint der radiologische Gelenkspalt vergleichsweise verschmälert. Eine solche „Gelenkknorpelatrophie" ist beispielsweise am Hüftgelenk bei Oberschenkelamputierten zu erkennen und tritt dort auch bei Lähmungen auf (Pool jr. 1974).

Noch knorpelfeindlicher wirken sich Kontrakturen und permanente arthrogene Fehlstellungen aus, wenn Gelenkknorpelbereiche ihren Kontakt zum opponierenden Gelenksockel verlieren. Solche Gelenkknorpelzonen atrophieren nicht nur, sondern weichen mit der Zeit gefäßreichem Bindegewebe (Fields u. Hueston 1970).

*Unterschreitet* die Beanspruchungsgröße der beiden Gelenkknorpellagen schließlich einen bestimmten Minimalwert, so wird das Knorpelgewebe vollständig abgebaut und durch Knochen ersetzt (Tillmann 1971).

*Überschreitet* das Belastungsausmaß jedoch die biologische Toleranz des Gelenkknorpels, so kommt es zu seiner Degeneration. Mit diesem bionegativen Phänomen im Gefolge einer Überlastung des Gelenkknorpels beginnt der häufigste Weg zur Gelenkruine. Der physikalische Begriff Überlastung bezieht sich nicht nur auf tote Materie, sondern auch auf die lebende Substanz – auf Zelle, Gewebe, Organ und Organismus. Die leblose Materie erleidet die Überlastung passiv; die lebende Substanz vermag der Überlastung aktiv zu begegnen. Mit dem Terminus „Überlastung" sind daher in der Biologie die Begriffe Degeneration, Zell- oder Gewebstod und Reparatur verbunden. Überlastung bezieht sich in der Biologie auf die Störung des Gleichgewichts zwischen Belastung und Belastbarkeit. Die morphologische Realisierung dieser Gleichgewichtsstörung läßt sich in Wahrscheinlichkeiten ausdrücken.

## Risikofaktoren für den Gelenkknorpel

Verschiedene Risikofaktoren steigern die Wahrscheinlichkeit für das Versagen des Gelenkknorpels:

– Das *Alter* ist der größte Risikofaktor für den Gelenkknorpel – die „Sünden" in der Jugend offenbaren sich, wie oft in der Biologie, erst im Alter, sprich: im Laufe der Zeit. Daher gilt: „Wenn man lange genug lebt, ist die Wahrscheinlichkeit groß, an Arthrose zu erkranken" (Tillmann u. Schünke 1991).

– Der zweitwichtigste Risikofaktor für den Gelenkknorpel kann als *konstitutionelle (genetische) Prädisposition,* auch unter Berücksichtigung des Geschlechts, beschrieben werden. Auf diese molekularbiologische Basis läßt sich beispielsweise die weibliche Prädominanz der Heberden-Polyarthrose zurückführen und wahrscheinlich auch das Überwiegen der MCP-Arthrose bei Männern.

– An dritter Stelle der Risikofaktoren für den Gelenkknorpel steht seine *mechanische Überlastung,* die eher allgemein bei Adipositas und eher lokal bei präarthrotischen Deformitäten (Hackenbroch 1943) und nach Gelenktraumen im weitesten Sinne vorkommt. Der Gelenkknorpel ist ein hochspezialisiertes Bindegewebe, das sich gegenüber unphysiologischen Spitzen- und Dauerbelastungen als sehr empfindlich erweist.

Die Vorstellungen über zerstörerische Spitzenbelastungen des Gelenkknorpels gehen davon aus, daß extrem gesteigerte Gelenkdrücke, beispielsweise beim (Spitzen-)Sport, die beiden Knorpellagen zu fest aufeinanderpressen und dadurch ein kritischer Druckwert überschritten wird.

Das physiologische Schmiermittel, die Synovia, entweicht dann vom Druck getrieben in die Kapselrecessus; das betroffene Gelenk ist nicht mehr ausreichend geschmiert; die Reibung zwischen den beiden Knorpellagen steigt sprunghaft an und führt zu einer mechanischen Abrasion des Gelenkknorpels (Schneider u. Lichte 1970).

Intolerable Dauerbelastungen mit unphysiologischen Druckerhöhungen und/oder -verschiebungen im Gelenkknorpel *können* bei angeborenen oder erworbenen Inkongruenzen der Tragflächen auftreten. In diesem Zusammenhang wird von präarthrotischer Deformität gesprochen. Diese aus der Biomechanik abgeleitete Vorstellung ist schließlich zur Präarthroselehre erweitert worden.

MEMO

Risikofaktoren der Arthrose: Alter, genetische Prädisposition, mechanische Überlastung.

*Präarthrosen.* Dazu gehören alle diejenigen Zustände und Vorgänge im Gleitgewebe, welche über eine gestörte Gelenkmechanik oder über eine angeborene oder erworbene Leistungsschwäche des Gelenkknorpels, also über die Schädigung des biologischen Terrains, mit mehr oder weniger hoher Wahrscheinlichkeit zur Gelenkzerstörung führen. Bei dieser Betrachtungsweise ist die (durchgemachte) Synovitis, welcher Ätiologie auch immer, eine Präarthrose. Entsprechendes gilt für chondrotrope bzw. chondrale Stoffwechselstörungen, z. B. für die Ochronose und Chondrokalzinose.

## MEMO

> Präarthrose: gestörte Biomechanik, angeborene oder erworbene Leistungsschwäche des Gelenkknorpels. Die Arthrose *droht.*

## Degeneration des Gelenkknorpels

Ein (dauerndes) Mißverhältnis zwischen Belastung und Belastbarkeit der Extrazellulärmatrix – zuungunsten letzterer – kann zur Degeneration des Gelenkknorpels führen. Diese allgemein gehaltene Erkenntnis soll näher erläutert werden:

Normalerweise besteht zwischen Anabolismus und Katabolismus der Extrazellulärmatrix eine biologische Balance. Beide Stoffwechselzustände werden von den Chondrozyten und Synovialzellen garantiert, stimuliert und überwacht. Der Chondrozyt produziert nämlich nicht nur die Konstituenten der Knorpelgrundsubstanz, sondern synthetisiert, sezerniert, aktiviert und inhibiert degradierende Enzyme für die Extrazellulärmatrix. Überwiegend handelt es sich um Metallproteinasen mit neutralem pH-Optimum und um bestimmte Zytokine mit regulierenden Funktionen (Immunsystem, Reparaturmechanismen für verschiedene Gewebsarten), die nicht nur von Chondrozyten, sondern auch von den Monozyten, Makrophagen und Synoviozyten synthetisiert werden.

Mechanischer Streß, der zur Oberflächenvulneration (einschließlich Gelenkknorpelulzera) und zum Matrixabrieb führt, aktiviert die Chondrozyten zur Matrixsynthese, die über die bereits geschilderten funktionellen Anpassungsvorgänge hinausgeht, und gibt sich anfangs auch an einer Zunahme des Matrixwassers zu erkennen. Der Reparaturversuch läßt sich darüber hinaus im histologischen Schnitt nachweisen. Die Chondrozyten erwachen nämlich aus ihrem „amitotischen Schlaf" und proliferieren zu sog. Clustern (Brutkapseln). Dieses Reparaturphänomen

reicht jedoch nicht aus, das eingetretene Proteoglykan- und Kollagendefizit durch eine auch zellnumerische Steigerung der Syntheseleistung zu kompensieren, zumal die Funktionstüchtigkeit der „Ur-Chondrozyten" von den neugebildeten Knorpelzellen nicht erreicht wird (Fassbender 1984).

Außer der Clusterbildung weist die sog. Demaskierung der Kollagenfibrillen auf den Proteoglykanverlust hin. Die Fibrillendemaskierung (sog. Asbestfaserung) der Gelenkknorpelmatrix gilt als Entquellungsphänomen, das eine pathologische Dehydratation des Gelenkknorpels anzeigt – dem „Regen", der anfänglichen Zunahme des Matrixwassers, folgt die „Dürre", der Matrixwasserverlust. Solange dabei das Netzwerk der Kollagenfibrillen nicht zerrissen ist, kann mit einer Remaskierung der Fibrillen durch verstärkte Proteoglykansynthese gerechnet werden (Fassbender 1991).

Sind beide Matrixkonstituenten der Überlastung jedoch erlegen, so wird durch Clusterbildung und Fibrillendemaskierung biologisch signalisiert, daß die Chondrozyten ihre funktionelle Erschöpfungsphase erreicht haben und nun die Matrixzerstörung nicht nur durch mechanische Vorgänge – Bewegung – voranschreitet, sondern auch durch pathologische Chondrozytentätigkeit, die sich zunächst perizellulär zeigt und sich dann ausbreitet (Hesse u. Hesse 1990).

In diesem Stadium der Gelenkknorpeldegeneration – das wurde schon erwähnt – synthetisieren, sezernieren und aktivieren die Chondrozyten nämlich überwiegend katabole, vor allem enzymatische Wirkstoffe, die zur weiteren Degradation der Knorpelgrundsubstanz beitragen. Zu diesem Zeitpunkt ist die Synovialmembran gewöhnlich schon mechanisch und pathobiochemisch durch Knorpelabrieb(produkte) – durch das sog. Aktivierungspotential – zu einer klinisch sich bemerkbar machenden entzündlichen Reaktion angeregt worden. Diese *Synovitis chondrodetritica – Detritussynovitis –* birgt, ebenso wie Synovitiden anderer Ätiologie und Pathogenese, zusätzliche Gefahren für den (angeschlagenen) Gelenkknorpel: Die Transitstrecke für die Nährstoffe wird verlängert, da die entzündliche Hyperämie, Exsudation und Infiltration die Synovialmembran anschwellen lassen. Der arthritische Gelenkerguß verdünnt die Synovia, erhöht dadurch die Reibung der Gelenkflächen und setzt über den Verdünnungseffekt die Nährstoffkonzentration für den Gelenkknorpel herab. Außerdem entstehen in der entzündeten Synovialmembran vorwiegend aus emigrierten, evtl. zu Makrophagen transformierten Leukozyten und aus Synovialfibroblasten freigesetzte Mediatormoleküle (Botensubstanzen), toxische Sauerstoffmetaboliten und proteolytische Enzyme. Sie erreichen auf dem Weg über den Erguß und die Gelenk-knorpelgrundsubstanz die Chondrozyten, stimulieren sie zur weiteren Abgabe matrixdegradierender Enzyme und/oder aktivieren solche Enzyme in der Matrix und/oder wirken selbst knorpelzerstörend ein. Die postulierte physiologische Balance zwischen Kollagenolyse und Kollagenasehemmung wird von der Synovitis ungünstig – chondrodeletär – beeinflußt (McCachren 1991).

## Arthrosis deformans: ein Krankheitspotential

Die bisher beschriebenen morphologischen und biochemischen Vorgänge charakterisieren den Beginn und Verlauf eines primär degenerativen Gelenkknorpelprozesses mit begleitender Synovitis. Drei Synonyme kennzeichnen diesen pathologischen Komplex: *Arthrosis deformans, Osteoarthrosis deformans* und *Osteoarthritis.*

Das Suffix -osis (-ose) weist entweder auf eine pathologische Entität hin, z. B. Amyloidosis (-ose), oder signalisiert ein degeneratives Geschehen – eine herabgesetzte Zelleistungsfähigkeit. Arthrose und Osteoarthrose sind daher pathogenetisch abgeleitete Termini.

MEMO
> Degeneration meint Einbuße an zellulärer, geweblicher usw. Leistungsfähigkeit.

Osteoarthritis ist dagegen ein phänomenologisch begründeter medizinischer Fachausdruck. Die Arthrose hat nämlich zunächst den klinischen Charakter eines Krankheitspotentials – *latente Arthrose.* Sie wird zum Krankheitserlebnis, wenn die bereits erwähnte biomechanisch und pathobiochemisch induzierte, klinisch apparente Synovitis chondrodetritica hinzutritt. Dann ist die Arthrose aktiviert – *aktivierte Arthrose* (Otte 1971) – und wird zur Arthrosekrankheit. Der Krankheitscharakter läßt erwarten, daß der Patient spätestens jetzt ärztlichen Rat – Diagnose und Therapie – sucht. Die Formulierung „spätestens jetzt ..." steht nicht im Widerspruch zur Definition der latenten und aktivierten Arthrose. Klinische Beobachtungen zeigen nämlich, daß die Arthrose sich noch *vor* ihrer Aktivierung subjektiv bemerkbar machen kann. Otte (1983) spricht in diesem Zusammenhang vom *algogenen arthrotischen Reizzustand.*

MEMO
> Aktivierte Arthrose: der Knorpelabrieb hat zu einer Detritussynovitis geführt. Wichtigste Röntgenzeichen: Arthrose plus Erguß.

Von den Nozizeptoren im Gelenk gehen bei der Arthrose Reflexe aus, die nicht nur einen örtlichen Muskelhypertonus auslösen, sondern über sympathische Efferenzen zu lokalen Durchblutungsstörungen (Vasodilatation, Vasokonstriktion) im Gleitgewebe und in seinen funktionellen Kooperatoren (Band- und Sehnenansätze) führen. Die Folgen dieser lokalen Durchblutungsstörungen – z. B. Hyperämie und Ödem – geben sich im Gelenkbereich und in seiner unmittelbaren Umgebung durch lokalisierbare Schmerzempfindungen, beispielsweise beim Palpieren, zu erkennen.

Also: *Schmerzstellen* beim algogenen arthrotischen Reizzustand, *diffuser Gelenkschmerz* bei der aktivierten Arthrose.

Der klinisch abgeleitete Terminus „Arthrosekrankheit" impliziert die Hoffnung, den degenerativen Prozeß therapeutisch zu verlangsamen oder sogar zum Stillstand zu bringen. „Krankheit" kann aber auch bedeuten, daß die Gelenkknorpeldegeneration und ihre *morphologischen Begleitprozesse* einen schicksalhaften Verlauf nehmen.

Darauf sei näher eingegangen: Nach vollständiger mechanischer und pathobiochemischer Gelenkknorpelzerstörung, beispielsweise in der Druckaufnahmezone ungleichmäßig belasteter Gelenkflächen, liegt die abgeschliffene Knochenglatze des subchondralen Stützgewebes frei, und die Markräume sind mehr oder weniger, oft porenartig, eröffnet. Dadurch kommuniziert myelogenes Gefäß-Bindegewebe mit der Gelenkhöhle und dringt in sie ein.

Das hat verschiedene Konsequenzen. Die Gefäß-Bindegewebsproliferationen werden durch die Gelenkbewegung zermalmt; Gewebstrümmer und freigesetzte Biomoleküle regen die Synovialis zu weiteren entzündlichen Episoden an oder verstärken den arthritischen Dauerbrand. Das Bindegewebe kann sich aber auch zu einer faserigen oder faserknorpeligen Narbenplatte umbilden, die den freigelegten Knochen überzieht. Dieser Reparaturmechanismus hat vor allem dann eine „Chance" zu überleben, wenn z. B. durch eine Umstellungsosteotomie der pathologisch erhöhte Gelenkdruck gesenkt wurde.

Die geschilderte Synovitis chondrodetritica wird durch 2 pathologische Vorgänge promoviert: erstens durch den mechanisch und pathobiochemisch wirksamen Gelenkknorpelabrieb und zweitens durch die Zermalmung des myelogenen, in die Gelenkhöhle eingesproßten Gefäß-Bindegewebes.

Auch die Synovitis chondrodetritica hat den „Charakter der Gefahr" (R. Virchow), und zwar nicht nur für den Gelenkknorpel, sondern auch für die Synovialmembran selbst. Die chronisch entzündete Synovialmembran wird nämlich zottig umgebaut, fibrosiert und hyalinisiert. Dadurch verdickt sich die Gelenkkapsel und neigt zur bewegungshemmenden Schrumpfung. Der entzündliche Kapselumbau verlängert außerdem die Transitstrecke der Nährstoffe für die (noch vorhandenen) Gelenkknorpelreste. In der verdickten Gelenkkapsel kann es zur chondroiden Metaplasie von Bindegewebszellen kommen, d. h., in hyalinisierten Synovialisbereichen, die nicht mehr ausreichend von Blutgefäßen versorgt werden, wandeln sich Zellen mesenchymalen Ursprungs in Chondrozyten um.

Diese Beobachtung läßt den Schluß zu, daß die (metaplastisch entstandenen) Chondrozyten als „Hungerformen" der Bindegewebszellen (Fassbender 1984) aufzufassen sind, die auch unter ungünstigen Ernährungsbedingungen ihre Lebensfähigkeit bewahren.

Röntgenologisch geben sich *umschriebene* knorpelige und knöcherne Metaplasien in der Synovialmembran arthrotischer Gelenke als *Kapselchondrome* und *Kapselosteome* zu erkennen. Der nativröntgenologische Nachweis von Kapselchondromen gelingt nur dann, wenn sie verkalkt sind. Verkalkte Kapselchondrome, seien sie im Kapselgewebe integriert, seien sie losgelöst zu freien Gelenkkörpern geworden, gehören also zur Arthrose.

*Neoplastische Synovialchondromatose.* Diese überwiegend monotop auftretende chondromatöse Proliferation der Synovialmembran befällt Gelenke, seltener Schleimbeutel und Sehnenscheiden. Die Vielzahl der kleineren oder größeren Chondrome wirkt als Raumforderung, die den Gelenkknorpel und die gelenktragenden Knochen – Druckerosion – schädigen kann. Daher entwickelt sich mit der Zeit im befallenen Gelenk eine Arthrosis deformans. Extrem selten können neoplastische Synovialchondrome maligne entarten (s. Abb. 624).

Die skizzierten biologischen Wege und Irrwege bei der Arthrosis deformans führen im ungünstigsten Fall zur arthrotischen Gelenkruine, vorausgesetzt, der Leidensweg wird durch operative Maßnahmen, am „unbiologischsten" durch prothetischen Gelenkersatz nicht unterbrochen bzw. beendet.

## Röntgenphänomene der Arthrose

Der arthrotische Leidensweg läßt sich röntgenologisch verfolgen.

*Röntgenologische Gelenkspaltverschmälerung.* Der röntgenologische Gelenkspalt entspricht der Dicke beider Knorpellagen an den artikulierenden Knochen. Gelenkknorpelabbau führt zur *Verschmälerung des röntgenologischen Gelenkspalts,* und zwar bei ungleichmäßig belasteten Gelenken zunächst in der Druckaufnahmezone – erfolgt dann also exzentrisch. Die ungleichmäßig schrumpfende Fibrose der Gelenkkapsel als Folge der Detritussynovitis kann aber auch bei an sich gleichmäßig belasteten Gelenken zur exzentrischen Verschmälerung des röntgenologischen Gelenkspalts führen.

Der Röntgenbefund „Gelenkspaltverschmälerung" ist im frühen und mittleren Arthrosestadium kein zuverlässiger Arthroseindikator. Zwischen den degenerativen Gelenkknorpelulzera können nämlich noch Zonen mit erhaltener Gelenkknorpelschicht die Annäherung der artikulierenden Knochen verhindern. Trotz erheblicher Gelenkknorpeldegeneration erscheint der röntgenologische Gelenkspalt dann unverschmälert.

*Subchondrale Sklerose.* Das arthrotische Defizit an morphologisch formiertem Proteoglykan-Kollagen-Wasser-Gemisch setzt die Stoßdämpferfunktion des Gelenkknorpels für den subchondralen Knochen herab – senkt also die Viskoelastizität des Gelenkknorpels. Der subchondrale Knochen wird daher stärker druckbelastet und verdickt sich adaptiv. Im Röntgenbild gibt sich eine *pathologische subchondrale Sklerose* zu erkennen.

*Geröllzysten.* Im weiteren Verlauf der Arthrose können sog. *Geröllzysten* auftreten und sich auch röntgenologisch offenbaren. Sie zeigen entweder den strukturellen Zusammenbruch der Knochentrabekeln mit anschließender Resorption an oder spiegeln einen druckbedingten Spongiosaumbau wider, bei dem die „Brückenpfeiler" des knöchernen Gewölbes stehen bleiben und die neben den Brückenpfeilern befindliche druckentlastete Knochensubstanz abgebaut wird (Draenert 1984).

*Marginale Osteophyten.* Zu den wichtigsten Röntgenbefunden der Arthrose gehören die *marginalen Osteophyten.* Sie korrelieren mit den degenerativen Gelenkknorpelulzera (Dihlmann et al. 1979; Lingg u. Nebel 1982) und können daher schon bei normalem röntgenologischem Gelenkspalt auftreten. Bei der tierexperimentellen Arthrose setzt die marginale Osteophytenbildung bereits 3 Tage nach ihrer Induktion ein, und schon 5 Wochen nach dem Eingriff (Durchtrennung des Lig. cruciatum anterius beim Hund) sind Osteophyten in der Grenzzone zwischen Gelenkknorpel und Ansatz der Synovialmembran im Röntgenbild zu erkennen (Gilbertson 1975).

Dies beleuchtet die Bedeutung der Osteophyten für die Frühdiagnose der Arthrose, sagt aber natürlich nichts Verbindliches über die Prognose, d. h. die Geschwindigkeit der degenerativen Gelenkzerstö-

rung (Abb. 633), aus. Die Arthroseosteophyten wachsen in druckentlasteten Gelenkbereichen, zumeist am Gelenkknorpelrand, also marginal. Sie leiten den arthrotischen Formumbau der gelenktragenden Knochenanteile ein, der als *arthrotische Gelenkruine* mit oder ohne *Schliffflächen* sein Ende findet. Die Abb. 634 gibt Vorstellungen über die Entstehung marginaler Arthroseosteophyten schematisiert wieder.

Zusammenfassend kann das grundsätzliche Röntgenmerkmal der Arthrosis deformans als „deformier-

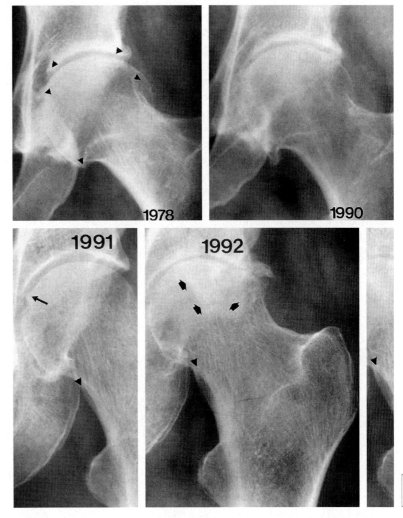

**Abb. 633.** Arthroseosteophyten sind frühe und sichere Indikatoren der Arthrose, sagen jedoch nichts über die Prognose der Arthrosekrankheit aus. *Oberer Bildteil:* langsame Progredienz der Koxarthrose trotz ausgeprägter Osteophyten (*Pfeilspitzen*). *Unterer Bildteil:* Schnelle Progredienz der Koxarthrose bei nur diskretem perifovealem Osteophyten (*Pfeil*) – der perifoveale Osteophyt

ist ein Frühzeichen der Koxarthrose. Der Promotor der arthrotischen Gelenkzerstörung ist in diesem Fall die aseptische (ischämische) Partialnekrose des Femurkopfes. Sie gibt sich *1992* an einer „Entrundung" (Einsinken) und einem keilförmigen Verdichtungsbezirk (*kurze Pfeile*) zu erkennen. *Pfeilspitzen:* Wiberg-Zeichen (= Indikator für die Dezentrierung des Hüftgelenks, s. S. 190)

tes Röntgenbild" – Silhouettenplus – charakterisiert werden. Ihm steht das „destruierte Röntgenbild" – Silhouettenminus – der (pyogenen, entzündlich-rheumatischen usw.) Arthritis gegenüber. Beide Abstraktionen haben jedoch eine Ausnahme: Die *erosive (destruktive) Arthrose.*

MEMO

> Ikonographischer Aspekt der Arthrose: deformiertes Röntgenbild; der Arthritis: destruiertes Röntgenbild.

Formalpathogenetisch handelt es sich um eine seltene Arthroseform, bei der die mechanische und pathobiochemische Gelenkknorpelzerstörung auf den gelenktragenden Knochen übergreift. Offenbar verläuft dies über eine Osteoklastenaktivierung, deren Ursache nicht bekannt ist (Jacqueline 1979). Darüber hinaus werden auch stärkere entzündliche Reaktionen der Synovialmembran mit der erosiven Arthrose pathogenetisch in Zusammenhang gebracht. Am häufigsten tritt die erosive Arthrose im Handbereich auf. Seltener wird sie am Hüft-, Knie- und Schultergelenk beobachtet. Sie kann jedoch an jedem Gelenk entstehen.

Der Knochenabbau entwickelt sich manchmal in wenigen Monaten, so daß auch von der *rapid erosiven (destruktiven) Arthrose* gesprochen wird. Die erosive (destruktive) Arthrose ist eine Ausschlußdiagnose! Vor allem folgende Entitäten müssen von ihr diffe-

rentialdiagnostisch abgegrenzt werden: Gicht, Arthritis psoriatica (Arthritis psoriatica sine psoriase), Pfropfarthritis (Handpolyarthrose mit zufällig aufgepfropfter Rheumatoider Arthritis), neuropathische und infektiöse Gelenkerkrankungen, destruktive Pyrophosphatarthropathie, Milwaukee-Arthropathie, ischämische Osteonekrose.

Die erosive Arthrose verläuft ohne gelenknahe Osteoporose; dies erleichtert ihre Differentialdiagnose gegenüber entzündlichen Gelenkerkrankungen. An den distalen Interphalangealgelenken kann im Rahmen der erosiven Arthrose nach der Gelenkknorpelzerstörung die knöcherne Ankylose eintreten. Außerdem zeigen sich die Erosionen bei der erosiven Arthrose nicht überwiegend „marginal", wie z. B. bei der Rheumatoiden Arthritis. Sie entstehen vor allem „zentral"; d. h., die Zerstörung geht nicht von der Kapselansatzzone und ihrer nahen Umgebung – marginal – aus, sondern zeigt sich als direkte transartikuläre Fortsetzung des Gelenkknorpelunterganges. Dieser differentialdiagnostische Hinweis (Cobby et al. 1990) sollte bei der erosiven Handpolyarthrose besonders beachtet werden. Die erosive Arthrose entwickelt sich bei 4–5% aller Polyarthrosen der Hand. Dort gehen als Warnsignal oft unverhältnismäßig große subchondrale zystische Osteolysen – „Riesengeröllzysten" – der (erosiven) Zerstörung voraus.

*Atrophische Arthrose.* Schließlich sei aus deskriptiver Sicht auf eine „Arthrosevariante" (nicht nur an

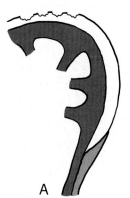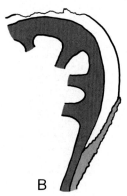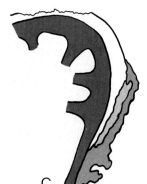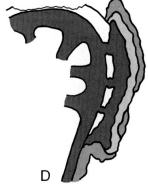

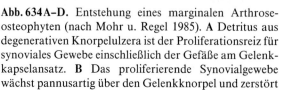

**Abb. 634A–D.** Entstehung eines marginalen Arthroseosteophyten (nach Mohr u. Regel 1985). **A** Detritus aus degenerativen Knorpelulzera ist der Proliferationsreiz für synoviales Gewebe einschließlich der Gefäße am Gelenkkapselansatz. **B** Das proliferierende Synovialgewebe wächst pannusartig über den Gelenkknorpel und zerstört

ihn oberflächlich. **C** Im Pannus entsteht metaplastisch Faserknorpel. **D** Vorgänge, die der enchondralen Ossifikation gleichen, wandeln den Faserknorpel in Knochengewebe um. Der marginale Osteophyt ist entstanden. (*Grau* pannusartiges (fibrovaskuläres) Resorptivgewebe, *hellgrau* metaplastisch entstandener Faserknorpel)

Fingergelenken) hingewiesen, die sich durch starken Gelenkknorpelabbau – Gelenkspaltverschmälerung – bei *fehlenden oder geringfügigen reaktiven Phänomenen* wie subchondraler Sklerose und marginalen Osteophyten zu erkennen gibt (s. Abb. 654).

Ihr „Gegenstück" ist die **konstruktive Arthrose**, z. B. am Hüftgelenk, die sich durch eine überschießende Osteophytose – arthrotischer knöcherner Umbau, oft mit Gelenkkapselossifikation – auszeichnet.

Dieses Kapitel wurde mit der Sklavenmetapher begonnen. Diese Metapher sei nun fertig ausformuliert: Das Sklavendasein des Gelenkknorpels zeigt sich auch bei seiner Ernährung, an die er grundsätzlich keine großen Ansprüche stellt (vgl. chondroide Metaplasie). Die Nahrung wird ihm „von Hand zu Hand" zugereicht (lange Transitstrecke). Je „kränker" der Gelenkknorpel ist, desto länger wird die Nahrungstransitstrecke (z. B. durch Detritussynovitis, durch Kapselfibrose), desto mehr andere (Zellen) können ihm Nahrungsmittel „stehlen". Genügend Nahrung bekommt der Gelenkknorpel (Chondrozyt) nur während der Arbeit (der nutritive Pumpmechanismus setzt Gelenkbewegung voraus). Dies ist eine „inhumane" Zwangsmaßnahme wie zu Zeiten der russischen Oktoberrevolution: Wer nicht arbeitet, soll auch nichts zu essen bekommen.

Darüber hinaus darf sich der „Gelenkknorpelsklave" in gesunden Tagen nicht vermehren. Der Zölibat wird in kranken Tagen zwar aufgehoben (Bildung von Chondrozytenclustern bei der Gelenkknorpeldegeneration), jedoch werden nur Mißgeburten gezeugt, die dem kranken Sklaven nicht beistehen können (funktionell untüchtige Chondrozyten in den Clustern).

MEMO

> Überlasteter Chondrozyt: der pathobiochemische Suizid des Gelenkknorpels droht!

Überlasteter Gelenkknorpel neigt zum Suizid: Das mechanische Problem der Überlastung wird pathobiochemisch-degradierend, d. h. selbstverstümmelnd, umgesetzt. Die spontanen Heilungsversuche gehen ebenfalls selbstzerstörerische Wege zum knöchern-verformenden, bewegungsbehindernden Gelenkumbau. Die treibende Kraft für die Streßkrankheit des „Knorpelsklavens" (Arthrose) ist die Bewegung. Zumindest temporäre Immobilisation (des betroffenen Gelenkes) wäre therapeutisch erwünscht. Ruhigstellung drosselt jedoch die Nährstoffzufuhr – fördert also den Krankheitszustand (des Gelenkknorpels): grundsätzliches Dilemma der Arthrosetherapie!

Die medikamentöse Behandlung des erkrankten „Knorpelsklavens" ist gewöhnlich mit seiner weiteren Schädigung verbunden, wäre sozusagen Körperverletzung (antiinflammatorische, gegen die Detritussynovitis verabfolgte Medikamente schädigen häufig die angeschlagenen Chondrozyten noch zusätzlich). Die Behandlung richtet sich also gegen eine Erkrankungsfolge – gewissermaßen gegen Klagen und Schmerzgeschrei –, anstatt den Zusammengebrochenen (Chondrozyten) wiederaufzurichten (die Wirkung „wiederbelebender" Medikamente, Chondroprotektiva, ist umstritten). Der Ersatz des schwerkranken „Gelenkknorpelsklavens" durch Roboter (Gelenkprothesen) wird einerseits befürwortet, auch aus ökonomischen Gründen; andererseits setzt er den routinemäßigen Gnadentod des „Gelenkknorpelsklavens" – seine „Euthanasie" – voraus.

Ziehen wir die Schlußfolgerung aus der realen und metaphorischen Schilderung des Gelenkknorpeldaseins, so wird verständlich, daß die Arthrosis deformans der häufigste pathologische Gelenkbefund ist!

# 12 Arthrosis deformans en détail

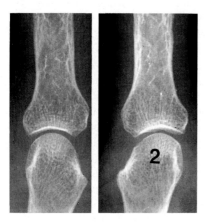

**Abb. 635.** Frühstadium der MCP 2-Arthrose. Im Vergleich zur gesunden Gegenseite (*links*) ist der röntgenologische Gelenkspalt erweitert. Diskrete Osteophyten sind zu erkennen, an der Knorpel-Knochen-Grenze, am Kapselansatz. Vergleichsweise verbreiterte subchondrale Sklerose an der Phalanxbasis. *Also:* Im Frühstadium der Arthrose nimmt das Matrixwasser zu; der röntgenologische Gelenkspalt kann dann auch im Röntgenbild breiter sein als auf der gesunden Gegenseite

Die Arthrose entsteht, wenn die Degradation des Gelenkknorpels die Synthese der Knorpelgrundsubstanz mengenmäßig übersteigt. Dann verliert der Gelenkknorpel zunehmend seine Fähigkeit, als sog. interossärer Schockabsorber zu wirken; es treten Veränderungen auf, die sich im Röntgenbild widerspiegeln:

– Röntgenologischer Gelenkspalt: anfangs etwas erweitert durch Zunahme des Wassergehalts in der Knorpelgrundsubstanz (Abb. 635), sodann Gelenkspaltverschmälerung (Kritik s. Abb. 636).
– Knöcherner Gelenksockel: adaptive pathologische bandförmige subchondrale Sklerose (Abb. 637–641).
– Geröllzyste: Untergang und Resoprtion von subchondralen Knochentrabekeln in der Druckaufnahmezone, evtl. auch durch Spongiosaumbau entstehend (Abb. 641–644).
– Marginaler Osteophyt: in druckentlasteten Gelenkanteilen an der Gelenkknorpel-Knochen-Grenze (Abb. 645–649; s. Abb. 635, 638, 639).

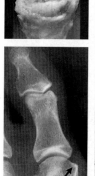
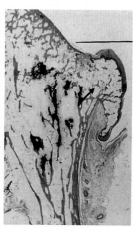
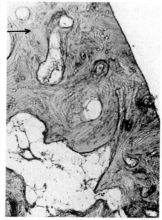

**Abb. 636.** Knorpelig-knöcherne Randwülste (*kurze Pfeile*) verhindern trotz völligem Schwund des Gelenkknorpels in größeren Anteilen des Metatarsuskopfes 1 (Photographie und histologische Schnitte) und an der Grundphalanx (nicht abgebildet) die Annäherung der beiden artikulierenden Knochen. Daher erscheint der röntgenologische Gelenkspalt nicht verschmälert. Dies ist ein Beispiel für die Fragwürdigkeit, aus der Gelenkspaltbreite – normal/verschmälert – auf den Grad der degenerativen Gelenkknorpelschädigung schließen zu wollen. (Hämatoxylin-Eosin, Orginalvergrößerung 1:5, 1:60, markiert durch den langen Pfeil)

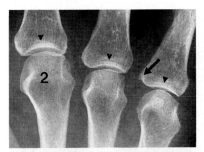

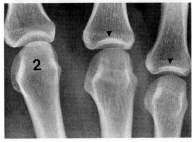

**Abb. 637.** *Oberer Bildteil:* Die Lunula („Möndchen") ist die *physiologische subchondrale Sklerose* (*Pfeilspitzen*) an der Basis der Grundphalangen in den MCP (und MTP). Bei integrem Gelenkknorpel sitzt sie den beiden mittleren Vierteln der subchondralen Grenzlamelle auf, s. MCP 2 bis 4. Röntgendifferentialdiagnose der Arthroseosteophyten: traumatische Kapselansatzverknöcherung (*Pfeil*) an typischer Stelle, wo die Kapsel inseriert. Der marginale Arthroseosteophyt entsteht an der Gelenkknorpel-Knochen-Grenze dort, wo die subchondrale Grenzlamelle endet. *Unterer Bildteil:* Pathologische Lunula im MCP 2 (vgl. mit MCP 3 und 4, *Pfeilspitzen*). Sie dehnt sich bandförmig nach beiden Seiten unter den Gelenkknorpel aus. Die Patientin klagt über kurzdauernde Morgensteifigkeit in den Fingern: Polyarthrosis incipiens?

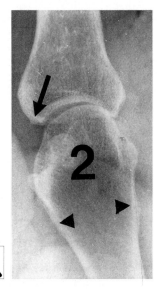

**Abb. 639.** MCP 2-Arthrose mit exzentrischer Gelenkspaltverschmälerung und zarter marginaler Osteophytenbildung (*Pfeil*). Die Lunula hat sich exzentrisch bandförmig umgewandelt. *Pfeilspitzen:* Streßperiostosen; sie sitzen gewöhnlich im Metaphysenbereich gelenktragender Knochen und zeigen eine atypische Lastübertragung (Druckübertragung) an, z. B. bei Achsenfehlstellung

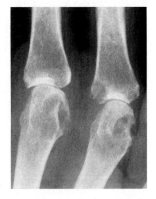

**Abb. 640.** Adaptive Formalteration der Lunula bei entzündlicher Sekundärarthrose in den MCP 2 und 3 (Rheumatoide Arthritis, s. die Erosionen)

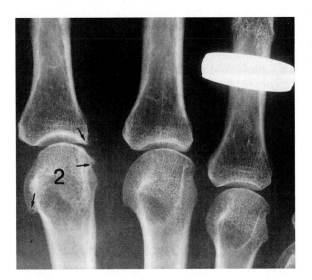

**Abb. 638.** Marginale Osteophyten (*Pfeile*) und die bandartig umgeformte Lunula sind die ersten Arthroseröntgenbefunde im MCP 2

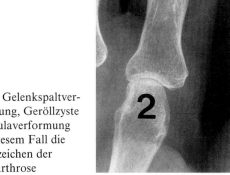

**Abb. 641.** Gelenkspaltverschmälerung, Geröllzyste und Lunulaverformung sind in diesem Fall die Röntgenzeichen der MCP 2-Arthrose

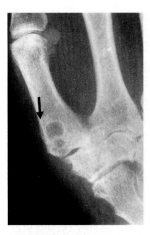

**Abb. 642.** Besonderheiten der Rhizarthrose: Die Geröllzysten können sich vom Gelenksockel auf gelenkfernere Anteile des Metakarpus 1 ausdehnen. Periostreaktionen kommen besonders am medialen proximalen Rand des Metakarpus 1 vor (*Pfeil*)

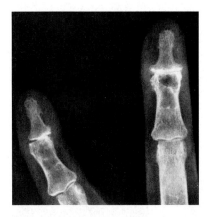

**Abb. 643.** Riesengeröllzysten bei Arthrose in DIP 2 und 3:
1. Solche Riesengeröllzysten bergen die Gefahr des Übergangs in eine erosive Arthrose.
2. Der Harnsäureserumspiegel muß bestimmt werden (Hyperurikämie bzw. Gicht?).
3. Intraossäre Xanthome bei Hyperlipoproteinämie?
4. Da sich die Zystenbildungen bis zur Diaphysenmitte der Mittelphalanx ausdehnen, darf daraus geschlossen werden, daß sich eine „osteotoxische" Synovialflüssigkeit durch den Gelenkknorpel hindurch in die Phalanx ausgebreitet hat (besondere Form der DIP-Arthrose?)

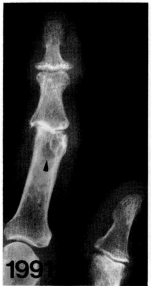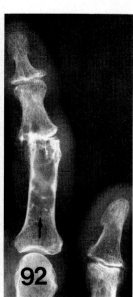

**Abb. 644.** Verlaufsbeobachtung einer PIP-Arthrose mit Riesengeröllzysten.
*1991:* PIP-Arthrose (Gelenkspaltverschmälerung, subchondrale Sklerose, Lateralsubluxation). Außerdem Geröllzystenbildungen im Gelenksockel der Grundphalanx (*Pfeilspitze*).
*(19)92:* Die arthrotische Geröllzyste im Gelenksockel der Grundphalanx hat sich bis auf das proximale Drittel des Grundphalanxschaftes ausgedehnt (*Pfeil*), s. auch die Exkavationen an der Kompaktainnenkontur. Im Gelenksockel der Mittelphalanx sind 2 Geröllzysten neu aufgetreten. Zunahme der Fehlstellung.
Bei alleiniger Betrachtung der Röntgenaufnahme von 1992 könnte der Verdacht auf einen Koinzidenzbefund mit der PIP-Arthrose aufkommen, z. B. auf einen gutartigen Tumor (Enchondrom). Dagegen spricht, daß zwar die Exkavationen auch bei gutartigen Tumoren vorkommen, jedoch die expansive Komponente des Tumorwachstums (Auftreibung der Grundphalanx) fehlt.
*Kausale Genese:* Eindringen „osteotoxischer" Synovia in die Markräume der Grundphalanx von der PIP-Arthrose her?
Unveränderte DIP- und IP-Arthrose

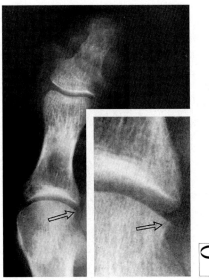

**Abb. 645.** Marginaler Osteophyt (*offene Pfeile*) als 1. Röntgenzeichen einer Metatarsophalangealarthrose 1

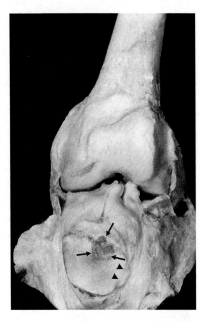

**Abb. 647.** Korrelation zwischen degenerativem Gelenkknorpelulkus (*Pfeile*) und marginalem Patellarandwulst (*Pfeilspitzen*)

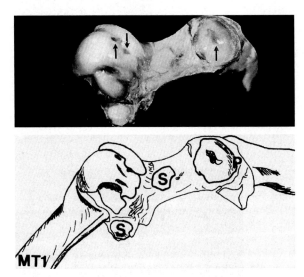

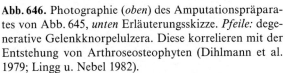

**Abb. 646.** Photographie (*oben*) des Amputationspräparates von Abb. 645, *unten* Erläuterungsskizze. *Pfeile:* degenerative Gelenkknorpelulzera. Diese korrelieren mit der Entstehung von Arthroseosteophyten (Dihlmann et al. 1979; Lingg u. Nebel 1982).
*MT 1* Metatarsus 1, *S* Großzehensesambeine, *P* Grundphalanx 1 (Blick auf die Gelenkfläche)

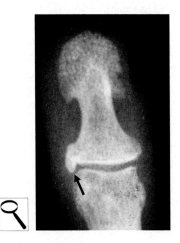

**Abb. 648.** Röntgenaspekt der posttraumatischen reparativen Kapselossifikation (*Pfeil*) an einem DIP

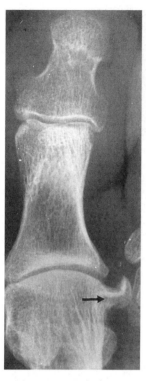

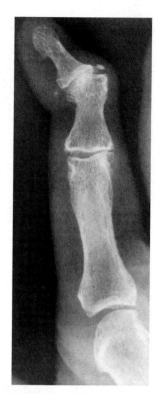

**Abb. 649.** Henkelförmige reparative Kapselossifikation oder biologische Spielart des Normalen (*Pfeil*)?

**Abb. 650.** Fortgeschrittene DIP-Arthrose, bei der es durch exzentrische Schrumpfung der fibrosierten Gelenkkapsel zu einer schweren Fehlstellung gekommen ist. Auf beiden Seiten sind kleine Kapselosteome („Ossikel") zu erkennen. PIP-Arthrose mit subchondraler bandförmiger Spongiosaverdichtung, marginalen Osteophyten und geringer Fehlstellung

Mit der Aufzählung dieser 4 Röntgenbefunde erschöpft sich die röntgenologische Bildgebung der Arthrose noch nicht; denn auch der Kapsel-Band-Apparat nimmt an den degenerativ ausgelösten biologischen Vorgängen teil (Abb. 650). Außerdem gibt es eine *erosive Arthrose.* Sie ist eine Arthrosevariante, die jedoch differentialdiagnostische Probleme aufwerfen kann (Abb. 651–653; s. Abb. 296 u. 297; s. S. 280). An den Fingergelenken führt sie selten sogar zur knöchernen Ankylose.

Geht man vom derzeitigen Paradigma aus, das primum movens des Arthrosegeschehens sei die Insuffizienz des Gelenkknorpels, so gelingt mit den 4 Befunden die Röntgendiagnose der Arthrosis deformans. Im Schrifttum wird die zeitliche Reihenfolge des Auftretens, das im Einzelfall wechselnde Nach- und Nebeneinander, sowie das wechselnde Ausmaß der genannten Röntgenbefunde jedoch kontrovers diskutiert. In diesem Zusammenhang wird das Arthrosegeschehen als facettenreicher desintegrierender Gelenkprozeß geschildert und nicht als Erkrankung, die in jedem Gelenk uniform in Erscheinung tritt (Macfarlane et al. 1991). Also: Es gibt nicht nur zahlreiche Ursachen der Gelenkknorpelschädigung, sondern dabei auch vielfältige, qualitativ und quantitativ differente Reaktionsmöglichkeiten, deren Ge-

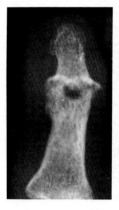
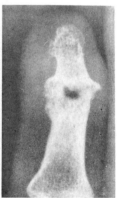

**Abb. 651.** Erosive DIP-Arthrose, s. die asymmetrische Silhouettenverformung durch die marginalen Osteophyten

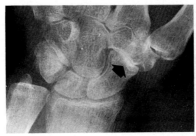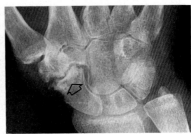

**Abb. 652.** *Links:* Trapez-Skaphoid-Arthrose. Vor allem die subchondrale bandförmige Knochenverdichtung springt ins Auge (*Pfeil*).
*Rechts:* Erosive Trapez-Skaphoid-Arthrose (*offener Pfeil*)

setzmäßigkeiten noch nicht erkannt sind. So werden beispielsweise von der „üblichen" Arthrose als Extremvarianten die *konstruktive (hypertrophische)* und *atrophische Arthrose* (Abb. 654) unterschieden, deren jeweilige Entstehung formal von der individuell wechselnden Interaktion dreier pathogenetischer Faktoren abhängig ist: von der Knorpeldegeneration (entzündlich bedingt, durch Kristallablagerung oder durch rezidivierende Mikro- und Makrotraumatisierung in Gang gesetzt), vom biomechanischen Streß (in Abhängigkeit von der präarthrotischen Deformität) und vom individuell-konstitutionell gegebenen Vermögen, Knochensubstanz neu zu bilden. Die hypertrophische Arthrose tritt dann auf, wenn die Gelenkknorpelschädigung lokalisiert beginnt und das Vermögen zu subchondraler Sklerose und Osteophytenbildung besonders gut ausgeprägt ist. Zur atrophischen Arthrose kommt es, wenn der Gelenkknorpelschaden von vornherein ausgedehnt auftritt, der röntgenologische Gelenkspalt ebenso ausgedehnt verschmälert erscheint und die knöcherne Reaktionsweise nur beschränkt möglich ist. Das Arthroseröntgenbild spiegelt daher die Balance zwischen Gelenkknorpeluntergang und reparativen Vorgängen wider (Solomon et al. 1982; Solomon u. Schnitzler 1983). In diesem Zusammenhang sei erwähnt, daß die Knochendichte (densitometrisch ermittelt an den Lendenwirbeln 1–4 und am Schenkelhals) und die Arthrosehäufigkeit invers korrelieren (Hart et al. 1994) Entprechendes soll für die Wechselbeziehung zwischen Koxarthrose und Schenkelhalsfraktur gelten.

Auf S. 276f. wurde die *aktivierte Arthrose* (Synonyma: Synovitis chondrodetritica, Detritussynovitis) erwähnt. Bei ihr hat der arthrotische Gelenkknorpelabrieb zu einer entzündlichen Reaktion der Synovialmembran geführt. Hinweise auf eine Arthroseaktivierung sind subjektive, für den Arthrosepatienten bisher nicht gekannte Schmerzerlebnisse und der röntgenologisch nachgewiesene, d. h. dokumentierte Gelenkerguß. An Gelenken mit dünnem Weichteilmantel kann sich sogar das klinische Entzündungszeichen „Rubor" zu erkennen geben. Über dem ge-

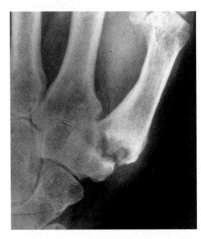

**Abb. 653.** Erosive Rhizarthrose (CMC 1-Arthrose). Auf die Arthrose weist auch die „Verbreiterung" des Gelenksockels des 1. Mittelhandknochens hin (bei der Rhizarthrose ist dies ein typischer Befund und kein Residuum einer Bennett-Luxationsfraktur des MC 1. Fehlendes Knochendefizit der Gelenksockel (also kein arthritisches Kollateralphänomen)

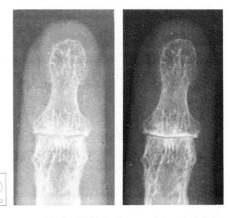

**Abb. 654.** Sog. atrophische DIP-Arthrose, d. h. erhebliche Gelenkspaltverschmälerung und nur diskrete marginale Osteophyten. Da die Osteophyten den deformierenden Charakter der Arthrose bedingen, fehlt an diesem Finger die charakteristische asymmetrische Silhouettenverformung (s. den linken Bildteil, vgl. Abb. 651)

schwollenen Gelenk (Abb. 655) ist dann die Haut gerötet. Die *klinische* Differentialdiagnose an den Fingern bzw. Zehen gilt der Gicht, Pseudogicht, der Arthritis psoriatica (Arthritis psoriatica sine psoriase) und der infektiösen Arthritis bzw. allen Krankheiten, die eine Daktylitis (s. Abb. 24) auslösen können.

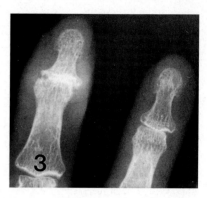

**Abb. 655.** Aktivierte erosive DIP-Arthrose mit stärkerer, fast symmetrischer – synovitischer – Schwellung der Fingersilhouette und visuell sichtbarer Hautrötung

# 13 Befallmuster und Ausbreitungstendenzen: wo und wohin?

Bei Erkrankungen des Gleit- und Stützgewebes sind häufig Prädilektionsstellen ihrer Manifestationen nachzuweisen; außerdem greifen die Krankheiten im Verlauf in oft typischer Weise auf weitere Körperregionen über. Die Beobachtung dieser Befallmuster und Ausbreitungstendenzen gibt wertvolle differentialdiagnostische Entscheidungshilfen. Diese Aussage gilt als Regel – Ausnahmen bestätigen die Regel! Die klinischen Befunde spiegeln sich in den röntgenologischen Veränderungen wider, sei es, daß bei Betrachtung der Röntgenaufnahmen vor einer Grellleuchte pathologische Weichteilbefunde zu erkennen sind, sei es, daß die Analyse der abgebildeten knöchernen Skelettabschnitte der Diagnose den Weg weist.

*Rheumatoide Arthritis.* Sie befällt polyartikulär, topisch symmetrisch und bilateral in etwa gleicher Ausprägung, an den Händen die PIP-Gelenke 2–5 und die MCP-Gelenke 1–5. MCP 4 wird manchmal weniger ausgeprägt ergriffen als die anderen MCP. Ein DIP-Befall ist möglich, stellt aber eine Ausnahme dar, die sich als *nichterosive* Arthritis (arthritische Weichteilzeichen), sehr selten als erosive Gelenkentzündung zu erkennen gibt. Das arthritische Geschehen bezieht das Daumeninterphalangealgelenk – IP – schon frühzeitig mit ein. Typisch für die Rheumatoide Arthritis ist die Tenosynovitis des M. extensor carpi ulnaris unmittelbar lateral des Processus styloideus ulnae (Abb. 656). Bei anderen entzündlichrheumatischen Gelenkerkrankungen kommt sie viel seltener vor und in diesen Fällen auch ohne den musterbildenden PIP- und MCP-Befall. Die Karpalarthritis hat aus differentialdiagnostischer Sicht nur eine geringe Bedeutung, da sich im Karpalgelenk auch andere polytope Arthritiden manifestieren. Ein frühzeitiger Befall der Zehengrundgelenke, beginnend mit dem MTP 5 und der Ausbreitungstendenz von lateral nach medial, also in Richtung auf das Großzehengrundgelenk, ist bei Patienten mit Rheumatoider Arthritis häufig zu beobachten. Nicht selten sind an den Vorfüßen die arthritischen Veränderungen, vom Patienten wenig beachtet oder überhaupt asymptomatisch, weiter vorangeschritten als an den Händen. Im weiteren Krankheitsverlauf werden zentripetal die Knie-, Ellenbogen- und Schultergelenke in den Entzündungsprozeß miteinbezogen, die Hüftgelenke jedoch meist erst im fortgeschrittenen Krankheitsstadium.

Ein monartikulärer sowie atypisch oder asymmetrisch lokalisierter Krankheitsbeginn ist möglich und gibt Anlaß zu entsprechenden differentialdiagnostischen Überlegungen. Unter diesem Gesichtspunkt ist besonders die *Mono-* oder *Bicoxitis rheumatica,* ein mono- oder bitopes Äquivalent der Rheumatoiden Arthritis, hervorzuheben. Am Achsenskelett stellt die Halswirbelsäule die Prädilektionsstelle im Verlauf der Rheumatoiden Arthritis dar. Klinisch wichtig und quoad vitam für den Patienten bedrohlich sind die Folgen der Destruktionen im okzipitozervikalen Übergang. Die adulte rheumatoide Sakroiliitis ist ein Spätbefund.

*Systemische Polyarthrose.* Ihr Manifestationsterrain sind die Hände. Die DIP-Gelenke gehören zu ihrer Hauptlokalisation (Heberden-Arthrose). Weitere Prädilektionsstellen sind die PIP-Gelenke (die sog. Bouchard-Polyarthrose), das Daumeninterphalangealgelenk und das Daumensattelgelenk. Die Kombination der CMC 1-Arthrose mit einer Trapez-Skaphoid-Arthrose ist häufig.
Aus differentialdiagnostischen Gründen sei an dieser Stelle die *idiopathische Hämochromatose* erwähnt. Ihre Gelenkbeteiligung gibt sich nämlich an der Hand mit einem erosiv-arthrotischen oder *arthroseähnlichen* Bild vor allem an den MCP 2 und 3 zu erkennen, häufig verbunden mit einer Chondrokalzinose dieser Gelenke und des Discus radioulnaris distalis. Die *isolierte typische* MCP-Arthrose (2 und 3) sollte bei Frauen darüber hinaus grundsätzlich den Verdacht auf eine Störung des Eisenstoffwechsels erwecken.

*Arthrosis deformans.* Ihre Lokalisation wird von ihrer mechanischen Belastung mitbestimmt. So offenbart das Femoropatellargelenk bei vielen Menschen als erstes arthrotische Veränderungen. Ihm folgen oft zunächst uni-, dann bilateral die Hüftgelenke und erst danach die anderen Kniegelenkkompartimente.

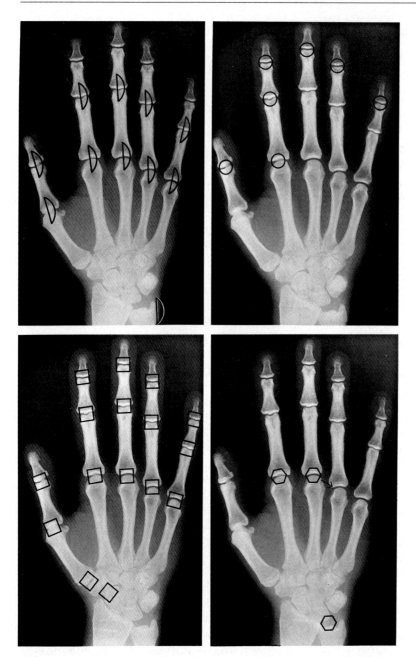

**Abb. 656.** Manuelle Befallmuster polyartikulärer Erkrankungen. Vom manuellen Befallmuster einer polyartikulären Erkrankung wird gesprochen, wenn diese Krankheit sich schon im *Frühstadium* mit großer *Regelmäßigkeit* an bestimmten Stellen der Hand zu erkennen gibt. *Halbmonde:* Befallmuster der adulten Rheumatoiden Arthritis. *Kreise:* Befallmuster der Arthritis psoriatica, Transversaltyp (DIP-Prädominanz) und Axialtyp (MCP-PIP-DIP- Konkordanz). *DIP-Vierecke:* Heberden-Polyarthrose, oft in Kombination mit Rhizarthrose. Zusatzbefall (Skaphoid-Trapez-Arthrose) möglich. *PIP-Vierecke:* Polyarthrose der proximalen Interphalangealgelenke. *MCP-Vierecke:* Polyarthrose der Metakarpophalangealgelenke. *Sechsecke:* Befallmuster der Hämochromatosearthropathie. Der *Pfeil* kennzeichnet die weitere Manifestationsrichtung auf die MCP 4 und 5

*Großzehengrundgelenkarthrose.* Sie hat eine erhebliche klinische Bedeutung, bereitet sie doch bei jedem Schritt Schmerzen, wenn der Fuß abrollt. Primäre, also *atraumatisch* entstandene Arthrosen der Sprunggelenke, Schulter-, Ellenbogen- und Karpalgelenke sind demgegenüber wesentlich seltener oder bereiten weniger Beschwerden.

*Arthritis psoriatica.* Sie präsentiert sich häufig asymmetrisch, mono- oder oligoartikulär, oft erst später polyartikulär. Charakteristisch ist für sie an den Händen einerseits die Arthritis der DIP-Gelenke einschließlich des Daumeninterphalangealgelenks, der sog. *Transversaltyp,* andererseits der gleichzeitige (konkordante) Einbezug aller Gelenke eines Fingers, also des MCP, PIP und DIP, in das arthritische Krankheitsgeschehen: der sog. *Axialtyp, Strahlbefall,* oder *Drei-Etagen-Befall.* Er gibt sich klinisch manchmal mit einem begleitenden Maximalödem als Wurstfinger (Synonym: Daktylitis) zu erkennen und hat in der Wurstzehe sein Äquivalent am Vorfuß. (Zur Differentialdiagnose der Daktylitis s. Abb. 24). Auch am Vorfuß ist eine Dominanz des Befalls der DIP-Gelenke, vor allem aber auch des IP-Gelenks der Großzehe, zu beobachten. Ein MTP-Befall ist bei der Arthritis psoriatica häufiger als die Erkrankung der PIP-Gelenke.

Springend, asymmetrisch werden die Karpal-, Knie-, und Sprung- und übrigen Gelenke ohne Prädilektionstopik ergriffen. Bei genetisch disponierten Patienten (HLA-B27 positiv) entwickelt sich manchmal die *Psoriasisspondylitis* mit uni- oder bilateraler, oft nur gering schmerzhafter oder asymptomatischer Sakroiliitis und den typischen Wirbelsäulenbefunden, von denen hier nur die Parasyndesmophyten erwähnt seien. Auch entzündliche Enthesiopathien gehören in diesen Rahmen.

Die Psoriasisspondylitis gehört zu denjenigen HLA-B27-assoziierten Spondarthritiden, bei welchen die Gelenke der Extremitäten die Manifestationsschwerpunkte sind. Der Achsenskelettbefall ist eher eine „Arabeske" der Arthritis psoriatica.

*Spondylitis ankylosans.* Für diese klassische seronegative HLA-B27-assoziierte Spondarthritis ist das Achsenskelett der Prädilektionsort ihres Krankheitsvollbildes. Ihr *möglicher* peripherer Krankheitsbeginn äußert sich – je jünger der Patient ist, desto häufiger – als Monarthritis oder asymmetrisch, seltener auch als bilateral-symmetrisch lokalisierte Oligoarthritis der Knie-, Sprung-, Hüft- oder Schultergelenke. Auch ein polyarthritischer Krankheitsbeginn der Finger- und Zehengelenke ist möglich. Erst dann setzt seltener mit zunächst einseitiger, überwiegend

jedoch simultaner beidseitiger Sakroiliitis der Achsenskelettbefall ein. Im weiteren Verlauf wird die Wirbelsäule nicht kontinuierlich von kaudal nach kranial fortschreitend vom spondylitischen Prozeß ergriffen. Vielmehr zeigen sich die typischen Symptome und Befunde der ankylosierenden Spondylitis springend, zuweilen simultan, an getrennten Wirbelsäulenabschnitten, zunächst in aller Regel in den Bewegungssegmenten des thorakolumbalen Übergangs.

Zu den arthritischen Spätbefunden gehören die Koxitis und die Omarthritis, medizinhistorisch als rhizomelischer Typ des Gelenkbefalls bezeichnet. Folgende Regel gilt: Je jünger – gemeint ist „juveniler" – der Patient bei Krankheitsbeginn ist, desto eher gehen die Gelenkbefunde an den Extremitäten denen am Stammskelett voraus. Die umgekehrte Reihenfolge, also Stammskelettbefall zuerst und Extremitätenbefall, wenn überhaupt, nach Manifestation am Achsenorgan, tritt bei den anderen Altersgruppen auf.

Die entzündliche Enthesiopathie, deren paradigmatische Lokalisation der Rückfuß darstellt, ist einer der wichtigsten diagnostischen Hinweise auf die seronegativen HLA-B27 assoziierten Spondarthritiden, und damit auch auf die ankylosierende Spondylitis.

*Reiter-Syndrom.* Diese Erkrankung gehört ebenfalls zur Gruppe der seronegativen HLA-B27-assoziierten Spondarthritiden. Asymmetrisch lokalisierte, bei chronischem Verlauf erosive Arthritiden des Kniegelenks, aber auch des Sprunggelenks prägen sein Krankheitsvollbild ebenso wie frühzeitiger MTP-Befall mit oder ohne Maximalödem, d. h. Wurstzehen (und Wurstfinger). Hinzu treten die Enthesiopathien (Fersenbein) und die Symptome und Befunde der *Reiter-Spondylitis* (Sakroiliitis und Parasyndesmophyten). Das Kniegelenk ist nicht nur beim Reiter-Syndrom, sondern auch bei den anderen *reaktiven (Spond-)Arthritiden* und den *enteropathischen Spondarthritiden* die Prädilektionsstelle der arthritischen Manifestation. Die Gelenke der unteren Extremitäten werden bei den seronegativen Spondarthritiden grundsätzlich häufiger befallen als die oberen Gliedmaßen. Der oligoartikuläre, asymmetrische Befall dominiert.

*Juvenile chronische Arthritis.* Eine ähnliche Befalltendenz wie bei den anderen HLA-B27-assoziierten seronegativen Spondarthritiden wird bei der juvenilen ankylosierenden Spondylitis – Beginn vor dem 16. Lebensjahr – beobachtet, die auch als Erscheinungsform der *Juvenilen chronischen Arthritis* gilt. Die rheumafaktor-positive Form der Juvenilen chronischen Arthritis gibt sich, ihrer Erwachsenenform ähnlich, mit polyartikulär symmetrisch lokalisierter Arthritis der Finger- und Zehengelenke (MCP, MTP, PIP, IP) zu erkennen. Im Verlauf befällt sie auch zentripetal andere Gelenke sowie die Halswirbelsäule. Über die 5 klinischen Verlaufsformen der Juvenilen chronischen Arthritis s. S. 672 ff.

**Akquiriertes Hyperostose-Syndrom.** Diese seronegative Spondarthritis zeichnet sich durch eine *primäre* und *sekundäre* Prädilektionstopik am Gleit- und Stützgewebe aus. Primäre Prädilektionstopik gibt den pauschalen Hinweis, daß sich das Syndrom bei 82% der Patienten am vorderen Brustkorb und bei 45% der Erkrankten am Achsenskelett einschließlich Becken manifestiert (Dihlmann et al. 1993). Die sekundäre Prädilektionstopik soll den Blick auf den Brustkorb lenken. Dort zeigen sich die Merkmale des Akquirierten Hyperostose-Syndroms vor allem an einer Fibroostitis des Ligamentum costoclaviculare und an hyperostotischen Knochenfoci, die hauptsächlich am vorderen Ende des ersten Rippenpaares sitzen und sich dort röntgenologisch zu erkennen geben. Andere Knochenfoci, z. B. in den vorderen Enden der Rippenpaare 2–8, im (1.) Rippenknorpel, in den Klavikeln, im Manubrium und Corpus sterni, und der Befall der Gelenke und Synchondrosen des vorderen Brustkorbbereichs lassen sich szintigraphisch früher und besser als röntgenologisch aufspüren. Überhaupt sollte zur verläßlichen Beurteilung der vorderen Brustkorbregion – und des Sternokostoklavikularbereichs – die konventionelle und/oder computerisierte Tomographie im Frühstadium dort angesiedelter pathologischer Befunde nicht versäumt werden.

**Infektiöse Arthritis.** Eine akute oder subakute Monarthritis oder eine monartikuläre „Ausreißer-Exazerbation" einer polytopen Gelenkerkrankung muß immer die differentialdiagnostischen Erwägungen auf eine infektiöse Arthritis richten. Ausreißer-Exazerbation bedeutet, daß im Verlauf einer bekannten polyartikulären entzündlich-rheumatischen Erkrankung *ein* Gelenk eine besondere Progredienz zeigt.

**Lyme-Borreliose.** Wandernde, akut einsetzende, intermittierend wiederauftretende, mono- oder oligoartikuläre Arthritiden werden im Stadium 2 oder 3 der Lyme-Borreliose beobachtet. Prädilektionsorte sind die Knie- und die Großzehengrundgelenke. Andere Gelenke können ebenfalls arthritisch erkranken, auch Strahlbefall von Zehen und Fingern mit Maximalödem (Daktylitis) kommt vor. Die Lyme-Borreliose ist das Schulbeispiel derjenigen Gelenkkrankheiten, bei welchen das Immunsystem des

Patienten bestimmt, ob sich eine infektiöse Arthritis mit Erregernachweis im Gleitgewebe oder eine reaktive Arthritis ohne Erreger oder lediglich mit Erregerantigen im Synovialgewebe entwickelt.

**Akute Gicht.** Das Podagra, also die akute monartikuläre Arthritis des Großzehengrundgelenks, ist ihr topisches Paradigma. Dieses gilt in besonderem Maße für die *erste* Gichtattacke. Aber auch die anderen Zehengrundgelenke mit der Ausbreitungstendenz von medial nach lateral und die Sprunggelenke können Lokalisationen akuter Gichtanfälle sein. Im weiteren Krankheitsverlauf werden dann auch andere Gelenke wie Karpal-, Knie-, Ellenbogen-, Schultergelenke und regellos, ohne „Ordnungsmuster", die Fingergelenke Orte akuter Uratarthritiden und schließlich auch der chronischen Gichtarthropathie.

**Chondrokalzinose.** Röntgenaufnahmen der Knie-, Karpalgelenke und des Beckens bilden die Prädilektionsstellen der Chondrokalzinose ab, nämlich die Menisken und den Hyalinknorpel des Kniegelenks, den Discus radioulnaris distalis, die Schambeinfuge (und das Hüftgelenk). Schulter-, Ellenbogen- und Sprunggelenke sind weitere – allerdings seltenere – Lokalisationen. Anlaß zu klinischen differentialdiagnostischen Überlegungen geben vor allem die akuten mono- oder oligoartikulären Pseudogichtanfälle der Chondrokalzinose.

**Periarthropathia calcificans.** Sie kann sich perakut manifestieren. Ihre Hauptlokalisation ist der Ansatzbereich der Rotatorenmanschette am Schultergelenk. Depositionen von Kalziumhydroxylapatit sind aber auch periartikulär an den Hüften sowie den Ellenbogen-, Karpal- und Fingergelenken nachzuweisen und treten (peri)tendinös, manchmal mit Hautrötung und Überwärmung, auf.

**Gelenksarkoidose.** An dieser Stelle sei auf die akute Gelenksarkoidose im Rahmen eines Löfgren-Syndroms hingewiesen. Sie manifestiert sich als akute migratorische, bisweilen symmetrische nichterosive Oligoarthritis besonders an den Sprunggelenken, aber auch an den Knie-, PIP-, Karpal- und Ellenbogengelenken. Dagegen präsentiert sich die chronische Gelenksarkoidose als erosive Mono- oder Oligoarthritis häufig an den Knie-, Sprung- und Ellenbogengelenken.

**Ochronose.** Mehr oder weniger generalisierte Verkalkungen der *gesinterten* (lumbalen und thorakalen) Zwischenwirbelscheiben mit oder ohne Vakuumphänomenen sind als Leitbefund der ochronotischen

Spondylopathie bekannt. Sie kennzeichnen zusammen mit Arthrosebefunden an den Hüft- und Kniegelenken sowie Fibroostosen den Röntgenaspekt der Ochronose.

*Pigmentierte villonoduläre Synovitis.* Ihre Prädilektionslokalisation ist zu über 80% im Kniegelenk, zu etwa 12% im Hüftgelenk zu suchen, an anderen Gelenken (Schulter-, Ellenbogen- und Sprunggelenken) demgegenüber sehr viel seltener. Monotope Manifestation ist die Regel.

Die *Prädilektionstopik primärer Knochentumoren* sei hier nur stichwortartig erwähnt (Abb. 657).

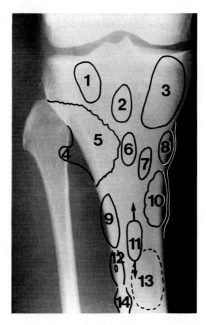

**Abb. 657.** Prädilektionstopik primärer Knochentumoren Röhrenknochen (Moser u. Madewell 1987). *1* Chondroblastom; *2* Chondrom, Chondrosarkom; *3* Riesenzelltumor (= Osteoklastom); *4* Osteochondrom (= kartilaginäre Exostose); *5* Osteosarkom; *6* juvenile Knochenzyste, Osteoblastom; *7* Fibrosarkom; *8* aneurysmatische Knochenzyste; *9* Chondromyxoidfibrom; *10* fibröser metaphysärer Defekt (nichtossifizierendes Knochenfibrom); *11* fibröse Dysplasie; *12* Osteoidosteom; *13* Rundzellläsionen (Ewing-Sarkom, primäres Non-Hodgkin-Lymphom des Knochens, Plasmozytom); *14* Adamantinom

# 14 Arthropathie – das Chamäleon unter den Gelenkerkrankungen

Farbwechsel ist ein Merkmal derjenigen Echsen, welche zur Familie der Chamäleons gehören. Dieser Begriff läßt sich metaphorisch auf bestimmte Erkrankungen – Arthropathien – anwenden, die als dritte „Spezies" den Arthritiden und Arthrosen zur Seite gestellt werden. Der intra- und interindividuelle Wechsel im klinischen und röntgenologischen Bild ist ebenso ein Wesensmerkmal der Arthropathien wie das Auftreten von Befunden, die nicht zu den typischen Merkmalen der Arthritis oder Arthrose gehören. Außerdem gibt es bei den meisten Arthropathien sog. Testgelenke, an denen sich die jeweilige Arthropathie besonders häufig manifestiert, beispielsweise die Gicht am MTP 1, der Diabetes mellitus an den Gelenken des Fußes, die Ochronose an den thorakalen und lumbalen Bewegungssegmenten der Wirbelsäule.

MEMO

Das vielseitige Erscheinungsbild der Gicht läßt sich durch den Menge-Zeit-Quotienten der Uratablagerung erklären.

## Gicht

Am Beispiel dieser Uratstoffwechselstörung läßt sich die Bedeutung der Testgelenke besonders vor Augen führen und durch die Arbeitshypothese vom Menge-Zeit-Quotienten der Uratpräzipitation (Dihlmann u. Fernholz 1969) formalisieren. Die Gicht kann unter verschiedenen Gesichtspunkten stichwortartig umrissen werden, z. B. als Kristallkrankheit, als androtrope Störung des Purinstoffwechsels, als Krankheitsmanifestation der chronischen Hyperurikämie, als primäre Gicht (renale Urathypoexkretion, metabolische Harnsäureüberproduktion) und als sekundäre Gicht (Mißverhältnis zwischen Harnsäuresynthese und -elimination bei *bekannter* Grundkrankheit), als konstitutionsbedingte bzw. hereditäre und umweltbeeinflußte Krankheit usw. Die klinischen Symptome und Befunde sowie das Röntgenbild werden jedoch von 2 physikalisch-chemischen Erkennt-

nissen maßgeblich bestimmt: *erstens* von der beschränkten Löslichkeit der Harnsäure und ihrer Salze in der Blutflüssigkeit; 6,4 mg/dl ist der empirisch ermittelte Grenzwert für Mononatriumurat. Den *zweiten* Fakt erklärt der bereits erwähnte Menge-Zeit-Quotient des Uratniederschlags. Dies läßt sich folgendermaßen begründen: Die Beschreibung der Gicht als Kristallkrankheit deutet an, daß die intra- und extraartikuläre Kristallbildung der ausgefällten Harnsäure (in Form des Mononatriumuratmonohydrats) als Agens, also als treibende Kraft, für eine Gewebsschädigung wirkt und verschiedene biologische Reaktionen auslöst. Diese Vorstellung erlaubt den Schluß, daß einerseits die Menge des präzipitierten Urats und andererseits die Geschwindigkeit seines Niederschlags – Metaphern: erhöhte Luftfeuchtigkeit, Regen, Wolkenbruch – die actio und biologische reactio bestimmen.

Ist beispielsweise der Menge-Zeit-Quotient *groß,* d. h. erfolgt eine *massive* Uratpräzipitation in *kurzer* Zeit, so kommt es zu einer stürmischen, hochakuten biologischen Reaktion, nämlich zum Gichtanfall mit entzündlicher Schwellung und Rötung, mit Erguß und ausgedehntem periartikulärem Ödem. Die Mehrzahl der Gichtpatienten erkrankt zuerst an Podagra, der akuten Gichtarthritis des MTP 1. Die Regel gilt, daß die Gichtmanifestationen vom MTP-Bereich aus sich aszendierend zentripetal ausbreiten und daß die unteren Extremitäten viel häufiger als die Gelenke der oberen Extremitäten und des Körperstamms befallen werden. Bei den ersten Gichtanfällen zeigen das Gleitgewebe und das gelenktragende Stützgewebe noch keine röntgenologisch erkennbaren Zerstörungen. Neben dem Gelenkerguß (des MTP 1) fällt jedoch das ausgedehnte periartikuläre Ödem als Weichteilschwellung auf, insbesondere, wenn beispielsweise beide Vorfüße röntgenuntersucht werden (Seitenvergleich). Das Ödem breitet sich nicht nur nach distal, sondern ebenfalls nach proximal extraartikulär aus (s. Abb. 71). Die Rezidivtendenz der akuten Gichtanfälle läßt schließlich die entzündete Synovialmembran nicht mehr „zur Ruhe" kommen. Sie schwelt chronisch-entzündlich weiter, immer wieder von akuten Entzündungsphasen aktiviert. Damit leitet die akute Gicht zum chronisch-zerstörenden Krankheitsverlauf über.

Ein *kleiner* Menge-Zeit-Quotient des Uratniederschlags bedeutet, daß *geringe* Mengen Harnsäuresalz *protrahiert* ausfallen. Die Reaktionsschwelle der Synovialmembran wird nicht erreicht; die Uratkristalle entfalten eine mechanisch-destruktive Wirkung vor allem auf den Gelenkknorpel; die Arthrosis deformans zeigt sich im Röntgenbild. Bei Männern sollte jede Arthrose im MTP 1, die nicht auf dem Boden einer Fehlstellung, z. B. Hallux valgus, entstanden ist, Anlaß zur Messung des Harnsäureserumspiegels sein. Außerdem sind atraumatische Arthrosen an „arthroseatypischen" Gelenken, beispielsweise im unteren Sprunggelenk, bei Männern und Frauen gichtverdächtig. Dies gilt auch für die ausgeprägte Polyarthrose der DIP und PIP bei Männern. Darüber hinaus sei erinnert, die erosive Arthrose erst nach Ausschluß von Gicht und Arthritis psoriatica zu diagnostizieren.

Zwischen den beiden Extremen liegt der *mittlere* Menge-Zeit-Quotient des Uratniederschlags. *Größere* und *kleinere* Mengen Uratkristalle bilden sich in *kürzerer* oder *längerer* Zeit. Sie schädigen den Gelenkknorpel, rufen in der Synovialmembran eine chronische, immer wieder rekurrierende oder persistierende Entzündung hervor. Die Kristallablagerungen häufen sich an – der **Tophus, das Zeichen der chronischen Gicht** entsteht, breitet sich im Knochen osteolytisch aus, zerstört von der Synovialmembran oder vom Gelenkkavum ausgehend beide artikulierenden Knochenenden. Er kann auch in Sehnen, in Schleimbeuteln, in der Haut und subkutan auftreten. Tophusbildung bei Gicht signalisiert einen Dauerschaden des befallenen Gewebes, obwohl therapeutisch bedingte Topholysen vorkommen.

Zu den *Röntgenzeichen* der chronischen Gicht gehört – gewissermaßen unspezifisch – die Kombination von arthritischen Weichteil- und Direktröntgenzeichen, vor allem die Verschmälerung des röntgenologischen Gelenkspalts bis zur knöchernen Ankylose sowie Erosionen. Die als Tophus (Knoten) bezeichnete Uratanhäufung ruft verschiedene „gichtspezifische" oder gichtverdächtige Röntgenbefunde, besonders an kleinen Hand- und Fußknochen, hervor. Der Tophus führt sowohl zur Osteolyse als auch – seltener – zu osteoplastischen Phänomenen.

### Uratinduzierte Knochenveränderungen

– *Tophusosteolysen:* Dieser gelenknahe Knochendefekt (s. Abb. 12, 32, 55, 61, 64, 350, 351) gibt Anlaß zu folgenden differentialdiagnostischen Überlegungen: Gelenkbeschwerden plus Lochdefekte an kleinen Knochen >5 mm Durchmesser; bei Män-

nern: Uratgranulom bei Gicht? – bei Frauen: Rheumatoide Arthritis? – bei Hämodialysepatienten: β2-mikroglobulinbedingte Amyloidose? – chronische Sarkoidose bekannt?

MEMO

> Gelenkbeschwerden an den Händen und Füßen plus gelenknahe Osteolysen von mehr als 5 mm Durchmesser: Gicht ausschließen.

Zu den Tophusosteolysen gehören außerdem: die längliche epiphysäre, sich manchmal auf die Meta- und Diaphyse ausbreitende Tophusosteolyse (s. Abb. 352), der intraartikuläre Tophusbecher an kleinen Knochen, die Tophushellebarde [des MTP 1 (s. Abb. 61)], der tophöse Achillobursitisdefekt am Fersenbein, die Druckerosion bei Bursitis urica olecrani oder durch Weichteiltophi (s. Abb. 12).

MEMO

> Der Tophus führt nicht nur zum Knochenabbau, sondern kann auch Knochenneubildung induzieren

– *Tophusosteoplasien:* Tophusstachel (s. Abb. 55, 63), überhängender Knochenrand (s. Abb. 62), pilzförmiger Umbau des (1.) Metatarsuskopfes.
– *Tophus- bzw. Gichtverdacht:* Metatarsus-1-Erker (erkerartige, mediale Knochenapposition am MT-Kopf), zentrale Erosion bzw. Dissektion im MTP 1 (s. Abb. 298), Hallux rigidus-Arthrose (s. Abb. 467), vergleichsweise ungewöhnlich dichter Ergußschatten kleiner Gelenke (s. Abb. 10, 32, 33), die arthrotisch verformt sind (diese differentialdiagnostische Aussage gilt besonders für Interphalangealgelenke), ungewöhnlich *dichter*, vergrößerter Bursaschatten mit Kalkstippchen, „entzündliche" Gelenkzerstörung mit gelenknahen intraossären Kalkschatten (Kalziumurat, s. Abb. 62).

*Weichteiltophi.* Sie zeichnen sich an Hand (s. Abb. 11, 12) und Fuß (s. Abb. 55, 63, 73) durch ihre vergleichsweise *dichte*, rundliche bis ovale Schattengebung mit oder ohne destruktive Phänomene an den benachbarten Knochen und Gelenken aus. Durch zusätzlich ausgefallenes Kalziumurat können sie Kalkschatten enthalten oder eine Kalkschale (s. Abb. 63) haben. Die Differentialdiagnose umfaßt: subkutane Rheumaknoten (vgl. das artikuläre Befallmuster der Rheumatoiden Arthritis), multizentrische Retikulohistiozytose (kein manuelles Befallmuster bei der Gelenk-destruktion, geringere Knotendichte), Xanthome (Osteolysen, Druckerosion, kein Befallmuster, geringe Knotendichte), Weichteiltumoren (ohne Gelenk-destruktion), pigmentierte villonoduläre Synovitis (Diskrepanz der lobulären oder nodulären Weichteil-verdichtung gegenüber diskretem (osteolytischem) Gelenk- oder Knochenbefall.

**Radiologische Gichtassoziation:** *D*iffuse *i*diopathische *S*kelett*h*yperostose (DISH, Spondylosis hyperostotica).

## Neurogene (neuropathische) Arthropathien

Diese Gelenkerkrankungen werden auf S. 302ff. besprochen. Hier sei jedoch darauf hingewiesen, daß der diabetischen (neurogenen) Arthropathie – vor allem dem „diabetischen Fuß" – auch heute noch klinische Bedeutung zukommt. Die tabischen, syringomyelischen, dysrhaphischen, posttraumatisch-nervalen, leprösen sowie die verschiedenen hereditären und sporadischen neurogenen Arthropathien spielen dagegen im allgemeinen Krankengut nur eine sehr untergeordnete Rolle.

## Koagulopathische Arthropathien

Sie sind die Folgen hereditärer und – selten – erworbener Defizite an bestimmten Gerinnungsfaktoren. Die klassische Hämophilie A spiegelt die Aktivitätsminderung des Gerinnungsfaktors VIII wider; die Hämophilie B geht auf ein Defizit an Gerinnungsfaktor IX und die Hämophilie C auf einen Mangel an Gerinnungsfaktor XI zurück. Kongenital und erworben – bei Antikoagulanzientherapie und Leberparenchymschädigungen – tritt auch eine Aktivitätsminderung des Faktors VII auf; Thrombopathien können ebenfalls mit Gelenkblutungen einhergehen. Außerdem gibt es noch sehr seltene Defizite an bestimmten Gerinnungsfaktoren, z. B. Parahämophilie, sowie Mischbilder aus Thrombopathie und Faktordefizit. Die vorhandene Restaktivität des jeweiligen Gerinnungsfaktors bestimmt das Manifestationsalter und das Ausmaß der koagulopathischen Arthropathie. Gelenkblutungen *können* bei Restaktivitäten zwischen 5 und 15% nach Traumen und Operationen auftreten. Bei genetisch determinierten hämophilen Restaktivitäten unter 5% gehören sie regelhaft (spontan, nach leichten Traumen) zum klinischen Bild, falls keine ausreichende Faktorsubstitution erfolgt.

Intraartikulär von der Synovialis her eingedrungenes Blut ist ein „Gelenkknorpelfeind", und zwar aus verschiedenen Gründen. Rezidivierende Gelenkblutungen führen zur Gelenkknorpeldegeneration. Da Flüssigkeit inkompressibel ist, erhöht sich durch größere Blutansammlungen der intrakavitäre Druck. Dadurch können Druckerosionen (s. dort) an den knorpelfreien Zonen des Gelenks entstehen. Schließlich führt der „Fremdkörper" Blut, namentlich bei rezidivierenden Blutungen, zu einer resorptiven entzündlichen Reaktion der Synovialmembran, deren Pathobiochemie (Mediatoren, Enzyme usw.) und proliferative Phase den Gelenkknorpel, den subchondralen Knochen und die artikulären Weichteile angreifen und irreversibel schädigen. Starke intraartikuläre Blutungen lösen klinisch und röntgenologisch akute/subakute Entzündungen aus. Im Röntgenbild zeigen sich dann auch arthritische Kollateralphänomene, z. B. in Form unscharf konturierter und demineralisierter Spongiosatextur. Das Endstadium des Blutergelenks beherrschen Fehlstellung und seltener die knöcherne Ankylose. Da die meisten angeborenen Koagulopathien sich bereits im Wachstumsalter manifestieren, stören die aufgezählten Pathomechanismen auch das Wachstum der knöchernen Gelenksockel. Die koagulopathischen Arthropathien – soweit sie sich schon im Kindesalter zu erkennen geben – lassen sich daher unter dem Begriff „Wachstumsalterarthritis" subsumieren (S. 198f., s. Abb. 484, 487, 488, 492, 494, 498). Die Wachstumsalterarthritis ist ein Mosaik, das sich aus den arthritischen Weichteilzeichen, arthritischen Kollateralphänomenen und arthritischen Direktzeichen *plus* Entwicklungs- und Wachstumsstörung der gelenktragenden Knochen zusammensetzt. Im Einzelfall bleibt die Ätiologie der Wachstumsalterarthritis zu klären, darunter auch die angeborenen Blutgerinnungsstörungen.

Rezidivierende intraossäre und subperiostale Blutungen – zunächst als Zysten imponierend – können mit der Zeit zum Röntgenbild des zystisch-trabekulären hämophilen Pseudotumors führen. Die Hämophilieanamnese bewahrt vor der Fehldiagnose „(maligner) Knochentumor".

Zu den Komplikationen der Koagulopathien gehört die ischämische Osteonekrose – Störung der Blutversorgung über epiphysäre Endarterien durch das inkompressible Hämarthros – und, als Folge rezidivierender extraartikulärer und extraossärer Hämatome, die heterotope Knochenneubildung.

## Ochronosearthropathie

Diese Stoffwechselerkrankung tritt bei einem ange-borenen Enzymdefekt des Eiweißmetabolismus auf, der den Abbau des Phenylalanins und Tyrosins stört. Ein metabolisches Zwischenprodukt, die Homogen-tisinsäure, sammelt sich durch den Mangel an Homo-gentisinsäureoxydase an und wird über die Nieren ausgeschieden. Ein pigmentartiges polymerisiertes Oxydationsprodukt der Homogentisinsäure elimi-niert der Organismus ebenfalls über den Urin. Der Urin zeigt beim Zusatz von Alkalien, aber auch nach längerem Zuwarten eine allmähliche Schwarzverfär-bung. Darauf zielt die Namensgebung „Alkapton-urie". Zur synonymen Bezeichnung „Ochronose" (R. Virchow) vergl. S. 687. Das schwarzverfärbte Oxyda-tionsprodukt der Homogentisinsäure hat eine Affini-tät zu bestimmten mesenchymalen Geweben, vor allem zum Gelenkknorpel, zu den Zwischenwirbel-scheiben und den Insertionszonen der Bänder und Sehnen. Röntgenologisch geben sich daher bei etwa jedem 2. Patienten mit Ochronose eine Arthrosis deformans (Abb. 658), eine Osteochondrosis inter-vertebralis und Fibroostosen zu erkennen, und zwar oft schon in einem Alter – meist schon im 4. Dezennium –, in dem degenerative Veränderungen der genannten morphologischen Strukturen noch nicht zu erwarten sind. Zur statistisch begündeten röntgendiagnostischen Möglichkeit, eine *prämature*

Arthrose (ohne erkennbare präarthrotische Defor-mität) ätiologisch der anamnestisch bekannten Ochronose zuzuordnen, gesellt sich die typische *Spondylopathia ochronotica* (Abb. 659; s. Abb. 566) hinzu. Die thorakalen und vor allem lumbalen Bewe-gungssegmente sind die Testgelenke der ochronoti-schen Gleit- und Stützgewebsstörung; viel seltener werden die zervikalen Zwischenwirbelscheiben er-griffen. Die ochronotisch geschädigten Disci inter-vertebrales zeigen eine erhebliche Höhenminderung (generalisierte „Verschmälerung"), jedoch fehlen die aus der Erfahrung erwarteten „adäquaten" Wirbelo-steophyten. Also: Stark zusammengesinterte Zwi-schenwirbelscheiben mit massiven Kalkeinlagerun-gen und Vakuumphänomenen begleitet von geringfü-gigen Wirbelosteophyten prägen das Röntgenbild der ochronotischen Diskopathie (Spondylopathie). Das niedergeschlagene Kalzium liegt als Apatit vor und wird als dystrophische Verkalkung aufgefaßt. Die Differentialdiagnose der (generalisierten) Dis-kusverkalkung muß berücksichtigen: Chondrokalzi-nose (Kalziumpyrophosphatdihydrat), idiopathische Hämochromatose (Kalziumpyrophosphatdihydrat), (primären) Hyperparathyreoidismus (Hydroxylapa-tit) und primäre Amyloidose. Als Begleitbefund der ochronotischen Stammskeletterkrankung tritt eine diffuse Osteoporose auf.

Die ochronotische Arthropathie gibt sich vor allem am Knie-, Schulter- und Hüftgelenk röntgenologisch

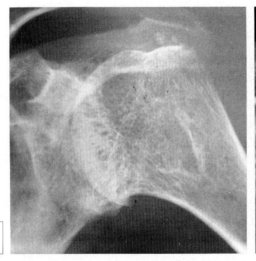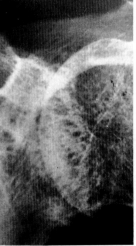

**Abb. 658.** 45jähriger Patient mit forgeschrittener ochro-notischer Arthropathie des linken Schultergelenks. Der Gelenkknorpelbelag ist weitgehend zerstört. Die typi-schen arthrotischen Umbauvorgänge fehlen jedoch, und es besteht eine Tendenz zur oberflächlichen Erodierung (Humeruskopf). Auch die feinfleckigen Osteolysen in beiden Gelenksockeln sind für eine „banale" Arthrose untypisch. Assoziation oder Koinzidenz: Periarthropa-thia humeroscapularis calcificans

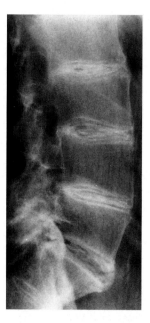

**Abb. 659.** Typisches Röntgenbild der ochronotischen Spondylopathie: Gesinterte, verkalkte bis ossifizierte Disci, oft zusätzliche Vakuumphänomene, geringfügige oder fehlende Vertebralosteophyten. Bei diesem Patienten sind außerdem die ochronotischen Wirbelbogengelenke teilweise ankylosiert

zu erkennen. Wie schon betont wurde, zeigt sie sich als eine Arthrosis defomans, die unter Berücksichtigung des Patientenhinweises, Urinflecke in der Wäsche würden sich schwärzlich verfärben, als ochronotische Gelenkerkrankung identifiziert werden kann. Darüber hinaus sollte bei Ochronosepatienten auf drei fakultative Röntgenbefunde an den degenerativ veränderten Gelenken und Fugen (s. Abb. 1132, 1133) geachtet werden. Erstens sind häufig die Arthroseosteophyten nur gering ausgeprägt und zweitens neigen ochronotisch erkrankte Gelenke, namentlich das Kniegelenk, zur „Aktivierung"; d. h., Reizergüsse, denen eine Detritusarthritis zugrunde liegt, treten häufig auf. Diese reaktive entzündliche Synovialisreaktion kann so stark sein, daß sich in der knöchernen Umgebung der Knochenverbindung arthritische Kollateralphänomene, wie unscharfe subchondrale Spongiosazeichnung und subchondrale bandförmige Demineralisationszonen, zu erkennen geben. Schließlich hat die Ochronosearthropathie oft eine erosive Tendenz (s. Abb. 658).

## Hämochromatosearthropathie

Sie kann sich im (klinisch noch nicht diagnostizierten) Frühstadium der Erkrankung als Arthrosis deformans und Chondrokalzinose offenbaren. Die Testgelenke der Arthropathie bei idiopathischer Hämochromatose – Siderophilie, chronische Eisenspeicherungskrankheit – sind jedoch die MCP 2 und 3 (seltener gleichzeitig auch MCP 4 und 5). An diesen Gelenken fallen häufig Röntgenbefunde auf, die als typische Arthrose (bei Frauen, s. unten) oder erosive Arthrose oder „arthroseähnlich" (s. 4, 5) imponieren:

MEMO

> Hämochromatosearthropathie: Testgelenke = MCP (2 und 3). Ikonographie = typische Arthrose bei Frauen (ohne PIP- und DIP-Befall), erosive Arthrose, gelenkknorpelferne Zysten im MC-Kopf, Chondrokalzinose mit oder ohne MCP-Arthrosebild.

1. Marginale Osteophyten.
2. Verschmälerung des röntgenologischen Gelenkspaltes mit subchondraler Sklerose.
3. „Angeknabberte" subchondrale Grenzlamelle oder *Erosionen* (Abb. 660).
4. Subchondrale Zysten, die nicht nur als typische subchondrale Geröllzysten eingeordnet werden können, sondern auch in größerer Anzahl im gesamten Metakarpuskopf (also nicht nur unmittelbar subchondral) auftreten (Abb. 661).
5. Symptomatische Chondrokalzinose im Gelenkknorpel (Abb. 662) und in den Gelenkweichteilen. Differentialdiagnose gegenüber der hereditären oder sporadischen Chondrokalzinose mit sekundärer MCP-Arthrose (Abb. 663) stellen: laborchemisch (Eisenserumspiegel ↗, Eisenbindungskapazität ↘, Ferritinserumspiegel ↗), computertomographisch erhöhte Schwächungswerte der Leber bei unbehandelter Hämochromatose etwa zwischen +85 und +100 HE.
6. Auch jede *typische* MCP-Arthrose ohne PIP- und DIP-Befall (Röntgenbefunde Nr. 1, 2 und charakteristische Geröllzysten) sollte *bei Frauen* Anlaß sein, nach der idiopathischen Hämochromatose zu fahnden; denn die MCP-Arthrose sui generis ist ein androtropes Leiden.

An den extramanuellen und extrapodalen Gelenken imponiert die Hämochromatosearthropathie als Arthrosis deformans mit oder ohne Chondrokalzinose (Abb. 664, s. Abb. 662).

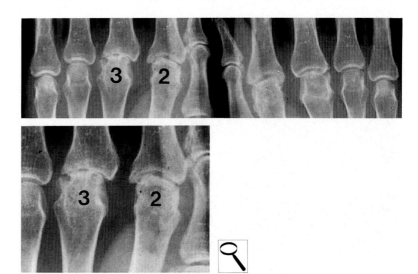

**Abb. 660.** Erosive MCP-Arthrose bei einem 62jährigen Mann. Die MCP-Arthrose ist eine androtrope Erkrankung. Jede *erosive* MCP-Arthrose, insbesondere mit Schwerpunkt in den MCP 2 und 3 oder deren isolierter Befall, erweckt den Verdacht auf eine Hämochromatose.

Bei diesem Patienten wurde der röntgenologisch ausgesprochene Verdacht auf idiopathische Hämochromatose bzw. Hämochromatosearthropathie durch die typischen serologischen Parameter bestätigt

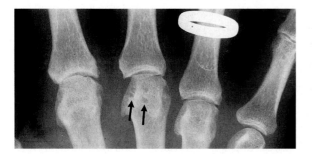

**Abb. 661.** 44jähriger Mann mit MCP 2- bis 4-Arthrose, Schwerpunkt in 2 und 3. Atypische Röntgenbefunde für eine banale Arthrose sind die *gelenkknorpelfernen* Zysten im MC-Kopf 3 (*Pfeile*). Sie sitzen nicht an typischer Stelle wie die unmittelbar subchondralen arthrotischen Geröllzysten. Daher wurde die Röntgendiagnose „atypische MCP-Arthrose" gestellt und der Verdacht auf Hämochromatose ausgesprochen (serologisch bestätigt)

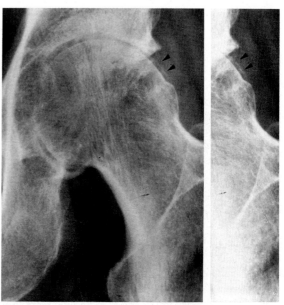

**Abb. 662.** Patient mit idiopathischer Hämochromatose. Der Röntgenbefund entspricht einer Koxarthrose mit Chondrokalzinose (*Pfeilspitzen*). Die Einordnung als Hämochromatosearthropathie erfolgt nicht nur wegen der Anamnese, sondern auch unter Berücksichtigung der Röntgenbefunde im Bereich der Hände (s. Abb. 660)

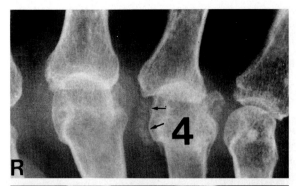

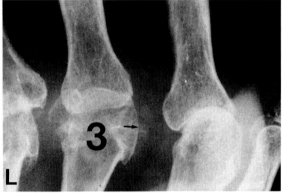

**Abb. 663.** Beidseitige MCP-Polyarthrose mit Chondrokalzinose [MCP 4 rechts (*R*) und MCP 3 links (*L*)]. Eine idiopathische Hämochromatose wurde serologisch ausgeschlossen

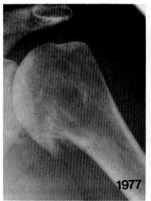 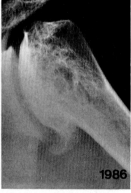

**Abb. 664.** Verlauf (*1977–1986*) einer Omarthrose im Rahmen einer langjährigen bekannten idiopathischen Hämochromatose bei einer 1977 64jährigen Frau. Gegen die Differentialdiagnose „Milwaukee-Schulter" spricht, daß sich keine nativröntgenologischen Befunde einer schweren Schädigung der Rotatorenmanschette nachweisen lassen (*kein* Oberarmkopfhochstand)

## Arthropathie bei hereditärer hepatolentikulärer Degeneration (Wilson-Krankheit)

Sie entsteht im Verlauf einer defektenzymatischen Kupferintoxikation des menschlichen Organismus. Für die Krankheitsdiagnose haben die kupferinduzierten Veränderungen am Gleit- und Stützgewebe keine Bedeutung. Sie können jedoch die Gelenkbeschwerden und pathologischen Röntgenbefunde der Patienten (Bewegungsschmerzen, Steifheitsgefühl, Erguß) erklären, die bei etwa 50% von ihnen auftreten:

1. Arthropathie – Arthrosebild – mit der Neigung zur Knochenfragmentation, evtl. Röntgenbild der Osteochondrosis dissecans, gelegentlich von der Arthrose abweichende Ikonographie, nämlich subchondrale Kortikalisunregelmäßigkeiten. Die Ausbildung der Arthrose (prämature Arthrose oder Arthrose im 2. Lebensabschnitt oder „atypische" Arthrose) hängt wahrscheinlich davon ab, ob die Wilson-Krankheit frühzeitig erkannt oder erst nach längerem Krankheitsverlauf diagnostiziert wurde und die Therapie dementsprechend früh oder verzögert einsetzte.
2. Symptomatische Chondrokalzinose.
3. Osteoporose, renal-tubuläre Rachitis/Osteomalazie.

## Amyloidosearthropathie, Amyloidoseosteopathie

Sie und ihre Mischbilder sind die Folgen einer Ablagerung von pathologischen fibrillären Proteinen, die den Stoffaustausch der Zellen und Gewebe beeinträchtigen und auf diese Weise vielfältige pathologische Gewebs- und Organbefunde und auch Symptome hervorrufen. Gelenk- und Knochenbefall ist vor allem bei der *primären* (*idiopathischen*) Amyloidose, bei der *sekundären* (*assoziierten, reaktiven*) und *paraproteinämischen* Amyloidose zu erwarten. Im aktuellen Schrifttum wird allerdings die immunhistochemische Amyloidklassifikation bevorzugt (s. S. 643). Die Knochenamyloidose zeigt sich in Abhängigkeit von der Menge der abgelagerten Amyloidsubstanz als kleinere oder größere Osteolyse, die, beispielsweise im Femurhals oder in Wirbelkörpern, zur pathologischen Fraktur führen kann. Subperiostale Amyloiddepots haben im Röntgenbild gelegentlich den Aspekt von periostalen oder parossalen (juxtakortikalen) gutartigen oder malignen Geschwülsten (Weichteilmasse, Verkalkungen, periostale Knochenformation). Die Amyloiddeposition in der Synovialmembran, fibrösen Gelenkkapsel, im

Gelenkknorpel, Gelenkbinnenraum und in den periartikulären Weichteilen einschließlich der Sehnenscheiden, Schleimbeutel und Muskeln offenbart sich an einer schmerzlosen oder schmerzhaften, meist bilateral-symmetrischen Anschwellung mit Bewegungsbehinderung und Gelenksteifheitsgefühl.

Außerdem tritt die β2-Mikroglobulin-bedingte Amyloidose – das dialyseassoziierte Amyloid – als Komplikation der Langzeithämodialyse auf und kann bei diesen Patienten zum Karpaltunnelsyndrom, zu Arthralgien, subchondralen zystenartigen Osteolysen sowie zur destruktiven Arthropathie und Spondylarthropathie führen. Die Entstehung und klinische Manifestation der β2-Mikroglobulinamyloidose hängt offenbar von der verwandten Membran des Dialysators ab. Das β2-Mikroglobulinamyloid fällt überwiegend in gelenknahen Strukturen aus, so an den Kapsel-Band-Insertionen und direkt subchondral. Beispielsweise wölben sich periartikuläre Amyloiddepositionen an der Radialseite des Karpalgelenks im Laufe der Jahre in den Skaphoidfettstreifen vor und deformieren seine Silhouette (s. Abb. 379). Die Volumenzunahme durch Amyloideinlagerung in den subakromialen Weichteilstrukturen führt am Schultergelenk zur Vergrößerung der Akromiohumeraldistanz (Gielen et al. 1990). Subchondrales Amyloid zeigt sich im Röntgenbild als Geode. Das β2-Amyloid tritt typischerweise multipel in den Karpalia (s. Abb. 379) und in den angrenzenden Knochen auf.

In der Hüftgelenksumgebung und im Humeruskopf gibt es sich solitär oder multipel als Osteolyse (s. Abb. 356) zu erkennen. Manchmal zeigt es sich als Erosion. Der röntgenologische Gelenkspalt bleibt in der Regel unversehrt. Dies ist ein Differentialkriterium gegenüber den Geoden – Makrogeoden – bei der Rheumatoiden Arthritis, die bei dieser Krankheit manchmal im Vordergrund der Röntgenbefunde an der Hand, am Knie- und Ellenbogengelenk stehen, an dem einen oder anderen Gelenk aber doch mit Gelenkspaltverschmälerung einhergehen. Ein bilateral-symmetrisches Auftreten kommt bei der β2-Mikroglobulinamyloidose vor und ist bei der Rheumatoiden Arthritis der dominierende Regelfall. Subkutane noduläre Amyloidde-

pots können den Rheumaknoten – soweit ihre Silhouette röntgenologisch zu erkennen ist – gleichen. Arthritische Kollateralphänomene fehlen bei der β2-Mikroglobulin-bedingten Amyloidose. Grundsätzlich hilft auch der anamnestische Hinweis differentialdiagnostisch weiter, daß der Patient schon viele Jahre hämodialysiert wird. Dann sollte aber auch an die braunen Tumoren des (sekundären) Hyperparathyreoidismus gedacht werden (s. renale Osteodystrohie, S. 258ff.).

Das dialyseassoziierte Amyloid zeichnet sich offensichtlich durch einen Tropismus zum Gleit- und Stützgewebe aus. Diese Affinität ist auch der maßgebliche Anlaß für die destruktive, das Gleitgewebe und gleichzeitig den Gelenksockel zerstörende Amyloidosearthropathie. Der entsprechende diskovertebrale Befall führt zur destruktiven Amyloidose-Spondylopathie (s. Abb. 979). Rezidivierende Gelenkblutungen kommen bei Hämodialysierten vor und tragen zur Gelenkzerstörung bei. Die Gelenkzerstörung und die diskovertebralen Destruktionen können im Röntgenbild das Ausmaß infektiöser Prozesse annehmen, die bei Hämodialysepatienten durch hämatogene Streuung eines infizierten Shunts möglich sind. Der Halswirbelsäulenabschnitt ist der Prädilektionsort für die amyloidinduzierte Spondylopathie, an deren Pathogenese die bei Hämodialysierten ebenfalls beobachtete Chondrokalzinose und die medikamentös bedingte Aluminiumakkumulation beteiligt sein könnten. Röntgenmorphologisch ähnliche diskovertebrale Destruktionen treten auch im Verlauf des primären Hyperparathyreoidismus (Freyschmidt u. Hehrmann 1978) auf und kommen bei chronischer Niereninsuffizienz ohne Hämodialysetherapie vor. Dann zeigen sie einen sekundären Hyperparathyreoidismus an (Young et al. 1991). Daher gehören sowohl das dialyseassoziierte Amyloid als auch der primäre und sekundäre Hyperparathyreoidismus und die Andersson-Läsion (Spondylodiszitis) im Verlauf der Spondylitis ankylosans zur röntgenologischen Differentialdiagnose der infektiösen Spondylodiszitis. Weitere röntgenologische Differentialdiagnosen: neurogene Spondylopathie, diskovertebrale Streßfraktur bei DISH, Pyrophosphatspondylopathie, erosive Osteochondrose.

# 15 Die neuropathische Gelenkdesintegration – das anarchische (anarchistische) Röntgenbild

Anarchisch heißt „gesetzlos". Bezogen auf die Röntgenaufnahme eines erkrankten Gelenks bedeutet dies eine Zerstörung des Gleit- und Stützgewebes, die arthritische und arthrotische Dimensionen sprengt. Das Suffix „-ismus" bzw. „-istisch" verleiht einem Wortstamm einen grundsätzlichen ideologischen Stellenwert, Mantel oder auch Makel. Bei den neuropathischen Gelenkerkrankungen – den *neuropathischen* oder *neurogenen Arthropathien* (auch *neuropathische* oder *neurogene Osteoarthropathien* genannt) – zeigt sich die „Ideologie" im Synonym *Charcot-Gelenk*: Die Charcot-Gelenke wurden zur Zeit Jean M. Charcots grundsätzlich auf eine tabische, d. h. syphilitische Ätiologie zurückgeführt. Diese Ex-cathedra-Entscheidung paßte sich dem damaligen medizinischen Zeitgeist an, hinter den verschiedensten Krankheitsbildern ätiologisch die (pikante) Lustseuche zu vermuten. Ob heute der Betrachter einer Gelenkaufnahme anarchisch oder anarchistisch einzuordnende Merkmale entdeckt, ist seine linguistische und semantische Entscheidung. Er muß jedoch begründen können, warum er bestimmte Röntgenbefunde an einem erkrankten Gelenk oder an der Wirbelsäule als anarchisch oder anarchistisch einstuft. Darauf sei eingegangen:

Die neurogene oder neuropathische Pathogenese der deletären Veränderungen am Gelenkkapsel-Band-Apparat und am knöchernen Gelenksockel einschließlich seines Knorpelbelags können aus einer im Einzelfall unterschiedlichen Beeinträchtigung der Schmerzempfindung, der Temperatur- und Vibrationswahrnehmung sowie der Tiefensensibilität des betroffenen Gelenks oder der jeweiligen Körperregion abgeleitet werden. Dadurch kommt es zu rücksichtslosem Gebrauch und zur Dauertraumatisierung der morphologischen Gelenkbausteine, so die *neurotraumatische pathogenetische Theorie* der neuropathischen Gelenkerkrankungen. Außerdem läßt sich oft eine neural initiierte Störung der Vasomotorik und Vaskularisation nachweisen, und zwar im Sinne der Hyperämie und Hypervaskularisation, entsprechend der *neurovaskulären pathogenetischen Theorie*. Die vermehrte Blutfülle wird empirisch mit einer Stimulation der Osteoklasten in Zusammenhang gebracht. Für die neurovaskuläre Komponente der Pathogenese spricht, daß sich neuropathische Gelenkerkrankungen auch bei lange Zeit bettlägerigen Patienten entwickeln können. Zu diesen reproduzierbaren Pathomechanismen gesellen sich vermutete Entgleisungen biologischer Vorgänge, die unter dem pathoanatomisch und pathophysiologisch nicht genau erklärbaren Begriff „gestörte Trophik" zusammengefaßt werden. Der Ausdruck „Trophik" bezieht sich eigentlich auf den Ernährungs- und Stoffwechselzustand eines Gewebes. Ihre Störung zeigt sich bei den neuropathischen Arthropathien bzw. Osteoarthropathien augenfällig an der Haut, z. B. am Fuß. Verstärkte Hornhautbildung (Schwielen, Abb. 665), Druckstellen mit der Neigung zu schmerzlosen, in-

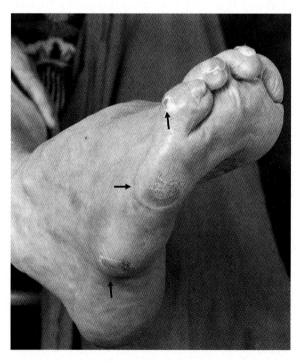

**Abb. 665.** Fußverunstaltung bei dominant vererbter neuraler Muskelatrophie, s. die 3 Schwielen (*Pfeile*). Die proximale und die distale Schwiele zeigen ein abgeheiltes Ulkus

fektionsgefährdeten Ulzera (Mala perforantia), Fisteln, Weichteilödeme und verminderte oder fehlende Schweißbildung gelten als Indizien solcher „Dystrophien". Diese Weichteilveränderungen sind natürlich nicht die Ursache der neuropathischen Gelenk- und Knochenerkrankung, sondern Indikatoren, die auf ähnliche Störungen in der Körpertiefe hinweisen. „Trophisch" gestörter Knochen erweist sich gegenüber mechanischen Insulten des täglichen Lebens als besonders vulnerabel, und dies nicht nur, weil im Rahmen der neuropathischen Gelenk- und Knochenerkrankung immer auch eine lokale Demineralisation eintritt.

Aus didaktischen Gründen wird die *atrophische* (osteolytische, akroosteolytische, resorptive) Form dem *hypertrophischen* (osteoplastischen) Erscheinungsbild (Charcot-Gelenk im engeren Sinne) und Mischformen beider Möglichkeiten des neuropathischen (neurogenen) Gelenk- und Knochenprozesses gegenübergestellt – dabei ist das Röntgenbild der „Arbiter", der Schiedsrichter.

### Reaktionslose Osteolyse

Das Charakteristische an der neuropathischen Osteolyse ist ihre Reaktionslosigkeit – reaktionslose Osteolyse –, d. h., der osteoklastäre Knochenabbau verläuft ohne „Gegenwehr" der Osteoblasten. Jedenfalls zeigt sich im Röntgenbild an den Stellen des aktiven Knochenabbaus keine (reparative) Bildung von Knochensubstanz.

### Merkmale des Charcot-Gelenks

Das individuell wechselnde Ausmaß des neuropathischen Gleit- und Stützgewebsschadens, sein – besonders in den frühen Stadien – wechselndes Neben- und Nacheinander, die Belastbarkeit der Gelenkweichteile und der Knochensockel sowie die Grundkrankheit führen zu unterschiedlichen Röntgenbefunden, die den Blick des Beobachters trüben können. Bei der exakten Röntgenbildanalyse enthüllt sich jedoch das anarchische, die Gelenkdesintegration anzeigende Bild:

*Gelenkkapsel-Band-Apparat.* Gelenkinstabilität, Fehlstellung der artikulierenden Knochen, Störung der Gewölbekonstruktion. Rezidivierender oder persistierender Gelenkerguß.

*Gelenkknorpel.* Verschmälerung bis Aufhebung des röntgenologischen Gelenkspaltes, (marginale) Erosion der Knochen-Gelenkknorpel-Grenzzonen.

*Subchondraler Knochensockel, gelenkferne Knochenregion (Röhrenknochendiaphyse).* Initial tritt manchmal eine vieldeutige lokale Entkalkung des Knochensockels auf, die in der Regel erst retrospektiv richtig gedeutet wird. Entsprechendes gilt für initiale Spontanfrakturen, beispielsweise im Kalkaneus, an den Metatarsalia oder im Femurhals. Eher schon läßt sich die Kombination von Knochenanbau und Knochenabbau nosologisch korrekt einordnen, und zwar nicht nur dort, wo die mechanische Schädigungsmöglichkeit offensichtlich ist, sondern auch in Bereichen, deren Schädigung – zumindest makroskopisch – nicht erfaßt werden kann. Diese Feststellung gilt z. B. für die häufige Spongiosasklerose im subchondralen Knochensockel. Der spröde, sklerosierte und/oder „trophisch" gestörte Knochen fragmentiert, zerbröckelt, wird in seinem Verbund, z. B. Tarsalia, „zerstampft".

Fraktur und Fragmentation von röntgenologisch normal abgebildeten Knochen können in jedem Stadium der neuropathischen Osteoarthropathie auftreten.

*Periartikuläre Weichteile.* Anschwellung, z. B. Wurstzehe (Abb. 666), heterotope Knochenneubildung.

*Streßbedingte und reparative Phänomene.* Dazu gehören Periostappositionen, die als Stützstreben und Schienenhülsen für den „trophisch" gestörten Knochen wirken (vgl. den *säulenförmigen* Umbau der Metatarsalia, Abb. 667–669). Im Reparationsstadium neuropathischer Frakturen entsteht der typische *überschießende* Kallus (Abb. 667). Der resorptive und destruktive Prozeß kann fortschreiten, zum Stillstand kommen, reparativen Wiederaufbau zeigen – also partiell rekalzifizieren – und wieder in Progredienz einmünden. Als Reparationszeichen werden auch Synostosen eingeordnet.

MEMO

Diagnostische Tetrade bei neuropathischen Osteoarthropathien mittlerer und großer Gelenke: rezidivierender oder persistierender Erguß, Zerstörungen an beiden Gelenksockeln, Gelenkinstabilität (Fehlstellung), periartikuläre heterotope Knochenneubildungen und/oder Knochenbröckel .

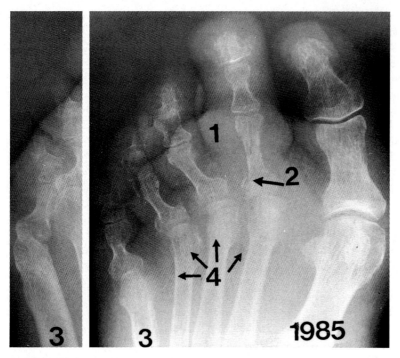

**Abb. 666.** Verlaufsbeobachtung (s. Abb. 667 u. 668) einer diabetischen neuropathischen Osteoarthropathie. Sie zeigt sich *1985* an 4 Röntgenbefunden: massive Schwellung der 2. Zehe (Wurstzehe, *1*), basisnahe Schaftfraktur der 2. Grundphalanx (*2, Pfeil*), säulenförmiger Umbau des 5. Metatarsale (*3*, s. auch die Schrägaufnahme), ausgeprägtes Fußrückenödem, dadurch unscharfe Konturen der MT 2–4 (*4, Pfeile*). Die Wurstzehe (*klinischen* Verdacht auf Weichteilinfektion äußern) war für den Patienten der Anlaß, den Arzt aufzusuchen

Der *erste* röntgendiagnostische Schritt ist mit der Identifizierung einer neurogenen (neuropathischen) Osteoarthropathie anhand der beschriebenen „anarchischen" Röntgenbefunde getan.

### Nosologische Zuordnung

Mit dem *zweiten* Schritt wird die nosologische Zuordnung der neuropathischen Gelenkerkrankung versucht.

MEMO

> Neuropathische Osteoarthropathie: 1. Identifizierung des anarchischen Röntgenbildes, 2. Versuch der nosologischen Zuordnung.

*Diabetischer Fuß.* Die derzeit häufigste neurogene Osteoarthropathie ist die diabetische Knochen- und Gelenkerkrankung. Sie wird unter den Begriff *diabetischer Fuß* (Abb. 666–678) subsumiert. Er tritt als *neuropathischer* oder *angiopathischer Fuß* oder als Mischform dieser beiden diabetischen Spätkomplikationen auf.
Zu den Röntgenbefunden des langjährigen Diabetes mellitus gehören Mediaverkalkungen an den Fußarterien. (Entsprechendes gilt für die Hand.) Diese *nichtokklusive Makroangiopathie,* d. h. arterielle Wandverkalkungen ohne Verschlußtendenz, sind *allgemeine* Röntgenzeichen einer chronischen Stoffwechselstörung des Organismus! Sie werden daher z. B. auch bei der renalen Osteodystrophie beobachtet.
Die *diabetische okklusive Makroangiopathie* ist ein schmerzhaftes Leiden. Trotz Claudicatio intermittens, fehlender Pulse, sichtbarem Gewebstod, z. B. an den Zehen, mit *trockener* Gangrän (lokale Hautblässe, sodann Blau- bis Schwarzfärbung, Mumifizierung) oder *feuchter* Gangrän (stinkender, geschwürig-flächenhafter Gewebsuntergang, Blauverfärbung) ist der Röntgenbefund an den Zehenknochen gewöhnlich normal. Die diabetische okklusive Makroangiopathie nimmt nämlich keinen wesentlichen Einfluß auf die Entstehung der diabetischen neurogenen Osteoarthropathie. Nur gelegentlich erkennt man im Röntgenbild eine fleckige Demineralisation oder Knochenzerstörungen durch Infektion (Osteomyelitis) des abgestorbenen Knochengewebes oder als Ausdruck einer neurogenen Osteolyse bei der Mischform des diabetischen Fußes.

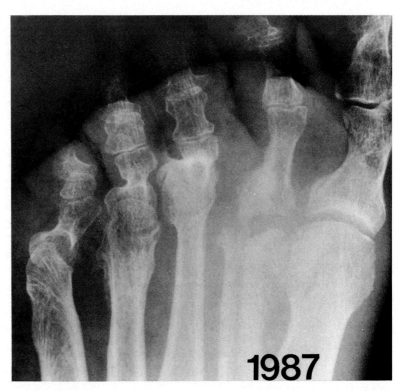

**Abb. 667.** Patient der Abb. 666, weiterer Verlauf der diabetischen neuropathischen Osteoarthropathie; 2 Jahre später (1987) ist die Fraktur an der 2. Grundphalanx mit überschießender Kallusbildung abgeheilt. An den Meta-tarsalia 2–4 und der Großzehengrundphalanx sind periostale Reaktionen (Schienenhülsen) neu aufgetreten. Osteolyse des Metatarsuskopfes 2, MTP-Fehlstellung (Schrägaufnahme), Fußrückenweichteilschwellung

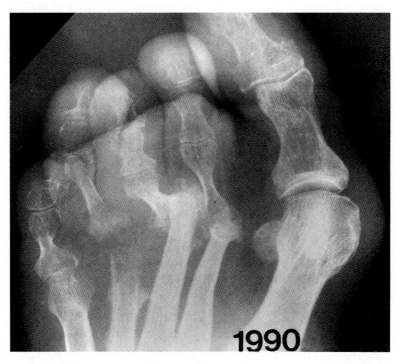

**Abb. 668.** Patient der Abb. 666 und 667. *1990:* Zunahme des Hallux valgus. Fehlstellungen auch in den MTP 2–4. Osteolysen der Metatarsalia 2–5. Die periostalen „Schienenhülsen" wurden z. T. abgebaut (vgl. 1987, Metatarsa-lia 2, 4, 5): nichtinfektiös MT 2: „abgelutschter" Röhrenknochen; MT 4: irreguläre „unscharf" konturierte Osteolyse = Infektion

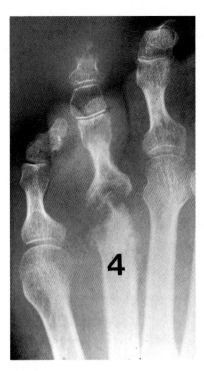

**Abb. 669.** Diabetische neuropathische Osteoarthropathie im MTP-4-Bereich. Die Beachtung der Säulenform des 4. Metatarsale (*langsamer* periostaler Umbau) gibt den differentialdiagnostischen Ausschlag gegenüber der Fehldiagnose einer (infektiösen) Arthritis

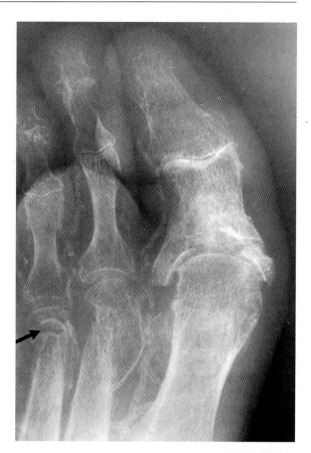

**Abb. 671.** Charcot-Gelenk des MTP 1 bei langjährigem Diabetes mellitus mit Verkürzung der Großzehengrundphalanx und Fragmentation ihrer Basis. Die Metatarsuskopf-2-Fraktur ist mit überschießender Kallusbildung geheilt, Pseudarthrose der entsprechenden Fraktur am Metatarsus 3. *Pfeil:* kortikaliserter Bruchspalt. Mediaverkalkungen an Fußarterien bei zusätzlicher nichtokklusiver Makroangiopathie

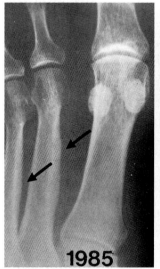 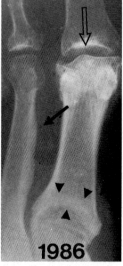

**Abb. 670.** Diabetische neuropathische Osteoarthropathie. Die Erkrankung gibt sich 1986 an 2 Streßläsionen am distalen und proximalen Ende des Os metatarsale 1 zu erkennen. Die distale Streßfraktur hat zu einem Kollaps des Metatarsuskopfes (s. die Erweiterung des röntgenologischen Gelenkspalts im MTP 1) geführt (*offener Pfeil*), dessen Silhouette dem Bild des Morbus Köhler 1 ähnelt. Proximale bandförmige konstruktive Streßläsion des 1. Metatarsale (*Pfeilspitzen*). *Nebenbefund:* Die durch die Pfeile markierte Verdickung der Diaphysenkompakta (*1985* und *1986*) ist als Spielart des Normalen aufzufassen

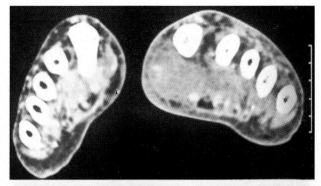

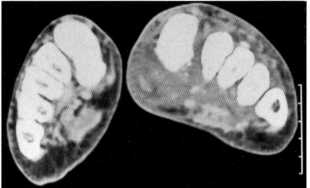

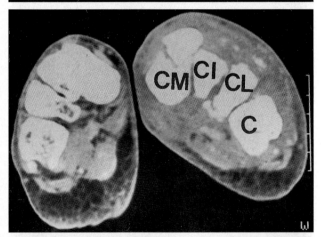

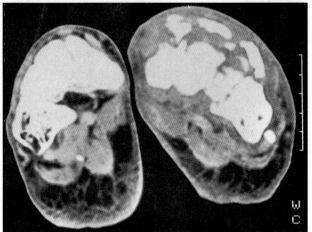

In Abhängigkeit von der Diabetesdauer und der Stoffwechseleinstellung kann sich die *diabetische Mikroangiopathie* entwickeln. Sie ist eine Systemerkrankung, die sich beispielsweise als Retinopathie, Nephropathie, Hautgangrän und/oder Neuropathie klinisch offenbart. Es gilt die Regel: keine diabetische neurogene Osteoarthropathie ohne diabetische Neuropathie. Jedoch führt nicht jede diabetische Neuropathie zur diabetischen neurogenen Osteoarthropathie. Diese Regel beweist einerseits die komplexe Pathogenese der diabetischen neurogenen Osteoarthropathie. Andererseits deckt sie kausale Beziehungen zwischen der Mikroangiopathie und der Osteoarthropathie beim Diabetes mellitus auf.

Das Gleit- und Stützgewebe des Fußes einschließlich des oberen Sprunggelenkes ist die Prädilektionslokalisation der diabetischen neuropathischen Osteoarthropathie – daher diabetischer Fuß. Grundsätzlich, wenn auch viel seltener, kann sich diese Erkrankung jedoch an jedem Gelenk der unteren (Abb. 679) und oberen Extremitäten sowie an der Wirbelsäule offenbaren.

*Tabes dorsalis.* Die Tabes dorsalis (Abb. 680 und 681) als Ursache einer neurogenen Osteoarthropathie wurde schon erwähnt. Ihre heutige Seltenheit ist bekannt. Sie zeigt sich vor allem am Kniegelenk – verallgemeinernd gesprochen: an den unteren Gliedmaßen viel eher als an den oberen Extremitäten. Darüber hinaus ist von Interesse, daß die tabische Osteoarthropathie den metaluischen klinischen Symptomen, Befunden und neurologischen Ausfällen manchmal nicht nur um Jahre vorauseilt, sondern sogar die einzige makromorphologische Manifestation der Metalues bleiben kann, obwohl die Serologie luespositiv ausfällt.

◁————————————————————

**Abb. 672.** Computertomographische Darstellung einer neuropathischen Mittelfußosteoarthropathie bei langjährigem Diabetes mellitus. Diagnostisch entscheidend sind das Zerbröckeln der betroffenen Knochen und das starke Weichteilödem. (*CM* Os cuneiforme mediale, *CI* Os cuneiforme intermedium, *CL* Os cuneiforme laterale, *C* Os cuboideum). Klinisch kein Hinweis auf eine Infektion – das Ödem gehört zur neuropathischen Osteoarthropathie (s. Abb. 673)

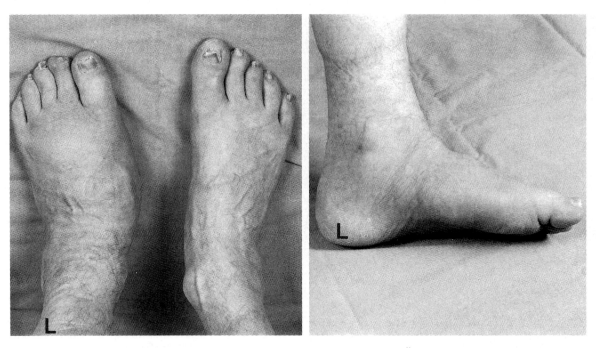

**Abb. 673.** Diabetische neuropathische Mittelfußosteoarthropathie mit typischem Ödem und Senkung des Fußgewölbes links (*L*). (Schwere Nagelmykose)

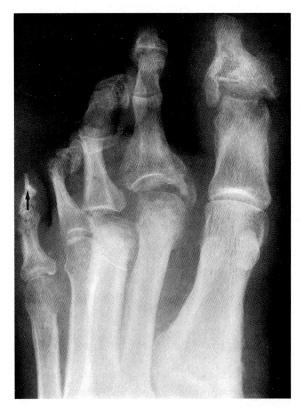

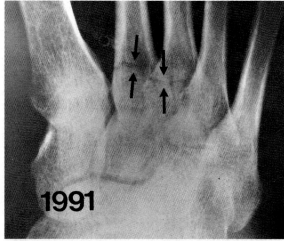

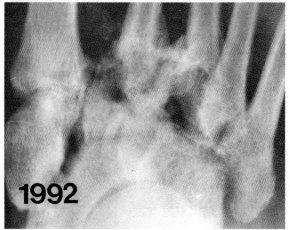

**Abb. 674.** Reparationsstadium einer diabetischen neurogenen Osteoarthropathie nach erneuter Stoffwechseleinstellung und mehrmonatiger Immobilisationstherapie. Die periostalen Stützstreben und Schienenhülsen sind harmonisch eingebaut; die Knochenform hat sich dadurch verändert. *Pfeil:* Akroosteolyse der Endphalanx 5

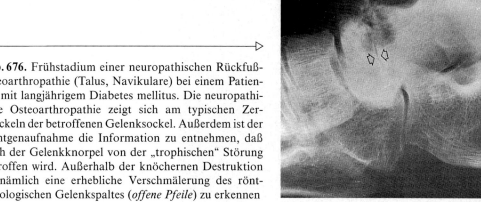

**Abb. 676.** Frühstadium einer neuropathischen Rückfußosteoarthropathie (Talus, Navikulare) bei einem Patienten mit langjährigem Diabetes mellitus. Die neuropathische Osteoarthropathie zeigt sich am typischen Zerbröckeln der betroffenen Gelenksockel. Außerdem ist der Röntgenaufnahme die Information zu entnehmen, daß auch der Gelenkknorpel von der „trophischen" Störung betroffen wird. Außerhalb der knöchernen Destruktion ist nämlich eine erhebliche Verschmälerung des röntgenologischen Gelenkspaltes (*offene Pfeile*) zu erkennen

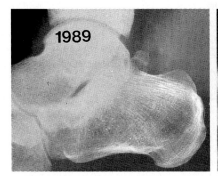
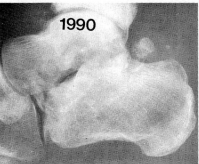
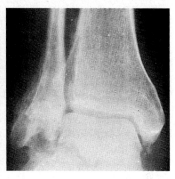

**Abb. 677.** Entwicklung (*1989–1990*) einer neurogenen Rückfußosteoarthropathie bei langjährigem Diabetes mellitus. Periostappositionen im distalen Fibulabereich bei Fraktur (*rechter Bildteil 1990*). Os trigonum (isoliert verknöcherter Processus posterior tali). Zerbröckeln in der Kontaktzone von Talus und Kalkaneus

**Abb. 675.** Entstehung einer neuropathischen Mittelfußosteoarthropathie bei langjährigem Diabetes mellitus.
*1991* erwecken 2 Befunde den Verdacht auf eine diabetische neuropathische Osteoarthropathie, nämlich Spontanfraktur (an den Basen der Metatarsalia 2 und 3, *Pfeile*) sowie die zarte Wandverkalkung einer Vorfußarterie (unspezifischer Hinweis auf eine Stoffwechselstörung).
*1992:* Nach etwa 4monatiger Gehgips-Behandlung sind reparative Phänomene (Periostreaktionen und Knochenbrücken) aufgetreten. Trotzdem läßt sich eine Progredienz nachweisen (Subluxationen und Übergreifen des Prozesses entlang der Lisfranc-Gelenklinie). Daher sollte die diabetische Stoffwechsellage klinisch überprüft und die Immobilisation fortgesetzt werden

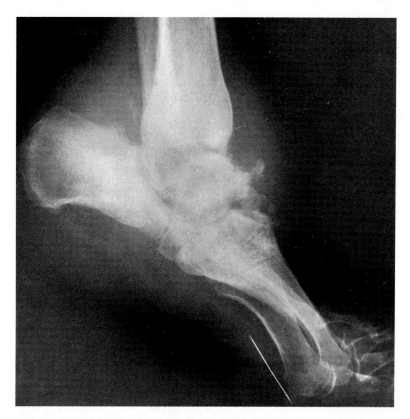

**Abb. 678.** Desintegration im oberen Sprunggelenk, des Rück- und Mittelfußes bei diabetischer neuropathischer Osteoarthropathie. Die Röntgenbildanalyse ergibt: Osteolyse, Luxation, Fragmentation, heterotope Weich-teilossifikation, Spongiosasklerose, Periostreaktion. *Nebenbefund:* In den plantaren Weichteilen erkennt man eine Nähnadel, deren Eindringen von der Patientin nicht apperzipiert worden war

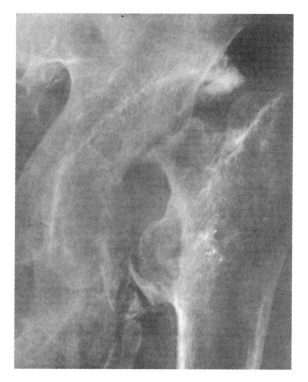

**Abb. 679.** Patient mit langjährigem Diabetes mellitus, bei dem sich eine schmerzlose Osteoarthropathie entwickelt hat. Die Knochenzerstörung zeigt sich sowohl an der Hüftpfanne als auch im Femurkopf-Hals-Gebiet. In den Weichteilen erkennt man Knochenschatten: Fragmentation oder heterotope Knochenneubildung

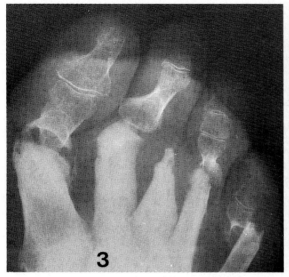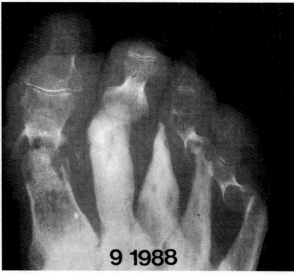

**Abb. 680.** Verlaufsbeobachtung [März (*3*)–September (*9*) *1988*] einer neuropathischen Osteoarthropathie des Vorfußes bei Tabes dorsalis. Im Vordergrund der pathologischen Befunde stehen Osteolysen, verunstaltende sehr dicke Periostreaktionen (s. den „Säulenmetatarsus" 2) und Spongiosasklerose. Im Verlauf zerstörerische Progredienz im MTP 1, 4 und 5. Die 3. Zehe ist bereits 1987 amputiert worden. Der „abgelutschten" Form des 3. Metatarsus liegt ein neuropathisches Geschehen zugrunde. Eitrig sezernierende Fisteln an der Fußsohle weisen auf eine Infektion hin

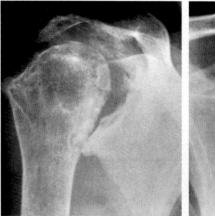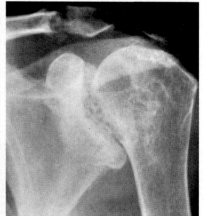

**Abb. 681.** Beidseitige tabische Schultergelenkdesintegration, s. auch die Fraktur im akromialen Ende der linken Klavikula, die mit Fragmentation einhergeht. Das Oberarmkopf-Hals-Gebiet ist von den pathologischen Veränderungen ebenso betroffen wie die Schulterblattpfanne. Die neuropathischen Umbauvorgänge haben zu einer Formveränderung des proximalen Humerusendes geführt, s. vor allem den rechten Oberarmknochen. Die destruierte Pfanne erscheint aufgeweitet

***Syringomyelie und andere Dysrhaphien.*** Sie können zu neuropathischen Osteoarthropathien führen, die überwiegend an den oberen Extremitäten und an der Halswirbelsäule auftreten. Die Tabes dorsalis befällt am Achsenskelett vor allem die Lendenwirbelsäule. An den Gelenken der Arme überwiegt bei der Syringomyelie das atrophische Erscheinungsbild der neuropathischen Gelenkerkrankung (Abb. 682). Im Zusammenhang mit anderen Dysrhaphien an den kaudalen Abschnitten des Achsenskeletts, die von der Mißbildung des Rückenmarks und seiner Häute bis zu geringfügigen Rhaphestörungen (Spina bifida aperta oder occulta) reichen, sind ebenfalls neuropathische Gelenkerkrankungen beschrieben worden.

***Hereditäre und sporadische neuropathische Osteoarthropathie.*** Unter diesem Begriff werden Erkrankungen mit dominantem oder rezessivem Erbgang zusammengefaßt und solche, bei denen sich kein familiäres Auftreten nachweisen läßt (sporadische Formen); dies betrifft Patienten, deren neurologische Ausfälle auf eine sensorische (periphere) Neuropathie hinweisen. Neuropathische Gelenkveränderungen (Abb. 683 und 684) sind sowohl vom atrophischen als auch vom hypertrophischen Typ zu erwarten. Vorzugsweise werden die unteren Extremitäten ergriffen. An der Haut fallen „trophische" Veränderungen (Schwielen, Störungen des Nagelwachstums, ödematös-verruköse Haut- und Unterhautverdickungen sowie Mala perforantia) auf.

***Amyloidneuropathie.*** Die familiäre oder im Rahmen der Makroglobulinämie M. Waldenström auftretende Amyloidneuropathie kann ebenfalls zu neurogenen Gelenkerkrankungen führen.

***Angeborene Analgesie, familiäre Dysautonomie (Riley-Day-Syndrom).*** Auch sie gehören zu den hereditären Erkrankungen, in deren Verlauf neuropathische Osteoarthropatien bekannt geworden sind.

***Neurale Muskelatrophie.*** Unter diesem Oberbegriff werden chronisch-progrediente, dominant oder rezessiv vererbte Muskelatrophien infolge Degeneration peripherer Neuronen zusammengefaßt, die sich in verschiedenen Lebensaltern klinisch manifestieren. Auch bei diesen Erkrankungen können die beiden Formen der neuropathischen Osteoarthropathie auftreten (Abb. 685).

Nach Traumen (Durchtrennung) peripherer Nerven und nach Poliomyelitis machen sich manchmal neurogene Osteolysen bemerkbar. Ausgedehnte postpoliomyelitische Paresen können darüber hinaus zu lokalen Wachstumsstörungen führen (Paresegelenk).

***Neurale Lepra.*** Sie wird durch eine leprös-granulomatöse Schädigung peripherer Nerven hervorgerufen und zeigt sich an den Gelenken der Hände und Füße vor allem mit Osteolysen. An großen und mittelgroßen Gelenken kommen überwiegend Charcot-Gelenke, also die hypertrophische neuropathische Osteoarthropathie, vor. Aus dieser Sicht bilden Hautveränderungen und neurologische Defizite 2 Facetten der Infektion durch das Mycobacterium leprae. Eine 3. Facette sind die „rheumatischen" Manifestationen. Sie zeigen sich als Arthralgie, als akute Arthritis eines

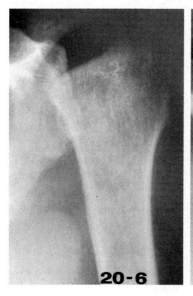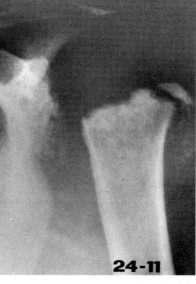

**Abb. 682.** Verlauf (20. 6.–24. 11.) einer neuropathischen Osteoarthropathie des linken Schultergelenks bei Syringomyelie. Die Osteolyse erfaßt sowohl das proximale Humerusende als auch die Schulterblattpfanne. Die Knochenschatten in den Weichteilen spiegeln entweder Fragmentationen oder heterotope Knochenneubildungen wider

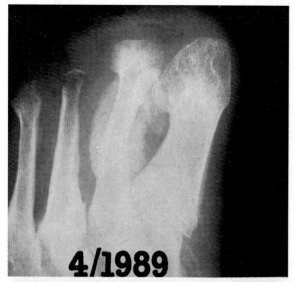

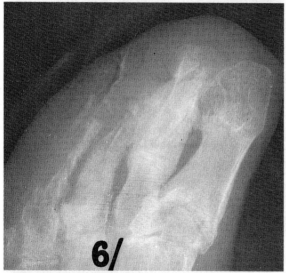

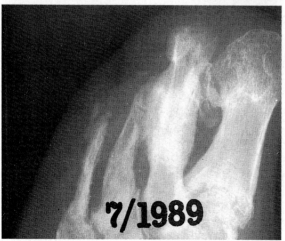

oder mehrerer größerer Gelenke, als akute Polyarthritis kleiner Gelenke oder als Kombinationsform der beiden letzten Möglichkeiten. Manchmal wird die Arthritis von einer starken, über die unmittelbare Gelenkumgebung hinausgehenden Weichteilschwellung begleitet. Dann kann einerseits z. B. das befallene Interphalangealgelenk massiv spindelförmig anschwellen, andererseits das sog. Geschwollene-Hand-Syndrom mit oder ohne begleitende Fußschwellung auftreten (Paira u. Roverano 1991). Das Geschwollene-Hand-Syndrom charakterisiert eine Schwellung, die sich von der Metakarpophalangealgrenze bis zur Mitte des Unterarmes ausdehnt. Zu den rheumatischen Manifestationen der Lepra gehören auch das Erythema nodosum mit oder ohne Arthritis, sklerodermieähnliche Hautveränderungen, Hauterscheinungen wie bei Dermatomyositis sowie nekrotisierende kutane Vaskulitiden.

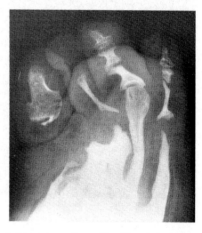

**Abb. 684.** Fortgeschrittene hereditäre (familiäre) Osteolyse mit Mala perforantia. Die Knochenbrücke zwischen dem 2. und 3. Metatarsale ist als Reparationsphänomen aufzufassen. Anamnestisch und klinisch keine Entzündungszeichen

◁

**Abb. 683.** Verlaufsbeobachtung [April (*4*), Juni (*6*), Juli (*7*) *1989*] einer hereditären neuropathischen Vorfußosteoarthropathie. Zustand nach Amputation der Zehen wegen chronischer fistelnder Infektionen. Im Verlauf setzen sich die Osteolysen auf den 4. und 5. Metatarsus fort. Zwischen Juni und Juli kommt es unter Immobilisation jedoch wieder zu Aufbauvorgängen. Überschießende Kallusbildung an der Fraktur des 2. Metatarsus. Der Patient hat Mala perforantia. Ein klinischer oder röntgenologischer Hinweis auf eine Knocheninfektion besteht jedoch nicht (schräge Röntgenaufnahmen)

**A**

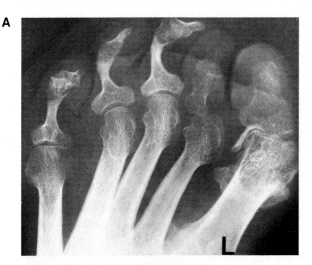

**Abb. 685 A.** Dominant vererbte neurale Muskelatrophie bei einem 65jährigen Mann (sein einziger Sohn hat die gleiche Erkrankung). Die neuropathische Osteoarthropathie zeigt sich am linken Vorfuß an folgenden Röntgenbefunden: Osteolyse der Grundphalangen 1 und 2, „Verschmächtigung" der Grundphalangen 3–5, Verformung des 1. MT-Kopfes. **B.** Am rechten Fuß (*R*) fällt die Hohlfußbildung auf; außerdem erkennt man eine massive Periostreaktion am 5. Metatarsus. Im rechten Bildteil sind Synostosen zwischen den Basen der Metatarsalia abgebildet (Reparationsphänomene). Osteolysen und Verschmächtigungen im Bereich der Zehen

**B**

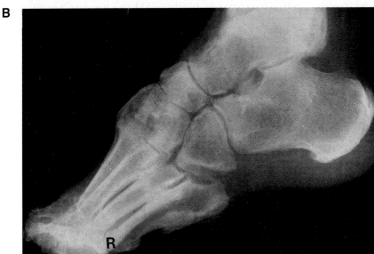

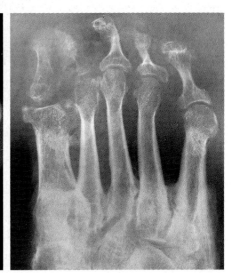

*Chronischer Alkoholismus.* Hierbei entwickelt sich in seltenen Fällen eine neuropathische Osteoarthropathie im Fuß- bzw. Talokruralbereich (Bjorkengren et al. 1988).

*Terminale Niereninsuffizienz.* Charcot-Gelenke im Sinne des hypertrophischen Erscheinungsbildes der neuropathischen Gelenkdesintegration kommen auch bei dauerhämodialysierten Urämikern vor (Abb. 686). Pathogenetische Zusammenhänge mit der urämischen Neuropathie werden diskutiert (Meneghello u. Bertoli 1984).

*Osteolyse-Akroosteolyse-Syndrome.* Die *reaktionslose* Osteolyse und Akroosteolyse ist ein eindrucksvoller Röntgenbefund der neuropathischen Osteoar-

thropathien. Der Ausdruck wurde daher im Zusammenhang mit diesen Erkrankungen geprägt. Solche Befunde kommen aber auch bei Krankheiten vor, bei denen die neurogene Ätiologie und Pathogenese entweder ausgeschlossen werden kann oder bisher nicht bewiesen wurde. Dazu gehören die massive Osteolyse Gorham-Stout (Abb. 687), posttraumatische Osteolysen (Abb. 688) und bestimmte tropische, zur Fistelung neigende Granulationsgeschwülste mykotischer oder bakterieller Ätiologie mit Knochenbefall. Letztere treten vor allem bei barfuß gehenden Menschen auf und werden unter dem Terminus „Madurafuß" zusammengefaßt. Schließlich gibt es eine Gruppe hereditär oder sporadisch auftretender Osteolysen und Akroosteolysen, die sich besonders *an Teilen der Hände und Füße* zu erkennen geben. Sie

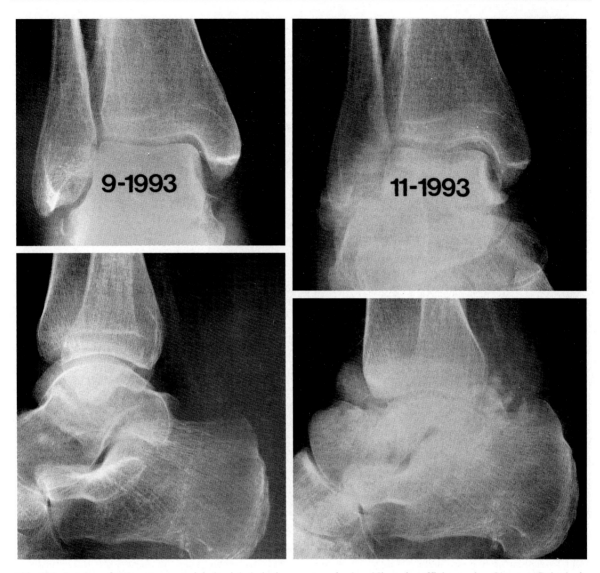

**Abb. 686.** In etwa 2 Monaten entwickelt sich bei einer Patientin mit langjähriger Hämodialysetherapie wegen terminaler Niereninsuffizienz ein Charcot-Gelenk im Sprunggelenksbereich

werden z. B. als *idiopathische Akroosteolyse* (Abb. 689) oder als *Karpal-Tarsal-Osteolysen mit oder ohne chronische Glomerulonephritis* (Abb. 690) eingeordnet. Oft sind bei solchen Erkrankungen neben Osteolysen spezielle Veränderungen des Gleit- und Stützgewebes und/oder anderer Gewebe und Organe der Anlaß zur Abgrenzung als Entität, die häufig mit Eigennamen (Eponymen) verbunden wird. Vom Radiologen wird einerseits erwartet, daß er auch in diesen Fällen den neuropathischen (neurogenen) Aspekt – die dominierende reaktionslose

Osteolyse oder Akroosteolyse – erkennt und damit den Anstoß zu weiteren interdisziplinären Untersuchungen gibt, die zur nosologischen Synthese und Identifizierung führen. Andererseits sollte er neben den Osteolysen *krankheitstypische Röntgenbefunde* nicht übersehen, nämlich bei solchen Erkrankungen, zu deren Facetten auch die reaktionslose Osteolyse/ Akroosteolyse gehört, z. B. progressive Sklerodermie (progressive systemische Sklerose) und Arthritis psoriatica (vgl. Abb. 522).

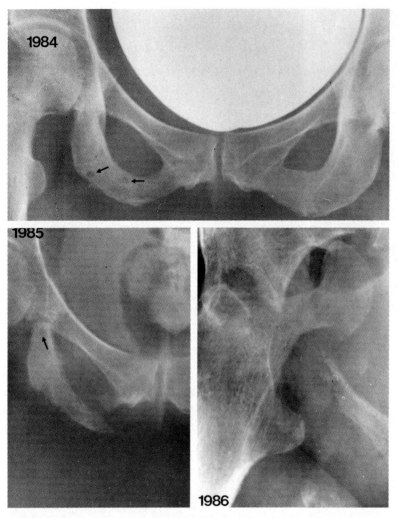

**Abb. 687.** Verlaufsbeobachtung einer massiven Osteolyse Gorham-Stout. Die Krankheit zeigt sich zunächst an einer Verschmächtigung des Sitzbeines durch reaktionslose Osteolyse (*1984*). Ein Jahr später (*1985*) ist die Sitzbeinosteolyse fortgeschritten; 2 pathologische Frakturen sind zu erkennen.
*1986* hat die Osteolyse auf Hüftpfanne, Femurkopf und Femurhals übergegriffen; Folge: zentrale Luxation des Femurkopfes. Die Osteolyse hat jetzt auch das Schambein erfaßt.

Reparative Phänomene (Spongiosasklerose, Periostreaktionen) werden bei der massiven Osteolyse Gorham-Stout nicht beobachtet. Als Hinweis auf die vaskuläre Komponente der Erkrankung stellen sich Markraumerweiterungen („Löcher", „Wurmstich"-Aspekt) am verschmächtigten Knochen dar (*Pfeile*)

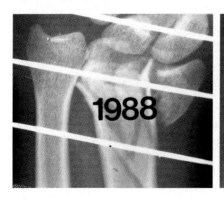

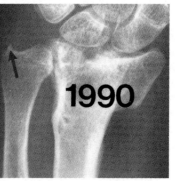

**Abb. 688.** Distale Radiusfraktur (*1988*); 2 Jahre später (*1990*) hat sich eine posttraumatische Osteolyse des Processus styloideus ulnae entwickelt (*Pfeil*)

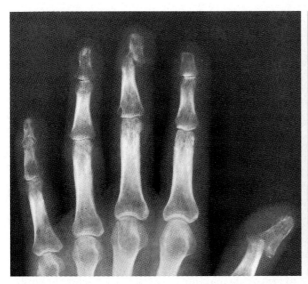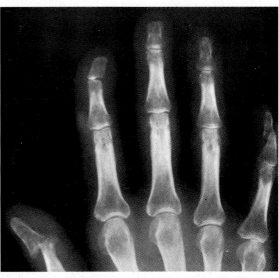

**Abb. 689.** Schmerzlose Akroosteolysen, die bei fehlender familiärer Belastung und nicht nachweisbarer ursächlicher Erkrankung als sporadische idiopathische Akro- osteolyse eingeordnet werden. Die Osteolysen betreffen sowohl die Endphalangen als auch die im DIP überhaupt artikulierenden Knochen

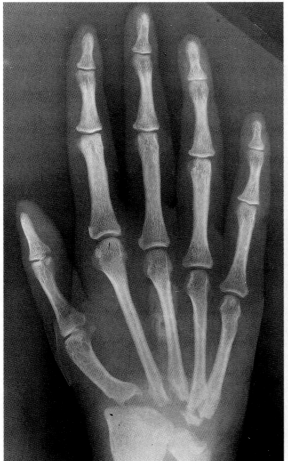

**Abb. 690.** Sporadische Karpal-Tarsal-Osteolysen mit Übergreifen auf die Metakarpalia und Metatarsalia. Das 16jährige Mädchen leidet an einer chronischen Glomerulonephritis mit terminaler Niereninsuffizienz. Im Vorfußbereich zeigt sich die osteolytische Tendenz an der Verschmächtigung von Phalangen und Metatarsalia sowie an einer Akroosteolyse der Großzehenendphalanx

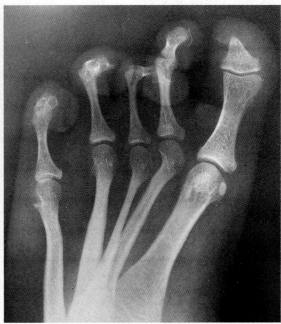

### Neuropathische Osteoarthropathie: infiziert oder nichtinfiziert?

Der *dritte* röntgendiagnostische Schritt ist die Entscheidung, ob eine röntgenologisch erkannte neuropathische Osteoarthropathie infiziert ist oder nicht, und zwar über Ulzera oder Fisteln oder auch ohne diese Infektionsschienen.

Das kann diagnostische Schwierigkeiten bereiten, und zwar aus folgenden Gründen:
Neurogene Osteoarthropathien entwickeln sich in der Regel schleichend und nehmen einen chronisch-deformierenden Verlauf, der entsprechend den bereits geschilderten pathogenetischen Vorstellungen keine wesentliche Schmerzempfindungen bereitet. Initiale Schmerzen können jedoch bei Spontanfrakturen auftreten oder auch dann, wenn, z. B. beim Diabetes mellitus, eine Mischform aus okklusiver Makro- und Mikroangiopathie vorliegt.

MEMO

> Diabetischer Fuß: 1. Problem: Frühdiagnose (der neurogenen Osteoarthropathie), 2. Problem: nichtinfiziert/infiziert (Weichteile und/oder Knochen).

Manchmal setzt jedoch die neuropathische Osteoarthropathie nicht nur schmerzhaft ein, sondern beginnt akut auch mit klinischen Entzündungsbefunden, nämlich Überwärmung und Rötung über dem betroffenen Gelenk, vor allem Schultergelenk und Fußbereich. Außerdem werden ein großer Gelenkerguß, ein ausgeprägtes periartikuläres Ödem, serologische Entzündungszeichen und gelegentlich eine Erhöhung der Körpertemperatur beobachtet. Im Schrifttum ist in diesen Fällen von einem pseudophlegmonösen klinischen Bild oder von einer pseudoseptischen neuropathischen Osteoarthropathie die Rede. In diesen Fällen geben sich vor allem reaktionslose Osteolysen an den artikulierenden Knochenenden röntgenologisch zu erkennen, und die klinische Untersuchung deckt in der Regel neurologische Defizite auf. Bei diesen Krankheitsverläufen dehnen sich reaktionslose Osteolysen schon in kurzer Zeit, innerhalb von Wochen bis wenigen Monaten, auf größere Knochenanteile aus. Solche *rapiden neuropathischen Osteolyen* kommen aber auch bei schleichend einsetzenden neurogenen Osteoarthropathien vor.

Neurogene Osteoarthropathien, die mit Mala perforantia, d. h. schmerzlosen, torpiden, scharf begrenzten Geschwüren mit aufgeworfenem Rand, und Fisteln einhergehen, bergen die Gefahr der Infektion.

MEMO

> Infektion, die sich vom neuropathisch erkrankten Fuß nach proximal ausdehnt? Ja, falls dünne lamelläre, ganz fein gezähnelte (Lupe!) Periostreaktion an der Tibia und/oder Fibula in 2 Ebenen sichtbar ist

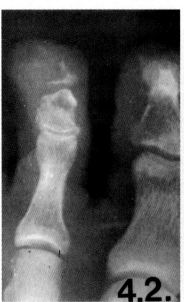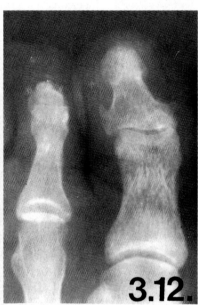

**Abb. 691.** Patient mit langjährigem insulinpflichtigem Diabetes mellitus. Nach dem Beschneiden der Nägel trat ein Ulkus an der Kuppe der 2. Zehe auf. Dadurch kam es zu einer Weichteilinfektion (Wurstzehe) und einer Osteomyelitis der distalen und mittleren Phalanx.
*4. 2.:* Unregelmäßig ausgedehntes Wegschmelzen der Endphalanx [vgl. Abb. 674: neurogene (aseptische) Akroosteolyse], beginnende Osteolyse der Mittelphalanx, keine Periostreaktion.

*3. 12.:* Ulkus und Osteomyelitis sind unter lokaler und allgemeiner Antibiotikatherapie abgeheilt. Die Endphalanx ist völlig resorbiert. Als Narbenbefund erkennt man nur noch die Basis und einen kleinen Diaphysenteil der Mittelphalanx.
*Epikrise:* Pyogene osteomyelitische Phalangenosteolyse bei Diabetes mellitus

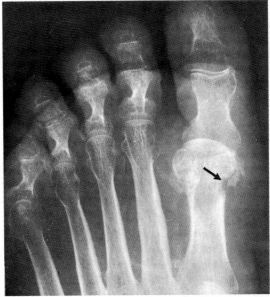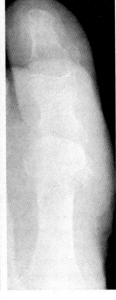

**Abb. 692.** Patientin mit langjährigem Diabetes mellitus (auf eine chronische Stoffwechelstörung, welcher Genese auch immer, weisen die Mediaverkalkungen der Vorfußarterien hin). Über ein neuropathisches Ulkus ist es zu einer Weichteilinfektion (Phlegmone) gekommen, s. die Wurstzehe, die im Metaphysenbereich des 1. Metatarsus zu einer Osteomyelitis geführt hat. Der Knochen ist arrodiert (*Pfeil*), ohne daß eine entzündliche Periostreaktion entstanden ist. Dies spiegelt eine schlechte Abwehrlage und/oder sehr pathogene Keime wider. Das Begleitödem der neuropathischen Osteoarthropathie dehnt sich gewöhnlich auf den ganzen Vorfuß aus. Bei Entzündungen werden eher umschriebene Schwellungen, beispielsweise einer Zehe, beobachtet

Diese kann als Weichteilinfektion mit oder ohne Osteomyelitis klinisch manifest werden. Die Weichteilinfektion zeigt sich als Phlegmone oder Abzeß. Jedoch sollte daran gedacht werden, daß Hautrötung und Ödem (Weichteilanschwellung) bei der neuropathischen Gelenkerkrankung auch ohne Infektion auftreten können. Das mehr oder weniger ausgedehnte lokale Ödem gehört zu den konstantesten Inspektionsbefunden des Fußes bei neuropathischen Osteoarthropathien (Reinhardt 1983).

MEMO

> Röntgenologischer Gasnachweis im Gewebe: Anaerobierinfektion oder Infektion mit Escherichia coli oder enzymatischer Glukoseabbau im infizierten Gewebe bei Diabetes mellitus.

Faßt man die Möglichkeiten zusammen, röntgenologisch zu entscheiden, ob eine neurogene Osteoarthropathie – dies gilt vor allem am Fuß mit Fisteln und/ oder Ulzera – zusätzlich infiziert, also auch osteomyelitisch erkrankt ist oder nicht, so sprechen folgende Befunde für eine *floride* Infektion:

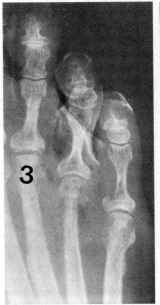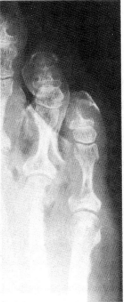

**Abb. 693.** Feuchte Gangrän des 4. Strahls bei diabetischer Makro- und Mikroangiopathie. Die Gasansammlung in den Weichteilen zeigt eine Weichteilinfektion an (Abb. 694), die von außen her den 4. Metatarsus angreift

– irreguläre Osteolysen („Wegschmelzen" der Knochensubstanz) an den Phalangen mit massiver Weichteilschwellung der betroffenen Zehen (Finger), keine lokale Periostreaktion (Abb. 691),
– randständige Knochenarrosionen ohne lokale Periostreaktion, aber mit starker Weichteilschwellung (Abb. 692 und 693), s. auch MEMO S. 318,
– Gasbildung in den Weichteilen und/oder Knochen (Abb. 693 und 694).

### MEMO

Infektionsindikatoren bei fistelnder oder ulzerierter neuropathischer Osteoarthropathie an den Händen und Füßen: irreguläres reaktionsloses Wegschmelzen der Knochensubstanz bzw. Arrosion, keine lokale Periostreaktion, strahlbezogene Weichteilschwellung, Gasbildung in den Weichteilen und/oder Knochen.

Entscheidende Informationen zur Fragestellung: infiziert oder nichtinfiziert? sind von der Kernspintomographie zu erwarten, die nicht nur den entzündlichen Weichteilprozeß

darstellt. Am typisch veränderten Signalverhalten des infizierten Knochenmarks gibt sich die ossäre Infektion und ihre Ausbreitung im befallenen Knochenmark kernspintomographisch zu erkennen. Allerdings ist rasch progredienter neuropathischer Knochenumbau mit ähnlichen Befunden im Kernspintomogramm verbunden wie die Osteomyelitis, so daß in diesem Falle eine Differenzierung schwierig oder sogar unmöglich wird (Spaeth u. Dardani 1994).

### Neuropathische versus nichtneuropathische Gelenkdesintegration an großen und mittelgroßen Gelenken

Von Gelenkdesintegration wurde bisher gesprochen, wenn die klinischen Befunde und Röntgenzeichen auf eine schwere Zerstörung des knöchernen Gelenksockels *und* des Kapsel-Band-Apparats (Instabilität, Schlottergelenk, Fehlstellung) hinweisen. Dabei wird vorausgesetzt, daß die Gelenkzerstörung in *kürzerer Zeit,* innerhalb von Monaten bis höchstens 1–2 Jahren, erfolgt. Durch diese (letztere) Prämisse kann das Mutilationsstadium chronischer Arthritiden,

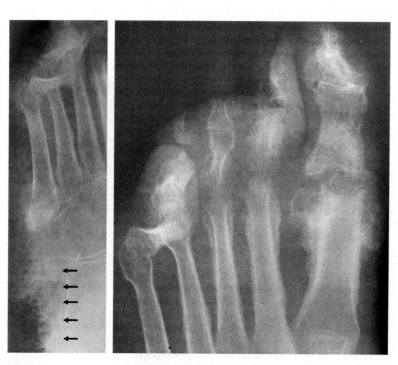

**Abb. 694.** Infizierte neuropathische Osteoarthropathie bei Diabetes mellitus (gelenkbezogene Osteolysen, periostale Schienenhülsen).
Auf eine Infektion (Weichteile, P.E.: keine Osteomyelitis) weist die Gasansammlung in den Weichteilen des Mittel- und des Rückfußes hin (*Pfeile*). Sie entsteht entweder

durch einen Anaerobierinfekt, bei Koliinfektion oder beim Diabetes mellitus auch dann, wenn es in den infizierten Geweben zu einem enzymatisch bedingten Glukoseabbau kommt. Traumatisches Weichteilemphysem ausschließen(!)

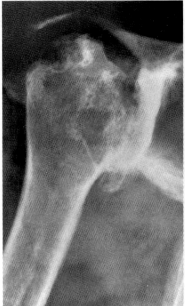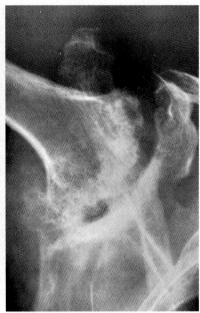

**Abb. 695.** Mutilationsstadium der rechten Schulter einer seit 15 Jahren bestehenden Rheumatoiden Arthritis. Der Zeitfaktor und der polyartikuläre Charakter der Erkrankung führen zum Ausschluß einer neuropathischen Osteoarthropathie (vgl. Abb. 681: tabische Osteoarthropathie). Außerdem sprechen die tiefen Erosionen im Bereich der oberen Kapselansatzzone für eine entzündliche Genese

z. B. der Rheumatoiden Arthritis (Abb. 695 und 696), differentialdiagnostisch ausgeschlossen werden. Zur neuropathischen Gelenkdesintegration gehört darüber hinaus ein *neurologisches Defizit,* mindestens Schmerzlosigkeit oder herabgesetztes Schmerzempfinden. Jedoch sollten folgende Ausnahmen dieser Regel bedacht werden:

1. Bei jeder neuropathischen Osteoarthropathie, namentlich bei der pseudophlegmonösen (pseudoseptischen) Form, können die Patienten in den ersten 2–4 Monaten Schmerzen angeben, und zwar besonders bei rapid osteolytischem Krankheitsverlauf.

2. Bakterielle, akute oder subakute Arthritiden gehen mit Schmerzen einher und können in kurzer Zeit zu ausgedehnten Zerstörungen des gleit- und gelenktragenden Stützgewebes führen. Zur Ab-

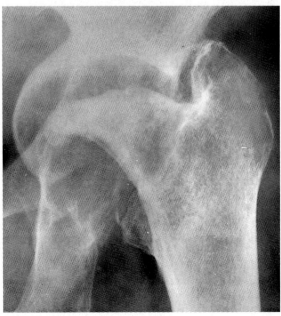

**Abb. 696.** Patientin mit langjähriger Rheumatoider Arthritis, die am linken Hüftgelenk das Mutilationsstadium erreicht hat. Die Entzündung ist „ausgebrannt". Die Gelenktrümmer haben sich stabilisiert und der Restfunktion angepaßt. Diese Einschätzung ergibt sich besonders bei Betrachtung des Azetabulums: Die Arthritis hatte zu einer sekundären Hüftpfannenprotrusion geführt. Nach dem „Ausbrennen" der Arthritis hat der Funktionsreiz eine osteoplastische Reaktion induziert; dadurch ist eine neue Pfanne an „falscher" Stelle entstanden

grenzung gegenüber einer rapid osteolytischen neuropathischen Osteoarthropathie dienen biologische Reaktionen, die über die pseudophlegmonösen und pseudoseptischen Lokalbefunde hinausgehen, beispielsweise hohes Fieber, starke Beschleunigung der Blutkörperchensenkungsgeschwindigkeit, Leukozytose, charakteristisch verändertes Differentialblutbild *und* Pyarthros bzw. kultureller und/oder färberischer Nachweis der kausalen Mikroorganismen. Entsprechende Überlegungen gelten für tuberkulöse und nichttuberkulöse chronisch verlaufende infektiöse Gelenkerkrankungen (Abb. 697, vgl. Abb. 707).

3. Der übliche Krankheitsweg, nämlich zunächst neurologische Ausfälle und erst danach Entwicklung einer desintegrierenden Gelenkerkrankung, wird gelegentlich auch umgekehrt beschritten. Dies kommt allerdings nur bei einer Minderzahl der Patienten vor. Im Einzelfall besagt diese

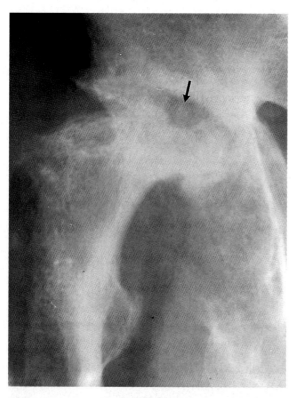

**Abb. 697.** Bakteriologisch gesicherte Tuberkulose des rechten Hüftgelenks mit ausgeprägten Zerstörungen von Femurkopf und Hüftpfanne. Das vorliegende Röntgenbild erlaubt die Diagnose Arthritis (u. a. Erosionen, Sequester, *Pfeil*). Die Krankheit setzte schleichend mit Hüftbeschwerden ein, ging mit serologischen Entzündungszeichen und subfebriler Temperatur einher. In der Punktatkultur wuchs Mycobacterium tuberculosis

statistisch begründete Feststellung differentialdiagnostisch natürlich nicht viel und kann ebenfalls im Einzelfall zu der Aussage erweitert werden, es gäbe „echte" neuropathische Osteoarthropathien ohne feststellbares neurologisches Defizit (Mitchell et al. 1991): *idiopathisches Charcot-Gelenk* genannt.

Trotzdem bleibt einerseits für die Praxis festzustellen: Beim neuropathischen Gelenk fehlt die „Kongruenz" zwischen dem Ausmaß der Zerstörung des Gleit- und Stützgewebes und dem subjektiven Erleben – Schmerzempfinden – dieser schweren Gelenkkrankheit! Die im Schrifttum vertretene Meinung, bei einem bestimmten Prozentsatz der Patienten mit neuropathischer Arthropathie seien keine neurologischen Ausfälle nachzuweisen, wird andererseits durch klinische Untersuchungen von Dyck et al. (1983) relativiert. Diese Autoren fanden nämlich eindeutige, wenn auch diskrete neurologische Ausfälle in Form einer hereditär gestörten periostalen Nozizeption, deren Expression von Umweltfaktoren (Beruf, Übergewicht, zufällige primäre oder posttraumatische Gelenkinstabilität usw.) beeinflußt wird.

## MEMO

> Neuropathische Osteoarthropathie: Inkongruenz zwischen schwerer Gelenkzerstörung und Krankheitserlebnis.

### *Pseudo-Charcot-Gelenk*

Nach wiederholten intraartikulären Injektionen oder oraler Langzeittherapie mit Kortikosteroiden kann es zu Komplikationen kommen, *erstens* zur ischämischen Osteonekrose, *zweitens* zum sog. Pseudo-Charcot-Gelenk. Diese (letztere) Namensgebung soll hervorheben, daß als Kortikosteroidschaden eine Gelenkdesintegration auftritt, die den Knochensockel, den Gelenkknorpel *und* die Gelenkweichteile erfaßt, also dem neuropathischen Charcot-Gelenk entspricht. Das Pseudo-Charcot-Gelenk ist als Osteonekrose mit zusätzlichem Gelenkweichteilschaden aufzufassen (Abb. 698 und 699).

### *Tumorbedingte und tumorähnliche Osteolysen*

Totale reaktionslose Osteolysen des Knochensockels können durch primäre oder metastatische Knochenneoplasmen hervorgerufen werden. Bei ihnen „fehlen" jedoch im Röntgenbild die Zerstörung des

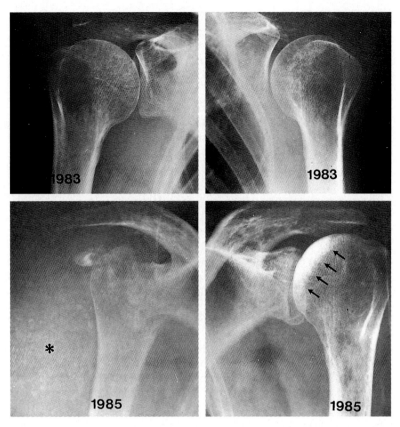

**Abb. 698.** Patientin mit Rheumatoider Arthritis und langjähriger Kortikosteroidtherapie. Zwischen *1983* und *1985* ist am *rechten* Schultergelenk das Bild eines Pseudo-Charcot-Gelenks aufgetreten: schwere Zerstörung beider Gelenksockel, Luxation, „Schlammfang"-Funktion der vergrößerten Bursa subdeltoidea, in der sich Detritus angesammelt hat (*Asterisk*). Eine partielle Nekrose des *linken* Humeruskopfes läßt sich *1985* nachweisen. Sie stellt sich als eine halbmondförmige dichte subchondrale Sklerosezone dar (*Pfeile*). Diese weist auf den Vorgang der schleichenden Revaskularisation hin, in deren Zusammenhang knochenbildende Zellen an die toten Knochentrabekeln angelagert werden und die Markräume sich dadurch verkleinern. Im Röntgenbild imponiert dies als Sklerosezone.

Das Pseudo-Charcot-Gelenk dürfte daher eine kortikosteroidbedingte Osteonekrose mit *zusätzlichem* Gelenkweichteilschaden widerspiegeln. Das Pseudo-Charcot-Gelenk soll sich an statisch belasteten Gelenken (z. B. Hüfte) auch nach Langzeittherapie mit nichtsteroidalen Antirheumatika entwickeln können, da ihre analgetische Konponente einer biomechanischen Überlastung des kranken Gelenks Vorschub leiste – „*Analgesiehüfte*"

*beidseitigen* Knochensockels – Ausnahme: Amphiarthrosen, z. B. Sakroiliakalgelenk, die von malignen Tumoren durchwachsen werden können –, sowie die Desintegration der Gelenkweichteile und die heterotope Knochenneubildung bzw. Knochenbröckel. Bei der seltenen massiven Osteolyse Gorham-Stout kommt ein Übergreifen der Osteolyse auf den zweiten artikulierenden Knochen vor, jedoch treten keine reparativen Phänomene (Spongiosasklerose, Periostreaktionen) auf. Im histologischen Bild sind bei der Gorham-Stout-Krankheit Befunde im Sinne einer Hämangiomatose (Lymphangiomatose) und Fibrose zu erkennen. Die vaskuläre Komponente gibt sich an Markraumerweiterungen am befallenen Knochen zu erkennen. Röntgenologisch bietet sich ein löcheriger oder wurmstichartiger Aspekt – s. die Randpartien der Osteolyse (s. Abb. 687). Bei den neuropathischen Osteoarthropathien fallen Gefäßproliferationen und Fibrose mit knorpeligen und knöchernen Metaplasien, Fragmente nekrotischen und vitalen Knochens sowie zahlreiche Osteoklasten auf, deren Gesamtaspekt sich jedoch von den histomorphologischen Merkmalen der massiven Osteolyse Gorham-Stout unterscheiden läßt.

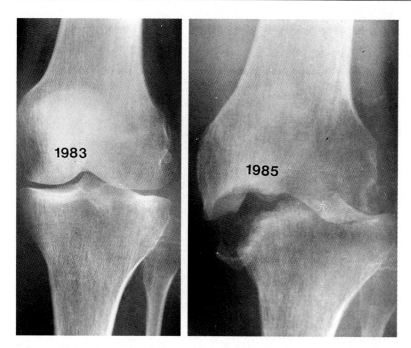

**Abb. 699.** Entwicklung eines Pseudo-Charcot-Gelenks bei Rheumatoider Arthritis mit Zusammenbruch der Gelenksockel *und* Fehlstellung durch schweren Kapsel-Band-Schaden. Die Patientin hatte zwischen *1983* und *1985* neben einer oralen Kortikosteroidbehandlung auch langzeitig nichtsteroidale Antirheumatika eingenommen

# 16 Die aseptische, nichtneurogene, rapid-destruktive Gelenkkrankheit

Pyogene Arthritiden und neuropathische Osteoarthropathien können innerhalb weniger Wochen bis Monate zur Zerstörung *beider* Gelenksockel führen und das betroffene Gelenk durch gleichzeitige schwerste Schädigung des Kapsel-Band-Apparates völlig desintegrieren. Auch bei Osteonekrosen großer gewichtbelasteter Gelenke werden manchmal Zerstörungen beobachtet, die neuropathische Züge aufweisen. Beispielsweise kann am Hüftgelenk die Femurkopfnekrose wie ein Meißel die nichtischämische Hüftpfanne zerstören, namentlich wenn durch wirksame Medikamente, z. B. nichtsteroidale Antiphlogistika, die Schmerzen unterdrückt oder stark gelindert werden und der Patient daher das Gelenk bzw. die Gelenksockel nicht schont. Darauf wurde schon hingewiesen. Darüber hinaus gibt es eine rapid-destruktive Gelenkzerstörung großer Gelenke, deren kurzfristige Zerstörung bildgebend aufgedeckt und verfolgt werden kann. Im Schrifttum sind dafür Termini bekannt, die von verschiedenen ätiopathogenetischen Vorstellungen ausgehen, nämlich „destruktive Apatitarthropathie" – Paradigma ist das Schultergelenk –, „destruktive Pyrophosphatarthropathie" – sie beschränkt sich nicht nur auf große Gelenke – und „rapid-destruktive Arthrose" – Musterbeispiel ist das Hüftgelenk. Das Röntgenbild dieser als aseptische, nichtneurogene, rapid-destruktive Gelenkkrankheit zusammengefaßten Prozesse läßt sich grundsätzlich als *rapide, schwerste atrophische Zerstörung der Gelenksockel*, also ohne nennenswerte knöcherne Reaktion verlaufende Destruktion, beschreiben (Bock et al. 1993). Trotz röntgenmorphologisch identischen Zerstörungsmusters gibt es wahrscheinlich ätiologisch und pathogenetisch differente pathobiologische bzw. pathobiochemische Prozesse mit starkem und daher kurzzeitig manifestem Zerstörungspotential. Diese Überlegung ist der Anlaß, 3 Konzepte mit *uniformer* Makromorphologie nacheinander abzuhandeln: die destruktive Pyrophosphatarthropathie, die Milwaukee-Arthropathie und die rapid-destruktive Arthrose an großen und mittelgroßen Gelenken.

## Die destruktive Pyrophosphatarthropathie

Definitiongemäß wird eine destruktive Pyrophosphatarthropathie (s. Abb. 563) oder, entsprechend ihrer manchmal kurzen Evolutionszeit, eine rapid-destruktive Pyrophosphatarthropathie angenommen, wenn neben den Röntgenzeichen der Desintegration im befallenen Gelenk Niederschläge von Kalziumpyrophosphatdihydrat röntgenologisch zu erkennen sind, beispielsweise im desintegrierten Kniegelenk (Abb. 700, s. Abb. 559) Meniskusverkalkungen. Manche Autoren (Helms et al. 1981) sprechen aber auch dann von einer destruktiven Pyrophosphatarthropathie, wenn neben einer pyrophosphatfreien Gelenkdesintegration an einer *anderen* nichtdesintegrierten Knochenverbindung, z. B. an der Symphyse, am Kniegelenk oder im Handwurzelbereich, desselben Patienten Pyrophosphatniederschläge auftreten. Ob der Pyrophosphatexzeß die Ursache der Gelenkdesintegration ist oder nur als Epiphänomen auftritt, wird kontrovers diskutiert. In diesem Zusammenhang ist von Interesse, daß manchmal auch bei „echten" neuropathischen Osteoarthropathien (mit neurologischem Defizit) Pyrophosphatniederschläge röntgenologisch sichtbar werden. Entsprechende Beobachtungen gelten für die destruktive Pyrophosphatspondylopathie, deren nativer Röntgenaspekt, d. h. diskovertebrale Zerstörungen, der bakteriellen Spondylodiszitis und der erosiven Osteochondrose sehr ähnelt oder sogar entspricht. Weitere Differentialdiagnosen sind unter Berücksichtigung klinischer und laborchemischer Befunde: Andersson-Läsion bei ankylosierender Spondylitis, hyperparathyreote Spondylopathie, dialyseassoziierte Amyloidose, diskovertebrale Streßfraktur bei DISH.

## Die Milwaukee-Arthropathie

Das pathogenetische Milwaukee-Konzept (McCarty et al. 1981; Halverson et al. 1981; Garancis et al. 1981) wurde an der Schulter – *Milwaukee-Schulter, Abb. 701–703* – begründet. Darüber hinaus soll es aber auch bei der Pathogenese destruktiver Arthropathien am Kniegelenk und an anderen großen und mittelgroßen Gelenken eine Rolle spielen. Prinzipiell handelt es sich um einen pathobiologischen Mechanismus, bei dem Hydroxylapatitkristalle, aber auch andere kristallisierte basische Kalziumphosphatverbindungen, aus degenerativ verändertem Gelenkknorpel- und Kapselgewebe in das Gelenkkavum freigesetzt werden. Die Synovialzellen phagozytieren die in mikroskopischer Verteilung auftretenden, also im Röntgenbild unsichtbaren Kristalle und Kollagenpartikel, und lösen sie intrazellulär auf. Bei dieser Zelleistung werden neutrale Proteasen einschließlich Kollagenase frei. Diese Enzyme treten in das Kavum über und greifen von dort aus wiederum den Gelenkknorpel und das Kapselgewebe an – ein Circulus vitiosus entsteht. Außerdem stimulieren die intrazelluläre Aufnahme und Auflösung der Kalziumphos-

phatkristalle und Kollagenpartikeln die Synoviozyten zur Synthese bestimmter Prostaglandine und verstärken die mitogene Aktivität dieser Zellen. Auf diese Weise kommt es zu einer destruktiven Arthropathie, die am Schultergelenk auch die Rotatorenmanschette erfaßt und vor allem bei älteren Frauen auftritt. Die Gelenkzerstörung durch kristallinduzierte Freisetzung gelenkdeletärer Enzyme wurde im Schrifttum nicht nur als Milwaukee-Schulter, sondern auch als *apatitassoziierte destruktive Arthropathie* oder *destruktive Apatitarthropathie* beschrieben. Zu ihrem klinischen Bild und Röntgenbefund gehören:

1. ein voluminöser, mehr oder weniger bluthaltiger Gelenkerguß,
2. eine Gelenkinstabilität, z. B. Oberarmkopfhochstand, Valgusknie,

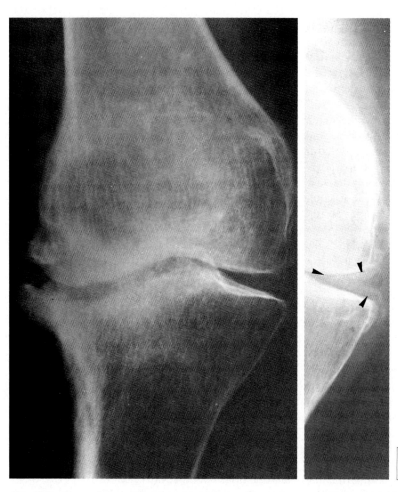

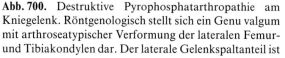

**Abb. 700.** Destruktive Pyrophosphatarthropathie am Kniegelenk. Röntgenologisch stellt sich ein Genu valgum mit arthroseatypischer Verformung der lateralen Femur- und Tibiakondylen dar. Der laterale Gelenkspaltanteil ist verschmälert und leicht erodiert. Im medialen Kompartiment des Femorotibialgelenks erkennt man eine Chondrokalzinose des Meniskus (*Pfeilspitzen*)

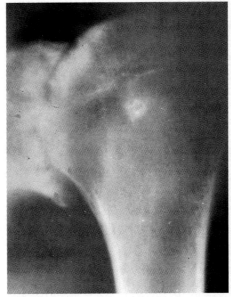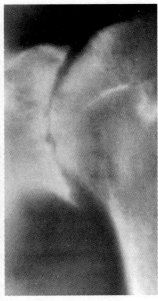

**Abb. 701.** Erosiver Prozeß im Schultergelenk eines alten Menschen; der Oberarmkopfhochstand weist auf eine Schädigung der Rotatorenmanschette hin. Im CT ließ sich ein ausgeprägter Gelenkerguß nachweisen (s. Abb. 702). Die Erkrankung wurde als Milwaukee-Arthropathie des linken Schultergelenks eingeordnet

3. eine Neigung zu schneller Progredienz, zumeist einhergehend mit nur geringgradigen reaktiven Phänomenen wie marginale Osteophyten, d. h. eine sog. atrophische Gelenkdeformierung beidseitig des Gelenkspaltes und
4. kein Nachweis neurologischer Ausfälle.

Das pathogenetische Milwaukee-Konzept erklärt wahrscheinlich manche aseptische Zerstörung von Gelenken mit größerem Weichteilanteil, da besonders bei Weichteilschäden Hydroxylapatit in mikroskopischen Ausmaß freigesetzt wird.

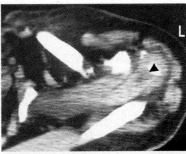

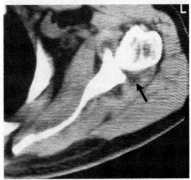

## Die rapid-destruktive Arthrose an großen und mittelgroßen Gelenken

Vor allem frankophone Autoren, z. B. Lequesne et al. (1970), haben das Krankheitsbild der rapid-destruktiven Arthrose am Beispiel der rapid-destruktiven Koxarthrose beschrieben und differentialdiagnostisch abgegrenzt. In einem Zeitraum von wenigen

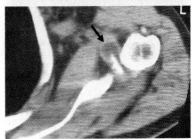

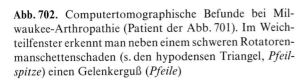

**Abb. 702.** Computertomographische Befunde bei Milwaukee-Arthropathie (Patient der Abb. 701). Im Weichteilfenster erkennt man neben einem schweren Rotatorenmanschettenschaden (s. den hypodensen Triangel, *Pfeilspitze*) einen Gelenkerguß (*Pfeile*)

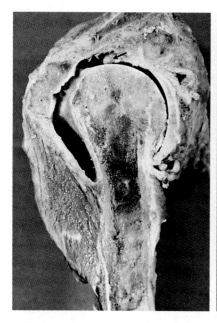
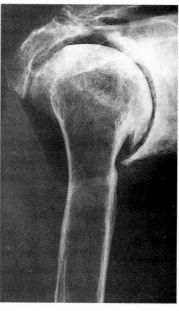

**Abb. 703.** Photographie und Röntgenaufnahme des Autopsiepräparates einer Milwaukee-Schulter. Der ausgeprägte Umbau der artikulierenden Flächen springt ins Auge. Die Rotatorenmanschette ist vollständig zerstört und läßt sich nicht mehr abgrenzen. Dadurch kommuniziert das Gelenkkavum mit der Bursa subacromialis und der Bursa subdeltoidea. Auch die Sehne des langen Bizepskopfs ist zerrissen und stellt sich nur noch als stummelförmiger Rest am Ansatz dar (*Pfeil*). Humeruskopfhochstand mit Schlifffläche am Akromion gegenüber dem Tuberculum majus (76jährige Frau)

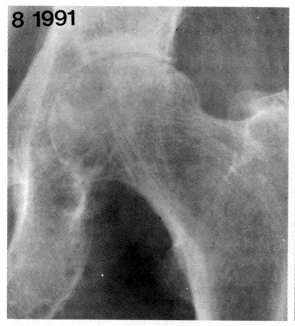
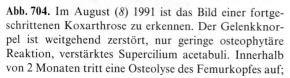
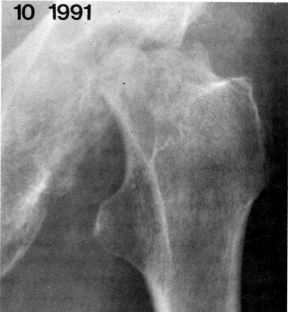

**Abb. 704.** Im August (*8*) 1991 ist das Bild einer fortgeschrittenen Koxarthrose zu erkennen. Der Gelenkknorpel ist weitgehend zerstört, nur geringe osteophytäre Reaktion, verstärktes Supercilium acetabuli. Innerhalb von 2 Monaten tritt eine Osteolyse des Femurkopfes auf; entsprechende Veränderungen zeigen sich auch am Azetabulum. *Diagnose:* Rapid-destruktive Koxarthrose. Ein bakteriell-entzündlicher oder neuropathischer Prozeß konnte ausgeschlossen werden

Monaten bis höchstens 2 Jahren kommt es bei der Arthrose eines großen oder mittelgroßen Gelenks zu einer schmerzhaften totalen Chondroosteolyse. Sie nimmt „neuropathische" Ausmaße an, ohne daß neurologische Abweichungen zur Zeit der Konsultation und im Verlauf festgestellt werden können. Röntgenzeichen der Chondrokalzinose am betroffenen Gelenk oder an anderen Knochenverbindungen fehlen ebenfalls. Im Schrifttum wird diskutiert, ob die zerstörerische Komponente der Arthrose als Folge einer aufgepfropften aseptischen Osteonekrose auftritt. Chondrolyse und zusätzliche mechanische Zerstörung des knöchernen Gelenkpartners sind bei der aseptischen Osteonekrose bekannt. Zur rapid-destruktiven Arthrose gehört jedoch eine kurzzeitige, erhebliche Resorption *beider* Knochensockel, wie sie für die aseptische Osteonekrose ungewöhnlich wäre.

Daher ist es wahrscheinlicher, daß die schwere, in verhältnismäßig kurzer Zeit auftretende Gelenkknorpel- und Gelenksockeldestruktion durch eine Störung des Äquilibriums zwischen biochemischen Aktivatoren und Inhibitoren des Knorpel- und Knochenabbaus ausgelöst wird. Dabei sollen proteolytische Enzyme vom Typ der neutralen Metallproteinasen sowie bestimmte Prostaglandine und Interleukine eine pathogenetische Rolle spielen (Komiya et al. 1992). Die Untersuchungsbefunde mögen dazu berechtigen, die rapid-destruktive Arthrose als Entität herauszustellen, und zwar vor allem in denjenigen Fällen, welche *vor* dem Auftreten der totalen Chondroosteolyse ein *typisches* Arthroseröntgenbild zeigen (Abb. 704); dennoch gibt es diagnostische Zweifelsfälle (Abb. 705–707).

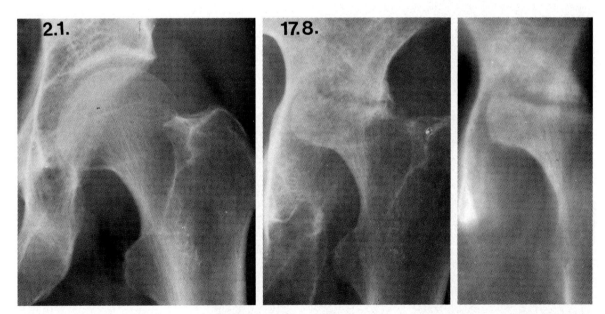

**Abb. 705.** 1969 postoperative Strahlentherapie wegen Kollumkarzinom, jetzt kleines Strahlenulkus im Rektum. Im Dezember 1973 erkrankte die 61jährige Patientin mit akut einsetzenden Schmerzen im linken Hüftgelenk. Die Röntgenuntersuchung (*2. 1.*) ergab eine leichte Hüftdysplasie mit Unterentwicklung des Azetabulumerkers (der Femurkopf wird von der Pfanne nicht vollständig gedeckt). Am *17. 8.* sind eine Chondrolyse (s. den noch beurteilbaren Anteil des röntgenologischen Gelenkspaltes) und eine Osteolyse größerer Bereiche des Femurkopfes und der Hüftpfanne eingetreten. Der erhaltene, leicht protrudierte Pfannenanteil hat sich osteoplastisch verdichtet. Folgende Erkrankungen konnten ausgeschlossen werden: neuropathische Arthropathie, destruktive Pyrophosphatarthropathie, bakterielle Koxarthritis, Pseudo-Charcot-Gelenk im Zusammenhang mit Kortikosteroidbehandlung. Von einer destruktiven Koxarthrose kann nicht gesprochen werden, da am 2. 1. keine arthrotischen Röntgenzeichen zu erkennen sind. Gegen eine aseptische Femurkopfnekrose spricht die *synchrone* Zerstörung des Femurkopfes und des Azetabulums. *Verdachtsdiagnose:* Chondroosteolyse als Ausdruck eines Strahlenspätschadens

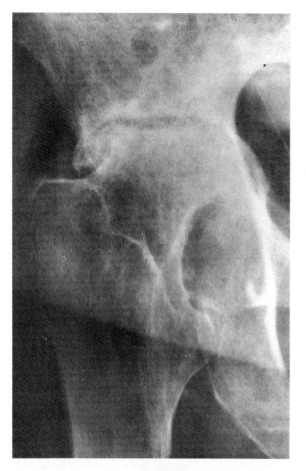

MEMO

Bei rapid destruktivem Arthroseverlauf – rapid-destruktiver Arthrose – an großen und mittelgroßen Gelenken ausschließen: 1. neuropathische Osteoarthropathie, 2. schleichende Infektion alter Menschen. Fehlt ein dokumentierter Arthrosevorbefund, neben 1. und 2. auch eine destruktive Pyrophosphatarthropathie, Milwaukee-Arthropathie und aseptische Osteonekrose differentialdiagnostisch erwägen.

**Abb. 706.** Destruktiver Hüftgelenksprozeß bei einer 82jährigen Frau. Klinisch konnten eine neurogene Osteoarthropathie und ein arthritischer Prozeß ausgeschlossen werden. Der Befund wurde als „erosive Arthrose" eingeordnet

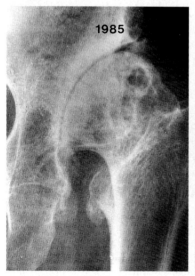

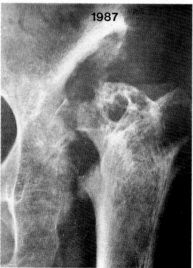

**Abb. 707.** *1985* kongenitale Hüftluxation mit Sekundärarthrose. Im Verlauf von 2 Jahren (*1987*) ist es zu einer Osteolyse des Femurkopfes und großer Anteile des Femurhalses und der Sekundärpfanne gekommen. Bei der Sektion fand sich eine putride Einschmelzung des linken Femurkopfes, die nicht mit der Klinik einer eitrigen Arthritis oder Osteomyelitis einherging (77jährige Frau).

*Schlußfolgerung:*
1. Die aseptische, nichtneurogene, rapid-destruktive Gelenkkrankheit der großen Gelenke ist eine klinische Ausschlußdiagnose.
2. Eitrige Infektionen großer Gelenke können bei alten Menschen klinisch inapparent verlaufen (kein Fieber, geringe Beschwerden)

# 17 Der Osteozytenmord und seine Folgen: die aseptische (avaskuläre, ischämische) Osteonekrose

Wenn ein lebenswichtiges Organ oder Gewebe, beispielsweise das Myokard, seine Funktion einstellt, so tritt der Tod des Organismus ein, d. h., alle seine Zellen, Gewebe und Organe gehen zugrunde, darunter auch die Osteozyten. Der tote Organismus erfährt dann Veränderungen, die von der Ordnung – seinem komplexen morphologischen Aufbau – zur Unordnung, zu seinem Zerfall, also von der Unwahrscheinlichkeit zur Wahrscheinlichkeit, führen. An deren Ende steht (in einem geschlossenen System – das Universum ist wohl als ein solches aufzufassen) der Wärmetod. Die Entropie strebt einem Maximum zu, heißt es in diesem Zusammenhang im 2. Hauptsatz der Thermodynamik. Auf die Spuren der Entropie stoßen wir in der Röntgendiagnostik allenfalls in der forensischen Medizin und bei archäologischen Untersuchungen. Viel aktueller ist es jedoch in der diagnostischen Radiologie, den Osteozytenmord – die (adulte) aseptische (avaskuläre, ischämische) Osteonekrose – aufzudecken. Von solch einem gewalttätigen Ereignis könnte man sprechen, wenn es gilt, den Knochentod in einem lebenden Organismus durch bildgebende Verfahren aufzuspüren und zu beschreiben. Dabei gilt folgender *Denkalgorithmus:*

1. Aseptische Knochennekrosen am ausgewachsenem Skelett treten mit *wenigen* Ausnahmen, z. B. Strahlendystrophie, dort auf, wo Knochen und Knochenmark über Endarterien versorgt werden, also vor allem im sog. knöchernen Gelenksockel.
2. Die aseptische Osteonekrose ist daher vor allem eine Ischämiefolge.
3. Zur Ischämie kommt es unter der genannten Endarterienprämisse, wenn die Blutzufuhr durch Okklusion, durch einen pathologischen Gefäßwandprozeß, durch Gefäßkompression oder -ruptur unterbrochen wird. Auf diese Weise lassen sich beispielsweise Thrombose und Embolie, obturierende und stenosierende Gefäßwanderkrankungen, pathologische Zellvermehrungen im Knochenmark und perivaskuläre Ödeme sowie Gefäßtraumen als pathogenetische Faktoren der Osteonekrose einordnen.

4. Bei Kenntnis der unter 3. aufgeführten Vorgänge wird einerseits die Ätiologievielfalt erklärt, die für die ischämischen Osteonekrosen charakteristisch ist. Andererseits läßt sich ein zugrunde liegender pathologischer Vorgang manchmal nicht identifizieren. Dann wird, wie auch in anderen ätiologischen Zusammenhängen, von einer idiopathischen aseptischen Osteonekrose gesprochen.
5. Die Möglichkeiten, eine Osteonekrose mit bildgebenden Verfahren zu diagnostizieren, stützt sich vor allem auf *zwei* Fakten:
   - Erstens unterscheiden sich nekrotische Knochenanteile funktionell vom lebenden, ausreichend mit Blut versorgten Knochen in ihrer Umgebung durch die reduzierte mechanische Belastbarkeit. Daher neigen abgestorbene Knochenareale zur Fissur, Fraktur, Kompression und zum Zerbröckeln (zur Fragmentation). Diese Folgen lassen sich unter das Schlagwort „Knochenkollaps" subsumieren, besser noch als „subartikulärer Knochenkollaps" oder als *„Kollaps des knöchernen Gelenksockels"* bezeichnen.
   - Die zweite Fundamentalkenntnis betrifft reparative Vorgänge, die unter dem Begriff *Revaskularisation* zusammengefaßt werden. Das Einsprossen von pluripotenten Bindegewebszellen und Gefäßen führt zu Vorgängen, die makroskopisch, also auch mit Hilfe bildgebender Verfahren, sichtbar werden. Sei es, daß sie nach dem Knochenkollaps auftreten, sei es, daß sie parallel dazu verlaufen oder sich sogar noch vor ihm manifestieren. Die Resorption toter Knochentrabekel zeigt sich als Osteolyse zu kleineren oder größeren Geoden (Zysten, Pseudozysten) oder an einer Formzerstörung des Gelenksockels. Durch Anlagerung neugebildeter Knochenbälkchen an tote Trabekeln vermehrt sich die Knochenmasse pro Volumeneinheit. Im Röntgenbild erscheint der Knochen daher dichter („weißer", „heller") als das benachbarte lebende Stützgewebe. Außerdem treten Schwächungsunterschiede zwischen abgestorbenen Trabekeln und ihrer ge-

sunden Umgebung auf, wenn die Bewegungsbehinderung zu einer Inaktivitätsdemineralisation führt, an der avaskuläres Knochengewebe nicht teilnehmen kann. Schließlich vermehrt sich die Kalziummenge pro Volumeneinheit durch Zusammensinterung und Kompression der abgestorbenen Spongiosabälkchen sowie durch die Kalkfängereigenschaft des nekrotischen Knochenmarks (Sissons et al.1992). Zur röntgenologischen Differentialdiagnose der epiphysären Revaskularisationsosteosklerosen gehören (bilateral symmetrische) Epiphysenverdichtungen bei renaler Osteodystrophie (Lewis u. Keats 1982), die keine pathogenetischen Beziehungen zur Osteonekrose haben (s. Abb. 243) und Streßphänomene an kleinen Gelenksockeln (s. Abb. 757).

6. Der Kollaps des Gelenksockels und die Revaskularisationsvorgänge führen zu Inkongruenzen der Gelenkfläche. Mit der Zeit zeigt sich die *Arthrosis deformans*. An gewichtbelasteten Gelenken, z. B. am Hüftgelenk, kann das nekrotische proximale Femurende wie ein Stempel auf das Azetabulum einwirken und dieses auf mechanische Weise mehr oder weniger zerstören.

### Komplikation Chondrolyse

Am Hüftgelenk tritt als Komplikation der Femurkopfnekrose die sog. *Chondrolyse* auf. Dann verschmälert sich bei bereits diagnostizierter Osteonekrose unter Zunahme des Beschwerdenbildes der röntgenologische Gelenkspalt in wenigen Monaten ohne marginale Osteophytose um mindestens 50 % (im Vergleich zur gesunden Seite). Sehr selten ist die Chondrolyse (am Hüftgelenk) das *erste* Röntgenzeichen der Osteonekrose – gewissermaßen ihre Vorhut.

Die Chondrolyse wird auch bei der juvenilen Epiphysenlösung des Femurkopfes oder als *idiopathische (ätiologisch unklare) Chondrolyse der adoleszenten oder adulten Hüfte* (Abb. 708) beobachtet. Darüber hinaus kann dieser dystrophische, nichtentzündliche mehr oder weniger vollständige Untergang des Hüftgelenkknorpels posttraumatisch nach längerer Inmobilisation des Hüftgelenkes, bei idiopathischer Protrusio acetabuli und nach Operationen an den artikulierenden Knochen auftreten. Die Chondrolyse bildet sich manchmal zurück, kann der Entstehung einer Koxarthrose Vorschub leisten, selten sogar zur fibrösen oder knöchernen Gelenkversteifung führen.

MEMO

> Früheste Röntgenbefunde der ischämischen Femurkopfnekrose sind kleine Verdichtungsinseln im Femurkopf-Hals-Bereich.

### Typische Lokalisationen aseptischer Osteonekrosen

Vor allem folgende aseptische (avaskuläre, ischämische) Osteonekrosen und ihre Differentialdiagnose beanspruchen praktisches Interesse:

- adulte Femurkopfnekrose (Abb. 709–715);
- androtrope ischämische Femurkopfnekrose im Kindesalter (*M. Perthes-Calvé-Legg-Waldenström*, Abb. 716–722);
- ischiopubische Wachstumszone (Abb. 723);
- spontane Osteonekrose am Kniegelenk (*Ahlbäck-Syndrom*, Abb. 724–732); der häufigste Sitz dieser Osteonekrose ist der mediale Femurkondylus. Seltenere Lokalisationen der spontanen Osteonekrose sind der laterale Femurkondylus, Simultanbefall des medialen Femur- und medialen Tibia-

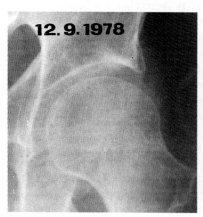
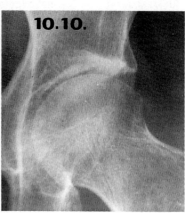

**Abb. 708.** Idiopathische adulte Chondrolyse. Auf die Gelenkknorpelzerstörung reagiert das Supercilium acetabuli mit Verbreiterung und Verdichtung. Dies schließt eine Arthritis aus

kondylus und isolierter Befall des medialen Tibiakondylus. Die spontane aseptische Osteonekrose
am Kniegelenk ist eine aseptische Knochennekrose ohne nachweisbare Grunderkrankung. Sie beginnt mit starken lokalen Schmerzen und zeigt
sich bei alten Menschen, bei Frauen häufiger als
bei Männern, szintigraphisch am frühesten.
*Differentialdiagnose:* systemischer Lupus erythematodes, Kortikosteroidtherapie, Morbus Gau-
cher, Hämoglobinopathien.
– ischämische (apikale) Patellanekrose (*M. Larsen-
Johansson*), Differentialdiagnose gegenüber einer
asymptomatischen multizentrischen Patellaossifi-
kation stellen;
– *Blount-Krankheit* oder Tibia vara (Wachstumsstörung im medialen proximalen Tibiabereich,
die sich infantil oder in der Adoleszenz manifestiert. Die Annahme eines aseptisch-nekrotischen Geschehens ist zugunsten eines pathogen
wirksamen Überlastungsschadens fallengelassen
worden. Die Varisierung der Tibia kündigt sich

mit einem Defekt des medialen Tibiaepiphysen-
anteils an);
– *M. Osgood-Schlatter* (adoleszenter Überlastungs-
schaden der proximalen Tibiaapophyse, subsumiert unter „aseptische Osteonekrose", Abb. 733,
s. Abb. 202);
– *M. Köhler I* (Os naviculare), juvenil oder posttraumatisch adult (Abb. 734);
– *M. Köhler II* [*M. Köhler-Freiberg,* vor allem am
Metatarsuskopf 2 (3, 4), Abb. 735, s. Abb. 541,
798, 799];
– Osteonekrose eines Großzehensesambeines (*M.
Renander,* Abb. 736);
– *M. Friedrich* (Osteonekrose am sternalen Ende der
Klavikula, Abb. 737), manchmal nach Dissektionsoperationen am Hals mit Verletzung des N.
accessorius (Vándor 1961);
– aseptische Humeruskopfnekrose (Abb. 738 und
739, s. Abb. 698);
– Osteonekrose des Capitulum humeri (*M. Panner,*
Abb. 740);

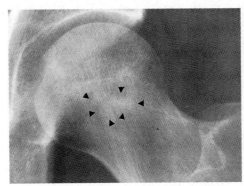
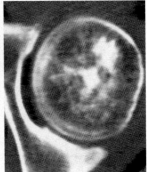

**Abb. 709.** Osteonekrose des Femurkopfes, die sich auf der Übersichtsaufnahme und im CT an re-
vaskularisierten Verdichtungsin-
seln zu erkennen gibt (*Pfeilspitzen*). Auf der Gegenseite ist das
Kollapsstadium einer Nekrose zu
erkennen (nicht abgebildet)

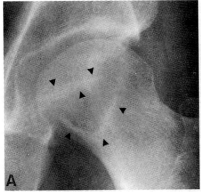
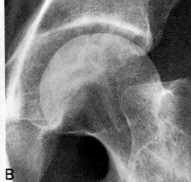
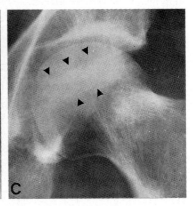

**Abb. 710A–C.** Osteonekrose des Femurkopfes. **A** Die
aseptische Femurkopfnekrose zeigt sich an bandförmigen
Verdichtungszonen (*Pfeilspitzen*). **B** Girlandenförmige
Verdichtungen kennzeichnen die aseptische Femurkopf-

nekrose. **C** Eine breite Revaskularisierungsfront – Ver-
dichtungsband (*Pfeilspitzen*) – durchzieht den aseptisch-
nekrotischen Femurkopf

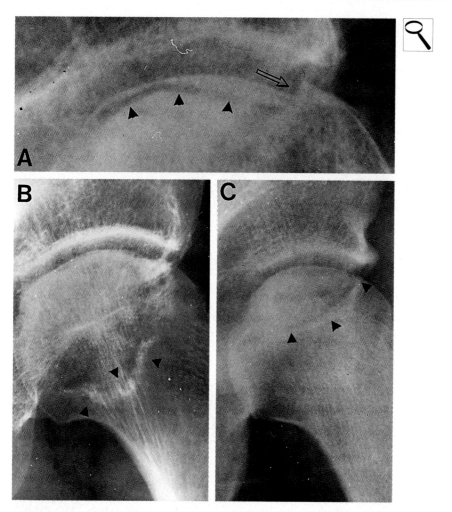

**Abb. 711A–C. A** Auf der anterior-posterioren Aufnahme des linken Hüftgelenks zeigen die Kalottenfraktur (*offener Pfeil*) und die subchondrale Fraktur (*Pfeilspitzen*) die Femurkopfnekrose an. **B** Die Femurkopfnekrose manifestiert sich an 3 Röntgenbefunden: Entrundung der Femurkopfsilhouette, Verdichtungsherde und girlandenartige Verdichtungsfront (*Pfeilspitzen*). **C** Femurkopfnekrose mit beginnender Demarkierung (*Pfeilspitzen*) und Einsinken der Kalotte. Bei einem weiteren Einsinken des nekrotischen Femurkopfanteils ist der Nekrosekollaps zu erwarten, wie er in Abb. 712B abgebildet ist.

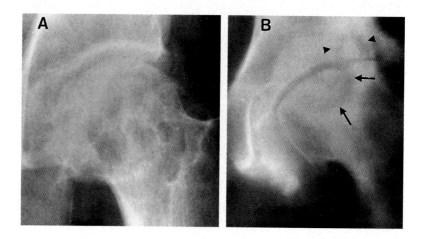

**Abb. 712A, B**

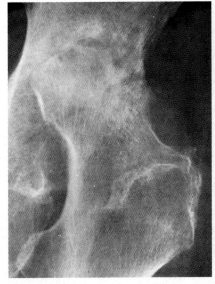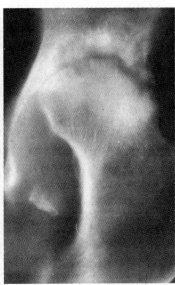

**Abb. 713.** Mechanische Zerstörung der Hüftpfanne durch den wie ein Meißel wirkenden nekrotischen Femurkopf. Dieser Befund spiegelt sich besonders im Tomogramm wider – die nekrotischen Femurkopfanteile sind sklerosiert

- Lunatummalazie (*Kienböck-Krankheit,* Abb. 741);
- *M. Dieterich* (Metakarpuskopf, Abb. 742);
- *M. Thiemann* (in der Pubertät manifeste epiphysäre Akrodysplasie der Phalangen; „Epiphysentrümmer" täuschen im Röntgenbild ein osteonekrotisches Geschen vor, tatsächlich autosomal dominante Erbkrankheit).

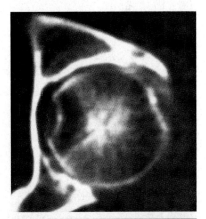
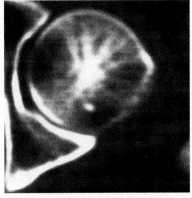

◁——————————————————————

**Abb. 712 A–B. A** Femurkopfnekrose mit Verdichtungen und größeren Resorptionszonen. **B** Kollapsstadium der Femurkopfnekrose mit Demarkierung (*Pfeile*). Der obere laterale Anteil des Femurkopfes hat nicht nur zur Knorpelzerstörung in der Druckaufnahmezone beigetragen, sondern auch zu einer Dissektion im Pfannendach, die von einem Resorptionswall umgeben ist (*Pfeilspitzen*). *Differentialdiagnose:* Ohne gleichzeitigen Ischämiebefund im Femurkopf müßte differentialdiagnostisch an eine tuberkulöse Pfannendachostitis mit Granulationshöhle und zentralem Sequester gedacht werden

——————————————————————▷

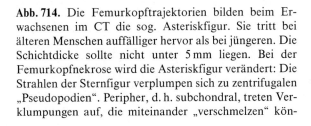

**Abb. 714.** Die Femurkopftrajektorien bilden beim Erwachsenen im CT die sog. Asteriskfigur. Sie tritt bei älteren Menschen auffälliger hervor als bei jüngeren. Die Schichtdicke sollte nicht unter 5 mm liegen. Bei der Femurkopfnekrose wird die Asteriskfigur verändert: Die Strahlen der Sternfigur verplumpen sich zu zentrifugalen „Pseudopodien". Peripher, d. h. subchondral, treten Verklumpungen auf, die miteinander „verschmelzen" kön-

nen. Diese Vorgänge spiegeln die Revaskularisierung wider. Im Frühstadium der Osteonekrose kann die Asteriskfigur (partiell) zerbröckeln. Außerdem sind im CT die Fragmentation und Entrundung des Femurkopfes und die Resorptionsvorgänge zu erkennen; auch die Ausdehnung und die Lokalisation der Nekrose können bestimmt werden

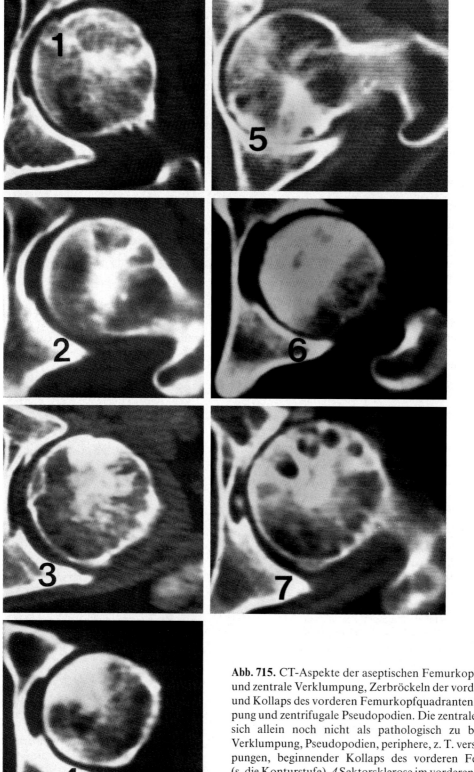

**Abb. 715.** CT-Aspekte der aseptischen Femurkopfnekrose: *1* Periphere und zentrale Verklumpung, Zerbröckeln der vorderen Asteriskstrahlen und Kollaps des vorderen Femurkopfquadranten. *2* Zentrale Verklumpung und zentrifugale Pseudopodien. Die zentrale Verklumpung ist für sich allein noch nicht als pathologisch zu bewerten. *3* Zentrale Verklumpung, Pseudopodien, periphere, z. T. verschmolzene Verklumpungen, beginnender Kollaps des vorderen Femurkopfquadranten (s. die Konturstufe). *4* Sektorsklerose im vorderen Femurkopfquadranten. *5* Sektorsklerose im hinteren Femurkopfquadranten. *6* Revaskularisierungssklerose im vorderen und hinteren Femurkopfquadranten. *7* Zentrale Verklumpung, Resorptionshöhlen zwischen den zentrifugalen Pseudopodien

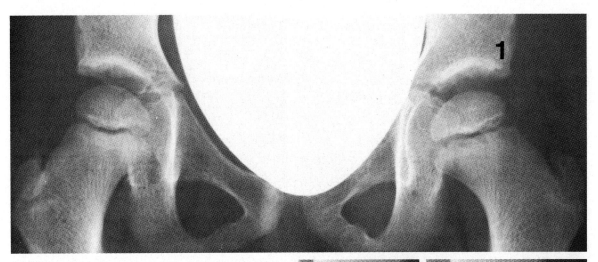

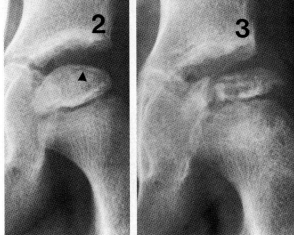

**Abb. 716.** Verlaufsbeobachtung einer linksseitigen Perthes-Erkrankung bei einem 1982 geborenen Mädchen. *1* Röntgenuntersuchung am 1. 10. 1987. Im Vergleich zur rechten Seite fällt eine Erweiterung des röntgenologischen Gelenkspaltes sowohl medial als auch kranial auf. *Röntgendiagnose:* sehr früher M. Perthes oder flüchtige Koxitis. *2* 27. 10. 1987. Beginnende Sinterung des Femurkopfkerns mit irregulärer Strukturierung und subchondraler Frakturlinie (*Pfeilspitze*). Die Diagnose Perthes-Erkrankung kann gestellt werden. *3* 16. 8. 1988. Kollaps- und Fragmentationsstadium des aseptisch-nekrotischen Femurkopfes. Die Verdichtungen im Femurkopfkern weisen auf eine Revaskularisationstendenz hin. Die Verbreiterung des Femurhalses zeigt an, daß hier das normal periostale Wachstum weitergeht

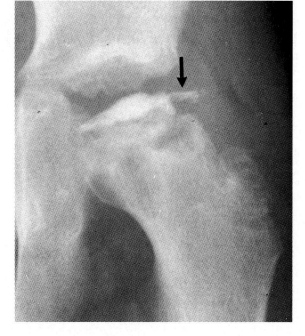

**Abb. 717.** Typisches Röntgenbild des fortgeschrittenen Femurkopf- und -hals-Perthes. Der Femurkopfkern ist kollabiert und verdichtet. Ausgedehnte Aufhellungszonen im Femurhals, die sowohl auf nekrotische Fugenanteile als auch auf eine Störung der enchondralen Ossifikation hinweisen. Lateral vom Femurkopfkern erkennt man eine Knocheninsel (*Pfeil*). Wenn solche Knocheninseln beim Wiederaufbau des Femurkopfes nicht integriert werden, ist eine sphärische Ausheilung nicht zu erwarten; vielmehr persistiert eine Femurkopfabflachung, die als Präarthrose wirkt (Engelhardt 1985)

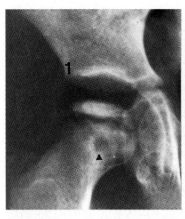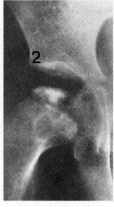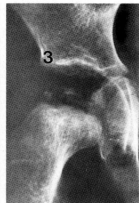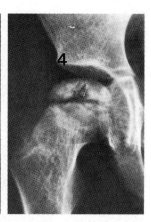

**Abb. 718.** Verlaufsbeobachtung einer rechtsseitigen Perthes-Erkrankung. *1* Erste Röntgenuntersuchung des Patienten (11. 7. 1986). Der Femurkopfkern ist bereits kollabiert. Die Verdichtungen zeigen die Revaskularisationstendenz an. *2* und *3* (30. 11. 1986, 15. 2. 1987). Die Revaskularisation hat zu keinem Wiederaufbau, sondern zu einer zunehmenden Resorption des Femurkopfes geführt. Der Defekt (s. 1, *Pfeilspitze*) im Femurhals hat sich zunächst vergrößert, zeigt dann jedoch Reparationstendenz (s. 3 und 4). *4* Am 11. 12. 1988 ist eine gute Wiederaufbautendenz des Femurkopfes zu erkennen

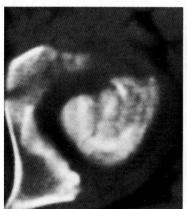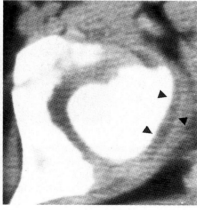

**Abb. 719.** M. Perthes bei einem 8jährigen Mädchen mit typischer Fragmentation des nekrotischen Femurkopfkerns. Im CT offenbart sich der begleitende Gelenkerguß (*Pfeilspitzen*)

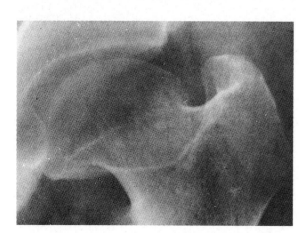

**Abb. 720.** Walzenkopf nach M. Perthes mit verkürztem und verbreitertem Femurhals und Trochanterhochstand. Das Azetabulum hat sich der Formveränderung des Femurkopfes angepaßt. Keine Arthrosezeichen

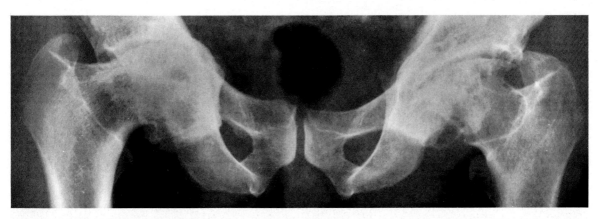

**Abb. 721.** Beidseitige sekundäre Koxarthrose, links nach M. Perthes, rechts nach idiopathischer Hüftpfannenprotrusion – seltene Koinzidenz

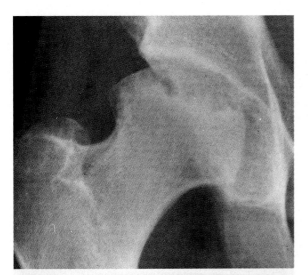

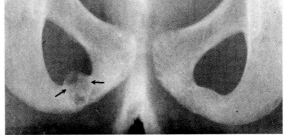

**Abb. 723.** 6jähriges Kind. Unter „Anschwellung" verlaufende Ossifikation der Wachstumszone zwischen Sitz- und Schambein (*Pfeile*). Dieser Befund ist eine Spielart des Normalen und keine Ischämie- oder Entzündungsfolge

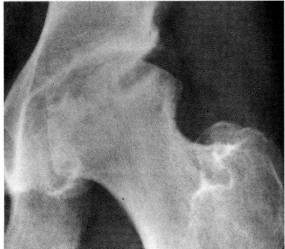

◁――――――――――――――――――――――

**Abb. 722.** Zur Differentialdiagnose des durchgemachten M. Perthes: Bilaterale zahlreiche Verknöcherungsdefekte im abgeflachten Femurkopf bei multipler epiphysärer Dysplasie vom Typ Fairbank. Hüftdysplasie beidseits (Pfannenerkerhypoplasie)

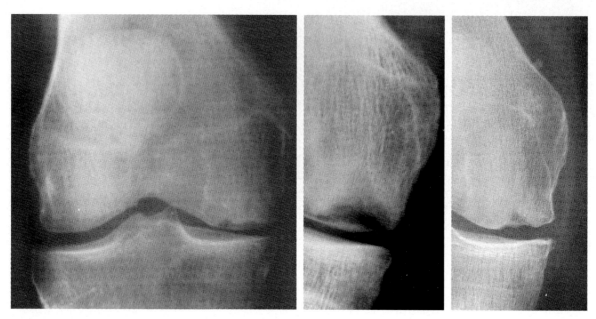

**Abb. 724.** Spontane Osteonekrose des medialen Femurkondylus

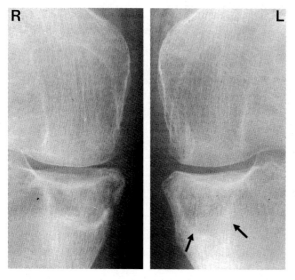

**Abb. 726.** Bilaterale spontane Osteonekrose am Kniegelenk, die sich asymmetrisch isoliert am medialen Tibiakondylus zeigt. Am rechten (R) Kniegelenk ist der nekrotische Knochen schon eingebrochen. Links (L) gibt sich die Tibiakopfnekrose an der beginnenden Revaskularisation (Verdichtung) und Randresorption („Aufhellung") zu erkennen (*Pfeile*). 64jährige Patientin ohne Stoffwechselerkrankung, anamnestisch keine Kortikosteroidtherapie

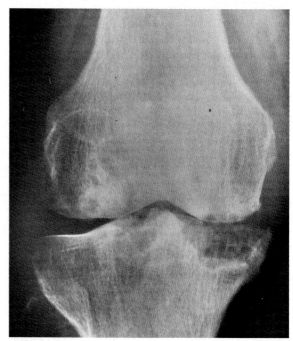

**Abb. 727.** Seltene Erscheinungsform der spontanen Osteonekrose am Kniegelenk mit Manifestationen am medialen und lateralen Femurkondylus und am medialen Tibiakondylus

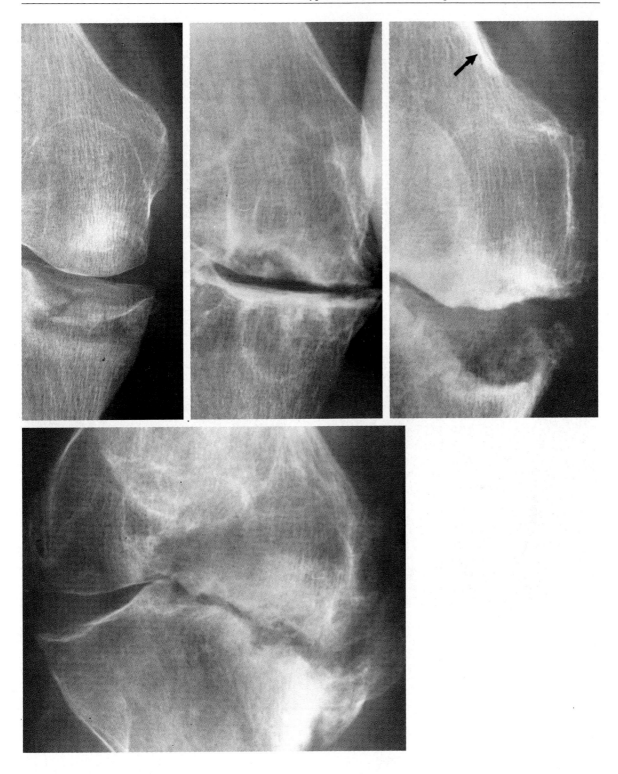

**Abb. 725.** Facetten der spontanen Osteonekrose am Kniegelenk mit gleichzeitiger Beteiligung des medialen Femurkondylus und des medialen Tibiakondylus. *Pfeil:* Streßperiostose, die in etwa der Hälfte der Fälle zu beobachten ist (Ahlbäck et al. 1968), s. Abb. 728. Im Gegensatz zum Pseudo-Charcot-Gelenk, bei dem eine Osteonekrose *plus* schwere Weichteilschädigung vorliegt (vgl. Abb. 699), tritt bei der spontanen Osteonekrose am Kniegelenk der Weichteilschaden in den Hintergrund oder ist überhaupt nicht vorhanden

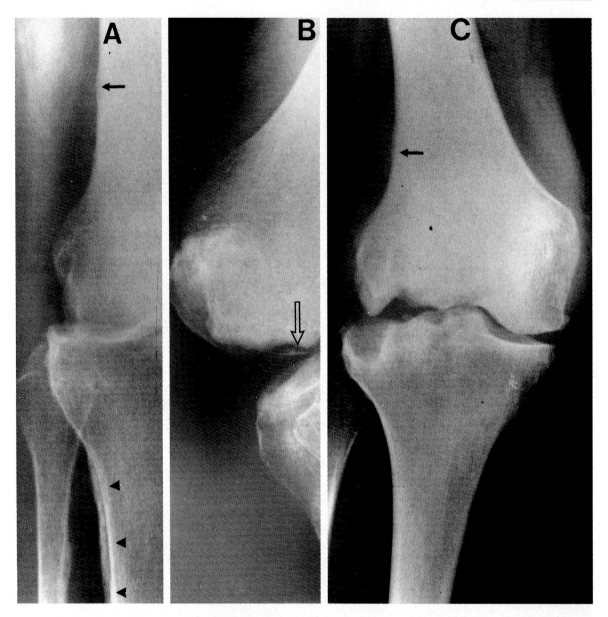

**Abb. 728 A–C.** Selten auftretende spontane Osteonekrose isoliert am lateralen Femurkondylus oder kombiniert an den lateralen Femur- und Tibiakondylen. Die Streßperiostose (s. Abb. 725) entsteht homolateral zur Nekrosesei-te, grundsätzlich viel häufiger am Femur (*Pfeile*) als an der Tibia (*Pfeilspitzen*). **A, B** 84jährige Patientin, *offener Pfeil* (Schrägaufnahme): demarkierte Nekrose. **C** 71jähri-ge Patientin

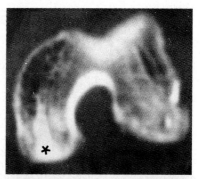

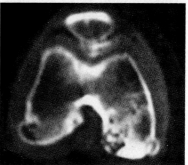

**Abb. 729.** CT-Aspekte (3 Patienten) der spontanen Osteonekrose am medialen (*Asterisk*) und/oder lateralen Femurkondylus (*Pfeilspitze*): charakteristische keilförmige
(verdichtete) Revaskularisationzone und partielle Resorption des osteonekrotischen Knochenbereichs. Im
unteren Abbildungsteil konvergieren die revaskularisier-
ten Nekrosezonen und gehen in einen metaphysären
Knochenmarkinfarkt über (s. Abb. 730)

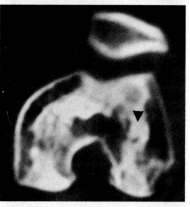

**Abb. 730.** Osteonekrose beider Femurkondylen, die in
eine metaphysäre Knochenmarkinfarzierung übergeht.
Entsprechend des beidseitigen Kondylenbefalls haben
sich Streßperiostosen (*Pfeilspitzen*) medial und lateral
entwickelt. Die Osteonekrosen entstanden im Zusammenhang mit einer 6monatigen hochdosierten Kortikosteroidtherapie bei rezidivierendem Ulcus corneae. Offensichtlich gibt es nicht nur spontane, sondern auch kausal
erklärbare Osteonekrosen in typischer Lokalisation am
Kniegelenk. Betrachtung vor Grelleuchte zum besseren
Erkennen der Streßperiostosen (*linker Bildteil*)

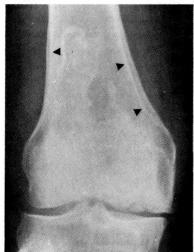

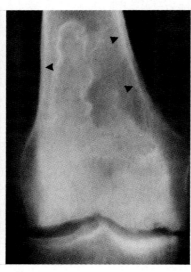

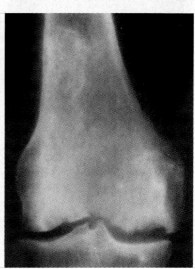

**Abb. 730**

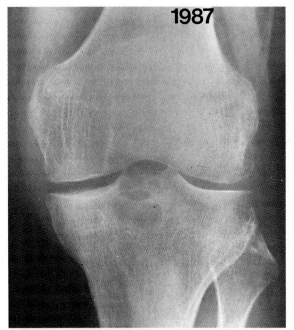

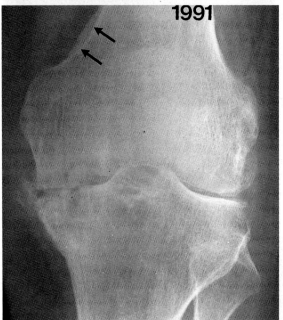

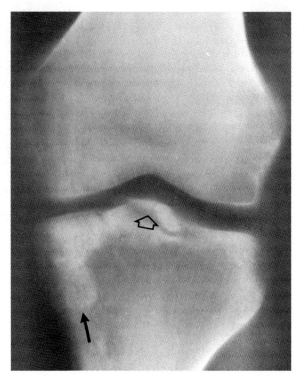

**Abb. 732.** Posttraumatische partielle Tibiakopfnekrose. Der Ausriß der Eminentia intercondylaris (*offener Pfeil*) ist noch nicht geheilt. *Pfeil:* größerer Anteil des Tibiakopfes, dessen traumatische Nekrose (Hämatomfolge?) schleichend substituiert wurde und sich jetzt als Verdichtungsfigur darstellt

**Abb. 731.** Entstehung einer Osteonekrose im medialen femorotibialen Kniekompartiment.
*1987:* Seit 5 Jahren bekannte Rheumatoide Arthritis, die vor allem die Gelenke an der Hand und am Vorfuß befallen hat (nicht abgebildet). Im Kniegelenk fällt eine Verschmälerung des röntgenologischen Gelenkspaltes im lateralen femorotibialen Gelenkkompartiment auf. Darüber hinaus weist eine Volumenvermehrung im suprapatellaren Gelenkrecessus (seitliche Aufnahme, nicht abgebildet) auf den Befall des Kniegelenks im Rahmen der Rheumatoiden Arthritis hin.

*1991:* Trotz etwa dreijähriger Kortikosteroid-Dauertherapie erkennt man einerseits die starke Progression der Erkrankung (s. die Zunahme der Gelenkspaltverschmälerung). Andererseits ist in den medialen Kondylen des Femurs und der Tibia ein osteonekrotisches Geschehen nachzuweisen. Die Nekrose zeigt sich am „Zerbröckeln" beider Kondylen. An der distalen Femurmetaphyse (*Pfeil*) ist die Streßperiostose der unspezifische Indikator für die pathologisch veränderte Biomechanik am Kniegelenk

**Abb. 733.** M. Osgood-Schlatter bei einem 12jährigen Jungen. Wahrscheinlich handelt es sich um einen Überlastungsschaden der Insertion des Lig. patellae, der zu einer Fragmentation der Tibiaapophyse führt. Dieser pathologische Befund ist im 2. Dezennium zu erwarten

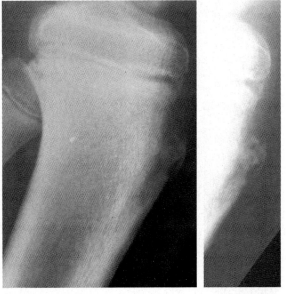

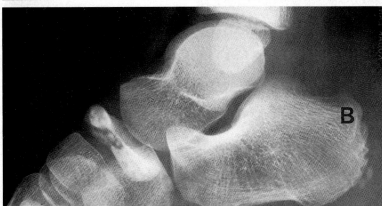

**Abb. 734A, B.** Nekrose des Os naviculare (M. Köhler I) bei einem Schuljungen. Die Beschwerden und eine flachbogige Weichteilschwellung (**A** Betrachtung der Röntgenaufnahme vor einer Grelleuchte) bestehen seit 3 Monaten. Der mittlere und obere Anteil des Navikulare sind komprimiert bzw. fragmentiert. **C** Osteonekrose des Os naviculare nach Fußpolytrauma vor 8 Wochen (Navikulareluxation, Metatarsalfrakturen 1–3). Es hat sich ein Sudeck-Syndrom (dystrophisches Stadium II, s. das wie mit dem Bleistift umrandete Kuboid) entwickelt. Das nekrotische Navikulare nimmt an der Entkalkung nicht teil, da es von der Zirkulation abgeschnitten ist

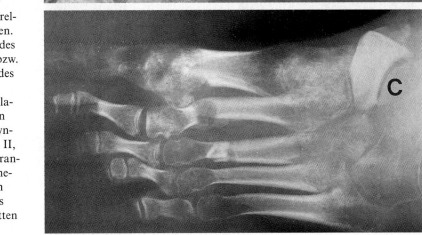

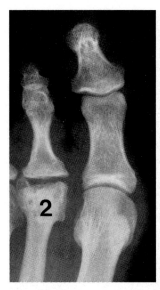 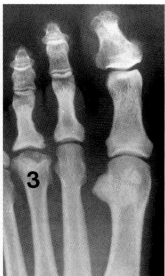 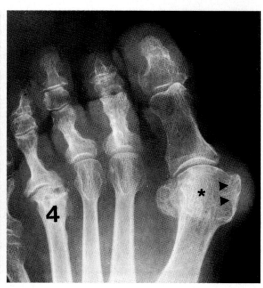

**Abb. 735.** Die aseptische Nekrose der Metatarsusköpfe 2–4 wird unter dem Begriff „Morbus Köhler II" zusammengefaßt. Dieser Knochentod tritt ohne äußeren Anlaß im 2. Dezennium ein. Die Nekrose und die reparativen Vorgänge flachen den Metatarsuskopf ab. Die Basis der gegenüberliegenden Phalanx paßt sich durch adaptives Breitenwachstum an. Die Sekundärarthrose entsteht erst nach Jahrzehnten, s. MTP 4 (Gelenkspaltverschmälerung, marginale Osteophyten), 86jährige Frau. *Nebenbefund:* Hallux valgus (*Asterisk*) mit Sekundärarthrose (Verformung des lateralen Sesambeines), typisch lokalisierter Pseudoexostose (*Pfeilspitzen*) und Druckschwiele

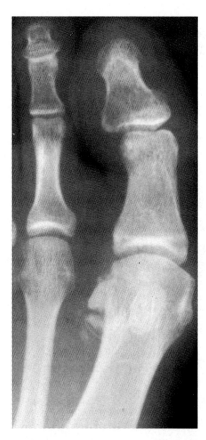

**Abb. 736.** M. Renander, d. h. aseptische Osteonekrose des (lateralen) Sesambeins der Großzehe. Der nekrotische Knochen ist „zerbröckelt". Das größere nekrotische Fragment stellt sich verdichtet dar (Revaskularisationszeichen)

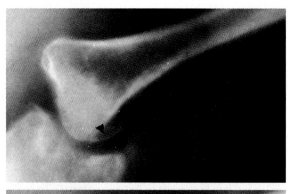

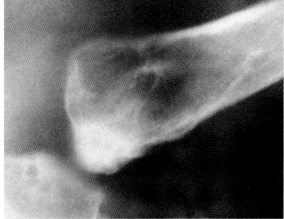

**Abb. 737.** Die Klavikulaosteonekrose vom Typ M. Friedrich ergreift in charakteristischer Weise höchstens das *untere* und *mittlere Drittel* des sternalen Schlüsselbeinendes (Verdichtungsbezirk, Fragmentierung; ein perisklerotischer Aufhellungssaum ist zusätzlich möglich). Diffe-

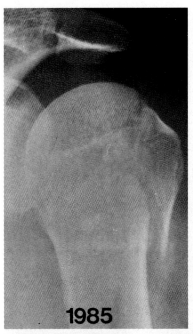
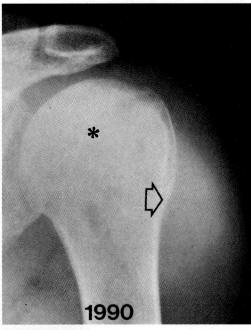
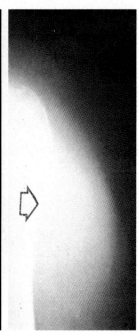
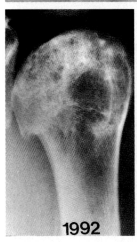
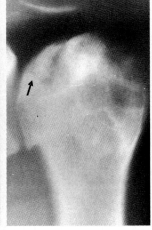

**Abb. 739.** *1985:* Subkapitale Humerusfraktur und Absprengung des Tuberculum majus nach Sturz.
*1990:* Humeruskopfnekrose, die sich an einer diffusen Verdichtung des Humeruskopfes – sog. schleichender Knochenersatz (*Asterisk*) – zu erkennen gibt, außerdem stark angeschwollene Bursa subdeltoidea (*offener Pfeil*).
*1992:* Übersichtsaufnahme und Tomogramm. Die Humeruskopfnekrose hat zu einer Entrundung der Kalotte, zur Dissektion (*Pfeil*) und zu resorptiven Phänomenen geführt, außerdem Omarthrosis deformans.
*Schlußfolgerung:* Der „schleichend" ersetzte nekrotische Knochen hat der Alltagsbelastung nicht standgehalten

rentialdiagnose zur sog. Ostitis condensans claviculae, bei der eine Verdichtung des *gesamten* sternalen Klavikulaendes auftritt. Ursächlich wird bei ihr an eine knöcherne Streßreaktion gedacht. Beim M. Friedrich kommt es zur sekundären sternoklavikulären Arthrose, wie abgebildet, die bei der Ostitis condensans claviculae aber ebenfalls auftreten kann. Zu den weiteren Differentialdiagnosen des M. Friedrich – gelenknahe Hyperostose ohne Erosion der klavikulären Gelenkkontur – gehören das Akquirierte Hyperostose-Syndrom, das Osteom, das osteoplastische Osteosarkom, die osteoplastische Metastase, die sklerosierende Osteomyelitis Garrè und die Ostitis deformans Paget. *Pfeilspitze:* kein Arthroseosteophyt, sondern das kostoklavikuläre Kompartiment des als Spielart des Normalen auftretenden Sternokostoklavikulargelenks (Schulte 1957)

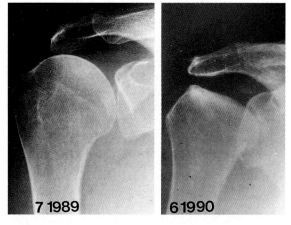

**Abb. 738.** Asthma bronchiale, Langzeittherapie mit Kortikosteroiden. Entstehung einer Humeruskopfnekrose im Laufe eines Jahres (*1989–1990*). Die Osteonekrose zeigt sich vor allem am Kalottenkollaps (Einsinken, Entrundung)

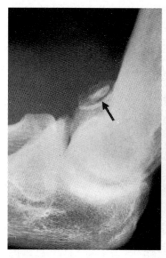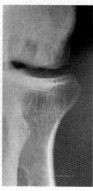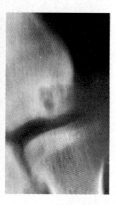

**Abb. 740.** Röntgendifferentialdiagnose M. Panner oder Osteochondrosis dissecans des Capitulum humeri. Für die Osteochondrosis dissecans spricht einerseits, daß ein freier Gelenkkörper (*Pfeil*) zu erkennen ist. Er wurde durch die Synovia ernährt und hat dadurch eine mehrere Millimeter breite Schale bekommen, ist also „gewachsen".

Andererseits erkennt man mehrere zystenähnliche Osteolysen im Capitulum humeri, die nicht den Charakter eines „Mausbetts" haben. Dies spricht eher für eine aseptische Nekrose. Die röntgenologische Differentialdiagnose ist mit den vorhandenen Röntgenaufnahmen nicht zu stellen

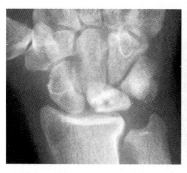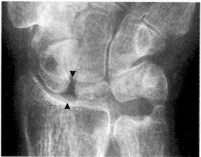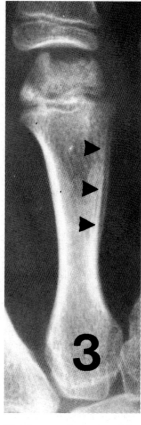

**Abb. 741.** Lunatummalazie (M. Kienböck). *Linker Bildteil:* Das leicht gesinterte nekrotische, von der Blutversorgung ausgeschlossene Mondbein nimmt an der Inaktivitätsdemineralisation nicht teil und erscheint „sklerosiert". Die sog. Minusvariante der Elle (im Vergleich zum Radius ist die Ulna um mehr als 1 mm verkürzt) soll nach Literaturangaben (Hultén 1928) die Lunatummalazie begünstigen. *Rechter Bildteil:* Revaskularisierte Lunatummalazie – das Mondbein ist gesintert. Das revaskularisierte Lunatum nimmt an der Inaktivitätsdemineralisation teil. Die Lunatummalazie trat nach einem Trauma auf; darauf weist auch die Resorptionszyste im Skaphoid hin. Sie spiegelt eine örtliche posttraumatische Durchblutungsstörung wider. Die skapholunäre Dissoziation (*Pfeilspitzen*) zeigt die traumatisch bedingte Rotationssubluxation des Skaphoids nach Ruptur des interossären Bandes zwischen Skaphoid und Lunatum und der radioskaphoidären Bandzüge an

**Abb. 742.** Floride aseptische Epiphyseonekrose am Metakarpuskopf (M. Dieterich) mit Kollaps des Gelenksockels. *Pfeilspitzen:* Die zum Krankheitsbild gehörende fakultative Periostreaktion spiegelt wahrscheinlich die Folgen eines subperiostalen Ödems oder Hämatoms wider und kann mit der Kompakta verschmelzen. Der 3. Metakarpus wird am häufigsten betroffen

Bei Beachtung der röntgenologischen Kriterien (s. oben), die eine verminderte mechanische Belastbarkeit, eine reparative Revaskularisation und/oder eine Resorption der Osteonekrose widerspiegeln, gelingt es, auch an bisher nicht genannten Stellen des Stützgewebes (Epi- und Apophysen, Ossa brevia) den beispielsweise posttraumatischen (s. Abb. 219, 227, 261, 734) „Osteozytenmord" aufzudecken.

Da aseptische Knochennekrosen auch als Therapienebenwirkung, z. B. bei der Langzeitmedikation mit Kortikosteroiden, auftreten, hat die *bildgebende Frühdiagnostik* dieser Knochenschäden große praktische Bedeutung. Dies gilt auch für Erkrankungen, die ohne oder mit Kortikosteroidbehandlung zur aseptischen Knochennekrose neigen wie der systemische Lupus erythematodes und die Rheumatoide Arthritis (Abb. 743).

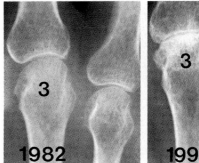
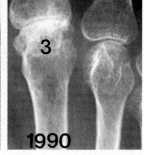

**Abb. 743.** Entstehung einer Osteonekrose des Metakarpuskopfes 3 nach langjähriger Kortikosteroidtherapie bei Rheumatoider Arthritis.
*1982:* Erosive Arthritis des 3. MCP.
*1990:* Die in der Zwischenzeit eingetretene Metakarpuskopfnekrose ist bereits unter Formveränderung revaskularisiert

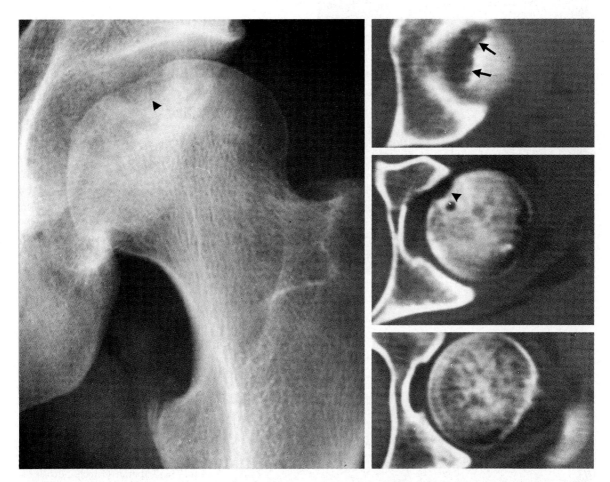

**Abb. 744.** Osteochondrosis dissecans des Femurkopfes auf der Übersichtsaufnahme und im CT. Die Dissekate („Gelenkmäuse", *Pfeile*) haben ihr Bett (*Pfeilspitzen*) „verlassen", erhaltene Asteriskfigur. *Nebenbefund:* Trochanter-minor-Fibroostose

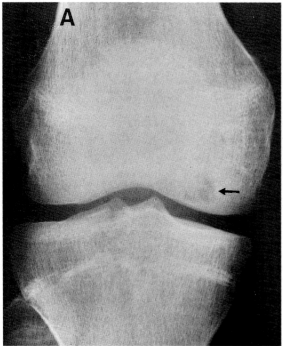

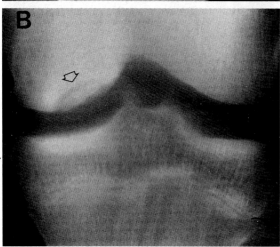

**Abb. 745 A, B. A** Osteochondrosis dissecans des medialen Femurkondylus loco typico (*Pfeil*) am rechten Kniegelenk (Patientin, 16 Jahre alt). Da die Osteochondrosis dissecans vor allem an der hinteren Zirkumferenz des Kondylus auftritt, kann sie sich in den Kondylus projizieren. **B** Tomogramm des linken Kniegelenks bei Osteochondrosis dissecans (*offener Pfeil*). Die „Maus" liegt noch in ihrem Bett

Die Differentialdiganose der aseptischen Osteonekrose muß die *Osteochondrosis dissecans* (Abb. 744–747) berücksichtigen. Sie zeigt sich an Prädilektionsstellen, zu denen die *konvexen* Gelenkkonturen gehören. Die Annahme einer ischämischen Pathogenese ist zugunsten der subchondralen oder osteochondralen Ermüdungsfraktur verlassen worden. Ein gelegentlich zu beobachtendes familiäres Auftreten läßt aus pathogenetischer Sicht allenfalls noch an persistierende (atypische) Knochenkerne denken, also an eine Variante der Epiphysenentwicklung (Abb. 748). Im Stadium der *subchondralen* Fraktur liegt die „Maus" (Dissekat) im „Mausbett". Bei der *osteochondralen* Fraktur kann sie ihr „Bett" verlassen und das Dissekat dann zum freien Gelenkkörper werden.

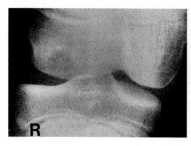

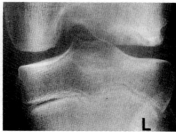

**Abb. 746.** Seltenere Ostechondrosis dissecans im lateralen Femurkondylus, bilaterales Auftreten bei einem 14jährigen Jungen

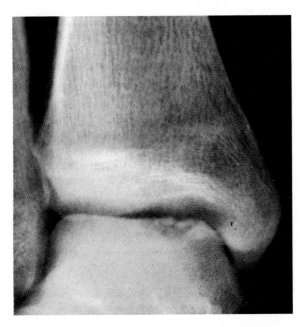

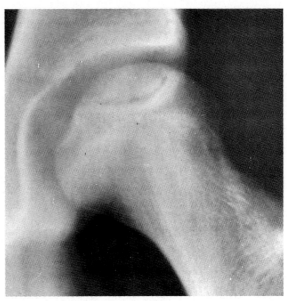

**Abb. 747.** Osteochondrosis dissecans der Talusrolle. Sie tritt typischerweise im medialen Anteil der Talusrolle auf. Die Dissektion erreicht den Rand der Talusrolle nicht. Bei *randständigem* Sitz muß (vor allem am Außenrand der Trochlea) an ein ursächliches Makrotrauma gedacht werden. Außerdem kommt bei medialem oder lateralem randständigem Sitz differentialdiagnostisch ein persistierender Knochenkern der Trochlea in Frage. Bei dem 27jährigen Patienten ist das Dissekat fragmentiert. Die Fragmente haben das „Mausbett" jedoch nicht verlassen

**Abb. 748.** Persistierender Femurkopfkern, Variante. Differentialdiagnose zur Osteochondrosis dissecans: normale Spongiosatextur wie der übrige Femurkopf. Klinisch asymptomatisch (Zufallsbefund)

# 18 Knochenstreß – gewogen und zu leicht befunden

Reiz/Reaktion und Streß/Adaptation sind biologische Dualismen, aggressive Partnerschaften. Diese Feststellung gilt auch für das Stützgewebe. Wenn eine Kraft den Knochen trifft, die seine mechanische Toleranzschwelle überschreitet, so kommt es als Reaktion auf diesen Reiz zum Ausriß, zur Fissur, Infraktion oder Fraktur (Abb. 749). Der Streßbegriff wurde 1936 von Hans Selye eingeführt und definiert. Streß – Beanspruchung – ist etwas anderes als Reiz! Er versteht sich ebenso wie der Reiz als ein Vektor, der durch Zahl (Maßzahl, Einheit), Richtung und Angriffsstelle festgelegt ist. Der Streß setzt ein Geschehen in Gang, das den Streß abbauen und auf seine physiologische Größe reduzieren soll. Daher gehört zum Streß ein Partner: die Adaptation (= Streßabbau). Streß wirkt intermittierend, mehr oder weniger rhythmisch und immer unterhalb der Toleranzschwelle – im Knochen unterhalb der Frakturschwelle – ein: Streß hat eine Zeitkomponente. Solange Beanspruchung *und* Erholung sich das Gleichgewicht halten, läßt sich Streß am Knochen röntgenologisch nicht nachweisen. Der Knochen hat sich funktionell adaptiert – *funktionelle Streßadaptation* –, also gelernt, mit Streß zu leben. Gelingt der Streßabbau erst mit örtlichen biologischen Hilfsmitteln und Stützmaßnahmen des Knochengewebes, so liegt eine *konstruktive Streßadaptation* vor. Reichen bei Streßpersistenz die konstruktiven Adaptationsmaßnahmen nicht aus und sie „ermüden" (ohne vollständige Erholung) oder gelingt von vornherein kein vollständiger Streßabbau, so offenbart sich auch im Röntgenbild die biomechanisch *insuffiziente Streßadaptation*. Durch Streßvermeidung kann auch dann noch eine biologische Normalisierung erreicht werden, jedoch drohen jederzeit die Erschöpfung, der Zusammenbruch, beim Knochen die traumatische Fraktur (Abb. 749).

MEMO

Streß hat 2 Prämissen.
1. Er wird als *Vektor* durch Zahl (Maßzahl oder Maßeinheit), Richtung und Zielstelle bestimmt.
2. Er verläuft intermittierend in der *Zeit:* Beanspruchung – Erholung (Streßabbau, Adaptation) – Ermüdung – Zusammenbruch.

MEMO

Knochenstreßadaptation: funktionell, konstruktiv, insuffizient (= Streßfraktur im eigentlichen Sinne).

Das bekannteste Beispiel für eine insuffiziente Streßadaptation ist der Ermüdungsbruch, die Streßfraktur. Im Wachstumsalter, also bei offenen Wachstumsfugen, kommt sie allerdings nur sehr selten vor. In der Spongiosa spiegeln sowohl die konstruktive als auch die insuffiziente Streßadaptation die Einwirkung von *Kompressionsstreß* wider, der sich als bandförmige oder auch ovale Spongiosaverdichtung mit oder ohne periostale Knochenneubildung offenbart (Abb. 750–761). In dreidimensionaler Sicht handelt es sich also um scheibenförmige, eiförmige bis kugelige Knochenverdichtungen. Der Kompressionsstreß tritt an Stellen mit verstärkter biomechanischer Belastung – örtlichen Spannungsspitzen – auf; Kompressionsstreß hat also Prädilektionsstellen. Mikrofrakturkallus und/oder adaptiv verdickte Trabekeln sind das morphologische Substrat der konstruktiven Streßadaptation in der spongiösen Knochensubstanz. In diesem Fall sollte daher nicht von einer Streßfraktur, sondern pathomorphologisch indifferenter von einem *konstruktiven Streßphänomen* oder einer *konstruktiven Streßläsion* gesprochen werden! Der Übergang von der konstruktiven zur insuffizienten Streßadaptation, der eigentlichen *Streßfraktur,* zeigt sich röntgenologisch an einem verkalkenden periossären Hämatom, an einem diskreten (*inkompletten*), von der Knochenoberfläche ausgehenden Bruchspalt (Abb. 762) *und* an bestimmten

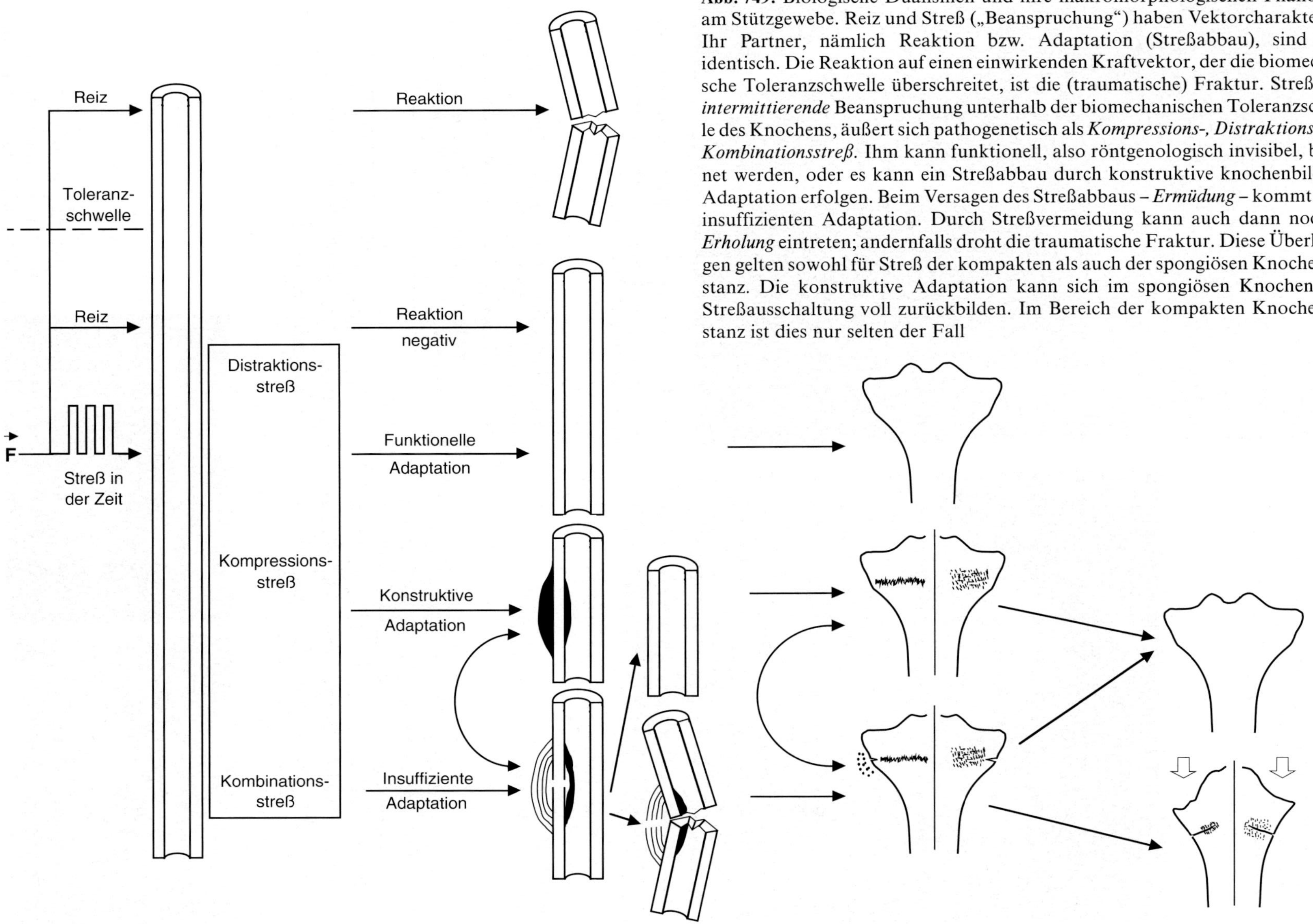

**Abb. 749.** Biologische Dualismen und ihre makromorphologischen Phänomene am Stützgewebe. Reiz und Streß („Beanspruchung") haben Vektorcharakter ($\vec{F}$). Ihr Partner, nämlich Reaktion bzw. Adaptation (Streßabbau), sind nicht identisch. Die Reaktion auf einen einwirkenden Kraftvektor, der die biomechanische Toleranzschwelle überschreitet, ist die (traumatische) Fraktur. Streß, d. h. *intermittierende* Beanspruchung unterhalb der biomechanischen Toleranzschwelle des Knochens, äußert sich pathogenetisch als *Kompressions-, Distraktions-* oder *Kombinationsstreß.* Ihm kann funktionell, also röntgenologisch invisibel, begegnet werden, oder es kann ein Streßabbau durch konstruktive knochenbildende Adaptation erfolgen. Beim Versagen des Streßabbaus – *Ermüdung* – kommt es zur insuffizienten Adaptation. Durch Streßvermeidung kann auch dann noch die *Erholung* eintreten; andernfalls droht die traumatische Fraktur. Diese Überlegungen gelten sowohl für Streß der kompakten als auch der spongiösen Knochensubstanz. Die konstruktive Adaptation kann sich im spongiösen Knochen nach Streßausschaltung voll zurückbilden. Im Bereich der kompakten Knochensubstanz ist dies nur selten der Fall

Reaktion

Reaktion negativ

Funktionelle Adaptation

Konstruktive Adaptation

Insuffiziente Adaptation

Distraktions-streß

Kompressions-streß

Kombinations-streß

Reiz

Toleranz-schwelle

Reiz

Streß in der Zeit

F

klinischen Symptomen und Befunden, nämlich
Schmerzen, bei Knochen ohne dicken Weichteilman-
tel auch an Schwellung und Hautrötung sowie
manchmal an einem sympathischen Erguß
(Abb. 763) im benachbarten Gelenk (Schnitzler u.
Solomon 1985).

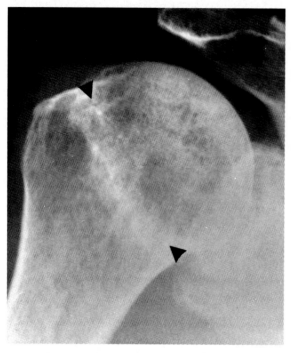

**Abb. 750.** Eine bandförmige endostale Verdichtung
(*Pfeilspitzen*) zeigt die konstruktive Streßläsion im Hume-
ruskopf-Hals-Übergang an

MEMO

Lokalisierte Knochenschmerzen ohne Traumaanamnese *plus* normaler Röntgenbefund *plus*
starke szintigraphische Nuklidakkumulation im
gesamten kleinen Knochens bzw. im gesamten
Gelenksockel: an Streßphänomen oder Frühstadium der Fibroostitis denken.

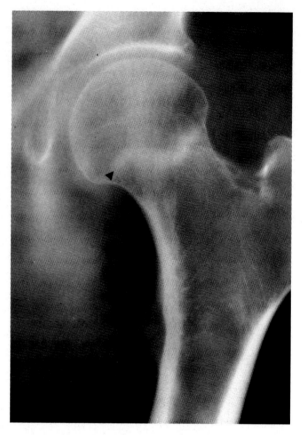

**Abb. 751.** Konstruktives Streßphänomen (durch Kompressionsstreß) im Übergang von Femurkopf zum Femurhals (*Pfeilspitze,* Tomogramm)

MEMO

Atraumatische Schmerzen in einem Knochen
*plus* fleck-, streifen- oder bandförmige Spongiosaverdichtung *und/oder* zarte Periostneubildung
*plus* ausgedehnte, massive szintigraphische Traceraufnahme: Streßphänomen/Streßfraktur

MEMO

Kompressionsstreß: (vor allem) in der Spongiosa. Distraktionsstreß: (vor allem) in der kompakten Knochensubstanz

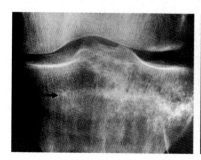
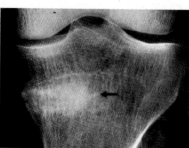

**Abb. 752.** Aspekte der Streßläsion
durch Kompressionsstreß im
Tibiakopf bei 2 Patienten (*Pfeile*)

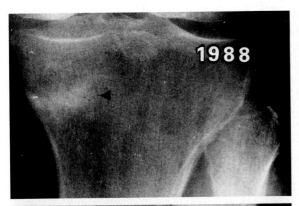

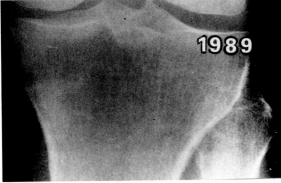

**Abb. 753.** Die Heilung der Streßläsion – loco typico – im Tibiakopf (*Pfeilspitze*) zeigt der Knochenabbau innerhalb eines Jahres (*1988–1989*) an

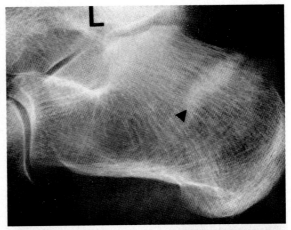

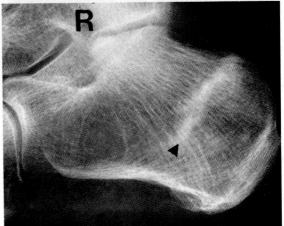

**Abb. 755.** Bilaterale konstruktive Streßläsion an typischer Stelle (*Pfeilspitzen*) im linken (*L*) und rechten (*R*) Fersenbein bei einer Patientin nach 3jähriger Natriumfluoridtherapie. Der fluorbedingte Osteoidexzeß setzt einen erhöhten Kalziumeinstrom voraus, damit es zur Zunahme des trabekulären Volumens, also zu einer echten Knochenneubildung, kommen kann. Bei mangelhaftem Kalziumangebot ist der neugebildete untermineralisierte Knochen dem Belastungsstreß nicht gewachsten: Es entstehen Streßläsionen

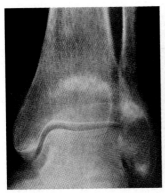
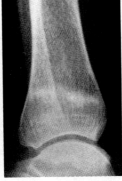

**Abb. 754.** Distale konstruktive Tibiastreßläsion mit topisch assoziiertem Ermüdungsphänomen in der Fibula. Die Röntgenaufnahmen in 2 Ebenen zeigen die Scheibenform der Verdichtung an

MEMO

Konstruktive Streßadaptation der Spongiosa: band- oder fleckförmige Knochenverdichtung im Röntgenbild. Morphologie: adaptive Trabekelverdickung *und/oder* Mikrofrakturkallus. Der generalisierende Terminus „Streßfraktur" ist daher nicht gerechtfertigt – er präjudiziert nämlich „Versagen", obwohl im Einzelfall durchaus ein biopositiver Vorgang – adaptive Trabekelhypertrophie – abgebildet sein kann!

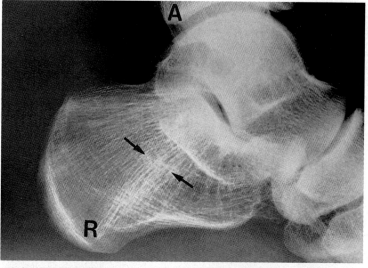

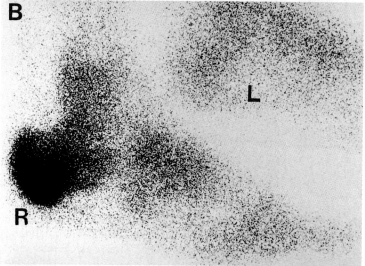

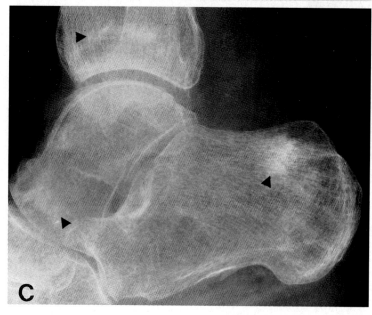

**Abb. 756A–C. A** Das Röntgenbild zeigt nur eine sehr diskrete konstruktive Streßadaptation (zwischen den *Pfeilen*) im rechten Kalkaneus, die senkrecht zu den Trabekeln verläuft. **B** Die Mineralisationsphase des Skelettszintigramms bildet dagegen die Osteoblastenhyperaktivität des *gesamten* rechten Kalkaneus (*R*) ab. (*L* Szintigramm des normalen linken Rückfußes). Diese röntgenologisch-szintigraphische Diskrepanz ist charakteristisch für knöcherne Streßphänomene. **C** Typische Lokalisation (*Pfeilspitzen*) von 3 konstruktiven Streßphänomenen mit z. T. atypischem Aspekt („Fleck" statt „Band")

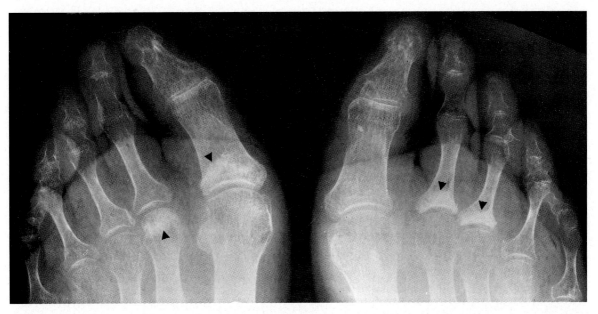

**Abb. 757.** Streßläsionen (*Pfeilspitzen*) in den Gelenksockeln von MTP-Gelenken

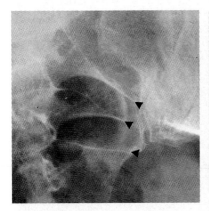

**Abb. 758.** Die 3 bilateralen Sakrumlinien (*Pfeilspitzen*) richten sich auf die Foramina sacralia der oberen Kreuzbeinhälfte aus. Sie sind röntgenmorphologische Indikatoren zur Beurteilung der Unversehrtheit oder Versehrtheit des Sakrums, insbesondere bei Malignomen bzw. Malignommetastasen, traumatischen Frakturen und Streßläsionen. Im Sakrum ziehen Streßphänomene entlang den Sakrumlinien und/oder nehmen einen kraniokaudalen Verlauf

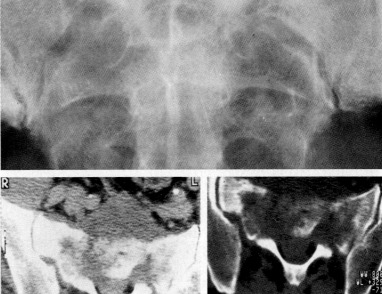

**Abb. 759.** Absiedelungen eines Kolonkarzinoms im Sakrum (s. den Weichteilanteil im CT). Auslöschungsphänomene an den Sakrumlinien (vgl. Abb. 758)

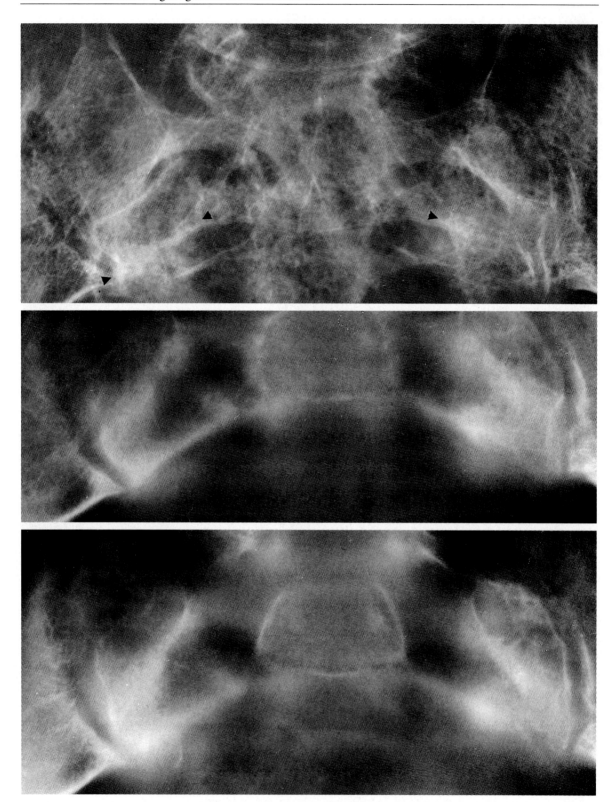

**Abb. 760.** Die Schichtaufnahmen zeigen die Ausrichtung der konstruktiven Streßläsionen (*Pfeilspitzen*) im Kreuzbein auf die Sakrumlinien. Die Knochenverdichtungen können „verschmelzen" oder eine kugelige Form annehmen. Dann geht ihr bandartiger Aspekt zumindest an einzelnen Stellen verloren; *cave:* Fehldiagnose osteoplastische Metastase (Cooper et al. 1985)

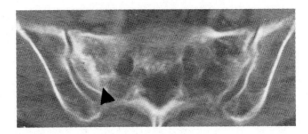

**Abb. 761.** Auch im CT des Kreuzbeins zeigt sich der bandartige Aspekt der konstruktiven Streßläsion (*Pfeilspitze*)

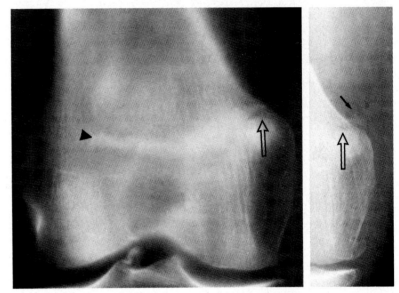

**Abb. 762.** Konstruktive Streßläsion im Bereich der distalen Femurmetaphyse (*Pfeilspitze*). Medial (*offener Pfeil*) geht sie in eine Streßfraktur in eigentlichen Sinn über, s. das verkalkende Hämatom (*Pfeil*)

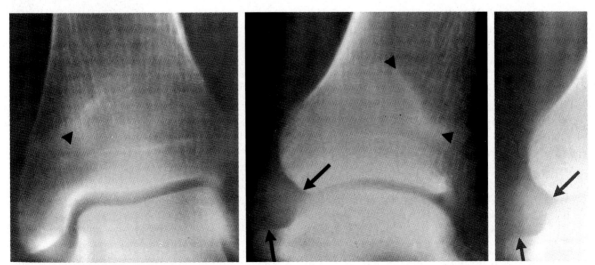

**Abb. 763.** Streßläsion (Kompressionstyp) in der distalen Tibia (*Pfeilspitzen*) mit sympathischem Erguß (*Pfeile*) im Talokruralgelenk (Tomogramm)

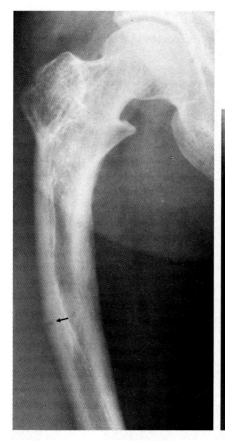

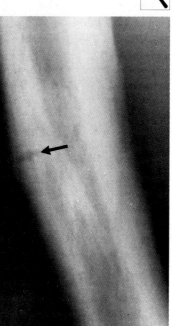

**Abb. 764.** Streßläsion – Streßfraktur im eigentlichen Sinn (*Pfeil*) – vom Distraktionstyp an der Konvexseite des „varisierten" Femurs bei Osteogenesis imperfecta (Übersichtsaufnahme, Ausschnittvergrößerung)

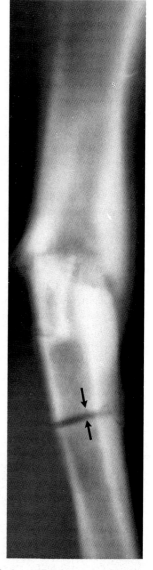

MEMO

Sakrumlinien: Wichtige Indikatoren der Unversehrtheit oder Versehrtheit des Kreuzbeins.

In der *kompakten* Knochensubstanz gibt sich die konstruktive Streßadaptation an einer periostalen, evtl. auch endostalen Knochenneubildung zu erkennen. Der Pathomechanismus ist ***Distraktionsstreß***, dessen Versagen, d. h. der Übergang von der konstruktiven zur insuffizienten Adaptation – Streßfraktur –, sich an einem *inkompletten* Bruchspalt zeigt (Abb. 764–767). Inkomplett heißt in diesem Zusammenhang, daß die Aufhellungslinie von der Knochenoberfläche bzw. vom periostalen Knochenanbau ausgeht, den Knochenquerschnitt jedoch nicht durchsetzt. Treten die Phänomene des Kompressions- und Distraktionsstresses gemeinsam auf, so wird von *Kombinationsstreß* bzw. von Kombinationsstreßfraktur gesprochen (von Rechenberg et al. 1982).

Der Hinweis, daß Streßphänome des Knochens an Prädilektionsstellen auftreten, gilt grundsätzlich sowohl im normalen Skelett als auch bei der Osteopo-

**Abb. 765.** Distraktionsstreßfraktur (*Pfeile*) nach operativ versorgter Tibiapseudarthrose (Tomogramm)

rose (welcher Ursache auch immer), bei der Osteoporosebehandlung mit Fluorverbindungen, bei der Strahlenosteodystrophie und beim Vitamin-D-Defizit. Im osteomalazischen Skelett ist die insuffiziente Streßadaptation – Streßfraktur – als ***Looser-Umbauzone*** bekannt. (Abb. 768, s. Abb. 244). Treten solche Umbauzonen bilateral-symmetrisch auf, so wird zu ihrer terminologischen Charakterisierung das Eponym *Milkman-Syndrom* (vgl. Milkman 1934) benutzt (Abb. 768). Looser-Umbauzonen (vgl. Looser 1908) zeigen (unverkalkten) Osteoidkallus an. In ihrem Bereich erscheint die Knochenstruktur wie „ausradiert". Wird der Vitamin-D-Mangel therapeutisch nicht beseitigt, so gehen die Looser-Umbauzonen in traumatische Frakturen über ebenso wie die insuffiziente Adaptation einer Streßpersistenz bei Euvitaminose D (Abb. 768–770).

MEMO

> Looser-Umbauzone = insuffiziente Streßadaptation (= Streßfraktur im eigentlichen Sinn) eines Skeletts mit Vitamin-D-Defizit.

MEMO

> Röntgenaspekt der Looser-Umbauzone: bandförmige Auslöschung der Knochenstruktur, die wie „ausradiert" erscheint.

Die wichtigsten Beispiele für eine konstruktive Adaptation an Knochenstreß sind die Hyperostosis triangularis ilii, das Supercilium acetabuli, das Wiberg-Zeichen (S. 190f.) sowie Streßperiostosen und -endostosen.

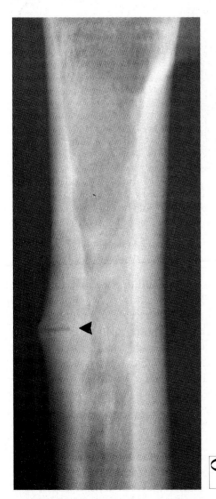

**Abb. 766.** Ermüdung einer adaptiven Periost- und Endostneubildung im Narbengebiet einer operierten juvenilen Femurzyste. Die insuffiziente Streßadaptation hat zu einer Frakturlinie – Distraktionsstreßfraktur – geführt (*Pfeilspitze*)

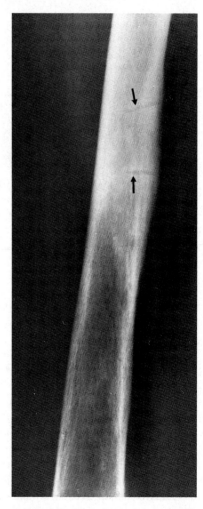

**Abb. 767.** Im Narbengebiet einer Femurschaftosteomyelitis sind 2 Distraktionsstreßfrakturen aufgetreten (*Pfeile*). Sie erklären das Beschwerdebild der Patientin (zunächst war ein Osteomyelitisrezidiv angenommen worden)

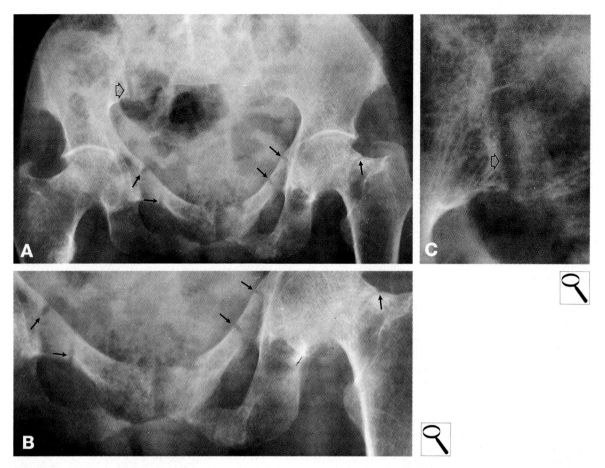

**Abb. 768A–C.** Streßphänomene bei Vitamin-D-Defizit (73jährige Patientin). **A** Übersicht, **B, C** Ausschnittvergrößerungen: symmetrische osteomalazische Looser-Umbauzonen (Milkman-Syndrom, *Pfeile*). Am linken

Femurhals und Sitzbein sind die Umbauzonen in Frakturen übergegangen. Beginnende Pseudoerweiterung des rechten sakroiliakalen Gelenkspalts (*offener Pfeil*): in diesem Fall Zeichen der Osteomalazie (s. S. 135f.)

## Hyperostosis triangularis ilii

Ursprünglich war für diese konstruktive Streßadaptation der Ausdruck Ostitis condensans ilii (Sicard et al. 1926; Bársony u. Polgár 1928) vorgesehen, und zwar zu einer Zeit, in der nichttumoröse örtliche Knochenverdichtungen vielfältiger Ätiologie und Pathogenese unkritisch als Analoga der chronischen sklerosierenden Osteomyelitis Typ Garrè gedeutet wurden. Tatsächlich handelt es sich um die konstruktive Streßadaptation einer auf Röntgenaufnahmen nicht erkennbaren, im CT sichtbaren kleinen *physiologischen* Hyperostosezone des Darmbeins (Abb. 771). An dieser Stelle liegt beim Zweibeinstand das Druckzentrum des Sakroiliakalgelenks (Pauwels 1965), d. h., über diese physiologische Iliumhyperostose nimmt die Körperlast ihren gravitationsbedingten Weg. Im Beckenquerschnitt zeigt die physiologische Iliumhyperostose eine dreieckige Form. Sie

verjüngt sich unter Beibehaltung ihrer Dreiecksfigur nach kranial. Dreidimensional betrachtet hat sie daher die Gestalt einer dreiseitigen Pyramide. Wenn diese Iliumhyperostose durch mechanischen Streß, z. B. durch permanente seitenasymmetrische Lastübertragung oder während der Schwangerschaft – durch hormonell ausgelöste sakroiliakale Hypermobilität –, durch entzündliche Vorgänge oder im Gefolge von Tumorwachstum überbeansprucht wird, so vergrößert sie sich adaptiv unter Beibehaltung ihrer Pyramidenform. Im Röntgenbild erscheint dann auf der Iliumseite des Sakroiliakalgelenks die Hyperostosis triangularis ilii (Dihlmann 1976; Abb. 772–777), und zwar unilateral oder bilateral-symmetrisch oder -asymmetrisch. Bei etwa jeder zweiten Beobachtung wird sie von einer *multiformen* Sakrumhyperostose begleitet (Abb. 778). Manchmal tritt die streßbedingte Kreuzbeinhyperostose auch ohne Iliumpartner auf: *Streßsakrum* (Abb. 779 und 780).

**Abb. 769.** Knochenstreß im Becken bei Strahlenosteodystrophie (etwa 12 Jahre nach gynäkologischer Strahlentherapie): Im Kreuzbein sind Streßläsionen zu erkennen, die sich nach den Sakrumlinien ausgerichtet haben (*offene Pfeile*). Darüber hinaus fallen vor allem im oberen Anteil der Kreuzbeinflügel *polymorphe, fleckige Knochenverdichtungen* auf, die verkalkte Knochen-/Knochenmarknekrosen widerspiegeln (s. Abb. 770). Sie geben den röntgenmorphologisch abgeleiteten pathogenetischen Hinweis! Im vorderen Beckenring sind (unbehandelte) Streßläsionen in traumatische Frakturen übergegangen, z. T. mit überschießender Kallusbildung oder überschießender Randresorption

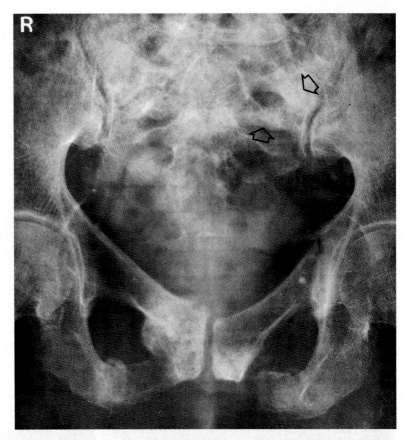

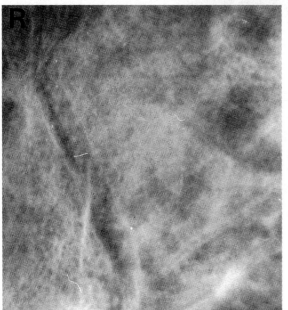

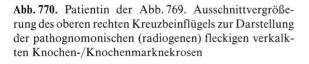

**Abb. 770.** Patientin der Abb. 769. Ausschnittvergrößerung des oberen rechten Kreuzbeinflügels zur Darstellung der pathognomonischen (radiogenen) fleckigen verkalkten Knochen-/Knochenmarknekrosen

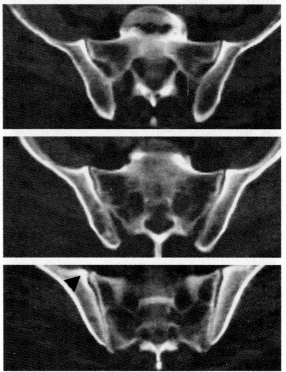

**Abb. 771.** Computertomographische Darstellung (Schnittebenen von kaudal nach kranial ansteigend) der physiologischen Hyperostosezone des Darmbeins (*Pfeilspitze*). Bei 2dimensionaler Betrachtung hat sie die Form eines kleinen Dreiecks. In 3dimensionaler Sicht bildet sie eine 3seitige Pyramide, deren Basis an der Linea arcuata liegt

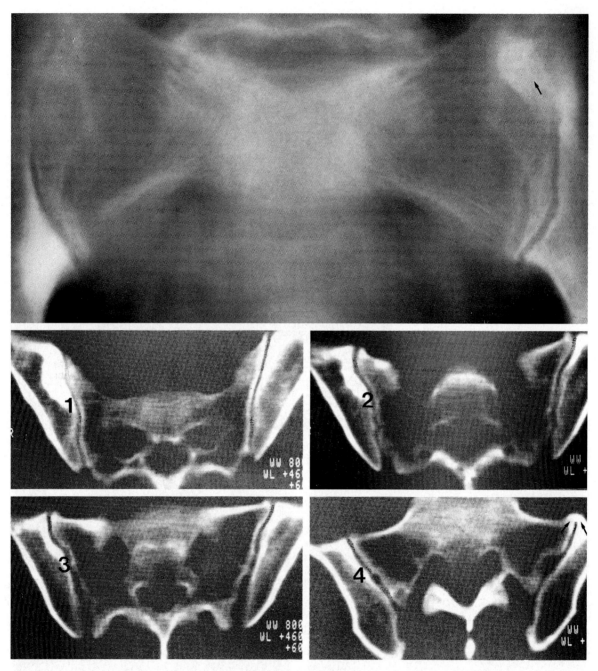

**Abb. 772.** Im konventionellen Tomogramm zeigt sich die Hyperostosis triangularis ilii in typischer Projektionsform. Auf den 4 CT entspricht gemäß der kaudokranialen Schnittebenenwahl die *1* der Pyramidenbasis; *4* gibt den Schnitt durch die Pyramidenspitze wieder. Dazwischen liegen *2* und *3*, d. h. die Pyramidenschnitte zwischen ihrer Basis (*1*) und ihrer Spitze (*4*). *Pfeile:* Ossifikation der vorderen sakroiliakalen Gelenkkapsel. Diese Kapselver-knöcherung ist (besonders bei Männern jenseits der 1. Lebenshälfte ein häufig nachweisbares Reparationsphänomen). Dadurch wird die (geringe physiologische) Bewegungsmöglichkeit im Sakroiliakalgelenk völlig aufgehoben: *Beckenstarre.* Bei genügender Dicke der Kapselossifikation kann der röntgenologische Gelenkspalt auf der Übersichtsaufnahme völlig ausgelöscht werden

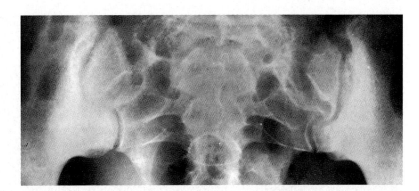

**Abb. 773.** Bilaterale Hyperostosis triangularis ilii

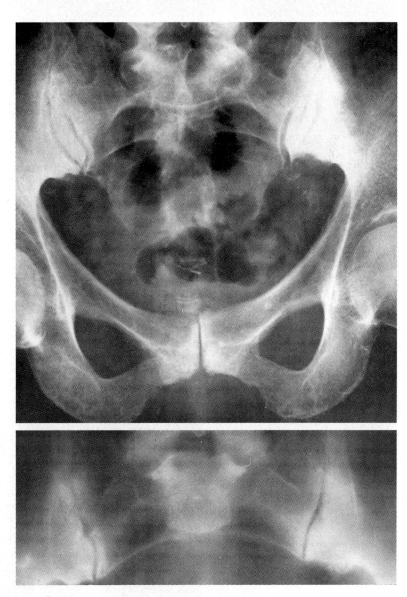

**Abb. 774.** Hyperostosis triangularis ilii auf der Übersichtsaufnahme und im konventionellen Tomogramm. Die Schichtaufnahme läßt erkennen, daß die bilaterale Hyperostosis triangularis ilii auf der linken Seite mit einer Sakroiliakalarthrose assoziiert ist (Gelenkspaltverschmä-lerung). Symphysendegeneration (s. die Fugenspaltverschmälerung und fugennahe Knochenverdichtung), Fugenlockerung mit asymmetrischem Stand der symphysären Schambeinäste

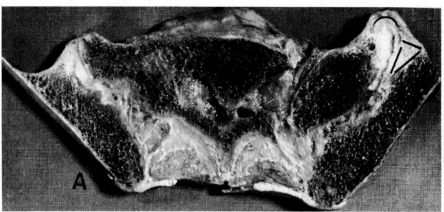
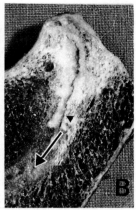

△

**Abb. 775 A, B.** Schwerer sakroiliakaler Strukturschaden:
**A** Transversalschnitt, **B** Ausschnittvergrößerung vom rechten Sakroiliakalgelenk, Betrachtung von
oben. Die *Balken* umgrenzen die
adaptive Hyperostosis triangularis
ilii, auch am linken Sakroiliakalgelenk Hyperostosis triangularis ilii.
Reparative Ossifikation der vorderen sakroiliakalen Gelenkkapsel
(*bogige Markierung*), die beckeneinwärts vorspringt. Sakroiliakalarthrose rechts (*Pfeilspitze*) ausgeprägter als links. Im Gegensatz zur
linken Seite wird die rechtsseitige
Hyperostosis triangularis ilii von
einer Streßhyperostose im rechten
Sakrumflügel begleitet (*Punkt*). Der
*Pfeil* zeigt den Beginn (*stumpfes
Pfeilende*) und den Verlauf des
Retroartikularraumes an, in dem
die Ligg. sacroiliaca interossea
ausgespannt sind

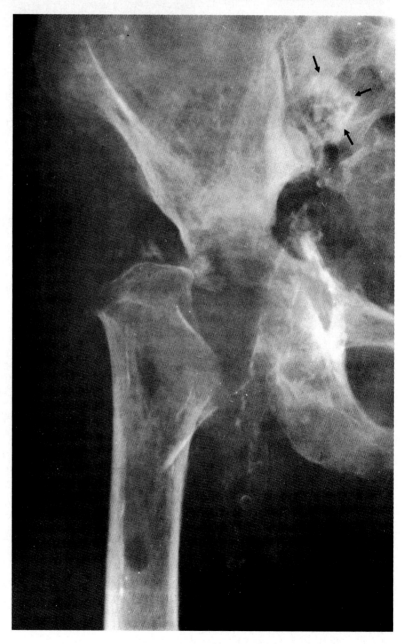

**Abb. 776**

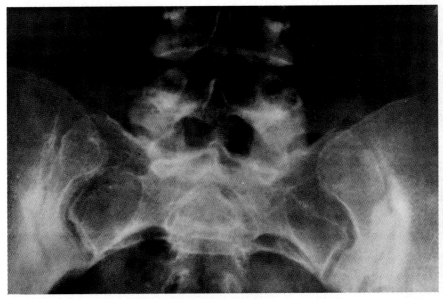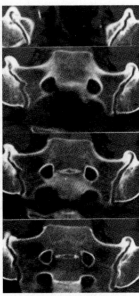

**Abb. 777.** Ausgedehnte reparative Ossifikation der vorderen sakroiliakalen Gelenkkapsel. Die verknöcherte Gelenkkapsel stellt sich auf der Übersichtsaufnahme als gelenknahe Verdichtungszone dar. Die *Differentialdia-* *gnose* gegenüber Hyperostosis triangularis ilii, Sakroiliakalarthrose und bilateraler Sakroiliitis (irreguläre „Gelenkspaltbreite") kann durch die Computertomographie gestellt werden

◁―――――――――――――――――――――――――

**Abb. 776.** Schwere Strukturstörung im Bereich der rechten Beckenhälfte im Gefolge einer Strahlendystrophie etwa 17 Jahre nach bestrahltem Kollumkarzinom (84jährige Patientin).
*Röntgenbildanalyse:*
1. Der radiogene Knochenmark-/Knochenschaden zeigt sich im rechten Kreuzbeinflügel an inhomogenen konfluierenden Verkalkungen (*Pfeile*).
2. Der azetabuläre Strahlenschaden hatte die Entstehung einer Koxarthrose begünstigt oder ausgelöst. Es kam zu einer schleichenden tiefen Infektion (Osteomyelitis) beider Prothesenträger, so daß der Gelenkersatz entfernt werden mußte
3. Die radiogene Schädigung der physiologischen Iliumhyperostose am rechten Sakroiliakalgelenk hat zu ihrer Insuffizienz geführt, der durch eine Hyperostosis triangularis ilii konstruktiv-adaptiv begegnet wird. Metaphorisch könnte sie als ein „Mahnmal des Widerstandes" gegenüber dem schweren Strahlenschaden der Beckenknochen bezeichnet werden

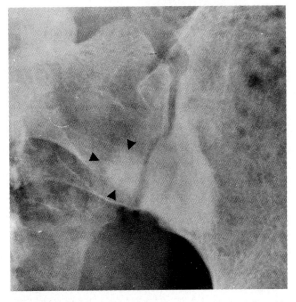

**Abb. 778.** Hyperostosis triangularis ilii mit begleitender multiformer Streßhyperostose im Kreuzbein (*Pfeilspitzen*)

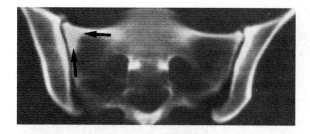

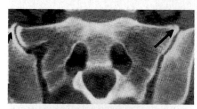

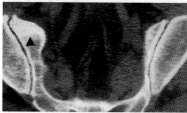

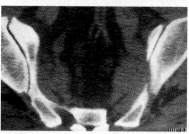

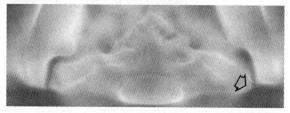

**Abb. 780.** Rechtsseitiges ausgeprägtes adaptives Streßsakrum (*Pfeilspitze*). Als Reaktion auf einen Kapsel-Band-Schaden sind am rechten Sakroiliakalgelenk eine partielle Kapselossifikation (*kurzer Pfeil*) und am linken Gelenk eine Sakrolisthesis zusätzlich zu erkennen (*großer Pfeil und offener Pfeil*). Die Sakrolisthesis – Sakrumgleiten – zeigt an, daß nach einem schweren sakroiliakalen Kapsel-Band-Schaden die Körperlast das Kreuzbein nach kaudal und intrapelvin gedrückt hat. Im CT erscheint der entsprechende Sakrumflügel nach „vorne" verlagert. Das Sakrumgleiten kann durch Verschiebung und/oder durch Drehung um eine quere Achse erfolgen. Bei der zuletzt genannten Pathogenese ist nur der obere Sakrumanteil bzw. sind bei doppelseitiger Kapsel-Band-Ruptur beide oberen Sakrumanteile intrapelvin verlagert. Nur dort zeigt sich dann eine Stufenbildung. Darstellung der Sakrolisthesis im CT und in der konventionellen Tomographie. CT in *Bauchlage* provoziert die Sakrolisthesis

◁─────────────────────────────

**Abb. 779.** Rechtsseitiges Streßsakrum (*Pfeile*) im CT

MEMO

> Hyperostosis triangularis ilii: multikausale konstruktive Streßadaptation von uniformer Gestalt.

MEMO

> Streßsakrum: multiforme subchondrale Kreuzbeinhyperostose ohne Iliumpartner.

Die Hyperostosis triangularis ilii ist ein gynäkotroper Befund, der sich nach Streßwegfall zurückbilden kann (Dihlmann u. Maes 1968). Bei Frauen lassen sich 2 Häufigkeitsgipfel der Hyperostosis triangularis ilii nachweisen, der eine zwischen dem 30. und 40., der zweite zwischen dem 70. und 90. Lebensjahr. Bei Männern dagegen erreicht die Hyperostosis triangularis ilii zwischen dem 60. und 80. Lebensjahr ihre größte Häufigkeit. Offensichtlich gibt es aus pathogenetischer Sicht 2 Formen der Hyperostosis triangularis ilii (Hering 1981): die *adult-generative* und die *senil-degenerative*. Letztere korreliert bei Frauen und Männern statistisch-signifikant mit der Sakroiliakalarthrose – daher der später Altersgipfel bei beiden Geschlechtern. Für erstere läßt sich bei Frauen unter 50 Jahren eine eindeutige Korrelation mit dem asymmetrischen Stand der symphysären Schambeinäste, einem Lockerungsphänomen der Beckenverbindungen, nachweisen. Wahrscheinlich können die graviditätsbedingten hormonellen Auflockerungsvorgänge an Sakroiliakalgelenken und Schambeinfuge (Kamieth u. Reinhardt 1955) sowie die in der fortgeschrittenen Schwangerschaft und beim Partus möglichen Kapsel-Band-Schäden zu einer sakroiliakalen und symphysären Hypermobilität führen, die auf die physiologische Iliumhyperostose als Stressor wirkt. Die gestativen Auflockerungen und Kapsel-Band-Schäden der Sakroiliakalgelenke sind rückbildungsfähig bzw. vernarben. Kommt es dadurch zu einem Rückgang der sakroiliakalen Hypermobilität, so fällt der Stressor weg, und die von ihm ausgelöste konstruktive Adaptation – Hyperostosis triangularis ilii – bildet sich zurück (Abb. 781). Dies läßt sich aus dem altersabhängigen Doppelgipfel der Hyperosto-

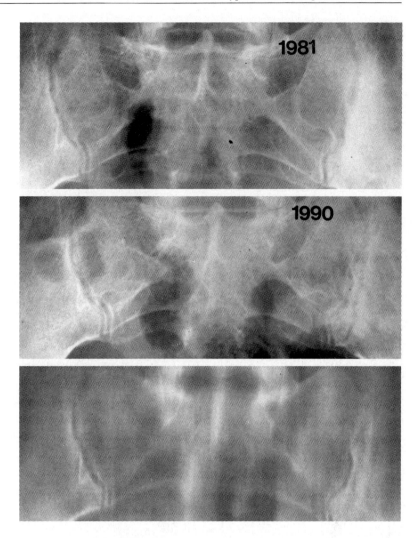

**Abb. 781.** Rückbildungstendenz einer linksseitigen Hyperostosis triangularis ilii im Verlauf von 9 Jahren

sis triangularis ilii beim weiblichen Geschlecht ableiten. Die adaptive Hyperostosezone dürfte kaum Beschwerden bereiten. Jedoch können einerseits die genannten Begleitbefunde der Hyperostosis triangularis ilii – Beckenringlockerung und Sakroiliakalarthrose – Schmerzen hervorrufen. Andererseits sollte daran gedacht werden, daß z. B. auch tumoröse und entzündliche Vorgänge auf die dreieckige bzw. pyramidenförmige physiologische Hyperostosezone des Darmbeins als Stressor einwirken können und deren konstruktiv-adaptive Vergrößerung zur Folge haben (Abb. 782 und 783). Daher nimmt bei der Sakroiliitis

vom Typ „buntes Bild" die obligatorische multiforme subchondrale Hyperostose im Röntgenbild manchmal eine dreieckförmige Konfiguration an (Abb. 784). Von der prognostisch „harmlosen", durch biomechanischen Streß ausgelösten Hyperostosis triangularis ilii muß, insbesonders bei jungen Männern mit tiefsitzenden, nicht radikulär ausgerichteten, nächtlich sich steigernden Kreuzschmerzen, die Sakroiliitis vom Typ „buntes Bild" mit ihrer charakteristischen röntgenmorphologischen Simultantrias (s. S. 487ff.) ausgeschlossen werden – am sichersten durch eine Schnittbilduntersuchung.

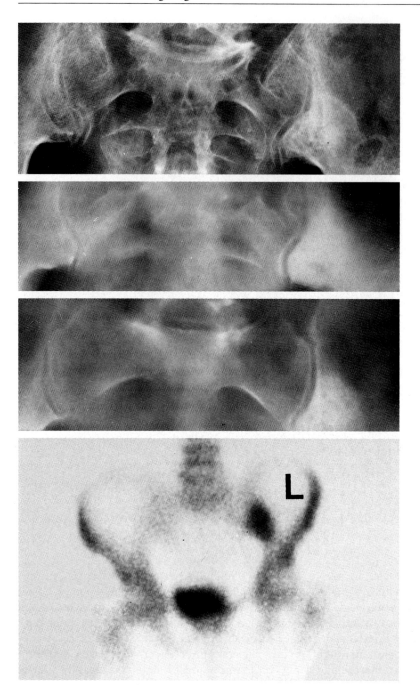

**Abb. 782.** Malignombedingte Hyperostosis triangularis ilii. Eine Mammakarzinomabsiedelung hat (zufällig) die Gegend der physiologischen Iliumhyperostose befallen. Die karzinombedingte Traginsuffizienz führte zur typischen Streßadaptation dieses Skelettabschnitts: Hyperostosis triangularis ilii. Offensichtlich ist diese Streßadaptation zum „Scheitern verurteilt"; denn innerhalb der Hyperostosezone sind im Tomogramm Osteolysen nachzuweisen. Das Knochenszintigramm spiegelt diesen Widerstreit zwischen Stressor (Karzinomzellen) und Streßadaptation (Hyperostosis triangularis ilii) ebenfalls wider. *Begründung:* Schon physiologisch kommt es infolge der Übertragung des Körperstammgewichts in der unmittelbaren Umgebung der Sakroiliakalgelenke zu einer Hyperaktivität der subchondralen Osteoblasten (vermehrte Radionuklidaufnahme im Szintiscan). Bei der biomechanisch ausgelösten Hyperostosis triangularis ilii *kann* eine erhöhte Radionuklidaufnahme auf der betroffenen Seite zu erkennen sein, wenn der Gammakamerakristall vom Rücken her die Quanten aufnimmt. Beim Abgriff von der Bauchseite der Patientin nimmt die Intensität der Gammaquanten mit dem Quadrat der Entfernung ab. Die physiologische und die streßadaptive Tracerakkumulation sind daher kaum noch zu erkennen. Bei dieser Patientin zeigt die ungewöhnlich starke Radionuklidanreicherung auch beim Abtasten der Gammaquanten von vorne her an, daß eine sehr starke Osteoblastenhyperaktivität vorliegt, die als Folge der biomechanischen Adaptation *und* des ungebremsten Tumorzellwachstums aufgetreten ist

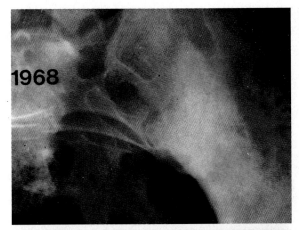

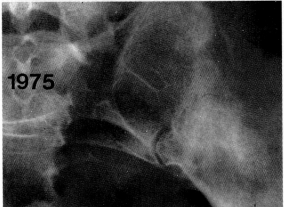

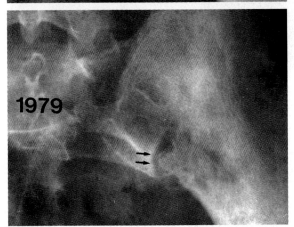

**Abb. 783.** Verlaufsbeobachtung einer Knochensarkoidose.
*1968:* Die Sarkoidosegranulome haben sich (zufällig) im Bereich der physiologischen Iliumhyperostosezone am linken Sakroiliakalgelenk angesiedelt und eine Streßadaptation im Sinne der Hyperostosis triangularis ilii ausgelöst.
*1975* und *1979:* Die weitere Ausbreitung der Sakroidosegranulome hat zu einer „Ermüdung", d. h. insuffizienten Streßadaptation, geführt. Die Hyperostosis triangularis ilii wird zunehmend zerstört. 1979 kündigt sich eine zusätzliche (fortgeleitete) Sarkoidosearthritis des linken Sakroiliakalgelenks an, s. die flach erodierten Konturen im unteren hinteren Gelenkbereich (*Pfeile*)

# Supercilium acetabuli

Die augenbrauenförmige Spongiosahyperostose der Hüftpfanne – Supercilium acetabuli – ist eine konstruktive Streßadaptation des Pfannendachs. Eine entsprechende Spongiosaverdichtung im korrespondierenden Bereich des Femurkopfes fehlt. Bei der Bewegung im Hüftgelenk werden nämlich in der Pfanne immer dieselben Anteile belastet; dagegen verteilt sich die Belastung des Femurkopfes über das gesamte knorpelbelegte Caput femoris, d. h. über eine vergleichsweise große druckaufnehmende Fläche. Das Supercilium acetabuli spiegelt den intraartikulären Druck im Hüftgelenk wider, der maßgeblich vom Vermögen des Gelenkknorpels abhängt, als Schockabsorber wirksam zu sein. Diese Festellung läßt sich „negativ" und „positiv" beweisen. Bei längerer oder permanenter Immobilisation, beispielsweise durch Paresen, fällt der intraartikuläre Druck in Richtung Null ab; es kommt zum Streßverlust und das Superzilium schwindet oder verdünnt sich extrem (s. Abb. 500). Der „positive" Beweis, daß die normalerweise augenbrauenförmige Pfannendachverdichtung die Anpassung der Azetabulumspongiosa an ihre Druckbeanspruchung reflektiert, läßt sich durch die Beachtung dreier morphologischer Veränderungen erbringen (Bücheler et al. 1990; Abb. 785–787).

MEMO

> Supercilium acetabuli: konstruktive Streßadaptation des Pfannendachs. Sie spiegelt die Qualität der Schockabsorption im Hüftgelenkknorpel wider.

1. Wenn bei einer Schädigung des Gelenkknorpels (z. B. Degeneration) sich seine Fähigkeit zur Schockabsorption verringert, steigt zwangsläufig der Gelenkdruck und adaptiv vergrößert sich die Höhe (der größte Kaudokranialdurchmesser) des Superziliums unter Beibehaltung seiner physiologischen Form. Superziliumhöhen von $\geq 4$ mm bei Frauen und $> 4$ mm bei Männern erwecken den Verdacht, daß eine Schädigung des Hüftgelenkknorpels vorliegt und die Koxarthrose droht.
2. Bei der Hüftdysplasie mit Unterentwicklung des Pfannenerkers, steiler und flacher Pfanne usw. formt sich die „Augenbraue" zum lateral ansteigenden Triangel um. Das keilförmige Superzilium ist der röntgenologisch erkennbare Hinweis auf eine pathologische Größe *und* Verteilung des Gelenkdrucks (Pauwels 1976; Abb. 788 und 789, s. Abb. 445).

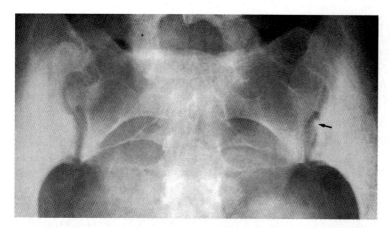

**Abb. 784.** Spondylitis ankylosans mit bilateraler Sakroiliitis. Im Rahmen des „bunten" Sakroiliakalbildes (S. 487 ff.) hat die multiforme subchondrale Sklerose (Hyperostose) den Aspekt der Hyperostosis triangularis ilii angenommen. Dies zeigt an, daß der entzündliche Prozeß als Stressor auf die physiologische Iliumhyperostose gewirkt hat. Sie hat darauf adaptiv mit der Hyperostosis triangularis ilii „geantwortet". An dem Vorliegen einer Sakroiliitis bestehen jedoch keine Zweifel, s. die Erosion der Gelenkkonturen. *Pfeil:* Knochenknospe, die zum „bunten" Sakroiliakalbild gehört

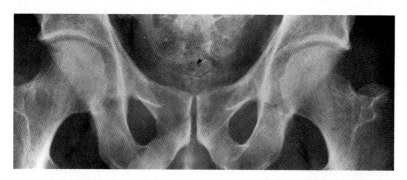

**Abb. 785.** Bei einem 29jährigen Mann, der über wechselnde Beschwerden im linken Hüftgelenk klagt, fällt eine Seitenasymmetrie des Pfannendachsuperziliums auf. Die Superziliumhöhe beträgt links 6 mm, am rechten Hüftgelenk 4 mm. Die pathologische Superziliumhöhe (>4 mm) zeigt einen erhöhten Gelenkdruck an, der als Folge gestörter Schockabsorption des Gelenkknorpels aufgetreten ist. Adaptiv hat sich das Superzilium unter Beibehaltung seiner normalen Augenbrauenform in kaudokranialer Richtung vergrößert. Die Koxarthrose droht!

3. Zwischen der auf a.-p. Röntgenaufnahmen meßbaren Fläche des Supercilium acetabuli und des röntgenologischen Gelenkspaltes unterhalb des Superziliums besteht eine Korrelation, deren Normalität oder pathologische Abweichung sich mathematisch erkennen und ausdrücken läßt (S. 615 ff., *Superciliometer*). Die Leistungsschwäche des Gelenkknorpels als Schockabsorber gibt sich mit Hilfe des Superciliometers schon zu erkennen, obwohl der visuelle Röntgenbefund des Hüftgelenks noch völlig normal sein kann!

MEMO

> Superciliometer: Meßinstrument und Bewertungshilfe für die Einschätzung der Gelenkknorpelqualität im Hüftgelenk (Anlage zu diesem Buch).

Superziliumverbreiterung, Fovearandosteophyt und das Plaquezeichen (Dihlmann u. Frik 1971) sind die simultan auftretenden oder alternativen *Röntgenfrühzeichen* der Koxarthrose (s. Abb. 786).

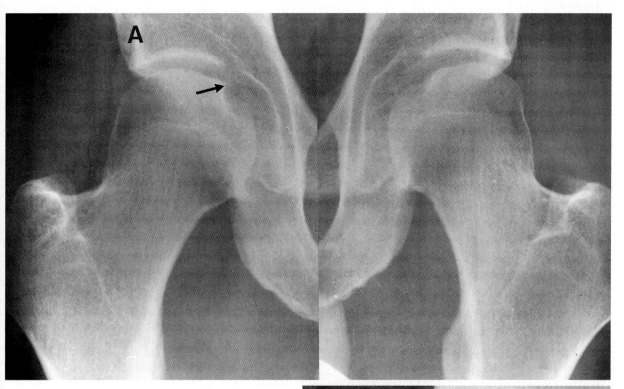

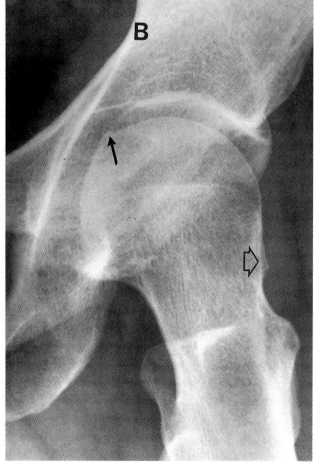

**Abb. 786 A, B. A** Beidseitige Coxa valga (40jähriger Mann). Am rechten Hüftgelenk ist bei vergleichsweise geringfügig verschmälertem Gelenkspalt ein Fovearandosteophyt (*Pfeil*) zu erkennen. Dieser marginale Osteophyt ist ein röntgenologisches Frühzeichen der Koxarthrose! Sein Auftreten korreliert statistisch signifikant mit degenerativen Gelenkknorpelulzera, die einen Durchmesser <4 mm haben (Lingg u. Nebel 1982). Das Supercilium acetabuli ist am linken Hüftgelenk pathologisch vergrößert (>4 mm hoch); daher droht auch an diesem Hüftgelenk die Arthrose. **B** Das Plaquezeichen (*offener Pfeil*) an der Vorderkontur des Femurhalses ist simultan oder alternativ zum Fovearandosteophyten (*Pfeil*) ein weiteres frühes Koxarthrosemerkmal. Wegen seiner Lokalisation ist es nur auf der Röntgenaufnahme in Froschposition (Lauenstein-Stellung) im Profil abgebildet

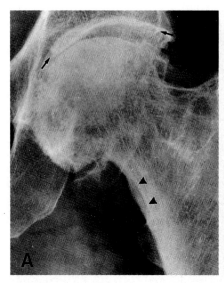
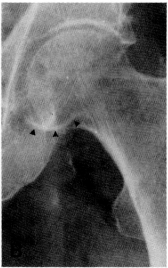

**Abb. 787A, B. A** Inverser Superziliumtriangel (*Pfeile*), d. h., die Dreiecksform entsteht durch einen Anstieg des Superziliums nach medial. 71jährige Frau mit „medialer" Koxarthrose bei Coxa vara (s. die zentrale und mediale Verschmälerung des röntgenologischen Gelenkspaltes, während der laterale Gelenkspaltanteil normal weit ist). Das *Wiberg-Zeichen* (*Pfeilspitzen*) ist ebenfalls eine konstruktive Streßadaptation. Diese Streßperiostose nimmt bei *dezentriertem* Hüftgelenk virtuelle Drucktrajektorien, die einwärts (extraossär) von der medialen Femurhals-

kompakta verlaufen, auf und nähert die Belastung des Femurhalses wieder physiologischen Werten. **B** Infolge Osteoporose (84jährige Frau) ist zu erkennen, daß beim *zentrierten* Hüftgelenk – die Kreismittelpunkte der Pfannen- und Femurkopfsilhouette decken sich annähernd – die Drucktrajektorien des Femurkopfes konvergierend in die mediale Femurhalskompakta einmünden. Die Verknöcherung des Labrum acetabulare (*Pfeilspitzen*) ist ein Alterungsphänomen analog der Rippenknorpelossifikation

Das **Plaquezeichen** ist eine Knorpelproliferation an der Vorderfläche des Femurhalses. Überschreitet ihre Höhe eine bestimmte Größe, so bekommt sie einen Knochensockel. Dieser läßt sich auf der Röntgenaufnahme in Froschposition (nach Lauenstein) abbilden, da er dann tangential von den Röntgenstrahlen getroffen wird.

## Wiberg-Zeichen

Das Wiberg-Zeichen an der medialen Schenkelhalskompakta gehört zu den Dezentrierungszeichen des Hüftgelenks (s. S. 190f.). Die von Wiberg beschriebene periostale Apposition (s. Abb. 451–453, 787, 789) tritt auf, wenn die artikulierenden Knochen dezentriert sind, d. h. die Mittelpunkte der beiden um die Pfannenrundung und Femurkopfsilhouette geschlagenen Kreise sich nicht mehr decken, also eine Inkongruenz vorliegt. Durch das vor allem, aber nicht ausschließlich nach lateral gerichtete Auseinanderweichen von Femurkopf- und Pfannenzentrum verschieben sich die kaudalwärts gerichteten Druckkräfte so, daß ein Teil der Drucktrajektorien bei

ihrem Weg vom Femurkopf in den Femurhals medial-extraossär verläuft und dann einen virtuellen Charakter hat. Dies führt zu einer Druckerhöhung in der medialen Femurhalskompakta. Die adaptive periostale Wiberg-Apposition vergrößert die Druckaufnahmezone des Schenkelhalses, fängt so die virtuellen Trajektorien wieder ein, senkt dadurch den Druck und hat die Funktion einer Stützstrebe oder Schienenhülse.

## Streßperiostosen und Streßperiendostosen

Außer dem Wiberg-Zeichen, einer speziellen Streßadaptation des proximalen Femurperiosts, gibt es noch verschiedene andere periostale (Abb. 790) und periendostale *adaptive* Stützstreben und Schienenhülsen. Dazu gehört eine periostale Knochenneubildung an der Medial- und/oder Lateralseite der distalen Femurmetaphyse: *distal-metaphysäre Femurstreßperiostose* (Abb. 791 und 792; s. Abb. 725, 728, 730, 731). Diese zarte, kurzstreckige mehr oder weniger kompakte Periostlamelle ist ein hochsensitiver, allerdings unspezifischer Indikator für gestörte

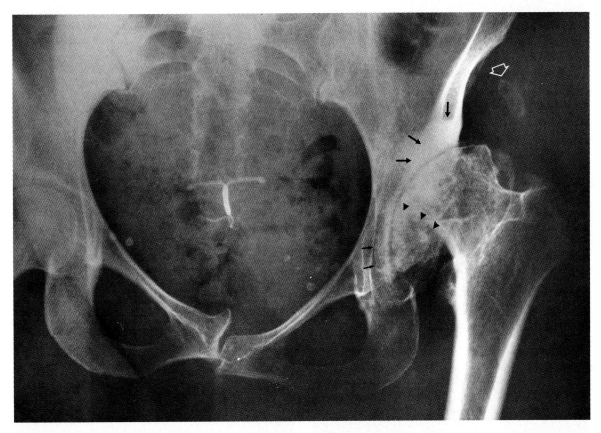

**Abb. 788.** Pathologisches Streßsuperzilium („Triangel", *Pfeile*) bei fortgeschrittener Koxarthrose infolge kongenitaler Hüftluxation (s. die steile, flache Hüftpfanne und den nach kraniolateral luxierten dysplastischen Femurkopf). Die Triangelform des Superziliums zeigt an, daß der Gelenkdruck pathologisch vergrößert (Gelenkknorpelschaden) *und* verteilt ist (kongenitale Hüftluxation). Der große subfoveale Osteophyt (*Pfeilspitzen*) und der Pfannengrundosteophyt (*kleine Pfeile*) sind ebenso wie das Wiberg-Zeichen Indikatoren der Dezentrierung des Hüftgelenks (S. 190). Die rechtsseitige Hyperostosis triangularis ilii ist als konstruktive Streßadaptation bei Beckenringlockerung aufgetreten, s. die Symphysenfehlstellung.
*Offener Pfeil:* verknöcherte Fettgewebsnekrose (vgl. Abb. 614)

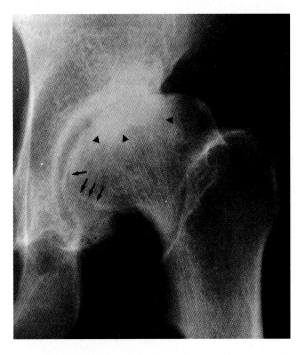

**Abb. 789.** Fortgeschrittene Coxarthrosis deformans auf dem Boden eines dysplastischen Terrains. Durch Außenrotations- und Flexionskontraktur ist bei der 35jährigen Patientin der Bewegungsumfang des Hüftgelenks erheblich eingeschränkt. Dieser *klinische* Befund kann auch *röntgenologisch* erkannt werden. Neben einem arthrotisch induzierten pathologischen Streßsuperzilium („Triangel") ist nämlich eine Streßhyperostose auch im Femurkopf entstanden (*Pfeilspitzen*). Sie zeigt an, daß infolge der reduzierten Hüftbeweglichkeit die Belastung des Femurkopfes *nicht mehr* über die gesamte knorpelbelegte Fläche des Caput femoris verteilt wird. Als Folge verdichtet sich die subchondrale Spongiosa des Femurkopfes im überbeanspruchten Bereich des Femurkopfes adaptiv. Als Dezentrierungszeichen sind ein subfovealer Osteophyt und das Wiberg-Zeichen aufgetreten (*Pfeile*)

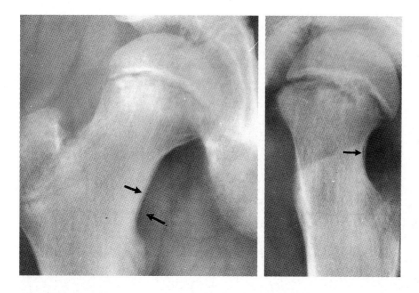

**Abb. 790.** Typische, wenn auch nicht obligate Periostlamelle (Streßperiostose? oder Folge eines subperiostalen Hämatoms?) an der Femurhalskontur (*Pfeile*) bei juveniler Epiphyseolysis capitis femoris (Abscherstadium)

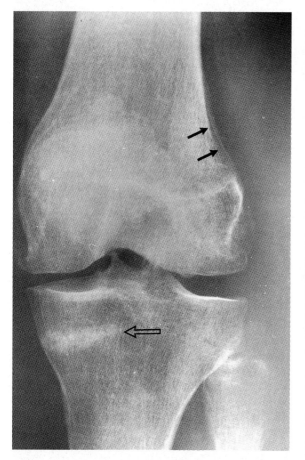

**Abb. 791.** Konstruktives Kompressionsstreßphänomen im Tibiakopf (*offener Pfeil*). Distal-metaphysäre Femurstreßperiostose (*Pfeile*) bei Gonarthrose

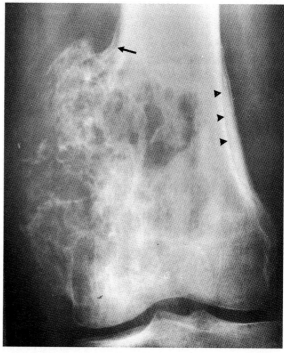

**Abb. 792.** Streßperiostose (*Pfeilspitzen*) bei einem Chondromyxoidfibrom im distalen Femur. Diese *Periostadaptation* hat die Funktion einer Stützstrebe. Bei der chirurgischen Intervention waren sie und ihre unmittelbare Umgebung frei von Tumorzellen. Die durch einen *Pfeil* markierte *Periostreaktion* wurde durch Turmorzellen verursacht. Inaktivitätsdemineralisation in der Kniegelenkumgebung

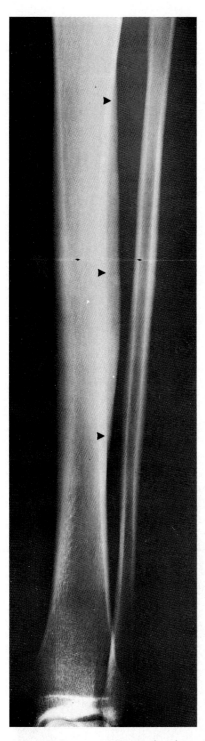

**Abb. 793.** Langstreckige Streßperiostose der Tibia (*Pfeilspitzen*) bei einem 27jährigen Marathonläufer

Biomechanik am oder im Kniegelenk. Sie gehört zu den fakultativen Röntgenbefunden bei der spontanen Osteonekrose, bei Kniearthritiden und anderen Weichteil- und Gelenksockelerkrankungen des Kniegelenks. Bei sonst normalem Röntgenbefund am Kniegelenk stellt der Nachweis der distal-metaphysären Femurstreßperiostose die Indikation zur Skelettszintigraphie und/oder Arthroskopie! Eine röntgenmorphologische Verwechslung mit den verschiedenen Formen des sog. *Stieda-Pellegrini-Schattens* (s. Abb. 125, 126, 628) sollte nicht vorkommen. Dieser posttraumatische Knochenschatten tritt entweder parossal neben dem Femurkondylus auf, und zwar nur neben dem *medialen* Femurknorren, oder zieht von ihm nach distal oder nimmt im meta-epiphysären Übergang die Form eines Stiftes oder umschriebenen Ausrisses am Ansatz des M. adductor magnus an. Die distal-metaphysäre Streßperiostose des Femur hat dagegen die Form einer flachbogigen oder gerade verlaufenden Periostlamelle.

MEMO

Die distal-metaphysäre Streßperiostose am Femur zeigt unspezifisch einen chronischen pathologischen Kniegelenkprozeß an, der Auswirkungen auf die Biomechanik dieses Gelenkes hat.

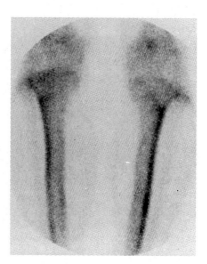

**Abb. 794.** Patient der Abb. 793. Die Szintigraphie mit knochensuchendem Radionuklid zeigt in der Mineralphase eine bilateral-symmetrische streifenartige pathologische Tracerakkumulation in beiden Tibiae. Dadurch wird die röntgenologisch abgeleitete Diagnose (s. Abb. 793) bestätigt. Bei einer hypertrophischen Osteoarthropathie (Marie-Bamberger-Syndrom) wäre eine zirkuläre pathologische Akkumulation des 99mTc-Phosphat-Komplexes zu erwarten, die sich auf dem a.-p. Szintigramm auch an der medialen Tibiasilhouette zeigen würde

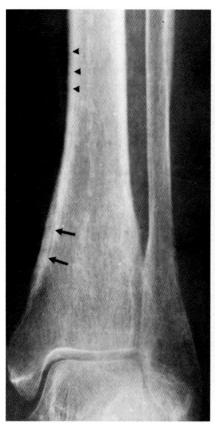
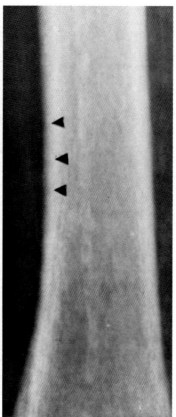

**Abb. 795.** Dauerhämodialyse-Patientin mit renaler Osteodystrophie (s. die subperiostale Knochenresorption auf der Ausschnittsvergrößerung, *Pfeilspitzen*). An der medialen distalen Tibiasilhouette ist eine konstruktive Streßperiostose entstanden (*Pfeile*)

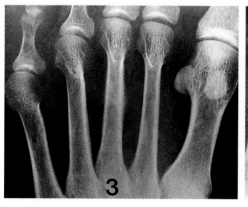

**Abb. 796.** Patientin, bei der eine Dauertherapie mit Kortikosteroiden wegen chronischer Abstoßungsreaktion des Nierentransplantats durchgeführt wird. Mittelfußbeschwerden seit etwa 2 Wochen. Im Röntgenbild zeigt sich eine zarte periostale Knochenneubildung am Schaft des Metatarsus 3 im Sinne einer beginnenden konstruktiven Streßadaptation (früher: sog. Marschfraktur)

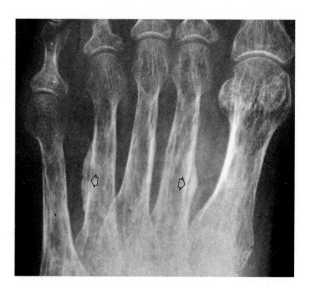

**Abb. 797.** Streßperiostosen – im Sinne von Stützstreben – an mehreren Metatarsusschäften (*offene Pfeile*) im endatrophischen Stadium eines posttraumatischen Sudeck-Syndroms

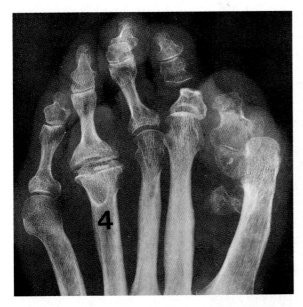

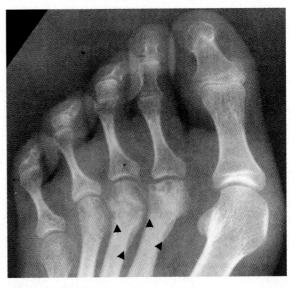

**Abb. 799.** Streßperiostosen (*Pfeilspitzen*) bei florider ischämischer Nekrose der Metatarsusköpfe 2 und 3 (Morbus Köhler II)

**Abb. 798.** Streßadaptation im Sinne einer konstruktiven Peri- und Endostose der Metatarsalia 2 und 3 – offensichtlich zur Entlastung des 1. und 2. Strahles (Zustand nach Hallux valgus- und Krallenzehenoperation mit ungünstigem funktionellem Ergebnis). Streßperiostose des Metatarsusschaftes 4 bei revaskularisierter ischämischer Osteonekrose des zugehörigen Metatarsuskopfes (Morbus Köhler II)

**Abb. 800.** Verlaufsbeobachtung einer nichtinfizierten neuropathischen diabetischen Vorfußosteoarthropathie.
*1989:* Sehr zarte periostale Lamellenbildung an der Medialsilhouette des Metatarsus 1 (*Pfeilspitze*).
*1990:* Zusammenbruch (Zerbröckeln) der Gelenksockel des MTP 1.
*1991:* Zustand nach Amputation des 1. Strahles. Adaptive Streßperi- und -endostose des Metatarsale 2

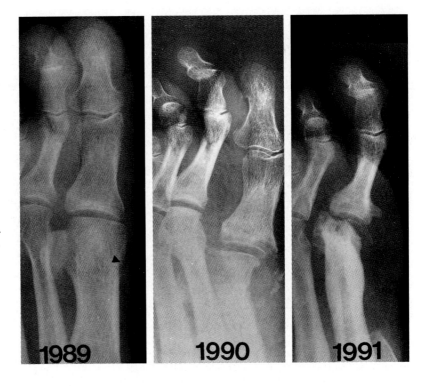

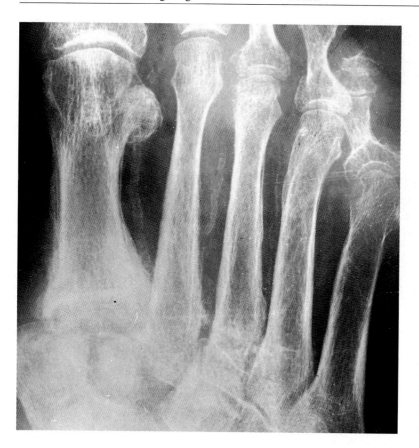

**Abb. 801.** Diabetische neuropathische Mittelfußosteoarthropathie in der Umgebung der Lisfranc-Gelenklinie mit adaptiven Streßperiostosen – Stützstreben – an mehreren Mittelfußknochen. Keine Infektion. Wandverkalkungen in kleinen Vorfußarterien als unspezifischer Hinweis auf eine chronische Stoffwechselstörung

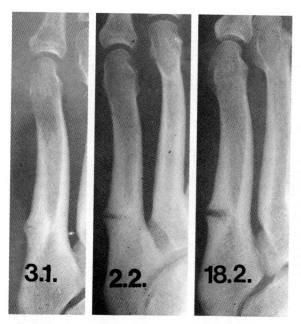

**Abb. 802.** Verlauf einer insuffizienten Streßadaptation am Metatarsus 5.

*3. 1.:* Periostale und endostale Knochenneubildung im Sinne von Distraktionsstreß, jedoch schon erkennbare Frakturlinie (insuffiziente Streßadaptation, d. h. Distraktionsstreßfraktur)

*2. 2., 18. 2.:* Zunehmende Befunde der Streßfraktur

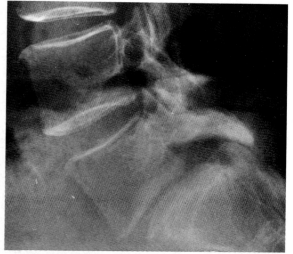

**Abb. 803.** Spondylolisthesis L 5 bei Dysplasie der Interartikularportionen des Wirbelbogens. Sie sind ausgezogen und verlaufen flacher (horizontaler) als die Zwischengelenkstücke des 4. Lendenwirbels. Der 5. Lendenwirbelkörper ist ein sog. Trapezwirbel. Die endostale Spongiosaverdichtung der Interartikularportion L 5 zeigt eine konstruktive Streßadaptation an

Streßperiostosen oder Streßperiendostosen an den Unterschenkelknochen und kleinen Röhrenknochen des Fußes (Abb. 793–799) haben dort ebenfalls Stützstreben- und Schienenhülsenfunktion. Beispielsweise gehören sie zu den biomechanisch begründeten Röntgenbefunden der neuropathischen Vor- und Mittelfußosteoarthropathien und dürfen nicht als periostale Entzündungszeichen gedeutet werden (Abb. 800 und 801, s. Abb. 674). Ihre Eigenschaft als biomechanische, adaptiv entstandene *kompakte* Knochenneubildung unterscheidet diese konstruktiven Streßadaptationen einerseits von nichtentzündlichen (ödembedingten) und entzündlichen lamellären Periostreaktionen, die von Gelenk- oder Gelenksockelerkrankungen ausgelöst werden. Andererseits können sie insuffizient werden und in eine Streßfraktur übergehen (Abb. 802).

Die Diaphysenmanschette an den Zehengrundphalangen ist eine *physiologische* konstruktive Streßadaptation, also eine Streßperiostose (Dihlmann et al. 1972; s. Abb. 386).

### MEMO

> Diaphysenmanschette der Zehengrundphalangen: physiologische konstruktive Streßadaptation (Streßperiostose).

Streßperiostosen und Streßperiendostosen – also gleichzeitige und isotope Streßperiostose und Streßendostose – kommen auch an den oberen Extremitäten vor, beispielsweise bei berufs- oder sportbedingtem Knochenstreß.

## Spondylolyse – Spondylolisthese

Die *Spondylolysis interarticularis* ist die wichtigste morphologische Voraussetzung für die Spondylolisthesis.

Spondylolisthesen von sog. dysplastischen Trapezwirbeln werden als teratologisch eingeordnet. Sie haben also einen kongenitalen ätiologischen Hintergrund. Der Trapezwirbel zeigt im lateralen Röntgenbild Keilform; seine Höhe nimmt von vorne nach hinten ab. Besonders am 5. Lendenwirbelkörper fällt diese Wirbelverbildung auf. Die Fehlform kann Wirbel und/oder Wirbelbogen betreffen. Das Zwischengelenkstück des Wirbelbogens erscheint dann verlängert und verschmälert. Solche elongierten Interartikularportionen begründen auch *ohne* Spaltbildung das ventrale Wirbelgleiten (Abb. 803).

Eine akut-traumatische Entstehung der Spondylolyse ist nur selten bewiesen worden. Die traumatische Pathogenese setzt nämlich mit wenigen Ausnahmen (Abb. 804) voraus, daß *vor* dem scheinbar auslösenden Unfall aus anderen Gründen eine Röntgenaufnahme angefertigt wurde, auf der das Zwischengelenkstück unversehrt abgebildet ist.

Die Ansichten über die Entstehung der Spondylolyse als Streßfraktur auf dem Boden einer Fehlform – Interartikulardysplasie des Wirbelbogens – wurden ursprünglich mit dem „stressigen" Übergang des Säuglings und Kleinkindes vom Vierbeinstand und -gang zum Zweibeinstand und -gang begründet. Sie fanden ihre Bestätigung, als erkannt wurde, daß bei bestimmten Leistungssportlern, z. B. Gewichthe-

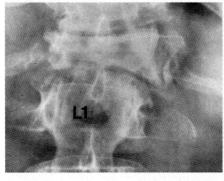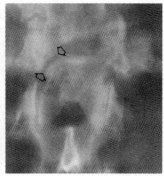

**Abb. 804.** Inadäquat behandelter Berstungsbruch Th 12 mit einseitigem traumatischem, jetzt pseudarthrotischem Isthmusspalt (*offene Pfeile*). In diesem Fall kann die traumatische Pathogenese der Spaltbildung auch ohne Röntgenaufnahme vor dem Trauma angenommen werden; denn die Spaltbildung sitzt in einem dafür völlig ungewöhnlichen Wirbel, und der schwere traumatische Wirbelschaden (5 Jahre zuvor) macht die traumatische Genese der isthmischen Bogenspalte plausibel

bern, Kunstturnern, Turmspringern, Speerwerfern, Trampolinspringern, sich ungewöhlich häufig Spaltbildungen in der Interartikularportion nachweisen lassen oder im Verlauf der sportlichen Tätigkeit auftreten, *ohne* daß eine Interartikulardyplasie vorliegt. Die Mehrzahl der Interartikularspalten des Wirbelbogens – Spondylolysis interarticularis – spiegelt daher insuffiziente Streßadaptationen wider (Abb. 805 und 806). Im CT kann einerseits die ein- oder doppelseitige Spondylolyse mit Sicherheit ausgeschlossen werden, wenn bei entsprechender Lage der Schnittebene eine kontinuierliche Wirbelbogen-Wirbelkörper-Zirkumferenz – ein „weißer Kortikalisring" – zu erkennen ist.

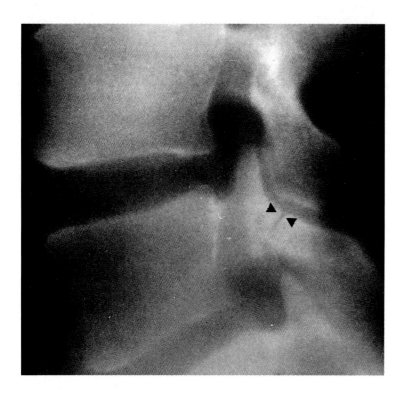

**Abb. 805.** Das konventionelle Tomogramm gibt eine insuffiziente Streßadaptation (Streßfraktur) wieder. Die Interartikularportion L 5 erscheint durch adaptive Endostose ihrer Trabekeln verdichtet (vgl. mit L 4); jedoch ist ein Bruchspalt sichtbar (*Pfeilspitzen*)

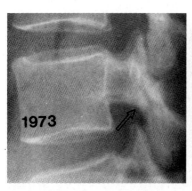
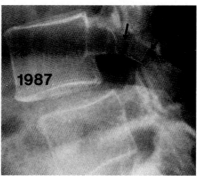

**Abb. 806.** Entstehung einer Spondylolysis interarticularis mit Spondylolisthesis bei einem Erwachsenen (geboren 1930), der keinen Sport treibt.
*1973:* Keine Spaltbildung, keine Ventralverschiebung des 4. Lendenwirbels (*offener Pfeil*).

*1987:* Interartikularspalt mit Spondylolisthesis L 4 (*Pfeile*). Die Interartikularportion des Wirbelbogens erscheint mehrfach frakturiert und spiegelt die Pseudarthrose einer Streßfraktur wider (kein Morbus Paget, keine Tumoransiedelung, die zu einer pathologischen Fraktur geführt haben könnten)

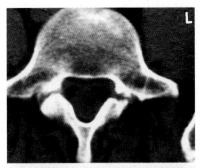

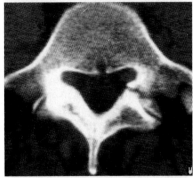

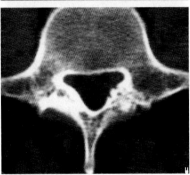

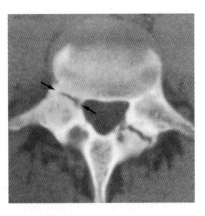

**Abb. 808.** Kombination einer beidseitigen Spondylolysis interarticularis mit einer rechtsseitigen retrosomatischen Bogenspalte (*Pfeile*) bei einem 16jährigen Jungen. Alle 3 „Spalte" zeigen Heilungstendenz, die bei der rechten Spondylolyse am weitesten fortgeschritten ist. Die Selbstheilungstendenz spricht für die Deutung als Streßphänomen

**Abb. 807.** Aspekte (CT) der Spondylolysis interarticularis (*von oben nach unten*): Doppelseitige Unterbrechung des „weißen Kortikalisringes" (im Knochenfenster), kortikale Abdeckelung und Abrundung der Fraktur. Partielle knöcherne Heilung mit periostaler Vorwölbung des Kallus auf der rechten Seite. Bilateral-asymmetrische knöcherne Durchbauung des Spondylolysespaltes bei einem Turmspringer etwa 2 Jahre nach Aufgabe des Leistungssports, d. h., die Pseudarthrose der Streßfraktur ist nach Streßausschaltung geheilt

⸻⸻⸻⸻⸻⸻⸻⸻▷

**Abb. 809.** Die Andersson-Läsion bei jahrzehntelang bestehender Spondylitis ankylosans entspricht einer konstruktiven endostalen Adaptation – *Pfeile* – (wie in diesem Fall) oder insuffizienten Adaptation bei transdiskalem Streß durch Restmobilität in einem oder mehreren Bewegungssegmenten bei sonst knöchern versteifter Wirbelsäule (s. S. 507). Im letztgenannten Fall zeigt sich histologisch das Bild einer pseudarthrotisch „verheilten" Streßfraktur (Dihlmann u. Delling 1978)

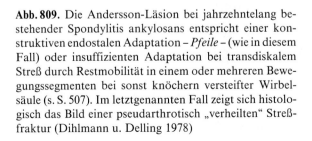

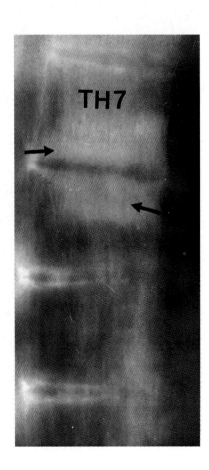

MEMO

> Der sicherste Nachweis oder Ausschluß von Wirbelbogenspalten gelingt im CT: Ist der „weiße Kortikalisring" des Wirbelbogens in der Schnittebene durch die Wirbelkörpermitte unterbrochen oder geschlossen?

Andererseits liefert die Computertomographie bei vorhandener Spaltbildung in der Interartikularportion des Wirbelbogens Indizien dafür, daß der Spalt einer Pseudarthrose bei insuffizienter Streßadaptation entspricht. Der Bogenspalt erscheint nämlich durch Kortikalis abgedeckelt, abgerundet, manchmal partiell durchbaut oder seine Ränder periostalkallös vorgewölbt (Abb. 807 und 808), evtl. sogar geheilt, d. h. völlig knöchern durchbaut (Abb. 807).
Ein weiteres Streßphänomen an der Wirbelsäule ist in Abb. 809 wiedergegeben.
Ein mutmaßliches Streßphänomen im Sternum zeigt Abb. 1135.

## Streßverlust und Streßtransfer

Beide mit Streßeinwirkung im Zusammenhang stehenden röntgenologisch sichtbaren Knochenveränderungen sind vor allem durch die Gelenkprothetik bekannt geworden.
Streßverlust führt bei zementfreier Implantation des Stiels einer Hüftgelenktotalendoprothese am stehengelassenen Abschnitt des Calcar femoris zum Knochenabbau, und zwar dann, wenn der Belastungsstreß seinen Weg praktisch vollständig über den verankerten Prothesenstiel nimmt (Abb. 810).
Streßtransfer und Streßperiostose zeigen an der Knochenoberfläche ein identisches Röntgenbild. Sie haben jedoch eine unterschiedliche Pathogenese und Prognose. Die Streßperiostose ist eine konstruktive Streßadaptation bei inkorrektem Achsenverlauf des Implantats oder bei Wanderungstendenz des Prothesenstiels (Abb. 811 und 812). Die Prognose ist im Hinblick auf die Prothesenlockerung zumindest dubiös. Streßtransfer ist zu erwarten, wenn bei zement-

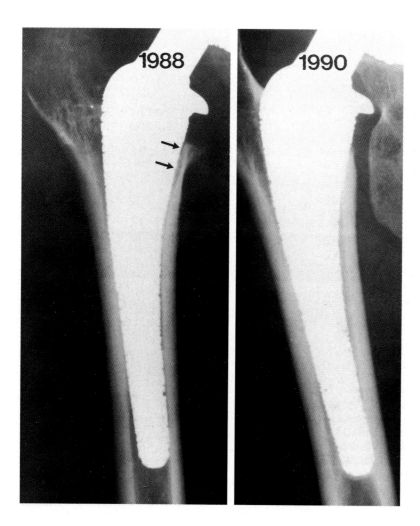

**Abb. 810.** Folgen der Streßentlastung (*Pfeile*) 2 Jahre nach Prothesenimplantation. Das Calcar femoris wird abgebaut

freier Implantation der angestrebte Preßsitz – eine
wichtige Prämisse für die mechanische Primärstabilität – durch ein biologisch inkompatibles Mißverhältnis zwischen dem zu großen Durchmesser des Prothesenstiels und dem zu kleinen Querschnitt des Prothe-
senbetts oder asymmetrisch bei Stielexzentrizität

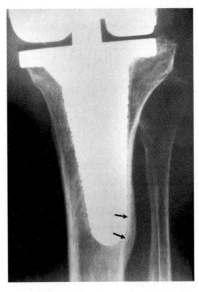

**Abb. 812.** Der hinsichtlich des Achsenverlaufs inkorrek-
ten Implantation wird durch eine konstruktiv-adaptive
Streßperiostose begegnet (*Pfeile*)

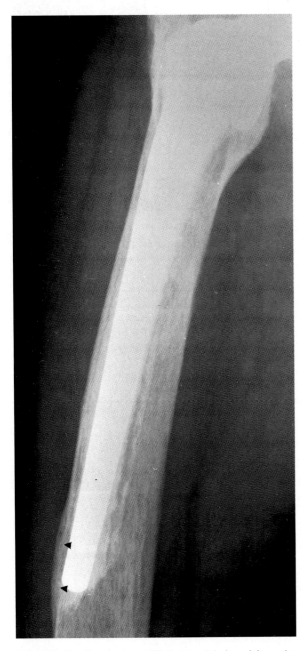

**Abb. 811.** Streßperiostose (*Pfeilspitzen*) bei varisierender
Wanderungstendenz des Prothesenstiels. Sie soll konstruktiv-adaptiv den lateralwärts gerichteten Druckstreß
des distalen Stielsegmentes abbauen

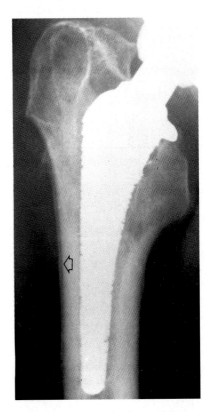

**Abb. 813.** Als Folge des Streßtransfers bei exzentrischer
Stielimplantation ist eine periostale Knochenapposition
(*offener Pfeil*) aufgetreten (11 Monate postoperativ)

erreicht wird. Der Kraftvektor des Prothesenstiels kann dabei die biomechanische Toleranzschwelle des Knochenmantels überschreiten. Als Folge treten „Entlastungsfissur" oder "-fraktur" auf: der Reiz-Reaktions-Dualismus kommt zur Wirkung. Unterhalb der Auslösungsschwelle für diesen biologischen Dualismus wird der beim Gehen rhythmisch einwirkende Kraftvektor zum Stressor. Sein Transfer an die Knochenoberfläche löst dort eine periostale streßabbauende Knochenneubildung aus. Weder die mechanische Primärstabilität noch die anschließende biologische Dauerfixation werden durch den Streßtransfer ungünstig beeinflußt, jedoch könnten die bei zementfreien Gelenkimplantaten vergleichsweise häufigen diffusen „Knochenschmerzen" mit dem Streßtransfer in Zusammenhang stehen (Abb. 813 und 814)

Der Abbau des Supercilium acetabuli bei akuter, zur vollständigen Immobilisation zwingender Hüftgelenksentzündung oder bei chronischem Streßmangel, z. B. bei Paresen von Hüftmuskeln, läßt sich ebenfalls als Folge des Streßverlustes deuten (s. Abb. 500).

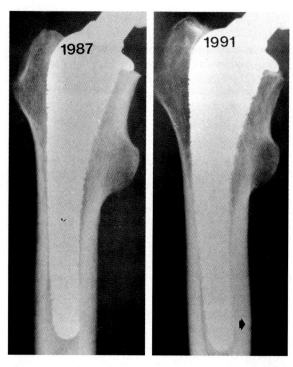

**Abb. 814.** Valgisierender Streßtransfer hat zu einer periostalen Knochenneubildung geführt, die inzwischen mit der Kompakta verschmolzen ist (*Pfeil*)

# 19 Störung der physiologischen Diskushöhensequenz – Degeneration oder Entzündung?

Sechs mentale Operationen ermöglichen die Einschätzung der Morphologie und Funktionen – Stütz-, Bewegungs- und Schutzfunktion – des Achsenskeletts auf Röntgenaufnahmen:

1. *Beurteilung* der Haltung des abgebildeten beweglichen Wirbelsäulenabschnitts und der Stellung der beiden im Bewegungssegment kooperierenden Wirbel zueinander und des Kreuzbeins im Raum.
2. *Absuchen* der Wirbelsilhouette mit der Fragestellung:
   Abweichung von der Normalform, „plus" oder „minus" an der Wirbelsilhouette?
3. *Prüfen* der physiologischen Diskushöhensequenz.
4. *Durchmusterung* der Spongiosastruktur.
5. *Betrachtung* der perivertebralen Weichteile.
6. *Abschätzung* des Mineralisationsgrades der Wirbelkörper und damit ihrer Tragfähigkeit.

Die Synthese aus den gewonnenen morphologischen und evtl. pathomorphologischen Eindrücken führt bei über 90% der Untersuchten zur verbindlichen Diagnose oder zu der Schlußfolgerung, noch andere bildgebende Techniken und Verfahren additiv oder supplementär einzusetzen.

Dazu gehören Schnittbildverfahren, um Zusatzinformationen über Abweichungen zu erhalten, die vor allem die Stütz- und Schutzfunktion bedrohen. Die Mobilitätsprüfung erfordert sog. Funktionsröntgenaufnahmen. Darüber hinaus können, sollen oder müssen Röntgenometrien die diagnostische Sicherheit erhöhen (s. S. 620ff.). Kontrastmitteluntersuchungen bleiben speziellen, vorwiegend neuroradiologischen Fragestellungen vorbehalten. Ähnliche Prämissen gelten für die Anfertigung von Wirbelsäulenganzaufnahmen.

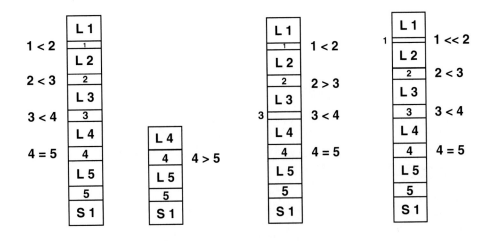

**Normal**  **Pathologisch**

**Abb. 815.** Physiologische und pathologische Veränderungen der Diskushöhensequenz schematisch dargestellt am Beispiel *Lendenwirbelsäule.* Dort gilt die Diskushöhensequenz: L 1 (= L 1/2) < 2 < 3 < 4 ≥ 5 (= L 5/S 1). Jede Änderung dieser Sequenz zeigt einen Masseverlust des betroffenen Diskus an, vgl. 3. Säule von links = Diskusraum L 3/4 < L 2/3 (sinngemäße alternative Schreibweise L 2 > 3). Auch die diskontinuierliche, d. h. sprunghafte Zu- und Abnahme der Diskushöhe (vgl. 4. Säule, L 2/3 hat gegenüber L 1/2 sprunghaft an Höhe zugenommen) ist ein pathologischer Befund, der im gezeichneten Beispiel einen Masseverlust der 1. lumbalen Zwischenwirbelscheibe – also des höher gelegenen Diskus – anzeigt

## Physiologische Diskushöhensequenz

Die Prüfung der physiologischen Diskushöhensequenz an den beweglichen Wirbelsäulenabschnitten hat große praktische Bedeutung, da sie einerseits den diagnostischen Zugang zum größten Krankheitspotential – zur Diskusdegeneration – verschafft und andererseits der 1. Schritt auf dem Weg zur Diagnose der Wirbel-Diskus-Entzündung ist.

Die physiologische Diskushöhensequenz an der *Halswirbelsäule* lautet: Zwischenwirbelscheibe C 2 (im Bewegungssegment C 2/3) < C 3 < C 4 < C 5 < C 6 ≥ C 7.

An der *Brustwirbelsäule* gilt Diskus TH 1 (im Bewegungssegment Th 1/2) ≈ 2, Th 2 ≈ 3 … Th 11 ≈ 12.

Die *lumbale* physiologische Diskushöhensequenz zeigt sich an L1 (im Bewegungssegment L 1/2) < L 2 < L 3 < L 4 ≥ L 5 (Abb. 815). Die physiologische Zunahme der Diskushöhe erfolgt *kontinuierlich*, d. h. ohne „sprunghafte" Veränderung, und zwar in jedem Bewegungssegment um etwa den gleichen Millimeterbetrag. Entsprechendes gilt für die Verringerung der Höhe des letzten zervikalen und lumbalen Diskusraumes. *Diskontinuierliche* Zu- und Abnahmen der Diskushöhe (Abb. 815, *rechter* Abbildungsteil: sprunghafte, d. h. diskontinuierliche Höhenzunahme des Diskusraumes L 2/3 gegenüber L 1/2) sind pathologisch: Im Beispiel der Abb. 815 ist der Diskus L 1/2 krankhaft verändert, obwohl die Sequenzregel formal eingehalten wird (sinngemäße alternative Schreibweise L 2 ≫ 1).

*Diskushöhenabnahme.* Diskushöhenabnahme bedeutet Masseverlust der betroffenen Zwischenwirbelscheibe, welcher Ursache auch immer. In der Praxis muß mit 2 Ursachen gerechnet werden: in erster Linie mit dem Masseverlust durch Diskusdegeneration einschließlich der (post-)traumatischen Diskopathie sowie des (post-)operativen Diskuszustandes und des Massedefizits durch größere Schmorl-Knötchen und in zweiter Linie durch Entzündung. Der Diskusmasseverlust führt zur Annäherung der beiden zugehörigen Wirbel, und zwar sowohl der Wirbelkörper als auch der hinteren Wirbelelemente.

*Retrolisthesis.* Die Gelenkfacetten der beiden Wirbelbogengelenke stehen bei normal angelegten Gelenkfortsätzen schräg im Raum, so daß die Gelenkflächen eine nach dorsal gerichtete Gleitbahn bilden. Bei einer Annäherung der beiden Wirbelkörper durch Diskusmasseverlust müssen sich die Gelenkflächen an den zugehörigen Wirbelbogengelenken gegeneinander verschieben. Der oberhalb des masseverlustigen Diskus gelegene Wirbelkörper nimmt dadurch an der Hals- und Lendenwirbelsäule eine hypermobile Fehlstellung ein. Überwiegend disloziert er in Abhängigkeit vom Ausmaß der Facettenschrägstellung und des Masseverlustes nach dorsal: Retrolisthesis (Abb. 816 und 817).

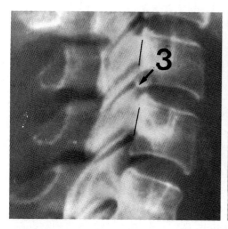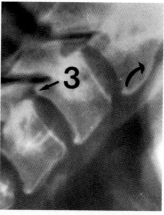

**Abb. 816.** Pathologische Diskushöhensequenz im Bewegungssegment C 3/4, d. h. Diskushöhe C 3/4 < C 2/3; keine reaktiven Veränderungen, jedoch Retrolisthesis C 3 in Bezug zu C 4, s. die Störung des hinteren Wirbelkörperalignements (*Markierungen*). Bei zervikaler Anteflexion (*rechter Bildteil,* Bewegung in Richtung des *gebogenen Pfeils*) gleicht sich die Retrolisthesis aus (*Pfeile*). *Röntgendiagnose:* Chondrose C 3/4 mit instabiler Hypermobilität (instabile Chondrose)

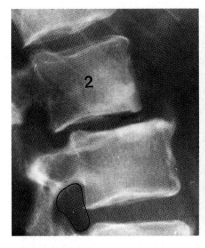
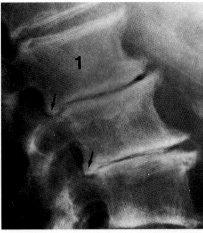
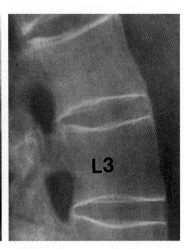

**Abb. 817.** Die ossär-stenosierende Folge der Retrolisthesis (*Pfeile,* in diesen beiden Fällen bei degenerativer Diskopathie) zeigt sich in Abhängigkeit vom Diskusmasseverlust an einer Silhouettenveränderung der Foramina intervertebralia (*mittlerer Bildteil*); Normalform an der Lendenwirbelsäule: „Ohrmuschel" (*linker Bildteil, markiert*).

Bei der Spondylitis ankylosans wird in fortgeschrittenen Stadien die Ohrmuschelform des lumbalen Foramen intervertebrale durch die Verknöcherung im Bereich der Wirbelbogengelenkkapsel und der Ligg. flava in typischer Weise zur Kreisel- oder Eiform verändert (*rechter Bildteil*)

MEMO

> Diskusmasseverlust: physiologische Diskushöhensequenz gestört *plus* mehr oder weniger ausgeprägte Retrolisthesis oder, seltener, Antelisthesis.

Autoptische Untersuchungen haben gezeigt, daß trotz *normaler* Diskushöhe bzw. Diskushöhensequenz eine Retrolisthesis auftreten kann, die dann auch ohne Diskushöhenabnahme an der *Lendenwirbelsäule* der Indikator für die Diskusdegeneration ist (Friberg u. Hirsch 1949).
Diese Erkenntnis läßt folgende 5 Schlüsse zu:

1. Trotz normaler Diskushöhe kann eine Diskusdegeneration vorliegen.
2. Die Retrolisthesis hat eine größere Sensitivität, die Diskusdegeneration an der bewegungssegmentalen Gefügestörung anzuzeigen als die Diskushöhenminderung. Entsprechendes gilt für reflektorisch ausgelöste diskogene Fehlstellungen oder -haltungen (s. S. 418).
3. Bei Beschwerden, die eine diskogene Ursache haben *könnten,* sind Funktionsröntgenaufnahmen auch dann indiziert, wenn die physiologische Diskushöhensequenz erhalten ist.

Funktionsaufnahmen in Retroflexion decken manchmal durch den Nachweis der Retrolisthesis eine Hypermobilität im Bewegungssegment überhaupt erst auf. Läßt sich bereits auf den statischen Röntgenaufnahmen eine Retrolisthesis nachweisen, so kann sie einerseits durch Retroflexion verstärkt werden – das wahre Ausmaß der Hypermobilität wird vor Augen geführt.
Andererseits kann auch in der Gegenbewegung bei Retrolisthesis – entsprechendes gilt für die Antelisthesis – der hypermobile Wirbel in seiner Fehlstellung verharren. Dann ist die zur Retrolisthesis oder Antelisthesis führende Hypermobilität stabilisiert.

MEMO

> Retro- und Antelisthesis auf statischen Röntgenaufnahmen zeigen eine Hypermobilität an. Funktionsaufnahmen in Ante- und Retroflexion sollten dann die Frage beantworten, ob die Hypermobilität stabilisiert ist – der Wirbel in der hypermobilen Fehlstellung verharrt – oder das Segment instabil ist, d. h. der Wirbel hin- und herschlottert.

Schließlich zeigen die Röntgenaufnahmen in Retro- *und* Anteflexion das mögliche Hin- und Herschlottern eines Wirbels – bewegungssegmentale Instabilität – an, und zwar dann, wenn die Retrolisthesisposition bei Anteflexion in Normalstellung oder sogar Antelisthesis übergeht. An der Lendenwirbelsäule ist die Retrolisthesis grundsätzlich ein pathologischer, die Hypermobilität anzeigender Röntgenbefund.

MEMO

> **Rationale Definitionen**
> **Stabiles Bewegungssegment:** statischer und dynamischer Synergismus von Wirbel-Diskus-Wirbel = *Kooperation.*
> **Hypermobiles Bewegungssegment:** gestörter Bewegungssynergismus in einer oder mehreren Richtung(en) – in Normalhaltung = *Kooperationsdefizit* durch pathologischen Individualismus im Bewegungssegment.
> **Stabile Hypermobilität:** reflektorisch oder strukturell fixierte Hypermobilität – auf Funktionsröntgenaufnahmen = *Schadensbegrenzung.*
> **Instabile Hypermobilität:** dislozierbare Hypermobilität – auf Funktionsröntgenaufnahmen = *algogenes Hin- und Herschlottern.*

An der Halswirbelsäule gibt es jedoch ein *physiologisches, harmonisches Trittleiterphänomen.* Beim Beugen nach vorne und hinten kommt es dort nämlich auch bei normalen Zwischenwirbelscheiben zu einer harmonischen geringen Ante- und Retrolisthesis, die sich mit einer Trittleiter oder Treppe vergleichen läßt. Eine pathologische Hypermobilität (Retro- und/oder Antelisthesis) liegt jedoch vor, wenn ein Wirbel oder sogar zwei oder mehr Wirbelkörper (zwischen denen ein oder mehrere normal mobile Bewegungssegmente liegen) gewissermaßen aus der Reihe „tanzen", also auf *Funktionsaufnahmen* eine vergleichweise vermehrte Beweglichkeit zeigen.

Entsprechende Schlüsse sind zu ziehen, wenn auf *Funktionsröntgenaufnahmen* mit zervikalem Stufenleiterphänomen ein oder mehrere Wirbelkörper eine Hypo- oder Amobilität – Blockierung – erkennen lassen. Auch die pathologisch verringerte Mobilität hat ein Krankheitspotential!

4. Entsprechende Überlegungen gelten für den Nachweis der Stabilität/Instabilität bei Antelisthesis, Spondylolisthesis oder Pseudospondylolisthesis.

5. Die Retrolisthesis eines Wirbelkörpers ist ein *Krankheitspotential.* Denn sie gehört einerseits zu den morphologischen Bedingungen, die zu einer symptomatischen **Spinalkanalstenose** führen, d. h. zu einer Beschränkung des Verfügungsraumes von Duralsack und seinem Inhalt sowie der austretenden Nervenwurzeln.
Andererseits kann das Schlottern des Wirbels bei den Alltagsbewegungen schmerzhafte Zerrungen an den Kapsel- und Bandinsertionen im befallenen Bewegungssegment hervorrufen.

*Spinalkanalstenose.* Hierbei handelt es sich um einen ätiopathogenetischen Sammelbegriff. Sehr häufig hat die Spinalkanalstenose eine *konstitutionelle* Ursache oder Komponente (Dysplasie des Arcus vertebrae, Pedikel und/oder Lamina betreffend). Zu ihren *erworbenen* Ursachen oder Teilursachen gehören: Diskusdegeneration (Retrolisthesis, s. Abb. 817), dorsale Spondylophyten (s. Abb. 827, 829, 841), dorsale Verlagerung von Diskusanteilen (s. Abb. 829, 830, 849, 851–854, 857, 862), Spondylarthrose (s. Abb. 825–829), Bandschäden (sog. Hypertrophie der Ligg. flava, s. Abb. 830), (überschießende) Verknöcherung dieser Bänder (s. Abb. 831), Ossifikation des hinteren Wirbelsäulenlängsbandes (s. Abb. 841), überschießende fibröse Kallusbildung bei Spondylolysis interarticularis (durch pseudarthrotisch „verheilte" Streßfraktur, s. Abb. 824), instabiles Wirbeltrauma (s. Abb. 832).

*Antelisthesis.* Seltener rutscht im *diskogen* hypermobilen Bewegungssegment der Wirbelkörper nach vorne. Dann liegt eine Antelisthesis (Anterolisthesis) vor, und zwar begünstigt durch anlage- oder altersbedingt verringerten Neigungswinkel der Facetten,

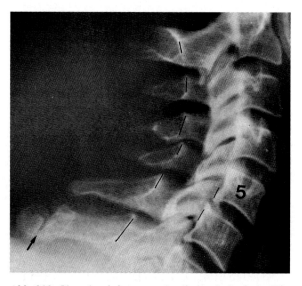

**Abb. 818.** Chondrosis intervertebralis (pathologische Diskushöhensequenz C 5/6!) mit (diskopathischer) Antelisthesis C 5. Dadurch ist auch die Harmonie der Spinolaminarlinie s. S. 623) unterbrochen. *Nebenbefund:* Pseudarthrotisch umgewandelte Streßfraktur (Distraktionsfraktur) des Dornfortsatzes C 7 (*Pfeil*), sog. *Schipperfraktur.*
Die Verplumpung des Dornfortsatzendes spricht gegen eine dort mögliche Apophysenpersistenz. Die Pseudarthrose, also eine Defektheilung, wird vom kortikalisierten Frakturspalt angezeigt

wodurch sich die nach vorne gerichtete Schubkraft erhöht (Abb. 818 und 819).

Die beiden alternativen Differentialdiagnosen der diskogenen Antelisthesis sind die Spondylolisthesis und die Pseudospondylolisthesis.

*Spondylolisthesis* (Abb. 820–823). Sie entsteht durch beidseitige Defekte der Pars interarticularis des Wirbelbogens – Spondylolysis interarticularis (Isthmusspalte) – oder durch Interartikulardysplasie mit Verschmächtigung und Elongation des Zwischengelenkstückes (s. Abb. 803). Seltener sind bilaterale retrosomatische (s. Abb. 808) oder retroisthmische (Abb. 824) Spalten die Ursache des ventralen Wirbelgleitens.

*Pseudospondylolisthesis* (degenerative Spondylolisthesis, s. Abb. 825, 826). Sie ist die 2. Differentialdiagnose der diskogenen Antelisthesis bzw. die 3. Ursache des ventralen Wirbelgleitens überhaupt. Selten führt die entzündlich-rheumatische Zerstörung der Gelenkfortsätze zur Pseudospondylolisthesis.

## MEMO

Die Spondylolysis interarticularis L5 ist in der Regel schon auf der seitlichen LWS-Aufnahme zu erkennen. Lumbale Schrägaufnahmen sind bei ventralem Wirbelgleiten in diesem Bewegungssegment meist nicht notwendig.

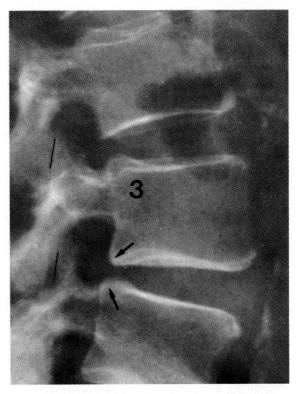

**Abb. 819.** Diskopathische Antelisthesis L 3 (*Pfeile*), daher kein Nachweis arthrotischer Abschrägung der Processus articulares (*Markierungen*) im Bereich der Wirbelbogengelenke (vgl. Abb. 825)

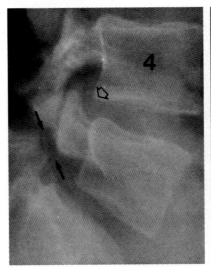
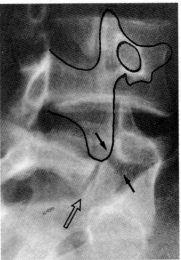

**Abb. 820.** Spondylolisthesis L 5 mit Spaltbildung in den Interartikularportionen (*linker Bildteil, Pfeile*). Der Trapezwirbel L 5 – seine Vorderhöhe ist größer als die Höhe seiner Hinterkante – weist auf die konstitutionelle Begünstigung der Spondylolysis interarticularis hin. Auf der Schrägaufnahme (*rechter Bildteil*) trägt die typische „Hundefigur" (vgl. L 4) ein „Halsband" (*Pfeile*); dies zeigt die Isthmusspalte an. *Offener Pfeil:* röntgenologischer Gelenkspalt des Wirbelbogengelenks L 5/S 1. Retrolisthesis L 4 (*offener kurzer Pfeil*) bei Chondrose L 4/5

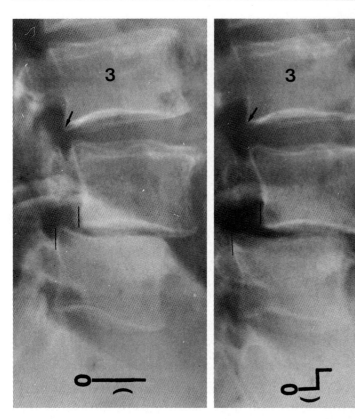

**Abb. 821.** Lumbale Funktionsröntgenaufnahmen in Rückenlage (s. unten) zur Prüfung, ob die Spondylolisthesis L 4 instabil oder stabilisiert ist. Drei Methoden sind an der Lendenwirbelsäule bekannt:

1. Ante- und Retroflexion im Stehen,
2. Ante- und Retroflexion seitlich liegend auf dem Rasteraufnahmetisch,
3. Rückenlage auf dem Rasteraufnahmetisch – horizontaler Strahlengang, Rasterkassette. Bei gestreckten

Beinen (*linker Bildteil*, s. Piktogramm) kommt es zu einer relativen Retroflexion. Bei 90°-Beugung in den Hüft- und Kniegelenken (*rechter Bildteil*, s. Piktogramm) wirkt die Lendenkyphose wie eine (relative) Anteflexion.

*Röntgendiagnose:* instabile Spondylolisthesis L 4. Die ausgleichbare Retrolisthesis L 3 (*Pfeil:* hintere untere Wirbelkante von L 3) zeigt eine degenerative Gefügelockerung (instabile Hypermobilität) im 3. Bewegungssegment an

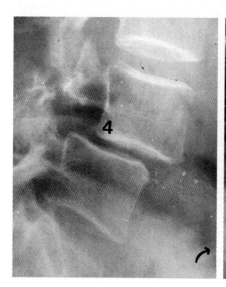

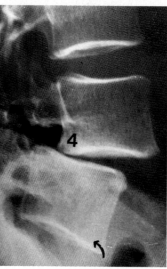

**Abb. 822.** Beim ventralen Wirbelgleiten kann durch Funktionsröntgenaufnahmen (Bewegung in Richtung der *gebogenen Pfeile*) nicht nur auf seine Instabilität oder Stabilisierung geschlossen, sondern auch das wahre Ausmaß der nicht ausbleibenden degenerativen Diskusschädigung beurteilt werden. Bei diesem Patienten wurden die Funktionsröntgenaufnahmen im Stehen angefertigt. Die Spondylolisthesis L 4 ist nicht nur instabil, sondern der Diskus fast vollständig zermalmt [s. die Aufnahme in Retroflexion (*rechter Bildteil*): kaum noch eine Distanz zwischen den beiden Wirbelkörpern]

**Abb. 823.** Spondylolisthesis L 5. Sowohl bei der Spondylolisthesis als auch bei der Pseudospondylolisthesis (s. Abb. 826) bleibt die Zwischenwirbelscheibe unterhalb des Gleitwirbels in normaler Position (unterstes CT *rechts, Asterisk*). Der dislozierte Wirbel gleitet also auf dem Diskus. Retrolisthesis L 4, s. die *markierten* Wirbelecken, d. h. Hypermobilität durch Diskusmasseverlust, bei diesem Patienten infolge eines größeren linksseitigen mediolateralen dorsalen Diskusprolaps L 4/5. Im Bicolor-Modus (*rechter Bildteil; oben* und *Mitte; s.* Abb. 853, 1190) ist das prolabierte Gewebe deutlicher zu erkennen als im Weichteilfenster

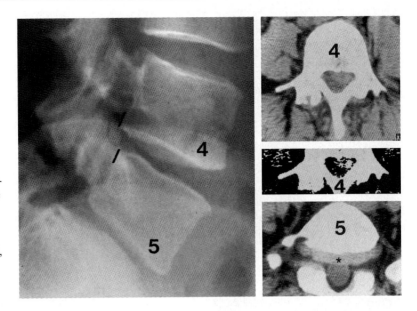

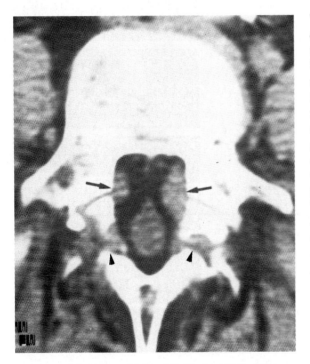

**Abb. 824.** Die (überschießende) fibröse Kallusbildung (*Pfeile*) bei Spondylolysis interarticularis stützt die Vorstellung, daß die Spondylolyse bei manchen Patienten eine pseudarthrotisch „verheilte" Streßfraktur widerspiegelt. Außerdem zeigt sich eine bilaterale retroisthmische Spalte (*Pfeilspitzen*)

Vor allem kommt sie jedoch bei der Spondylarthrosis deformans (Arthrose der Wirbelbogengelenke) vor, und zwar dann, wenn der deformierende arthrotische Umbau an den Processus articulares superiores zu einer abnorm verringerten Schrägstellung geführt hat. Wie auf einer schiefen Ebene haben dann die unteren Gelenkfortsätze des im Bewegungssegment oben gelegenen Wirbels die Tendenz, nach vorne zu gleiten, und der zugehörige Wirbelkörper disloziert entsprechend. Die Spondylarthrose ist daher ein wichtiger pathogenetischer Faktor der *knöchernen* Spinalkanalstenose (Abb. 825–829).

Weitere Beispiele für die erworbene fibro- oder osteogene Spinalkanalstenose sind die Ligg. flava (Abb. 830 und 831) und die instabile Wirbelfraktur (Abb. 832).

*Instabil* wird eine *Wirbelfraktur* genannt, wenn die Wirbel oder ihre traumatisch entstandenen Fragmente so gegeneinander verschoben werden, daß erfahrungsgemäß neurologische Ausfälle drohen oder schon eingetreten sind. Im praktisch bewährten osteoligamentären Dreisäulenmodell von Denis (1983) kann die Instabilität der Wirbeltraumen vorausgesagt oder eingeschätzt werden:

*Vordere Säule*: Lig. longitudinale anterius, vordere 2 Drittel des Wirbelkörpers und Anulus fibrosus.

*Mittlere Säule*: Lig. longitudinale posterius, hinteres Drittel des Wirbelkörpers (dorsale Wirbelkörpersilhouette) und Anulus fibrosus.

*Hintere Säule*: Pedikel, Laminae, Processus articulares, Processus spinosus, Gelenkkapseln, Ligg. flava, interspinalia, supraspinalia.

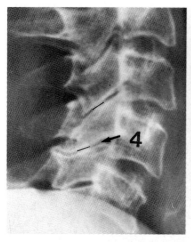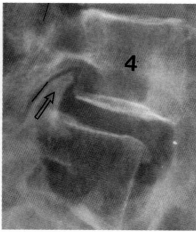

**Abb. 825.** Pseudospondylolisthesis (degenerative Spondylolisthesis) C 4 (*linker Bildteil*) und L 4 (*rechter Bildteil*). Die arthrotische Deformierung der Wirbelbogengelenke – Abflachung der Processus articulares C 4 (*Pfeil*) und kranial-konvexe Verformung der oberen Gelenkfortsätze L 5 (*offener Pfeil*) – hat den Gleitvorgang ausgelöst bzw. richtungsgebend beeinflußt. (*Markierung:* Gelenkspalt der Intervertebralgelenke)

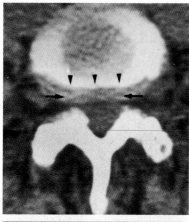

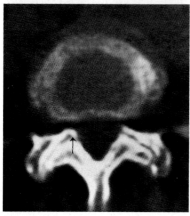

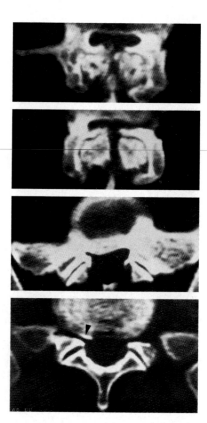

**Abb. 826.** Pseudospondylolisthesis L 4. *Pfeilspitzen:* Hinterkante des Gleitwirbels. *Pfeile:* Diskus unterhalb des Gleitwirbels in Normalposition. Daher osteogene *und* diskogene Einengung des Spinalkanals (Weichteilfenster, *oberer Bildteil*). Im CT (Knochenfenster, *unterer Bildteil*) gibt sich die spondylarthrotische Deformierung zu erkennen. S. auch die „raumfordernde" Kapselossifikation (*dünner Pfeil*)

**Abb. 827.** Vielfältige computertomographische Aspekte der Spinalkanalstenose durch Spondylarthrosis deformans. Besonders ungünstig wirken sich kombinierte Einengungen aus, z. B. Dualstenose durch Spondylarthrose *plus* dorsaler Spondylophyt (*Pfeilspitze*)

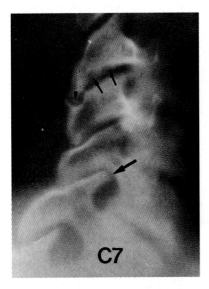

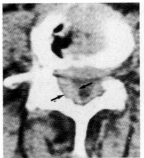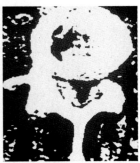

**Abb. 830.** Dualstenose des Spinalkanals durch bilateralen mediolateralen dorsalen Diskusprolaps und sog. Hypertrophie des rechten Lig. flavum (>6 mm, *Pfeile*). Im Bicolor-Modus (*rechter Bildteil*) zeigt sich, daß Diskusgewebe und Ligg. flava identische Schwächungswerte („Dichte") haben. Vakuumdiskus

**Abb. 828.** Tomographische Darstellung der Arthroseröntgenmorphologie an den zervikalen Wirbelbogengelenken: Verschmälerung des röntgenologischen Gelenkspalts, subchondrale, bandförmige Spongiosaverdichtung, Ausziehung und Auftreibung der Spitze des *oberen* Processus (dadurch Einengung des Foramen intervertebrale, *Pfeil*), „Eingraben" der deformierten Spitze des *unteren* Gelenkfortsatzes in den Processus articularis superior (*Pfeilspitze*), Erodierung der Gelenkfläche (*kleine Pfeile, erosive Spondylarthrose*)

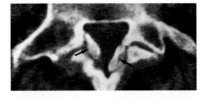

**Abb. 831.** Überschießende Ossifikation beider Ligg. flava (*Pfeile*), dadurch Einengung des Spinalkanals

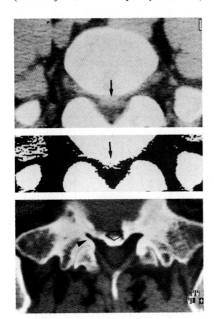

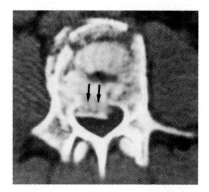

**Abb. 829.** Tripelstenose des Spinalkanals im 5. lumbalen Bewegungssegment:
1. Medialer dorsaler Diskusprolaps, dargestellt auch im Bicolor-Modus (*mittlerer Bildteil*). *Pfeile,*
2. spondylarthrotische Einengung des rechten Recessus lateralis (*Pfeilspitze*),
3. dorsaler Spondylophyt (*offener Pfeil*)

**Abb. 832.** Erworbene traumatische Spinalkanalstenose im thorakolumbalen Übergang durch *instabile* Wirbelkörperfraktur. Bei diesem Patienten Berstungsbruch mit intraspinaler Dislokation eines im CT trapezförmigen oberen Hinterkantenfragments (*Pfeile*), das sich auf der seitlichen Röntgenaufnahme bzw. dem seitlichen konventionellen Tomogramm dreieckförmig darstellt würde

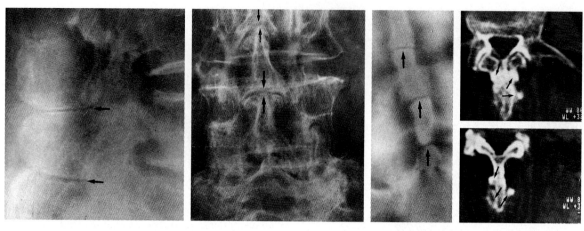

**Abb. 833.** Bildgebung mit Röntgenstrahlen beim Baa-strup-Syndrom (*Pfeile*), *von links nach rechts:* Lendenwir-belsäule seitlich; a.-p.; konventionelle Tomographie a.-p.; Computertomographie

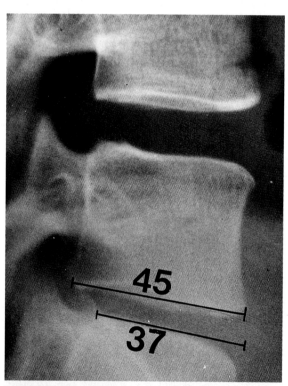

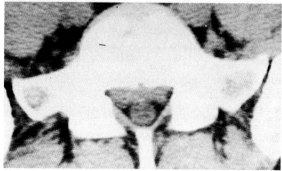

Die Einsäulenläsion ist stabil, jedoch tritt erfahrungsgemäß die Schädigung der mittleren Säule nicht ohne zusätzliche Traumatisierung einer 2. Säule ein. Daher ist die röntgenologisch erkennbare, scheinbar isolierte traumatische Schädigung der mittleren Säule als instabil einzuschätzen (Ausnahme: traumatischer Diskusprolaps). Instabilität liegt vor, wenn mindestens 2 benachbarte Säulen röntgenologisch erkennbar vom Trauma betroffen wurden. Zweisäulentraumen sind auch dann instabil, wenn sich 2 betroffene Säulen um die intakte Säule „drehen" könnten.

Zum nichtdiskogenen degenerativ bedingten Schmerzpotential gehört außer der Spondylarthrose noch die *Osteoarthrosis interspinosa lumbalis* (Baastrup-Syndrom, Abb. 833).

Die *Pseudoretrolisthesis L 5* (Abb. 834) ist eine Variante ohne Krankheitswert, die differentialdiagnostisches Interesse gegenüber der „echten" Retrolisthesis L 5 beansprucht.

◁

**Abb. 834.** Pseudoretrolisthesis L 5, d. h. unterschiedlicher Tiefendurchmesser der Grundplatte L 5 (45 mm) und der Deckplatte S 1 (37 mm) zu ungunsten letzterer. Ursache ist eine als *Variante ohne Krankheitswert* aufzufassende überschießende Assimilation des 1. Sakralwirbels. Das CT zeigt, daß die Längsausdehnung der Zwischenwirbelscheibe L 5/S 1 dem Ausmaß der Grundplatte L 5 entspricht. Deshalb läßt sich Diskusgewebe dorsal von der Hinterkante S 1 nachweisen. Das ist bei der Pseudoretrolisthesis (L 5/S 1) ein Normalbefund!

## Degenerativer Diskopathiekomplex

Die Diskusdegeneration läßt sich als eine Kombination aus Nukleopathie (Degeneration des Nucleus pulposus), Anulopathie (Degeneration des Anulus fibrosus) und Chondropathie der hyalinknorpeligen Abschlußplatten des Wirbelkörpers mit individuell wechselndem Schwerpunkt auffassen.

### *Nukleopathie*

Im Verlauf des 4.–20. Lebensjahres zeigt sich im Anulus fibrosus eine physiologische Rückbildungstendenz der Blut- und Lymphgefäße bis zu ihrem völligen Schwund. Erst bei der Diskusdegeneration können Gefäße aus dem Knochenmark wieder in den Diskus einwachsen (Töndury und Tillmann 1987, Putz 1993). Der Gefäßverlust ist der 1. Schritt auf dem Weg zur Diskusdegeneration, da nun die *langstreckige* Diffusion den Stoffaustausch ermöglichen muß. Darüber hinaus tragen Gradienten verschiedener Stoffwechselprodukte und ungleichmäßige Spannungsverteilungen im Diskus unter statischen und dynamischen Bedingungen zu Flüssigkeitsverschiebungen bei. Der Stoffaustausch nimmt seinen Weg von den Kapillaren des perianulären Bindegewebes und Knochenmarks. Aus den subdiskalen Markräumen verläuft der Stofftransport durch die hyalinen Knorpelplatten des Wirbelkörpers.

Der 2. Schritt sind altersbedingte qualitative und quantitative Verschiebungen der Glykosaminoglykankomponenten, als deren Folge das Wasserbindungsvermögen des zeitlebens gefäßlosen Gallertkerns abnimmt. Durch diese Dehydratation schrumpft der Nucleus pulposus und verliert zunehmend seine Funktion als Wasserkissen. Dann kann er den auf ihn axial einwirkenden Druck nicht mehr gleichmäßig auf den Anulus fibrosus, die hyalinknorpeligen und knöchernen Abschlußplatten sowie auf das Trabekelsystem der Wirbelkörper verteilen und sich bei exzentrischer Druckeinwirkung (Beugung, Streckung, Seitenneigung) nicht mehr zur entlasteten Seite verlagern. Er verliert seine Funktion als flüssigkeitsgefülltes Druckpolster und Druckverteiler sowie Stoßdämpfer. Die Stoßdämpferfunktion der Zwischenwirbelscheibe ist früher überschätzt worden. Tatsächlich erfolgt die maßgebliche Dämpfung durch passive Ausbiegung der Wirbelsäule in der Sagittal- und Frontalebene (Putz 1993). Unterschätzt wurde dagegen die Bedeutung der ligamentären Vorspannung für die Steuerung der spinalen Kinematik. Diese sekundäre Leistung des Gallertkerns bekommt klinische Bedeutung, wenn sie nicht mehr

gewährleistet ist. Dann führt nämlich die Druckminderung im dehydratisierten (geschrumpften) Nucleus pulposus zu unkontrollierten, durch Muskelanspannung auf die Dauer nicht mehr verhinderten Wirbelverschiebungen (Retrolisthesis, Antelisthesis, Drehgleiten usw.).

Röntgenmorphologisch zeigt sich zunächst die reaktionslose Diskushöhenabnahme (*ohne* subdiskale Knochenverdichtung und Vertebralosteophyten),

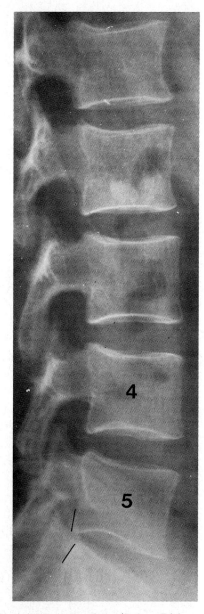

**Abb. 835.** Chondrosis intervertebralis L 4/5; denn Diskushöhe L 4/5 < L 3/4. Diskrete Antelisthesis L 4. Pseudoretrolisthesis L 5 (s. *markierte* Wirbelkörperhinterflächen, s. Abb. 834). Güntz-Zeichen oberhalb L 4 (s. S. 418)

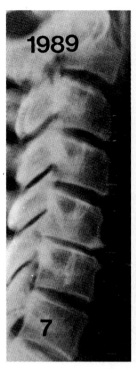
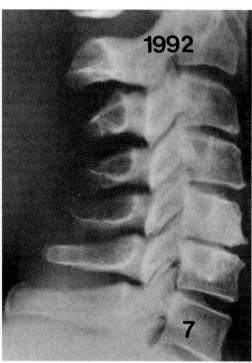

**Abb. 836.** Degenerative zervikale Diskopathie (vgl. die Diskushöhensequenzen) mit dem Schwerpunkt Osteochondrose C 5/6. Im Beobachtungszeitraum (*1989–1992*) dehnt sich die subdiskale Knochenverdichtung auf den ganzen 5. Wirbelkörper (*degenerativer Elfenbeinwirbel*) und auf mehr als die Hälfte des 6. Wirbelkörpers aus

also eine Störung der physiologischen Diskushöhensequenz, und bei der Mehrzahl der Fälle auch die beschriebene Retro- oder Antelisthesis. Dieser Röntgenbefund wird als **Chondrosis intervertebralis** – Chondrose (Abb. 835) – bezeichnet.

Der Begriff „**Osteochondrosis intervertebralis**" – Osteochondrose (Abb. 836 und 837) – signalisiert den fortgeschrittenen Diskusverschleiß und setzt sich aus Diskushöhenabnahme, *reaktiver* subdiskaler, bandförmiger Knochenverdichtung und marginaler Spondylophytenbildung sowie Retro- oder Antelisthesis zusammen. An der Halswirbelsäule, seltener auch im Lumbalbereich, kann sich die subdiskale Knochenverdichtung auf den ganzen Wirbelkörper ausdehnen (Abb. 836; s. Abb. 978). Da die Osteochondrose ein Arthroseanalogon ist, treten manchmal auch Geröllzysten und Wirbelkörperdeformierung auf (Abb. 837–839).

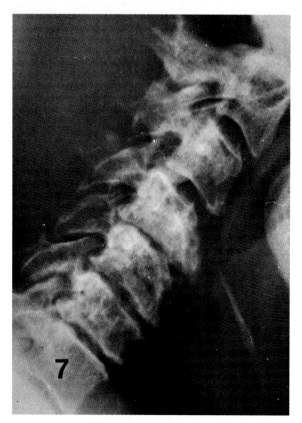

◁————————————————————

**Abb. 837.** Osteochondrotische Wirbeldeformierung und reaktive Wirbelkörperverdichtung in den Bewegungssegmenten C 4–6. Die Ausdehnung der subdiskalen bandförmigen zur partiellen oder totalen Wirbelkörperhyperostose(-sklerose) spiegelt an der Halswirbelsäule das Ausmaß des funktionellen Defizits der betroffenen Zwischenwirbelscheibe wider. Die Schräghaltung in der Sagittalebene ist die Folge einer verstärkten Thorakalkyphose und der lordoseverhindernden Funktionsbeeinträchtigung

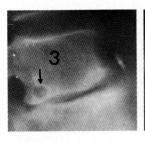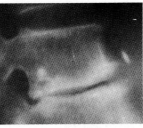

**Abb. 838.** Osteochondrotische Geröllzyste L 3 (*Pfeil*) in 2 Tomogrammen, s. auch die Diskushöhenabnahme, bandförmige subdiskale Knochenverdichtung, Spondylophyten, Retrolisthesis und das intradiskale Vakuumphänomen

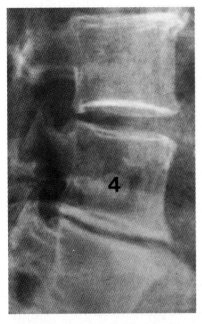

**Abb. 839.** Osteochondrotischer Wirbelkörperumbau L 4 und L 5

## Anulopathie

***Spondylosis deformans.*** Der leichteste Grad der Anulopathie und damit der häufigste abnorme Röntgenbefund an der Wirbelsäule überhaupt ist die ***Spondylosis deformans*** (Abb. 840; s. Abb. 1019, 1024, 1025). Sie spiegelt eine überlastungsbedingte oder sogar traumatische Störung der faserigen Anulus-fibrosus-Verankerung wider. Sog. Sharpey-Fasern heften den Anulus fibrosus am Wirbelkörper an. Eine Kontinuitätstrennung zwischen dem Faserring und dem Wirbel durch Einrisse und Risse der Sharpey-Fasern löst eine pathologisch gesteigerte segmentäre Beweglich-

keit aus. Dies führt zwar zu keiner Diskushöhenabnahme oder Hypermobilität mit Retro- oder Antelisthesis, jedoch zu Zerrungen an den Insertionen des vorderen Wirbelsäulenlängsbandes, das nicht nur die Wirbelvorderfläche, sondern auch die vorderen Anteile der Wirbelseitenflächen bedeckt. Die tiefen Faserzüge des Lig. longitudinale anterius inserieren einige Millimeter vom Wirbelkörperrand entfernt, also submarginal. Zerrungen an diesen Anheftungsstellen sind dort der adäquate Reiz zur Knochenneubildung, als deren Wachstumsleitschiene das vordere Längsband dient. Auf diese Weise entstehen die henkelförmigen submarginalen Spondylophyten.

Die pathogenetische Bedeutung der Insertionsstellen des vorderen Wirbelsäulenlängsbandes beleuchtet die relative Seltenheit dorsaler Spondylophyten (Abb. 841; s. Abb. 827, 829). Das Lig. longitudinale posterius ist nämlich am Anulus fibrosus und direkt am Wirbelkörperrand befestigt und entsendet Ausläufer bis in die Neuroforamina. Dieses Band kann als segmentales Verbindungselement der Zwischenwirbelscheiben gedeutet werden.

Der Nucleus pulposus liegt exzentrisch im Faserring eingebettet, dem Hinterrand des Anulus näher als seinem Vorderrand – dies gilt namentlich für die lumbalen Disci. Risse und Spalte im ausgetrockneten Gallertkern können den Anulus fibrosus erreichen und durchsetzen. Dadurch wird er in die Nukleopathie miteinbezogen.

Dieser Pathomechanismus ist anatomisch begründet. Die Innenzone des Anulus fibrosus besteht nämlich aus Faserknorpel, der ohne scharfe Grenze in den Gallertkern übergeht (Töndury und Tillmann 1987).

***Vakuumphänomen.*** Die äußere Zone des Faserringes setzt sich aus Lamellen straffen Bindegewebes zusammen, überwiegend aus Kollagenfasern und nur aus einem geringen Anteil elastischer Fasern. In die Risse und Spalten des Nucleus pulposus und des Faserringes diffundiert manchmal Stickstoffgas aus der Körperflüssigkeit und sammelt sich dort an. Dann entsteht das sog. diskale Vakuumphänomen. Der „*Vakuumdiskus*" (Abb. 842–844) zeigt die Diskusdegeneration direkt an und wird im CT viel häufiger sichtbar als auf Röntgenaufnahmen (Abb. 845). Er tritt aber auch in entzündlich zerstörten Zwischenwirbelscheiben auf (Abb. 846).

Das ***intravertebrale Vakuumphänomen*** hat eine andere Ätiologie als der Vakuumdiskus (Abb. 847). Es wird beim noch nicht verheilten Wirbelkörperkollaps – z. B. durch ein adäquates oder inadäquates, osteoporotisch begünstigtes Trauma oder (bestrahltes) Tumorgewebe – beobachtet und soll lokale ischämische Vorgänge anzeigen (Maldague et al. 1978).

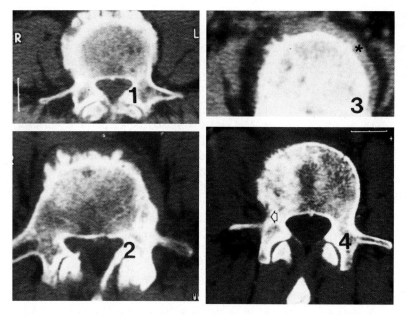

**Abb. 840.** Prinzipieller computertomographischer Aspekt degenerativer (**1, 2**), enzündlich-bedingter (**3**) und tumorbedingter (**4**) Vertebralosteophyten. Die degenerativen Vertebralosteophyten sind plump und abgerundet. Infektiös-entzündliche und tumorinduzierte Vertebralosteophyten zeigen dornartige, spikuläre Formen. *Asterisk:* (Entzündliches) Granulationsgewebe wächst unregelmäßig aus dem Intervertebralraum heraus. Osteolytische Silhouettenveränderung (*offener Pfeil*) und osteoplastische Herde zeigen in diesem Fall die Malignomabsiedelung an

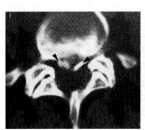
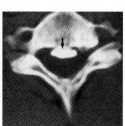
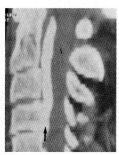

**Abb. 841.** Dorsale lumbale Spondylophyten (*Pfeilspitzen*), Verknöcherung des zervikalen hinteren Längsbandes (*Pfeile,* Transversalschnitt, sagittale Reformatierung) im CT

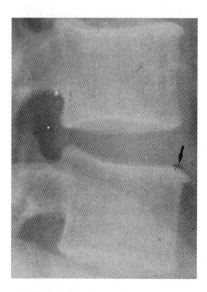

**Abb. 842.** Diskales Vakuumphänomen, das eine Schädigung der Sharpey-Fasern anzeigt, die den äußeren Anteil des Anulus fibrosus an die Wirbelkörperrandleiste anheften (*Pfeil*). Dadurch kommt es zu einer bewegungssegmentalen Stabilitätsminderung, die zur Spondylosis deformans führt

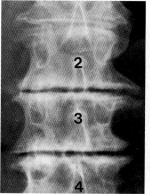
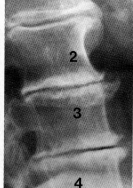

**Abb. 843.** Vakuumdisci bei schwerer lumbaler Osteochondrose. In den 2 üblichen Röntgenaufnahmeebenen stellt sich das extravasale Stickstoffgas dar. Knochenknospen an den Abschlußplatten zeigen eine Synostosierungstendenz der Osteochondrose an

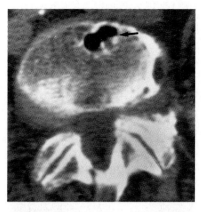

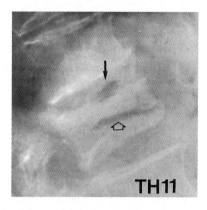

**Abb. 844.** Vakuumphänomen in einem Schmorl-Knötchen (*Pfeil*). Spondylarthrose links ausgeprägter als rechts (Gelenkkapselossifikation, Gelenkspaltverschmälerung, Gelenkfortsatzdeformierung, subchondrale Spongiosaverdichtung)

**Abb. 847.** Nebeneinander von *diskalem* (*Pfeil*) und *intravertebralem* Vakuumphänomen (*offener Pfeil*). Das intravertebrale Vakuumphänomen ist der Hinweis auf eine schwere Störung der Wirbelkörperstruktur

*Diskusprotrusion, Diskusprolaps.* Bei der Anulopathie gibt es einen weiteren Pathomechanismus von hohem Krankheitspotential. Die hydraulische Sprengkraft eines noch reichlich wasserhaltigen Gallertkerns kann den Anulus fibrosus ausweiten und/ oder zu radiären Anulusrissen führen. Diese pathologischen Ereignisse spielen sich besonders im Dorsalanteil des *lumbalen* Faserringes ab, da, wie bereits erwähnt, der Nucleus pulposus dorsal-exzentrisch im Anulus fibrosus sitzt, dort also der Faserring schmaler ist als in seinen vorderen Bereichen. Ausweitungen des Anulus fibrosus im Bereich dieser „biomechanischen Schwachstelle" – seinem Dorsalanteil – und Gallertkernanteile, die über radiäre Risse den Wirbelkanal und das Neuroforamen erreichen (Abb. 848), realisieren sich sehr häufig mit Krankheitscharakter. An den Zwischenwirbelscheiben der Brustwirbelsäule hat der Faserring eine gleichmäßige zirkuläre Dicke (Putz 1993). Mit dieser anatomischen Gegebenheit mag die Seltenheit der thorakalen Diskusvorfälle zusammenhängen.

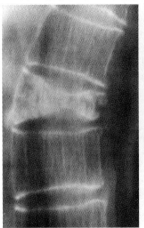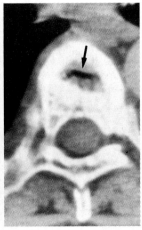

**Abb. 845.** Osteoporotische Brustwirbelkompression. Der Vakuumdiskus läßt sich erst im CT nachweisen (*Pfeil*)

Im CT läßt sich die dorsale Diskusprotrusion (Abb. 849 und 850) – die *flachbogige* pathologische Ausweitung des Faserringes (mit zentrifugalen Einrissen und Ausdünnung) – vom dorsalen Diskusprolaps (Abb. 851–857; s. Abb. 823, 829, 830, 849), d. h. von der *fokalen,* durch radiäre Anulusrisse ausgetretenen Diskushernie, unterscheiden und direkt abbilden. Die topographischen Verhältnisse erlauben folgende, sich klinisch zu erkennen gebende Prolapsfolgen:

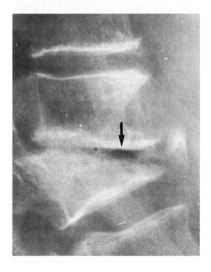

◁———————————————

**Abb. 846.** Vakuumphänomen (*Pfeil*) bei einer tuberkulösen Spondylodiszitis. Nach dem klinischen und röntgenologischen Befund zeigt der Prozeß Heilungstendenz; er hat das Narbenstadium jedoch noch nicht erreicht

*Medialer* Diskusprolaps = Rückenmark- bzw. Cauda-equina-Kompression von vorne;

*Mediolateraler* Prolaps = Kompression des Rückenmarks und/oder der tiefer austretenden Spinalnervenwurzel, im Kaudabereich oft mehrerer Wurzeletagen;

*Lateraler* Prolaps (intra- und extraforaminäre Position) = Kompression der in seiner Höhe austretenden Radix, evtl. auch Irritation der tiefer austretenden Wurzel.

Der *subligamentäre,* d. h. zwischen Anulus und hinterem Längsband lokalisierte Prolaps, wird vom *transligamentären* unterschieden. Letzterer kann als freies Fragment („Sequester") dislozieren (nach kaudal häufiger als nach kranial). Für einen dislozierten sequestrierten Prolaps sprechen sein computertomographischer Nachweis weit retrovertebral, die Diskontinuität der diskodensen Struktur zum Diskus und/oder Wirbelhinterrand sowie der Dislokationsnachweis bei sagittaler Reformatierung (Abb. 851 und 857). Transligamentäre Diskusvorfälle zeigen sich bei der Diskographie (Abb. 858; s. Abb. 1191) an transligamentärem Austritt des Kontrastmittels, das sich mehr oder weniger peridural ausbreitet.

Das Krankheitspotential der dorsalen Protrusion wird gewöhnlich nur dann klinisch manifest, wenn zufällig eine konstitutionelle Enge des Wirbelkanals und/oder dort eine andere erworbene raumfordernde Läsion gleichzeitig vorliegen. Die Abb. 859–861 geben Befunde wieder, die zur Differentialdiagnose der dorsalen Diskusverlagerung gehören (vgl. mit den Abb. 862–864).

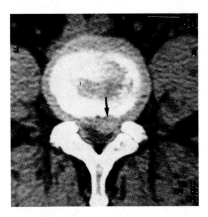

**Abb. 849.** Nebeneinander von sog. 360°-Protrusion und linksseitigem mediolateralem dorsalem Diskusprolaps (*Pfeil*), d. h., außer zentrifugalen *Einrissen* in den Anulus fibrosus ist (mindestens) ein radiärer Riß – *Durchriß* – entstanden, durch den Diskusgewebe in den Spinalkanal ausgetreten ist

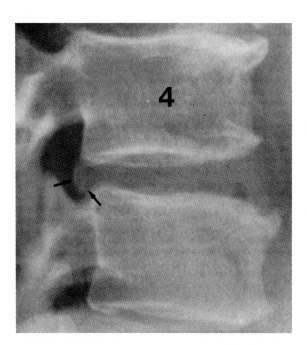

**Abb. 848.** Bei reichlich periduralem Fettgewebe kann die dorsale Diskusprotrusion (*Pfeile*) auf der seitlichen Röntgenaufnahme sichtbar werden

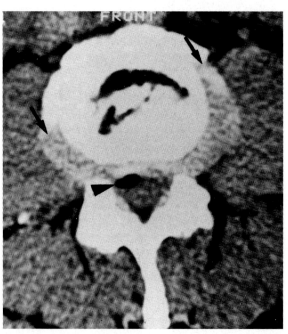

**Abb. 850.** Außer einer Protrusion, die etwa die Hälfte der Zirkumferenz umfaßt (*Pfeile*), ist ein peridurales Vakuumphänomen (*Pfeilspitze*) nachzuweisen. Das Stickstoffgas kann seinen Weg vom degenerativ veränderten Discus intervertebralis nur über radiäre Risse genommen haben. Es besteht als Prolapsgefahr

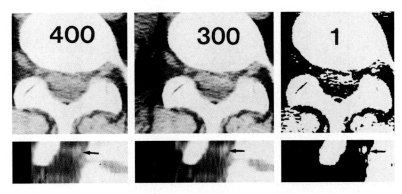

**Abb. 851.** Einfluß der Fensterbreite auf die Darstellung des dorsalen Diskusprolapses. Fensterbreite *400* HE: nur geringe Kontrastunterschiede zwischen dorsalem Prolaps und Cauda equina. Fensterbreite *300* HE: Durch die Anhebung des Kontrasts läßt sich der Prolaps sicherer erkennen als bei einer Fensterbreite von 400 HE. Bicolor-Modus (Fensterbreite 1): Eindeutige Darstellung des großen dorsalen Diskusprolapses. Entsprechendes gilt für die Darstellung des nach kranial dislozierten Prolapssequesters (*Pfeile*)

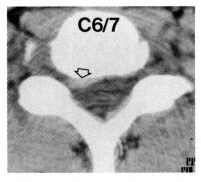

**Abb. 852.** Diskusprolaps C 6/7 (*offener Pfeil*)

MEMO

> *Regel*: Im spondylolisthetischen Bewegungssegment tritt extrem selten ein dorsaler Diskusprolaps auf. Bedroht von einem dorsalen Diskusprolaps ist viel eher das Bewegungssegment oberhalb des Gleitwirbels.

Die computertomographische Unterscheidung einer postoperativen Narbe, des Reprolapses (Rezidivprolapses) und der Narben-Reprolaps-Kombination verdeutlichen die Abb. 865–867.

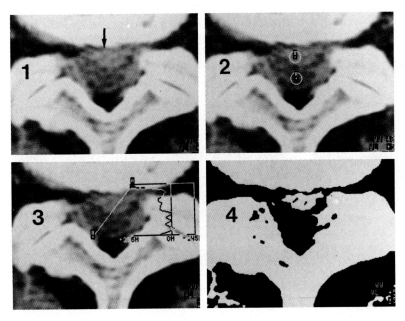

**Abb. 853.** Sichtbarmachung des medialen dorsalen Diskusprolapses (*Pfeil*) im Weichteilfenster (**1**) und densitometrische Quantifizierung des Spinalkanalinhalts durch die Cursor-Methode [„Diskusdichte" ≫+50 HE, Kaudadichte ≪+50 HE, (**2**)], die Profilographie [Dihlmann 1985 (**3**)] und den Bicolor-Modus [Dihlmann 1985, s. Abb. 1190, (**4**)]

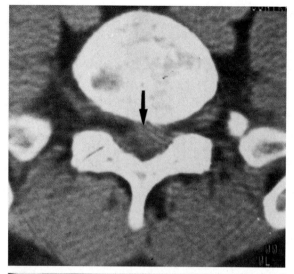

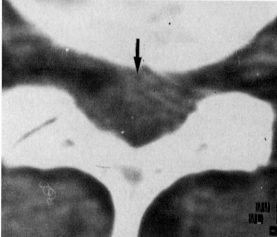

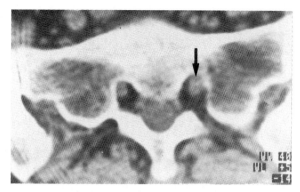

**Abb. 855.** Radixödem (*Pfeil*) bei einem linksseitigen mediolateralen dorsalen Diskusprolaps L 5/S 1. Das Radixödem ist wahrscheinlich das morphologische Zeichen einer Freisetzung von Phospholipase A 2, die in prolabierten Diskusanteilen stark vermehrt ist. Sie führt zur Sekretion von Arachidonsäure aus Zellmembranen, die bei der Synthese von Prostaglandinen und Leukotrienen eine Rolle spielt (Saal et al. 1990; Franson et al. 1992)

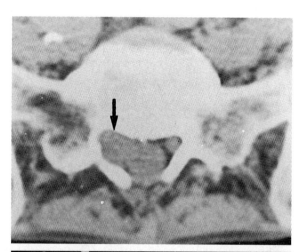

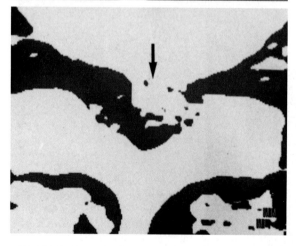

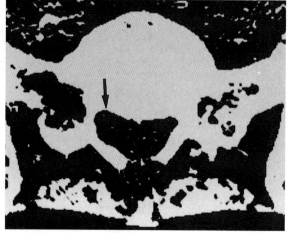

**Abb. 854.** Patient mit 120 kg Gewicht. Der Bicolor-Modus erweist seine Überlegenheit bei der Darstellung des linksseitigen mediolateralen dorsalen Diskusprolapses (*Pfeile*)

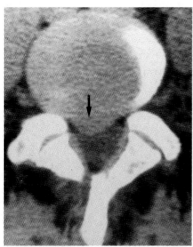

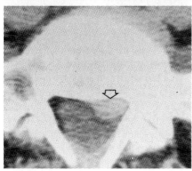

**Abb. 857.** Die isoplane kontinuierliche Darstellung des medialen dorsalen Diskusprolapses L 4/5 (*Pfeil*) spricht gegen eine Prolapssequestration (Schichtdicke 3 mm). Der linksseitige laterale dorsale Diskusprolaps (*offener Pfeil*) liegt der Hinterfläche von S 1 an (Schichtdicke 3 mm): sequestriertes kaudal disloziertes Diskusgewebe

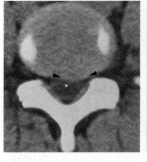 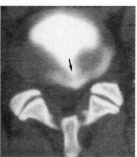

**Abb. 858.** Computertomographische Diskographie L 4/5 (vgl. Abb. 1191). *Linker Bildteil:* Computertomographie in Höhe des Diskus. Zwischen den *Pfeilspitzen* erkennt man eine flachbogige Vorwölbung des Diskus: Protrusion, d. h., der Anulus fibrosus ist dort durch Einrisse ausgeweitet. *Rechter Bildteil:* Die computertomographische Diskographie deckt auf, daß bei diesem Patienten jedoch mindestens ein radiärer Riß (*Durchriß*) vorliegt. Durch ihn fließt das Kontrastmittel (*Pfeil*) und wölbt sich unter dem hinteren Längsband vor. Die Diskrepanz zeigt, daß die Spezifität der (invasiven) computertomographischen Diskographie höher ist als die der nativen Computertomographie

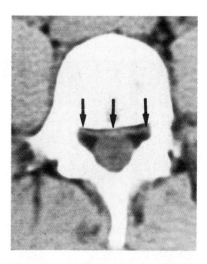

**Abb. 859.** Plexus venosus vertebralis internus anterior. Er zieht zwischen Dura und Wirbelperiost, also *epidural;* bzw. dort, wo das hintere Längsband verläuft, wird der Venenplexus von ihm überdeckt. Es gibt einen vorderen und hinteren inneren vertebralen Venenplexus. Beide verlaufen in Längsrichtung der Wirbelsäule, sind paarig angelegt und durch segmentale Queranastomosen – Venenringe – miteinander verbunden.
Dieses CT zeigt den vorderen Anteil eines solchen epiduralen Venenringes (*Pfeile*)

◁────────────────────────────────

**Abb. 856.** Computertomographische Differentialdiagnose zwischen sequestriertem rechtslateralem dorsalem Diskusprolaps und Radixanomalie durch den Bicolor-Modus: Die Wurzeldichte liegt unter +50 HE, der Diskusprolaps bei >>+50 HE. Im Bicolor-Modus (*unterer Bildteil*) erscheint die vorliegende Radixanomalie daher „schwarz"; ein Prolaps würde sich „weiß" darstellen

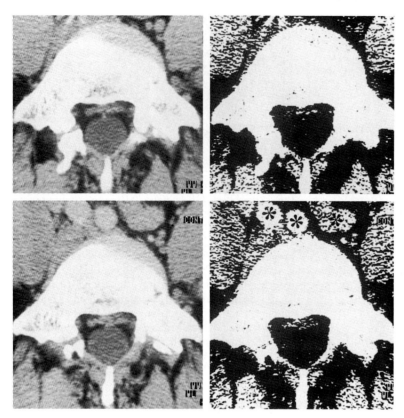

**Abb. 860.** Phlebektasie des vorderen Anteils eines epiduralen Venenringes (s. Abb. 859). Im Bicolor-Modus geben die Epiduralvenen ein charakteristisches „Morsebild" (Strich-Strich-Punkt-Strich usw.), das sich nach Kontrastmittelinjektion verstärkt. Die kontrastmittelgefüllten Iliakalgefäße (*Asterisken*) zeigen an, daß in Höhe der zu prüfenden morphologischen Struktur ein Kontrastmittelangebot besteht

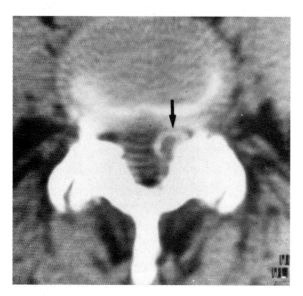

**Abb. 861.** Synovialzyste (*Pfeil*) des Wirbelbogengelenks im CT (Ringfigur in Kontakt mit dem Gelenk). Synovialzysten können zu Druckerosionen am Wirbelbogen führen

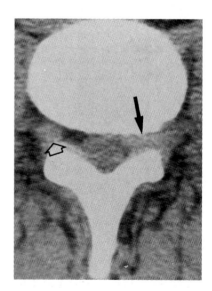

**Abb. 862.** Intraforaminärer Diskusprolaps (*Pfeil*). *Offener Pfeil:* Spinalganglion

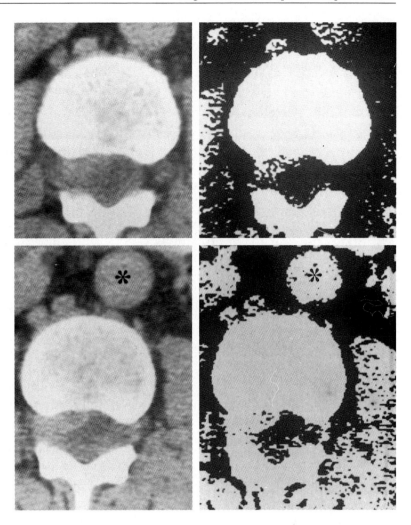

**Abb. 863.** Nachweis eines gut vaskularisierten Tumors im rechten Foramen intervertebrale mit Ausbreitung in den Spinalkanal. Weichteilfenster und Bicolor-Modus vor und nach (während) der Kontrastmittelinjektion, vgl. die Anhebung der Schwächungswerte in der Aorta abdominalis, *Asterisken*). Histologisch: Neurinom

*Unkovertebralarthrose.* In den Zwischenwirbelscheiben der Halswirbelsäule treten spätestens am Ende der 1. Lebensdekade querverlaufende Risse auf, die sich durch 3 morphologische Gegebenheiten auszeichnen:

1. Sie entstehen in *gesundem* Diskusgewebe (Töndury und Tillmann 1987), wahrscheinlich aus biomechanischen Gründen.
2. Sie verlaufen genau durch die Mitte der Diskushöhe und teilen die Zwischenwirbelscheibe schließlich von Uncus zu Uncus ziehend in eine obere und untere Hälfte.
3. Die Risse und Spalten glätten sich mit der Zeit; an ihren seitlichen Enden lagert sich faseriges Bindegewebe an und schließt die zum intradiskalen Spalt gewordenen Risse ab.

Diese „Gelenkkapsel" (gemäß Nr. 3) entwickelt in Richtung „Gelenkspalt" fett- und blutgefäßhaltige „Synovialfalten". Auf diese Wiese bilden sich die Unkovertebralgelenke. Sie beeinflussen die Mobilität der Halswirbelsäule, weil sie die Rotationsfähigkeit einschränken. Flexion und Extension bleiben entweder unbeeinflußt, oder ihr Bewegungsausmaß nimmt zu. Das Unkovertebralgelenk hat den Aufbau einer Diarthrose und kann arthrotisch verändert werden. Das röntgenologische Merkmal der Unkovertebralarthrose ist der deformierte Uncus corporis (Processus uncinatus) und sein pathologisch verformtes Gegenüber an der abgerundeten Seitenkante des kranial anschließenden Wirbelkörpers. Die Unkusdeformierung hat die Form und den Charakter marginaler Arthroseosteophyten, die in Richtung Foramen intervertebrale (Abb. 868–870) wachsen. Dadurch nehmen sie auf seinen Inhalt sowie auf die A. vertebralis und den sie umgebenden sympathischen Plexus vertebralis „harten" raumfordernden Einfluß (Abb. 871).

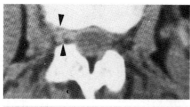

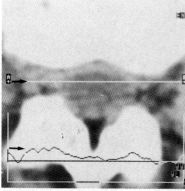

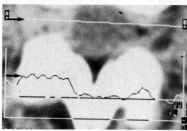

**Abb. 864.** Intraforaminäres Neurinom (*Pfeilspitzen*). Profilographischer Nachweis seiner guten Vaskularisation: Anhebung (*Pfeile*) des Kurvenprofils im Tumorbereich nach Kontrastmittelinjektion

Das Röntgenzeichen der schweren Unkovertebralarthrose ist der sog. *„Wirbelkörperpseudospalt"* (Dihlmann u. Dörr 1970) (Abb. 872). Er zeigt an, daß die Mobilität im betroffenen Bewegungssegment durch die Unkovertebralarthrose weitgehend aufgehoben ist.

## Vertebrale Chondropathie

Die hyalinknorpeligen Abschlußplatten – oben Deckplatte, unten Grundplatte – gehören aus embryologischer Sicht zum Wirbelkörper, funktionell jedoch zu den Zwischenwirbelscheiben. Sie leisten zusammen mit dem darunterliegenden Knochengewebe der hydraulischen Preßwirkung des inkompressiblen (gesunden) Gallertkerns Widerstand. Wird dieser Widerstand gebrochen, kommt es zur *intraspongiösen Hernie* (Abb. 873) und in Abhängigkeit von der Masse des prolabierten Diskusgewebes zu einer Höhenabnahme des Diskusraumes.

Die klassische intraspongiöse Wirbelhernie ist das *Schmorl-Knötchen*. Die entscheidenden pathogenetischen Voraussetzungen für diese Verlagerung von Diskusgewebe in den Wirbelkörper sind, wie bei Autopsien von Patienten mit M. Scheuermann erkannt wurde (Aufdermaur 1973), großräumige Unterbrechungen und Lücken der Kollagenfasersysteme in den knorpeligen Abschlußplatten, die im Wachstumsalter aus Wachstumsknorpel und Ab-

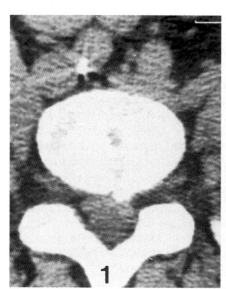

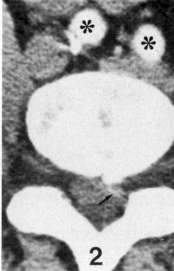

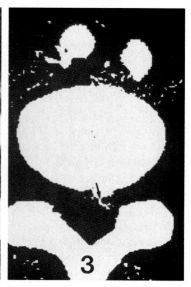

**Abb. 865.** Verkalkter Rezidivprolaps, der von Narbengewebe umschlossen ist (s. das sich nach Kontrastmittelinjektion anfärbende Gefäß im Narbengewebe, *Pfeile*).

1 Weichteilfenster im CT. **2, 3** Weichteilfenster bzw. Bicolor-Modus nach Kontrastmittelinjektion. Kontrastmittelhaltige Iliakalarterien (*Asteriski*)

schlußplatten bestehen. Diese Faserdiskontinuitäten begünstigen als biomechanische Puncta minoris resistentiae den Durchtritt von Diskusgewebe.

Schmorl-Knötchen lassen sich *röntgenologisch* bei mindestens jedem dritten Menschen nachweisen, und zwar vor allem dann, wenn die Wirbelspongiosa sie

reaktiv mit einer schmalen sklerotischen Knochenschale umgeben hat. Die thorakalen und thorakolumbalen, prinzipiell androtropen Schmorl-Noduli sollen das Auftreten der Diskusdegeneration in späteren Lebensjahren begünstigen (Hilton et al. 1976).

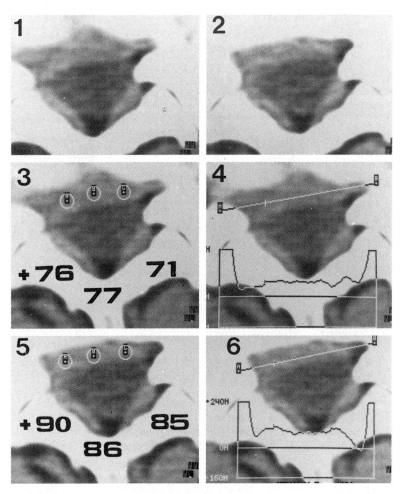

**Abb. 866.** Nachweis einer postoperativen Narbenplatte (Nukleotomie etwa 3 Jahre zuvor) durch Anhebung der „Dichtewerte" (gemessen in HE) nach Kontrastmittelinjektion, Kontrastmittelmenge 1,5–2,0 ml/kg Körpergewicht; 1 ml Kontrastmittelflüssigkeit soll etwa 300 mg Jod enthalten; die Hälfte der Kontrastmittelflüssigkeit wird als Bolus, der Rest als Infusion – also prolongierte Injektion – mit einer mittleren Einflußrate von 0,35 ml/s verabfolgt (Weiss et al. 1984). Gewebe gilt als vaskularisiert, wenn nach Kontrastmittelinjektion eine Dichteanhebung um mindestens 10 HE erfolgt (Pfadenhauer et al. 1983).
**1** Weichteilfenster, **2** Weichteilfenster nach (während) Kontrastmittelinjektion, **3** Cursor-Densitometrie vor In-

jektion, **4** Profilographie vor Injektion, **5** Cursor-Messung nach (während) Injektion, **6** Profilographie nach (während) Injektion (vgl. die Anhebung des Kurvenprofils). Eine weitere Methode zur Unterscheidung eines (avaskulären) Reprolapses von Narbengewebe bedient sich des Bicolor-Modus (Dihlmann 1987b; vgl. die Dichtedifferenz zwischen Diskus- und Narbengewebe in Abb. 867). Da die Vaskularisation der postoperativen Durafibrose mit der Zeit abnimmt, liefern die vorgeschlagenen computertomographischen Meßmethoden nur in den ersten 4 postoperativen Jahren zuverlässige Diskriminationsergebnisse! Verläßlicher sind die angeführten Diskriminationsmethoden jedoch beim Tumornachweis (s. Abb. 863, 864)

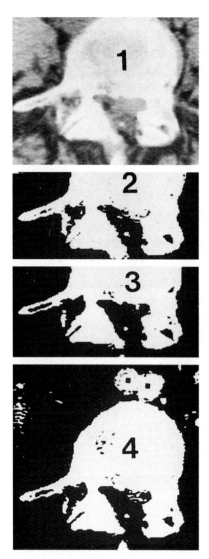

**Abb. 867.** Computertomographische Differenzierung zwischen Rezidivprolaps und Narbenbefund (Dihlmann 1987b). **1** 15 Monate nach Nukleotomie und linksseitiger Hemilaminektomie klagt die Patientin über uncharakteristische Lumboischialgie, die in das linke Bein ausstrahlt. Mediolaterale linksseitige Verdichtung zwischen Cauda equina und Wirbelkörper. Zwischen den Kaudafasern findet sich ein geringfügiger Rest eines öligen Kontrastmittels. **2** Das entsprechende Bicolor-Bild zeigt, daß die HE der Verdichtungszone über +55 liegen. **3** Anhebung der Fenstermitte, bis sich nur noch einige Pixel der Verdichtungszone im Bicolor-Bild darstellen. **4** Weiteres Anheben der Fenstermitte um 10 HE und intravenöse Gabe eines wasserlöslichen Kontrastmittels (s. Abb. 866). Die Gewebestruktur erweist sich als durchblutet, d. h., im Bicolor-Modus treten wieder „weiße" Pixel auf. Die Anfärbung der beiden Iliakalarterien (*markiert*) bringt den Nachweis, daß Kontrastmittel in Höhe des untersuchten Bewegungssegmentes vorliegt: postoperative Durafibrose

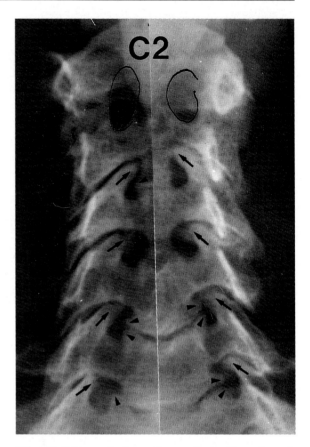

**Abb. 868.** Schrägaufnahmen der zervikalen Neuroforamina. Ihre knöchernen Einengungen durch Unkovertebralarthrose (*Pfeilspitzen*) und/oder Spondylarthrose (*Pfeile*) sind zu erkennen. Schrägaufnahmen der zervikalen Foramina intervertebralia sollen in Retroflexionshaltung angefertigt werden, um auf diese Weise das Einengungsausmaß zu erkennen

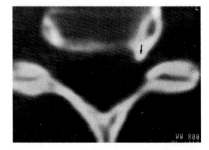

**Abb. 869.** Unkovertebralarthrotische Einengung des Neuroforamen (*Pfeil*)

**Abb. 870.** Einengung des zervikalen Foramen intervertebrale durch ein Kapselosteom (*Pfeile*) des Wirbelbogengelenks

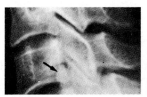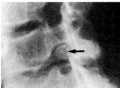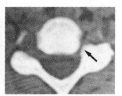

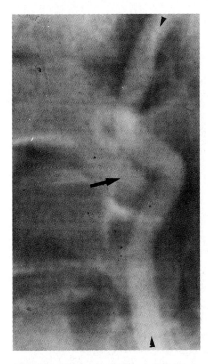

**Abb. 871.** Beeinträchtigung (*Pfeil*) des Verlaufs der A. vertebralis (*Pfeilspitzen*) und des sie umspinnenden Plexus vertebralis bei einem Patienten mit Migraine cervicale durch Unkovertebralarthrose

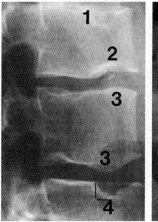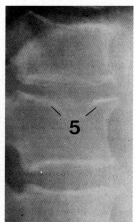

**Abb. 873.** Aspekte der intraspongiösen Diskushernie (**1–4**: juvenile Aufbaustörungen der Wirbelsäule, subsumiert als M. Scheuermann). **1** Schmorl-Knötchen mit verkalktem, prolabiertem Diskusgewebe. **2** Flachbogiges Schmorl-Knötchen mit (konsekutiver?) Störung der Wirbelkörperrandleiste. **3** „Kompensatorisches" umschriebenes Wirbelkörperwachstum gegenüber einem größeren Schmorl-Knötchen (Edgren-Vaino-Zeichen). Bei entzündlichen Abschlußplattendefekten kommt dieser Befund am „anderen Ufer" nicht vor! **4** Schmorl-Knötchen mit typischer schalenförmiger Randsklerose. **5** Charakteristische Zeltkonfiguration der traumatischen intraspongiösen Hernie, sog. traumatisches Schmorl-Knötchen (vgl. die grubenartige Silhouettentendenz beim Schmorl-Knötchen **4**)

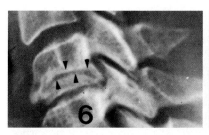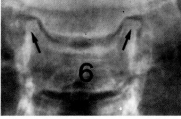

**Abb. 872.** Der Wirbelkörperpseudospalt (*Pfeilspitzen*) zeigt auf der seitlichen Halswirbelsäulenröntgenaufnahme an, daß eine schwere Unkovertebralarthrose (*Pfeile*) vorliegt, wodurch die Mobilität im betroffenen Bewegungssegment erheblich reduziert oder aufgehoben ist

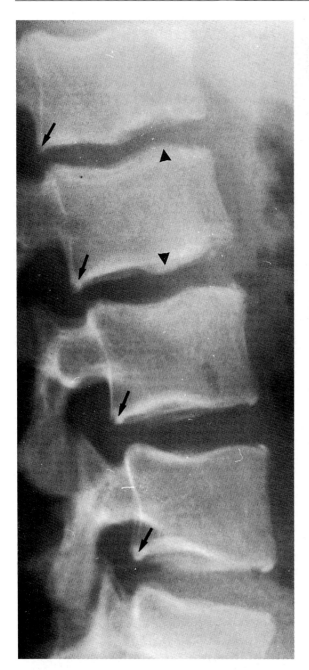

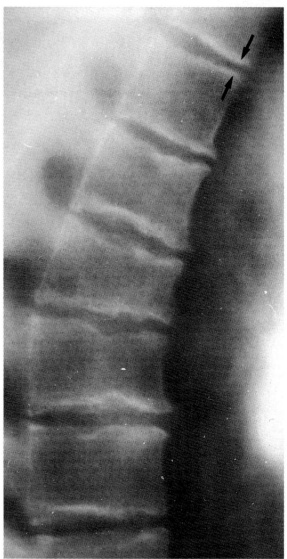

**Abb. 875.** Tomographische Darstellung der floriden Scheuermann-Röntgenbefunde an der Brustwirbelsäule. Das *Röntgenfrühzeichen* des M. Scheuermann ist an der Brustwirbelsäule die Diskushöhenabnahme im vorderen Abschnitt bei *normaler* Abschlußplattensilhouette (*Pfeile*)

**Abb. 874.** Florider M. Scheuermann bei einem 15jährigen Knaben. Die Strukturstörungen betreffen nicht nur die Wirbelkörper, sondern auch die Zwischenwirbelscheiben, s. *Pfeile:* Retrolisthesis; *Pfeilspitzen:* Edgren-Vaino-Zeichen. Gestreckte Lumballordose

***M. Scheuermann.*** In Verbindung mit bestimmten anderen pathologischen Röntgenbefunden gehört das Schmorl-Knötchen zu den Indikatoren des M. Scheuerman (Abb. 874 und 875). Diese juvenile, androtrope Aufbaustörung der mittleren und unteren Brustwirbelsäule zeigt eine konstitutionelle Qua-litätsminderung der Wirbel einschließlich ihrer knorpeligen Abschlußplatten und der Zwischenwirbelscheiben an. Sie beginnt in der Prä-Adoleszenz und endet mit Abschluß des Wachstums – etwa 9.–18. Lebensjahr.

Der klassische M. Scheuermann zeichnet sich durch folgende Merkmale aus:

1. Vermehrte *tiefsitzende* Kyphose der Brustwirbelsäule; selten tritt dabei eine spontane vordere Wirbelfusion auf. Sie kann sowohl durch Abschlußplattenverschmelzung als auch durch Intervertebralosteophyten erfolgen (s. Abb. 880).

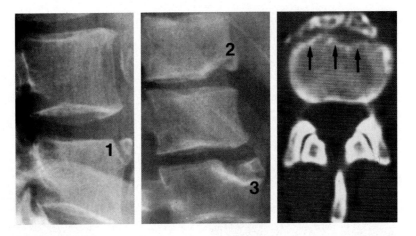

**Abb. 876.** Verschiedene Röntgenaspekte des (vorderen) retromarginalen Diskusprolapses (*1–3*), retromarginaler Diskusprolaps im CT (*Pfeile*)

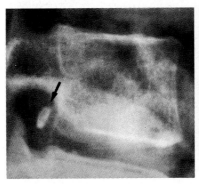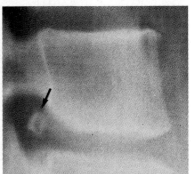

**Abb. 877.** Seltener *hinterer* retromarginaler Diskusprolaps (*Pfeile*), s. seinen Kortikalisrandsaum, der ihn von der frischen traumatischen Absprengung unterscheidet

2. Keilförmige Wirbelkörper mit oder ohne Verlängerung ihres Dorsoventraldurchmessers – Langwirbel.
3. Unregelmäßige Abschlußplattensilhouette mit oder ohne Schmorl-Knötchen. Sie liegen überwiegend im *vorderen* und *mittleren* Abschlußplattendrittel. Bei größeren Schmorl-Knötchen kann sich an der gegenüberliegenden Abschlußplatte eine diskopetale umschriebene Knochenvorwölbung bilden: *Edgren-Vaino-Zeichen* (s. Ab. 873, 874, 878). Im Verlauf des Wirbelsäulenbefalls bei der renalen Osteodystrophie (beim sekundären Hyperparathyreoidismus) können Abschlußplattenerosionen auftreten, die ebenfalls manchmal ein Edgren-Vaino-Zeichen auslösen (s. Abb. 902). Bei entzündlichen Abschlußplattendefekten kommt es jedoch *nicht* vor!

*„Dystoper" M. Scheuermann.* An der Lenden- und Halswirbelsäule werden folgende Scheuermann-Befunde beobachtet: Wirbelkörperverformungen, z. B. Keil- oder Langwirbel, (zervikale) Wirbelkantendefekte, lumbale Schmorl-Knötchen, Fehlhaltungen.

*Retromarginaler Diskusprolaps.* Zu den lumbalen topischen Äquivalenten des Schmorl-Nodulus gehört der retromarginale Diskusprolaps (Abb. 876–878); er kommt, wenn auch viel seltener, ebenfalls an der Brustwirbelsäule vor. Dabei zwängt sich Diskusgewebe zwischen dem Wirbelkörper und seiner altersmäßig noch nicht mit ihm verschmolzenen ringförmigen knöchernen Randleiste hindurch. Das prolabierte Diskusgewebe kann auf diesem Weg irgendwo „steckenbleiben" oder die Wirbelkante abtrennen. Diese Kantenabtrennung führt oft zu Formstörungen im vorderen Abschnitt des Wirbelkörpers.

Der retromarginale Diskusprolaps ist keine Traumafolge, sondern ein topisches Analogon des Schmorl-Knötchens, d. h. ein Scheuermann-Äquivalent. Lokalisatorische Mischformen zwischen retromarginalem Diskusprolaps und dem Schmorl-Knötchen – d. h., prolabiertes Diskusgewebe nimmt seinen Weg sowohl retromarginal als auch gleichzeitig in die Wirbelspongiosa – lösen häufig eine ausgedehnte „perifokale" Spongiosaverdichtung aus (Abb. 879).

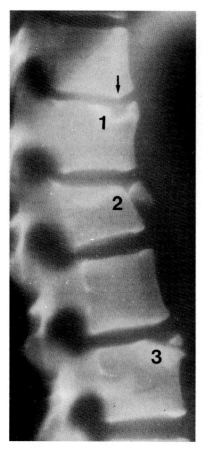

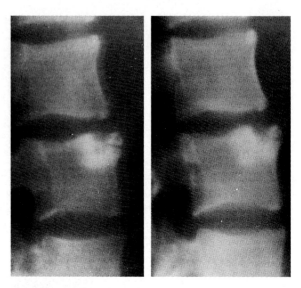

**Abb. 879.** Bei lokalisatorischen Mischformen zwischen einer intraspongiösen Diskushernie und einem retromarginalen Diskusprolaps entsteht manchmal – wahrscheinlich aus biomechanischen Gründen – eine ungewöhnlich breite „perifokale" Spongiosahyperostose (-sklerose)

**Abb. 878.** Zufälliges Nebeneinander eines Schmorl-Knötchens, das eine lokalisatorische Mischform zwischen intraspongiöser Hernie und retromarginalem Diskusprolaps darstellt (*1,* s. die Verformung der knöchernen Wirbelkörperrandleiste), eines retromarginalen Diskusprolapses (*3*) und einer *frischen* traumatischen Kantenabsprengung (*2*) durch Hyperflexionstrauma, s. die *unscharfen* Konturen an der Abtrennungsstelle. Edgren-Vaino-Zeichen (*Pfeil*)

***Osteochondronekrose der vorderen Wirbelkante.*** Etwa zwischen dem 8. und 10. Lebensjahr sind auf der seitlichen Röntgenaufnahme an der oberen und unteren Wirbelkörpervorderkante charakteristische Stufenbildungen zu erkennen (Abb. 880). In diesen physiologischen „Defekten" liegt die knorpelige Wirbelkörperrandleiste, in der zeitlich variabel isolierte Knochenkerne auftreten und schließlich mit dem Wirbelkörper verschmelzen.

Die ringförmige Wirbelkörperrandleiste wird beim Menschen als rudimentäre Epiphyse des Wirbelkörpers angesehen (Töndury und Tillmann 1987). Da ihr die starke Wachstumspotenz anderer Epiphysen fehlt, hat sie keine Bedeutung für das Höhenwachstum des Wirbelkörpers. Die Randleiste fördert jedoch die Stabilität im Bewegungssegment; denn in ihr sind die äußeren Anteile des Anulus fibrosus verankert. Wenn sich im „Stufenstadium" der Wirbelkörperentwicklung (s. oben) Diskusgewebe zwischen dem Wirbelkörper und seiner knorpeligen Randleiste hindurchzwängt, dann kann es zur Nekrose sowohl dieser Randleiste als auch der benachbarten Wirbelanteile kommen. Diese Osteochondronekrose der vorderen Wirbelkante gibt sich röntgenologisch am Knochenabbau mit breiter perifokaler Spongiosaverdichtung zu erkennen (Abb. 880). Ein solcher Befund darf nicht als Ausdruck einer infektiösen Wirbelerkrankung fehlgedeutet werden, sondern stellt die Resorption oder/und den schleichenden Ersatz des nekrotischen Knochenknorpelgewebes – die „creeping substitution" des angloamerikanischen Schrifttums – dar.

***Differentialdiagnose des Schmorl-Knötchens.*** Intraspongiöse Diskushernien im Sinne des Schmorl-Knötchens, die nachweislich jenseits des „Scheuermann-Alters", d. h. nach Wachstumsabschluß aufgetreten sind, können traumatisch bei axial einwirkender Kraft entstehen (s. Abb. 873).

MEMO

M. Scheuermann

1. Fehlhaltung (*BWS:* ausgleichbare, dann fixierte tiefsitzende Kyphose; *thorakolumbal:* Flachrücken; *LWS:* hochsitzende oder arkuäre Kyphose), oft Skoliosekomponente.
2. Wirbelkörperformdeviation: Keil-, Langwirbel, fehlende knöcherne Randleiste.
3. Abschlußplattenalteration: irreguläre Silhouette, Schmorl-Nodulus.
4. Diskus: Frühstadium = anteriore Höhenabnahme; Spätstadium = Diskusdegeneration.

Sind 2 der ersten 3 Kriterien zu erkennen: M. Scheuermann
*Beachte,* daß im Spätstadium (> 18. Lebensjahr) die irregulären Abschlußplatten sich glätten können!

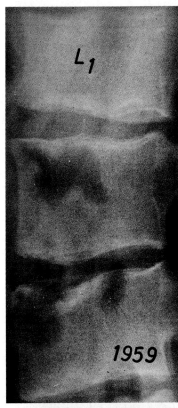
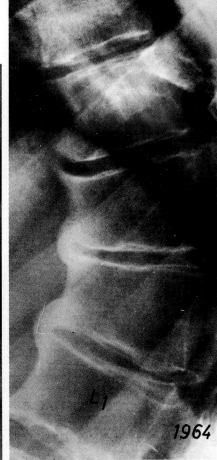
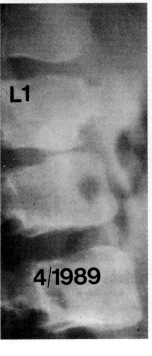
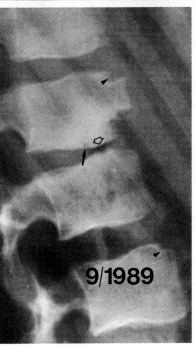

**Abb. 880.** Seltene Scheuermann-Befunde oder -Analoga. *Oben:* Verlaufsbeobachtung eines floriden lumbalen M. Scheuermann (1959) mit Wirbelkörperform- und Abschlußplattenveränderungen (18jähriger Patient). 4 Jahre später (1964) wird im thorakolumbalen Übergang eine partielle nichtinfektiöse vordere Wirbelkörperperfusion durch Intervertebralosteophyten entdeckt. *Unten:* aseptische Osteochondronekrose der vorderen Wirbelkante bei einem 10jährigen Knaben. In der unmittelbaren Umgebung der betroffenen unteren Randleiste L 1 fallen Knochenresorption und perifokale Spongiosaverdichtung auf. Außerdem lassen sich eine anguläre Segmentkyphose und ein diskales Vakuumphänomen nachweisen (*offener Pfeil*). Im Verlauf (*4/1989–9/1989*) entsteht in der Spongiosaverdichtung eine kleine intraspongiöse Hernie (*Pfeil*). *Pfeilspitzen:* Altersmäßige, physiologische Wirbelkörperstufen, die anzeigen, daß die Randleiste noch in ihrem Knorpelstadium vorliegt

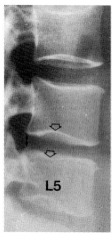
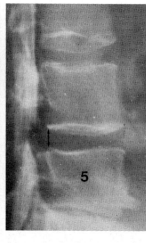
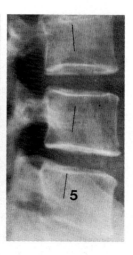

**Abb. 881.** Reflektorisch ausgelöste *antalgische* Fehlstellungen im Bewegungssegment L 4/5 (3 Patienten). *Linker Bildteil:* Dorsales Klaffen des Diskusraumes (*Doppelpfeile*). Chordapersistenz (*offene Pfeile*). *Mittlerer Bildteil:* Die Myelographie zeigt, daß die Ursache für die reflektorische Anspannung der autochthonen Wirbelmuskulatur ein dorsaler Diskusprolaps L 4/5 ist. *Rechter Bildteil:* Isolierte reflektorische Streckstellung des Bewegungssegmentes L 4/5 bei Chondrose

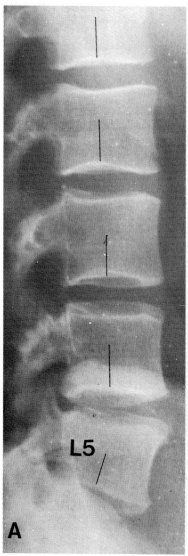
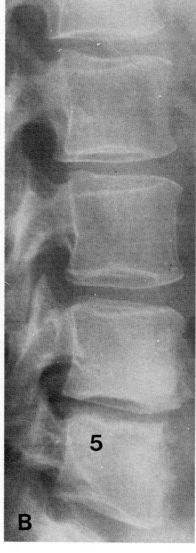

**Abb. 882.** Güntz-Zeichen, d. h. reflektorisch ausgelöste *antalgische* Fehlhaltung bei degenerativer Diskopathie L 4/5 (**A**) und infektiöser Spondylodiszitis L 4/5 (**B**). Oberhalb des 4. Bewegungssegments – Vorzugslokalisation für die Auslösung des Güntz-Zeichens – ist dann statt der Lordose reflektorisch eine Streckhaltung entstanden

**Abb. 883.** *Linker Bildteil:* An der Halswirbelsäule spielt die Rotationsdislokation als antalgisches reflektorisches Phänomen oder als posttraumatische Fehlstellung eine röntgendiagnostische Rolle; hier: Rotation von C 6 nach rechts auf C 7 (der Dornfortsatz C 6 ist nach links ausgewandert und hat die oberhalb gelegenen Wirbel – Dornfortsätze, *markiert* – mitgenommen). „Gegenkontrolle" gegenüber Wirbelbogenanomalie (-asymmetrie) durch Beurteilung der seitlichen Röntgenaufnahme der Halswirbelsäule, vgl. Abb. 884. *Rechter Bildteil:* Rotationsdislokation C 5 in Relation zu C 6 und C 4

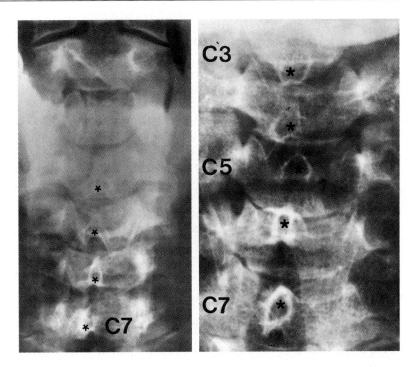

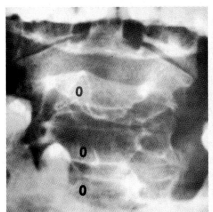

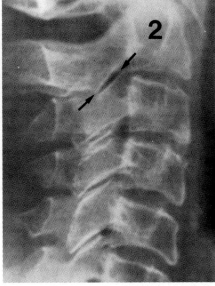

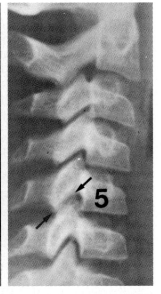

**Abb. 884.** Rotationsdislokation C 2 auf C 3 im *linken Bildteil.* In der Regel (*mittlerer Bildteil*) stellt sich der röntgenologische Gelenkspalt C 2/3 (*Pfeile*) nicht als Spalt dar, sondern die Gelenkebenen überlappen sich. Unterhalb von C 2/3 sind die Wirbelbogengelenke normalerweise mit einem einsehbaren Gelenkspalt abgebildet. Jede Abweichung von dieser Regel erweckt den Verdacht auf eine Rotationsdislokation im entsprechenden Bewegungssegment, die auf der a.-p. Aufnahme bestätigt wird (Abweichung des Dornforsatzes C 2 nach rechts = Rotationsdislokation von C 2 auf C 3 nach links [*markiert*]), seitendifferente Massa-Dens-Distanz. *Rechter Bildteil:* 9jähriges Mädchen, klinisch mit frischer Halswirbelsäulendistorsion. Physiologisch ist der Wirbelbogengelenkspalt C 2/3 nicht spaltförmig abgebildet. Darüber hinaus fehlende Spaltdarstellung C 5/6: Verdacht auf Rotationsdislokation C 5 auf C 6 (bestätigt durch die a.-p. Aufnahme, nicht abgebildet)

Differentialdiagnostisch muß aber auch daran gedacht werden, daß in der subdiskalen Spongiosa an- oder abgesiedeltes Tumorgewebe oder infektiös-entzündliche Unterminierungen den Durch- oder Einbruch von Diskusanteilen begünstigen oder bereits ausgelöst haben. Diese „pathologische" Diskusherniation zeigt sich bei genügender Größe mit dem Röntgenbild der intraspongiösen Hernie. In der Regel fehlt ihr jedoch die typische dünne Verdichtungsschale des Schmorl-Nodulus.

Zur Röntgendifferentialdiagnose des Schmorl-Knötchens gehört auch die flachbogige Eindellung der knöchernen Abschlußplatte (vorwiegend) im Lendenabschnitt, die eine *Chordapersistenz* bzw. *Chordarückbildungsstörung* (Abb. 881) widerspiegelt. Sie sitzt im *dorsalen Abschnitt der betroffenen Abschlußplatte.*

### *Reflektorische Fehlstellung und Fehlhaltung.*

Schmerzphänomene, die bei degenerativen Diskopathien, aber auch bei anderen, z. B. entzündlichen Erkrankungen im Bewegungssegment hervorgerufen werden, lösen in unterschiedlicher Häufigkeit und Erscheinungsform reflektorische *antalgische* Fehlstellungen oder sogar Fehlhaltungen aus:

- das *dorsale Klaffen des Diskusraumes*: reflektorisch ausgelöste Dekompression des Neuroforamens (Abb. 881),
- die *isolierte bewegungssegmentale Streckstellung*: pathophysiologische muskulär-reflektorische Immobilisation (Abb. 881) und
- das *Güntz-Zeichen*: reflektorische Streckhaltung mehrerer Bewegungssegmente oberhalb des betroffenen, meist des 4. Lumbaldiskus (Abb. 882, s. Abb. 835).

MEMO

> Der dorsal klaffende Diskusraum ist ein nur wenig sensitiver, jedoch hoch spezifischer Röntgenbefund des dorsalen Diskusprolapses (oder eines raumfordernden Prozesses im Neuroforamenbereich).

Der Terminus „dorsales Klaffen eines Diskusraumes" setzt regelrecht konturierte Abschlußplatten voraus. Das dorsale Klaffen eines Diskusraumes mit (entzündlich) erodierten oder durch Trauma eingebrochenen Abschlußplatten wird als *anguläre Kyphose* (*Gibbus*) (s. Abb. 917, 918) bezeichnet.

### *Rotationsdislokation.* Sie ist an der Halswirbelsäule, seltener auch in der Lumbalregion, ein antalgisches

MEMO

> *Nomenklatur*: Anguläre Kyphose mit normaler Abschlußplattensilhouette: dorsal klaffender Diskusraum (reflektorisches Phänomen, höchst suspekt auf dorsalen Diskusprolaps oder sonstige Raumforderung im Neuroforamenbereich). Anguläre Kyphose mit atraumatisch erodierten Abschlußplatten: Gibbus (Infektion bestätigen oder ausschließen).

Reflexphänomen (Abb. 883 und 884) oder ein direkter posttraumatischer Befund.

Rotationsdislokationen an der Halswirbelsäule geben sich auch auf der seitlichen Röntgenaufnahme zu erkennen. Dort gilt als Folge der anatomischen Gegebenheiten die Regel, daß sich auf der seitlichen Aufnahme der Gelenkspalt der Wirbelbogengelenke C 2/3 *nicht* als Spalt darstellt, d. h., die Gelenkebenen werden von den Röntgenstrahlen nicht tangential getroffen. Die Wirbelbogengelenke unterhalb C 2/3 stehen anders im Raum, so daß deren Gelenkspalten normalerweise spaltförmig abgebildet werden. Jede Abweichung von dieser Regel erweckt den Verdacht einer Rotationsdislokation.

Beispielsweise ist auf der Abb. 884 entgegen der genannten Regel der Wirbelbogengelenkspalt C 2/3 spaltförmig einsehbar. Abgesehen von Entwicklungsstörungen setzt dieses eine Rotation des Axiswirbels voraus. Der Blick auf die a.-p. Aufnahme (Position ohne Drehung oder Seitneigung) zeigt tatsächlich das Abweichen des Dornfortsatzes C 2 nach rechts – also ist C 2 nach links rotiert. Entsprechend ist der Röntgenbefund im rechten Abbildungsteil als Rotationsdislokation von C 5 auf C 6 zu bewerten. An der Lendenwirbelsäule weist der ausgewichene Dornfortsatz nur dann auf eine Rotationsdislokation hin, wenn sich auch die zugehörigen Pedikel („Augen") asymmetrisch abbilden.

### *Drehgleiten.* Bei lumbalen Skoliosen erfordert die Stellung der Facetten an den Wirbelbogengelenken eine Rotation. Dabei „rutscht" der rotierende Wirbel oft zur Konvexseite der Skoliose ab, daher Dreh*gleiten* (Abb. 885–887). Drehgleiten ist einerseits der Indikator für eine skoliotisch induzierte bewegungssegmentale Hypermobilität um die Längsachse. Andererseits können Lumbalskoliosen und dadurch ein skoliotisches Drehgleiten entstehen oder sich verstärken, wenn bewegungssegmentale Gefügelockerungen z. B. durch degenerative Diskopathie, osteoporotische Wirbelkompression oder bei infektiösen Prozessen (Abb. 886 und 887) hervorgerufen werden.

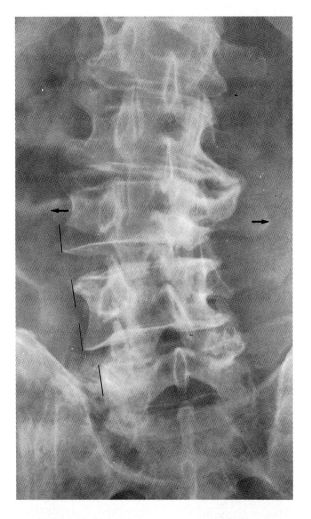

**Abb. 885.** Skoliotisches Drehgleiten L4 und L5 (*markiert*). Die Drehkomponente zeigt sich auf der Konvexseite durch eine „Verkürzung" der Querfortsätze (*Pfeile*) und an der orthograden Darstellung der Wirbelbogengelenkspalte im Vergleich zur skoliotischen Konkavseite. Auf der Konkavseite entstehen erfahrungsgemäß mehr und größere Spondylophyten

## Diskovertebraler Entzündungskomplex

Krankheitsbezeichnungen wie „Diszitis", „Spondylodiszitis", „Spondylitis" und „Wirbelosteomyelitis" werden in der medizinischen Terminologie teils synonym, teils differenzierend benutzt. Ihr ätiologisches, pathogenetisches oder therapiebestimmendes Gepräge erhalten sie gewöhnlich erst durch Epitheta.

Die Ausdrücke „Discitis calcificans sive calcarea" (der Kinder), die Attribute „pyogen", „granulomatös" (tuberkulös, mykotisch), „parasitär" oder die Gegenüberstellung einer unspezifisch-infektiösen und spezifisch-tuberkulösen Spondylodiszitis, Spondylitis oder Wirbelosteomyelitis sind krankheitsrelevanter als die Diskussion, ob die beim Erwachsenen gefäßlose Zwischenwirbelscheibe überhaupt entzündlich reagieren kann oder ob ihre entzündliche Zerstörung beispielsweise einwachsendes Granulationsgewebe oder zerstörenden Eiter voraussetzt.

Für die Bildgebung hat überdies das Suffix „-itis" das größte diagnostische und differentialdiagnostische

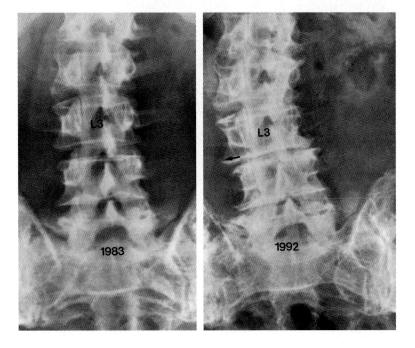

**Abb. 886.** Entstehung (*1983–1992*) eines *diskopathischen* skoliotischen Drehgleitens L3 (*Pfeil*)

Gewicht. Die Frage „Diskusdegeneration ("Verschleiß") oder Entzündung?" stellt sich, wenn bildgebend entschieden werden soll, wie ein (*monosegmentärer) reaktionslos höhengeminderter Diskusraum* pathogenetisch korrekt einzuordnen ist. Zur Beantwortung dieser Frage sind 5 bildgebende bzw. mentale Schritte nötig (Abb. 888).

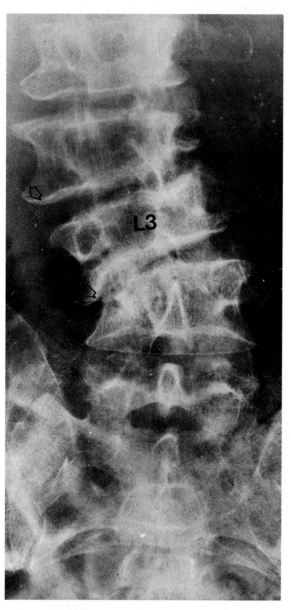

**Abb. 887.** Osteoporose und erosive Osteochondrose L 2/3 und L 3/4 haben zu einem skoliotischen Drehgleiten L 2 und 3 (*offene Pfeile*) geführt

## 1. Schritt

Die monosegmentäre reaktionslose Diskushöhenabnahme gibt sich durch Beachtung der *physiologischen Diskushöhensequenz* zu erkennen (Abb. 889–891; s. Abb. 815). Eine gleichzeitige Retrolisthesis bestätigt den Diskusmasseverlust.

## 2. Schritt

Die *Konturen* der knöchernen Abschlußplatten des Bewegungssegmentes mit reaktionsloser Diskushöhenabnahme werden auf den Röntgenübersichtsaufnahmen *in 2 Ebenen* abgesucht. Entzündungsverdacht kommt auf, wenn sie vergleichsweise *unscharf konturiert* sind, wie *angenagt* erscheinen, (partiell) *ausgelöscht, flach erodiert* sind oder *tiefe Erosion* ohne oder mit *Sequester* zeigen (Abb. 892–896).

MEMO

> Sequester bei peripherer Osteomyelitis: Ein nichtentkalkter („dichter") Knochenschatten liegt in einer Granulationshöhle („Osteolyse").
> Sequester bei infektiöser Spondylitis: Dichter Knochenschatten in Weichteilumgebung; er kann resorbiert werden.
> Traumatischer „Sequester" (ischämisches Fragment): Dichter Knochenschatten, der sich in keine Knochenhöhle, sondern in die Weichteile oder zwischen Fragmente projiziert.

## 3. Schritt

Die *konventionelle Tomographie* in Seitenlage des Patienten, nur sehr selten die Schichtuntersuchung in Rückenlage – und dann auch nur als Tomographie in der 2. Ebene – bestätigen den Entzündungsverdacht oder entkräften ihn (Abb. 897 und 898; s. Abb. 889, 923). Beispielsweise kann die Abschlußplattenauslöschung auf der Übersichtsaufnahme auch auf ein frischeres, noch nicht repariertes Trauma (s. Abb. 899) oder auf eine Tumorosteolyse – in der Nähe (zusätzliche) fokale Osteoplasie? – (Abb. 900 und 901) hinweisen.

Dort, wo sich ein *Edgren-Vaino-Zeichen* auf seitlichen Tomogrammen (s. Abb. 878) oder auf der Übersichtsaufnahme (s. Abb. 873, 874) zu erkennen gibt, zeigt ein Abschlußplattendefekt grundsätzlich *keinen* Entzündungsprozeß, sondern eine größere intraspongiöse Hernie an, sei es im Sinne des Schmorl-Knötchens oder beispielsweise im Rahmen des Wirbelsäulenbefalls bei renaler Osteodystrophie (Abb. 902).

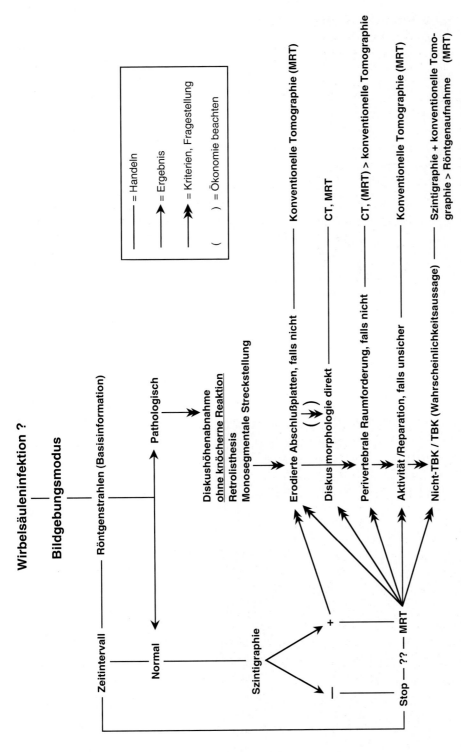

**Abb. 888.** Ökonomisch ausgerichteter Algorithmus der Bildgebung bei klinischem Verdacht auf Wirbelsäuleninfektion („Röntgenstrahlen" bedeutet Röntgenuntersuchung in 2 Ebenen)

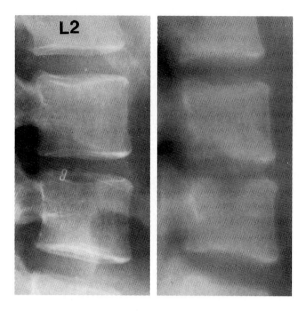

◁

**Abb. 889.** Störung der physiologischen Diskushöhensequenz zwischen L 3 und L 4, außerdem reflektorische isolierte Streckstellung in diesem Bewegungssegment (Übersichtaufnahme und Tomogramm). Beide Röntgenbefunde zeigen eine „Diskopathie" an. Die Tomographie enthüllt die entzündliche Pathogenese durch Darstellung der Abschlußplattenerosionen. Patient mit Enteritis regionalis und postoperativer Sepsis

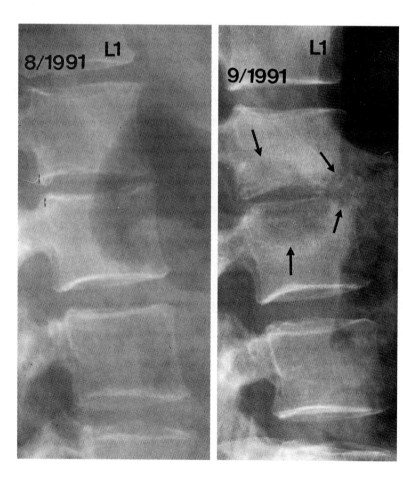

**Abb. 890.** Diskontinuierliche lumbale Diskushöhensequenz, d. h., die Höhe des Diskusraumes L 3/4 hat gegenüber dem Diskusspalt L 2/3 „sprunghaft" zugenommen (vgl. die kontinuierliche, d. h. geringe Zunahme der Diskushöhe L 4/5 gegenüber L 3/4). Außerdem geringe Retrolisthesis L 2 und reflektorisches dorsales Klaffen des Diskusraumes L 2/3. Weitere bildgebende Untersuchungen wurden unterlassen (*8/1991*). Einen Monat später (*9/1991*) sind ausgedehnte entzündliche (erosive) Zerstörungen (große und kleine *Pfeile*) durch die unspezifisch-bakterielle Spondylodiszitis zu erkennen

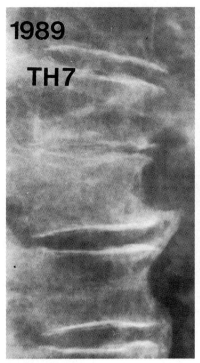
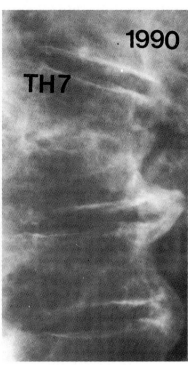

**Abb. 891.** Iatrogene Verschleppung einer tuberkulösen Spondylodiszitis über etwa 8 Monate.
*1989:* 65jährige Patientin mit Bewegungs- und Ruheschmerzen im unteren Bereich der Brustwirbelsäule.
Die Störung der physiologischen Diskushöhensequenz Th 1/2 ... ≃ Th 12/L 1) wurde erkannt (Th 7/8 < 6/7, 8/9 und 9/10) und als Osteochondrose gedeutet und behandelt. Die irreguläre, z. T. erodierte und ausgelöschte Abschlußplattensilouhette wurde übersehen und daher

eine konventionelle Tomographie unterlassen.
*1990:* Nachdem die Beschwerden sich verstärkt hatten, subfebrile Temperaturen aufgetreten waren und die Blutsenkungsgeschwindigkeit sich erheblich beschleunigt hatte, wurde etwa 8 Monate später eine Kontrollröntgenuntersuchung durchgeführt. Sie deckte die entzündlichen diskovertebralen Zerstörungen und Sinterungen auf. Die Biopsie mit bakteriologischer Kultur identifizierte die infektiöse Spondylodiszitis als tuberkulös

**Abb. 892.** Spondylodiszitis (kulturell tuberkulöse Ätiologie).
*1988:* Vergleichsaufnahme, damals Röntgenuntersuchung nach einem Trauma.
*2/1990:* Seit 2 Monaten Schmerzen im Lumbalbereich, beschleunigte Blutsenkungsgeschwindigkeit, abends manchmal subfebrile Temperaturen. Auf der seitlichen Röntgenaufnahme zeigten sich eine Störung der Diskushöhensequenz und monosegmentale Streckstellung L 3/4 (nicht abgebildet). Bei genauer Betrachtung der a.-p. Röntgenaufnahme fällt im Vergleich zu 1988 eine kurzstreckige Unterbrechung der Grundplatte L 3 auf (*Pfeil*).
Daraufhin wurde die Indikation zur seitlichen Tomographie gestellt

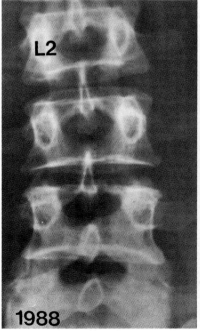
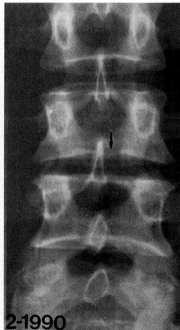

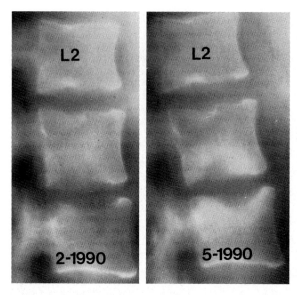

**Abb. 893.** *2/1990:* Patientin der Abb. 892. Die konventionelle Tomographie führt die ausgedehnten Abschlußplattenerosionen vor Augen.
*5/1990:* Als 1. Reparationsphänomen fällt in beiden betroffenen Wirbelkörpern auf, daß die Erosionsgrenzen nicht mehr so unscharf konturiert sind und eine perifokale Verdichtung der Spongiosa aufgetreten ist

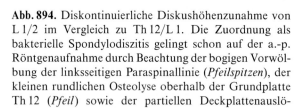

**Abb. 894.** Diskontinuierliche Diskushöhenzunahme von L 1/2 im Vergleich zu Th 12/L 1. Die Zuordnung als bakterielle Spondylodiszitis gelingt schon auf der a.-p. Röntgenaufnahme durch Beachtung der bogigen Vorwölbung der linksseitigen Paraspinallinie (*Pfeilspitzen*), der kleinen rundlichen Osteolyse oberhalb der Grundplatte Th 12 (*Pfeil*) sowie der partiellen Deckplattenauslö-

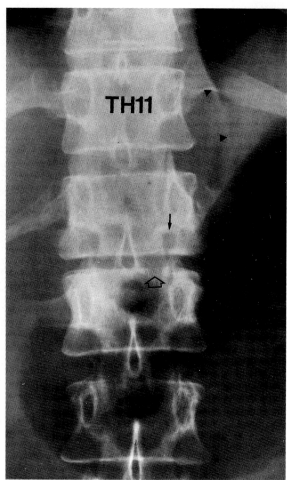

schung L 1 (*offener Pfeil*). Klinisch-bakteriologisch-röntgenologische *Diagnose:* tuberkulöse Spondylodiszitis Th 12/L 1 mit aszendierendem Abzeß

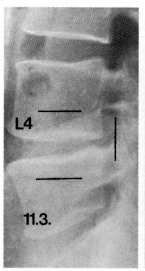 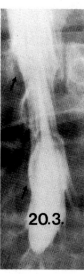 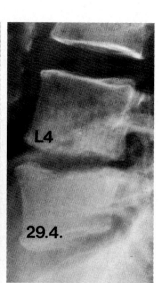

**Abb. 895.** Verlauf einer unspezifisch-bakteriellen Spondylodiszitis (kulturell Staphylococcus aureus).
*11. 3.:* Röntgenuntersuchung wegen starker Kreuzschmerzen. *Röntgendiagnose:* Osteochondrose L 4/5 mit Hypermobilität (Retrolisthesis L 4).
*20. 3.:* Myelographie mit wasserlöslichem Kontrastmittel. Pathologisches Radixbild L 4–S 1 auf der rechten Seite; lateraler Dreietagenprolaps (*Pfeile*)? Bei der Operation entleerte sich ein periduraler Abzeß, kein verlagertes Diskusgewebe.
*29. 4.:* Eindeutige entzündliche Abschlußplattenerosionen L 4/5.
*Epikrise:* Am 11. 3. wurden die zarten Erosionen und Konturunschärfen an den hinteren Hälften der Abschlußplattensilhouette übersehen (s. Abb. 896)

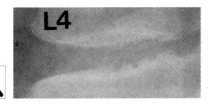

**Abb. 896.** Patient der Abb. 895. Die Ausschnittvergrößerung zeigt eindeutig die erosiven Abschlußplattenveränderungen L 4/5 (11.3., s. Abb. 895)

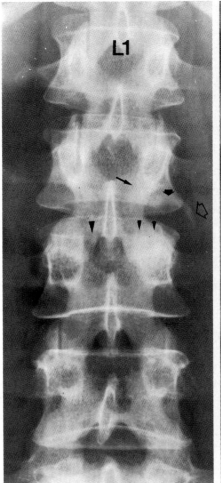

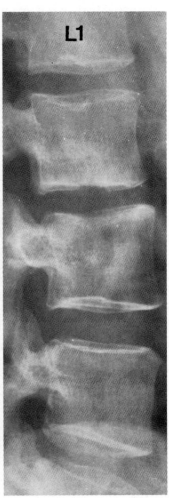

**Abb. 897.** Folgende Befunde, die durch eine seitliche Tomographie gesichert werden müssen, sprechen für eine infektiöse Spondylodiszitis L 2/3:

1. Störung der physiologischen Diskushöhensequenz im 2. Bewegungssegment, Retrolisthesis L 2.
2. Erosion der Grundplatte L 2 (*kurzer Pfeil*) mit perifokaler Spongiosaverdichtung (*Pfeil*).
3. Partielle umschriebene Auslöschung der Deckplatte L 3 (*große Pfeilspitze*).
4. Ausgedehnte perifokale Sklerose bei partieller langstreckiger Deckplattenauslöschung L 3 (*kleine Pfeilspitzen*). Dieser Befund sitzt im Wirbelkörper und projiziert sich nur teilweise auf die linke Bogenwurzel.
5. Flachbogiger Knochenschatten, der am Außenrand des Anulus fibrosus entstanden ist (*offener Pfeil*), d. h., er wurde entzündlich induziert; Entzündung ⇌ Kalkablagerung → Ossifikation

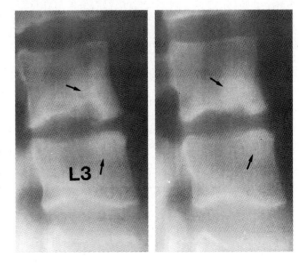

**Abb. 898.** Patient der Abb. 897. Die seitlichen Tomogramme enthüllen die entzündlichen Abschlußplattenerosionen und perifokalen Knochenverdichtungen (*Pfeile*)

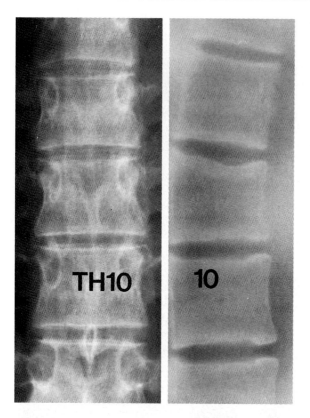

◁

**Abb. 899.** Berufsfußballspieler, kein Trauma erinnerlich. Seit etwa 3 Wochen Spontan-, Druck- und Klopfschmerzen im Bereich der unteren Brustwirbelsäule. Auf der a.-p. Röntgenaufnahme fällt eine diskrete Konturunregelmäßigkeit der Deckplatte Th 9 auf (kein pathologischer Röntgenbefund auf der seitlichen Röntgenaufnahme, nicht abgebildet). Die seitliche Schichtaufnahme enthüllt die Deckplattenfraktur (Flexionstrauma) Th 9

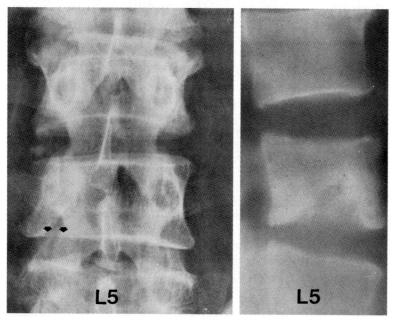

**Abb. 900.** 60jähriger Mann mit Diskushöhenabnahme L 4/5 und ausgedehnter Grundplattenerosion L 4, die sich weit auf den Wirbelkörper ausdeht, s. auch die partielle Auslöschung der Grundplatte L 4 auf ihrer rechten Seite (*Pfeile*). Gegen die Diagnose „bakterielle (tuberkulöse) Spondylodiszitis" sprechen auch ohne Kenntnis der Anamnese:

1. Die *völlige* Unversehrtheit der Deckplatte L 5 im Vergleich zur *ausgedehnten* Zerstörung des Wirbelkörpers L 4. Die Diskushöhenabnahme erklärt sich durch Herniation in die Osteolyse.
2. Die Osteoplasie der rechten Bogenwurzel L 4.
   *Diagnose* unter Berücksichtigung der Krankheitsgeschichte: osteolytische und osteoplastische Metastasen des 4. Lendenwirbels durch Prostatakarzinom (autoptisch gesichert).

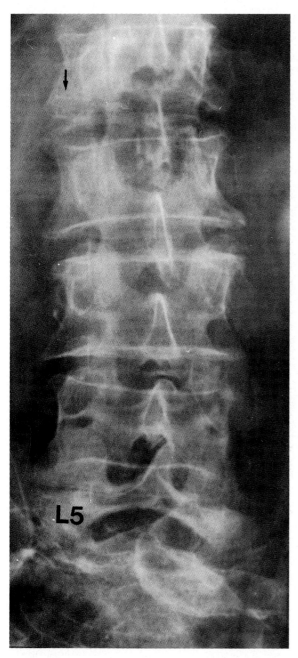

**Abb. 901.** Partielle Auslöschung der Grundplatte L 1 (*Pfeil*) durch die autoptisch gesicherte Metastase eines Harnblasenkarzinoms. Auf der seitlichen Übersichtsaufnahme (nicht abgebildet) keine Konturunregelmäßigkeiten. *Partielle* Abschlußplattenauslöschungen sind auf der a.-p. Röntgenaufnahme leichter zu erkennen als ihr totaler Schwund. Eine totale „Auslöschung" kann nämlich vorgetäuscht werden, wenn infolge der Zentralprojektion die jeweilige Abschlußplatte von den Röntgenstrahlen nicht tangential getroffen wurde. Dies ist häufig an der unteren Lendenwirbelsäule (s. L 5) und der oberen Brustwirbelsäule der Fall

In dieser Hinsicht – Spondylodiszitisausschluß – besitzt das Edgren-Vaino-Zeichen, vor allem im Wachstumsalter, hohe Spezifität, jedoch eine geringere Sensitivität.

Die seitliche Tomographie läßt nach frischem Trauma nicht nur eine genaue Einschätzung der Wirbelhinterfläche zu (stabil?, instabil?), sondern deckt auch ebenso genau intraossäre Zerstörungen auf.

Wenn eine axial einwirkende Kraft den Nucleus pulposus in den Wirbelkörper hineintreibt, kann ein traumatisches Schmorl-Knötchen entstehen, aber ebenso eine *massive* traumatische intraspongiöse Herniation (Abb. 903) bis hin zum Berstungsbruch – falls sich die einwirkende Kraft durch die Herniation nicht erschöpft hat. Je größer die Herniation ist, desto eher zeigt sich der Diskusmasseverlust an einer Störung der Diskushöhensequenz. Diese Feststellung gilt auch für *atypische* Schmorl-Knötchen (*breite* Randsklerose!), bei denen Infektionsverdacht aufkommt (Abb. 904 und 905).

## 4. Schritt

Nach der Diagnosestellung oder im Verlauf der Behandlung muß die *Entzündungsaktivität* auch röntgenologisch abgeschätzt werden.

Reaktionsloser Knochenabbau (s. 2. und 3. Schritt) steht dabei für Aktivität (Abb. 906), Knochenneubildung für Reparationsphänomene. Zu den Reparationsröntgenbefunden gehören die *perifokale Knochenverdichtung* [Hyperostose (= Sklerose), Abb. 907–909; s. Abb. 893], *Erosionsglättung* (Abb. 907), *Erosionsverkleinerung,* evtl. sogar *Erosionsabheilung mit Rückbildungstendenz der perifokalen Knochenverdichtung* Abb. 907, 908 und 909) und die Entstehung von *polymorphen Reparationsosteophyten* (S. 503, Abb. 909–911).

Außerdem kommt es bei ausgedehnteren Zerstörungen zur *reparativen Abräumreaktion* (Abb. 912; s. Abb. 317). Dieser Terminus zeigt die Resorption von nekrotischer Knochensubstanz an. Es gilt: Röntgenmorphologische Ausdehnung der Silhouettendefekte, z. B. Begradigung, mit ausgedehnter perifokaler Sklerose und/oder Diskussinterung *plus* Rückbildung der lokalen Symptomatik und Normalisierungstendenz der entzündlichen Laborparameter unter der Therapie = reparative Abräumreaktion. Fortschreiten der erosiven Röntgenbefunde ohne Normalisierungstendenz oder sogar Verschlechterung der entzündlichen Laborbefunde während der Behandlung = Krankheitsprogredienz, Antibiotikaresistenz usw. (Abb. 913).

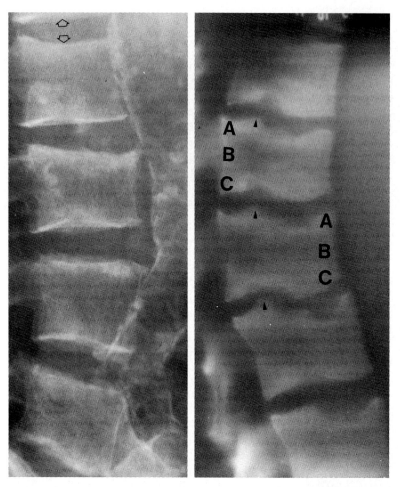

**Abb. 902.** Bei hyperparathyreoter bzw. renalosteodystro-phischer Stoffwechsellage können sich nicht nur der sog. Rugger-jersey-Aspekt (Sandwich-Wirbel, Weiß-schwarz-weiß-Wirbel) entwickeln (vgl. *A, B, C*), sondern auch diskovertebrale Zerstörungen. Sie reichen von Abschluß-plattenirregularitäten (*linker Bildteil,* vgl. die normale Abschlußplattensilhouette, *offene Pfeile*) bis zu tiefen Erosionen (*rechter Bildteil*). Darüber hinaus entstehen selten auch massive Osteolysen des Wirbelkörpers, z. B. an der Halswirbelsäule, durch einen braunen Tumor und völlige Diskolysen (Dihlmann 1981 b). Dann sind die Zwischenwirbelscheiben, z. B. an der Lendenwirbelsäule, nur noch 1–2 mm hoch, ohne daß reaktive knöcherne Veränderungen aufgetreten sind.

2 Patienten mit langjähriger Hämodialysetherapie wegen terminaler Niereninsuffizienz. Edgren-Vaino-Zeichen, vgl. S. 412 (*Pfeilspitzen*)

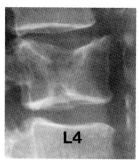
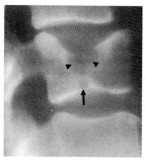

**Abb. 903.** Frischer Berstungsbruch L 3 mit intraspongiö-ser Herniation großer Diskusanteile (*Pfeilspitzen*). Die hydraulische Sprengkraft des Gallertkerns hat den Wir-belkörper zum Bersten gebracht. Außerdem ist an der Grundplatte L 3 ein kleines traumatisches Schmorl-Knöt-chen entstanden (*Pfeil*). Die *breite, bandartige* Spongiosa-verdichtung parallel zur Deckplatte L 3 spiegelt die traumatische Kompression der Trabekeln wider und ist *kein* Reparationsphänomen wie bei der infektiösen Spon-dylodiszitis

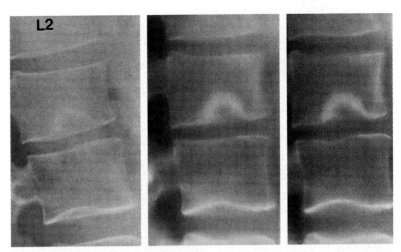

**Abb. 904.** *Atypisches* Schmorl-Knötchen im 3. Lendenwirbel bei einem 28jährigen Patienten mit einem Scheuermann-Befund an demselben Wirbelkörper und auch bei L 2, d. h. Entwicklungsstörung der Wirbelrandleiste (Übersichtsaufnahme und Tomogramme). Dadurch ist eine leichte Keilform der beiden Wirbel entstanden. Die Störung der physiologischen Diskushöhensequenz kann auch bei *größeren* Schmorl-Knötchen vorkommen – sie ist ein pathogenetisch-unspezifischer Röntgenbefund, der lediglich einen Diskusmasseverlust widerspiegelt. Beim größeren Schmorl-Knötchen wird das Diskusmassedefizit durch das intraspongiös verlagerte Diskusgewebe hervorgerufen. Atypisch ist in diesem Fall das Schmorl-Knötchen, weil es von einem *breiten* perifokalen Verdichtungssaum umgeben ist. Das Schmorl-Knötchen – die intraspongiöse Hernie – hat typischerweise eine *schalenförmige* Randsklerose. Tatsächlich handelt es sich um eine fokale Spondylitis/Spondylodiszitis im Zusammenhang mit einer Staphylococcus-aureus-Sepsis, die gleichzeitig zu einer pyogenen linksseitigen Sakroiliitis geführt hat (s. Abb. 905). Beide Erkrankungslokalisationen haben sich etwa 6 Monate zuvor klinisch zu erkennen gegeben

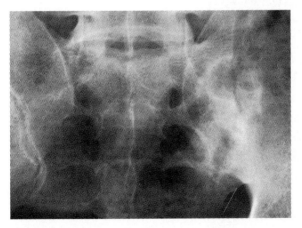

**Abb. 905.** Patient der Abb. 904 mit linksseitiger pyogener Sakroiliitis (Reparationsstadium, bereits partielle knöcherne Ankylose)

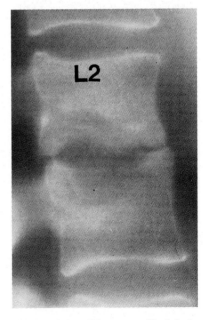

**Abb. 906.** Floride, bisher unbehandelte unspezifisch-bakterielle Spondylodiszitis L 2/3. Ausgedehnte erosive Zerstörungen oberhalb und unterhalb des erheblich höhengeminderten Diskusraumes. Unscharfe Konturen der Wirbelkörperdefekte, keine nennenswerte perifokale Spongiosaverdichtung

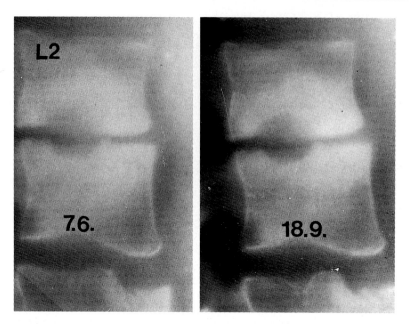

**Abb. 907.** Auftreten von Reparationsphänomenen bei einer unspezifisch-bakteriellen Spondylodiszitis L 2/3.
*7. 6.:* Diskushöhenminderung, unscharf konturierte entzündliche Wirbelkörperdefekte, perifokale Spongiosaverdichtung.
*18. 9.:* Verkleinerung der entzündlichen Erosionen, Glättung ihrer Konturen, Zunahme der perifokalen Spongiosaverdichtung.
*Nebenbefund:* Im 3. Bewegungssegment Befunde des M. Scheuermann (Entwicklungsstörung der Wirbelkörperrandleiste, Schmorl-Knötchen)

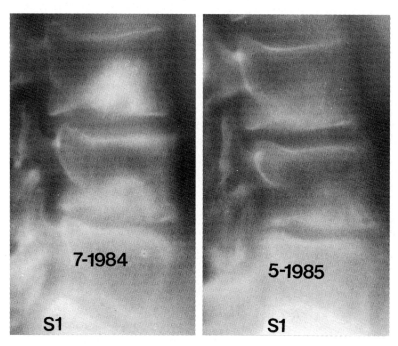

**Abb. 908.** Bitope tuberkulöse Spondylodiszitis L 3 und L 4. Verlaufsbeobachtung.
*7/1984:* Grundplattenerosion mit breiter perifokaler Sklerose, Diskushöhenminderung und Retrolisthesis im 3. und 4. Bewegungssegment. Die medikamentöse Therapie und Immobilisationsbehandlung läuft seit etwa 7 Monaten. Die perifokale Spongiosaverdichtung ist also ein Reparationsphänomen.
*5/1985:* Bei etwa gleicher Schichtebene haben sich die Erosionen und die perifokale Sklerose weitgehend zurückgebildet, d. h. Defektheilung mit Diskusmasseverlust, jedoch ohne narbige Synostose

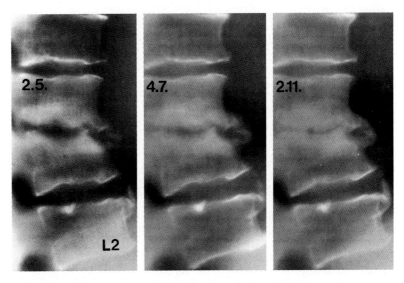

**Abb. 909.** Verlauf einer unspezifisch-bakteriellen Spondylodiszitis Th 12/L 1. Die Behandlung begann im März. *2. 5.:* Unscharf konturierte Erosionen, perifokale Spongiosasklerose, beginnende Reparationsosteophytose. *4. 7.:* Abnahme der Diskushöhe (Abräumung des zerstörten Gewebes), Verkleinerung der Erosionen, Zunahme der perifokalen Spongiosaverdichtung, Wirbelverklammerung durch Reparationsosteophyten.
*2. 11.:* Weitere Zunahme der Reparationsphänomene im Vergleich zum 4. 7.
*Nebenbefund:* Durchgemachter M. Scheuermann (Keilform mehrerer Wirbel, Abschlußplattenunregelmäßigkeiten, verkalktes Schmorl-Knötchen)

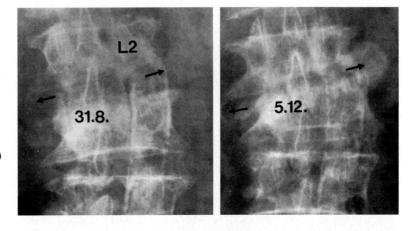

**Abb. 910.** Kurzfristiges (*31. 8.–5. 12.*) Aufschießen von Reparationsosteophyten (*Pfeile*) bei einer unspezifisch-bakteriellen Spondylodiszitis L 2/3

**Abb. 911.** Verlaufsbeobachtung (*10. 9.–3. 11.–30. 11.*) einer tuberkulösen Spondylodiszitis im Thorakalbereich bei einem Patienten mit DISH (Spondylosis hyperostotica). Die konstitutionelle osteoplastische Diathese fördert offensichtlich die Reparationstendenz; denn bereits nach *wenigen Monaten* hat die überschießende Verknöcherung des straffen Bindegewebes die entzündlichen Zerstörungen an den Wirbelvorderkonturen wieder aufgefüllt (*Pfeile*)

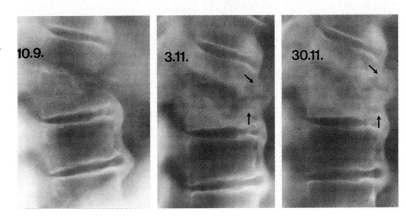

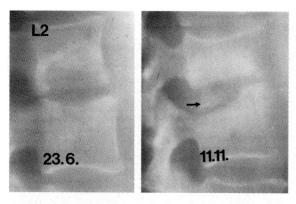

**Abb. 912.** Verlaufsbeobachtung einer unspezifisch-bakteriellen Staphylokokken-Spondylodiszitis L 2/3 mit *Abräumreaktion.*
*23. 6.:* Ausgedehnte entzündliche diskovertebrale Zerstörungen, am ausgeprägtesten bei L 2, mit schmaler Randsklerose. Nach etwa 3monatiger, z. T. parenteraler, z. T.

oraler Antibiotikatherapie und Immobilisation gingen die Lokalbeschwerden und die Temperaturen zurück; die Blutkörperchensenkungsgeschwindigkeit fiel auf 3/8 mm n.W.; das weiße Blutbild normalisierte sich.
*11. 11.:* Etwa 6 Wochen nach Remobilisierung und Absetzen der Antibiotika ist etwa die Hälfte des Wirbelkörpers L 2 abgebaut, begradigt und mit breiter Spongiosaverdichtungszone abgebildet. Entsprechende Veränderungen laufen am 3. Wirbelkörper ab. Dort fällt ein Wirbelkörperpartikel auf (*Pfeil*), das *nicht* „dichter" als seine knöcherne Umgebung ist; d. h., es ist noch an die Blutversorgung angeschlossen (vgl. Abb. 916; „dichter" toter Knochensequester). Klinik *und* Röntgenbild entsprechen der Abräumreaktion, durch die nicht mehr reparierfähiges (Knochen-)Gewebe abgebaut wird. Die unscharfen Konturen zeigen an, daß sie noch nicht abgeschlossen ist.
**Cave:** Verwechslung mit einer Krankheitsprogredienz! Besonders der „wie mit einem Messer" abgesetzte Wirbelkörper spricht (auch ohne Kenntnis der klinisch-hämatologischen Befunde) für eine Abräumreaktion

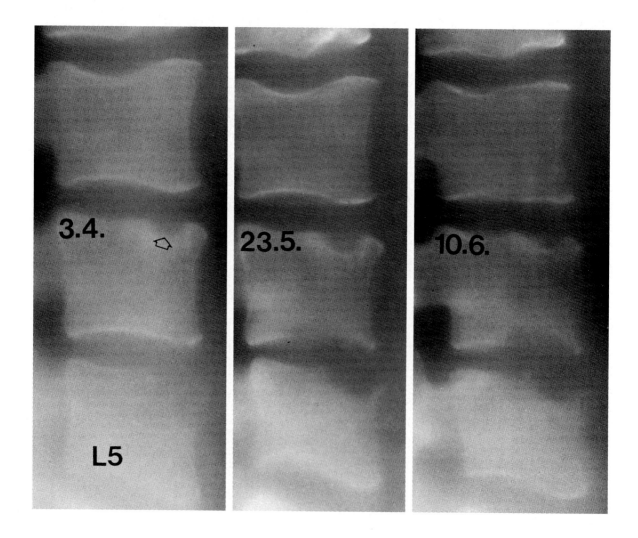

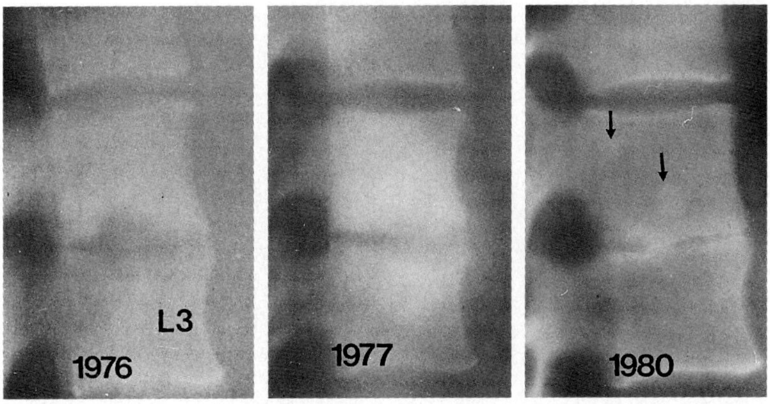

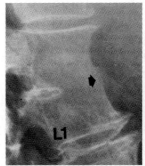

**Abb. 914.** Typischer langsamer Heilungsverlauf einer tuberkulösen Spondylodiszitis L 2/3 über Jahre. *1976:* Diskushöhenabnahme und unscharf konturierte tiefe Erosionen, geringe perifokale Sklerose (Therapie seit etwa 4 Monaten). *1977:* Verkleinerung der erosiven Zerstörung, Zunahme der perifokalen Spongiosaverdichtung (Reparationsphänomene). Der entzündliche Prozeß ist jedoch noch floride, s. die unscharfen Konturen. *1980:* Klinisch-serologisches und röntgenologisches Nar-

benstadium (glatte Konturen der Abschlußplatten bei Diskushöhenabnahme, synostosierende Knochenbrücke). *Pfeile:* 2 sklerosierte – knöchern vernarbte – hämatogene Streuherde, die sich in ihrem aktiven (floriden) Stadium röntgenologisch nicht zu erkennen gaben

Rückgang der Entzündungsaktivität und Zunahme der Reparationsbefunde zeigen die Vernarbungsneigung an. Das knöcherne Narbenstadium stellt sich im Röntgenbild als *partielle* oder *totale Wirbelkörpersynostose* mit Rückbildungstendenz der perifokalen Sklerose (Abb. 914), Verklammerung durch Reparationsosteophyten (s. S. 501) und knöchern fixierter Fehlstellung (mehr oder weniger ausgeprägte *anguläre Kyphose* oder *anguläre Skoliose*) dar.

Retrospektiv betrachtet tritt das knöcherne Narbenstadium der behandelten unspezifisch-bakteriellen Infektion in Monaten, bei der Tuberkulose erst nach frühestens 1 Jahr ein (Abb. 914). Der Vernarbungprozeß kann sich bei Pilzinfektion noch länger hinziehen, da sie häufig bei immunkompromittierten Personen auftritt.

◁————————————————————

**Abb. 913.** Ungehemmte Krankheitsprogredienz *(3. 4.– 23. 5.–10. 6.)* einer infektiösen Spondylodiszitis L 4/5. Die „Erreger" – Staphylokokken – waren aus dem Blut gezüchtet worden, und die Antibiotikatherapie wurde daher aufgrund eines induktiven Schlusses eingeleitet. Die Biopsie am 12. 6. ergab histologisch und kulturell eine Tuberkulose. Die Biopsie wurde durchgeführt, weil sich außer einer subjektiven Besserung des Zustandes infolge Immobilisation die serologischen Entzündungsparameter überhaupt nicht verändert hatten. Der Röntgenbildverlauf zeigt eine kontinuierliche Ausbreitung der erosiven Zerstörungen an den Abschlußplatten ohne jegliche Reparationsphänomene, beispielsweise perifokale Spongiosaverdichtung. Schmorl-Knötchen *(offener Pfeil)*

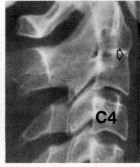

**Abb. 915.** Narbensynostose versus angeborene (dysontogenetische) Wirbelsynostose („Blockwirbel"). *Linker Bildteil:* Narbensynostose Th 12/L 1 – *narbiger Blockwirbel* – etwa 20 Jahre nach unspezifisch-bakterieller Spondylodiszitis. Leichte anguläre Kyphose, s. auch die für entzündliche Wirbelsynostosen typische, d. h. hochspezifische, aber geringer sensitive „Knopfbildung" an der vorderen Nahtstelle *(Pfeil)*. Beim traumatischen narbigen Blockwirbel wären immer noch irgendwelche Residuen posttraumatischer Wirbelverformung zu erkennen. Der Bewegungsausfall in einem Bewegungssegment führt zur kompensatorischen Hypermobilität in den unmittelbaren Nachbarsegmenten. Ein diskaler Überlastungsschaden kann dort die Folge sein, s. die Osteochondroseröntgenzeichen bei Th 11/12 und L 1/2. *Rechter Bildteil: Angeborener Blockwirbel* C 2/3. Die Verschmelzung der Dornfortsätze bzw. Wirbelbögen *beweist* die angeborene (dysontogenetische) Ursache des Blockwirbels. Das Attribut „dysontogenetisch" soll darauf hinweisen, daß solche Blockwirbel nicht nur kongenital schon vorhanden sind, sondern sich auch noch postnatal infolge gestörter Erbinformation entwickeln können. Auch die sog. *Wespentaille* (s. die Einziehung – *offener Pfeil* – an der vorderen Nahtstelle) ist ebenfalls ein wichtiger Hinweis auf die dysontogenetische Entstehung des Blockwirbels

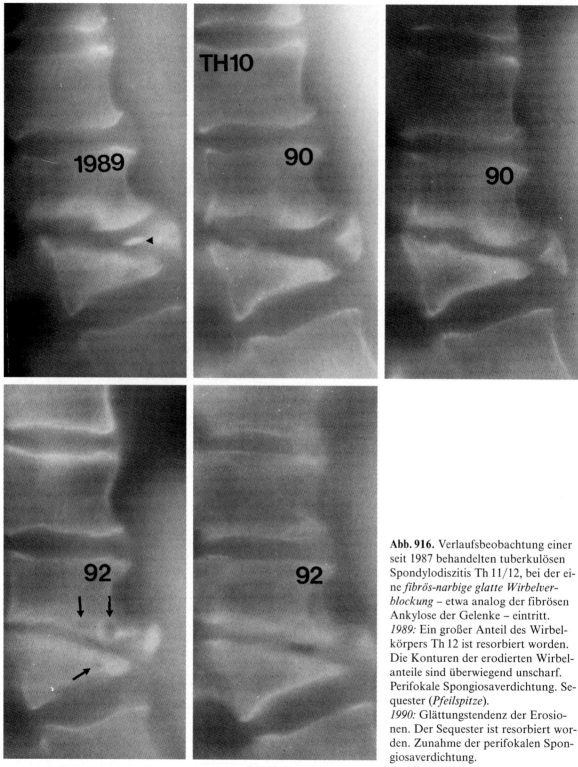

**Abb. 916.** Verlaufsbeobachtung einer seit 1987 behandelten tuberkulösen Spondylodiszitis Th 11/12, bei der eine *fibrös-narbige glatte Wirbelverblockung* – etwa analog der fibrösen Ankylose der Gelenke – eintritt.

*1989:* Ein großer Anteil des Wirbelkörpers Th 12 ist resorbiert worden. Die Konturen der erodierten Wirbelanteile sind überwiegend unscharf. Perifokale Spongiosaverdichtung. Sequester (*Pfeilspitze*).

*1990:* Glättungstendenz der Erosionen. Der Sequester ist resorbiert worden. Zunahme der perifokalen Spongiosaverdichtung.

*1992:* Nach Absetzen der medikamentösen Therapie (1991) sind 1992 wieder lokale Beschwerden aufgetreten, die Blutsenkungsgeschwindigkeit angestiegen und gelegentlich abendliche subfebrile Temperaturen gemessen worden.

Gegenüber der Vortomographie 1990 ist eine fibrös-narbige Wirbelverblockung zu erkennen, jedoch zeigen die *Pfeile* auf 3 Einschmelzungsherde, die eine Reaktivierung der Tuberkulose anzeigen. Vakuumphänomen im Narbengewebe (1992)

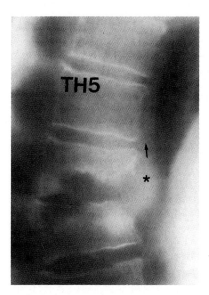

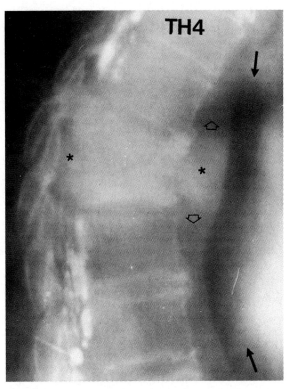

**Abb. 917.** Unspezifisch-bakterielle Spondylodiszitis Th 6/7 (Diskushöhenabnahme, Erosionen, anguläre Kyphose i. S. eines Gibbus). Ein weichteildichter Schatten wölbt sich auf dem Tomogramm prävertebral *halbkugelig* vor (*Asterisk*) und setzt sich *bandförmig* nach kranial vor den 5. Brustwirbelkörper fort (*Pfeil*). Letzteres spricht für Flüssigkeit (Abszeß)

**Abb. 918.** Tuberkulöse Spondylodiszitis Th 6/7 und 5/6 mit Übergang in das Narbenstadium (Spongiosasklerose, anguläre Kyphose, knöcherne Verblockungstendenz). Prävertebraler Abszeßschatten, der sich nach kranial und kaudal ausbreitet (*offene Pfeile*). Ein grundsätzlicher Verdachtsbefund auf einen Begleitabszeß ist bei der thorakalen Spondylodiszitis die Ösophagushypotonie in Höhe der Infektion: Luftansammlung im korrespondierenden Abschnitt der Speiseröhre (zwischen den *Pfeilen*). Der „Abbruch" des öligen Kontrastmittels im Subarachnoidalraum spricht für eine Ausbreitung der Infektion in den Spinalkanal (Epiduralabszeß nach dem CT, nicht abgebildet). Beide Abszesse sind „eingedickt", d. h. Flüssigkeitsresorption und einsprossendes Granulationsgewebe (im CT Schwächungswerte > +30 HE). Daher geben sie einen vergleichsweise dichteren Schatten (*Asterisken*)

Die narbige Wirbelkörpersynostose muß von der synostosierenden bzw. synostosierten Osteochondrose (s. S. 466) und vom angeborenen Blockwirbel differentialdiagnostisch abgegrenzt werden (Abb. 915). Die *fibrös-narbige glatte Wirbelverblockung* (Abb. 916) ist eine zweite, seltenere und prognostisch ungünstigere Vernarbungsform der diskovertebralen Infektion. Sie birgt erfahrungsgemäß die Gefahr der Reaktivierung.

Die Annahme einer fibrös-narbigen glatten Wirbelverblockung setzt geglättete *ausgeprägte* Destruktionen voraus (s. Abb. 916). Bei frühzeitiger Diagnose und wirksamer Therapie lassen sich stärkere Wirbelzerstörungen oft vermeiden. Dann kommt es zur 3. Art des spondylodiszitischen Ausheilungsbildes, die als *Defektheilung ohne narbige Synostose* eingeordnet wird. Sie gibt sich als Diskusmasseverlust mit geglätteten Konturunregelmäßigkeiten der Abschlußplatten – Erosionsresiduen – zu erkennen (s. Abb. 908) und hat eine günstige Prognose hinsichtlich der Dauerheilung.

## 5. Schritt

Dieser diagnostische Schritt dient zum Nachweis *perivertebraler Weichteilveränderungen* bei einer Spondylodiscitis infectiosa (Ödem, Abszeß, Granulations- bzw. Weichteilgewebe, Abb. 917–923).

MEMO

Im Eiter – wo er sich auch immer ansammelt – kommt es häufig zu pleomorphen Ausfällungen von Kalziumsalzen: wichtiger röntgendiagnostischer Indikatorbefund!

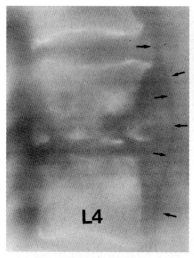
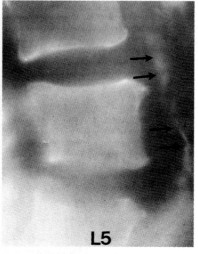

Abb. 919. *Linker Bildteil:* Spondylodiszitis L 3/4 (Escherichia coli). Verlagerung des auf seitlichen Tomogrammen der Lendenwirbelsäule
häufig, aber nicht konstant, nachweisbaren prävertebralen Fettstreifens (*Pfeile*). Im CT eindeutige perivertebrale Flüssigkeitsansammlung
(Abszeß). *Rechter Bildteil:* Die umschriebene (flachbogige) Verlagerung einer wandverkalkten Aorta
abdominalis (vgl. die *Pfeile*) in Höhe einer lumbalen Spondylodiszitis
(L 4/5) ist die Indikation zur CT mit
der Fragestellung: Abszeß?

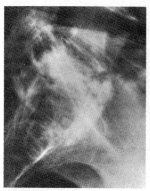
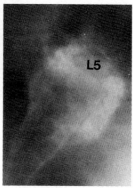

Abb. 920. Abgeheilte tuberkulöse Spondylodiszitis, Therapie vor etwa 20 Jahren. Der verkalkte Abszeßeiter weist
auf die durchgemachte Infektion hin. *L 5* Reste des
zerstörten 5. Lumbalwirbels

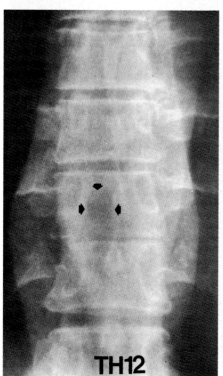
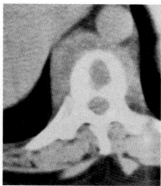
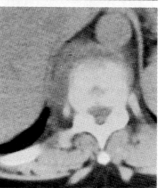

Abb. 921. Tuberkulöse Spondylodiszitis Th 10/11 (Diskushöhenabnahme, partiell ausgelöschte Abschlußplatten, Knochenkaverne – *Pfeile*)
mit spindelförmiger Auftreibung
der Paraspinallinie – jegliches Sichtbarwerden der *rechten* Paraspinallinie weist auf eine perivertebrale
rechtsseitige „Raumforderung" hin!
Im CT umgibt eine inhomogene
Verdichtung die betroffenen Wirbel
auf beiden Seiten und von vorne
(Abszeß mit breiter Kapsel aus Granulationsgewebe bei der chirurgischen Intervention)

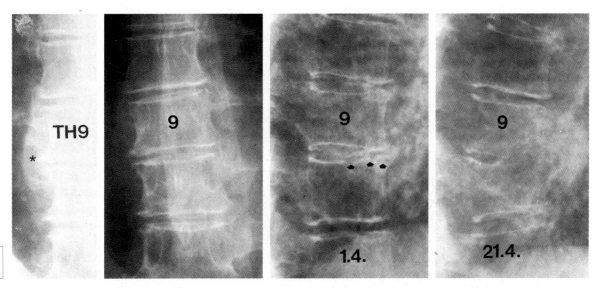

**Abb. 922.** Iatrogene Verschleppung einer unspezifisch-bakteriellen Spondylodiszitis Th 9/10. Am *1. 4.* wurden die diskreten Irregularitäten der vorderen Abschlußplattenanteile von Th 9 und 10 (*Pfeile*) *nicht* als fraglich pathologisch bewertet und deshalb die Indikation zur seitlichen konventionellen Tomographie *nicht* gestellt. Außerdem unterblieb die Betrachtung der a.-p. Röntgenaufnahme vor einer Grelleuchte (*ganz links* dargestellt, *Asterisk*). Sonst wäre bei normaler Distanz der linken Paraspinallinie (zwischen 6 und bei älteren Menschen bis zu 15 mm von der Wirbelkörpersilhouette entfernt) das spindelförmige Sichtbarwerden der rechten Paraspinallinie als eindeutig pathologisch aufgefallen (Abszeß bereits etwa 3 Wochen nach Beginn der Rückenbeschwerden bei einer dauerhämodialysierten Patientin). Am *21. 4.* sind schwere diskovertebrale entzündliche Zerstörungen auch auf der seitlichen Übersichtsaufnahme zu erkennen (Konturauslöschung, Erosionen)

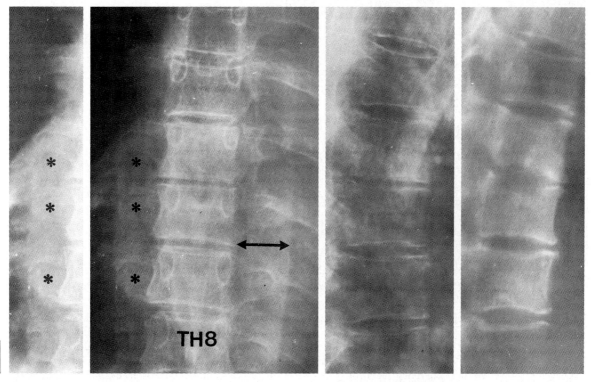

**Abb. 923.** Unspezifisch-bakterielle Spondylodiszitis Th 5/6 bei einer 69jährigen Frau (Diskushöhenabnahme, partielle Auslöschung der Abschlußplattensilhouette, auf dem Tomogramm ausgedehnte Erosionen). Auf einen Abszeß weisen das Sichtbarwerden der *rechten* Paraspinallinie (*Asterisken*) und die auch unter Berücksichtigung des Alters der Patientin zu große Distanzierung der *linken* Paraspinallinie (>15 mm, *Doppelpfeil*) hin. Vgl. den Informationszuwachs durch die seitliche Tomographie gegenüber der seitlichen Übersichtsaufnahme

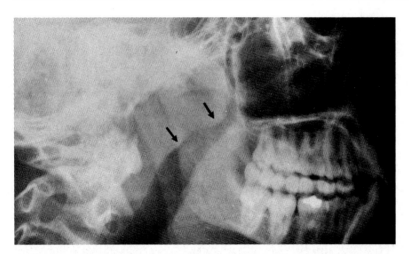

**Abb. 924.** Weichteiltrauma mit ausgedehntem Retropharyngealhämatom (*Pfeile*) hinter dem Dach und der Pars nasalis pharyngis (Epipharynx). Der Befund ist auf der seitlichen Schädelröntgenaufnahme zu erkennen

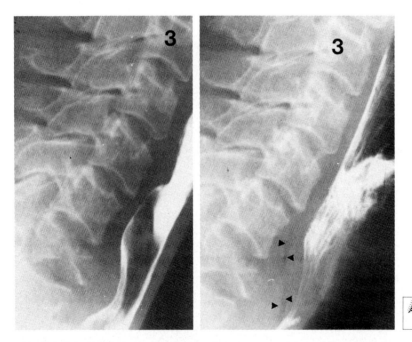

**Abb. 925.** Frischer Berstungsbruch C 7 mit prävertebraler „Raumforderung", wodurch der kontrastmittelgefüllte Pharynx-Ösophagus-Übergang bogig imprimiert und der (*inkonstante*) zervikale, unmittelbar vor dem Wirbelkörper liegende (prävertebrale) Fettstreifen nach vorne abgedrängt werden (*Pfeilspitzen*). Der zervikale prävertebrale Fettstreifen hat, *falls er sichtbar ist,* folgende diagnostische Bedeutung (Whalen u. Woodruff 1970): Der Fettstreifen (schmaler „schwarzer" Streifen unmittelbar parallel zur Wirbelkörper- und Diskusvorderkontur, *Pfeilspitzen*) kann durch Ödem, Hämatom oder Weichteilgewebe, z. B. Tumor, nach vorne verlagert werden. Bei normaler Distanz der Retrotrachealbreite (< 23 mm bei Erwachsenen) – wie bei diesem Patienten – spricht die hämatombedingte Verlagerung des Fettstreifens gegen eine Ruptur des vorderen Längsbandes

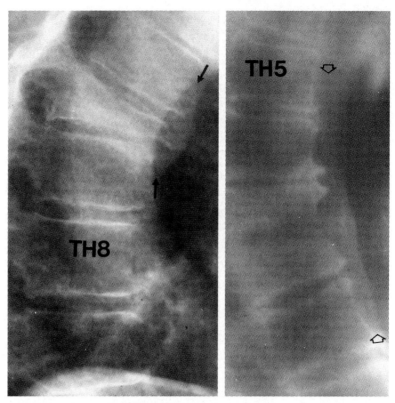

**Abb. 926.** *Atraumatischer* Wirbelkollaps Th 6 mit *flachbogigem* prävertebralem Weichteilschatten (zwischen den *Pfeilen*). Patient ohne/mit Malignomanamnese (*linker Bildteil*). Bei dieser Konstellation gilt folgende diagnostische Regel: Wirbelkollaps *ohne* Abschlußplattenerosion und/oder Diskushöhenabnahme, *ohne* osteoporotische Verformungen an anderen Wirbeln, durch Skelettszintigraphie als *monotoper* Prozeß identifiziert; der prävertebrale Weichteilschatten dehnt sich *nicht* über die beiden Nachbarwirbel aus (entsprechendes würde für die Paraspinallinie gelten). Sind diese Prämissen erfüllt, so handelt es sich mit hoher Wahrscheinlichkeit um eine Solitärab-siedelung (oder Solitäransiedelung) eines unbekannten oder bekannten bösartigen Tumors (bei diesem Patienten um ein bisher nicht diagnostiziertes Bronchialkarzinom). Der *rechte Bildteil* erlaubt – bei eindeutiger infektiöser Spondylodiszitis Th 7/8 (s. die Abschlußplattenerosionen) – die Einordnung des prävertebralen Weichteilschattens als Flüssigkeit (Eiter). *Begründung:* Der Eiter breitet sich („fließt") prävertebral über 5 Wirbel *bandförmig* aus (*offene Pfeile*). Für die Ausdehnung einer Flüssigkeit im Sinne eines *traumatischen* Hämatoms (Anamnese!) gilt die entsprechende Schlußfolgerung

**Abb. 927.** Retropharyngealabszeß (*Doppelpfeil*) bei einem Einjährigen. Grundsätzlich gilt: Beim Neonatus, Säugling und Kleinkind hängt die Retropharyngealbreite von der Respirationsphase ab (bei Exspiration > bei Inspiration). Normalerweise beträgt die Retropharyngealbreite in diesem Alter etwa ³/₄ der Wirbelkörpertiefe (Grünebaum u. Moskowitz 1970). Zur Differentialdiagnose der vergrößerten Retropharyngealbreite in der frühen Kindheit gehören: Retropharyngealabszeß, entzündliche Reaktion oder konstitutionelle Hypertrophie des retropharyngealen Lymphgewebes, zystisches Hygrom, Hämangiom, retropharyngeale Ausbreitung der Schilddrüse, retropharyngeales „Myxödem" bei Hypothyreoidismus, Thymusdystopie (Shackelford u. McAlister 1974)

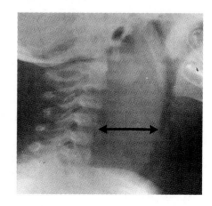

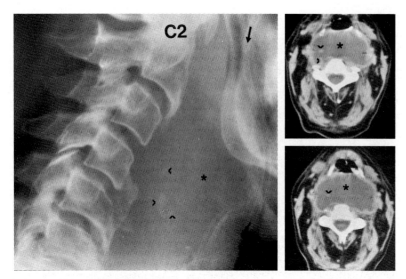

**Abb. 928.** Patient mit DISH. Über die Jahre entstand eine schmerzlose Schluckstörung, die schließlich die Ernährung durch eine Sonde (*Pfeil*) erforderlich machte. Der Sondenverlauf zeigt das erhebliche Ausmaß der prävertebralen Raumforderung (*Asterisken*). *Diagnose:* Retropharyngealer Abszeß unklarer Genese (bei der chirurgischen Intervention steriler Eiter). *Begründung:* Liquide Raumforderungen mit dafür ungewöhnlich hohen Schwächungswerten (hier = +29 HE), die „Kalkflecken" oder „-schlieren" enthalten (*Pfeilspitzen*), sprechen für eine Eiteransammlung (hier bestärkt durch die Anfärbung der Abszeßkapsel nach Kontrastmittelinjektion)

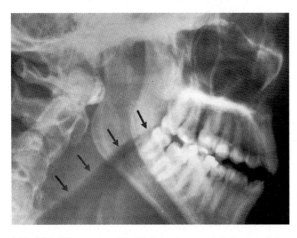

**Abb. 929.** Einengung des Epipharynx – sichtbar auf der seitlichen Schädelaufnahme – im Zusammenhang mit einem Epipharynxkarzinom (*Pfeile*)

- Primäre *entzündliche* perivertebrale Weichteilveränderungen, beispielsweise retropharyngealer Abszeß oder infektiöse Lymphadenitis ohne Wirbelbeteiligung (Abb. 927 und 928).
- Primäres perivertebrales *nichtentzündliches* Gewebe ohne oder mit Knochenarrosion (Abb. 929–933; s. auch Abb. 927).
- Wirbeltumor mit Ausbruch in die perivertebralen Weichteile. Es muß dann auch an die *Chordomtrias* (Wirbelosteolyse, Diskushöhenabnahme, perivertebrale Weichteilverdichtung ohne/mit Kalkschatten) gedacht werden. Das Chordom tritt vor allem im Klivusnähe, im Axiswirbel und im Kreuzbein auf, kann sich jedoch überall dort manifestieren, wo Chordazellen vorkommen.

Neoplasmen können grundsätzlich auch Einfluß auf die gefäßlose Zwischenwirbelscheibe nehmen, wenn Diskusgewebe in eine größere subdiskale Osteolyse einbricht und damit zur tumorinduzierten intraspongiösen Hernie wird (Abb. 934 und 935). In diesen Fällen hilft differentialdiagnostisch die Erfahrung weiter, daß Tumorgeschehen nur auf einen Wirbel des Bewegungssegmentes zentriert ist und dort zur Zerstörung führt.

Wenn sich Infektionen klinisch und röntgenologisch zu erkennen geben, sind in der Regel schon Diskus und *beide* Abschlußplatten betroffen.

Die Infektion muß sich in diesen Fällen nicht erst transdiskal ausgebreitet haben, sondern kann als

*Ohne* die bildgebenden Befunde einer diskovertebralen Entzündung durch die Schritte 3 und 4 müssen folgende Differentialdiagnosen gestellt werden:

- Frische spinale Traumaanamnese – Hämatom, bei pathologischer Fraktur auch ausbrechendes Tumorgewebe – ohne/mit knöcherner Beteiligung (Abb. 924–926).

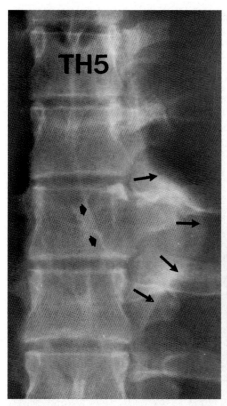

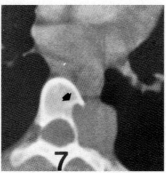

**Abb. 930.** Raumfordernder Weichteilprozeß Th 7 mit zarter Randverdichtung (*kurze Pfeile*) und bogig begrenzter Vorwölbung der linken Paraspinallinie (*Pfeile*). *Diagnose:* Gutartiger neurogener Weichteiltumor im hinteren Mediastinum mit Wirbelarrosion. *Histologie:* Neurofibrom. *Regel:* Erkennt man eine Raumforderung, die Knochen- *und* Weichteilgewebe erfaßt, so wird ihr zweidimensionaler „Mittelpunkt" markiert. Auf diese Weise ergibt sich ein Anhalt auf das Muttergewebe des Tumors

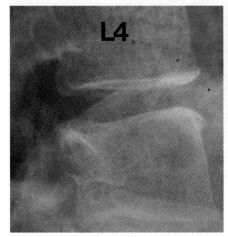

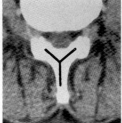

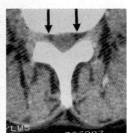

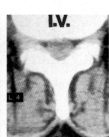

**Abb. 931.** Rechtsseitiges Neurinom im Neuroforamen L 4/5. Die Diagnose leitet sich aus dem Nachweis einer „Raumforderung" im Foramen intervertebrale ab, nämlich reflektorisch ausgelöster dorsal klaffender Diskusraum, asymmetrische Weichteilmasse – *links* Spinalganglion, *rechts* größer als das Spinalganglion, d. h. >7 mm –, dadurch vergleichsweise „Verkleinerung" des epiduralen „Fettdreiecks", vgl. *Pfeile.* Gegen einen lateralen dorsalen Diskusprolaps und für einen Tumor (vor allem Neurinom) spricht die Anfärbung nach Kontrastmittelinjektion (*i.v.*). Y-Figur der posterioren Wirbelelemente im CT: s. Abb. 937

septische Thrombose über transdiskale arterielle Anastomosen im lockeren peridiskalen Bindegewebe („Diskusadventitia", Ratcliffe 1985) erfolgen. Dieser Infektionsweg kommt so häufig vor, weil im subdiskalen Wirbelabschnitt beim Adoleszenten und Erwachsenen Endarterien vorliegen. Deren bakteriellembolischer Verschluß führt zu einem septischen Knocheninfarkt, von dem sich die Infektion über die transdiskalen Anastomosen in den benachbarten Wirbel ausbreitet.

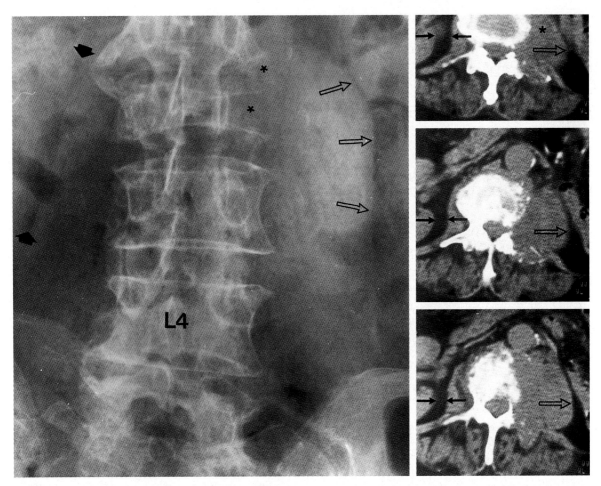

**Abb. 932.** Linksseitiges Psoas-Rhabdomyosarkom mit Übergreifen auf den 2. und 1. Lumbalwirbel (*Asterisken*). Lumbales Baufett spielt eine diagnostische Rolle auch auf der a.-p. Röntgenaufnahme: *Psoasrandzeichen.* Die laterale Silhouette des Psoasmuskels wird durch Fettanlagerung hervorgerufen. Im Röntgenbild entsteht dadurch eine „schwarze" Randlinie. Dieses Fett lateral vom M. psoas major läßt sich computertomographisch verifizieren (*Pfeile*) und kann von pathologischer Flüssigkeit durchtränkt werden. Dann wird es „weichteiläquivalent" und ausgelöscht. Ebenso können Flüssigkeit und Weichteilgewebe, z. B. Neoplasmen, den Psoasrand mehr oder weniger verbreitern und verlagern (*offene Pfeile*). Im ganzen gesehen ist das Psoasrandzeichen jedoch wenig sensitiv, da Überlagerungen durch Darmgas oder festen Darminhalt seine Auslöschung usw. vortäuschen können (*kurze Pfeile*)

Systemische maligne Osteolysen, z. B. des multiplen Myeloms, oder polytope Tumorabsiedlungen können natürlich auch benachbarte Wirbel befallen und an *beiden* Wirbelkörpern durch subdiskale Osteolysen zu intraspongiösen Hernien führen. Je größer die prolabierte Diskusmasse ist, desto eher kommt es dann zur Diskushöhenabnahme und zur Retrolisthesis.

Die direkte Tumorinvasion der Zwischenwirbelscheibe, z. B. durch Karzinommetastasen, mit konsekutiver Diskushöhenabnahme ist ein extrem seltenes Ereignis (Hubbard u. Gunn 1972; Resnick u. Niwayama 1978). Eher schon sind Koinzidenzen von Wirbelkörperabsiedelung und Diskusdegeneration zu erwarten.

Bei der Differentialdiagnose zwischen infektiös oder tumorös ausgelöster intraspongiöser Diskusherniation hilft die Erfahrung, daß in diesen Fällen irgendwo am peripheren Skelett oder an der Wirbelsäule, z. B. durch metastasenbedingte Auslöschung einer Wirbelbogenwurzel, durch „marmorierten" Aspekt – unmittelbares Nebeneinander und Ineinandergreifen von tumorinduzierten Osteolysen und Osteoplasien – sowie bei der Skelettszintigraphie (mit anschließender Röntgenuntersuchung) der Tumorcharakter jedoch zweifelsfrei zutage tritt. Außerdem gibt in

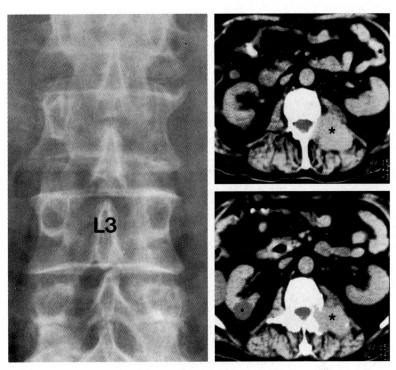

**Abb. 933.** Ausscheidungsurographie (*Ausschnitt*) wegen „dumpfer" Rückenbeschwerden. Auf der Abdomenübersichtsaufnahme und Abflußaufnahme der Ausscheidungsurographie fallen eine Auslöschung der linken Bogenwurzel L$_2$ sowie (nicht abgebildet) eine bogige Verlagerung der Kelchhälse im mittleren Nierenbereich rechts auf. *Computertomographie:* Liquide Raumforderung in der rechten Niere (Zyste, *kleiner Asterisk*), infiltrierend vor allem in den linken Wirbelbogen einwachsender Tumor, ausgehend vom M. psoas major (*großer Asterisk*). *Histologie:* Rhabdomyosarkom

diesen Fällen oft die Anamnese diagnostische Hinweise auf ein Malignom mit osteotroper Metastasierungsneigung wie Mamma-, Prostata-, Bronchial-, Schilddrüsen-, Nieren-, Kolon- oder Magenkarzinom.

– Heterotope, d. h. extramedulläre Blutbildungsherde kommen selten bei chronischen Anämien und myeloproliferativen Krankheiten vor. Das *untere hintere Mediastinum* ist eine Prädilektionsstelle für diese kompensatorischen extramedullären Hämatopoeseherde, die bei gleichzeitigem subperiostalem Sitz auch die Wirbelsilhoutte arrodieren können. Sie stellen sich durch Vorwölbung oder Verbreiterung der Paraspinallinie oder direkt im CT dar (Abb. 936). Tumoröse Weichteilmassen im unteren hinteren Mediastinum bei anämischen Patienten müssen daher nicht unbedingt die Ursache, sondern können auch die Folge der Blutarmut sein!

– Beim Paget-Wirbel tritt manchmal ein perivertebraler Weichteilschatten auf, der dystopes fibrovaskuläres Knochenmarkgewebe widerspiegelt. Außerdem gibt es die seltene transdiskale Paget-Ausbreitung mit partieller oder totaler Synostosierung der erkrankten Wirbel.

– Im Weichteilfenster des CT gelingt der *direkte* Nachweis von perivertebralen Entzündungsfolgen, z. B. extravertebralen oder pelvinen Flüssigkeitsansammlungen verschiedener Ätiologie (Abb. 937–942) und extravertebralem Tumorwachstum (s. Abb. 930, 932, 933). Bei der Differentialdiagnose umschriebener hypodenser Formationen im Verlauf des M. iliopsoas und seiner Umgebung muß neben dem Abszeß auch an das Muskelhämatom gedacht werden (Oberstein 1992). Trauma, Antikoagulantientherapie, diabetischer oder idiopathischer Psoasinfarkt, angeborenes Blutungsübel (vor allem im M. iliacus) sind die wichtigsten klinisch-anamnestischen Hinweise. Psoaseinblutungen können sich klinisch an neurologischen (sensiblen und motorischen) Ausfällen zu erkennen geben (Kompression des Plexus lumbalis einschließich des N. femoralis, dessen sensible Ausfälle die Vorder-, Innen- und Außenseite des Oberschenkels sowie die Medialseite des Unterschenkels und Fußes betreffen).

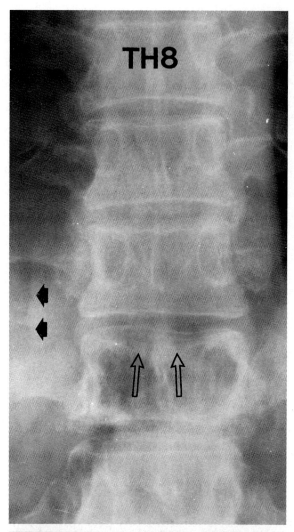

**Abb. 934.** Solitäres Plasmozytom Th 11. Einbruch des Diskus Th 10/11 durch die unterminierte Deckplatte, d. h. Diskusherniation mit partieller Auslöschung der Deckplattenkontur (*offene Pfeile*) und leichter Diskushöhenabnahme. Geringes Herauswachsen des Tumorgewebes (rechtsseitige Paraspinallinie über eine kurze Strecke sichtbar, *Pfeile*)

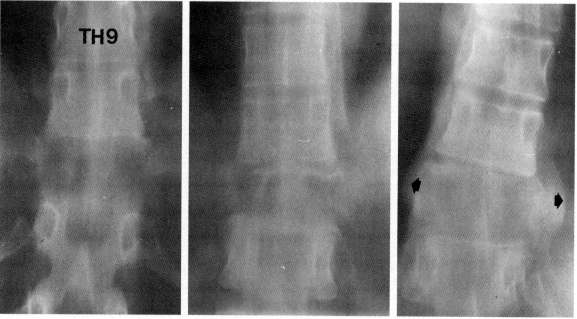

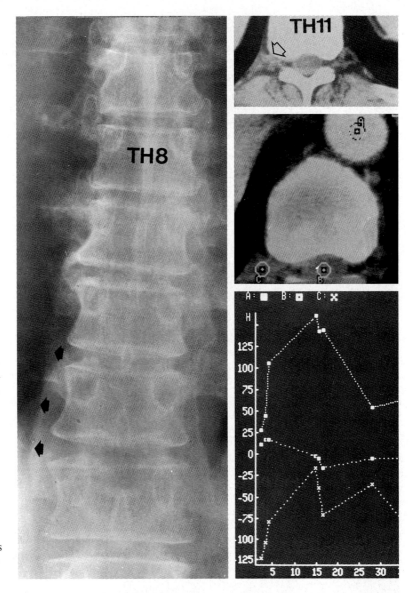

**Abb. 936.** Rechtsseitiges Sichtbarwerden der Paraspinallinie bei einem Patienten mit langjährig bekannter autoimmuner hämolytischer Anämie (*Pfeile*); weichteildichte Raumforderung rechts paravertebral im CT (*offener Pfeil*). *Biopsie:* Heterotope (extramedulläre) Blutbildungsherde (fettig durchsetztes rotes Knochenmark) loco typico: hinteres unteres Mediastinum. Im dynamischen CT (rechter Bildteil: Mitte und unten) sind folgende Differentialbefunde zu erheben: *A* Aorta mit typischem systolischem Peak (*obere Kurve*). *B* Annähernd gleichmäßige Durchblutung des Rückenmarks (*mittlere Kurve*). *C* Wellenförmige Durchblutung des extramedullären Blut-Fettmarks (*untere* Kurve). Das heterotope Knochenmark läßt sich auch mittels Knochenmarkszintigraphie darstellen

◁─────────────────────────────

**Abb. 935.** Fast völlige Osteolyse des 11. Brustwirbels mit Diskushöhenabnahme. Links mehr als rechts bogige Vorwölbung der Paraspinallinie (*Pfeile*), die das kraniokaudale Wirbelausmaß nur geringfügig überschreitet: herauswachsendes Malignom mit Diskusvorfall in das Tumorgewebe? *Histologie:* Osteosarkom

*Frische* Muskeleinblutungen treiben den Muskel in Abhängigkeit von der Blutmenge auf und sind *isodens.* Sie können nach i. v. Kontrastmittelinjektion *hypodens* demaskiert werden oder schon bei engem Fenster im CT auffallen. Mit zunehmender Eindickung – durch Flüssigkeitsresorption – steigt die Hämoglobinkonzentration zur *inhomogenen Hyperdensität* an.

Darüber hinaus gibt sich mit dieser bildgebenden Methode der von entzündlicher Flüssigkeit (Ödem, Eiter) durchtränkte Discus intervertebralis zu erkennen. Normale Zwischenwirbelscheiben haben Schwächungswerte über +50 HE (Abb. 937); entzündlich veränderte Disci liegen deutlich darunter (Abb. 943 und 944).

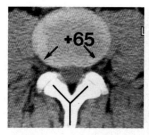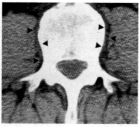

**Abb. 937.** Zwei wichtige computertomographische Kriterien der Diskus-Wirbel-Infektion (und z. T. auch des perivertebralen Tumorwachstums). *Linker Bildteil:* Dis-

kusgewebe hat bei einer der physiologischen Diskushöhe angepaßten Schichtdicke Schwächungswerte $\gg$ +50 HE, bei diesem Lumbaldiskus +65 HE. In Höhe der lumbalen Zwischenwirbelscheiben und des anliegenden rechten und linken Psoasmuskels befindet sich *kein* Baufett. Beide Strukturen gehen im CT fließend ineinander über. In Höhe der y-förmigen Darstellung des Wirbelbogens mit Dornfortsatz sind die lumbalen Spinalganglien zu erwarten (*Pfeile*, s. Abb. 931). *Rechter Bildteil:* Der 2. Parameter ist eine Baufettschicht zwischen Wirbelkörper und M. psoas major, die sich konstant in derjenigen Schnittebene nachweisen läßt, in welcher sich der Wirbelbogen als „weißer Ring" darstellt (*Pfeilspitzen*). Ein „weißer Ring" schließt auch Wirbelbogenspalten aus!

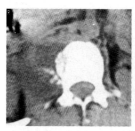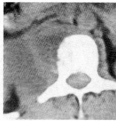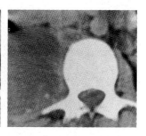

**Abb. 938.** Rechtsseitiger Psoasabszeß bei tuberkulöser Spondylodiszitis Th 12/L 1 (wechselnde liquide Dichtewerte mit kleinen Kalkflecken = Eiter). Der Eiter hat sich auch prävertebral angesammelt. Im *linken* und *mittleren*

Bildteil ist Flüssigkeit auch in den linken Baufettstreifen eingedrungen (irreguläre, unscharfe Konturen). Der *rechte* Bildteil zeigt den noch normalen Aspekt des Psoasfettstreifens

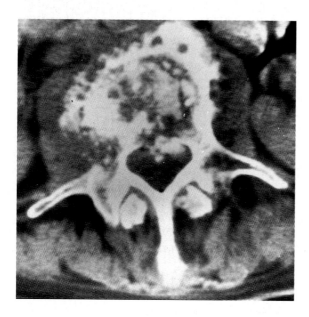

**Abb. 939.** Patient mit lumbaler tuberkulöser Spondylodiszitis, bei dem eine Paraspastik aufgetreten ist. Knochenbröckel sind im Spinalkanal zu erkennen. Sie zeigen an, daß der infektiöse Prozeß in den Spinalkanal eingebrochen ist. Bei der neurochirurgischen Intervention fanden sich sowohl entzündliches Granulationsgewebe als auch ein epiduraler Abszeß. Psoasabszeß beiderseits (ausgelöschter Baufettstreifen zwischen Muskel und Wirbelkörper, inhomogene Psoasdichte)

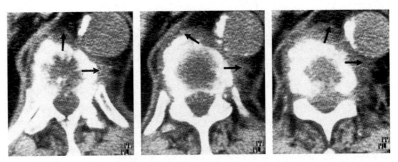

**Abb. 940.** Thorakolumbale infektiöse Spondylodiszitis. Die wie ausgefranst erscheinenden perivertebralen Weichteilstrukturen (*Pfeile*) sprechen gegen Abszeßbildung und für entzündliches Granulationsgewebe. Bei der offenen Biopsie wurde ödematös durchtränktes Granulationsgewebe, jedoch kein Eiter nachgewiesen (Staphylococcus aureus)

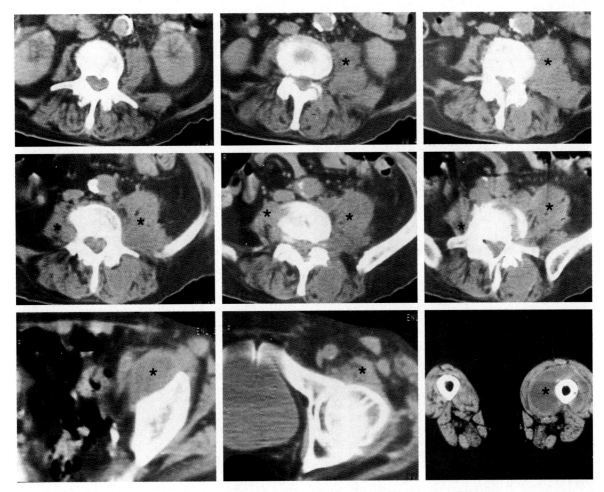

**Abb. 941.** Ausdehnung eines Psoassenkungsabszesses bei tuberkulöser Spondylodiszitis, der sich *links* bis zur Oberschenkelmittel computertomographisch verfolgen läßt (*Asterisken*). Auf der *rechten* Seite ist ein kleiner Psoasabszeß nur in einzelnen Etagen (*Asterisken*) zu erkennen

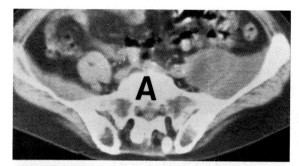
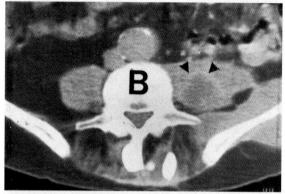
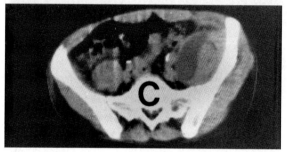

◁─────────────────────────────

**Abb. 942.** Differentialdiagnose umschriebener Hypodensitäten im Gebiet des M. iliopsoas und seiner unmittelbaren Nachbarschaft. Sie haben raumfordernden Charakter und gehen daher im CT mit einer Querschnittsvergrößerung (Auftreibung) des angeschnittenen Muskels einher; sie können im Rahmen des klinisch-röntgenologischen Gesamtbildes nosologisch sicher eingeordnet werden. Die exakte Bildanalyse leistet dabei einen wichtigen Beitrag: Eine *frische* **Eiteransammlung** (A) zeigt sich als inhomogen-hypodense Muskelauftreibung (*hier:* linker M. psoas major und M. iliacus). Identifizierung als tuberkulöser Senkungsabszeß durch die bekannte tuberkulöse Spondylodiszitis L 4/5. Besteht der Abszeß schon längere Zeit (Monate), so läßt sich die Abszeßmembran entweder im nativen CT (**B**, *Pfeilspitzen*) oder erst nach i.v. Kontrastmittelgabe abgrenzen. „Alte" Abszesse zeigen eine gegen „Wasserdichte" abfallende Hypodensität (**C**): Psoasabszeß bei 3 Jahre zuvor diagnostizierter unspezifischbakterieller Spondylodiszitis, die inzwischen das Narbenstadium erreicht hat. Innerhalb der linken Mm. psoas major und iliacus ist eine ovale, durch Kapsel abgegrenzte Hypodensität (+10 HE) sichtbar: „verwässerter" alter Abszeß. *Massive* Verkalkungen des Abszeßeiters sind unter der heute möglichen Therapie mit Chemotherapeutika und Antibiotika nicht mehr zu erwarten. Die *zweite* Differentialdiagnose der Psoashypodensität mit Querschnittsvergrößerung betrifft das **Muskelhämatom** (vgl. Text). Mit der Zeit geht der Eisengehalt des abgebauten Blutfarbstoffes zurück: *hypodense Areale bei Rückbildungstendenz des vergrößerten Muskelquerschnitts* – anstelle der isodensen Muskelauftreibung des frischen Hämatoms. Bei (angeborener oder medikamentös) verzögerter Gerinnung können Sedimentationsphänomene sichtbar werden: *hypodenses Serum auf hyperdensem Erythrozytensediment. Zusatzinformationen:* Diskrete Kalkschatten kommen sowohl im Hämatom als auch im Eiter vor. Gasansammlung zeigt gasbildende Keime (im Abszeß) an. Grundsätzlich sollte differentialdiagnostisch auch an die Einblutung in eine Muskelgeschwulst gedacht werden

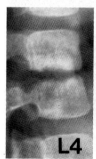
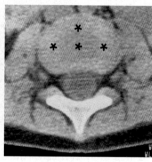
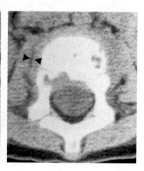

**Abb. 943.** Unspezifisch-bakterielle Spondylodiszitis L 2/3 bei einem 19 Monate alten Kleinkind (Diskushöhenabnahme, Abschlußplattenerosionen). Im CT (Schichtdicke 1,5 mm) liegt der mittlere Schwächungswert des Diskus (*Asterisken*) im befallenen Bewegungssegment bei +35 HE. Der rechte Bildteil zeigt, daß der physiologische Fettstreifen (vgl. Abb. 937) zwischen Wirbelkörper und M. psoas major auf beiden Seiten bis auf einen geringfügigen Rest (*Pfeilspitzen*) von Flüssigkeit durchtränkt ist. Bei der Punktion konnte Eiter aspiriert werden

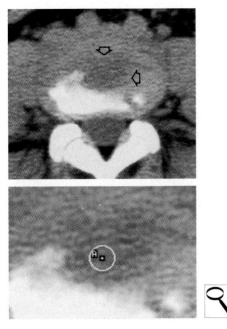

**Abb. 944.** Das entzündliche Ödem erfaßt manchmal nur einzelne Abschnitte des Diskus (*offene Pfeile*). Dies erklärt die zentrale pathologische Hypodensität im Diskus (+29 HE) bei unspezifisch-bakterieller Spondylodiszitis L4/5

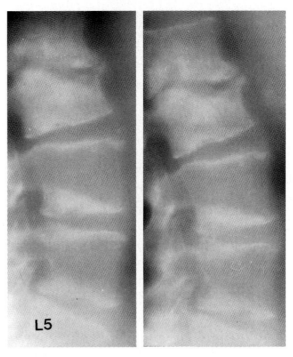

**Abb. 945.** Tuberkulöse Spondylodiszitis. Der Befall von 4 Lendenwirbeln spricht eher für eine Tuberkulose als für eine unspezifisch-bakterielle Infektion

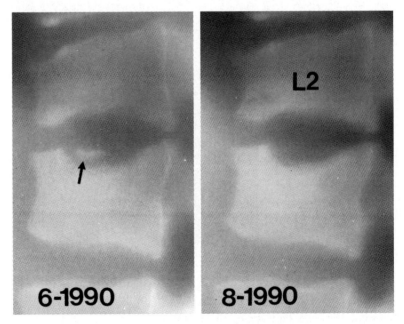

**Abb. 946.** Tuberkulöse Spondylodiszitis L2/3. Der Sequesternachweis (*Pfeil*) spricht nur mit Wahrscheinlichkeit für eine tuberkulöse Ätiologie. Sequesterresorption ist bei infektiöser Spondylodiszitis in geläufiges Ereignis (im Gegensatz zur Osteomyelitis an den Extremitätenknochen). S. auch die Erosionsglättung im Verlauf (6/1990–8/1990): Reparationsphänomen

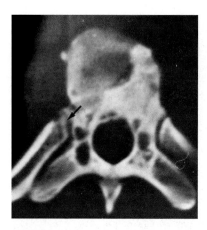

**Abb. 947.** Das CT zeigt, daß die Wirbelinfektion (s. die ausgedehnte Wirbelkörperzerstörung) sich auf beide Wirbelbogenhälften (s. die Osteolysen) und auf das rechte Kostovertebralgelenk (*Pfeil*) ausgebreitet hat (tuberkulöse Spondylodiszitis)

### 6. Schritt

Der Versuch, aufgrund der Anamnese, der klinischen Befunde und der Bildgebung zwischen tuberkulöser oder nichttuberkulöser Infektion zu unterscheiden,

MEMO

> Differentialdiagnose einer Raumforderung im hinteren unteren Mediastinum: Abszeß, neurogener Tumor, malignes Lymphom, mesenchymaler Tumor, intrathorakale extramedulläre Hämatopoeseherde (bei chronischer Anämie), Paget-Wirbel mit extraossärer Weichteilkomponente, Hernia diaphragmatica spuria des Trigonum lumbocostale (Bochdalek-Dreieck), Zwerchfelltumor.

führt lediglich zu *Wahrscheinlichkeitsaussagen.*
Für eine *tuberkulöse Infektion* sprechen:

- Anamnestisch bekannte aktive, d. h. behandelte, pulmonale oder extrapulmonale Tuberkulose.
- Pleuritis exsudativa in den letzten Monaten oder Jahren. Falls sie – wie häufig – auf eine hämatogene Streuung zurückgeht, ist die feuchte Rippenfellentzündung der Indikator für den Zeitpunkt der Streuung. Die klinische Latenz, d. h. das Zeitintervall zwischen Absiedelung (Streutermin) der Mykobakterien und der klinischen Manifestation, beträgt an der Halswirbelsäule etwa 6 Monate, an der Brustwirbelsäule wie an der Lendenwirbelsäule 1,5–2 Jahre.

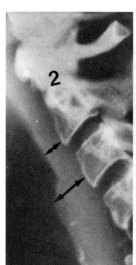
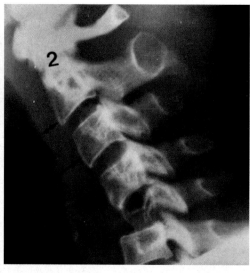

**Abb. 948.** An der Halswirbelsäule können die Tuberkulose (extrem selten auch pyogene Infektionen und Pilzerkrankungen) zu einer Vertebra plana führen wie bei diesem 36jährigen Patienten. *Differentialdiagnose:* Eosinophiles Granulom (Histiozytose X), Fraktur einschl. des verzögerten posttraumatischen Wirbelkollapses (M. Kümmell), neoplastische Metastase, malignes Lymphom, Leukämie, Plasmozytom (multiples Myelom), Hyperparathyreoidismus (brauner Tumor), Ostitis deformans Paget, Gaucher-Krankheit. Die vergrößerte Retropharyngealbreite (*Doppelpfeile*) bei C 2 (normal bei Kindern und Erwachsenen bis 7 Bildmillimeter) und bei C 3 (normal bis 5 Bildmillimeter), also oberhalb der Vertebra plana C 6, sprechen für eine retropharyngeale Flüssigkeitsansammlung im Zusammenhang mit dem Wirbelkollaps. Bei der Punktion wurde Eiter aspiriert; kulturell: Wachstum von Mycobacterium tuberculosis. *Diagnose:* Solitäre Wirbelkörpertuberkulose C 6

- Schleichender Beginn, allenfalls subfebrile Temperaturerhöhungen.
- Oligotope Wirbelsäuleninfektion (> 2 Wirbel), wenn klinisch keine Sepsis voranging (Abb. 945; s. Abb. 918).
- Sequester (Abb. 946), Knochenkaverne, Abszeßbildung.
- Übergreifen der entzündlichen Zerstörung auf den Wirbelbogen (Abb. 947).
- Vertebra plana *cervicalis* bei einem Erwachsenen (Abb. 948).

Für eine *nichttuberkulöse Infektion* sprechen:

- Kurz- bis mittelfristig vorangegangene Allgemeininfektionen, z. B. Salmonellosen, Bruzellosen, Langzeittherapie mit Kortikosteroiden, erworbene Immundepression, intravenöser Drogenabusus.
- Potentielle infektiöse Streuquellen, z. B. Shunts bei chronischen Hämodialysepatienten, Kolondivertikulose/-itis, Diskusoperation, Operationen im Retroperitonealraum und kleinen Becken, interventionelle Eingriffe an der Wirbelsäule und ihrer nahen Umgebung, offene Wirbelsäulentraumen, z. B. Schußverletzung.
- Fieberhafter akuter Beginn, ausgeprägte infektiöse Laborparameter.
- Sequester und Abszeß schließen die nichttuberkulöse Infektion nicht aus.
- Nichttuberkulöse Infektionen zerstören oft innerhalb von Wochen so viel diskovertebrales Gewebe wie die Tuberkulose in Monaten (Abb. 949).

## „Extraschritt"

Dieser außerordentliche diagnostische Schritt ist angezeigt, wenn eine schmerzhafte monosegmentäre reaktionslose Diskushöhenabnahme mittels Röntgenstrahlen nicht als entzündlich identifiziert werden konnte, *obwohl* aus klinischer Sicht der begründete Verdacht einer Wirbel-Diskus-Infektion besteht (s. Abb. 888).

Aber auch *ohne* eine monosegmentäre reaktionslose Diskushöhenabnahme mit oder ohne segmentäre Fehlstellung rechtfertigt der *klinische* Entzündungsverdacht in einem Wirbelsäulenabschnitt radiologische Untersuchungen, die über die Röntgenaufnahmen in 2 Ebenen hinausgehen (Abb. 950).

Entzündungsverdacht rufen beispielsweise lokalisierbare Wirbelsäulenschmerzen (Druck-, Klopf-, Stauchungsschmerz), eine unklar beschleunigte Blutsenkungsgeschwindigkeit, eine (subfebrile) Temperaturerhöhung sowie die allgemeine Abnahme der körperlichen Leistungsfähigkeit hervor.

In diesem Fall wird die Szintigraphie mit 99m-Tc-Phosphat-Komplex zur Fahndung nach einem *Wirbelfokus mit Osteoblastenhyperaktivität* eingesetzt (Abb. 951).

Gelingt mit dieser *lokalisierenden hochsensitiven* Untersuchungsmethode ein solcher Nachweis, so ist der nächste diagnostische Schritt die konventionelle Tomographie (in Seitenlage, vgl. Abb. 952–954) und erst danach – falls die Tomographie keine zweifelsfreien pathologischen Entzündungsbefund aufdeckt – die Magnetresonanztomographie.

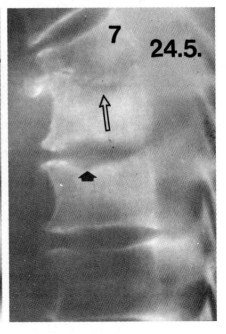

**Abb. 949.** Die infektiöse Spondylodiszitis richtet einerseits in wenigen Wochen (*28. 4.–24. 5.*) ausgedehnte Zerstörungen an (vgl. *offene Pfeile*). Andererseits zeigt sich am *24. 5.* ein bisegmentärer (oligotoper) Befall (*Pfeile*). Trotzdem wird die Diagnose „unspezifisch-bakterielle Infektion" gestellt. *Bakteriologische Diagnose:* Salmonellen

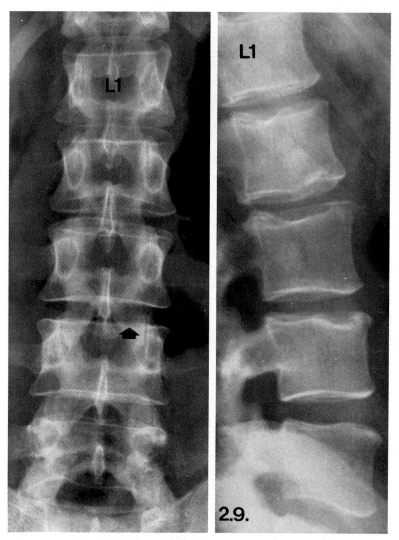

**Abb. 950.** *Ökonomische* Bildgebung bei klinischem Verdacht auf eine infektiöse Lendenwirbelsäulenerkrankung. *2. 9.:* Röntgenuntersuchung der Lendenwirbelsäule in 2 Ebenen. Folgende pathologische Befunde werden erhoben: In den Bewegungssegmenten L 1/2, L 2/3 und L 3/4 Hinweise auf eine durchgemachte Scheuermann-Krankheit (Schmorl-Knötchen, unregelmäßiger Abschlußplattenverlauf). Das große Schmorl-Knötchen in der Deckplatte L 4 erklärt ihre diskrete partielle Silhouettenauslöschung (*Pfeil*), die Störung der physiologischen Diskushöhe und die monosegmentäre Streckstellung. Im Bewegungssegment L 4/5 Retrolisthesis. Pseudoretrolisthesis L 5. Keiner der beschriebenen Röntgenbefunde bestätigt den klinischen Verdacht auf eine infektiöse Spondylodiszitis, sondern weist bei dem 45jährigen Patienten in erster Linie auf eine degenerative Diskopathie L 3/4 und L 4/5 hin. Deshalb wird unter Berücksichtigung der klinischen Befunde die Indikation zur Einphasen-Skelettszintigraphie gestellt (s. Abb. 951)

Die multiplanare Magnetresonanztomographie kann – an welcher Stelle des Untersuchungsganges auch immer – zur Beantwortung zweier Fragen eingesetzt werden:

1. Veränderte Zusammensetzung des Knochenmarks und der Zwischenwirbelscheibe (freie Flüssigkeit, lange T1w- und T2w-Relaxationszeit) ein-/ausschließlich des perivertebralen Gewebes?

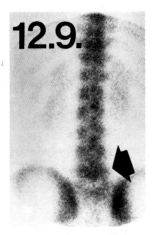

**Abb. 951.** *12. 9.:* Mineralphase der Szintigraphie mit osteotropem 99m-Technetium-Phosphat-Komplex. Fokale (monotope) Osteoablastenhyperaktivität L 5 (*Pfeil*) mäßigen Grades. Dieser durch die Szintigraphie lokalisierte Befund genügt, die Indikation zur konventionellen seitlichen Tomographie der unteren Lendenwirbelsäule zu stellen (s. Abb. 952)

2. Primärer perivertebraler Weichteilprozeß ohne bildgebend erkennbare Knochenbeteiligung? In diesem Fall wäre eine monosegmentäre reaktionslose Diskushöhenabnahme im Röntgenbild ein degenerativer Koinzidenzbefund.

Die unmittelbare Anwendung der Magnetresonanztomographie im Anschluß an die Röntgenuntersuchung (Röntgendiagnose: monosegmentäre reaktionslose Diskushöhenabnahme) ist unökonomisch – grundsätzlich aber machbar (s. Abb. 888). Sie wäre allenfalls bei Schwangeren und Kindern widerspruchslos indiziert. Die degenerativ bedingte monosegmentäre reaktionslose Diskushöhenabnahme – die Chondrosis intervertebralis – ist im Vergleich zur Infektion ein viel zu häufiger Befund, um den Einsatz dieses aufwendigen bildgebenden Verfahrens als *Suchmethode* zu rechtfertigen.

MEMO

> Magnetresonanztomographie (ohne Kontrastmittel) bei *frischer* infektiöser Spondylodiszitis.
>
> T1w-Bild: *transdiskale inhomogene Hypointensität,* d. h. Signalabnahme im Diskus *und* korrespondierenden Knochenmark.
>
> T2w-Bild: *hyperintenser* („leuchtender"), *deformierter* Diskus ohne intranukleären Spalt als richtungsweisender Befund.

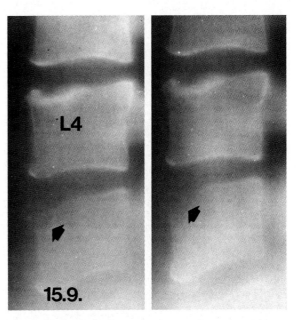

**Abb. 952.** *15. 9.:* Die *Pfeile* zeigen auf eindeutige entzündliche Erosionen am 5. Lendenwirbelkörper. Schmorl-Knötchen im Deckplattenbereich L 4. *Diagnose:* Infektiöse Spondylodiszitis L 4/5. *Fragestellung:* Unspezifisch-bakteriell oder tuberkulös? *Antwort* durch offene Biopsie (Erregernachweis gelingt bei höchstens 70% der Patienten) *oder/und* Abszeßfahndung mittels Computertomographie (Abb. 953) bzw. Magnetresonanztomographie) – Wahrscheinlichkeitsaussage, da bei tuberkulöser Infektion die Abszeßhäufigkeit größer ist als bei der unspezifisch-bakteriellen Spondylodiszitis – *oder* computertomographisch gesteuerte Nadelbiopsie (1.: Entscheidung, ob Abszeß oder Granulationsgewebe extradiskal sichtbar ist, 2.: gezielte Biopsie des Flüssigkeits- oder Granulationsgewebsfokus)

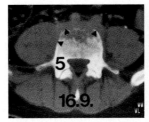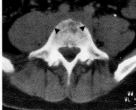

**Abb. 953.** *16. 9.:* Computertomographie zur gezielten Biopsie. Etwas muskelisodenses Granulationsgewebe dringt aus dem Wirbel in die Umgebung vor (*Pfeilspitzen*) und hat z. T. den M. psoas major erreicht. *Histologisch:* Granulationsgewebe mit Befunden wie bei subakuter Entzündung (Ödem, überwiegend lymphoplasmazelluläre Infiltration, nur geringere Granulozyteninfiltrate). *Bakteriologische Kultur:* Staphylococcus aureus

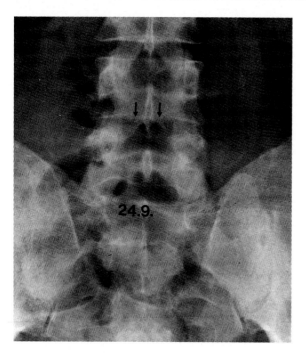

◁————————————————————————————

**Abb. 954.** *24. 9.:* Auf den a.-p. und seitlichen Röntgenaufnahmen (nur a.-p. Bild wiedergegeben) sind Abschlußplattenveränderungen (Grundplatte L 4) zu erkennen. Dabei gilt, daß *partielle* Auslöschungen der Abschlußplatte (*Pfeile*) beweiskräftiger sind als das vollkommene Fehlen der Abschlußplattensilhouette, namentlich, wenn es sich (auf der Lendenwirbelsäulenaufnahme) um die oberen und unteren Bewegungssegmente handelt

*Schlußfolgerung aus den Abb. 950–954:* Bei einer etwa Mitte August sich *klinisch* mit schleichend einsetzenden Schmerzen, gelegentlichen subfebrilen Temperaturerhöhungen und beschleunigter Blutsenkungsgeschwindigkeit bemerkbar machenden *lumbalen* unspezifisch-bakteriellen Spondylodiszitis sind erst nach etwa 5–6 Wochen auf den Nativaufnahmen Entzündungsröntgenbefunde festzustellen. Die Abb. 950–954 spiegeln den *ökonomischen* bildgebenden Algorithmus wider (s. Abb. 888). Er wurde „verzögert" angewandt (s. die angegebenen Daten); denn sonst hätte die Diagnose schon vor dem 15. 9. gestellt werden können. Der Patient wurde etwa 14 Tage nach subjektivem Krankheitsbeginn erstmals röntgenuntersucht. Patientenindolenz und iatrogene Ignoranz beeinflussen *alle* bildgebenden Verfahren negativ!

# 20 Die 5. Extremität –
## Rheumatoide Arthritis an der Halswirbelsäule

Wenn ein Patient mit bekannter adulter Rheumatoider Arthritis über Beschwerden klagt, die sich z. B. unter dem Begriff Zervikal- oder Lumbal-Syndrom subsumieren lassen, so können sie auf koinzidentelle degenerative Veränderungen an den Gelenken und Halbgelenken der Wirbelsäule zurückgehen. Ebenso möglich ist es, daß die Beschwerden den Befall des Achsenskeletts durch die Rheumatoide Arthritis anzeigen; dies gilt besonders für Patienten mit langjähriger Krankheitsanamnese.

Daher sind folgende Fakten zu bedenken:
1. Jedes Bewegungssegment der Wirbelsäule kann von der Rheumatoiden Arthritis ergriffen werden (Abb. 955–959). Die Halswirbelsäule ist jedoch die bevorzugte Lokalisation – als wäre sie die 5. Extremität des menschlichen Körpers.

2. Die Rheumatoide Arthritis führt vor allem zur Hypermobilität. Ankylose und Synostose werden viel seltener beobachtet und dann vor allem bei der Juvenilen chronischen Arthritis.
3. Hypermobilitätsverdacht erfordert seitliche Funktionsröntgenaufnahmen in Ante- (und Retro-)flexion. Namentlich an der Halswirbelsäule sind sie unerläßlich, und zwar aus 2 Gründen:
   – Die Hypermobilität wird erstmals durch sie erkannt.
   – Die Funktionsröntgenaufnahmen bestimmen das vollständige Ausmaß der Hypermobilität.
4. Hypermobilität (s. S. 390) kann zu einer Kompressionsmyelopathie führen, an der Halswirbelsäule sogar die Medulla oblongata bedrohen.
5. Zur genauen Beurteilung der entzündlichen Zerstörungen im okzipitozervikalen Übergang sind

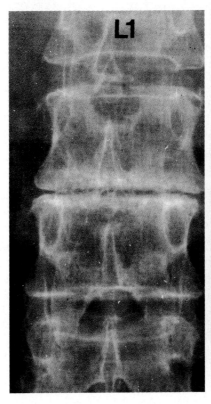
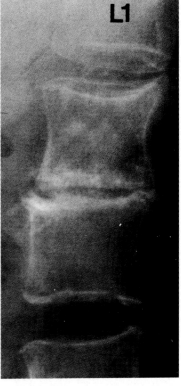

**Abb. 955.** Rheumatoide Arthritis seit etwa 15 Jahren bekannt. *Spondylodiscitis rheumatica* L 2/3. *Röntgenbefund:* erhebliche Diskushöhenabnahme, flache Erosionen der Abschlußplatten, nur *geringfügige* reaktive spondylophytäre Veränderungen

zusätzlich konventionelle Tomogramme erforderlich, nämlich a.-p. in Rückenlage und seitlich in
Anteflexion (Funktionstomographie in Seitenlage
des Patienten).

6. Der schwerwiegendste Röntgenbefund für Patienten mit Manifestationen der Rheumatoiden Arthritis an der Halswirbelsäule ist die sog. *Alarmerosion* an der Hinterfläche des Dens axis (s.
Abb. 965). Diese retrodentale Alarmerosion korreliert nämlich mit der Bedrohung des Rückenmarks durch die entzündlichen Synovialisproliferationen der Rheumatoiden Arthritis. Sie
ist bei Patienten mit Rheumatoider Arthritis eine
imperative Indikation für die zusätzliche Bildgebung mittels Magnetresonanztomographie. Darüber hinaus muß bei jedem Patienten – unabhängig vom Nachweis der Alarmerosion – diese
Untersuchung durchgeführt werden, wenn eine
Hemi-, Para- oder Tetraspastik oder -parese auftreten.

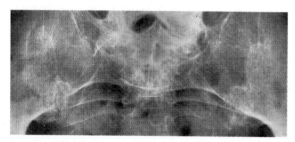

**Abb. 956.** Patientin der Abb. 955. *Rheumatische Sakroiliitis,* die sich als „erosives Verdämmern“ des röntgenologischen Gelenkspaltes zu erkennen gibt. Die subchondrale
Spongiosaverdichtung ist geringfügig oder fehlt vollständig. Der Prozeß verläuft nicht über das „bunte“ Sakroiliakalbild wie bei den seronegativen Spondarthritiden.
Außerdem ist das „bunte“ Sakroiliakalbild *der* Frühbefund, die Sakroiliitis bei Rheumatoider Arthritis ein
Spätbefund, der kaum vor dem 10. Krankheitsjahr zu
erwarten ist

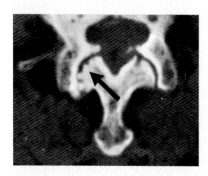

**Abb. 957.** Lumbales Wirbelbogengelenk, das von der
Rheumatoiden Arthritis befallen ist. Das CT zeigt eine
erosive Arthritis (*Pfeil*)

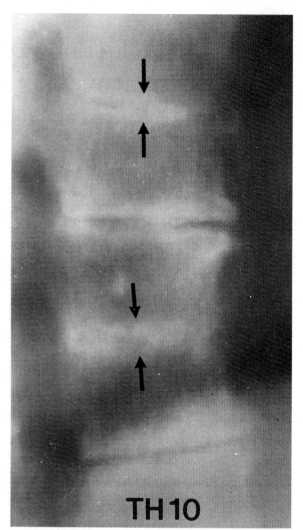

**Abb. 958.** 75jährige Patientin, seit etwa 25 Jahren Rheumatoide Arthritis. Der entzündliche Prozeß an der unteren Brustwirbelsäule hat den Charakter einer *Discitis
rheumatica,* d. h. erhebliche Zerstörung der Zwischenwirbelscheiben oder sogar Wirbelsynostose (*Pfeile*) ohne
gröbere Erosionen an den Abschlußplatten

## Manifestationen der Rheumatoiden Arthritis an der Halswirbelsäule

### Wirbelbogengelenke $C_{2-7}$

Erosionen der artikulierenden Flächen bis zur Zerstörung der Gelenkfortsätze: *Intervertebralarthritis*
(Abb. 960 und 961). Dadurch wird das ventrale
Wirbelgleiten begünstigt. Beim Mehretagenbefall
entsteht in Anteflexionshaltung das entzündliche
*disharmonische* Stufenleiterphänomen an den Wirbelkörperkonturen. Eine Ankylose der Wirbelbogengelenke ist möglich.

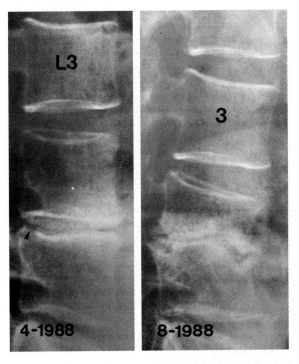

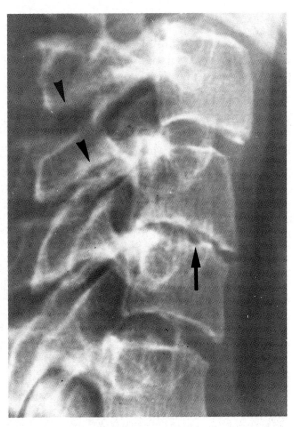

**Abb. 959.** Fehldiagnose Spondylodiscitis rheumatica bei einer Patientin mit langjähriger Rheumatoider Arthritis an den peripheren Gelenken.
*4/1988:* Die Diagnose Spondylodiscitis rheumatica L 4/5 wurde gestellt, da die Diskushöhenabnahme weitgehend reaktionslos verläuft; kleine Erosion (*Pfeilspitze*)
*8/1988:* Fortgeschrittene diskovertebrale Destruktion im 4. lumbalen Bewegungssegment. *Biopsie:* Wachstum von Staphylococcus aureus. *Schlußfolgerung:* Patienten mit langjähriger Rheumatoider Arthritis neigen nicht nur zu unspezifisch-bakteriellen Arthritiden, sondern auch zu bakteriellen Spondylodiszitiden

**Abb. 961.** *Spondylodiscitis rheumatica* (*Pfeil*) und erosive *Spondylarthritis rheumatica* (*Pfeilspitzen*) bei Rheumatoider Arthritis

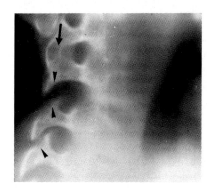

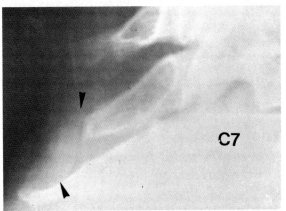

**Abb. 960.** Schrägtomographie der Halswirbelsäule bei langjähriger Rheumatoider Arthritis. Knöcherne Ankylose (*Pfeil*) und weitgehende Zerstörung der Processus articulares (*Pfeilspitzen*) sind zu erkennen

**Abb. 962.** Dornfortsatzerosion C 6 und C 7 bei Rheumatoider Arthritis. Die interspinöse Weichteilverdichtung (*Pfeilspitzen*) zeigt die geschwollene Bursa – *Bursitis rheumatica* – an

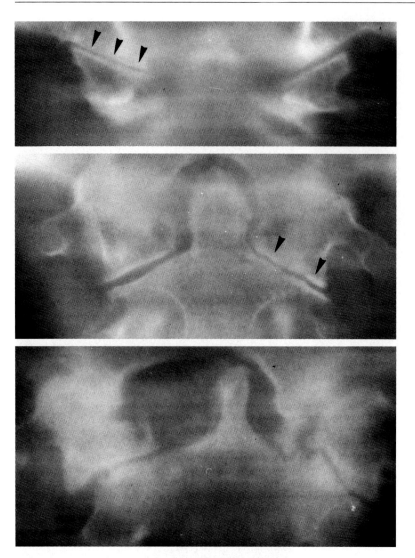

**Abb. 963.** *Oberer und mittlerer Bildteil:* Langjährige Rheumatoide Arthritis mit Befall des rechten Atlantookzipitalgelenks und des linken lateralen Atlantoaxialgelenks. Man erkennt auf den Schichtaufnahmen (*Pfeilspitzen*) Gelenkspaltverschmälerung (Knorpelschädigung) und flache Erosionen. *Unterer Bildteil:* Schwere arthritische Zerstörungen der Atlantookzipitalgelenke und der lateralen Atlantoaxialgelenke sowie des Dens bei langjähriger Rheumatoider Arthritis. Atlas und Schädelskelett sind nach rechts disloziert

## Zwischenwirbelscheibe

Reaktionslose, d. h. ohne oder mit nur geringfügiger Spondylophytenbildung und subdiskaler Spongiosaverdichtung einhergehende Zerstörung des Diskus durch entzündliches Granulationsgewebe: *Diszitis*, d. h. nichterosive Diskushöhenabnahme. Die Differentialdiagnose zum röntgenologisch identischen Bild der Chondrosis intervertebralis wird durch die Anamnese, den klinischen Befund und entzündliche Röntgenbefunde in der unmittelbaren Nachbarschaft entschieden. Antelisthesis ist bei der Diszitis häufiger und stärker ausgeprägt als bei Chondrose.

MEMO

Die Rheumatoide Arthritis ist in den ersten 10 Krankheitsjahren für die Halswirbelsäule ein Risiko, nach dem 10. Krankheitsjahr ein Problem.

## Zwischenwirbelscheibe und Wirbelkörper

Diskushöhenabnahme mit unscharf konturierten oder erodierten Abschlußplatten: *Spondylodiscitis rheumatica* (s. Abb. 961, 969). Die Retrolisthesis ist bei gleichzeitigem Befall der Wirbelbogengelenke seltener als die Antelisthesis.

## Interspinöse Schleimbeutel an der kaudalen Halswirbelsäule

Bursitische Dornfortsatzerosion oder -osteolyse. Bei Betrachtung vor einer Grelleuchte kann die entzündlich geschwollene Bursa sichtbar werden (Abb. 962). Diese pathologischen Befunde kommen bei der Rheumatoiden Arthritis und der Spondylitis ankylosans vor.

## Okzipitoatlantoaxialregion

Erosion bis Zerstörung der Gelenksockel sind an den Atlantookzipitalgelenken, am medianen Atlantoaxialgelenk und an den lateralen Atlantoaxialgelenken (Abb. 963) nachzuweisen.
Kapsel-Band-Schädigungen beziehen die genannten Gelenke, vor allem das Lig. transversum, aber auch Ligg. alaria und das Lig. apicis dentis ein.

*Dens axis.* Antedentale Erosion: *Lockerungserosion* (Abb. 964), retrodentale Erosion: *Alarmerosion* (Abb. 965; s. S. 456), apikale Denserosion: *rettende*

*Erosion* (Abb. 966, s. S. 460). Die Attribute weisen auf den Sitz der Erosion am Dens hin; im Anschluß sind zur Engrammbildung die Folgen des jeweiligen Erosionssitzes hervorgehoben.

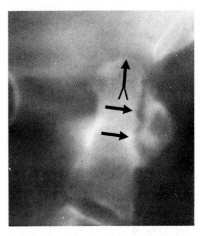

**Abb. 964.** Antedentale Erosion – sog. *Lockerungserosion* – (*Pfeile*), die eine Lockerung im mittleren Atlantoaxialgelenk befürchten läßt. Dann droht – falls nicht schon eingetreten – die vordere Atlassubluxation. Geringe Vertikaldislokation des Dens (*geschwänzter Pfeil*). Seine Spitze überschreitet gerade die Foramen-magnum-Linie. Sie zieht vom Basion zum Opisthion des Hinterhauptloches und wird normalerweise von der Densspitze nicht überschritten. Die Foramen-magnum-Linie wird auch als McRae-Linie bezeichnet

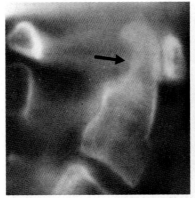 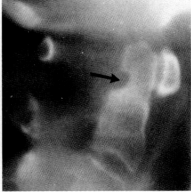

**Abb. 965.** Tomographische Abbildung der typischen *retrodentalen Alarmerosion* (*Pfeile*) bei 2 Patientinnen mit Rheumatoider Arthritis. Die Alarmerosion zeigt an, daß arthritische entzündliche Synovialisproliferationen den Dens von hinten und die Medulla spinalis von vorne bedrohen. Imperative Indikation zur Magnetresonanztomographie dieser Region! Das proliferierende Synovialisgewebe entstammt dem hinteren Anteil des medianen Atlantoaxialgelenks

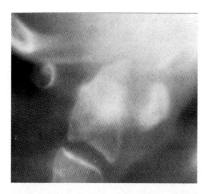

**Abb. 966.** Das Tomogramm zeigt, daß bei erheblicher vorderer Atlasdislokation und vertikaler Densdislokation die ausgeprägte *rettende Denserosion* das Risiko der Medullaschädigung herabgesetzt hat. Die erodierte Densspitze überschreitet die Foramen-magnum-Linie nur geringfügig

*Lockerungserosion.* Sie zeigt den Befall des medianen Atlantoaxialgelenks an und spiegelt eine erosive Arthritis wider. Die arthritische Instabilität kann jedoch schon bei nichterosiver Arthritis auftreten. „Lockerung" bedeutet, daß es zur Dislokation des Atlas kommt: *vordere Atlas(sub)luxation* (Abb. 967 und 968).
Eine wichtige pathomorphologische Prämisse für diese am Atlantodentalspalt meßbare Dislokation (s. Abb. 1184, Röntgenometrie) ist die Insuffizienz des Ligamentum transversum atlantis. Zu den pathomorphologischen Voraussetzungen dieser Atlasverschiebung gehören in Abhängigkeit vom Ausmaß der vorderen Atlassubluxation auch Schädigungen der Ligg. alaria sowie der Kapseln und Gelenksockel an den übrigen Atlasgelenken. Selten führt die vordere Atlassubluxation zu einer intermittierenden Durchblutungsstörung der Aa. vertebrales oder sogar zu einer letalen Thrombose dieser Gefäße.

Je stärker das ventrale Atlasgleiten ist, desto mehr wird es zu einem *Kippgleiten,* bei dem der vordere Atlasbogen sich nach kaudal-vorne und der hintere Atlasbogen sich okzipitalwärts neigt. Gleichzeitig kommt es dann zu einem Hochsteigen des Dens: *vertikale Densdislokation* (Abb. 969–971).

Der Ausdruck *basiläre Impression* kennzeichnet eine als Mißbildung auftretende oder erworbene symmetrische, asymmetrische, partielle oder totale trichterförmige Einstülpung der Umgebung des großen Hinterhauptloches.
Die erworbene basiläre Impression kann entstehen, wenn die knöcherne Umgebung des Foramen occipitale magnum „erweicht", z. B. beim M. Paget, bei der Osteomalazie, bei der fibrösen Dysplasie, der Osteogenesis imperfecta, bei entzündlichen und tumorösen Osteodestruktionen oder beim Hyperparathyreoidismus. Dann liegt eine „echte" Einstülpung der knöchernen Umgebung des Hinterhauptloches vor. Bei der mißbildungsbedingten Form der basilären Impression wird diese Einstülpung durch okzipitale Fehlbildung(en) – Hypoplasien, Dysplasien – vorgetäuscht.
Der wichtigste pathogene Faktor der basilären Impression ist die vertikale Densdislokation, soweit nicht begleitende knöcherne und/oder spinal-zerebrale Mißbildungen die neurologischen Ausfälle prägen.
Die basiläre Impression wird durch die verschiedenen röntgenometrischen Hilfslinien des okzipitozervikalen Übergangs (s. Abb. 1184) und durch die konventionelle Schichtuntersuchung dieser Region erkannt und morphologisch analysiert.

*Rettende Erosion.* Sobald die Ebene des Foramen magnum von der Densspitze – aus welchem ätiologischen und pathogenetischen Grund auch immer – überschritten wird, bedroht sie die Medulla oblongata. Eine gleichzeitig vorhandene Erosion des Apex dentis verringert die Denshöhe und wirkt auf diese Weise als „rettende" Denserosion (s. Abb. 966, 970).

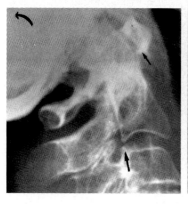

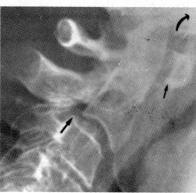

**Abb. 967.** Rheumatoide Arthritis. Funktionsröntgenaufnahmen in Retro- und Anteflexion (Bewegung in Richtung der *gebogenen Pfeile*) decken die vordere Atlassubluxation (*kleine Pfeile*) und die Hypermobilität im 2. Bewegungssegment auf (*große Pfeile*)

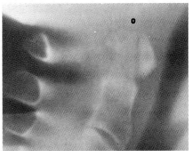

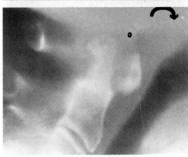

**Abb. 968.** Das wahre Ausmaß der vorderen Atlassubluxation ist erst durch die seitliche *Funktionstomographie in Anteflexion* zu erkennen. *Oberer Bildteil:* seitliche Tomographie in Normalposition; *unterer Bildteil:* Funktionstomographie in Anteflexion (Bewegung in Richtung des *gebogenen Pfeils*). In Abhängigkeit vom Ausmaß der vorderen Atlassubluxation kommt es nicht nur zu einem Kippgleiten des Atlas (vorderer Atlasbogen nach kaudal vorne disloziert, hinterer Atlasbogen okzipitalwärts), sondern auch zur vertikalen Densdislokation. Vgl. den Abstand zwischen der *Basionmarkierung* (Vorderrand des Hinterhauptloches) und der Densspitze auf beiden Abbildungsteilen

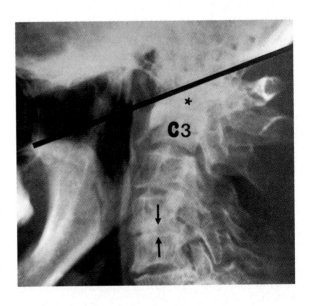

**Abb. 969.** Auf der seitlichen Übersichtsaufnahme gibt die Beachtung der von Redlund-Johnell u. Pettersson (1984) beschriebenen Linie Auskunft über das Ausmaß der *Vertikaldislokation des Dens.* Auf den Übersichtsaufnahmen ist jedoch nicht zu erkennen, inwieweit die rettende (apikale) Denserosion das Risiko der Medullaschädigung mindert. Bei diesem Patienten ist die Redlund-Johnell-Pettersson-Linie hochgradig pathologisch. Die Distanz zwischen der Grundplattenmitte C 2 (*Asterisk*) und der Palatosubokzipitallinie (McGregor-Linie) liegt weit unter den Normalwerten (29 mm bei Frauen, 34 mm bei Männern, s. Abb. 1184). *Spondylodiscitis rheumatica (Pfeile)* mit Diskushöhenminderung und Erosionen

**Abb. 970.** Der Vergleich der Übersichtsaufnahme mit der Tomographie führt den Informationsgewinn im okzipitozervikalen Übergang vor Augen. Dieser betrifft das Ausmaß der vorderen Atlassubluxation und der erheblichen vertikalen Densdislokation. Insbesondere ist auch die *rettende Denserosion* zu erkennen (*Pfeilspitze*). Auf der Übersichtsaufnahme stellt sich der Dens nur unübersichtlich dar (*Pfeile*)

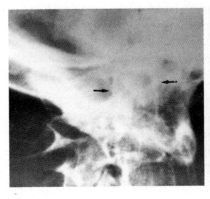

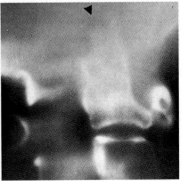

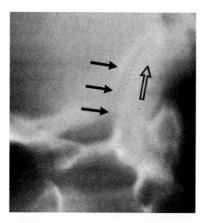

**Abb. 971.** Sog. *anterovertikale Densdislokation* (*offener Pfeil*) vor den Klivus (*Pfeile*)

*Densosteolyse.* Rheumatoid-arthritisches Granulationsgewebe kann den Dens von allen Seiten attackieren, so daß er mehr oder weniger vollständig zerstört wird – Densosteolyse (Abb. 972) – oder eine pathologische Fraktur eintreten kann. Als Folge kommt es zu schweren Hypermobilitäten im Atlantoaxialbereich, zumal bei Densosteolysen gleichzeitig Zerstörungen an den Gelenksockeln der anderen Kopfgelenke zu erwarten sind: *Laterale* und *posteriore Atlasdislokation* werden dann möglich (Abb. 973).

*Peridentale knöcherne Metaplasien* (Abb. 974 und 975) treten häufig bei Instabilitäten in dieser Region auf – *Steinbruchzeichen* –, ebenso eine Vergrößerung (*„Aufblähung")* des gesamten Dens (s. Abb. 972).
Auf dem a.-p. Röntgenbild erscheinen diese Knochenschatten manchmal wie eine *Densaureole* (Abb. 975). Im CT ist jedoch zu erkennen, daß sie vor, neben, hinter und oberhalb des Dens liegen (Abb. 976).
Bei einzelnen isolierten kleinen Knochenschatten in den Weichteilen der Atlas-, Dens- und Okzipitalumgebung muß einerseits an die Manifestationen des Proatlas und/oder des Okzipitalwirbels (Abb. 977) gedacht werden. Andererseits können solche Knochenschatten auch als knöcherne Metaplasien im traumatisch oder sonstig geschädigten Kapsel-Band-Apparat entstehen.
Entsprechende Überlegungen gelten für die Densaureole, deren Pathogenese keineswegs an die Rheumatoide Arthritis gebunden ist.
Aus teleologischer Sicht könnten diese Ossikel durch die knöcherne Reparation (entzündlich) zerstörten straffen fibrösen Bindegewebes oder allein durch ihre Raumbeanspruchung – dies gilt auch für die Densaufblähung – der Instabilität entgegenwirken: Vielleicht sind dies Selbstheilungsvorgänge?

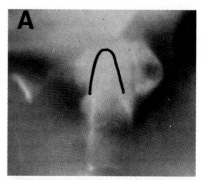

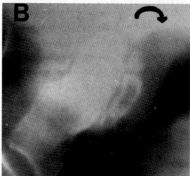

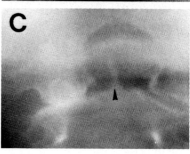

**Abb. 972.** Sog. Densaufblähung (*Markierung:* ursprüngliche normale Denskontur) ohne (**A**) und mit (**B**, Tomogramm in Anteflexion = Richtung des *gebogenen Pfeils*) *Steinbruchzeichen.* **C** führt vor Augen, daß das rheumatoid-arthritische Granulationsgewebe den Dens zerstört (Densosteolyse, *Pfeilspitze*), während die Densaufblähung als reaktives Phänomen aufzufassen ist

## Okzipitozervikale Manifestationen anderer Erkrankungen des Gleit- und Stützgewebes

Die bisher beschriebenen pathologischen Befunde an der Halswirbelsäule wurden vor allem als Folge der langjährigen Rheumatoiden Arthritis und bei der Juvenilen chronischen Arthritis dargestellt – durchaus zu Recht.
Diese Feststellung schließt jedoch nicht aus, daß dort, wenn auch viel seltener, andere entzündlich-rheumatische Erkrankungen zu entzündlichen Zerstörungen und deren geschilderten Folgen führen können, beispielsweise die Spondylitis ankylosans.

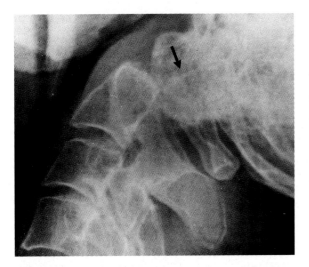

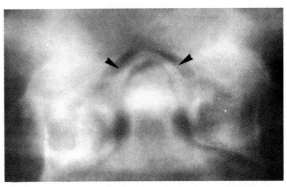

**Abb. 975.** *Densaureole* (*Pfeilspitzen*) bei Rheumatoider Arthritis. Grundsätzlich sind die Densaureole und ähnliche peridentale Verknöcherungen als Reparationsversuch anzusehen, der bei Zerstörung fibrösen Gewebes in dieser Region der Hypermobilität entgegenwirkt. Sie kommen daher nicht nur im Zusammenhang mit der Rheumatoiden Arthritis, sondern auch bei Kapsel-Band-Schäden anderer Genese vor. Gelegentlich sind sie Zeichen einer konstitutionellen osteoplastischen Diathese (*DISH*)

**Abb. 973.** *Posteriore Atlasdiskokation* bei Rheumatoider Arthritis (*Pfeil*). Voraussetzung für das dorsale Abrutschen des Atlas sind schwere Zerstörungen des Dens und der Gelenke im Zervikookzipitalbereich (Funktionsaufnahme der seitlichen Halswirbelsäule in Retroflexion). Die Aufnahme wurde 1976 angefertigt. Nach dem heutigen Erkenntnisstand ist die Aufnahme in Retroflexion bei entzündlichen Zerstörungen im okzipitozervikalen Übergang kontraindiziert – Spinalmarkschädigung!

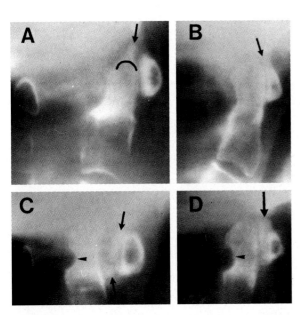

**Abb. 974A–D.** Peridentale Verknöcherungen – *Steinbruchzeichen* – bei Rheumatoider Arthritis. A Verknöcherung des Lig. apicis dentis (*Pfeil; Markierung:* ursprüngliche obere Denskontur). B Verknöcherung der Membrana atlantooccipitalis anterior (*Pfeil*). C, D Zwischen vorderem Atlasbogen und Dens projizierte knöcherne Metaplasien (*Pfeile*). *Retrodentale Alarmerosion* (*Pfeilspitzen*)

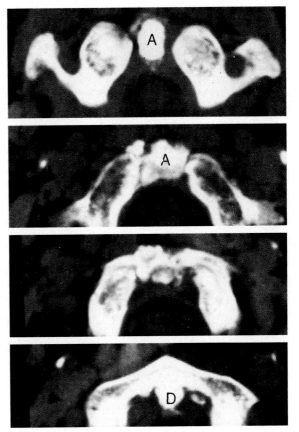

**Abb. 976.** Ein Vergleich der konventionellen mit der computerisierten Tomographie zeigt, daß die Densaureole nur eines der möglichen Steinbruchzeichen ist. Die Verknöcherungen treten also ganz allgemein peridental auf. *A* Im CT angeschnittene Densaureole (s. Abb. 975), *D* Densspitze

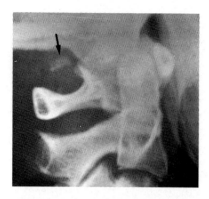

**Abb. 977.** Der kleine Knochenschatten zwischen hinterem Atlasbogen und dem Okzipitale (*Pfeil*) entspricht einem Rest des embryologischen Okzipitalwirbels: Differential-diagnose der „Steinbruchzeichen"

Bei ihr kommen nicht nur Hypermobilitäten im okzipitozervikalen Übergang, sondern auch Dorn-fortsatzerosionen oder -osteolysen an der unteren Halswirbelsäule vor.

Die knöcherne Densaureole und ähnliche peridentale Ossikel werden auch bei anderen entzündlich-rheu-matischen Krankheiten, Arthrosen und bei DISH gesehen. Sie spiegeln daher nicht nur reparative Phänomene wider, sondern können auch eine konsti-tutionelle osteoplastische Diathese anzeigen.

Reversible *Kalkschatten* (also keine Knochenschat-ten) in der Densumgebung kennzeichnen auch dort die Tendinitis calcificans sive calcarea und können gelegentlich schmerzhaft mit retropharyngealer Weichteilschwellung verlaufen.

Die vordere Atlasdislokation ist ein polyätiologi-sches Phänomen, das bei vielfältigen, auch bakteriell-entzündlichen Erkrankungen, bei Entwicklungsstö-rungen in dieser Region, bei systemischen Erkran-kungen des Stütz- und Gleitgewebes wie Osteochon-drodysplasien und Mukopolysaccharidosen, beim Down-Syndrom (Trisomie 21), bei der Neurofibro-matose und auch posttraumatisch vorkommt.

Bei Kindern und Adoleszenten tritt manchmal als Variante eine Hypermobilität des 2. und seltener des 3. Halswirbels auf, die sich auf Funktionsröntgenauf-nahmen in Ante- und Retroflexion zu erkennen gibt. Sie darf nicht als traumatische oder entzündliche Instabilität fehlgedeutet werden.

# 21 Röntgendiagnostische Fallstricke: erosive Osteochondrose, synostosierende Osteochondrose, hemisphärische Spondylosklerose, postoperative Diskusbefunde

## Erosive Osteochondrose

Zu den Folgen der Diskusdegeneration gehört auch die subdiskale Knochenverdichtung. Die Spongiosatrabekeln gleichen sich auf diese Weise dem erhöhten axialen Druck an, der nach Einschränkung oder Ausfall der Diskusfunktionen auf sie einwirkt.

Die subdiskale Knochensklerose breitet sich an der Halswirbelsäule, selten auch an den anderen Wirbelsäulenabschnitten, manchmal auf den ganzen Wirbelkörper aus (Abb. 978; s. Abb. 836). Der sklerosierte Knochen ist spröde und kann einbrechen. Dadurch entstehen Risse und Spalten, die durch einsprossendes, Knochenabbau induzierendes Bindegewebe vergrößert werden. In diese biomechanischen „Schwachstellen" kann wiederum Diskusgewebe einbrechen und den Abschlußplattendefekt vergrößern. Auf diese Weise entsteht die erosive Osteochondrose (Abb. 978–982).

Je ausgedehnter die Erosionen sind, desto eher besteht die Gefahr der Fehldiagnose „infektiöse Spondylodiszitis". Ein wichtiges differentialdiagnostisches Merkmal ist die Form der Trabekelverdichtung im Röntgenbild. Bei der erosiven Osteochondrose läßt sich die subdiskal ausgerichtete, mehr oder weniger breite, *bandartige* Spongiosaverdichtung gewöhnlich noch erkennen. Sie hat nicht den umschriebenen, auf den Defekt zentrierten Charakter der entzündlich ausgelösten *perifokalen* Wirbelsklerose. Die Häufigkeit der Osteochondrose kann allerdings dazu führen, daß sich auf ein Bewegungssegment mit degenerativer Diskopathie zufällig eine Infektion aufpropft. Bei diesem Mischbild aus Osteochondrose und Spondylodiszitis müssen diejenigen klinischen bildgebenden diagnostischen Schritte unternommen werden, welche auf S. 421 empfohlen wurden, um zur Diagnose oder zum Ausschluß einer diskovertebralen Infektion zu gelangen.

MEMO

> Basisaspekt der erosiven Osteochondrose: die Erosionen der Abschlußplatten sind eher „Arabesken" des osteochondrotischen Gesamtbefundes als krankheitsbestimmende Röntgenzeichen.

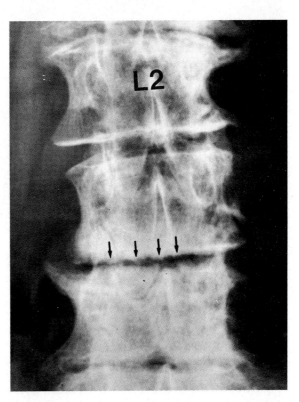

**Abb. 978.** Fortgeschrittene Osteochondrose L 3/4 und L 4/5 mit Synostosetendenz im 3. Bewegungssegment, s. die Knochenknospen an den Abschlußplatten L 3 und 4 (*Pfeile*). Nach offenbar völligem Ausfall der Diskusfunktion hat sich die subdiskale bandförmige Spongiosasklerose auf den gesamten Wirbelkörper L 4 ausgedehnt (vgl. L 2): degenerativer Elfenbeinwirbel. S. auch die erosive Komponente der Osteochondrose (an den korrespondierenden rechten Wirbelkanten L 3 und 4)

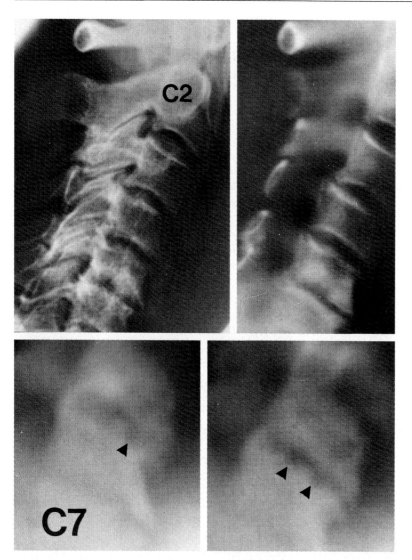

**Abb. 979.** *Oberer Bildteil:* Erosive Osteochondrose bei einer 82jährigen Frau im 5. Bewegungssegment. Der osteochondrotische Wirbelkörperumbau (-anbau, Spondylophyten, bandförmige subdiskale Spongiosaverdichtung in C 6) sind die röntgenologischen Indizien für die degenerative Diskopathie mit erosiver Komponente. *Unterer Bildteil:* Bioptisch identifizierte amyloidbedingte diskovertebrale Zerstörung C 5/6 mit Erosionen (*Pfeilspitzen*) und Diskushöhenabnahme bei einer Patientin nach etwa 12jähriger Hämodialysetherapie.

*Schlußfolgerung:* Die abgebildeten Beispiele zeigen, daß nicht nur die Differentialdiagnose zwischen infektiöser Spondylodiszitis und erosiver Osteochondrose praktische Bedeutung hat, sondern auch als 3. differentialdiagnostische Erwägung die Amyloidosespondylopathie (unterer Bildteil) und 4. die destruktive Pyrophosphatspondylopathie berücksichtigt werden müssen

## Synostosierende Osteochondrose

In den meisten Fällen von Diskusdegeneration werden mit der Zeit der ausgetrocknete Nucleus pulposus und der geschädigte Anulus fibrosus von der Achslast und der Bewegung zermalmt. Allenfalls wird dieses Geschehen durch die spondylophytäre Verklammerung gebremst. Manchmal sproßt Bindegewebe aus dem Markraum in den intervertebralen Diskusspalt ein und räumt die Diskusreste ab. Dabei kann es zur knöchernen Substitution des zerstörten Diskus kommen: synostosierende Osteochondrose (Abb. 983 und 984; s. Abb. 978). Sie wird besonders an der Halswirbelsäule beobachtet.

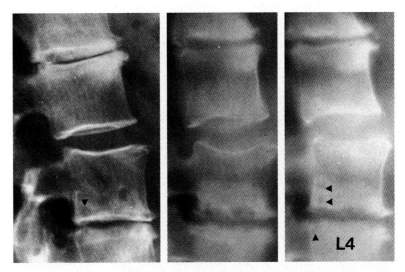

**Abb. 980.** Auf Schichtaufnahmen der Brust- und Lenden-wirbelsäule ist die erosive Komponente der Osteochon-drose besser sichtbar als auf Nativaufnahmen, s. die erosive Osteochondrose L 3/4. Sehr diskrete Erosionen zeigen sich auch bei der Osteochondrose L 1/2. Die degenerative Pathogenese im 3. Bewegungssegment läßt sich nicht nur aus den vorderen und hinteren Spondylo-phyten, sondern auch von den an typischer Stelle (hinteres Viertel der Wirbelkörper) sichtbaren Geröllzysten (*Pfeilspitzen*) ableiten. (*Linker Bildteil:* Übersichtsaufnah-me; *mittlerer und rechter Bildteil:* Tomogramme)

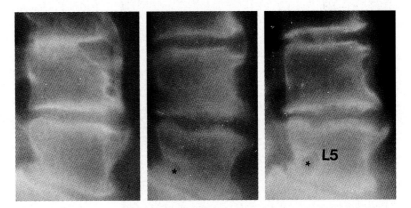

**Abb. 981.** Zur Differentialdiagnose zwischen infektiöser Spondylodiszitis und erosiver Osteochondrose. Der Pa-tient gibt anamnestisch eine etwa 20 Jahre zuvor behan-delte tuberkulöse Spondylodiszitis L 3/4 an. Der jetzt 72jährige sucht ärztlichen Rat wegen Schmerzen im Bereich der unteren Lendenwirbelsäule. Das Tomo-gramm (*linker Bildteil*) zeigt eine partielle Synostose zwischen L 3 und L 4 (Narbenzustand nach tuberkulöser Spondylodiszitis). 4. Bewegungssegment: Außer bandför-miger subdiskaler Verdichtung beiderseits von höhenge-mindertem Diskus und Spondylophyten sind auch Ero-sionen der Abschlußplatten sichtbar. Osteochondrose L 5/S 1 bei Spondylolisthesis L 5. Im hinteren Bereich des Wirbelkörpers L 5 größere ovale Osteolyse (*Asterisken, mittlerer und rechter Bildteil*).
*Fragestellung:* Erosive Osteochondrose L 4/5 oder Reak-tivierung einer bisher inapparenten tuberkulösen Spon-dylodiszitis viele Jahre nach behandelter tuberkulöser Infektion L 3/4?

*Diagnose:* Erosive Osteochondrose L 4/5. Die im 4. Bewegungssegment beschriebenen Röntgenbefunde sind typisch für eine Osteochondrose L 4/5 mit erosiver Kom-ponente („Arabeske"). Zweifel an dieser ätiologischen Deutung könnten nur dann aufkommen, wenn die zysten-artige Osteolyse im 5. Lendenwirbelkörper als tuberkulö-se Knochenkaverne gedeutet würde. Tatsächlich handelte es sich um eine *an typischer Stelle* (vgl. Abb. 980) gelegene Geröllzyste bei fortgeschrittener Osteochondrose L 5/S 1. Die Verlaufsbeobachtung über 3 Jahre – röntgenologisch Status idem, klinische Besserung nach Physiotherapie und nichtsteroidalen Antirheumatika – bestätigte die Diagnose

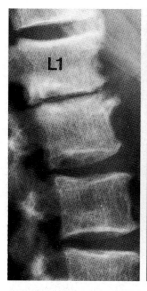
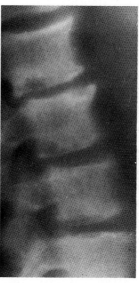

**Abb. 982.** Zur Differentialdiagnose der erosiven Osteochondrose. Die Regel gilt, daß jede intraspongiöse Diskushernie (Schmorl-Knötchen), die nach Wachstumsabschluß ohne vorangegangenes Trauma auftritt, ätiologischer Klärung bedarf. Unterminierung der Abschlußplatten durch infektiöse oder tumoröse Absiedelungen können nämlich auch zur Herniation führen. Osteoporosen unter Fluoridtherapie neigen ebenfalls zur intraspongiösen Diskushernienentstehung. 81jähriger Patient, dessen Langzeitfluoridbehandlung sich als Folge der Osteoblastenaktivierung an einer strähnigen Wirbelkörperverdichtung zu erkennen gibt. Die intraspongiösen Diskushernien im Bewegungssegment L1/2 mit mehr oder minder ausgeprägter perifokaler Verdichtung sind – erwartungsgemäß – auf dem Tomogramm besser sichtbar als auf der Übersichtsröntgenaufnahme. Sie täuschen hier eine erosive Osteochondrose vor. Vgl. auch die intraspongiösen Hernien im 2. und 3. Bewegungssegment, die eindeutig nur im Schichtbild zu erkennen sind

## Differentialdiagnose des Blockwirbels

Zur Differentialdiagnose der synostosierenden Osteochondrose gehören die infektiöse narbige Wirbelsynostose und der angeborene Blockwirbel. Bei der postinfektiösen Wirbelverblockung fallen häufig im Wirbelkörper irreguläre, narbig umgebaute Trabekelzüge auf. Außerdem müssen die anamnestischen Angaben des Patienten berücksichtigt werden. Beim *dysontogenetischen Blockwirbel* (s. Abb. 915) kann die Fusion auch noch nach der Geburt einsetzen. Die Annahme einer dysontogenetischen Wirbelverblockung wird um so sicherer, je mehr Wirbelabschnitte synostosiert sind. Die Dornfortsatzsynostose beweist daher den dysontogenetischen Blockwirbel! Auch die sog. Wespentaille spricht für die Dysontogenese, d. h., die synostosierten Wirbelkörperanteile mit oder ohne Diskusrest haben auf der seitlichen Röntgenaufnahme einen geringeren Tiefendurchmesser als die nichtverblockten Abschnitte der betroffenen Wirbel. Außerdem zeigen die dysontogenetischen Blockwirbel eine reguläre Spongiosatextur.

Partielle Wirbelverblockung kommt bei der senilen Kyphose vor. Sie beschränkt sich auf die vorderen, kyphotisch stark belasteten Diskusbereiche.

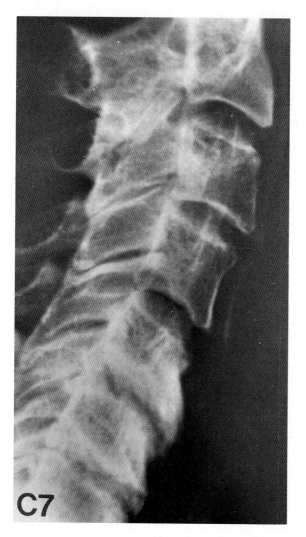

**Abb. 983.** Osteochondrose C 5/6 und C 6/7, deren Synostosierungstendenz an Knochenknospen, die in die degenerativ höhengeminderten Disci einsprossen, zu Tage tritt

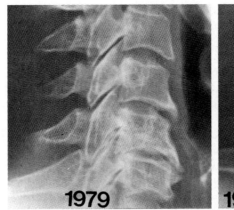
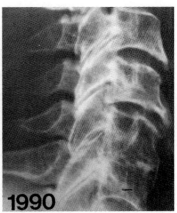

**Abb. 984.** Entstehung (*1979–1990*) einer synostosierenden Osteochondrose C 5/6 bei einer 1920 geborenen Patientin

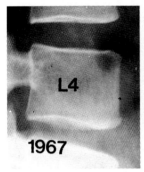
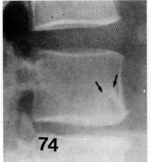
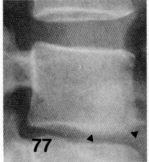
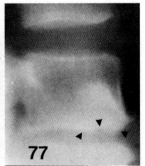

**Abb. 985.** Entstehung einer degenerativ-diskopathischen hemisphärischen Spondylosklerose L 4.
*1967:* Chondrosis intervertebralis L 4/5 mit Diskushöhenabnahme und Retrolisthesis L 4.
*1974:* Zunahme der Diskushöhenminderung, bandartige subdiskale Sklerosezone, beginnende Spondylophytenbildung, d. h. Röntgenzeichen der Osteochondrosis intervertebralis. Atypisch für diesen Befund ist die schräg ansteigende schmale Spongiosaverdichtungszone im vorderen Wirbelkörperdrittel (*Pfeile*), die sich retrospektiv als 1. Röntgenzeichen einer sich entwickelnden degenerativ-diskopathischen hemisphärischen Spondylosklerose deuten läßt.

*1977:* Vollbild der hemisphärischen Spondylosklerose L 4 mit supradiskaler halbkugeliger (helm- oder kuppelartiger) Spongiosaverdichtung, diskopetaler, erodierter Sockelbildung (*Pfeilspitzen*), zarter Periostapposition an der Vordersilhouette der Halbkugel und vorderem Spondylophyten. Die Befunde treten auf dem konventionellen Tomogramm viel deutlicher zu Tage als auf der Übersichtsaufnahme

Im „Scheuermann-Alter", also bis zum Wachstumsabschluß, kommt es im thorakolumbalen Übergang selten zu einer nichtentzündlichen Verschmelzung der vorderen Wirbelkörperhälften. Diese *nichtinfektiöse vordere Wirbelfusion* beginnt mit einer Höhenabnahme des vorderen Diskusanteils, schreitet zur Spaltobliteration mit oder ohne Intervertebralosteophyten fort und geht schließlich in die Synostose über, die sehr selten auch den mittleren und hinteren Diskusraum erfaßt. Die Synostose bringt das Höhenwachstum der betroffenen Wirbel zum Stillstand, so daß zur nichtinfektiösen vorderen Wirbelfusion eine mehr oder weniger ausgeprägte anguläre oder kurzbogige Kyphose gehört. Wahrscheinlich spiegelt diese Wirbelfusion die „Sanierung" einer konstitutionellen Gewebsminderwertigkeit wider. Sie sollte daher als Scheuermann-Analogon eingeordnet werden (Abb. 880).

## Hemisphärische Spondylosklerose

Der Ausdruck hemisphärische Spondylosklerose (Dihlmann 1981a; Dihlmann u. Delling 1983) beschreibt eine halbkugelige Spongiosaverdichtung *oberhalb* einer röntgenologisch normal abgebildeten oder höhengeminderten Zwischenwirbelscheibe (Abb. 985). Diese supradiskale Sklerosezone entwickelt sich zunächst im vorderen und mittleren Wirbelkörperdrittel, dehnt sich jedoch manchmal auf das hintere Wirbeldrittel aus.

Im kaudalwärts gelegenen Wirbelkörper – also infradiskal – kann ebenfalls eine Spongiosasklerose sichtbar sein. Sie stellt sich jedoch polymorph dar.

Konstant und daher namensgebend ist die halbkugelige Form der Wirbelverdichtung oberhalb eines Diskus. Etwa 75% der Patienten haben darüber hinaus bestimmte röntgenologisch erkennbare Merkmale im Bereich der hemisphärischen Spondylosklerose: eine sockel- oder knopfartige diskopetale Knochenneubildung unter der halbkugeligen Knochenverdichtung, mindestens eine kleine Erosion an der Sklerosebasis, einen nach vorne ziehenden Intervertebralosteophyten und eine glatte oder gezähnelte Periostreaktion oder Längsbandverknöcherung an der Wirbelvorderfläche entlang der hemisphärischen Knochenverdichtung.

Die hemisphärische Spondylosklerose kann in jedem Wirbel auftreten – bei demselben Patienten sogar in mehreren Etagen. Sie wird jedoch bei mehr als der Hälfte der Fälle im 4. und 5. Lendenwirbel beobachtet und zeigt sich bei Frauen mindestens doppelt so

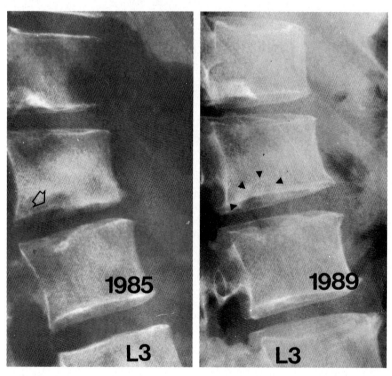

**Abb. 986.** Rückbildung einer hemisphärischen Spondylosklerose L 1 im Verlauf von 4 Jahren (1958 geborene Patientin). Residuen der Scheuermann-Krankheit im thorakolumbalen Übergang (thorakolumbale arkuäre Kyphose, Schmorl-Knötchen mit schalenförmiger Sklerosezone in den Abschlußplatten Th 12 und L 2).
*1985:* Inhomogen dichte supradiskale halbkugelige Spongiosasklerosezone im 1. Lumbalwirbel mit „Aussparung" an der Grundplatte (*offener Pfeil*).
*1989:* Die Verdichtungszone im 1. Lendenwirbel hat sich zurückgebildet. Sehr zarte Skleroseschale im Bereich der „Aussparung" von 1985 (*Pfeilspitzen*).

*Deutungsversuch:* 1985 trat eine größere intraspongiöse Diskushernie jenseits des Scheuermann-Alters (nach Wachstumsabschluß) auf. Dadurch wurde eine bei Kindern häufige, bei Erwachsenen sehr seltene perifokale Spongiosareaktion vom Formtyp der hemisphärischen Spondylosklerose ausgelöst. Nach Entstehung der beim intraspongiösen Diskusprolaps üblichen schalenförmigen Knochenreaktion (*Pfeilspitzen*) resorbierte sich die ausgedehnte Spondylosklerose wieder. Zwischen 1985 und 1989 keine Antibiotikatherapie oder langzeitig verordneten nichtsteroidalen Antirheumatika

häufig wie bei Männern. Das Durchschnittsalter der weiblichen Spondyloskleroseträger liegt in der Mitte des 5. Dezenniums, bei Männern am Anfang der 6. Dekade (Dihlmann 1990).

Diese statistisch ermittelten Ergebnisse lassen einerseits den Schluß zu, daß zur Entstehung der hemisphärischen Spondylosklerose *formal* ein formgebender, ein lokalisierender und ein genetischer Faktor wirksam werden müssen. Die genetische Komponente der formalen Genese läßt sich nicht nur aus dem Überwiegen des weiblichen Geschlechts ableiten, sondern auch aus dem isotopen, aber zeitlich versetzten Vorkommen bei eineiigen Zwillingen (eigene Beobachtung). Untersuchungen über die *kausale* Genese der hemisphärischen Spondylosklerose ergaben, daß sie als ein polyätiologisches Syndrom aufzufassen ist.

Bei der überwiegenden Mehrzahl der Beobachtungen tritt dieser *schmerzhafte* Befund als „atypische" bzw. seltene Form der degenerativen Diskopathie oder in Assoziation mit einem dorsalen Diskusprolaps auf. Darüber hinaus kommt die hemisphärische Spondylosklerose jedoch auch bei infektiöser Spondylodiszitis und im Verlauf einer sog. „Low-grade"-Wirbelinfektion (mit hypopathogenen Keimen und geringgradiger entzündlicher Körperantwort, Williams et al. 1968; Miskew et al. 1981) sowie bei den seronegativen Spondarthritiden vor, z. B. bei der Spondylitis ankylosans und beim Akquirierten Hyperostose-Syndrom.

Bei seronegativen Spondarthriden wurde die Rückbildung der hemisphärischen Spondylosklerose in einem Wirbel und ihre Neuentstehung in einem anderen Wirbel desselben Patienten beobachtet (Dihlmann 1981a). Eine weitere Regression gibt die Abb. 986 wieder. Außerdem tritt die hemisphärische Spondylosklerose bei skoliotischer Fehlstatik, nach Nukleotomie (im Lumbalbereich), beim Osteoidosteom und als Metastase maligner Tumoren auf.

Diese Polyätiologie spricht dafür, die hemisphärische Spondylosklerose als eine besondere Reaktionsweise auf dem Boden bestimmter, bereits aufgezählter pathogenetischer Prämissen aufzufassen. Daher ist nicht nur ihre Identifizierung erforderlich, sondern auch im Einzelfall aus therapeutischen Gründen ihre nosologische Einordnung.

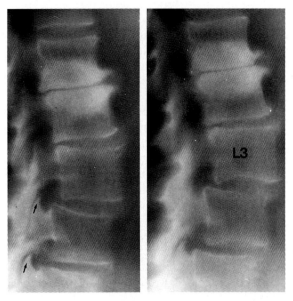

**Abb. 987.** Degenerativ-diskopathische hemisphärische Spondylosklerose L 1/2. Dafür sprechen die erhebliche Diskushöhenabnahme, die spiegelbildliche, supra- und infradiskale halbkugelige Skleroseform, grobe Spondylophyten an beiden Wirbeln des Bewegungssegments. Die Ausdehnung der Sklerose bis in das hintere Drittel des (der) Wirbelkörper kommt auch bei hemisphärischen Spondylosklerosen anderer Ätiologie und Pathogenese vor. Typische Osteochondrose L 2/3 und Pseudospondylolisthesis L 3 und L 4 bei Spondylarthrose (*Pfeile*)

**Abb. 988.** Bakteriell-entzündliche hemisphärische Spondylosklerose bei einem AIDS-Patienten mit opportunistischer Spondylodiszitis L 4/5. Entzündliche Erosionen außerhalb der Spongiosasklerose (*Pfeile*)

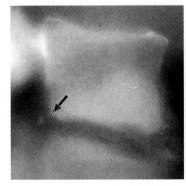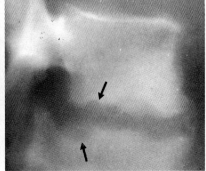

*Degenerative Diskopathiepräferenz:* Starke Diskushöhenabnahme, *spiegelbildliche* halbkugelige Sklerosezone sowohl supra- als auch infradiskal (Abb. 987); an der Halswirbelsäule isotopes Auftreten eines Wirbelkörperpseudospalts (s. Abb. 872); grobe Spondylophyten an beiden Wirbeln des Bewegungssegmentes. Klinisch und serologisch keine ätiologisch unklaren Entzündungsbefunde. Computertomographischer Prolapsnachweis im selben Bewegungssegment.

MEMO

> Die spiegelbildliche supra- und infradiskale hemisphärische Spondylosklerose geht auf eine Diskusdegeneration zurück.

*Infektiöse Ätiologie* (Abb. 988): Erosionen außerhalb der hemisphärischen Spondylosklerose, die manchmal an der Abschlußplatte „entlangkriechen"; ausgedehnte Erosionen an der gegenüberliegenden (infradiskalen) Abschlußplatte inkongruent zur supradiskalen Sklerosezone; Abschmelzen von Wirbelkörperkanten; Sequesterbildung oder Dissektion im Bereich der hemisphärischen Spondylosklerose. Computertomographischer Nachweis von perivortebralem Granulationsgewebe oder Flüssigkeit (Abszeßeiter). Zweifelsfreie bakterielle Spondylodiszitis in einem anderen Bewegungssegment. Systemische Entzündungsbefunde.

*Spondylitis ankylosans* oder *Akquiriertes Hyperostose-Syndrom:* Gleichzeitig „buntes" Sakroiliakalbild und andere typische Röntgenbefunde dieser seronegativen Spondarthritis. Zu den Befunden des Akquirierten Hyperostose-Syndroms s. S. 635ff.

*Osteoplastische Metastase:* Tumoranamnese, röntgenologische und/oder szintigraphisch nachweisbare Absiedelungen in anderen Skeletteilen. Die hemisphärische Spondylosklerose reichert grundsätzlich osteotrope Radionuklide vermehrt an. Ausnahme: manchmal bei schmerzlosem Befund – dann wahrscheinlich „inaktives Narbenstadium".

*„Low-grade"-Infektion* (Abb. 989): Positiver Hinweis im Sinne kleiner „Kalkspritzer" in der unmittelbaren Spondyloskeroseumgebung, die wahrscheinlich verkalkte Bakterienembolien im Knochenmark widerspiegeln (Dihlmann u. Delling 1983). Rundliche Foci stärkerer Dichte *innerhalb* der Spondylosklerose. *Keine* starke Diskushöhenabnahme (s. Abb. 989). Geringe systemische Befunde der Infektion.

## Postoperative Diskusbefunde

Bis zu 40% der lumbal diskotomierten Patienten sind mit dem Operationsergebnis nicht zufrieden oder haben postoperativ sogar stärkere Beschwerden als vor dem Eingriff. Zu den Ursachen dieser unerwünschten Operationsfolgen gehören vor allem (Krämer u. Fett 1991):

1. Unzureichende Nervenwurzeldekompression, *beispielsweise* wegen: Nichtbeachtung zusätzlicher ossärer Stenosefaktoren (Spondylarthrose ohne oder mit Pseudospondylolisthesis, die sich als Facetten-Syndrom zu erkennen gibt; dorsaler Spondylophyten; konstitutioneller Spinalkanalstenose, z. B. durch zu kurze Pedikel des Wirbelbogens, M. Paget).
2. Rezidivprolaps im selben Bewegungssegment.
3. Protrusion oder Prolaps in einem anderen Bewegungssegment, Revision der falschen Diskusetage oder eines Segments zu wenig.
4. Postdiskotomiesyndrom (Hypermobilitäts-Verwachsungs-Syndrom).
5. Diszitis-Spondylodiszitis (postoperative infektiöse oder nichtinfektiöse Form).
6. Kombination der pathogenen postoperativen Folgen Nr. 1–4 (5).

Die Differentialdiagnose der postoperativen Komplikationen stützt sich auf klinische, darunter neurologische Befunde, Labordaten, bildgebende Verfahren und auf die Schmerzphänomene des Patienten.

*Radikuläre Symptome und Befunde.* Für einen Rezidivprolaps, einen operativen Eingriff im falschen Bewegungssegment oder das Auslassen einer weiteren Prolapsetage sowie für einen verbliebenen zu engen Recessus lateralis sprechen radikuläre Symptome und Befunde. Die klinische Diagnose des radikulären Kompressionssyndroms leitet sich vor allem von der Radixläsion mit umschriebenen neurologischen Störungen, von Schmerzen im Innervationsbereich der komprimierten Wurzel und von der mechanischen Auslösung, z. B. Dehnungsschmerz, oder Verstärkung der Beschwerden beim Husten oder Niesen, ab.

*Pseudoradikuläre (spondylogene) Symptome.* Diese Beschwerden müssen nicht mit neurologischen Ausfällen einhergehen und zeichnen sich durch eher diffuse und bilaterale Beschwerden aus. In typischer Weise geben die Patienten an, daß sie in keiner Haltung, weder im Stehen noch Sitzen oder Liegen, schmerzfrei sind (Döhler 1992).

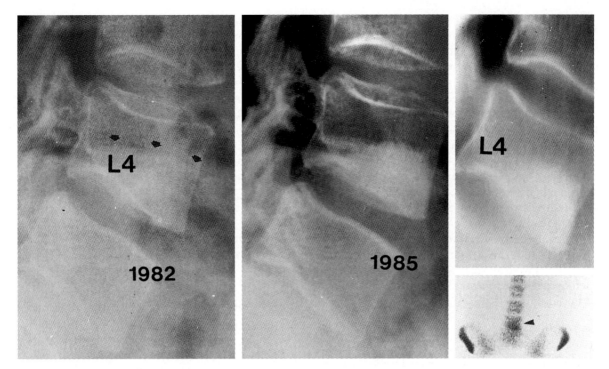

**Abb. 989.** Entstehung einer Spondylosclerosis hemisphaerica L 4 zwischen *1982* und *1985*. (1982 Vortäuschung einer Wirbelverdichtung durch Überlagerung des Darmbeinkammes, *Pfeile*). Im Szintigramm mit osteotropem Radionuklid-Phosphat-Komplex vermehrte Speicherung des Tracers (*Pfeilspitze*). Die 1945 geborene Patientin klagte über Kreuzschmerzen auch in der Nacht und hatte eine anderweitig nicht erklärbare leicht beschleunigte Blutsenkungsgeschwindigkeit (18/32 mm n.W.). Die hemisphärische Spondylosklerose wurde als „Low-grade"-Infektion eingestuft. Unter der Therapie (Stützmieder, mehrmonatige Medikation nichtsteroidaler Antirheumatika – 100 mg Indometacin täglich – und niedrig dosierten Ampicillingaben, 3 g/täglich) normalisierte sich die Blutsenkungsgeschwindigkeit, und die Beschwerden gingen völlig zurück. (Röntgenbefund und Szintigraphie 16 Monate später – nicht abgebildet – unverändert bzw. Radiotraceraufnahme weitgehend normalisiert, klinisches Bild unauffällig)

*Neurogene Claudicatio intermittens.* Die ossäre Stenose des Spinalkanals kann zum Bild der neurogenen Claudicatio intermittens führen. Dann klagt der Patient neben einer mehr oder weniger empfundenen Ischialgie über Schmerzen und auch „Muskelkrämpfe" in den Beinen, die bei lumbaler Hyperlordosierung, z.B. Treppensteigen, Bergabwärtsgehen, oder beim Stehen überhaupt auftreten oder sich verstärken. Sie bessern sich beim Vorwärtsbeugen, beim Sitzen oder in Seitenlage.

*Postdiskotomiesyndrom.* Im englischen Schrifttum als „failed (low) back syndrome" oder „failed back surgery syndrome" bezeichnet, ist das Postdiskotomiesyndrom die häufigste und bisher therapieresistenteste postoperative Komplikation. Narbige periossale Verwachsungen zwischen Dura, Radices, Wand des Spinalkanals und Rückenstreckmuskulatur auf der einen Seite und Instabilität (instabile Hypermobilität, vgl. S. 390) im operierten Bewegungssegment auf der anderen Seite sind die wichtigsten pathogenen Faktoren, deren Ausmaß im Einzelfall wechselt.

Die Hypermobilität im Bewegungssegment spiegelt einen Masseverlust der Zwischenwirbelscheibe durch das prolabierte Gewebe und die operative Intervention wider. Der Masseverlust führt zur Höhenabnahme des Diskusraumes und zur teleskopartigen Verschiebung der Processus articulares in den Wirbelbogengelenken. Die damit verbundene Retrolisthesis engt die Neuroforamina und die Recessus laterales ein.

Das Postdiskotomiesyndrom äußert sich bei der überwiegenden Zahl der von ihm Betroffenen erst nach einem beschwerdefreien Intervall von Wochen oder Monaten; denn Narbenstrangbildung dauert Zeit, bzw. der Abschluß der Wundheilung führt zu vermehrter Mobilität des Patienten. Das Syndrom gibt sich an einer gewöhnlich bilateralen radikulären/pseudoradikulären Mischsymptomatik zu erkennen.

Durch die Lokalisation des fibrösen Narbengewebes am hinteren Abschnitt des Faserringes, im Foramen intervertebrale und am Rand des Wirbelbogengelenkes werden alle Äste des Spinalnervs betroffen.

Jedoch gehören neurologische Ausfälle gewöhnlich nicht zum Postdiskotomiesyndrom. Postoperative Reflexstörungen, Muskelschwächen und Taubheitsfelder lassen eher an Residuen präoperativer oder intraoperativ entstandener Nervenläsionen denken. Die Hypermobilitätskomponente offenbart sich auf seitlichen Funktionsröntgenaufnahmen. Die computertomographischen Befunde der periduralen Verwachsungen werden auf S. 408 ff. beschrieben. Da nicht jeder nukleotomierte Patient, bei dem sich durch bildgebende Verfahren eine segmentale Hypermobilität und Verwachsungen zu erkennen geben, über Beschwerden klagt, wird über dispositionelle pathogene Komponenten des Postdiskotomiesyndroms diskutiert.

*Die sog. postoperative Diszitis.* Dieser postoperative Prozeß hat kein einheitliches pathologisches Substrat und kann daher nicht in jedem Fall durch intraoperative Inokulation der Keime erklärt werden. Aus klinischer Sicht spricht es für eine Infektion, wenn neben den pseudoradikulären Beschwerden infektiöse Wundheilungsstörungen (Rötung und Schmerzempfindlichkeit der Operationswunde bereits wenige Tage postoperativ) auftreten und/oder sich computertomographisch ein Abszeß (Anfärbung der Abszeßmembran nach Kontrastmittelinjektion) auf dem Operationsweg zu erkennen geben.

Eine im postoperativen Verlauf ansteigende, d. h. bei wiederholten Untersuchungen zunehmende Blutsenkungsgeschwindigkeit, Leukozytose und die quantitative Bestimmung des C-reaktiven Proteins im Serum (Fouquet et al. 1992) sowie das Auftreten erhöhter Körpertemperatur sind ebenfalls als Infektionsindikatoren zu bewerten.

Für Bircher et al. (1988) sind folgende Konstellationen die klinischen Zeichen einer postoperativen infektiösen Diszitis: präoperativ normale Blutsenkungsgeschwindigkeit, primäre Wundheilung, Beschwerdefreiheit in den ersten beiden postoperativen Wochen, dann jedoch zunehmende Schmerzen. Der Einstundenwert der Blutsenkungsgeschwindigkeit liegt zu dieser Zeit (mindestens 2 Wochen postoperativ) über 50 mm, im Gegensatz zu dem Einstundenwert von Patienten mit komplikationslosem postoperativem Verlauf.

Darüber hinaus bleibt eine Patientengruppe mit postoperativen Beschwerden übrig, bei der sich durch Biopsie weder pathogene Mikroorganismen noch histologisch ein eindeutiges Entzündungssub-

strat nachweisen lassen; statt dessen sind bei ihr nur eine Vermehrung der Fibroblasten/Fibrozyten und vereinzelte Zellinfiltrate sichtbar (Fouquet et al. 1992). Auch in diesen Fällen können die Blutsenkungsgeschwindigkeit – wie nach jedem operativen Eingriff – zunächst ansteigen und der Serumspiegel des C-reaktiven Proteins erhöht sein. Im kurzzeitigen Verlauf zeigen diese Laborparameter jedoch eine Normalisierungstendenz, ohne daß eine Antibiotikatherapie eingeleitet wurde.

Als Ursachen dieser postoperativen *aseptischen „mechanischen" Diszitis* wird aggressives chirurgisches Vorgehen mit Verletzung der Abschlußplatten vermutet bzw. – falls sich dieser Prozeß nach Chemonukleolyse entwickelt – von einer *„chemischen" Diszitis* gesprochen.

### MEMO

> Drei Formen der postoperativen Diszitis werden unterschieden: die infektiöse, die aseptisch-mechanische und die aseptisch-chemische Diszitis/Spondylodiszitis.

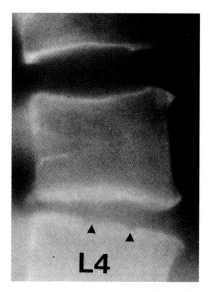

**Abb. 990.** Konventionell-tomographischer Befund 9 Jahre nach Nukleotomie L 4/5: Diskushöhenabnahme, die Abschlußplatten sind bandförmig verdichtet, einzelne Konturunregelmäßigkeiten fallen an ihnen auf (*Pfeilspitzen*), retrodiskal kleiner Knochenschatten. Die beschriebenen morphologischen Abweichungen, vgl. Diskus L 3/4, lassen sich als postoperative Narbenbefunde deuten, da die Patientin seit der Operation beschwerdefrei ist (jetzige Röntgenuntersuchung wegen frischem Trauma)

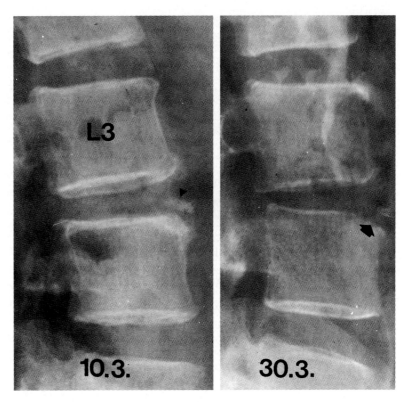

**Abb. 991.** Postoperative Infektion nach Nukleotomie L 3/4 am 28. 2.

*10. 3.:* Seit etwa 1 Woche subfebrile Temperaturen und Schmerzen in der Tiefe des Wundbetts, Operationswunde reizlos, geringe Leukozytose. Röntgenbefund im operierten Bewegungssegment hinsichtlich Entzündungszeichen normal (Diskushöhensequenz regelrecht, Abschlußplattensilhouette regelrecht), retromarginaler Diskusprolaps (*Pfeilspitze*), der bereits auf der präoperativen Röntgenaufnahme sichtbar war. Rückgang der Beschwerden und der subfebrilen Temperaturen unter Therapie mit nichtsteroidalen Antiphlogistika.

*30. 3.:* Einweisung des Patienten wegen Verdachts auf Pyelonephritis. Die Röntgenaufnahme (etwa 1 Monat postoperativ) zeigt eine vergleichsweise erhebliche Höhenabnahme des Diskusraumes L 3/4 mit Retrolisthesis L 3 und Erosion der oberen Vorderkante L 3 (*Pfeil*). *Diagnose:* Postoperative infektiöse Diszitis/Spondylodiszitis L 3/4 (Abheilung unter anfangs parenteraler Antibiotikatherapie)

Die medizinische Bildgebung deckt die postoperativen makromorphologischen Normalbefunde und die Veränderungen bei der postoperativen Diszitis – welcher Pathogenese auch immer – auf (Abb. 990–993).

Nativröntgenaufnahmen zeigen anfangs eine Diskushöhenabnahme. Im Schichtbild werden früher als auf der nativen Aufnahme Erosionen der Abschlußplatten sichtbar; allerdings vergehen mindestens 14 Tage, bevor postoperativ Erosionen auftreten (Spondylodiszitis). Bei der hämatogenen Spondylodiszitis führt der Infektionsweg vom Wirbel zur Zwischenwirbelscheibe. Die Pathogenese bzw. die pathologisch-anatomische Reaktion bei der postoperativen Komplikation geht vom Diskus – Diszitis – aus, greift erst danach auf den Wirbel über (Spondylodiszitis). In ihrer bakteriellen Form, inadäquat behandelt oder diagnostisch verschleppt, verläuft die postoperative Diszitis/Spondylodiszitis als diskovertebraler zerstörender entzündlicher Prozeß in gleicher Weise weiter wie die hämatogene infektiöse Spondylodiszitis. Daher liegt der Versuch nahe, den Prozeß schon im operierten Diskus, also seine Anfänge, mit bildgebenden Methoden sichtbar zu machen.

Dies kann mit Hilfe der Computertomographie (Schichtdicke nicht größer als 4 mm, Schnittebene streng parallel zum Diskusverlauf) gelingen und soll die ödematöse Durchtränkung des Diskus widerspiegeln. Das Ödem führt zur Abnahme seiner Schwächungswerte ($\ll +50$ HE), ein Befund, der bei komplikationsfreiem Verlauf nicht auftritt (Lähde u. Puranen 1985) und auch bei der bildgebenden Frühdiagnose der infektiösen Spondylodiszitis bei Nichtoperierten eine Rolle spielt (s. Abb. 943, 944).

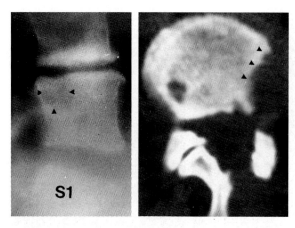

**Abb. 992.** Nukleotomie L 4/5 2 Monate zuvor. Orale Antibiotikatherapie, keine Immobilisierung. Fortgeschrittene Zerstörung, s. die große Erosion (*Pfeilspitzen*), die im seitlichen Tomogramm als Aufhellungszone imponiert. Vor Einleitung der klinischen Therapie wurde eine Biopsie durchgeführt: kein bakteriologischer Keimnachweis, jedoch eindeutiges, subakut-entzündliches Gewebssubstrat (Überwiegen der Granulozyteninfiltrate, Ödem, beginnende Bildung von Granulationsgewebe).
*Diagnose:* Verschleppte, da inadäquat behandelte postoperative Spondylodiszitis L 4/5

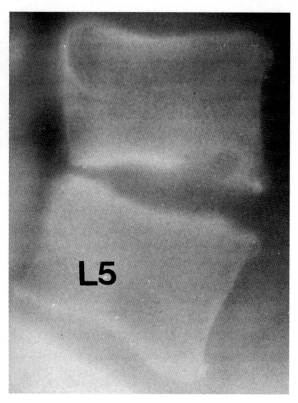

**Abb. 993.** Etwa 4 Wochen nach Nukleotomie L 4/5 zunehmende Beschwerden nach Abschluß der Wundheilung. Im Tomogramm erosiv-zystische Veränderungen an der Basis des 4. Lendenwirbels. Klinisch und labormäßig keine Entzündungsbefunde. *Diagnose:* Aseptische „mechanische" Diszitis (Spondylodiszitis)? Keine weitere Zunahme der Erosionen und Abnahme der Diskushöhe nach 4monatiger Therapie mit Stützmieder und Antiphlogistika. Rückgang der Beschwerden

Bei der postoperativen Diszitis/Spondylodiszitis mit chronischem therapieresistentem Verlauf (vor allem bei L5/S1) fällt manchmal neben der Diskushöhenabnahme die Diskrepanz zwischen gering ausgeprägten Abschlußplattenerosionen und dichter, sich *weit* auf die Wirbel ausdehnender Spongiosasklerose auf: „Low-grade"-Infektion?

Die Erfahrung wird zeigen, ob die Kernspintomographie (mit i.v. Kontrastmittelapplikation) beim Nachweis einer postoperativen Diszitis der Computertomographie überlegen ist, d.h. den Prozeß noch früher anzeigt. Die Fragestellung lautet daher: „Ist die Kernspintomographie *der* Problemlöser zur bildgebenden Frühest- oder Frühdiagnose der postoperativen Diszitis nach Nukleotomie?" Entsprechendes gilt für die bildgebende Differenzierung von postoperativer Narbe oder/und postoperativem Rezidivprolaps durch Computertomographie oder Kernspintomographie.

MEMO

> 5. lumbales Bewegungssegment nukleotomierter (seltener auch nicht operierter) Patienten mit Diskushöhenabnahme und zarten Wirbelabschlußplattenerosionen *plus* sehr breiter, sich mehrere Zentimeter auf die Wirbelkörper L 5 und S 1 ausdehnende dichte Knochensklerose: „Low-grade"-Infektion höchstwahrscheinlich.

# 22 Verschwörung von Konstitution (Erbgut) und Milieu (Mikroorganismen): die seronegative (HLA-B27-assoziierte) Spondarthritis (seronegative Spondylarthropathie)

## Prämissen der bildgebenden Diagnostik

Beim klinischen Verdacht auf Stammskeletterkrankung durch eine seronegative Spondarthritis sind folgende technisch-apparative und methodische Prämissen für die Bildgebung zu beachten:

*Übersichtsaufnahme und Tomographie.* Die Übersichtsaufnahme der Sakroiliakalgelenke in Rücken- oder Bauchlage oder sog. Schrägaufnahmen dieser Gelenke (einzeln angefertigt) reichen nicht aus, eine Sakroiliitis *im Frühstadium* zu erkennen oder sicher auszuschließen. Dazu ist eine zusätzliche konventionelle Tomographie erforderlich (Schichtabstand 1 cm, evtl. 0,5-cm-Zwischenschichten). Bei etwa 15%

der durchgeführten konventionellen Tomographien bleibt ein Informationsdefizit im Bereich der vorderen (beckeneinwärts gerichteten) Schichten bestehen, d. h., die Konturen der beiden artikulierenden Knochen werden dort nicht immer übersichtlich abgebildet und deshalb der zwischen ihnen liegende radiologische Gelenkspalt nicht eindeutig dargestellt. In diesen auf anatomische Gegebenheiten der Facies auriculares zurückgehenden Fällen können die unübersichtlich abgebildeten vorderen Gelenkanteile des einen oder beider Sakroiliakalgelenke *additiv* mittels sakroiliakaler Schrägtomographie (Gelenk um etwa 25° angehoben) untersucht werden (Abb. 994), falls die anderen Schichtebenen nicht bereits zur Diagnose geführt haben und/oder grundsätzlich

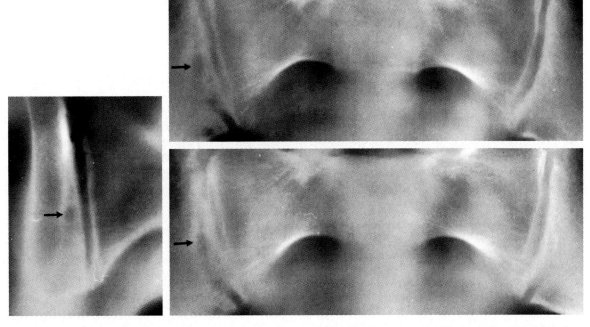

**Abb. 994.** Auf den a.-p. Tomogrammen unübersichtliche Darstellung des rechten Sakroiliakalspaltes, Verdacht auf Erosionen (*Pfeile*). Das 25°-Schrägtomogramm (*linker Bildteil*) zeigt, daß der Gelenkspalt sich glatt konturiert darstellt; auf der Iliumseite ist eine kleine Zyste (*Pfeil*) zu erkennen, die auf den Tomogrammen in Rückenlage eine Erosion vortäuschte

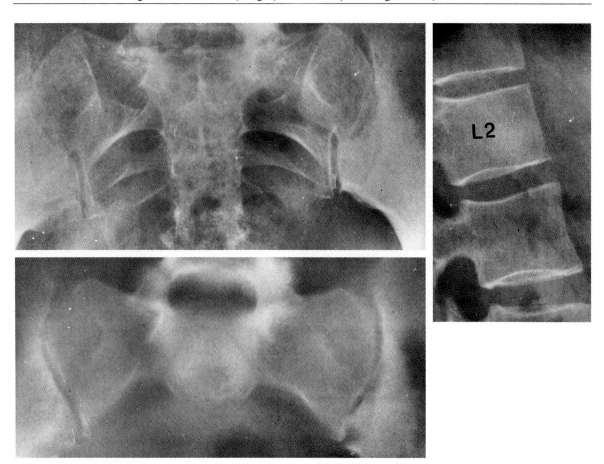

**Abb. 995.** Atypische, aber diagnostisch eindeutige Kombination einer linksseitigen Sakroiliitis vom Typ „buntes Bild" und von Kastenwirbeln L 1 und L 2 bei ankylosierender Spondylitis. Die entscheidende Information liefert das Tomogramm

berechtigte strahlenhygienische Erwägungen des Untersuchers dem nicht entgegenstehen (jedes Gelenk muß einzeln tomographiert werden).

Die krankheitstypischen spinalen Röntgenzeichen der seronegativen Spondarthritiden sind auf Röntgenaufnahmen der Lendenwirbelsäule, der Brustwirbelsäule und Halswirbelsäule in 2 Ebenen zu identifizieren oder auszuschließen. Die a.-p. Röntgenaufnahme der Lendenwirbelsäule muß so weit aufgeblendet sein, daß beide Sakroiliakalgelenke miterfaßt werden. Dadurch entfällt die direkte Übersichtsaufnahme dieser Gelenke. In den Bewegungssegmenten des thorakolumbalen Übergangs wachsen in der Regel die ersten Syndesmophyten und entstehen die ersten Kastenwirbel (Th 10–12). Diese Grenzregion wird auf Brust- und Lendenwirbelsäulenaufnahmen, namentlich bei großen und/oder fettleibigen Menschen, manchmal unübersichtlich abgebildet. In solchen Fällen empfiehlt sich eine ergänzende Röntgen-

untersuchung des thorakolumbalen Übergangs in 2 Ebenen.

Die Tomographie ist eine *Zusatzuntersuchung*, die sich zur weiterführenden Information (Ausschluß/Bestätigung) der Übersichtsröntgenaufnahme anschließt (Abb. 995). Diese Feststellung gilt auch für die sakroiliakale Computertomographie und für die Magnetresonanztomographie.

***Computertomographie.*** Die sakroiliakale Computertomographie wird in 20° kopfwärts gerichteter Gantrykippung (Abb. 996) mit kontinuierlicher Schichtfolge von 3 mm Schichtdicke durchgeführt. Für sie gibt es alternative, komplementäre und imperative Indikationen.

*Alternative Indikation.* Unter Berücksichtigung örtlicher apparativer Gegebenheiten und der Kosten-Nutzen-Relation kann die hochauflösende Computertomographie alternativ zur konventionellen Tomographie eingesetzt werden.

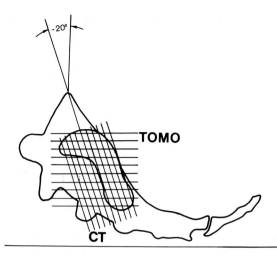

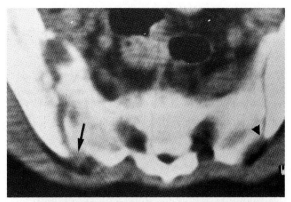

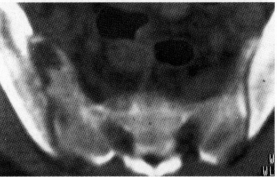

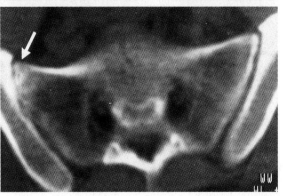

**Abb. 996.** Schnittebenen der konventionellen Tomographie (*Tomo*) und der Computertomographie (*CT*) der Sakroiliakalgelenke. Wechselseitig haben die beiden Tomographietechniken den Charakter einer Tomographie in der 2. Ebene – gewöhnlich alternativer Einsatz; in Zweifelsfällen (die Folgenschwere der Diagnose sei bedacht; denn die primäre Spondylitis ankylosans ist in der Regel eine Erkrankung auf Lebenszeit) Anwendung beider bildgebender Verfahren. Die Ovarien liegen bei exakter Einstellung im CT außerhalb der Primärstrahlung!

*Komplementäre Indikation.* Bei begründetem klinischem Verdacht auf eine seronegative Spondarthritis – entsprechend gilt dies auch für andere entzündliche Erkrankungen der Sakroiliakalgelenke –, aber nicht eindeutig erkennbarem pathologischem Sakroiliakalbefund auf der Übersichtsaufnahme und auf den bereits angefertigten konventionellen Tomogrammen ist die Computertomographie als Komplementäruntersuchung zu empfehlen. Diese Empfehlung wird in diesen Fällen aber nicht deshalb ausgesprochen, weil die Computertomographie der konventionellen Tomographie grundsätzlich überlegen wäre, sondern weil bei einer Gantry-Kippung von 20° kopfwärts die Schnittebenen anders liegen als bei der konventionellen Tomographie. Die sakroiliakale Computertomographie ist dadurch die Schichtuntersuchung in der 2. Ebene (oder vice versa)!

*Imperative Indikation.* Die sakroiliakale Computertomographie wird zur imperativen diagnostischen Maßnahme, wenn von den sakroiliakalen Weichteilen diagnostisch entscheidende Informationen erwartet werden, beispielsweise über retroartikuläres Granulationsgewebe, präsakroiliakale Abszeßbildung und ödematöse Durchtränkung oder über einen Gelenkerguß (Abb. 997) – in erster Linie also Merkmale infektiöser (oder reaktiver) Arthritiden.

**Abb. 997.** Akute unspezifisch-bakterielle Sakroiliitis rechts. Im Weichteilfenster des CT (*oberer Bildteil*) ist der Gelenkerguß zu erkennen (*Pfeil*). Er wölbt sich in den fettgewebshaltigen Retroartikularraum vor (vgl. Gegenseite, *Pfeilspitze*). Weichteil- und Knochenzerstörung (s. Sukzedantrias) haben bei der therapeutischen Immobilisation zu einer Dorsalverlagerung des Sakrums (dorsale Sakrolisthesis, (*unterer Bildteil, Pfeil*) geführt

MEMO

Sakroiliakale Szintigraphie: Seitendifferenzen der Osteoblastenaktivität sind im anterioren Scan besser zu erkennen. Grund: Abnahme der Strahlenintensität mit dem Quadrat der Entfernung zum Detektor.

*Magnetresonanztomographie.* Sie ist die Methode der Wahl zur sakroiliakalen Bildgebung in der Schwangerschaft. Außerdem bringt diese Untersuchungsmethode Zusatzinformationen über das subchondrale Knochenmark, das bei den seronegativen Spondarthritiden – autoptisch nachgewiesen bei der Spondylitis ankylosans (Dihlmann et al. 1977) – frühzeitig miterkrankt (Ahlström et al. 1990): u. a. Knochenmarködem.

Zur Diagnose und Verlaufsbeurteilung sowie zum nosologischen und ikonographischen Verständnis des Stammskelettbefalls und der Erkrankung peripherer Knochenverbindungen bei der Spondylitis ankylosans und den anderen seronegativen Spondarthritiden bewähren sich *erstens* Kenntnise über die Pathogenese der Röntgenbefunde und *zweitens* 11 Regeln. Sie beschreiben die diagnostisch entscheidenden Befunde an den Sakroiliakalgelenken, an der Wirbelsäule und geben Informationen über extraspinale Manifestationen am Gleit- und Stützgewebe.

## Wegweisende diagnostische Regeln zu den seronegativen Spondarthritiden

*Regel 1*    Bei etwa 99% der Patienten mit Spondylitis ankylosans treten die ersten pathologischen Röntgenbefunde an den Sakroiliakalgelenken auf.

In Ausnahmefällen (<1%) können sich Kastenwirbel, einzelne Syndesmophyten und die sog. Spondylitis anterior mit „glänzender Ecke" oder ohne diese Verdichtung der Wirbelkörperkante noch vor dem Sakroiliakalbefall im Röntgenbild zu erkennen geben. Diese Merkmale werden jedoch nicht als Zufallsbefunde entdeckt, sondern finden sich bei Patienten, die klinisch den Verdacht auf eine ankylosierende Spondylitis erwecken. Dazu gehören Klagen über tiefsitzende, spätnächtlich (frühmorgendlich) exazerbierende Kreuzschmerzen, Engegefühl des Thorax beim Atmen, morgendliches Steifheitsgefühl an der Wirbelsäule und/oder enthesiopathische Beschwer-

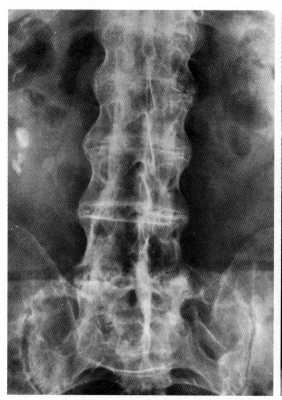
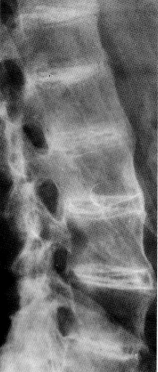
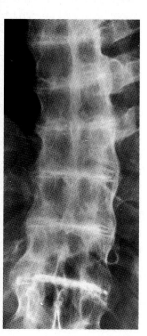

**Abb. 998.** Seit etwa 25 Jahren ablaufender versteifender Wirbelsäulenprozeß, jetzt Bambusstabaspekt (Einbeziehung der Zwischenwirbelscheiben in die Verknöcherungsvorgänge). An den Sakroiliakalgelenken nur diskrete Röntgenzeichen der Sakroiliitis. *Diagnose:* Spondylitis ankylosans mit atypischem Verknöcherungsmuster. Die Spondylitis migrans, das Akquirierte Hyperostose-Syndrom und die Ochronose wurden differentialdiagnostisch ausgeschlossen

den (an Sehnenansätzen). Unter diesen Patienten befinden sich auch junge Männer, die an einer rezidivierenden oder therapieresistenten langdauernden serösen Arthritis eines oder beider Kniegelenke (oberer Sprunggelenke) erkrankt sind, deren Blutsenkungsgeschwindigkeit mäßig beschleunigt ist und die womöglich HLA-B27-positiv sind.

Differentialdiagnostisch müssen in Fällen mit ausgedehntem Syndesmophytenbefall (mehr oder weniger ausgebildeter „Bambusstab", Abb. 998), aber ohne Sakroiliitis oder mit vergleichsweise geringfügigen entzündlichen Sakroiliakalbefunden die Spondylitis migrans und die Achsenskelettbefunde beim Akquirierten Hyperostose-Syndrom abgegrenzt werden.

***Spondylitis migrans*** (Abb. 999–1001). Sie ist eine bakterielle – unspezifisch-bakterielle oder (mischinfizierte) tuberkulöse – Infektion der Wirbelsäule (Pampus 1956; Glogowski 1959; Dihlmann 1987a), deren Hauptausbreitungsweg unter den Längsbändern, transdiskal oder überhaupt perivertebral ab- oder aufsteigend über Jahre und Jahrzehnte verläuft und sehr oft mit Hautfisteln einhergeht. Solche wandern-

den Wirbelsäuleninfektionen treten nach offenen Wirbelsäulenverletzungen, nach Punktionen im Bereich der Wirbelsäule, nach Diskusoperationen, hämatogen oder ohne erkennbare Ursache auf. Die Intervertebralgelenke, Rippen-Wirbel-Gelenke, Zwischenwirbelscheiben und ein oder beide Sakroiliakalgelenke werden manchmal mitergiffen – infolge perivertebraler Infektionsausbreitung – und ankylosieren bzw. synostosieren, und/oder es entwickeln sich polytope erosive oder nichterosive Diskushöhenabnahmen bzw. erosive sakroiliakale Konturveränderungen.

***Akquiriertes Hyperostose-Syndrom*** (S. 536ff.). Neben krankheitscharakteristischen Röntgenmerkmalen zeigt es klinische und röntgenologische „Überlappungsbefunde" zu den seronegativen Spondarthritiden, so daß seine Einordnung als seronegative Spondarthritis berechtigt erscheint. An der Wirbelsäule können vielfältige Formen der Intervertebralosteophyten auftreten, darunter auch syndesmophytenartige Knochenspangen mit „Bambusstabaspekt" bzw. das „Bambusstabfragment", Parasyndesmophyten [z. B. beim Akquirierten Hyperostose-Syndrom

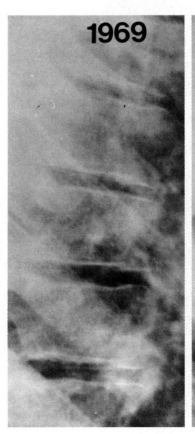
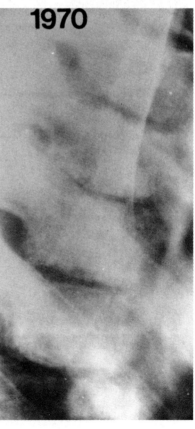

**Abb. 999.** Spondylitis migrans. *1969:* röntgenologischer Normalbefund an der Brustwirbelsäule. (Ausschnitt aus seitlicher Thoraxaufnahme). *1970:* Abnahme der Diskushöhen und unscharfe Wirbelkonturen oder Abschlußplattenerosionen an den abgebildeten Brustwirbeln

mit Acne conglobata (Ellis et al. 1987)] sowie DISH-artige Bandossifikationen gewöhnlich mit erodierten Abschlußplatten – „erosive DISH".

*Regel 2*    Die überwiegende Mehrzahl der Patienten mit Spondylitis ankylosans zeigt schon bei der 1. Röntgenuntersuchung eine bilaterale Sakroiliitis. Nur bei etwa 10% der Patienten mit adulter ankylosierender Spondylitis tritt zunächst eine unilaterale Sakroiliitis auf, ehe Monate bis Jahre später auch das kontralaterale Gelenk erkrankt (Abb. 1002).

*Ausnahmen:* Bei Beginn der Spondylitis ankylosans vor Vollendung des 16. Lebensjahres – *juvenile Spondylitis ankylosans* (Abb. 1003) – gehört die unilaterale sakroiliakale Erstmanifestation zum Regelfall. Auch bei den anderen seronegativen Spondarthritiden mit den Stammskelettbefunden der Spondylitis ankylosans – sie werden auch als *sekundäre Spondylitis ankylosans* der *primären (idiopathischen) Spondylitis ankylosans* gegenübergestellt – kommt der unilaterale Sakroiliakalbefall bei mehr als 10% der Fälle vor. Dies gilt vor allem für die Psoriasisarthritis (Abb. 1004a) und das Reiter-Syndrom bzw. für andere reaktive Arthritiden.

*Sacroiliitis circumscripta* (Dihlmann u. Schuler 1963; Dihlmann 1964). Sie ist ein *aseptischer,* umschriebener entzündlicher Sakroiliakalprozeß, der sich im Röntgenbild an 3 Charakteristika zu erkennen gibt:

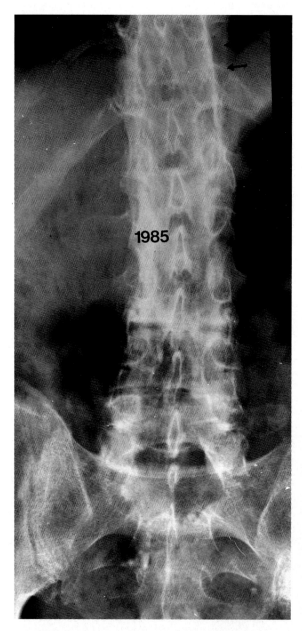

**Abb. 1000.** Weiterer Verlauf der Spondylitis migrans von Abb. 999. *1985:* Die Synostosen der thorakalen und oberen lumbalen Bewegungssegmente haben zu einer röhrenknochenartigen Umwandlung dieser Wirbelsäulenabschnitte geführt, s. die durchziehende Kompakta (Kortikalis, *Pfeile*)

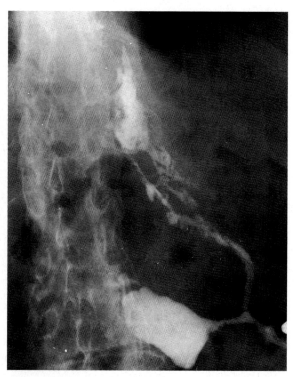

**Abb. 1001.** Patient wie Abb. 999 und 1000. Ausgedehntes Fistelsystem, das von der Rückenhaut ausgeht und sich bis zur Wirbelsäule erstreckt

1. Beiderseits des röntgenologischen Gelenkspalts entwickelt sich eine zyklische oder polyzyklische Spongiosaverdichtung, die an Größe zunehmen kann, sich jedoch nie auf das gesamte Gelenk sklerosierend, erodierend oder ankylosierend ausbreitet.
2. Flache Erosionen, evtl. auch kleine Dissektionen, an den betroffenen Gelenkkonturen sind obligat.
3. Die vordere sakroiliakale Gelenkkapsel ossifiziert *nicht*. Dieses Merkmal, das sich auf konventionellen Tomogrammen, besser noch mittels Computertomographie, beweisen läßt, dient zur Differentialdiagnose gegenüber *reparativen Verknöcherun-*

*gen der vorderen sakroiliakalen Kapsel und ihrer Verstärkungsbänder* (Abb. 1004b).

Diese reparativen Ossifikationsvorgänge können die gesamte Gelenkkapsel ergreifen oder auch *umschrieben* auftreten. Jenseits des 50. Lebensjahres sind sie häufige Befunde, die im ossifizierten Kapselbereich in Abhängigkeit von ihrer Dicke den Gelenkspalt auf Übersichtsaufnahmen auslöschen, jedoch nicht erodieren.

Die Unterscheidung der Sacroiliitis circumscripta von umschriebenen reparativen Ossifikationen der Sakroiliakalkapsel hat therapeutische Konsequenzen.

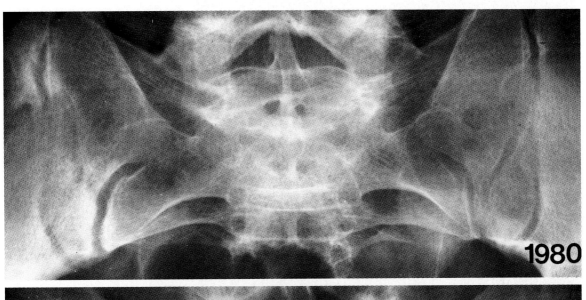
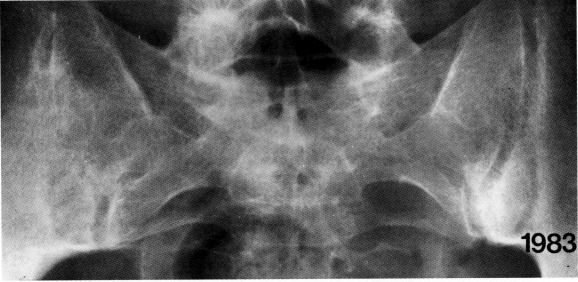

**Abb. 1002.** Im Krankheitsverlauf der seronegativen Spondarthritis dieses Patienten ist zunächst eine unilaterale Sakroiliitis (*1980*), sodann ihre bilaterale Ausbreitung zu erkennen (*1983*)

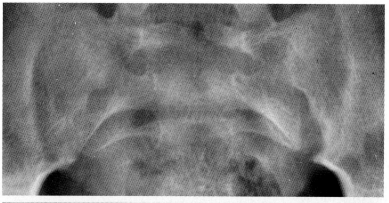

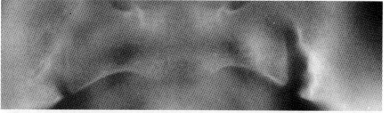

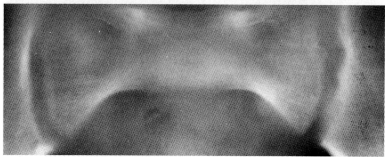

**Abb. 1003.** Juvenile seronegative Spondarthritis (14jähriger Patient) mit unilateraler Sakroiliitis. Die marginale Resorption (Pseudoerweiterung) dominiert

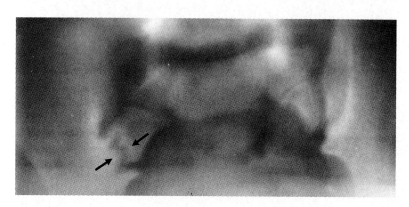

**Abb. 1004.a** Unilaterale Sakroiliitis vom Typ „buntes Bild" (*Pfeile*) bei einem 18 Monate alten Säugling mit Arthritis psoriatica sine psoriase (Spondarthritis psoriatica). Beide Elternteile sind an Psoriasis vulgaris erkrankt. Die periphere Gelenkerkrankung des Kindes gibt sich an Wurstzehen zu erkennen. (Sakroiliakaltomographie)

**Abb. 1004.b** Diagnose und Differentialdiagnose der Sacroiliitis circumscripta.
*Großer Pfeil:* Sacroiliitis circumscripta. Charakteristisch ist die zyklische subchondrale Verdichtung beiderseits des *erodierten* röntgenologischen Gelenkspalts (Dihlmann u. Schuler 1963).
*Kleine Pfeile:* Sacroiliitis circumscripta. Die Schichtaufnahme zeigt die typischen Befunde (zyklische Spongiosaverdichtung, flache Erosionen) eindeutiger als die Übersichtsaufnahme.

*Offener Pfeil:* Umschriebene reparative Ossifikation der Gelenkkapsel. Differentialdiagnose gegenüber der Sacroiliitis circumscripta: keine Erosionen. Im Zweifelsfall Computertomographie, die zeigt, wie sich die ossifizierte Kapsel gelenkspaltüberbrückend beckeneinwärts vorwölbt (vgl. Abb. 1055). Dies kommt bei der Sacroiliitis circumscripta *nicht* vor!

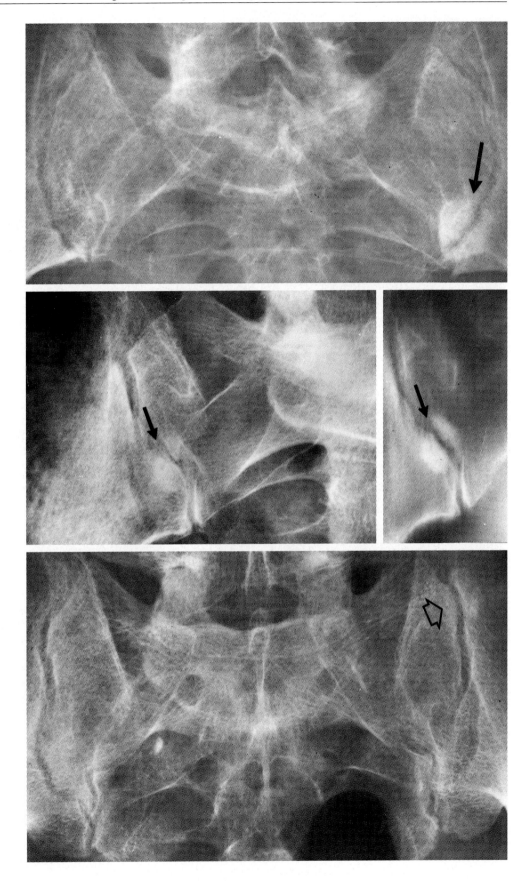

Die aktive Sacroiliitis circumscripta ist ein schmerz-hafter, therapiebedürftiger Befund (z. B. durch Ent-zündungsröntgenbestrahlung). Im histologischen Punktat lassen sich neben den verdickten Trabekeln in den Markräumen eine Vermehrung der Kollagen-fasern nachweisen. Darüber hinaus treten diffuse oder umschriebene Zellinfiltrate auf, in denen je nach der Entzündungsphase Granulozyten oder Rundzel-len dominieren. Gelegentlich fällt eine Vermehrung der eosinophilen Granulozyten in den Infiltraten auf (Dihlmann u. Schuler 1963). Die Blutsenkungsge-schwindigkeit kann leicht erhöht sein, in der Elektro-phorese eine entzündliche Dysproteinämie vorliegen. Bakteriologische Kulturen bleiben steril. Daher ist die Ätiologie der primär knochenbildenden um-schriebenen Sakroiliitis nicht bekannt.

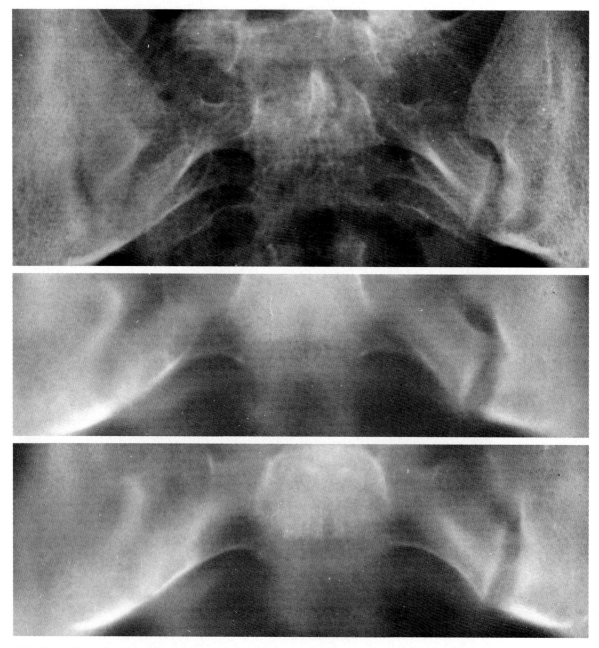

**Abb. 1005.** Bilaterale Sakroiliitis bei Spondylitis ankylo-sans mit asymmetrischem Gelenkbefall. Am rechten Gelenk ist fast die Totalankylose eingetreten; am linken Gelenk dominiert die Pseudoerweiterung

Zur röntgenologischen Differentialdiagnose der umschriebenen Sakroiliitis gehören außer der Kapselossifikation: Osteome oder osteoplastische Einzelmetastasen in den hinteren Darmbeinstachein, die sich auf Übersichtsaufnahmen in den sakroiliakalen Gelenkspalt projizieren können; ferner die „kleine" (im Frühstadium befindliche) Hyperostosis triangularis bzw. das Streßsakrum, *fokale* gelenknahe chronische Iliumosteomyelitiden, die bei subchondralem Sitz in das Sakroiliakalgelenk einbrechen und dann im Bereich der „Einbruchstelle" eine *umschriebene* knöcherne Ankylose auslösen, sowie der noch nicht ausgedehnte M. Paget in der Sakroiliakalumgebung.

***Regel 3*** Ein „spezifisches" röntgenologisches Einzelzeichen der ankylosierenden Spondylitis ist nicht bekannt.

Die sog. sakroiliakale (girlandenförmige) Pseudoerweiterung (Abb. 1005, 1006, s. Abb. 1003) ist kein krankheitscharakteristischer pathologischer Röntgenbefund der Spondylitis ankylosans, wie anfangs angenommen wurde. Dieses Röntgenzeichen, das eine marginale Knochenresorption entlang den Gelenkkonturen widerspiegelt, ist vielmehr eine Reaktion, die an straffen Gelenken – Amphiarthrosen – und Fugen beobachtet wird, z. B. auch an Tarsal- und Karpometakarpalgelenken.
Es hängt von der Gelenkmorphologie und -konstruktion ab, ob eine Pseudoerweiterung auftreten kann, aber nicht von ihrer Ätiologie. Deshalb wird die sakroiliakale Pseudoerweiterung nicht nur bei den seronegativen Spondarthritiden nachgewiesen, sondern auch bei bakteriellen Infektionen, bei der Gicht, beim Hyperparathyreoidismus bzw. bei

der renalen Osteodystrophie (Abb. 1007), bei der Osteomalazie und bei der Ostitis deformans Paget (Abb. 1008), gelegentlich auch bei Tumorabsiedelungen.

***Regel 4*** Die primäre und die sekundäre Spondylitis ankylosans schöpfen die Reaktionsmöglichkeiten der Sakroiliakalgelenke voll aus, d. h., im Kontext der spondarthritischen Sakroiliitis werden vielfältige pathologische Röntgenbefunde beobachtet, die – als Einzelbefunde betrachtet – eigentlich auf ganz anderer Erkrankungen hinweisen (Abb. 1009).

Als Beispiele seien genannt: Dissektion („Sequester") – eigentlich Röntgenmerkmal bakterieller Infektionen; dreieckig dargestellte Iliumsklerose – ursprüngliches Röntgenzeichen der Hyperostosis triangularis ilii (*obsolet:* Ostitis condensans ilii); Kapsel-Band-Verknöcherungen – bekannt als reparative Phänomene nach Traumen und Überlastungsschäden des sakroiliakalen Kapsel-Band-Apparates.

***Regel 5*** Der charakteristische sakroiliakale Röntgenbefund der seronegativen Spondarthritiden ist das sog. „bunte" Sakroiliakalbild: ***Sakroiliitis vom Typ „buntes Bild".***

Dieser engrammbildende Ausdruck impliziert eine *Simultantrias* (Abb. 1010–1016; s. Abb. 995, 1004a) aus erosiven, Knochenabbau signalisierenden Konturveränderungen, polymorphen subchondralen Knochenverdichtungen und anfangs diskreten Ankylosezeichen in Form zarter intraartikulärer Knochen-

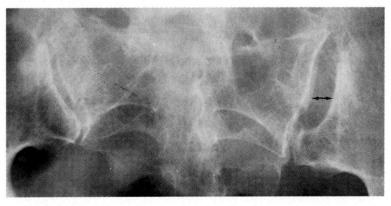

**Abb. 1006.** Im Vergleich zur sakroiliakalen Pseudoerweiterung durch entzündliche Erkrankungen und bei Stoffwechselanomalien, z. B. beim Hyperparathyreoidismus, zeigt sich die traumatische „echte" Sakroiliakalerweiterung (*Doppelpfeil*) an einer glatt konturierten Diastase der artikulierenden Knochen und setzt ein Trauma voraus. In der Regel tritt die traumatische Sakroiliakaldiastase im Zusammenhang mit einer Symphysenruptur auf

knospen und transartikulärer Knochenbrücken. Das „bunte" Sakroiliakalbild mündet im Krankheitsverlauf in die knöcherne Totalankylose ein (Abb. 1017). Der Wortteil „simultan" soll anzeigen, daß diese 3 Basisreaktionen der Sakroiliakalgelenke gleichzeitig auftreten und bei (regelhaft) schleichendem Einsetzen der Sakroiliitis frühestens nach

4 Monaten nebeneinander zu identifizieren sind. Dabei gilt, daß im 1. Krankheitsjahr – nach Beschwerdenbeginn – tomographische bildgebende Verfahren (s. S. 477ff.) zur Darstellung der zarten Erosionen und schmalen Knochenknospen und -brücken unerläßlich sind, um eine konsistente Diagnose stellen zu können.

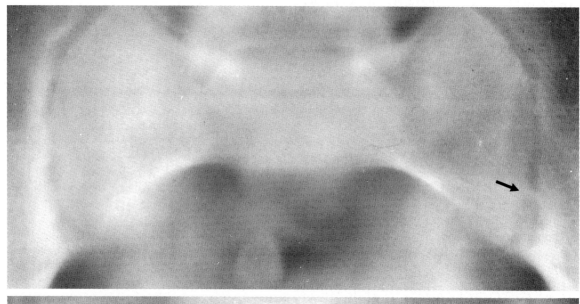

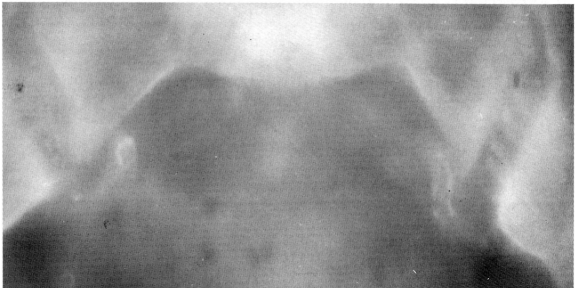

**Abb. 1007.** 2 Patientinnen mit dialysepflichtiger terminaler Niereninsuffizienz. *Oben:* An den Sakroiliakalgelenken ist im Tomogramm das „bunte Bild" zu erkennen, d. h. ein Nebeneinander von Erosionen, subchondraler Sklerose und transartikulären Knochenbrücken (*Pfeil*), s. Regel 6, S. 493. *Unten:* Bei dieser Patientin dominiert die sakroiliakale Pseudoerweiterung.

Das „bunte Bild" bei der renalen Osteodystrophie (sekundärer Hyperparathyreoidismus) entsteht durch eine Gelenkknorpelnekrose, in die im Rahmen reparativer Vorgänge fibrovaskuläres Gewebe einsproßt. Diese Reaktion löst Knochenneubildung aus (bis zur knöchernen Ankylose). Außerdem wird dadurch der Knochensockel erodiert (Dihlmann u. Müller 1973)

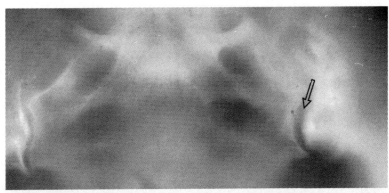

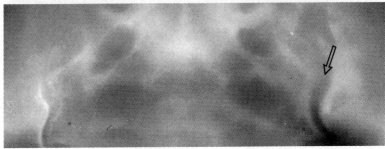

**Abb. 1008.** Sakroiliakale Pseudoerweiterung (*offene Pfeile*) bei Ostitis deformans Paget des linken Darmbeins. Die Pseudoerweiterung ist eine spezifische Reaktionsweise straffer Knochenverbindungen, darunter auch der Sakroiliakalgelenke. Sie hat vielfältige Ursachen (S. 493)

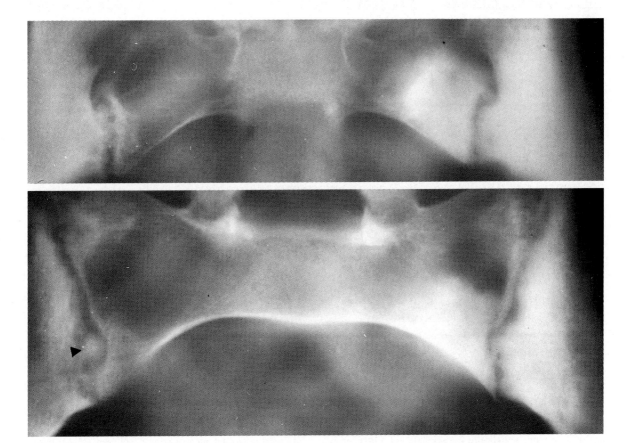

**Abb. 1009.** Sakroiliitis vom Typ „buntes Bild". Gemäß Regel 4 schöpfen die seronegativen Spondarthritiden die sakroiliakalen Reaktionsmöglichkeiten voll aus: s. die Dissektion (*Pfeilspitze*) und die dreieckige Iliumsklerose

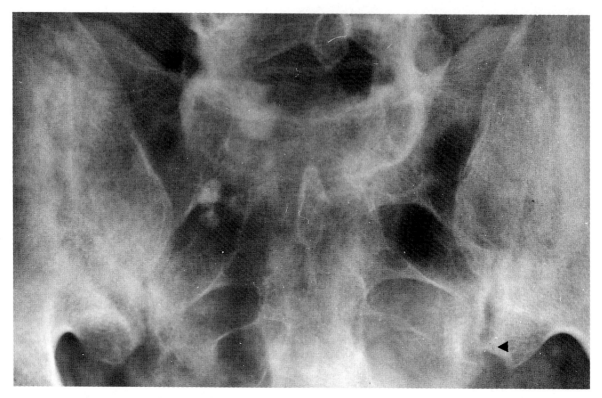

**Abb. 1010.** Sakroiliitis vom Typ „buntes Bild", s. auch die transartikuläre Knochenbrücke im „Ohrläppchenbereich" des linken Sakroiliakalgelenks (*Pfeilspitze*)

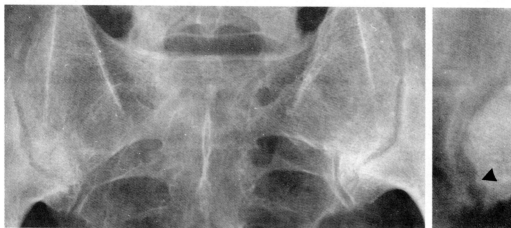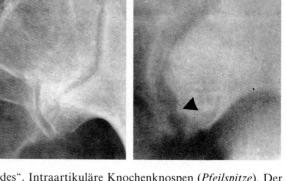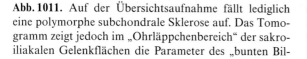

**Abb. 1011.** Auf der Übersichtsaufnahme fällt lediglich eine polymorphe subchondrale Sklerose auf. Das Tomogramm zeigt jedoch im „Ohrläppchenbereich" der sakroiliakalen Gelenkflächen die Parameter des „bunten Bil-des". Intraartikuläre Knochenknospen (*Pfeilspitze*). Der Patient mit Colitis ulcerosa klagt seit etwa 6 Monaten über tiefsitzende spätnächtliche (frühmorgendliche) Kreuzschmerzen, die ihn aus dem Schlaf reißen

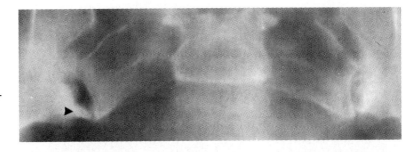

**Abb. 1012.** Patient mit Arthritis psoriatica. Die Schichtaufnahme enthüllt die sakroiliakalen Röntgenparameter des „bunten Bildes". *Pfeilspitze:* größere intraartikuläre Knochenknospe

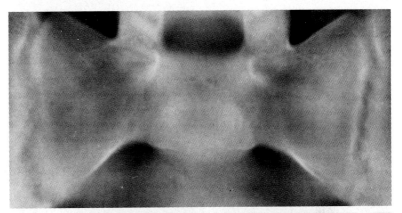

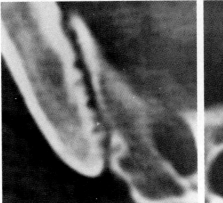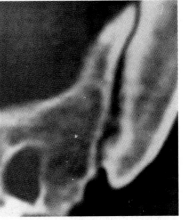

**Abb. 1013.** Identische Darstellung der Sakroiliitis vom Typ „buntes Bild" im konventionellen Tomogramm und im CT

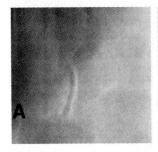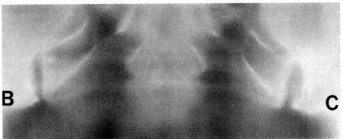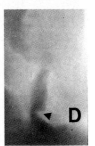

**Abb. 1014.** Normale Darstellung der subchondralen Grenzlamelle im Ohrläppchenbereich der Facies auriculares (**A**). Knochenresorption auf der Iliumseite (**B**), bilaterale subchondrale Knochenresorption (**C**). Die marginale Knochenresorption hat zur sog. Pseudoerweiterung des Sakroiliakalspalts geführt (**D**). Einwachsende Knochenknospe (*Pfeilspitze*). Die Pseudoerweiterung des Gelenkspalts ist eine typische Reaktionsweise der Sakroiliakalamphiarthrose. Sie kommt aber auch bei anderen Erkrankungen als den Spondarthritiden vor (S. 493)! (B und C Spondylitis ankylosans, D renale Osteodystrophie)

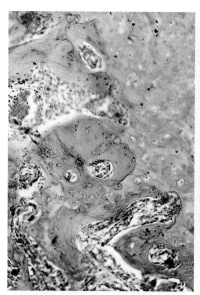 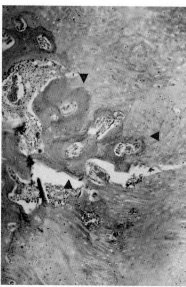

**Abb. 1015.** Histomorphologisches Substrat der in den Gelenkknorpel einsprossenden Knochenknospen (*Pfeilspitzen*). Sie gehören zur Simultantrias des „bunten Bildes". Außerdem (*linker Bildteil*) führt die beginnende Einsprossung von Knochenbälkchen in den Gelenkknorpel im Röntgenbild zu Erosionen. Hämatoxylin-Eosin, ×160 (*rechts*), ×220 (*links*)

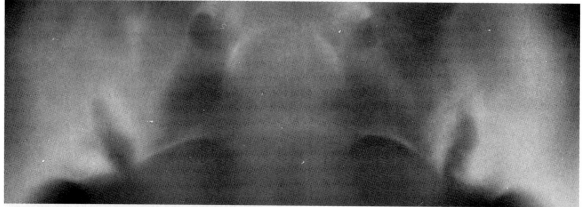

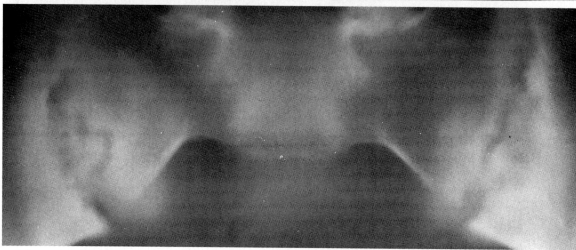

**Abb. 1016.** Bilaterale Sakroiliitis bei Spondylitis ankylosans. Die Bezeichnung „Sakroiliakalarthritis" wäre für diesen Befund nicht angebracht, da sich der Prozeß auch mit Destruktionen *weit entfernt* vom Gelenkspalt zu erkennen gibt (s. rechter Sakrumflügel). Diese gelenkferne Kno-chenzerstörung dürfte die aggressiv proliferierende chondroide Metaplasie widerspiegeln. Dieser destruierende, vom Knochenmark ausgehende Prozeß wurde von Dihlmann et al. (1977) als Bestandteil der sakroiliakalen Histomorphologie der Spondylitis ankylosans beschrieben

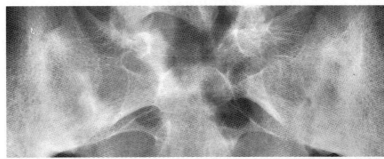

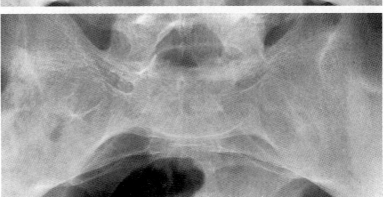

**Abb. 1017.** *Oberer Bildteil:* Frisch eingetretene knöcherne Totalankylose der Sakroiliakalgelenke (Reste der polymorphen subchondralen Sklerose sind noch zu erkennen). Krankheitsdauer etwa 7 Jahre. *Unterer Bildteil:* „Alte" Totalankylose der Sakroiliakalgelenke (die subchondrale Sklerose hat sich vollständig zurückgebildet). Dauer der Spondylitis ankylosans etwa 13 Jahre

Bei bakteriellen Infektionen, die keineswegs immer einen akuten Krankheitsverlauf nehmen (wie besonders bei Kindern und Jugendlichen), sondern (bei Erwachsenen) auch schleichend beginnen und verlaufen können, tritt eine *Sukzedantrias* (Abb. 1018) aus erosiven, sklerosierenden und ankylosierenden Röntgenzeichen auf. Das heißt, im Krankheitsverlauf entstehen zunächst die erosiven (osteolytischen) Phänomene an den Konturen und im subchondralen Knochen. Sodann zeigt eine zunehmende subchondrale Spongiosaverdichtung die therapiebedingte oder spontane Stabilisierung des entzündlichen Prozesses an. Schließlich mündet die Entzündung in das Narbenstadium ein – die mehr oder weniger ausgedehnte knöcherne Ankylose gibt sich röntgenologisch zu erkennen.

Die differentialdiagnostische Unterscheidung zwischen sakroiliakaler Simultantrias und Sukzedantrias bewährt sich besonders unter Berücksichtigung der Aussagen von Regel 2; denn weder beweist die unilaterale Sakroiliitis eine bakterielle Ätiologie noch schließt ein bilateraler entzündlicher Befall eine Infektion verläßlich aus (die bilaterale tuberkulöse Sakroiliitis ist ein seltenes, aber im Einzelfall differentialdiagnostisch nicht völlig zu vernachlässigendes Ereignis).

MEMO

Glauben Sie nicht den falschen Propheten! Sie sprechen von Sakroiliitisstadien auf Übersichtsaufnahmen und achten nicht auf das diagnostisch entscheidende „bunte" Sakroiliakalbild – am deutlichsten auf Schnittbildern.

*Regel 6*  Das „bunte" Sakroiliakalbild einschließlich der Pseudoerweiterung kann bei Erkrankungen auftreten, die nicht zu den seronegativen Spondarthritiden gehören, nämlich beim Hyperparathyreoidismus bzw. bei der renalen Osteodystrophie (s. Abb. 1007), bei der Osteomalazie und bei den Sakroiliakalveränderungen im Rahmen der neurogenen Paraosteoarthropathien (z. B. bei Tetra- und Paraplegikern).

Diese Feststellung beeinträchtigt jedoch nicht die diagnostische Bedeutung des „bunten" Sakroiliakalbildes, da die genannten Krankheiten sich klinisch und teilweise auch serologisch (Serumkalzium- und Serumphosphatspiegel, alkalische Phosphatase, Parathormonspiegel) von den seronegativen Spondarthritiden abgrenzen lassen.

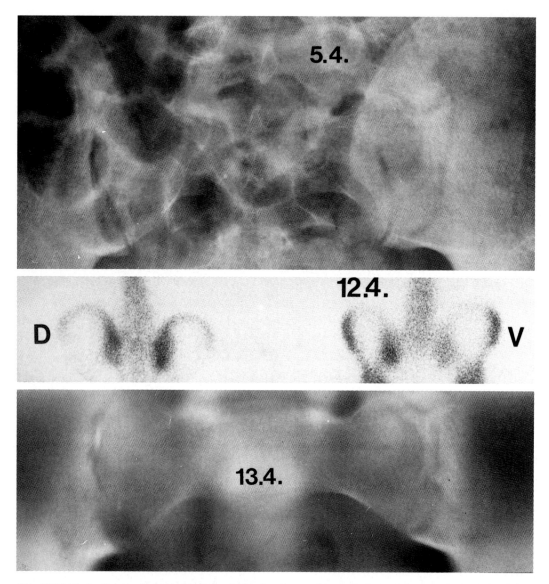

**Abb. 1018.** Verlauf einer akuten bakteriellen Infektion des rechten Sakroiliakalgelenks. Seit Mitte März rechtsbetonte Kreuzschmerzen und subfebrile Temperaturen. 18jähriger Patient.

*5. 4.:* Erste Röntgenuntersuchung. Infolge der Darmgasüberlagerung ist das schmerzhafte rechte Sakroiliakalgelenk nicht zu beurteilen. Die indizierte Schichtuntersuchung wurde nicht durchgeführt.

*12. 4.:* Skelettszintigraphie. In der Dorsalansicht (*D*) nur geringe Seitendifferenz der sakroiliakalen Radionuklidakkumulation zugunsten der rechten Seite. Infolge der Intensitätsabnahme der Gammastrahlung mit dem Quadrat der Entfernung offenbart der Scan von ventral (*V*) die eindeutig pathologische Tracerspeicherung im Bereich des rechten Sakroiliakalgelenks.

*13. 4.:* Auf dem konventionellen Tomogramm stellt sich ein großer unregelmäßig begrenzter Sakroiliakaldefekt oberhalb der Linea arcuata dar – die Destruktion beherrscht das Bild

*Regel 7*    Als klassischer Intervertebralosteophyt der Spondylitis ankylosans tritt der Syndesmophyt auf. Die generalisierte Syndesmophytose führt zum Erscheinungsbild des „Bambusstabs".

Der Syndesmophyt spiegelt eine Knochenbildung in den äußeren Partien des Anulus fibrosus (Randleistenanulussyndesmophyt) wider oder wächst zwischen vorderem Wirbelsäulenlängsband und Anulus fibrosus (prädiskaler, subligamentärer Syndesmophyt). Das Lig. longitudinale anterius wird in der Regel von dem Verknöcherungsprozeß nicht erfaßt. Bei fast 2 Dritteln der Patienten geben sich die Syndesmophyten zuerst im thorakolumbalen Übergang zu erkennen. Die Röntgendifferentialdiagnose der Intervertebralosteophyten bezieht sich auf verschiedene knöcherne Intervertebralspangen:

### Syndesmophyt – Mixtaosteophyt – Parasyndesmophyt

**Syndesmophyt.** Der Syndesmophyt (Abb. 1019–1022) zeigt eine streng kraniokaudale oder kaudokraniale („axiale") Ausrichtung und eine harmonische, flache Rundung nach vorne und seitlich.

**Mixtaosteophyt.** Wachsen Syndesmophyten in einer schon vorher degenerativ veränderten Zwischenwir-

belscheibe, so erscheinen sie nicht mehr so harmonisch und flach gerundet, sondern wölben sich geringfügig und oft asymmetrisch vor. Diese Syndesmophytenart ist als Mischform von Syndesmophyt und (degenerativem) Spondylophyt aufzufassen und wird als Mixtaosteophyt (Abb. 1020) bezeichnet.

Der mögliche Wirbelsäulenbefall bei den anderen seronegativen Spondarthritiden kann unter dem Röntgenbild der Syndesmophyten verlaufen: sekundäres Spondylitis-ankylosans-Bild. Diese Feststellung muß jedoch 3 Ausnahmen berücksichtigen, nämlich den Wirbelsäulenbefall bei Reiter-Syndrom, bei der Psoriasisarthritis und beim Akquirierten Hyperostose-Syndrom (in Verbindung mit der Acne conglobata). Diese 3 seronegativen Spondarthritiden können mit Wirbelsäulenveränderungen einhergehen, die im Aspekt durchaus den Syndesmophyten entsprechen.

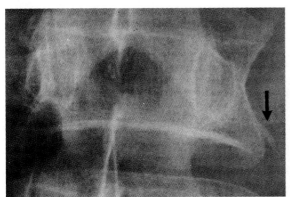
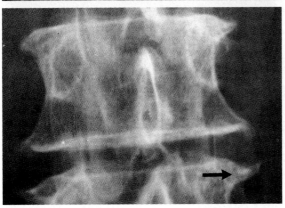

**Abb. 1019.** Syndesmophyt (*oberer Bildteil*) und Spondylophyt (*unterer Bildteil*) zeigen von Anfang an eine unterschiedliche Wachstumsrichtung. Ersterer wächst in Längsrichtung der Wirbelsäule („axial"), letzterer „horizontal", ehe er henkelförmig nach oben oder unten umbiegt (*s. Pfeilrichtungen*)

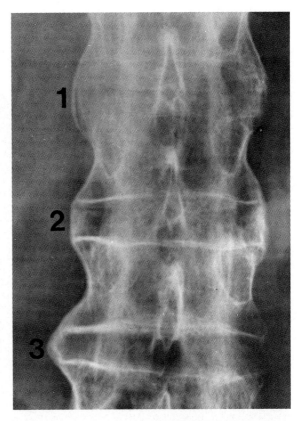

**Abb. 1020.** Synopsis der 3 Syndesmophytenformen. *1:* prädiskaler (subligamentärer) Syndesmophyt, *2:* Randleistenanulus-Syndesmophyt, *3:* Mixtaosteophyt (Syndesmophytenwachstum in einem Bewegungssegment mit degenerativer Diskopathie)

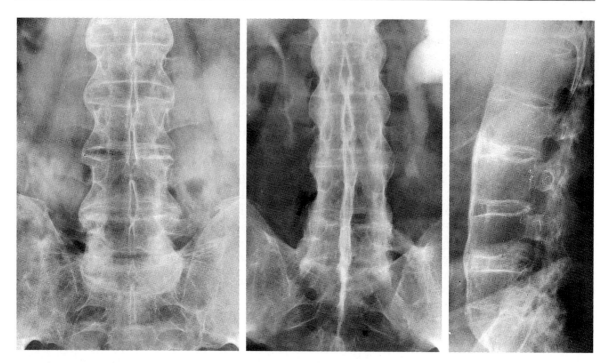

**Abb. 1021.** *Linker Bildteil:* Lumbaler „Bambusstab" bei ankylosierender Spondylitis.
*Mittlerer Bildteil:* Lumbaler „Bambusstab" mit zusätzlicher Verknöcherung der Ligg. supraspinalia und der Ligg. interspinalia, knöcherne Sakroiliakalankylose (Harnleiterkonkrement mit Aufstau).
*Rechter Bildteil:* Lumbaler „Bambusstab" auf der seitlichen Röntgenaufnahme

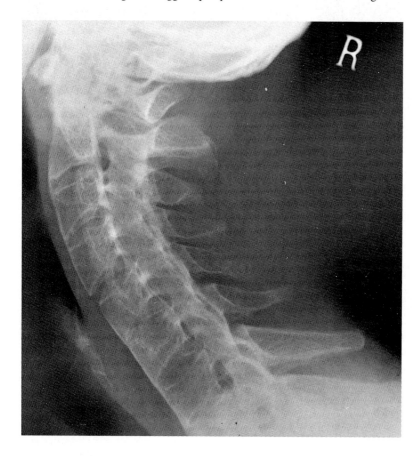

**Abb. 1022.** Zervikaler „Bambusstabaspekt"

*Parasyndesmophyt.* In manchen Fällen kommt es bei den 3 genannten seronegativen Spondarthritiden jedoch zu einer ganz anderen knöchernen Stammskelettreaktion: Mit oder *ohne* Sakroiliitis bilden sich Parasyndesmophyten (Abb. 1023). Diese Vertebralosteophyten zeigen sich als Knochenspangen, die entweder gar keinen Kontakt mit den benachbarten Wirbelkörpern haben – also im perivertebralen Bindegewebe wachsen – oder von *einem* Wirbel aus nach kranial oder kaudal ziehen, ohne mit dem „Zielwirbel" knöchern zu verschmelzen.

Auf diese Weise entstehen verschiedene Formen der Parasyndesmophyten: der Stierhorntyp, die paradiskale oder paravertebrale längliche (schmale) Knochenspange ohne Wirbelkontakt und das paradiskale Ossikel. Letzteres läßt sich röntgenologisch nicht immer von rundlichen oder ovalen sog. spondylotischen Schaltknochen unterscheiden. Daher sollten

zur zweifelsfreien Diagnose „Reiter-Spondylitis" oder „Psoriasisspondylitis" mindestens 2 der 3 Formen von Parasyndesmophyten bei demselben Patienten zu erkennen sein *oder* mindestens 3 Stierhornformen an einem Wirbelsäulenabschnitt auftreten.

MEMO

> Parasyndesmophyten treten in 3 Formen auf: Stierhorntyp, paradiskaler länglich-schmaler Typ und als paradiskales Ossikel formidentisch mit dem spondylotischen Schaltknochen. Zur Diagnose Reiter- oder Psoriasisspondylitis gehören daher mindestens 2 der 3 Parasyndesmophytenformen bei demselben Patienten *oder* 3 Stierhornformen an einem Wirbelsäulenabschnitt.

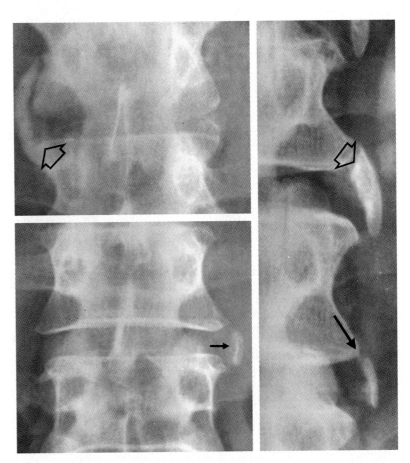

**Abb. 1023.** Parasyndesmophyten und ihre Differentialdiagnose.
*Offene Pfeile:* Stierhornform des Parasyndesmophyten, *großer Pfeil:* paradiskaler länglicher (schmaler) Parasyndesmophyt. (Beide Patienten mit Reiter-Syndrom).

*Kleiner Pfeil:* spondylotischer Schaltknochen. Die röntgenologische Differentialdiagnose zum paradiskalen Parasyndesmophyten ist ohne Berücksichtigung klinischer Befunde oder/und gleichzeitiger anderer Parasyndesmophytentypen nicht möglich

Die Unterscheidung zwischen sekundärer Spondylitis ankylosans beim Reiter-Syndrom oder bei der Psoriasisarthritis (*mit Syndesmophyten*) und der Reiter-Spondylitis bzw. Psoriasisspondylitis (*mit Parasyndesmophyten*) hat prognostische Bedeutung! Die Wirbelsäulenbeweglichkeit wird nämlich durch Parasyndesmophyten überhaupt nicht oder nur geringfügig eingeschränkt, während Syndesmophyten die Motilität aufheben. Die Prognose hinsichtlich der spinalen Beweglichkeit ist also beim Parasyndesmophytennachweis günstig einzuschätzen. Die Erfahrung zeigt, daß Syndesmophytenwachstum mit stärkeren Beschwerden einhergeht – aus welchem Grund auch immer. Patienten mit Parasyndesmophyten geben dagegen kaum Wirbelsäulenbeschwerden an. Erwähnt sei weiter, daß manche Patienten sowohl Syndesmophyten als auch Parasyndesmophyten entwickeln und daß sich bei anderen Patienten Parasyndesmophyten im Verlauf zu Syndesmophyten umbauen; entsprechend ist die Prognose hinsichtlich der spinalen Motilitätseinschränkung zu stellen. Wenn Parasyndesmophyten beim Akquirierten Hyperostose-Syndrom entstehen, dann sind sie als Überlappungsbefunde (s. S. 641) aufzufassen und bestätigen damit die Einordnung des Syndroms als seronegative Spondarthritis.

Die (erbliche) Hypophosphatasie (Rathbun-Syndrom) und die (vor allem x-chromosomal dominant vererbte) hypophosphatämische Rachitis/Osteomalazie zeigen sich klinisch und radiologisch als *Vitamin-D-resistente Rachitis/Osteomalazie*. Sie können zu Stammskelettröntgenbefunden führen, die auf Anulus fibrosus-, Ligament- und Gelenkkapselossifikationen zurückgehen und dem Bild der Spondylitis ankylosans (Syndesmophyten) oder DISH (dominierende Längsbandossifikation) ähneln. Die wichtigsten Laborparameter der Hypophosphatasie sind die verringerte Aktivität der alkalischen Serumphosphatase und die erhöhte Urinausscheidung von Phosphoäthanolamin.

Zur hypophosphatämischen Rachitis/Osteomalazie gehört die namensprägende Hypophosphatämie bei normalem Serumkalzium. Bei der im Erwachsenenalter manifesten hypophosphatämischen Osteomalazie sollte differentialdiagnostisch an die *onkogene Vitamin-D-resistente Osteomalazie* gedacht werden; anders ausgedrückt: die nichtonkogene Vitamin-D-resistente Osteomalazie mit Beginn im Erwachsenenalter ist *immer eine Ausschlußdiagnose* (Itoi et al. 1991).

Je früher sich die Hypophosphatasie klinisch zu erkennen gibt, desto ungünstiger ist ihre Prognose quoad vitam (überwiegend letaler Verlauf beim infantilen Typ). Beim Erwachsenentyp dominieren die beschriebenen Stammskelettbefunde und die Looser-Umbauzonen (prinzipieller Röntgenaspekt s. Abb. 768). Bei Vernachlässigung der charakteristischen pathologischen Laborparameter wird der Fehldiagnose „Spondylitis ankylosans" durch die

fakultativ bei der Rachitis und Osteomalazie vorkommenden sakroiliakalen Erosionen und Pseudoerweiterung (durch Akkumulation von unverkalktem Osteoid) sowie knöcherne Fusion Vorschub geleistet. An den Extremitäten fallen bei Erwachsenen viele Fibroostosen auf.

## Spondylophyt

Diese Art des Intervertebralosteophyten tritt bei der Diskusdegeneration auf, und zwar als submarginaler Spondylophyt bei der Spondylosis deformans und als marginaler Spondylophyt bei der Osteochondrosis intervertebralis. Eine 3. Form, der spondylotische Schaltknochen ohne Wirbelkörperkontakt, wurde

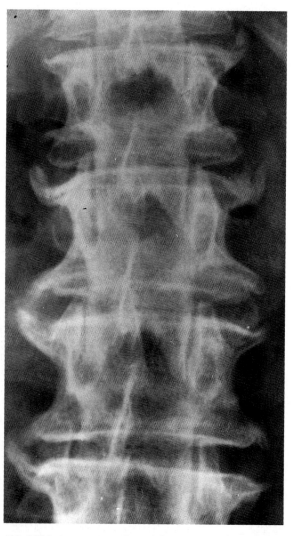

**Abb. 1024.** Ausgeprägte Spondylophyten, s. die charakteristische Henkelform der submarginalen Spondylophyten

aus röntgendifferentialdiagnostischen Gründen schon erwähnt (s. Abb. 1023). Zu den nichtentzündlichen intervertebralen Osteophyten gehört außerdem der hyperostotische Spondylophyt. Der Reparationsosteophyt hat eine vielfältige Ätiologie.

*Submarginaler Spondylophyt* (Abb. 1024; s. Abb. 1019). Vom Ansatz des vorderen Längsbandes – also wenige Millimeter unterhalb bzw. oberhalb der vorderen und seitlichen Wirbelkante – wächst er zunächst in horizontaler Richtung, ehe er nach kranial oder kaudal *henkelförmig* umbiegt. Die Diskushöhe ist nicht verringert. Der submarginale Spondylophyt gilt daher als das Signum des leichten degenerativen Diskusschadens, bei dem abnorme Zerrungen am Ansatz des vorderen Längsbandes die Knochenneubildung stimulieren. Dorsale Spondylophyten sind seltenere Phänomene, da das hintere Längsband von Diskus zu Diskus zieht.

*Marginaler Spondylophyt* (Abb. 1025). Er setzt sich als „Verlängerung" der verdichteten Wirbelkörperabschlußplatte nach vorne und seitlich fort. Formal entspricht er dem marginalen Osteophyten der Arthrosis deformans des (peripheren) Gelenks. Dieser Spondylophyt gehört zum Röntgenbild der Osteo-chondrosis intervertebralis (Diskushöhenabnahme, Sklerose der vertebralen Abschlußplatten – Endplatten –, marginaler Spondylophyt).

*Hyperostotischer Spondylophyt* (Abb. 1026–1029). Diese Spondylophytenform spiegelt einen Spondylophytenexzeß wider, der auf das vordere Wirbelsäulenlängsband, auf den Anulus fibrosus und auf perispinales Bindegewebe übergreift. Dadurch entsteht der hyperostotische Spondylophyt mit der dazugehörigen *zuckergußartigen* prävertebralen und prädiskalen Knochenapposition – sichtbar auf der seitlichen Röntgenaufnahme.

Der hyperostotische Spondylophyt ist das spinale Merkmal einer konstitutionell begründeten Neigung zur überschießenden Verknöcherung straffen fibrösen Bindegewebes (Sehnen-, Ligamentinsertionen, Bänder und Gelenkkapseln in toto). Diese Befunde treten vor allem an der Wirbelsäule, aber auch an den Extremitäten auf und werden im Kontext als *diffuse idiopathische Skeletthyperostose* (Akronym: *DISH*) bezeichnet (Resnick et al. 1975).

Am häufigsten gibt sich das Konstitutionsmerkmal – die osteoplastische Diathese – in der 2. Lebenshälfte an der Wirbelsäule zu erkennen. Die Synonyme sind *Spondylosis hyperostotica* und *Forestier-Krankheit*.

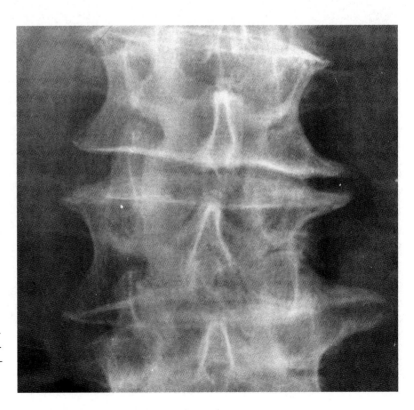

**Abb. 1025.** Marginale Spondylophyten. Bei skoliotischen Wirbelsäulenfehlhaltungen entwickeln sich Spondylophyten vor allem an der Konkavseite

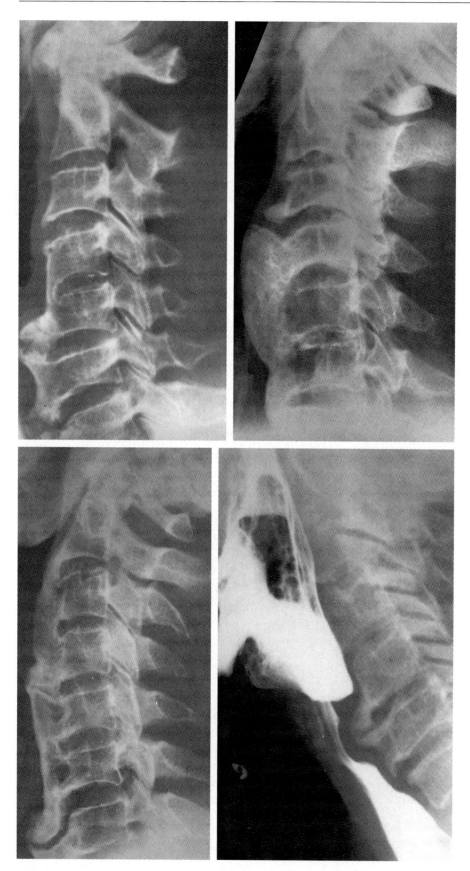

**Abb. 1026.** Zervikale „Zuckerguß"-Aspekte bei DISH. *Bildteil unten rechts:* DISH-Patient mit Schluckbeschwerden. Die Pelottierung der Kontrastmittelstraße durch die hyperostotischen Spondylophyten im 5. und 6. Bewegungssegment ist zu erkennen

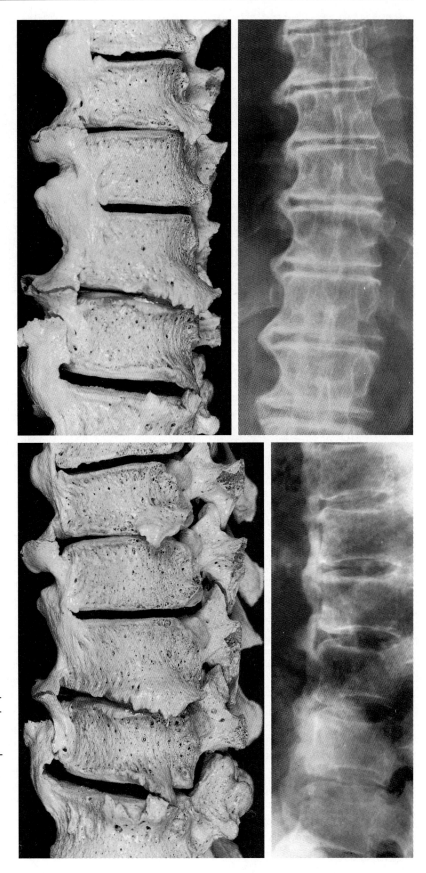

**Abb. 1027.** Synopsis eines Maze-
rationspräparats und des Röntgenaspekts bei DISH an der
Brustwirbelsäule. Die rechtsseitige Prädominanz der hyperostotischen Spondylophyten fällt auf.
Wahrscheinlich hängt es mit
dem Verlauf des thorakalen Aor-
tenabschnitts zusammen, dessen
Pulsationen dem Spondylophy-
tenwachstum entgegenwirken.
Die seitliche Röntgenaufnahme
zeigt die zuckergußartige Verknöcherung des vorderen Wirbelsäulenlängsbandes

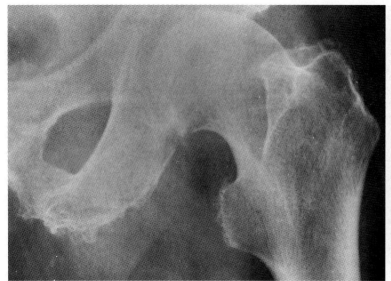
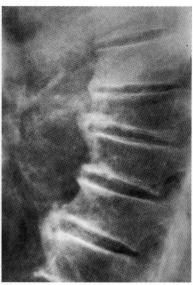

**Abb. 1028.** Thorakale DISH-Manifestation, außerdem ausgeprägte Fibroostosen am Sitzbein und an den Rollhügeln. An der Brustwirbelsäule sind im DISH-Bereich Residuen eines M. Scheuermann zu erkennen [Keilwirbel mit gestörter Höhen-Tiefen-Relation (Langwirbel), Abschlußplattenirregularitäten]

Zur DISH-Röntgendiagnose wird gefordert, daß mindestens 3 aneinandergrenzende Bewegungssegmente, also mindestens 4 Wirbel, von dem Spondylophytenexzeß – einschließlich der Verknöcherung des vorderen Wirbelsäulenlängsbandes – ergriffen sind *und* die zugehörigen Zwischenwirbelräume sich mit normaler Höhe oder nur altersgemäß geringfügig höhengemindert darstellen. Über eventuelle röntgendifferentialdiagnostische Schwierigkeiten gegenüber der Spondylitis ankylosans s. Regel 10.

MEMO

> DISH-Definition: Spondylophytenexzeß einschließlich des vorderen Längsbandes an mindestens 3 aneinandergrenzenden Bewegungssegmenten mit normaler oder geringfügig verminderter Diskushöhe.

Prädilektionsort von DISH ist die Brustwirbelsäule. Hals- und Lendenwirbelsäule werden aber ebenfalls befallen. Zervikale hyperostotische Spondylophyten können Schluckbeschwerden auslösen. Zwischen DISH, Residuen des M. Scheuermann, Bluthochdruck (Rothschild 1988), Diabetes mellitus bzw. hyperglykämischer Stoffwechsellage sowie Gicht bzw. Hyperurikämie gibt es statistisch gesicherte Korrelationen. Je jünger der DISH-Träger ist, desto häufiger ist eine Störung des Kohlenhydratstoffwechsels bei ihm festzustellen.

MEMO

> Je jünger ein DISH-Träger ist, desto wahrscheinlicher liegt gleichzeitig eine Störung des Kohlenhydratstoffwechsels vor.

*Retinoid-Hyperostose.* Die Dauertherapie bestimmter Dermatosen mit Vitamin-A- und/oder synthetischen Vitamin-A-Derivaten (Retinoiden) kann in Abhängigkeit von Dosis und Medikationszeit als unerwünschte Nebenwirkung den Aspekt einer forme fruste, des Vollbildes von DISH oder sogar einen Super-DISH auslösen – Retinoid-Hyperostose (Abb. 1030–1033) –, und zwar sowohl an vertebralen als auch an extravertebralen Bändern und Insertionen (Fibroostosen). Verlaufsbeobachtungen bei jungen Menschen führen diese osteoplastische Toxizität der Retinoide besonders vor Augen (Pennes et al. 1988).

Beim *idiopathischen Hypoparathyreoidismus* werden zerebrale, in den Basalganglien lokalisierte, in der Augenlinse vorkommende und subkutane Verkalkungen beobachtet, außerdem DISH-artige spinale und extraspinale Ossifikationen, und zwar offenbar dann, wenn der Patient zufällig Träger des Konstitutionsmerkmals „osteoplastische Diathese" ist (Lambert u. Becker 1989).

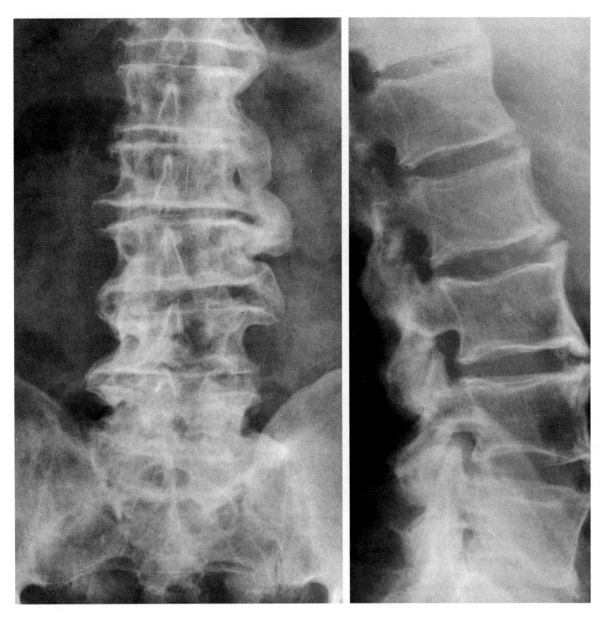

**Abb. 1029.** Lumbaler DISH-Aspekt. Die ausgeprägte Ossifikation der vorderen sakroiliakalen Gelenkkapsel hat den Gelenkspalt weitgehend „ausgelöscht"

*Reparationsosteophyt* (Abb. 1034). Dieser *polymorphe* Intervertebralosteophyt geht nicht auf eine spinale Systemreaktion zurück, sondern ersetzt durch Entzündung, Trauma usw. zerstörtes Diskus- und Wirbelgewebe. Der Reparationsosteophyt hat daher keine konstante Form, sondern paßt sich der pathomorphologischen Situation an. Unter diesem Aspekt kann er natürlich auch die Gestalt eines Syndesmophyten, Parasyndesmophyten, Spondylophyten oder hyperostotischen Spondylophyten annehmen, aber nur dort, wo sich darüber hinaus klinische und/oder röntgenologische Hinweise auf Diskus-Wirbel-Zerstörungen oder Ligamenttraumen finden.

*Regel 8*   Im Verlauf der primären und sekundären Spondylitis ankylosans werden an der Wirbelsäule auch Phänomene beobachtet, die mit Knochenabbau einhergehen, nämlich der Kastenwirbel, der Tonnenwirbel, die Spondylitis anterior sive marginalis (Eponym: Romanus-Läsion) und die sog. Spondylodiszitis (Eponym: Andersson-Läsion).

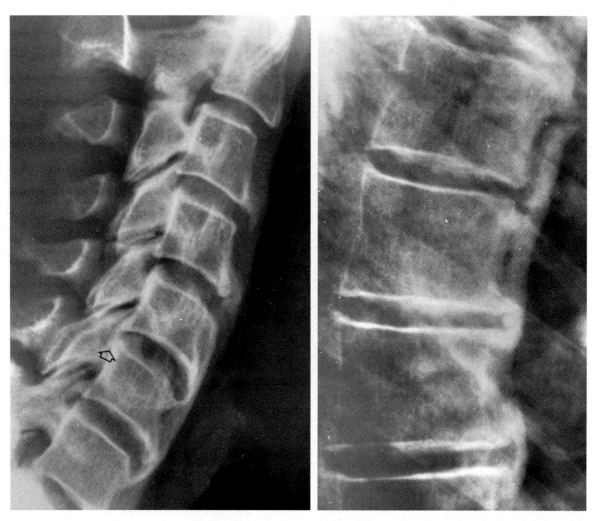

**Abb. 1030.** Chronische Vitamin-A-Intoxikation alternierend mit Retinoidtherapie seit 30 Jahren wegen Erythrokeratodermia figurata variabilis (DaCosta-Syndrom). Vitamin A bis zu 30000 IE täglich, Retinoide 30–50 mg täglich. Die Vitamin A- und Retinoidhyperostose hat zur Entwicklung eines DISH-Aspektes geführt.

Typisches DISH-Bild mit Verknöcherung des vorderen Längsbandes und normaler Diskushöhe. Bei C 5/6 auch kurzstreckige Verknöcherung des hinteren Längsbandes (*offener Pfeil*). Verknöcherung des vorderen Längsbandes an der Brustwirbelsäule (*Ausschnitt*)

*Kastenwirbel* (Abb. 1035, 1036). Er hat auf der seitlichen Röntgenaufnahme eine *begradigte* Wirbelvorderkontur. Der Umbau erfolgt entweder über eine entzündlich induzierte Knochenneubildung (Aufdermaur 1989) („filling in" des englischsprachigen Schrifttums) oder durch subperiostale Knochenresorption. Im fortgeschrittenen Krankheitsstadium ist der Formumbau auch an den seitlichen Wirbelkonturen zu erkennen (seitlicher Kastenwirbel). Die Röntgendifferentialdiagnose des spondarthritischen Kastenwirbels zeigt Abb. 1037.

*Tonnenwirbel* (Abb. 1038). Dieser Wirbelkörperumbau gibt sich mit *konvexer* vorderer Wirbelkörperkontur auf der seitlichen Röntgenaufnahme zu erkennen.

*Spondylitis anterior sive marginalis* (Abb. 1039–1041). Sie zeigt sich vor allem auf seitlichen Röntgenaufnahmen als kleiner Defekt an der knöchernen Wirbelkörperrandleiste, der oft von einer perifokalen Spongiosasklerose umgeben ist. Diese (spongiosklerotische) „glänzende Wirbelecke" kann auch ohne Spondylitis anterior auftreten (Abb. 1042).

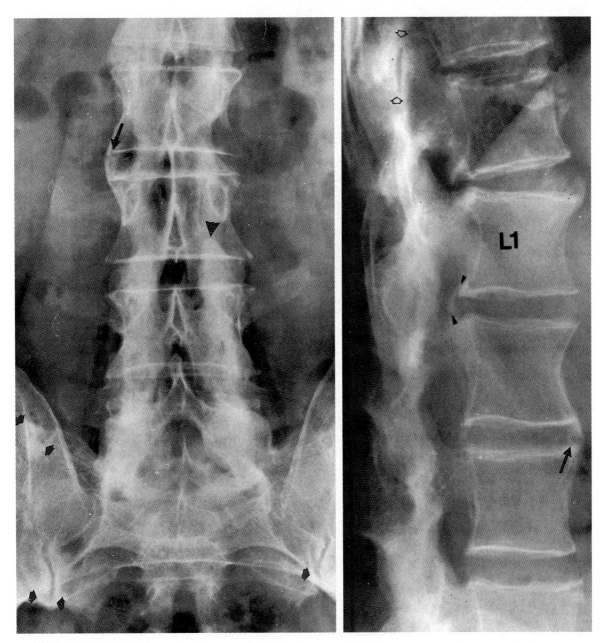

**Abb. 1031.** Patient von Abb. 1030. Im Rahmen des medikamentös induzierten DISH ist es zu einer Gelenkkapselverknöcherung der Wirbelbogengelenke („*Super-DISH*") von Th 12/L1 an kaudalwärts gekommen (*große Pfeilspitze*, s. die normale Abbildung des Gelenkspalts bei Th 11/12, *offene Pfeile*). Verknöcherung des hinteren Längsbandes (*Pfeilspitzen*). Die medikamentös bedingte osteoplastische Diathese zeigt sich an der Lendenwirbelsäule auch an Syndesmophyten, d. h. Verknöcherung des Anulus fibrosus (*Pfeile*); Verknöcherung der sakroiliakalen Gelenkkapseln (*kurze Pfeile*).
*Nebenbefund:* Sog. Hochwirbel – kausal oder koinzidentell entstanden?

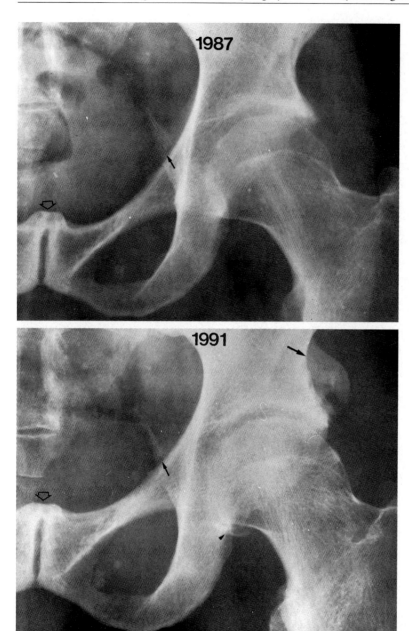

**Abb. 1032.** Patient von Abb. 1030 und 1031. Medikamentös-toxische Verknöcherung des Lig. pubicum superius (*offene Pfeile*) und Entstehung einer großen Fibroostose am Ursprung des M. rectus femoris im Verlauf von 4 Jahren (*größerer Pfeil*). Das Labrum acetabulare verknöchert ebenfalls (*Pfeilspitze*). Partielle Verknöcherung des Lig. sacrospinale (*kleine Pfeile*)

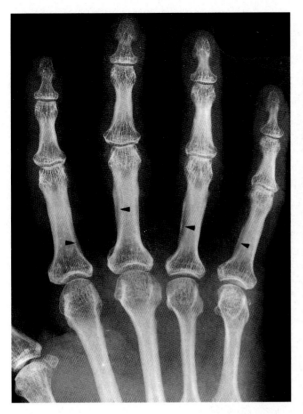

**Abb. 1033.** Patient der Abb. 1030–1032. Lamelläre Periostreaktion an den Diaphysen der Grundphalangen 2–5 (*Pfeilspitzen*). Formveränderungen fallen besonders an den Metakarpusköpfen 3 und 5 sowie am 4. Metakarpusschaft auf

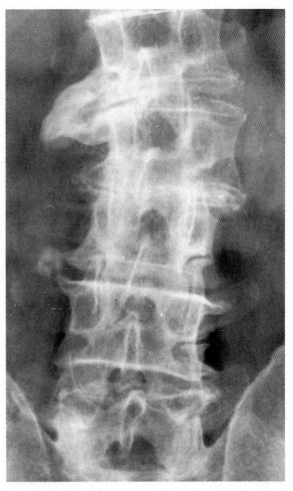

**Abb. 1034.** Reparationsosteophyt L 1/2 rechts (vor Jahren Sturz von der Leiter)

*Spondylodiszitis.* Sie geht auf 2 Pathomechanismen zurück, und zwar 1. auf eine entzündliche (granulomatöse) Reaktion, die Diskus und Wirbelkörper fokal zerstört und von einer dichten, mehr oder weniger ausgedehnten perifokalen Sklerosezone umgeben ist (Abb. 1043 und 1044).

In seltenen Fällen beschränkt sich der gewebszerstörende Prozeß ausschließlich auf die Zwischenwirbelscheibe. Dann wird von *Diszitis* gesprochen (Abb. 1045). Der entzündliche diskovertebrale Destruktionstyp dominiert in den ersten 10 Krankheitsjahren und wird auch als „Entzündungstyp der Andersson-Läsion" (Andersson 1937) bezeichnet.

Später überwiegt der 2. diskovertebrale Destruktionsprozeß, welcher als Folge – Pseudarthrose – einer transdiskalen oder transvertebralen Ermüdungsfraktur – Streßfraktur – im entkalkten und bereits weitgehend knöchern versteiften Achsenskelett auftritt (Abb. 1046–1048). Die Ermüdungsfrak-

tur kann sich auf die hinteren Wirbelelemente fortsetzen, beispielsweise durch die ankylosierten Processus articulares ziehen.

Beide Formen der Andersson-Läsion – sowohl der „Entzündungstyp" als auch der „nichtentzündliche Typ" (Pseudarthrose) (Dihlmann u. Delling 1978) müssen bei Patienten mit Spondylitis ankylosans differentialdiagnostisch von der bakteriell-entzündlichen Spondylodiszitis, bei ausgedehnten Wirbelzerstörungen im Verlauf des nichtentzündlichen Typs auch von osteolytischen Tumoren und von der neuropathischen Spondylopathie abgegrenzt werden. Eine Koinzidenz dieser „Alternativen" ist natürlich im Einzelfall möglich.

Auch bei DISH wurden dem nichtentzündlichen Typ der Andersson-Läsion entsprechende pseudarthrotische Streßfrakturen beobachtet (Quagliano et al. 1994).

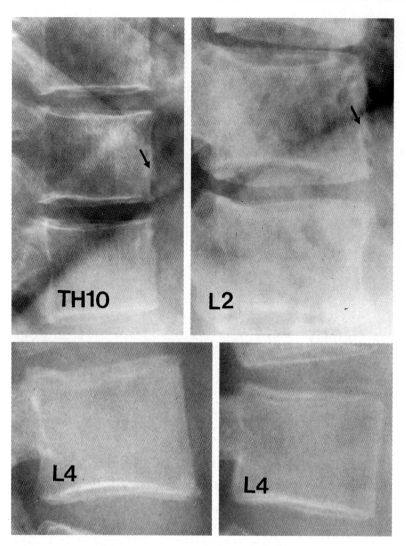

**Abb. 1035.** *Oberer Bildteil:* Spondarthritische thorakale und lumbale Kastenwirbel (Patienten mit primärer Spondylitis ankylosans) durch *Knochenanbau (Pfeile)*, der als Narbenbefund bei/nach Ostitis im Wirbelkörper bei Spondylitis ankylosans entsteht (Aufdermaur 1989).
*Unterer Bildteil:* Beispiele für spondarthritische Kastenwirbel durch *subperiostale Knochenresorption*

*Regel 9*   Pathologische Röntgenbefunde an den diarthrotischen Wirbelbogengelenken (Articulationes zygapophysiales, Abb. 1049) und Kostovertebralgelenken (Abb. 1050 und 1051) sowie Verknöcherungsvorgänge an den Wirbelsäulenbändern [vor allem seien die Ligg. supraspinalia, interspinalia et flava genannt (Abb. 1052; s. Abb. 817)] haben für die *Frühdiagnose* der primären und sekundären Spondylitis ankylosans keine Bedeutung.

Diese Röntgenbefunde sind entweder auf den Routineröntgenaufnahmen schwierig zu entdecken oder gehören zu den Spätmanifestationen der Krankheit. Der Prozeß an den Wirbelbogen- und Kostovertebralgelenken stellt sich im Röntgenbild und im CT als eine Kombination von Gelenkkapselossifikation und erosiven Konturveränderungen dar, die allerdings von der pathologischen Kapselossifikation stark dominiert wird. Destruktive, zur Synostose führende Veränderungen an der Schambein- und Sternumfuge sind in der Regel ebenfalls spät auftretende Begleitbefunde der Wirbelsäulenmanifestation.

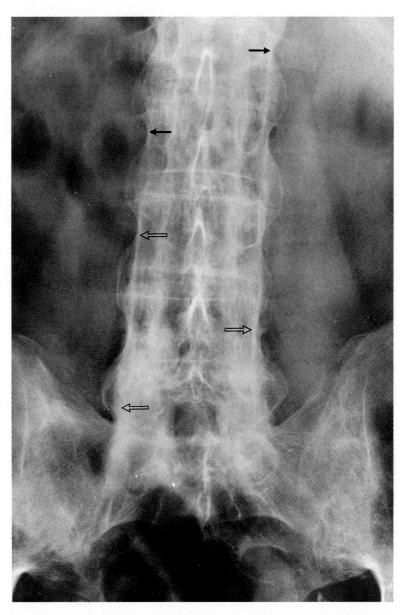

**Abb. 1036.** Fortgeschrittenes Stadium der primären ankylosierenden Spondylitis. Im Rahmen des Umbaus zum „Bambusstab" sind seitliche Kastenwirbel entstanden (*offene Pfeile*). *Pfeile:* normale Taillierung der Wirbelkörper auf a.-p. Röntgenaufnahmen

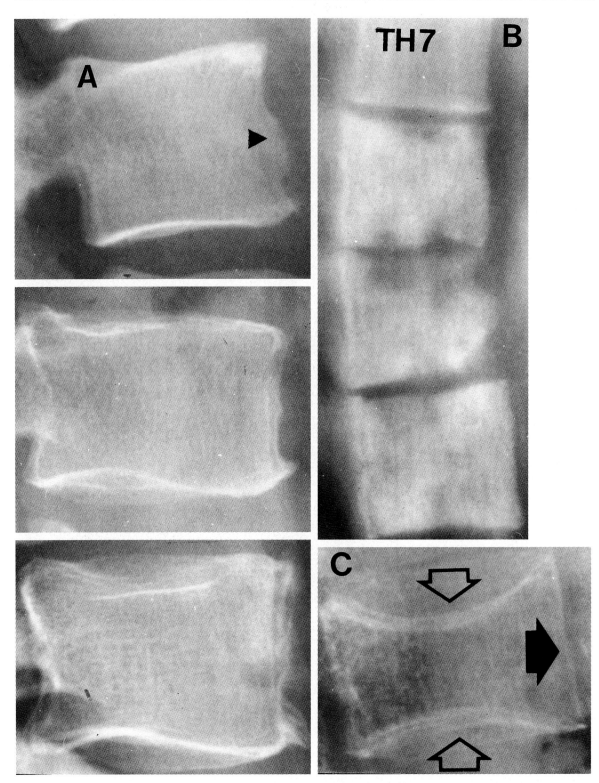

**Abb. 1037A–C.** Röntgendifferentialdiagnose des spond-arthritischen Kastenwirbels. **A** Degenerative Kastenwir-bel mit knopfartiger (*Pfeilspitze*) oder ausgedehnter, der gesamten Vorderfläche aufgelagerter Knochenapposi-tion. **B** Wirbeltuberkulose in 3 thorakalen Bewegungsseg-menten. Man erkennt erosive Veränderungen vorwiegend an den Abschlußplatten. In der entzündeten Wirbelspon-giosa überwiegt die Knochenneubildung. Am oberen und unteren Wirbelkörper hat die periostitische Reaktion zu einer Begradigung (Kastenwirbel) geführt. **C** Kastenwir-bel bei osteoporotisch-osteomalazischer Demineralisa-tion. Als Reaktion auf die Abschlußplattenimpression (*offene Pfeile*) ist es zu einer Begradigung der Wirbelvor-derkontur gekommen (*Pfeil*) – plastische Verformung?

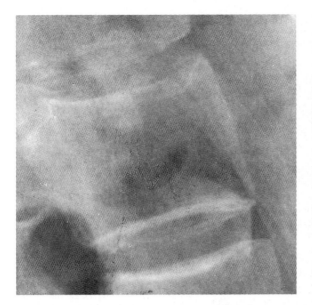

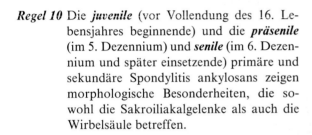

**Abb. 1038.** Röntgenaspekt des spondarthritischen Tonnenwirbels mit konvexer Wirbelvorderkontur

*Regel 10* Die *juvenile* (vor Vollendung des 16. Lebensjahres beginnende) und die *präsenile* (im 5. Dezennium) und *senile* (im 6. Dezennium und später einsetzende) primäre und sekundäre Spondylitis ankylosans zeigen morphologische Besonderheiten, die sowohl die Sakroiliakalgelenke als auch die Wirbelsäule betreffen.

## Juvenile Spondylitis ankylosans

Bei der juvenilen Form gehört der unilaterale Beginn der Sakroiliitis zum Regelfall und zeichnet sich durch eine dominierende girlandenartige sakroiliakale Pseudoerweiterung aus (s. Abb. 1003). Syndesmophyten sind erst nach Abschluß des Wachstumsalters zu erwarten. Sie treten daher vor dem 20. Lebensjahr nur sehr selten auf. Die Wirbelsäulenversteifung beim juvenilen Spondarthritiker ist daher die Folge einer Ankylose der Wirbelbogengelenke. Bei ihm steht anfangs subjektiv und klinisch-objektiv der periphere Gelenkbefall im Vordergrund des Beschwerdebildes und „überdeckt" häufig die Sakroiliakalsymptomatik.

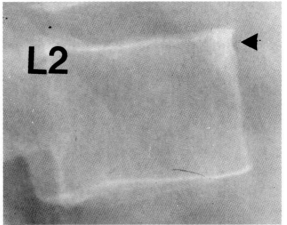

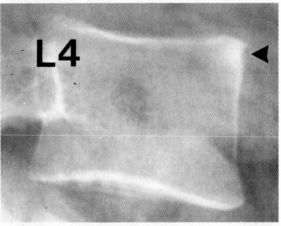

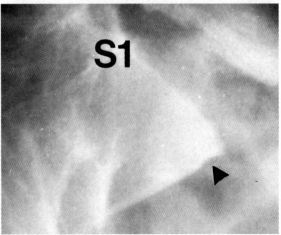

**Abb. 1039.** Erscheinungsformen der Spondylitis anterior (*Pfeilspitzen*) im Rahmen der primären und sekundären ankylosierenden Spondylitis

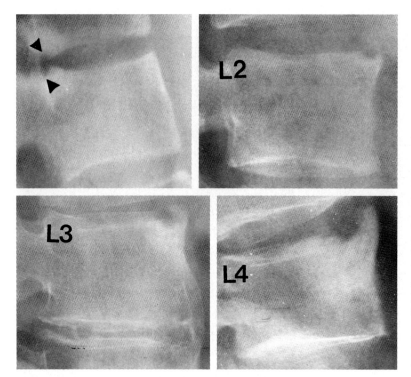

**Abb. 1040.** Spondylitis anterior im subdiskalen Bereich der knöchernen Randleiste. Die perifokale Sklerosezone wird „glänzende Ecke" genannt. Sie kann auch ohne Spondylitis anterior auftreten (s. Abb. 1042). Ebenso gibt es die Spondylitis anterior ohne glänzende Ecke. Die Spondylitis anterior kommt mit oder ohne Syndesmophytenbildung im selben Bewegungssegment vor. Im Rahmen der spondarthritischen Überlappungsbefunde beim Akquirierten Hyperostose-Syndrom bilden sich bei dieser fokalen Hyperostosekrankheit manchmal kleinere und größere „glänzende Ecken". *Bildteil oben links:* Spondylitis posterior (*Pfeilspitzen*). Daher empfiehlt sich die Subsumption beider Lokalisationen unter dem Begriff der Spondylitis marginalis bei ankylosierender Spondylitis. Tonnenwirbel

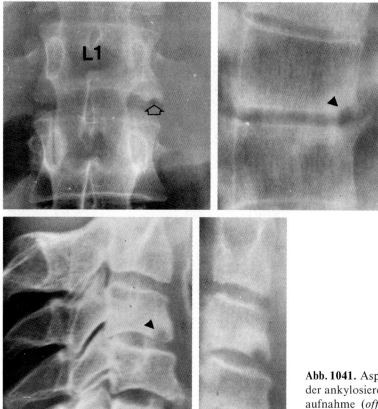

**Abb. 1041.** Aspekt der Spondylitis anterior im Rahmen der ankylosierenden Spondylitis auf der a.-p. Röntgenaufnahme (*offener Pfeil*), an der Brust- und an der Halswirbelsäule seitlich (*Pfeilpitzen*)

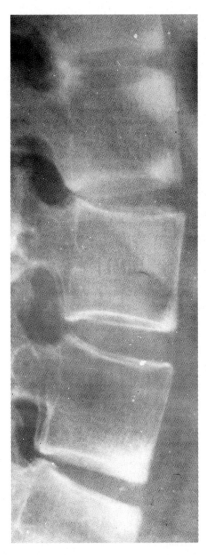

**Abb. 1042.** „Glänzende Ecken" ohne Spondylitis anterior, außerdem Kastenwirbel

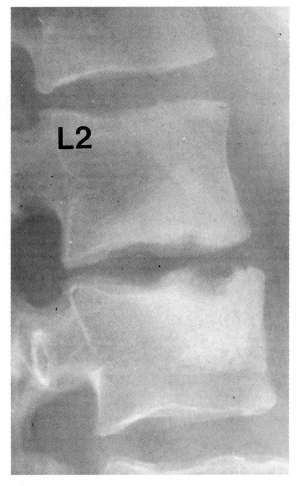

**Abb. 1043.** Entzündlicher Typ der Andersson-Läsion L 2/3 bei Spondylitis ankylosans. Im Röntgenbild fallen auf: Diskushöhenabnahme, erosive Konturveränderungen und ausgedehnte perifokale Wirbelkörpersklerose

## Präsenile und senile Spondylitis ankylosans

In der 2. Lebenshälfte entwickelt sich die Tendenz des Organismus, gealtertes straffes, fibröses Bindegewebe zu verknöchern. Dazu gehören auch die vordere sakroiliakale Gelenkkapsel und das vordere Wirbelsäulenlängsband. Diese Tendenz offenbart sich ebenfalls bei den Spondarthritiden und überlagert manchmal deren charakteristische Röntgenmorphologie. Dann können Syndesmophyten oder Mixtaosteophyten entstehen, die eine Verknöcherung des Lig. longitudinale anterius einschließen.

Erfahrungsgemäß erlischt im Senium zunehmend diejenige Reaktionsweise, welche wir als „buntes" Sakroiliakalbild (s. Regel 5) bezeichnet haben. Die Ossifikation der sakroiliakalen Gelenkkapsel und der Ligg. sacroiliaca ventralia steht dann auch bei Patienten mit zweifelsfreier seronegativer Spondarthritis im Vordergrund der Röntgenmorphologie (Abb. 1053). Diese Verknöcherungen können gelegentlich solche Dicke annehmen, daß sie nach den Schwächungsgesetzen für Röntgenstrahlen den Sakroiliakalspalt „auslöschen", und zwar nicht nur im Rahmen der Sakroiliitis des Spondarthritiskranken, sondern auch bei DISH (Abb. 1054, 1055, s. Abb. 1029) und degenerativ-reparativen kapsuloligamentären Ossifikationen an den Sakroiliakalgelenken.

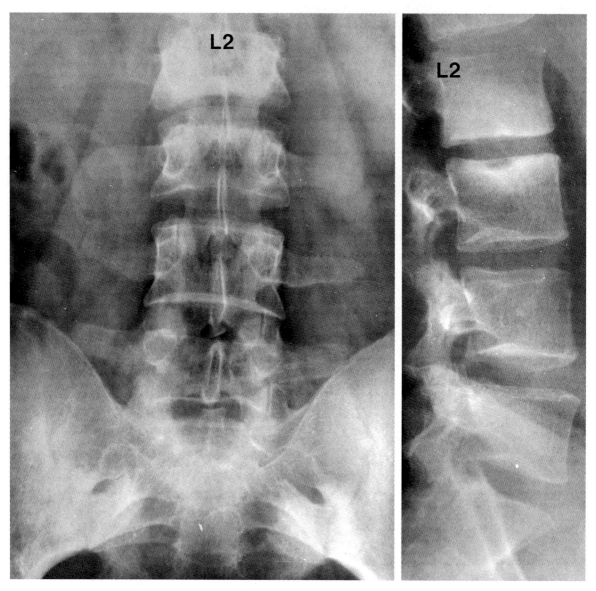

**Abb. 1044.** Andersson-Läsion vom entzündlichen Typ (L 2/3). Röntgenologische Differentialdiagnose gegenüber dem Schmorl-Knötchen: Die Andersson-Läsion (entzündlicher Typ, Spondylodiszitis im eigentlichen Sinne) zeichnet sich durch eine ausgedehnte, unscharf begrenzte perifokale Sklerosezone aus. Das typische Schmorl-Knötchen ist von einer schalenförmigen, scharf konturierten Sklerose umgeben

An die Möglichkeit solcher nichtentzündlicher sakroiliakaler Weichteilossifikationen muß gedacht werden, bevor bei Menschen im Präsenium und Senium eine entzündlich bedingte knöcherne Sakroiliakalankylose röntgenologisch diagnostiziert werden darf. Die konventionelle oder computerisierte Tomographie führt in diesen Fällen zur richtigen Diagnose, da sie den Blick *hinter* die Kapsel-Band-Verknöcherung, also auf den normalen oder entzündlich erodierten sakroiliakalen Gelenkspalt, erlaubt.

Zusätzliche röntgendiagnostische Schwierigkeiten entstehen, wenn ein Patient mit dem klinischen Verdacht auf präsenil oder senil einsetzende primäre oder sekundäre Spondylitis ankylosans zufällig Träger einer konstitutionell begründeten Reaktionsweise

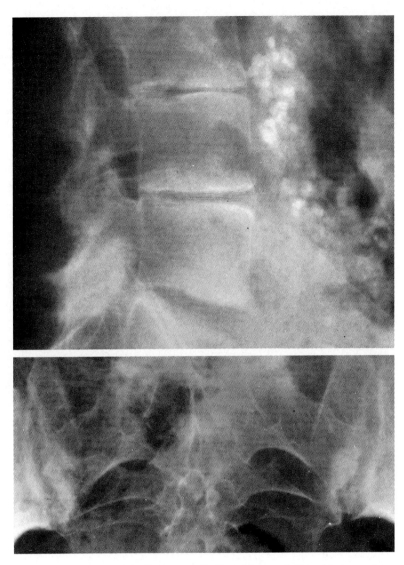

**Abb. 1045.** Diszitis bei Spondylitis ankylosans. Sie ist charakterisiert durch eine erhebliche Diskushöhenminderung *ohne* Erosion der Wirbelabschlußplatten. Bilaterale Sakroiliitis.

*Nebenbefund:* verkalkte Mesenteriallymphknotentuberkulose

ist, die als osteoplastische Diathese bezeichnet wird. Diese Konstitutionseigenschaft – signiert durch das Akronym DISH – führt zu einer überschießenden knöchernen Metaplasie formierter straffer Bindegewebsstrukturen und dadurch am Achsenskelett zum Röntgenbild der Spondylosis hyperostotica (s. Regel 7) und häufig zu einer begleitenden brettartigen Verknöcherung der sakroiliakalen (vorderen) Ge-lenkkapsel und ihrer Verstärkungsbänder. Diese Kapsel-Band-Ossifikation kann sich auf den sakroiliakalen Gelenkknorpel forsetzen, der Verknöcherungsprozeß also in den Gelenkspalt mehr oder weniger weit hineinreichen. In solchen Fällen muß an 3 röntgendifferentialdiagnostische Alternativen gedacht werden:

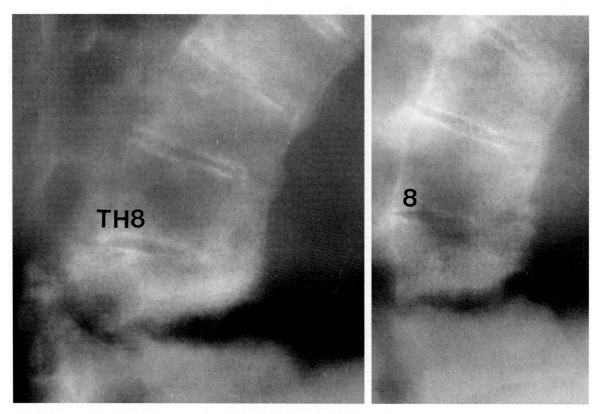

**Abb. 1046.** Andersson-Läsion vom nichtentzündlichen Typ (Tomogramme). Histologisch handelt es sich hierbei um eine transdiskale oder transvertebrale Streßfraktur, die in einem weitgehend versteiften und demineralisierten Achsenskelett auftritt und pseudarthrotisch umgewandelt ist. Die Sklerose breitet sich parallel zum Frakturverlauf aus und spiegelt endostalen Kallus wider. Sie unterscheidet sich dadurch pathogenetisch von der perifokalen Sklerose des entzündlichen Typs

1. Primäre und sekundäre Spondylitis ankylosans und Spondylosis hyperostotica (s. DISH, S. 499 ff.) koinzidieren (Abb. 1056). Diese Annahme kann gestützt werden, wenn der Patient zusätzlich an einem Diabetes mellitus (Kohlenhydratstoffwechselstörung) und/oder an der Gicht (Hyperurikämie) leidet und/oder sich an der Brustwirbelsäule Residuen nach Scheuermann-Krankheit zeigen. Die genannten Störungen bzw. Krankheiten korrelieren nämlich mit den Auswirkungen der osteoplastischen Diathese auf das Stütz- und Gleitgewebe – darauf wurde schon in Regel 7 hingewiesen.
2. Die Morphologie der primären oder sekundären Spondylitis ankylosans wird von der osteoplastischen Diathese mitgeprägt und daher modifiziert.

Trotz eindeutiger entzündlicher Sakroiliakalbefunde, Kastenwirbeln und/oder ausgeprägter Syndesmophytose sind beispielsweise an der Vorderkontur der (thorakalen) Wirbelkörper und Zwischenwirbelscheiben dicke Knochenappositionen zu erkennen (Abb. 1057).

**Abb. 1048.** Differentialdiagnose der Andersson-Läsion. Frische Frakturen (*Pfeile*) bei einem Patienten, dessen Spondylitis ankylosans seit Jahrzehnten abläuft und zur völligen Versteifung der Wirbelsäule geführt hat (Verkehrsunfall mit PKW)

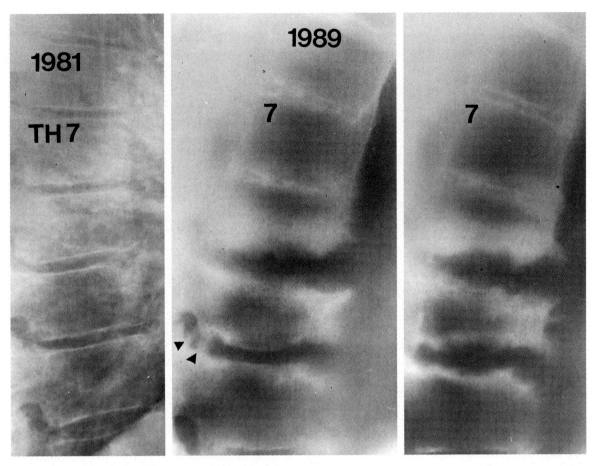

**Abb. 1047.** Im Verlauf (*1981–1989*) der ankylosierenden Spondylitis tritt in 3 benachbarten thorakalen Bewegungssegmenten eine Streßfraktur im Sinne des nichtentzündlichen Typs der Andersson-Läsion auf. Zwei zarte knöcherne Sprossen (*Pfeilspitzen*) zeigen einen frustranen Heilungsversuch des pseudarthrotisch umgewandelten Ermüdungsbruchs an

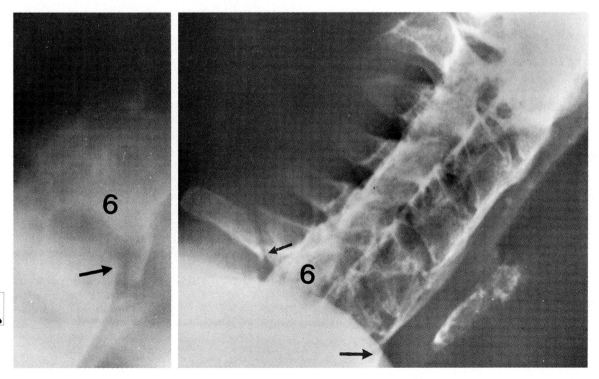

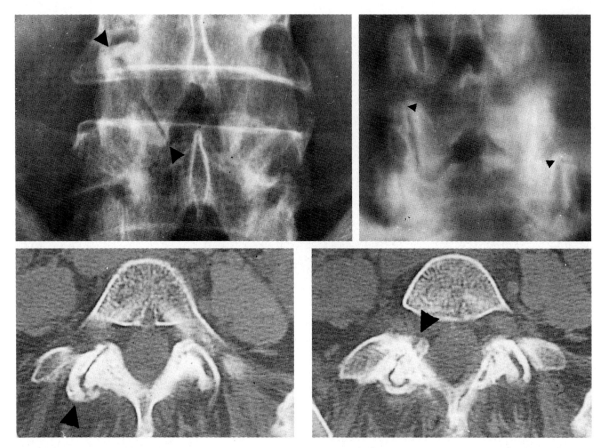

**Abb. 1049.** Bei der Mehrzahl der Patienten mit Spondylitis ankylosans überwiegt an den Wirbelbogengelenken die Kapselverknöcherung (*oberer Bildteil, Pfeilspitzen*). Kapselossifikation ist aber auch ein Merkmal der Spondylarthrosis deformans (*unterer Bildteil*)

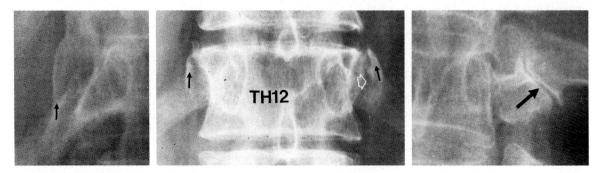

**Abb. 1050.** Befall der unteren Kostovertebralgelenke bei Spondylitis ankylosans (*linker, mittlerer Bildteil*). Im Vordergrund steht die mehr oder weniger ausgeprägte Kapselossifikation (*Pfeile*). Nur an einem Gelenk fallen auch Erosionen auf (*offener Pfeil*). *Rechter Bildteil:* typischer Aspekt einer **Kostotransversalarthrose** mit Gelenkspaltverschmälerung, subchondraler Sklerose und marginalen Osteophyten (*großer Pfeil*)

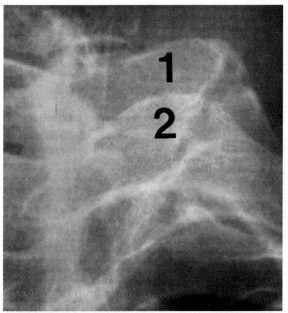

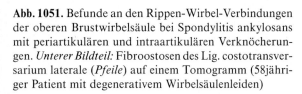

**Abb. 1051.** Befunde an den Rippen-Wirbel-Verbindungen der oberen Brustwirbelsäule bei Spondylitis ankylosans mit periartikulären und intraartikulären Verknöcherungen. *Unterer Bildteil:* Fibroostosen des Lig. costotransversarium laterale (*Pfeile*) auf einem Tomogramm (58jähriger Patient mit degenerativem Wirbelsäulenleiden)

**Abb. 1052.** Fortgeschrittenes Stadium der Spondylitis ankylosans mit Syndesmophyten, erosiven Veränderungen an einem Intervertebralgelenk (*offene Pfeilspitze*), knöchern ankylosierten Intervertebralgelenken, Verknöcherung des Lig. flavum (*Pfeilspitzen*) und produktiver Fibroostitis des Lig. interspinale (*Pfeile*, auch *Ausschnittsvergrößerung*). *Nebenbefund:* Ponticulus posterior (Foramen arcuale atlantis) = Bandverknöcherung, die den Sulcus arteriae vertebralis überbrückt (ein- oder doppelseitige Variante)

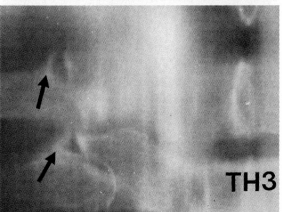

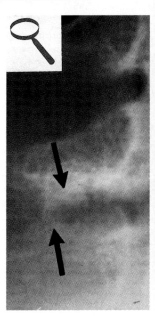

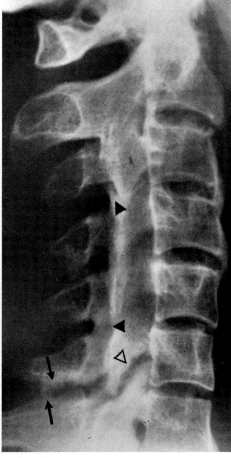

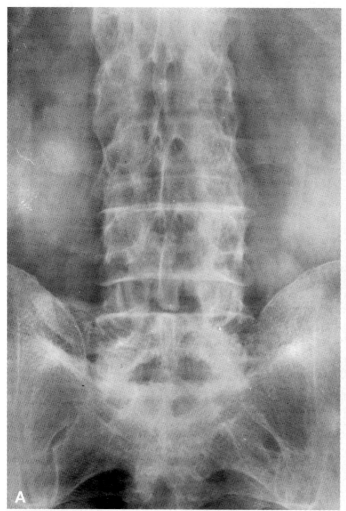

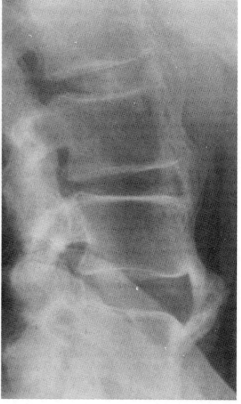

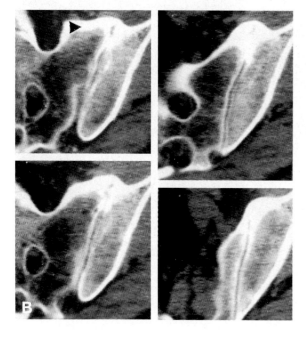

**Abb. 1053.** Senile Spondylitis ankylosans (73jähriger Mann). An den Sakroiliakalgelenken dominiert die Verknöcherung der vorderen Gelenkkapsel und der Ligg. sacroiliaca ventralia. Die Kapselossifikation setzt sich in den Gelenkspalt fort. Die Bandverknöcherung imponiert brettartig (*Pfeilspitze*). Auf der a.-p. Röntgenaufnahme zeigen sich ausgedehnte Syndesmophyten und Verknöcherungen der Ligg. supraspinalia und interspinalia. In der seitlichen Ansicht fallen die knöchernen Ankylosen der Intervertebralgelenke sowie die Ossifikation des Lig. longitudinale anterius auf. Zur Erklärung des zuletzt genannten Phänomens bieten sich an:

Der Patient ist entweder Träger der konstitutionell bedingten osteoplastischen Diathese (s. Regel 7) oder spiegelt die Erfahrung wider, daß im Senium eine allgemeine Tendenz zur Verknöcherung (gealterten) straffen fibrösen Gewebes besteht. Bei den seronegativen Spondarthritiden greift in diesem Lebensabschnitt daher die Syndesmophytenbildung häufig auf das vordere Wirbelsäulenlängsband über

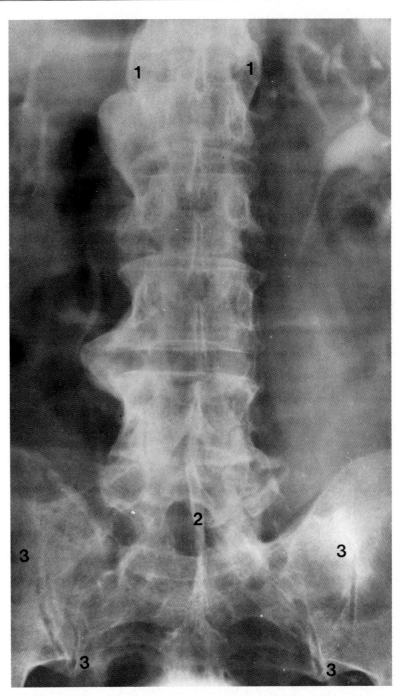

**Abb. 1054.** DISH an der Lendenwirbelsäule, 69jähriger Patient (Ausscheidungsurographie). Die Röntgenbefunde Nr. 1–3 reichen zur Diagnose einer senilen Spondylitis ankylosans nicht aus.

*1:* Syndesmophytenartige Knochenspangen kommen bei DISH vor, wenn die Ossifikationsneigung auch den Anulus fibrosus erfaßt.

*2:* Ossifikationen der Ligg. supraspinalia und interspinalia gehören zu den selteneren DISH-Befunden.

*3:* Sakroiliakale Gelenkkapselverknöcherungen wechselnden Ausmaßes werden bei DISH häufig beobachtet. Bei genügender Dicke löschen sie den Sakroiliakalspalt aus (s. Abb. 1055). Keine erosiven Gelenkspaltveränderungen dort, wo keine Kapsel-Band-Verknöcherung entstanden ist

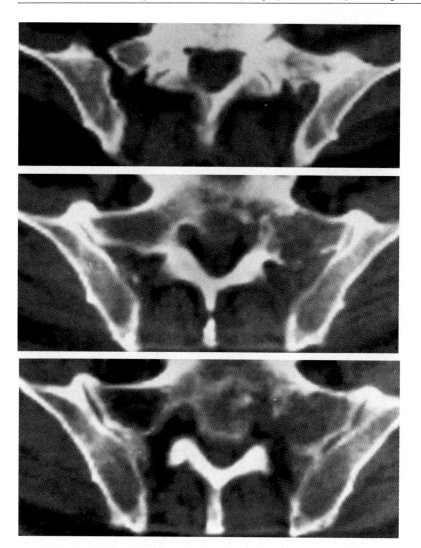

**Abb. 1055.** Sakroiliakale Computertomographie bei DISH. Die bilaterale Ossifikation der vorderen sakroiliakalen Gelenkkapsel dehnt sich unterschiedlich weit in den Sakroiliakalspalt aus. Die sakroiliakale Kapselverknöcherung ist ein degenerativ-reparatives Phänomen, das auch ohne DISH zu beobachten ist, namentlich bei Männern jenseits des 50. Lebensjahres

3. Die Differentialdiagnose zwischen einer klinisch vermuteten Erkrankung aus der Spondarthritisgruppe und der Spondylosis hyperostotica im Rahmen der diffusen idiopathischen Skeletthyperostose ist nach den Röntgenbefunden am Achsenskelett einschließlich Sakroiliakalgelenke *nicht* zu stellen. Bei *alten* Menschen ist diese röntgendiagnostische „Kapitulation" durchaus möglich, da sich die Ossifikationstendenz der vorderen Gelenkkapsel und ihrer Verstärkungsbänder auf den Gelenkknorpel fortsetzen kann (Abb. 1058 und 1059); dann entsteht eine Totalankylose. An Hand klinischer Befunde und Untersuchungsergebnisse sollte dennoch versucht werden, eine mehr oder weniger begründete Diagnose zu stellen; evtl. können Röntgenbefunde an den Extremitäten (nichterosive oder erosive Arthritis, entzündliche Enthesiopathien) dazu beitragen (s. Regel 11, s. MEMO S. 523).

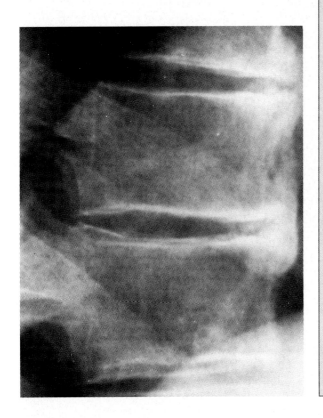

MEMO

Modifizierte seronegative Spondarthritis-Kriterien der Europäischen Spondylarthropathie Studiengruppe (Dougados et al. 1991):
Schleichend einsetzende, spätnächtliche tiefsitzende Kreuzschmerzen oder Schmerzen in anderen Wirbelsäulenabschnitten („Entzündungsschmerz") mindestens seit 3 Monaten, Besserung derselben und der Morgensteifigkeit durch Bewegung *oder* Arthritis (asymmetrisch oder an den unteren Extremitäten) *zusammen mit mindestens einem* der folgenden Kriterien: spondarthritische Familienanamnese (einschließlich akuter Uveitis), Psoriasis, M. Crohn, Colitis ulcerosa, akute Durchfallerkrankung oder nichtgonorrhoische Urethritis oder Zervizitis spätestens 1 Monat vor Arthritisbeginn, Fibroostitis calcanei, seitenalternierende Gesäßschmerzen, uni- oder bilaterale Sakroiliitis vom Typ „buntes Bild" (Schnittbildverfahren verkürzen das Intervall zwischen Beschwerdebeginn und Diagnosestellung). Die erwähnten Krankheiten müssen von einem Arzt diagnostiziert worden sein.
Dieses Klassifizierungsschema gestattet die Diagnose „seronegative Spondarthritis" also auch ohne Sakroiliitis mit hinreichender Sensitivität und Spezifität.

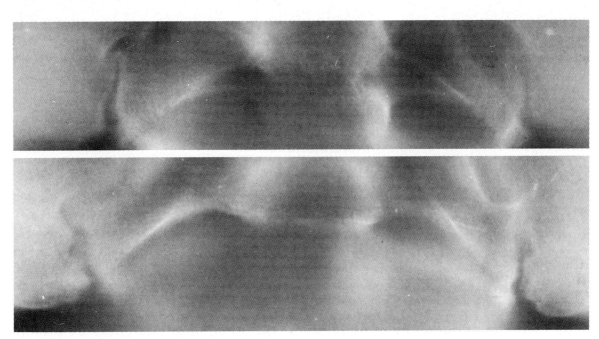

**Abb. 1056.** Frühstadium einer Sakroiliitis vom Typ „buntes Bild" bei einem 45jährigen Diabetiker. In diesem Fall ist die Annahme gerechtfertigt, daß vorher schon eine DISH bestand: ***DISH-Spondarthritis-Koinzidenz***

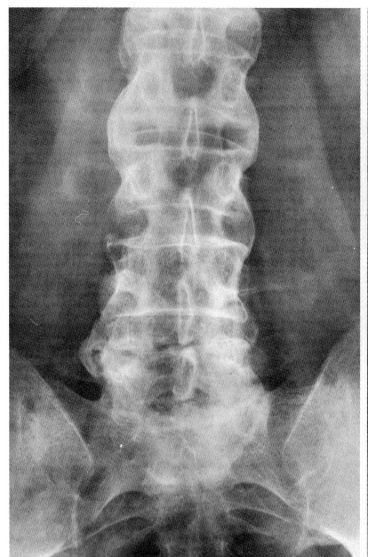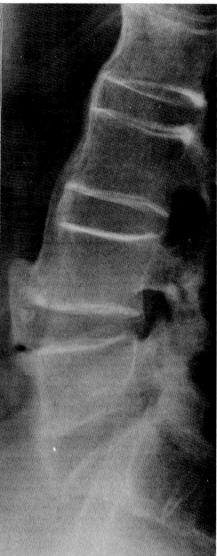

**Abb. 1057.** Patient mit (primärer) Spondylitis ankylosans (Sakroiliakalankylose und Syndesmophytose). Im Rahmen der Syndesmophytenbildung offenbart sich die konstitutionell bedingte osteoplastische Diathese des Er-krankten, s. die seitliche Röntgenaufnahme der Lendenwirbelsäule: Syndesmophyten, davor Längsbandossifikation

*Regel 11* Die periphere Gelenkbeteiligung zeigt bei den seronegativen Spondarthritiden charakteristische Merkmale.

● Das Gelenkbefallmuster läßt sich in den meisten Fällen von der Rheumatoiden Arthritis unterscheiden. Dazu gehört auch die Bevorzugung der Gelenke an den unteren Extremitäten.

● Die nichterosive Arthritis tritt häufiger auf als die erosive entzündliche Gelenkmanifestation. Dies gilt besonders für akute und subakute Verläufe, die außerdem viel öfter beobachtet werden als bei der Rheumatoiden Arthritis.
● Nach nichterosiven Arthritisepisoden kann die Gelenkknorpelschädigung sich nach Jahren oder Jahrzehnten als (vorzeitige) Arthrose offenbaren.

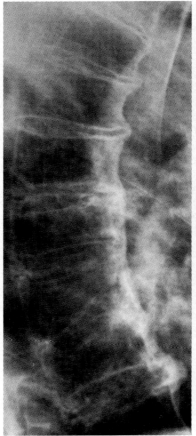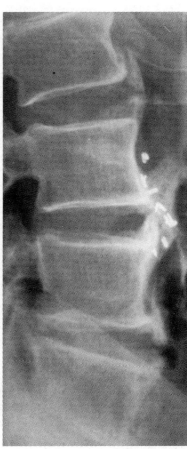

**Abb. 1058.** Brust- und Lendenwirbelsäulenmanifestation einer diffusen, idiopathischen Skeletthyperostose (DISH). 77jähriger Patient, Z. n. abdomineller Gefäßplastik (s. die Clips)

Diese Feststellung gilt besonders für die großen und mittelgroßen Gelenke.

● Osteoproliferative Phänomene, die vom Periost und Endost ausgehen sowie enthesiopathische Reaktionen an den Gelenkkapsel-, Band- und Sehneninsertionen sind geläufige Befunde. Bei der adulten Rheumatoiden Arthritis werden diese Phänomene nur selten beobachtet.

● Die primäre Spondylitis ankylosans zeichnet sich ikonographisch durch 6 Erscheinungsformen an den peripheren Gelenken aus:

1. Stammnaher (rhizomelischer) entzündlicher Gelenkbefall, vor allem der Hüft- und Schultergelenke (Abb. 1060–1062). Bei chronischen Koxarthritiden im Verlauf der ankylosierenden Spondylitis treten manchmal im Hüftpfannenbereich große Osteolysen – arthritische Makrogeoden (Abb. 1063) – auf. Bei anderen entzündlich-rheumatischen Hüftgelenkserkrankungen werden Osteolysen solcher Größe gar nicht oder nur extrem selten beobachtet.

2. Arthritiden ausschließlich an den unteren Extremitäten. Sie können sowohl erosiv als auch nichterosiv verlaufen, beispielsweise klinisch als rezidivierender Erguß in einem oder beiden Knie- und/oder oberen Sprunggelenken imponieren (Abb. 1064). Besonders bei jungen Männern kann der schmerzhafte *initiale* Erguß – seröse oder serofibrinöse Arthritis – sich durch seine Therapieresistenz auszeichnen.

3. Asymmetrische polyartikuläre, in der überwiegenden Mehrzahl erosiv verlaufende Manifestationen an allen Extremitäten.

4. In seltenen Fällen verknöchert der *unzerstörte* Gelenkknorpel. Dieser Befund wird vor allem am Hüftgelenk beobachtet (Abb. 1065). Trotz völliger Gelenkversteifung stellt sich dann im Röntgenbild entweder ein erhaltener „Gelenkspalt" mit subchondraler Grenzlamelle dar, der von Trajektorien durchzogen wird, oder der verknöcherte Gelenkknorpel setzt sich von der subchondralen Grenzlamelle gelenkwärts ab.

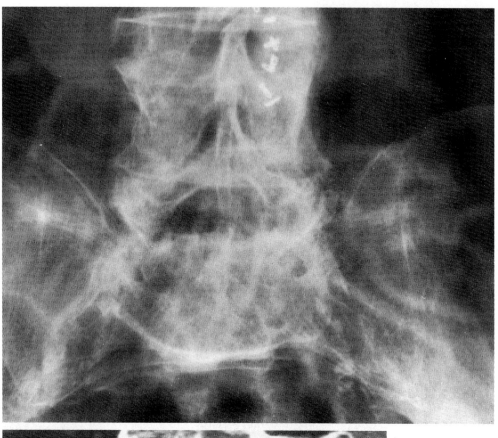

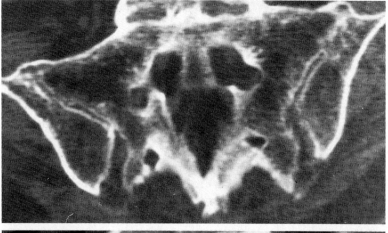

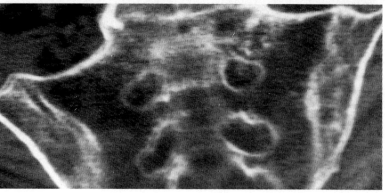

**Abb. 1059.** Patient der Abb. 1058.
Die Sakroiliakalgelenke sind auf der Übersichtsaufnahme nicht abzugrenzen. Die CT-Schnitte zeigen, daß die vordere sakroiliakale Gelenkkapsel ossifiziert ist und sich darüber hinaus auf der linken Seite der Ossifikationsprozeß in das Gelenk fortgesetzt hat. Dadurch entstand im Rahmen der DISH eine linksseitige knöcherne Sakroiliakalankylose. Bei der Differentialdiagnose der senilen Spondylitis ankylosans muß auch an diese pathogenetische Möglichkeit der Sakroiliakalankylose gedacht werden. Die klinischen Befunde einschließlich der entzündlichen Serologie und die Anamnese des Patienten geben den entscheidenden diagnostischen Ausschlag (s. MEMO S. 523). (Diese Überlegung gilt besonders bei beidseitiger Sakroiliakalankylose *und* DISH-Röntgenzeichen an der Wirbelsäule)

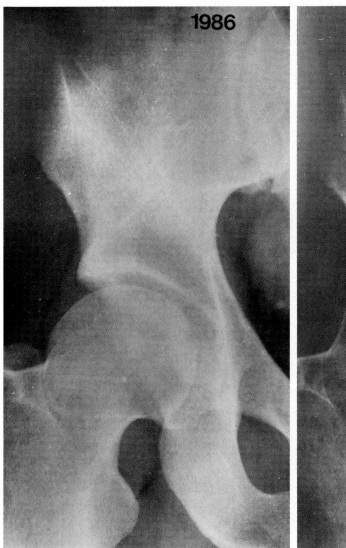
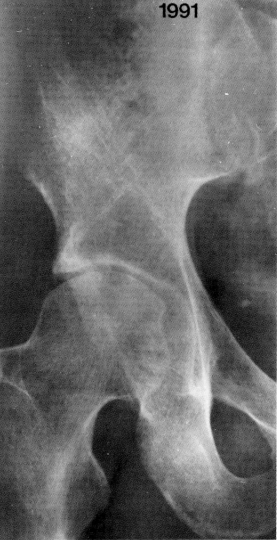
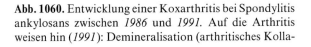

**Abb. 1060.** Entwicklung einer Koxarthritis bei Spondylitis ankylosans zwischen *1986* und *1991.* Auf die Arthritis weisen hin (*1991*): Demineralisation (arthritisches Kollateralphänomen), Gelenkspaltverschmälerung mit Verminderung der Superziliumsklerose

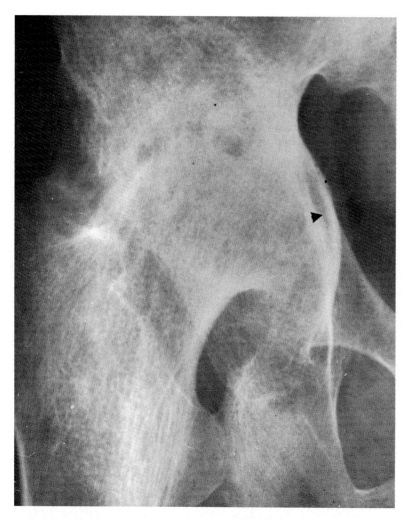

**Abb. 1061.** Arthritisch bedingte
knöcherne Hüftgelenksankylose
bei Spondylitis ankylosans.
Entzündliche Hüftpfannenprotrusion (*Pfeilspitze*)

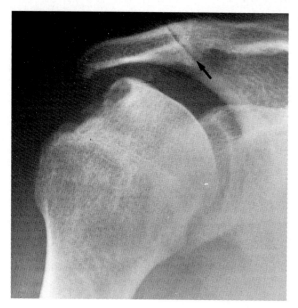

**Abb. 1062.** Erosive Omarthritis und Arthritis des Akromioklavikulargelenks (gleichmäßige Gelenkspaltverschmälerung, *Pfeil*) bei Spondylitis ankylosans

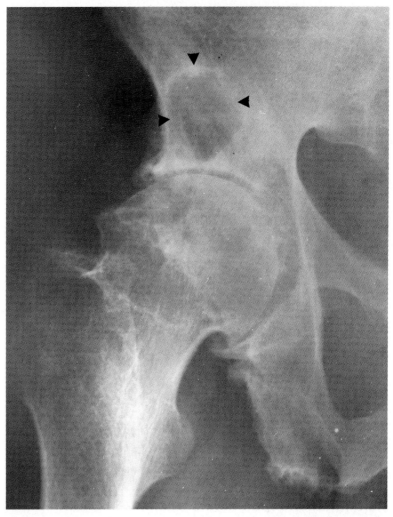

**Abb. 1063.** Chronische Koxarthritis mit Sekundärarthrose bei ankylosierender Spondylitis. Konzentrische Verschmälerung des röntgenologischen Gelenkspalts und Makrogeode im Pfannendach (*Pfeilspitzen*). Produktive Sitzbeinfibroostitis. Sakroiliakalankylose

5. Koxarthrose entweder als arthritische Sekundärarthrose (Abb. 1066, s. Abb. 1063) oder Folge schwerer Fehlhaltung der versteiften Wirbelsäule nach jahrzehntelangem Krankheitsverlauf (Abb. 1067).
6. Krankheits- und Röntgenbild der **Panarthritis ankylosans.** Diese seltene bösartige Verlaufsform beginnt schon im 2. Dezennium, ergreift im Laufe von Jahren und Jahrzehnten (fast) alle spinalen und peripheren Gelenke und führt nach deren arthritischer Zerstörung zur knöchernen Ankylose. Gelenke, die schon im Wachstumsalter erkranken, zeigen zusätzlich die Merkmale der Wachstumsalterarthritis (Abb. 1068). Hautveränderungen im Sinne einer psoriasiformen Dermatose sind häufige Begleitbefunde. In diesen Fällen kann die Panarthritis ankylosans als eine Erscheinungsform der Psoriasisspondarthritis, also als sekundäre Spondylitis ankylosans, nosologisch eingeordnet werden.

Zwei seltene Manifestationen der Spondylitis ankylosans seien hier angeschlossen: Arachnoideadivertikel mit Druckerosionen am Wirbelbogen (Abb. 1069) sowie die schrumpfende Oberlappenfibrose mit oder ohne Zystenbildung (Abb. 1070).

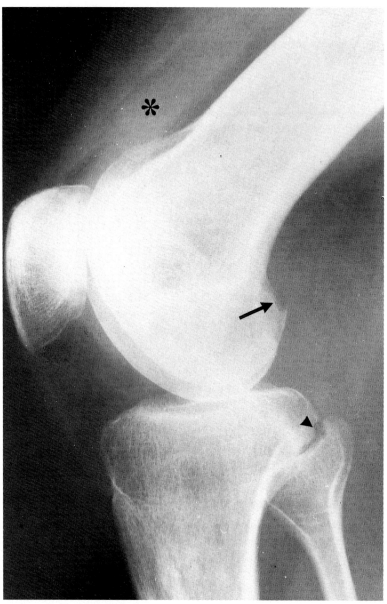

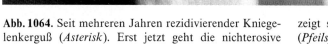

**Abb. 1064.** Seit mehreren Jahren rezidivierender Kniege-lenkerguß (*Asterisk*). Erst jetzt geht die nichterosive Gonarthritis in eine erosive Form über (*Pfeil*). Außerdem zeigt sich eine erosive Arthritis im Tibiofibulargelenk (*Pfeilspitze*). Patient mit Spondylitis ankylosans

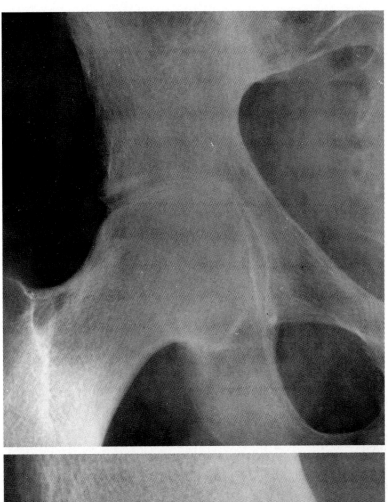

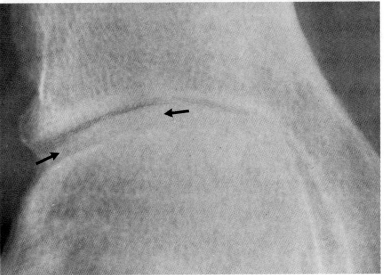

**Abb. 1065.** Gelenkknorpelossifikation (*Pfeile, Ausschnittsvergrößerung*) ohne vorangehende Gelenkknorpelzerstörung. Das Hüftgelenk ist versteift. Auf die Grundkrankheit – Spondylitis ankylosans – weist die Sakroiliakalankylose hin

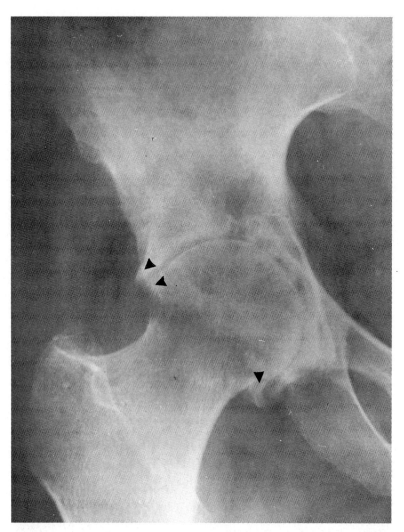

**Abb. 1066.** Erosive Koxarthritis mit Sekundärarthrose bei Spondylitis ankylosans. Wenn bei einer Arthritis zusätzliche Röntgenzeichen der Arthrose auftreten, spricht dies für geringe Entzündungsaktivität. Der entzündlich vorgeschädigte Gelenkknorpel wird dann nämlich durch Bewegung des Gelenks überfordert – die arthritische „Schmerzbremse" fehlt. In der Folge entstehen zusätzlich die Röntgenzeichen der Arthrose, z. B. marginale Osteophyten (*Pfeilspitzen*)

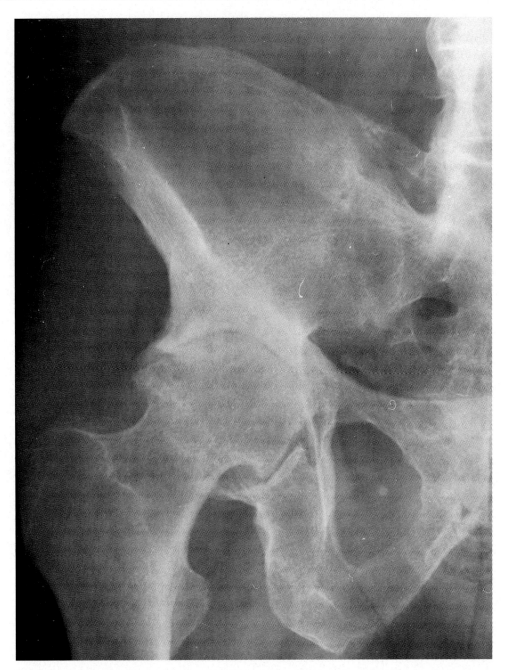

**Abb. 1067.** Jahrzehntelang ablaufende Spondylitis ankylosans. „Bambusstabaspekt" an der Lendenwirbelsäule und knöcherne Sakroiliakalankylose. Die konsekutive Beckenaufrichtung hat in Verbindung mit der Wirbelsäulenfehlhaltung die physiologische Druckaufnahmezone verschoben und durch die Fehlbelastung mit der Zeit zu einer Koxarthrose geführt

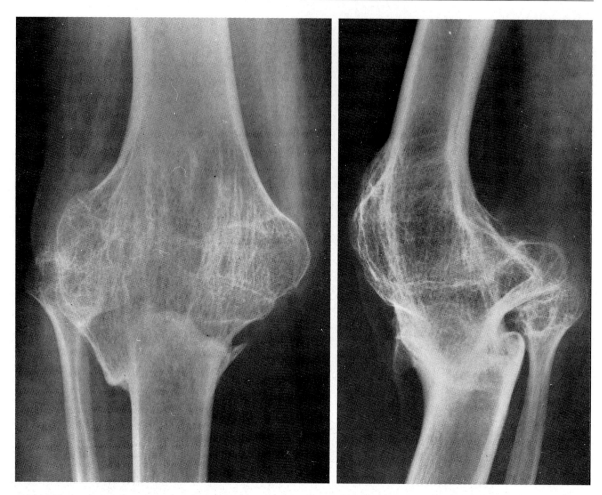

**Abb. 1068.** Panarthritis ankylosans, die im Wachstumsalter begann. Inzwischen (Patient ist 30 Jahre alt) sind die Wirbelsäule und die meisten Extremitätengelenke knöchern versteift. Knöcherne Ankylose des Knie- und Tibiofibulargelenks, s. auch die vom Femur zur Tibia durchziehenden Trajektorien. Wachstumsstörung der ehemals artikulierenden Knochen einschließlich Patella. Z. n. proximaler Tibiafraktur, die unter Fehlstellung verheilt ist

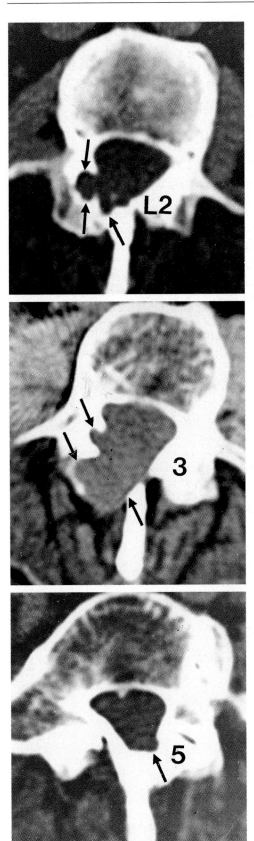

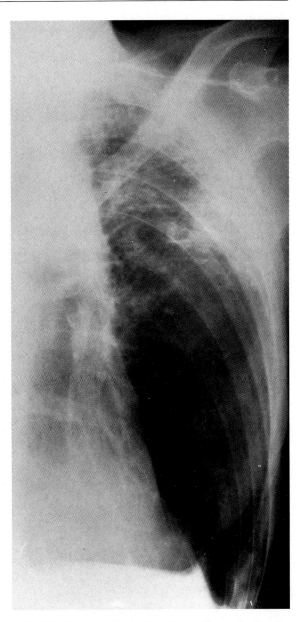

**Abb. 1070.** Schrumpfende Oberlappenfibrose in der linken Lunge bei Spondylitis ankylosans, d. h., die Zystenbildung (*zystische* Oberlappenfibrose bei Spondylitis ankylosans) ist kein obligates Phänomen

**Abb. 1069.** Arachnoideadivertikel bei langjähriger Spondylitis ankylosans, die zu druckbedingtem Knochenabbau im Wirbelbogenbereich geführt haben: Druckerosionen (*Pfeile*)

# 23 Akquiriertes Hyperostose-Syndrom – eine Puzzle-Diagnose

Zur Diagnose des Akquirierten Hyperostose-Syndroms (AHS), Synonyme s. S. 635, gehören (Abb. 1071) 5 röntgenologische Basisphänomene:

## 1 Ubiquitärer hyperostotischer Knochenfokus

Der ubiquitäre, multiforme hyperostotische Knochenfokus – „Knochenpickel" (Metapher im Hinblick auf die häufig assoziierten Hauterkrankungen)

kann sich zum Elfenbeinknochen, an der Wirbelsäule zum Elfenbeinwirbel ausdehnen und dort, wo er Gelenke oder andere Knochenverbindungen erreicht, zur Erosion ihrer Konturen oder sogar zu ihrer Zerstörung (Ankylose, Synostose) führen.

Hyperostose (*Synonym:* Knochensklerose) heißt Knochenumbau mit Überwiegen der Knochenneubildung. Gelegentlich steht der Knochenabbau im Vordergrund, so daß dann neben hyperostotischen auch osteolytische Röntgenbefunde entstehen, z. B. an den Schlüsselbeinen und Rippen.

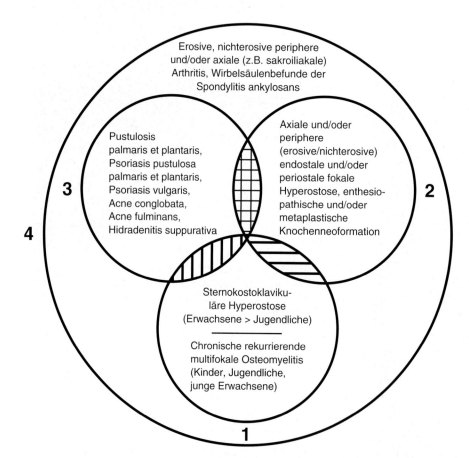

**Abb. 1071.** Kreisschema zur Diagnose des Akquirierten Hyperostose-Syndroms (AHS). Der Kreis 3 gibt die dermatologischen Assoziationen wieder, die bei höchstens zwei Drittel der Patienten mit AHS beobachtet werden. (Zur Differenzierung in komplettes, inkomplettes oder mögliches AHS vgl. Abb. 1072 und 1073)

**Komplettes AHS**

Kreise  1 (röntgenpositiv) + 2 (röntgenpositiv) + 3 (nachweisbar/anamnestisch) mit/ohne 4

1 (röntgenpositiv) + 2 (szintigraphisch positiv) + 3 (nachweisbar/anamnestisch) mit/ohne 4

1 (szintigraphisch positiv) + 2 (röntgenpositiv) + 3 (nachweisbar/anamnestisch) mit/ohne 4

1 (szintigraphisch positiv) + 2 (szintigraphisch positiv) + 3 (nachweisbar/anamnestisch) mit/ohne 4

**Inkomplettes AHS**

Kreise  1 (röntgenpositiv oder szintigraphisch positiv) mit/ohne 4

1 (röntgenpositiv oder szintigraphisch positiv) + 2 (röntgenpositiv oder szintigraphisch positiv) mit/ohne 4

1 (röntgenpositiv oder szintigraphisch positiv) + 3 (nachweisbar/anamnestisch) mit/ohne 4

2 (röntgenpositiv oder szintigraphisch positiv) + 3 (nachweisbar/anamnestisch) mit/ohne 4

**Mögliches AHS**

Kreise  2 (röntgenpositiv) mit/ohne 4

3 (nachweisbar/anamnestisch) mit/ohne 4

**Abb. 1072.** Die Kriterien des *kompletten* Akquirierten Hyperostose-Syndroms (AHS), des *inkompletten* und des *möglichen* AHS

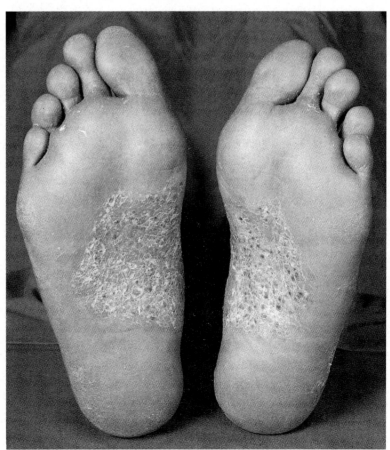

**Abb. 1073.** Palmoplantare Pustulose bei einem Patienten mit AHS. Abgebildet: nur der Befund an den Fußsohlen. Röntgenologisch ließ sich bei dem Patienten die Manifestation des AHS in der Sternokostoklavikularregion nachweisen (inkomplettes AHS)

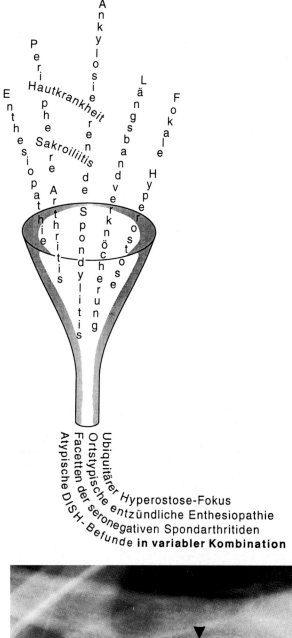

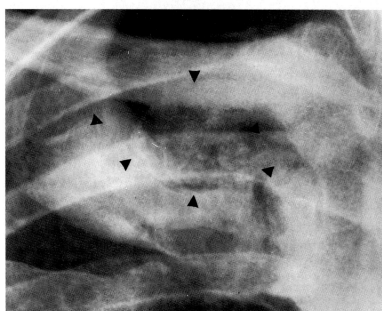

◁

**Abb. 1074.** Metaphorische Darstellung der vielfältigen pathologischen Befunde, die sich beim AHS auf 5 Reaktionsweisen reduzieren lassen:

1. Ubiquitärer erosiver oder nichterosiver Hyperostosefokus,
2. ortstypische entzündliche Enthesiopathie, vor allem Fibroostitis des Lig. costoclaviculare, Fibroostitis retrosternalis, Fibroostitis suprasternalis,
3. Facetten der seronegativen Spondarthritiden, beispielsweise Sakroiliitis, Wirbelsäulenbefunde der typischen und „atypischen" Spondylitis ankylosans,
4. DISH-artige Längsbandverknöcherungen an der Wirbelsäule (Stichwort: „atypische" DISH) und
5. nichterosive oder erosive Arthritiden (subsumiert unter 3.)

Besondere diagnostische Bedeutung hat der nichterosive oder erosive hyperostotische Rippenfokus am *knöchernen* sternalen Rippenende. Er zeigt sich besonders auf konventionellen Tomogrammen der obersten Rippenpaare und ist in den ersten 5 Krankheitsjahren dort genauso häufig wie die Fibroostitis des Lig. costoclaviculare (Dihlmann u. Dihlmann 1991).

Im Szintigramm fallen beim AHS entsprechend lokalisierte fokale Tracerakkumulationen an den sternalen knöchernen Enden der ersten Rippenpaare und auch an den übrigen Costae verae und spuriae auf. Sie spiegeln ebenfalls die dort häufige fokale Hyperaktivität der Osteoblasten wider, die sich manchmal im Röntgenbild noch nicht zu erkennen gibt; denn die Skelettszintigraphie ist auch beim AHS sensitiver als die Röntgenuntersuchung. Die anderen AHS-Manifestationen in der Sternokostoklavikular-

**Abb. 1075.** Sternokostoklavikuläre Hyperostose (*Pfeilspitzen*) im Rahmen des AHS. Das fibroostitisch verknöchernde Lig. costoclaviculare spannt sich zwischen Schlüsselbein und 1. Rippe aus. Außerdem sind zu erkennen: hyperostotischer Umbau im sternalen Drittel der Klavikula und periostale Knochenneubildung an der 1. Rippe

region, vor allem die entzündliche Enthesiopathie des Lig. costoclaviculare, Sternumfoci, entzündlicher Klavikula- und Rippenumbau und Arthritiden, zeigen sich beim AHS szintigraphisch in den ihrer Topographie zugeordneten Mustern. Hyperostosefoci in der Spongiosa und periostale Knochenneubildungen beim AHS können sich im Verlauf zurückbilden.

## MEMO

Osteoblastenhyperaktivität, die sich *auch* in *dorsalen* Szintigrammen der Sternokostoklavikularregion zu erkennen gibt, spiegelt *keine* Arthrose oder „physiologische" Rippenknorpelossifikation wider. Sie bedarf der Klärung durch andere bildgebende Verfahren.

## 2 Ortstypische inflammatorische Enthesiopathie

Die ortstypische inflammatorische Enthesiopathie – produktive oder rarefizierende Fibroostitis – tritt in ihrer Exzessivform als Totalverknöcherung des betroffenen straffen, fibrösen Bindegewebes (Band, Sehne, Gelenkkapsel) auf. Die Fibroostitis des Lig. costoclaviculare ist eine ortstypische, nahezu krankheitscharakteristische Lokalisation. Sie gibt sich in den ersten 5 Krankheitsjahren bei fast jedem zweiten AHS-Patienten (Dihlmann u. Dihlmann 1991) zu erkennen. Weitere ortstypische, allerdings seltenere entzündliche Enthesiopathien sind die Fibroostitis retrosternalis (nachweisbar mit der Computertomographie) und die Fibroostitis suprasternalis.

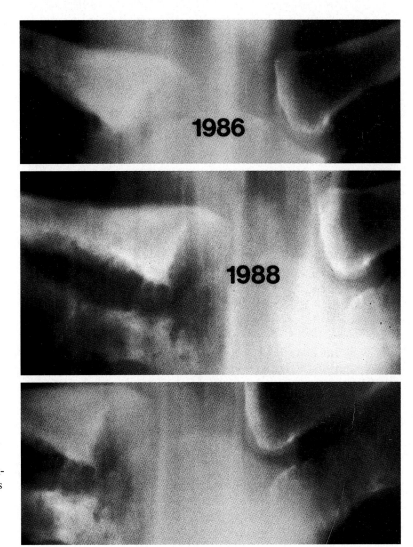

**Abb. 1076.** Verlaufsbeobachtung beim AHS.
*1986:* erosive Hyperostose des sternalen Klavikulaendes rechts.
*1988:* hinzugetreten ist eine produktive und rarefizierende Fibroostitits des Lig. costoclaviculare rechts. Progredienz der erosiven Hyperostose im sternalen Klavikulagelenksockel

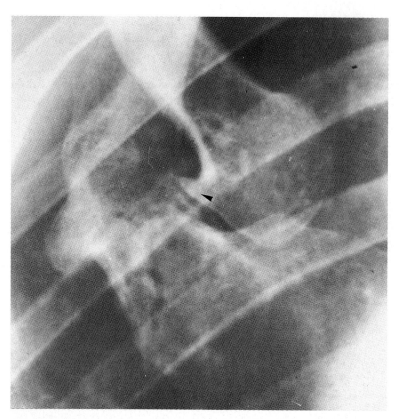

**Abb. 1077.** Typischer Röntgenaspekt des Sternokostoklavikulargelenks – Variante – (*Pfeilspitze*). Der Befund darf nicht mit einem Arthroseosteophyten oder mit der beginnenden Ossifikation des Lig. costoclaviculare verwechselt werden

## 3 Überlappungsbefunde der seronegativen Spondarthritiden

Als Überlappungsbefunde – ein grundsätzliches Merkmal der seronegativen Spondarthritiden, zu denen das AHS gezählt wird – zeigen sich typische oder atypische Röntgenzeichen oder spinale Befundkombinationen der Spondylitis ankylosans. Typisch heißt in diesem Sinne das Nacheinander und Nebeneinander von bilateraler Sakroiliitis vom Typ „buntes Bild", Syndesmophyten, Kastenwirbeln usw. Atypische Befunde oder Konstellationen – *merke: die „atypische" Spondylitis ankylosans ist AHS-verdäch-*tig – sind z. B. ausgeprägte Syndesmophyten (Bambusstab oder „Bambusstabfragment") mit fehlendem oder nur diskretem uni- oder bilateralem Sakroiliakalbefall, ferner hyperostotisch geprägte Syndesmophyten, Parasyndesmophyten und „glänzende Riesenecken". Exzentrische Wirbelhyperostosen vom Aspekt der „glänzenden Riesenecken" werden auch ohne Röntgenzeichen der Spondylitis ankylosans beim AHS beobachtet. Ebenso können kugelige hyperostotische Foci – da ubiquitär, s. unter 1. – auch in den Wirbeln zusammen mit den Röntgenzeichen der ankylosierenden Spondylitis auftreten.

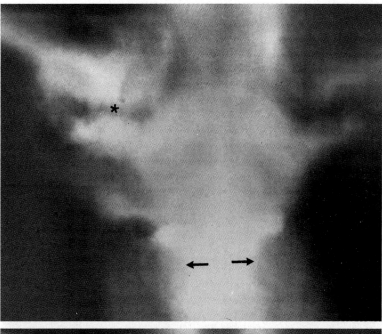

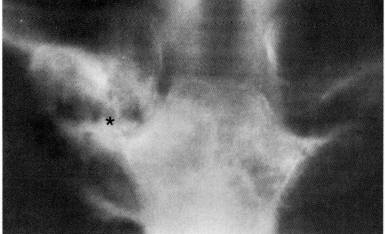

**Abb. 1078.** Fibroostitische Ossifikation des Lig. costoclaviculare (*Asterisken*) bei einer Patientin mit AHS. Weitere Röntgenbefunde des AHS sind die inhomogene Hyperostose des Manubrium sterni, die dichte Hyperostose in der unmittelbaren Nähe der synostosierten Sternumfuge sowie die beidseitige erosive Kostosternalarthritis (*Pfeile*)

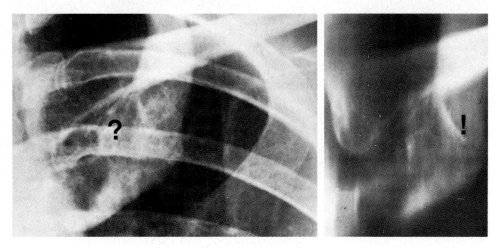

**Abb. 1079.** AHS mit Totalverknöcherung des linken Lig. costoclaviculare. Der Befund ist eindeutig erst auf dem Tomogramm sichtbar

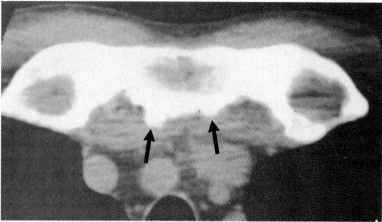

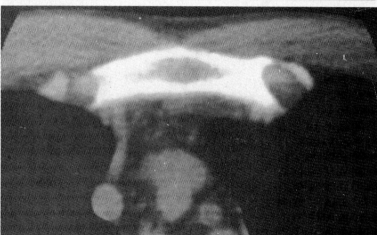

**Abb. 1080.** AHS mit produktiver Fibroostitis retrosternalis (*Pfeile,* Insertion der Mm. sternohyoideus et sternothyreoideus). Zwischen den Insertionen der Sternumhinterfläche und den großen Gefäßen haben sich Bindegewebsproliferationen gebildet, die beim AHS auch an anderen Lokalisationen bekannt sind. Als Komplikation des AHS treten Thrombosen im Flußgebiet der Vv. brachiocephalicae et subclaviae auf. Deren Entstehung könnte mit der Venenkompression durch die retrosternale Fibroostitis und/oder Bindegewebsproliferation im Zusammenhang stehen

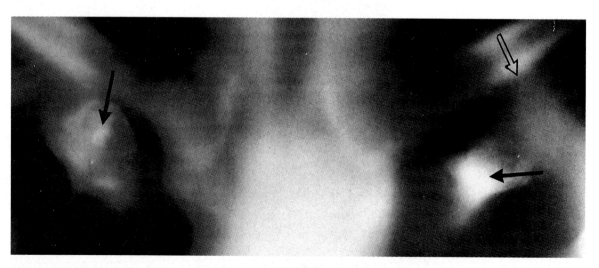

**Abb. 1081.** *Pfeile:* je ein hyperostotischer Fokus am sternalen Ende der beiden 1. Rippen. Solche Foci, die mindestens einen Durchmesser von 5 mm haben, treten beim AHS schon in den ersten Erkrankungsjahren in gleicher Häufigkeit wie die Fibroostitis des Lig. costoclaviculare auf (Dihlmann u. Dihlmann 1991). Sie geben sich auch szintigraphisch zu erkennen. S. den tomographischen Verstreichungsschatten des verknöcherten Ligamentum costoclaviculare (*offener Pfeil*)

**Abb. 1082a.** Die uni- oder bilaterale Sternoklavikulararthritis tritt beim AHS in etwa gleicher Häufigkeit auf wie die fibroostitische Verknöcherung des Lig. costoclaviculare und die hyperostotischen Rippenfoci. Die diagnostische Wertigkeit der Sternoklavikulararthritis im Hinblick auf das AHS ist jedoch geringer als die Bedeutung der beiden anderen Befunde. Sternoklavikulararthritiden kommen nämlich bei den verschiedenen entzündlich-rheumatischen Gelenkerkrankungen, einschließlich der übrigen seronegativen Spondarthritiden, vor. Bei (unilateralem) Auftreten sollte auch an bakterielle Infektionen gedacht werden. Die Synchondrosis manubriosternalis und die angrenzenden beiden Sternokostalgelenke sind entzündlich erodiert (*Pfeilspitzen*)

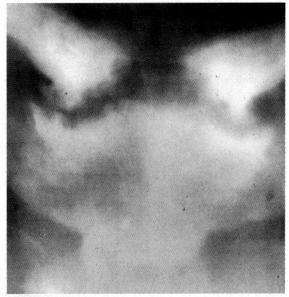

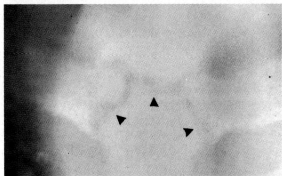

## 4 Atypische DISH

Die überschießende Verknöcherung des vorderen Wirbelsäulenlängsbandes und hyperostotische Intervertebralosteophyten wie bei DISH (*d*iffuse *i*diopathische *S*kelett*h*yperostose = Spondylosis hyperostotica = Forestier-Krankheit) treten beim AHS in Kontext mit den anderen Befunden des AHS auf und werfen natürlich die Frage nach Kausalität oder Koinzidenz auf. Diese Frage läßt sich eindeutig beantworten, wenn sich im Röntgenbild auch „atypische" DISH-Befunde zu erkennen geben: für das Alter inadäquat *höhengeminderte* Diskusräume, *erodierte* Abschlußplatten der Wirbelkörper, *Destruktion* oder *Ankylose der Intervertebralgelenke* in den von der DISH befallenen Bewegungssegmenten. *Die „atypische" DISH gehört zu den Verdachtsbefunden des AHS!*

## 5 Periphere Arthritiden

Wie bei allen seronegativen Spondarthritiden kommen auch beim Akquirierten Hyperostose-Syndrom *nichterosive* oder *erosive periphere Arthritiden* vor.

Auf den Abb. 1074–1119 werden die vielfältigen Kombinationsmöglichkeiten der Basisphänomene des AHS wiedergegeben. Sie können den diagnostischen Blick trüben oder sogar verwirren, falls die *variablen* röntgenologischen Aspekte und klinischen Befunde des AHS nicht berücksichtigt werden. Dann sind Fehldiagnosen wie chronische bakterielle Osteomyelitis, bakterielle Spondylodiszitis oder osteoplastisches Malignom möglich. Die radiologische Identifizierung des AHS bewahrt den Patienten vor „blutiger" Diagnostik!

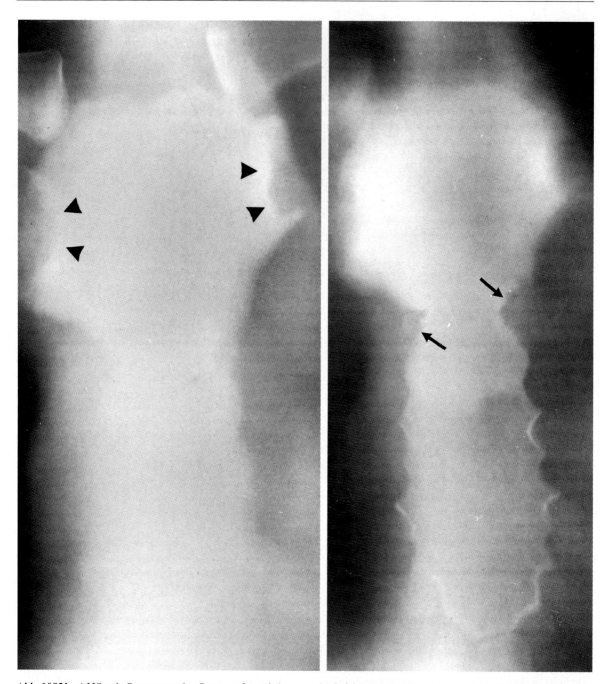

**Abb. 1082b.** AHS mit Synostose der Sternumfuge, inhomogener Hyperostose des Manubrium sterni und partieller Hyperostose des Corpus sterni. Beidseits erosive „Arthritis" der 1. Kostosternalverbindung (*Pfeilspitzen*). In Höhe der synostosierten Fuge ist ebenfalls eine bilaterale erosive Kostosternalarthritis zu erkennen (*Pfeile*)

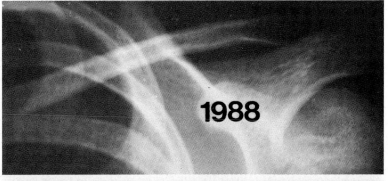

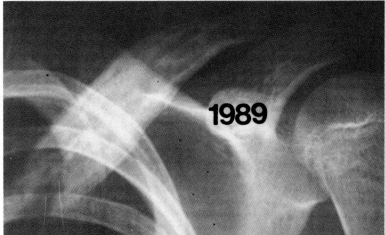

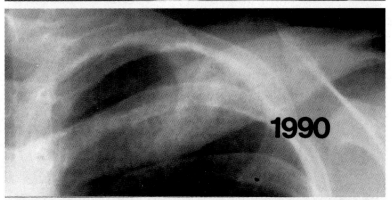

**Abb. 1083a.** Verlaufsbeobachtung einer chronischen rekurrierenden multifokalen Osteomyelitis bei einem 1979 geborenen Mädchen. Die Erkrankung begann 1988 mit einer Weichteilschwellung über der linken Klavikula. Bei der ersten Röntgenuntersuchung etwa 14 Tage nach Krankheitsbeginn ist der Befund an der Klavikula noch normal. Im Szintigramm (nicht abgebildet) starke Anreicherung des Radionuklids im linken Schlüsselbein. Von 1989 über 1990 bis 1992 zunehmende periostale Knochenneubildung, die zu einer spindelförmigen Auftreibung der Klavikula führt. Neben der Knochenneubildung als Ausdruck einer positiven Knochenbilanz sind auch Zonen mit negativer Knochenbilanz (1992: „dunkle" Areale) zu erkennen. In der Familienanamnese Psoriasis vulgaris, die bei der Patientin an einer versteckten Stelle am Nabel entdeckt wird (s. Abb. 1083b).

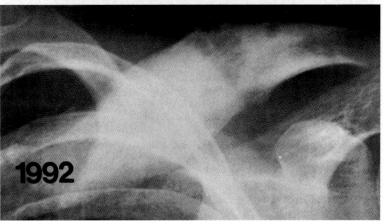

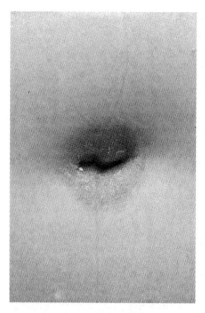

**Abb. 1083b.** Patientin der Abb. 1083a. Geröteter und schuppender Nabelherd als einzige Manifestation der Psoriasis vulgaris

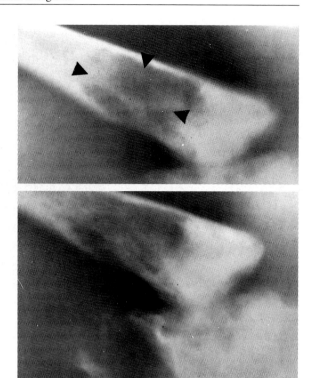

**Abb. 1085.** AHS mit erosiver Sternoklavikulararthritis. Osteolytische (*Pfeilspitzen*) und osteoplastische Umbauvorgänge im sternalen Drittel der Klavikula

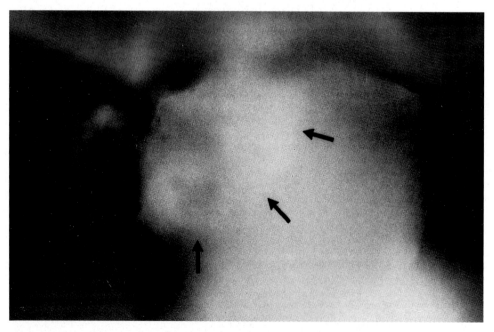

**Abb. 1084.** Inhomogener, geringfügig erodierender hyperostotischer Fokus (*Pfeile*) im Manubrium sterni bei AHS

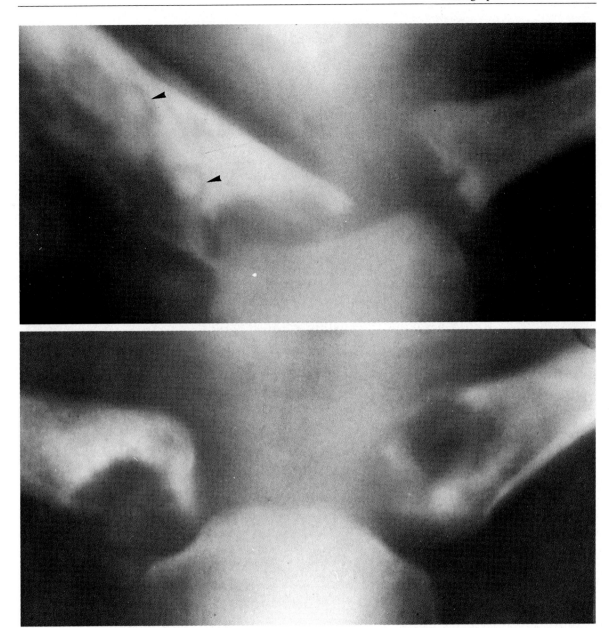

**Abb. 1086.** Differentialdiagnose des Befalls der Sternokla-vikulargelenke und der Klavikula beim AHS. Floride bilaterale Tuberkulose des sternalen Klavikuladrittels. In der rechten Klavikula erkennt man 2 Sequester, die in einer Granulationshöhle liegen (*Pfeilspitzen*). Die de-struktive Komponente steht im Vordergrund; daher ist trotz bilateralem Befall die Annahme und Prüfung einer bakteriellen Ätiologie berechtigt

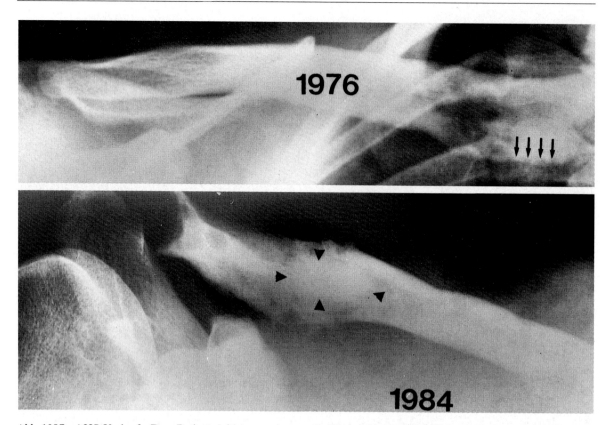

**Abb. 1087.** AHS-Verlauf. Der Patient leidet an einer Pustulosis palmoplantaris (inkomplettes AHS).
*1976:* Fibroostitis costoclavicularis (*Pfeile*)
*1984:* Fortgeschrittene erosive Akromioklavikulararthri-tis. Ein hyperostotischer Fokus (*Pfeilspitzen*) im akromialen Drittel der Klavikula wird von einer starken Periostreaktion begleitet. Darüber hinaus sind osteolytische Umbauvorgänge zu erkennen.

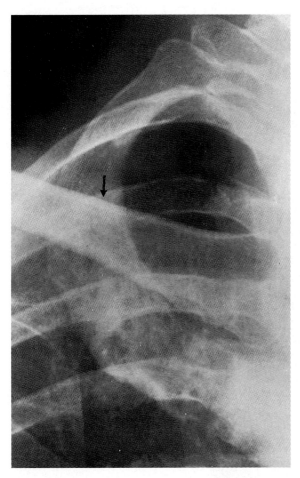

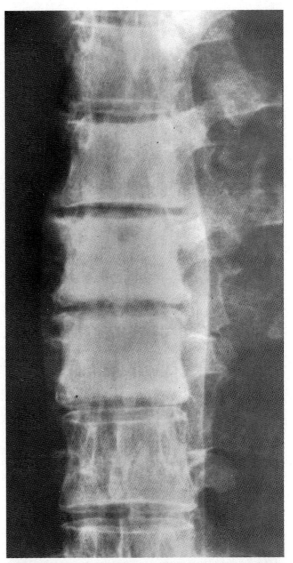

**Abb. 1088.** Differentialdiagnose des Rippenbefalls beim AHS:
*Fibröse Dysplasie* der sternalen Hälfte der 1. rechten Rippe.
*Röntgenbefund:* Vergrößerung des befallenen Rippenabschnitts (*Pfeil*), dessen Struktur etwas verdichtet ist und sich mit kleinen Aufhellungen darstellt. Würde ein M. Paget vorliegen, so wäre zu erwarten, daß der Vergrößerung eine Kortikalisverdickung (Periostose) zugrunde liegt. Beim AHS tritt der Rippenumbau (ein Gemisch aus Verdichtungen und zystenartigen Aufhellungen) nicht ohne Ossifikationsvorgänge im Lig. costoclaviculare und/oder Hyperostosefoci in der Sternokostoklavikularregion und/oder chronische Arthritiden im vorderen Thoraxbereich auf.

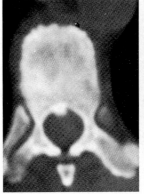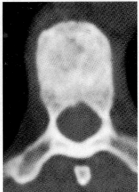

**Abb. 1089.** AHS mit 2 Elfenbeinwirbeln. Die flachbogige Verbreiterung der linken Paraspinallinie in Höhe der befallenen Wirbelkörper geht beim AHS auf eine Vermehrung des perivertebralen Bindegewebes zurück. Das Akquirierte Hyperostose-Syndrom gehört zu den Differentialdiagnosen des Elfenbeinwirbels! Im CT sind die miteinander verschmelzenden Hyperostosefoci zu erkennen

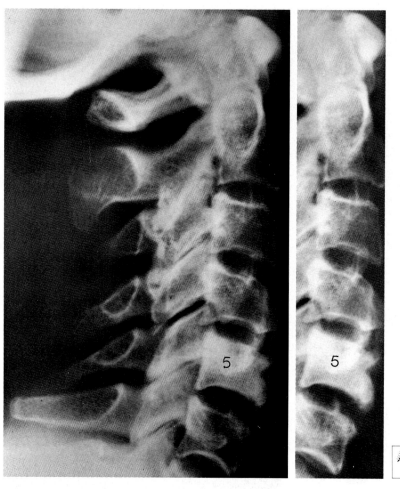

**Abb. 1090.** AHS-Patient mit Psoriasis pustulosa, sterno-kostoklavikulärer Hyperostose und verschiedenen Hy-perostoselokalisationen am Stammskelett. Elfenbeinwir-bel C5. (Komplettes AHS)

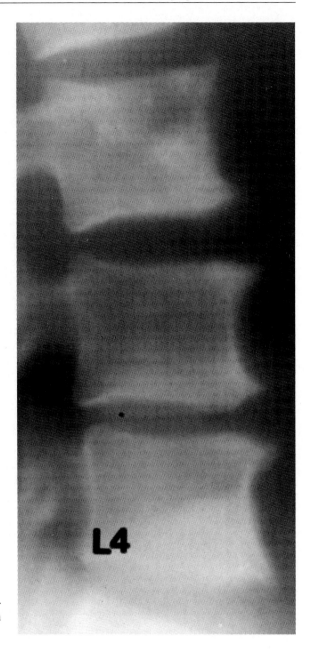

**Abb. 1091.** Patient der Abb. 1090. „Glänzende Riesen-ecke" (s. S. 504, 512f., s. Abb. 1107) und kleinere Foci in Lendenwirbeln

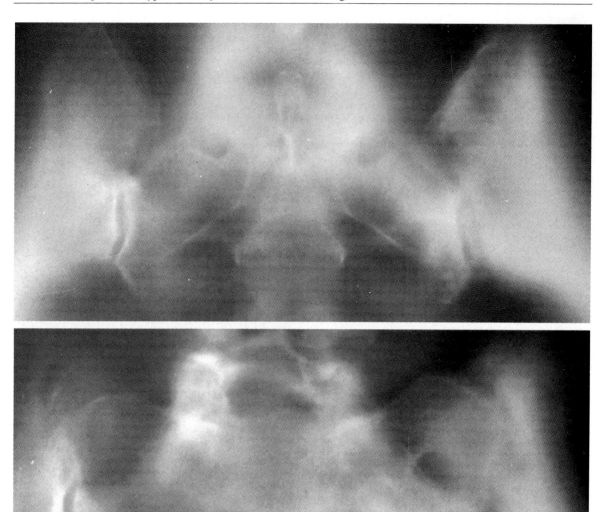

**Abb. 1092.** Patient wie Abb. 1090 u. 1091. Linksseitige Sakroiliitis mit gelenknaher inhomogener Hyperostose, die sich in den hinteren oberen Darmbeinstachel, also weit extraartikulär, ausbreitet

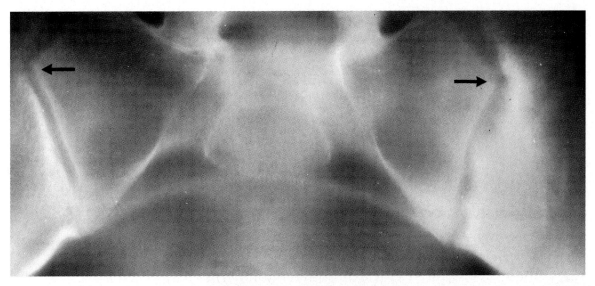

**Abb. 1093.** AHS-Patientin mit Pustulosis palmoplantaris und inhomogenem hyperostotischem Sternumfokus (s. Abb. 1084). Ein weiterer Hyperostosefokus hat sich im linken Darmbein gebildet. Er zeigt die Form der Hyperostosis triangularis ilii, hat das Sakroiliakalgelenk erreicht und auf der Iliumseite erodiert. Die primär extraartikuläre Lokalisation des Hyperostosefokus läßt sich aus 2 Merkmalen ableiten: 1. Die Kreuzbeinkontur des linken Sakroiliakalgelenks ist unversehrt, und 2. reicht der Hyperostosefokus über die obere Grenze des Kreuzdarmbeingelenks hinaus (*Pfeile*)

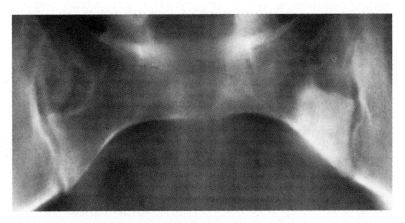

**Abb. 1094.** Hyperostosefokus im linken Sakrumflügel beim AHS. Im klinisch-radiologischen Kontext ist die Differentialdiagnose gegenüber einer osteoplastischen Metastase möglich

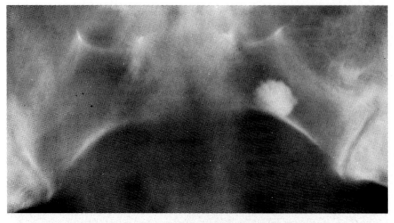

**Abb. 1095.** Osteom im Os sacrum. Typisch für Wirbelosteome ist die Stern- oder Stechapfelform der Knochenverdichtung

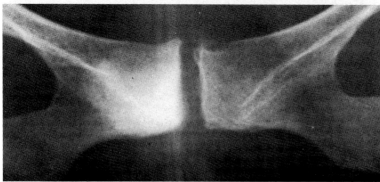

**Abb. 1096.** AHS-Patientin mit familiärer Psoriasisbelastung. Sie selbst ist an einer Psoriasis pustulosa erkrankt. Das AHS zeigt sich bei ihr u. a. an einem hyperostotischen Schambeinfokus (s. Abb. 1111)

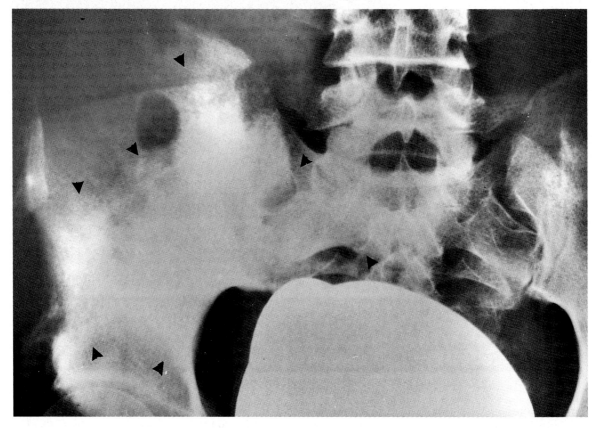

**Abb. 1097.** Ausgeprägte Hyperostose des Darmbeins und rechten Sakrumflügels (*Pfeilspitzen*) vom Aspekt des Elfenbeinknochens bei AHS (Zustand nach mehreren Probeexzisionen). Der Prozeß hat zur knöchernen Ankylose des rechten Sakroiliakalgelenks geführt.

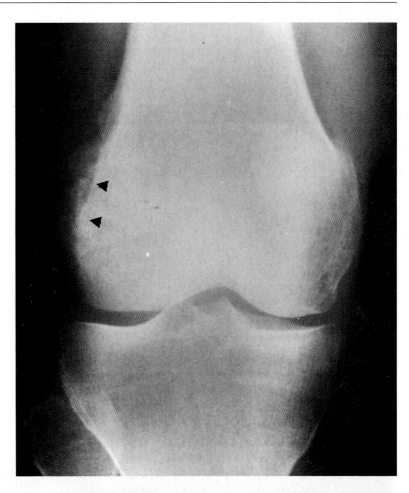

**Abb. 1098.** AHS-Patientin der Abb. 1097. Produktive Fibroostitis des Gelenkkapselansatzes am lateralen Femurkondylus (*Pfeilspitzen*). Zustand nach mehreren Probeexzisionen

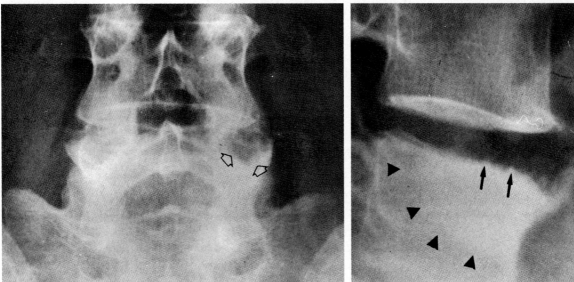

**Abb. 1099.** Großer Hyperostosefokus im 5. Lendenwirbelkörper (*Pfeilspitzen*) bei AHS (Patientin der Abb. 1079). Der Fokus hat an der Wirbelvorderfläche eine Periostreaktion ausgelöst. Die seitliche Aufnahme zeigt, daß von der Abschlußplatte L5 zarte knöcherne Exkreszenzen in den Diskus hineinwachsen (*Pfeile*). Solche *diskopetalen Knochenknospen* sind häufig beim AHS zu erkennen – ihre „Spezifität" bleibt zu prüfen (vgl. Abb. 1100). Auf der a.-p. Aufnahme ist eine Abschlußplattenerosion nachzuweisen (*offene Pfeile*)

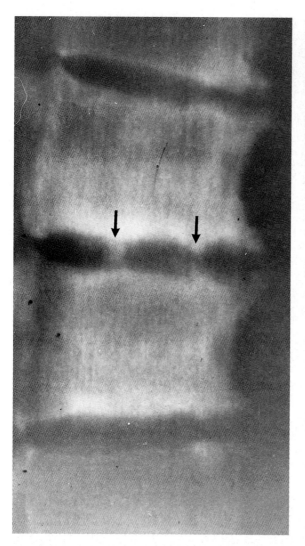

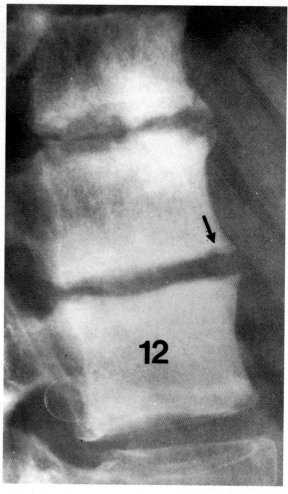

**Abb. 1100.** Erosive Wirbelkörperhyperostose bei AHS mit diskopetalen Knochenknospen (*Pfeile*), s. Abb. 1099

**Abb. 1101.** Inhomogene Hyperostosen in 3 Thorakalwirbeln bei AHS. Im Bewegungssegment Th 10/11 sind die Abschlußplatten erodiert – Aspekt wie sonst noch bei bakterieller Spondylodiszitis. Beginnende Abschlußplattenerosion auch bei Th 11/12 (*Pfeil*). Charakteristisch für das AHS sind die fokalen Wirbelkörperhyperostosen. Die Abschlußplattenerosion und Diskushöhenabnahme kommen fakultativ vor

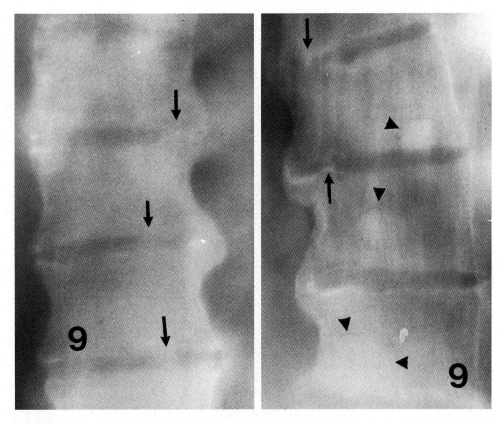

**Abb. 1102.** Nur bei oberflächlicher Betrachtung der Tomogramme könnte von einem DISH-Aspekt gesprochen werden. Tatsächlich führt die *synoptische Röntgenbildanalyse* zur Diagnose AHS (atypische DISH):

1. Röntgenzeichen der sternokostoklavikulären Hyperostose (nicht abgebildet);
2. fokale Hyperostosen in den Wirbelkörpern Th 7–9 (*Pfeilspitzen*);
3. partielle Diskusossifikation (*Pfeile*);
4. Abschlußplattenerosion

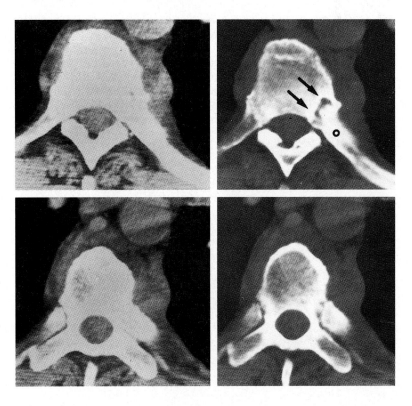

**Abb. 1103.** AHS-Patient wie Abb. 1102. Im CT fällt eine perivertebrale Weichteilvermehrung auf (*Probeexzision:* chronische lymphozytäre Entzündung, kein Keimwachstum). Erosive Arthritis des Kostovertebralgelenks (Gelenkbereich zwischen Rippenkopf, Wirbelkörper und Zwischenwirbelscheibe, *Pfeile*). Kostaler Hyperostosefokus (*Ring*). Weichteilproliferationen sind beim AHS fakultativ auftretende Merkmale, z. B. retrosternal, perivertebral, periossär an den Extremitäten, Muskelfibrose (reaktive Fibromatose) im M. sternocleidomastoideus (Wagener et al. 1989) und in Mm. gastrocnemius et flexor hallucis longus (eigene Beobachtung)

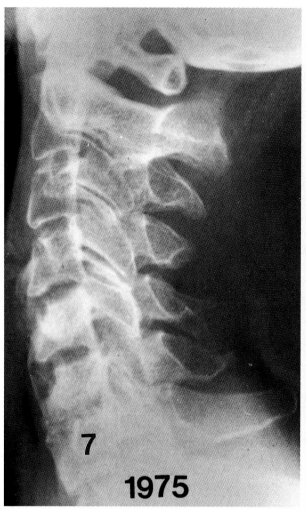
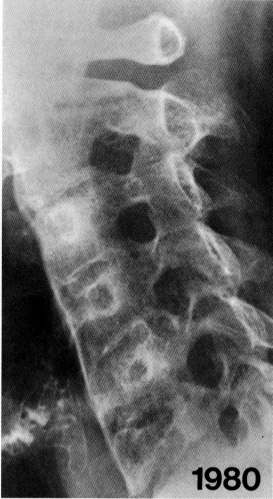

**Abb. 1104.** Halswirbelsäulenbefall beim AHS.
*1975:* Entzündliche Wirbelverblockung C 6/7, Wirbelerosionen und -hyperostosen.
*1980:* Aspekt der Spondylitis ankylosans an der Halswirbelsäule mit Syndesmophyten und knöchernen Ankylosen der Intervertebralgelenke (normaler Röntgenbefund an den Sakroiliakalgelenken, nicht abgebildet). Bei den hier wiedergegebenen Wirbelsäulenveränderungen muß

die Differentialdiagnose (*bakterielle*) *Spondylitis migrans* gestellt werden. Gegen diese Diagnose sprechen bei der Patientin:
1. Die nachweisbare sternokostoklavikuläre Hyperostose (nicht abgebildet) gehört nicht zum Spektrum der Spondylitis migrans. 2. Die Patientin hat keine Fisteln, die bei der Spondylitis migrans häufig vorkommen

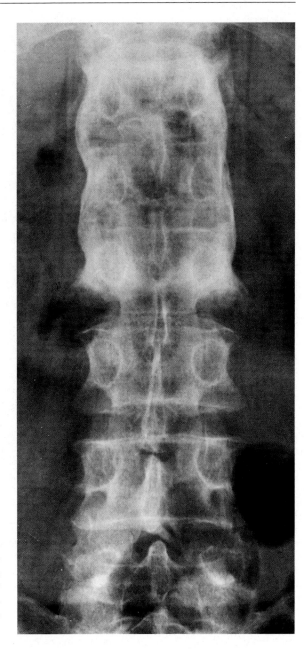

**Abb. 1105.** Charakteristisches „Bambusstabfragment" Th12-L3 beim AHS, d.h., es entsteht eine nur 2–4 Bewegungssegmente erfassende – oligotope – entzündliche Wirbelfusion. Auf dem a.-p. Bild dominieren als verblockende Elemente die Syndesmophyten; auf der seitlichen Röntgenaufnahme können neben den Syndesmophyten auch Diskusverknöcherungen zur Fusion beitragen

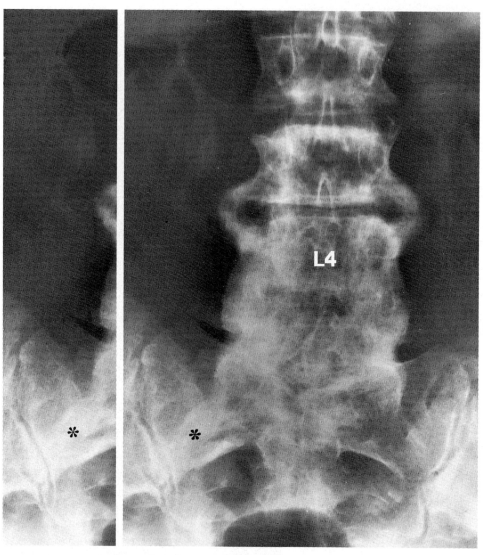

**Abb. 1106 a.** Patientin mit AHS (s. Abb. 1106 b). Entzündliche oligotope Verblockung der Wirbelkörper L 3–S 1 mit überschießender knöcherner Reaktion. Bei L 4–S 1 sind die Zwischenwirbelscheiben knöchern durchbaut. Bei L 3/4 erkennt man grobe hyperostotische intervertebrale Knochenspangen. Ein Sakrumfokus ist ebenfalls sichtbar (*Asterisk*)

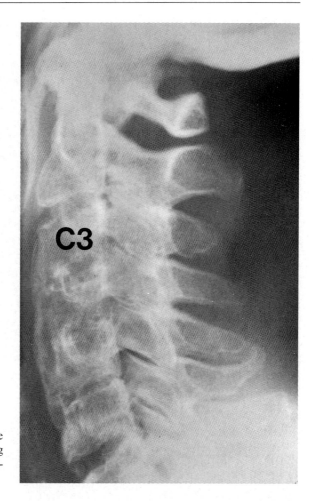

**Abb. 1106 b.** Patientin der Abb. 1106a mit AHS. Die Wirbelkörper C 3–6 sind durch Diskusverknöcherung und durch überschießende, DISH-artige Längsbandossifikation synostosiert

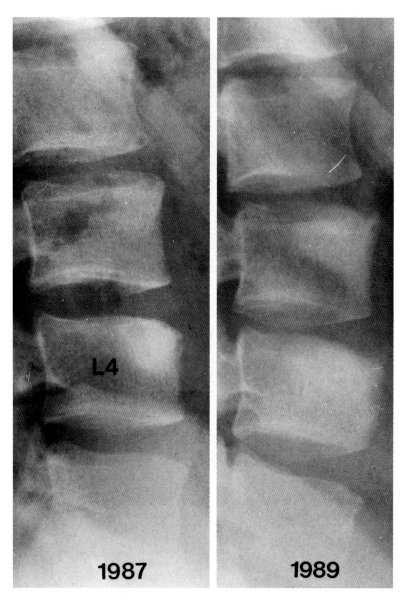

**Abb. 1107.** AHS-Patient. Die Verlaufsbeobachtung (*1987–1989*) zeigt die Größenzunahme von „glänzenden Riesenecken" – dreieckig projizierte Hyperostosefoci –. Zunehmender periostaler Anbau an der Vorderkontur des 4. Lendenwirbelkörpers

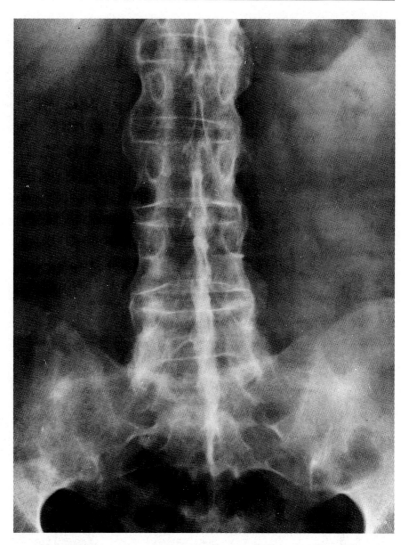

**Abb. 1108.** Typisches Bambusstabstadium (einschließlich Sakroiliakalankylose) der Spondylitis ankylosans bei einer Patientin, in deren Krankheitsverlauf als Überlappbefund ein AHS (sternokostoklavikuläre Hyperostose, s. Abb. 1109) auftrat

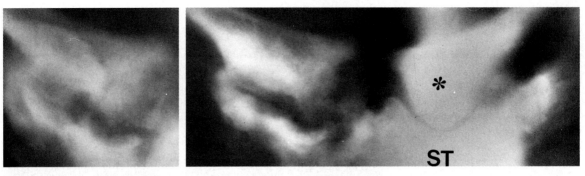

**Abb. 1109.** Patientin der Abb. 1108 mit folgenden Röntgenbefunden des AHS: Hyperostosefokus im luxierten sternalen Klavikulaende links (*Asterisk*); erosive Arthritis des rechten Sternoklavikulargelenks; produktive Fibroostitis beider Ligg. costoclavicularia, rechts ausgeprägter als links. (*ST* Sternum)

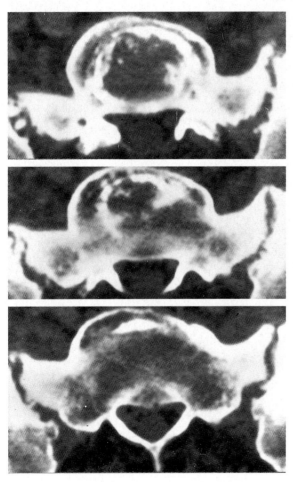

**Abb. 1110.** AHS mit beidseitiger Sakroiliitis vom Typ „buntes Bild" (CT), bei der eine ungewöhnliche Sakrumflügelhyperostose auffällt

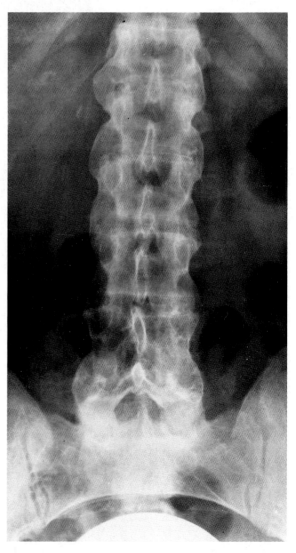

**Abb. 1111.** Patientin mit AHS (s. Abb. 1096), bei der sich ein lumbaler Bambusstab wie bei Spondylitis ankylosans entwickelt hat. Atypisch für die ankylosierende Spondylitis dieses Stadiums ist jedoch der diskrete einseitige Sakroiliakalbefall (Perlenschnuraspekt der Erosionen am rechten Sakroiliakalgelenk)

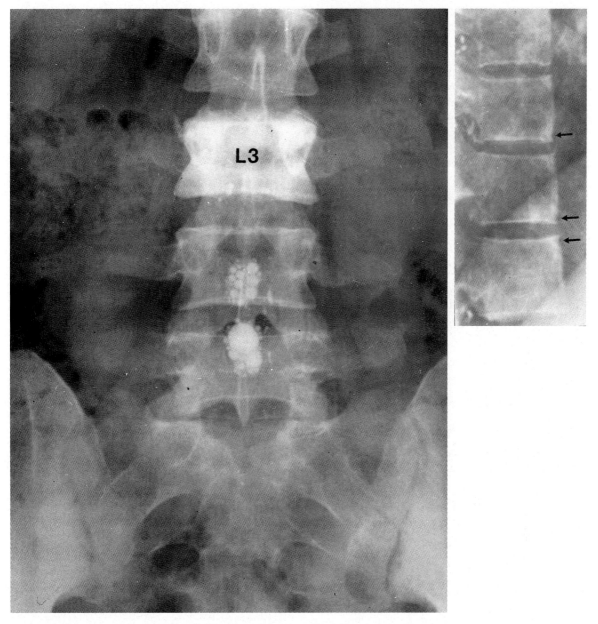

**Abb. 1112.** Patientin mit Spondylitis ankylosans (bilaterale Sakroiliitis, thorakale Tonnenwirbel, Spondylitis anterior, *Pfeile*), bei der ein AHS als Überlappbefund entstanden ist. Das AHS zeigt sich in der Sternokostoklavikularregion (nicht abgebildet) und an dem Elfenbeinwirbel L 3 (ein Malignom wurde ausgeschlossen)

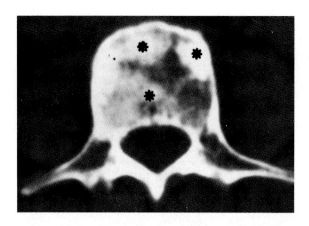

**Abb. 1113.** Im CT wird der Elfenbeinwirbel L 3 (s. Abb. 1112) in mehrere hyperostotische Foci (*Asterisken*) „aufgelöst"

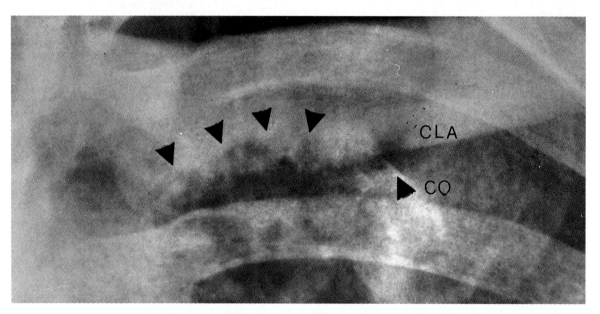

**Abb. 1114.** Familiäres AHS. *Mutter* (45 Jahre alt) mit AHS; rarefizierende und produktive Fibroostitis des Lig. costoclaviculare links (*Pfeilspitzen*). (*CLA* Clavicula, *CO* Costa 1)

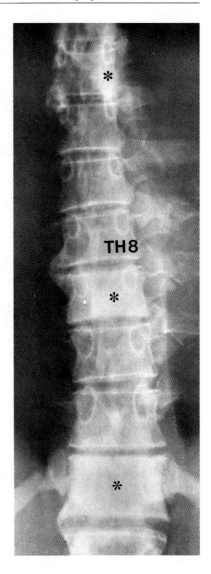

**Abb. 1115.** Familiäres AHS. *Mutter* (Patientin von Abb. 1114): An der Brustwirbelsäule sind 3 hyperostotische Wirbelfoci sichtbar (*Asterisken*), bei Th 12 Aspekt des Elfenbeinwirbels

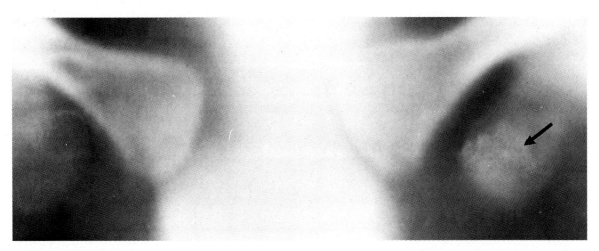

**Abb. 1116.** Familiäres AHS. 26jährige Tochter der Patientin von Abb. 1114 und 1115 mit Psoriasis vulgaris. Die AHS zeigt sich auf diesem Tomogramm an einem großen Hyperostosefokus der linken 1. Rippe (*Pfeil*)

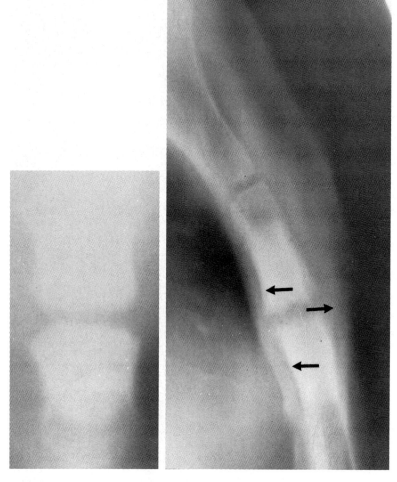

**Abb. 1117.** *Tochter* (Patientin von Abb. 1116): erodierte
akzessorische Sternumfuge mit ausgedehnter perifokaler
Hyperostose, s. auch die Weichteilschwellung (*Pfeile*)

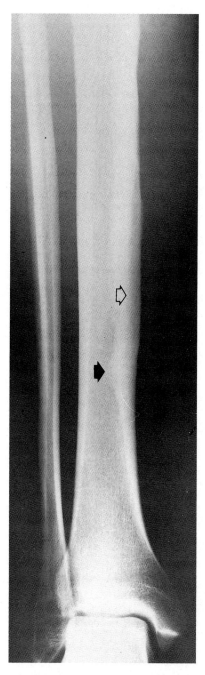

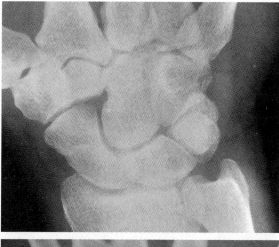

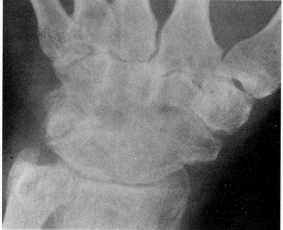

**Abb. 1119.** Entzündliches Os carpale links bei einem Patienten mit AHS

**Abb. 1118.** Periostale (*offener Pfeil*) und endostale (*Pfeil*) Knochenneubildung an der Tibia beim AHS. Der proximale Anteil der Periostreaktion ist schon mit dem kompakten Knochen verschmolzen und zeigt sich nur als wellige Kontur. Der nosologische Zusammenhang mit dem AHS ist nur im Kontext mit den typischen röntgenologischen und/oder szintigraphischen Befunden im Ster-

nokostoklavikularbereich zu erkennen. Der *monotop* betrachtete Befund sollte *differentialdiagnostisch* vor allem an eine infektiöse Pathogenese (Narbenstadium), Vaskulitisfolge bei klassischen Kollagenosen, an die Verknöcherung eines ausgedehnten subperiostalen und endostalen Hämatoms sowie an die distanzierte Periostreaktion bei Arthritis psoriatica denken lassen

# 24 Potpourri der Fuge

Knorpelhaften (Fugen, Articulationes cartilagineae) bestehen entweder aus Hyalinknorpel – bekanntestes Beispiel ist die Synchondrosis manubriosternalis –, oder in den Hyalinknorpel ist eine Faserknorpelscheibe eingeschaltet. Solche Morphologie zeigt die Symphysis pubica, und bereits im Kindesalter treten

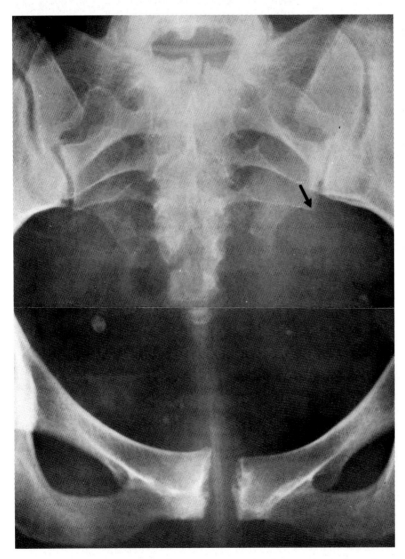

**Abb. 1120.** Frische postpartale Schädigung der Beckenverbindungen: Linksseitige Sakrolisthesis (*Pfeil*), Rotation der linken Beckenhälfte (vgl. die Projektionsfigur der Foramina obturata und der symphysären Schambeinäste), Erweiterung des Symphysenspaltes

Synovia enthaltende Spaltbildungen hinzu (Cavum articulare, Spatium symphyseos). Synchondrosen werden vor allem durch Druck, Zug und Schub beansprucht. Dadurch sind sie einerseits biomechanisch vulnerabel, andererseits als Anteil des Gleitgewebes auch von entzündlichen Erkrankungen, namentlich von den entzündlich-rheumatischen, bedroht. Die funktionelle Zugehörigkeit der Schambeinfuge zum Gleitgewebe zeigt sich an ihrer Mobilität, die Translationsbewegungen in der Vertikalen um etwa 2 mm und eine Rotation der Schambeine bis zu 3° zuläßt.

Gravidität und in geringerem Maße der Menstruationszyklus führen unter bestimmten hormonellen Impulsen zu einer verstärkten Auflockerung der Symphysis pubica. Der Beckenring wird dadurch weiter und beweglicher, aber auch vulnerabler. Normalerweise bilden sich nach dem Partus die Auflockerungsvorgänge wieder zurück. Ist dies infolge Überlastungsschäden der Fuge, oft begleitet von analogen Schädigungen am Kapsel-Band-Apparat der an sich straffen Sakroiliakalgelenke, nicht der Fall, so kommt es zur Beckenringlockerung. Diese Beckeninstabilität äußert sich an einer pathologi-

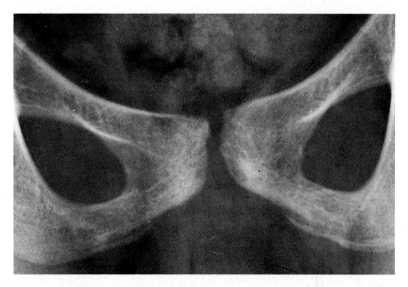

**Abb. 1121.** Der asymmetrische Stand der symphysären Schambeinäste und die ungleiche Projektionsfigur erwecken den Verdacht einer Beckenringlockerung, der durch Funktionsröntgenaufnahmen der Beckenverbindungen erhärtet werden muß

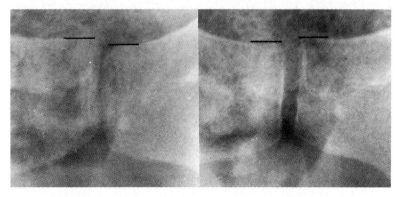

**Abb. 1122.** Die Funktionsröntgenaufnahmen der Symphyse im alternierenden Einbeinstand zeigen die Lockerung der Symphyse an. Sie gibt sich an einer pathologischen gegenseitigen Verschieblichkeit der Schambeinäste zu erkennen

schen Einstellung der artikulierenden Knochen. Die klinische Erfahrung zeigt, daß in diesen Fällen das subjektive Beschwerdebild vor allem von den instabilen Sakroiliakalgelenken geprägt wird.

Entzündliche und traumatische Fugenzerstörung führt zur Fugensynostose. Bei der Sternumfuge muß allerdings bedacht werden, daß ihr schon normalerweise die Tendenz zur partiellen oder totalen knöchernen Durchbauung innewohnt (Cameron u. Fornasier 1974). Die Abb. 1120–1135 geben Beispiele der röntgenologischen Fugenpathologie wieder.

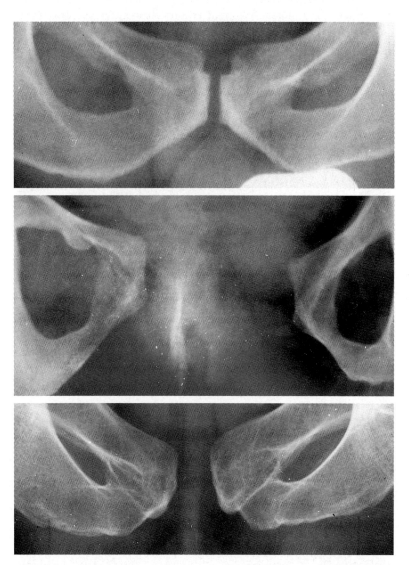

**Abb. 1123.** Symphysendiastase. Die Differentialdiagnose zwischen einer angeborenen Diastase der Schambeine und einer Symphysendiastase nach Trauma ist nur bei Kenntnis der Anamnese möglich, vorausgesetzt, es lassen sich keine knöchernen Traumaresiduen im Beckenbereich oder Mißbildungen an den Knochen oder den Weichteilorganen des Beckens nachweisen.
*Oberer Bildteil:* „Partielle" Symphysendiastase durch Hemmungsmißbildung.

*Mittlerer Bildteil:* Angeborene Symphysendiastase. Der Mißbildungscharakter zeigt sich auch ohne Kenntnis der Mißbildungen am Urogenitalsystem (Hypospadie) an der Fehlform der Scham- und Sitzbeine.
*Unterer Bildteil:* Symphysendiastase nach Beckentrauma mit Symphysenruptur

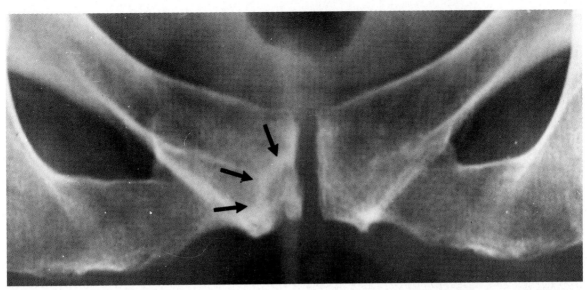

**Abb. 1124.** Schambeim-Syndrom (Grazilissyndrom, Osteonecrosis pubica posttraumatica). Dieser schmerzhafte chronische Überlastungsschaden geht von den symphysennahen Insertionen der Mm. gracilis, adductor longus et brevis aus. Röntgenologisch stellen sich auf der betroffenen Seite Spongiosasklerose, Knochenzerbröckeln und Erosionen (*Pfeile*) dar; fakultativ kann eine Symphysenlockerung hinzutreten (Asymmetrie der Schambeinäste). Bei dieser 33jährigen Patientin handelt es sich um eine Leistungssportlerin (Hürdenlauf)

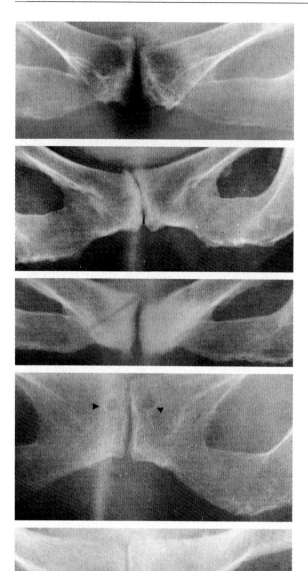

**Abb. 1125.** Die Symphysendegeneration äußert sich ebenso wie an den Gelenken am häufigsten durch Fugenspaltverschmälerung, subsynchondrale Sklerose und marginale Osteophyten. Ebenso kommen subchondrale Zystenbildungen vor. Entsprechend der atrophischen Form der Arthrose gibt es diesen Befund auch an der Schambeinfuge. Er zeichnet sich durch eine Fugenspaltverschmälerung ohne reaktive knöcherne Phänomene aus. Die degenerativen Symphysenveränderungen können von einer Symphysenlockerung begleitet sein. Der 4. *Bildteil von oben* zeigt eine Besonderheit, nämlich außer der Fugenspaltverschmälerung 2 symmetrisch lokalisierte „Zysten" mit zarter Randsklerose (*Pfeilspitzen*). Dabei handelt es sich nicht um Analoga der Geröllzysten arthrotischer Gelenke, sondern um fibrochondroide Metaplasien (Dihlmann 1978)

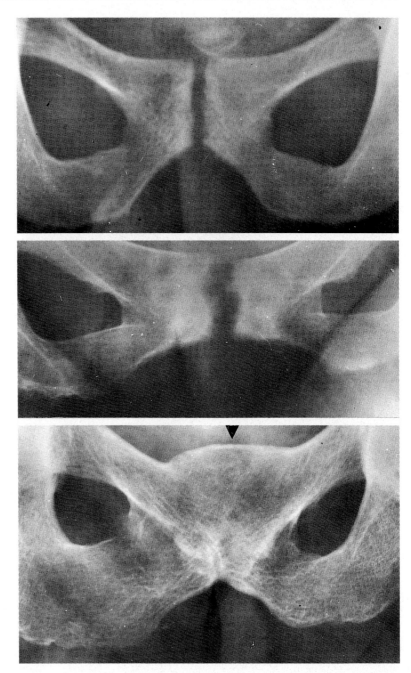

**Abb. 1126.** Beim Paradigma der seronegativen Spondarthritiden, der Spondylitis ankylosans, stellt sich der Symphysenbefall mit folgenden Befunden dar: Erosionen, die sich zur Pseudoerweiterung ausdehnen können, unscharf begrenzte subsymphysäre Schambeinsklerose, einsprossende Knochenknospen, Partial- oder Totalsynostose. Die Symphysenossifikation hat im *unteren Bildteil* überschießend auch das Lig. pubicum superius mitergriffen (*Pfeilspitze*)

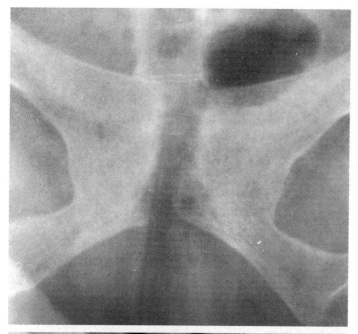

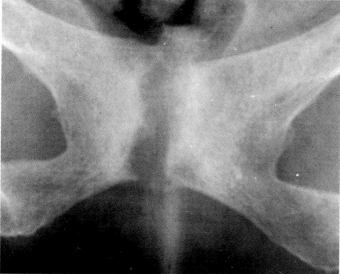

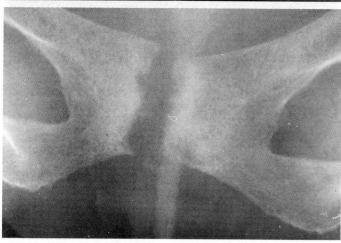

**Abb. 1127.** Die Röntgenmorphologie der sog. Ostitis pubis ist ein Beispiel für die verhältnismäßige Reaktionsuniformität der Fugen gegenüber verschiedenen Noxen (vgl. auch Abb. 1128). Im *oberen* und *mittleren* Bildteil zeigt der destruktive Symphysenprozeß ein aseptisches Geschehen an, das sich im oberen Bildteil nach Prostatektomie und im mittleren Bildteil nach einer gynäkologischen Operation entwickelte. Sogar nach stumpfen Traumen ist die Ostitis pubis als „Zweitschlag" beschrieben worden. Diskutiert wird, ob dieser Prozeß, der zur Partial- oder Totalankylose führen kann, als Folge 1. einer *lokalen Zirkulationsstörung* im Sinne des Sudeck-Syndroms oder 2. durch eine *ischämische Knochennekrose* ausgelöst wird. Ein röntgenologisch identisches Geschehen kann sich 3. postoperativ (nach Eingriffen in den Beckenweichteilen oder nach infektiösen Prozessen im Lenden-Becken-Bereich) als *infektiös* erweisen (*unterer* Bildteil, Zustand nach Inkontinenzoperation, kulturell Staphylococcus aureus). Je ausgeprägter die systemischen Entzündungszeichen des Patienten sind, desto eher muß eine Biopsie zur Gewebsuntersuchung und zum Bakteriennachweis durchgeführt werden. In der Regel ist die röntgenmorphologische Unterscheidung der aseptischen von der infektiösen Ostitis pubis nicht möglich

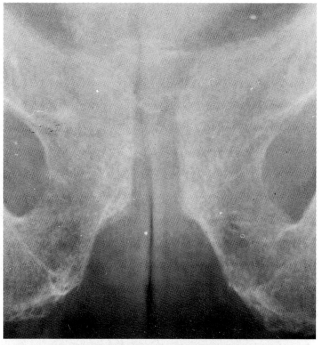

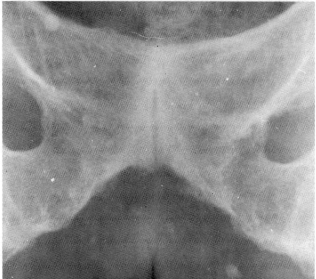

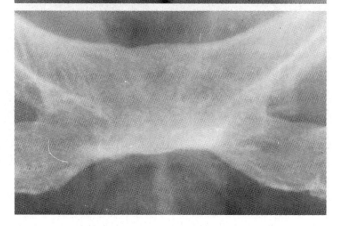

**Abb. 1128.** Fortgeschrittene Ostitis pubis und ihre Endstadien.
*Oberer Bildteil:* Die Glättung der Erosionen durch marginale Resorption führt zu einer Pseudoerweiterung des Fugenspaltes ohne Kortikalissaum (3 Monate zuvor Prostatektomie).
*Mittlerer Bildteil:* Partielle Synostose der Schambeinfuge (Zustand nach Prostatektomie 8 Jahre zuvor).
*Unterer Bildteil:* Fugensynostose 5 Jahre nach Ostitis pubis im Zusammenhang mit der Operation eines Harnblasenkarzinoms

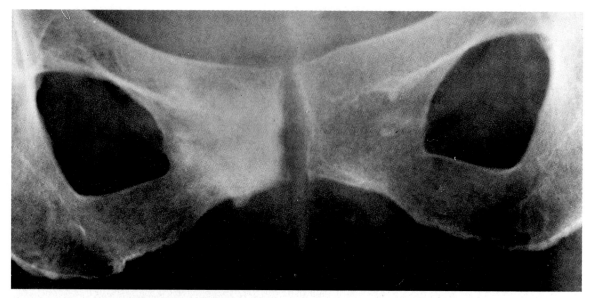

**Abb. 1129.** Chronische Staphylokokkenosteomyelitis im rechten Schambein mit Übergreifen auf die Schambein-fuge. Im Vordergrund des Röntgenbefundes steht die Schambeinsklerose

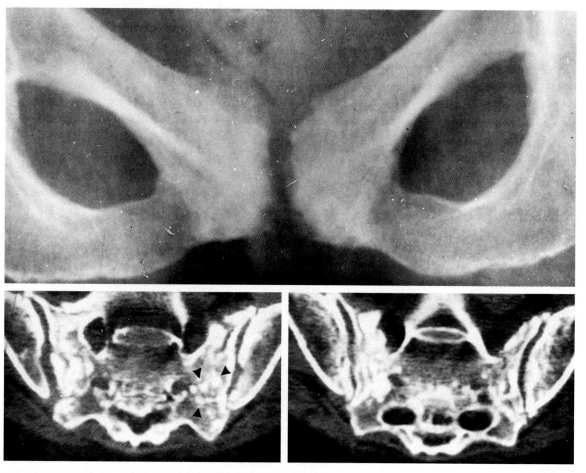

**Abb. 1130.** Strahlenspätschaden der Schambeinfuge 8 Jahre nach postoperativer Telekobalttherapie wegen Rektumkarzinoms. Die uniforme Reaktionsweise der Symphysis pubica (vgl. Abb. 1126, 1127) erlaubt erst in Verbindung mit den Befunden im Sakroiliakalbereich die Diagnose. Die CT zeigen die typischen Befunde der Strahlenosteodystrophie(-nekrose): Zerbröckeln (Fragmentation) der abgestorbenen Knochenbereiche und verkalkte Knochen(mark)nekrosen (*Pfeilspitzen*)

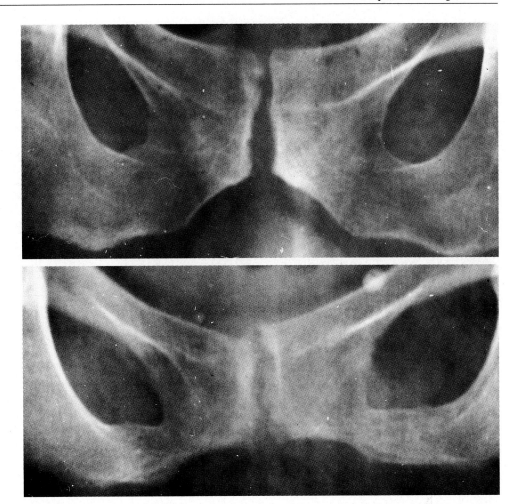

**Abb. 1131.** Veränderungen der Schambeinfuge bei renaler Osteodystrophie bzw. beim Hyperparathyreoidismus. Im *oberen Bildteil* haben Erosionen zu einer scharf konturierten Pseudoerweiterung des Fugenspalts geführt.
Im *unteren Bildteil* sprossen in eine unscharf konturierte Pseudoerweiterung des Fugenspalts Knochenbälkchen ein, die zur Synostose führen können. Die ätiologische und pathogenetische Einordnung der Röntgenbefunde ist nur bei Kenntnis klinischer und serologischer sowie anderer krankheitstypischer Röntgenbefunde möglich

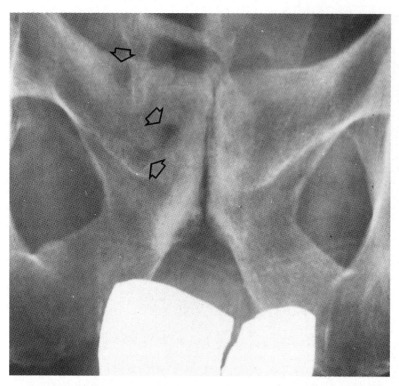

**Abb. 1132.** Patient der Abb. 659 (Ochronose seit langem bekannt). Die degenerativen Symphysenveränderungen (Fugenspaltverschmälerung, subchondrale Knochenverdichtung) bei einem 50jährigen Patienten sind einerseits für das männliche Geschlecht ungewöhnlich stark ausgeprägt, andererseits zeigen die Wirbelsäulenveränderungen die Pathogenese an. Das ochronotische Pigment reichert sich auch in der Faserknorpelzone der Insertionen von Bändern und Sehnen an und kann hier zu einer Enthesiopathie führen. Die rarefizierenden und perifokalen Knochenverdichtungen am beiderseitigen Ansatz des Lig. arcuatum pubis sind daher mit der Ochronose in pathogenetischen Zusammenhang zu bringen.

Die größeren Osteolysen (*offene Pfeile*) außerhalb des unmittelbaren subchondralen Knochenanteils spiegeln Rarefizierungen wider, die durch Ablagerungen von Ochronosepigment im Knochenmark ausgelöst wurden. Solche Knochenherde sind erstmals 1929 von Bauer u. Kienböck beschrieben worden

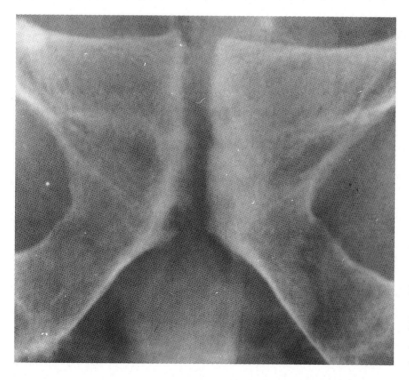

**Abb. 1133.** 53jähriger Patient mit bekannter Ochronose. Im Bereich der Schambeinfuge läßt sich ein erosiver Prozeß mit perifokaler Knochenverdichtung nachweisen. Wegen der Reaktionsuniformität der Synchondrosen müßte ohne Kenntnis der Anamnese an einen entzündlichen Prozeß gedacht werden. Tatsächlich handelt es sich um eine schwere Symphysendegeneration mit einem nichtentzündlichen Resorptivgewebe (Biopsie). Dadurch kommt die erosive Komponente des Röntgenaspektes zustande

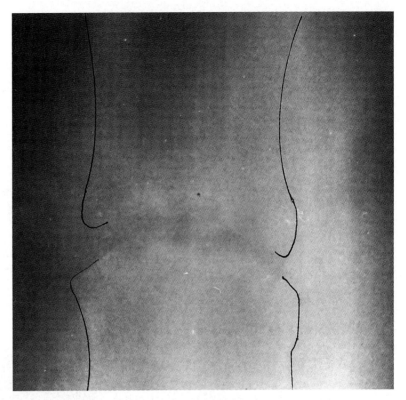

**Abb. 1134.** Erosiver Prozeß der Sternumfuge bei Spondylitis ankylosans (Tomogramm, Patient mit Adipositas permagna). Die ätiologische und pathogenetische Zuordnung der Veränderungen gelingt bei der Spondylitis ankylosans, den anderen seronegativen Spondarthritiden einschließlich des Akquirierten Hyperostose-Syndroms und bei der Rheumatoiden Arthritis nur mit Hilfe der Krankheitsgeschichte, der klinischen Phänomene und anderer krankheitscharakteristischer Röntgenbefunde

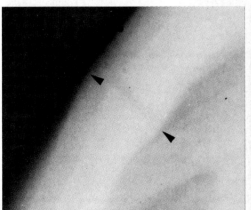
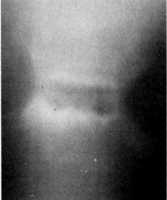
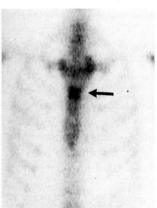

**Abb. 1135.** Sog. Chondritis/Perichondritis manubriosternalis bei einem 17jährigen Patienten. Bildgebende Befunde: (schmerzhafte) Weichteilschwellung über der Sternumfuge (*Pfeilspitzen*), erosiv-sklerosierender Prozeß der Sternumfuge (Schichtuntersuchung), vermehrte Radionuklidakkumulation in der Fugenumgebung (altersgemäß vermehrte Radionuklidaufnahme an beiden medialen Klavikulaenden). *Histologischer Befund:* Fragmentierter Fugenknorpel, der duch ein nichtentzündliches Fasergewebe ersetzt wird. Bakterielle Kultur negativ.

Die Chondritis/Perichondritis manubriosternalis gehört zu den Ausschlußdiagnosen bei erosiv-sklerosierenden Fugenbefunden. Sie ist ein schmerzhafter, mikromorphologisch nichtentzündlicher monotoper Prozeß, der nach dem klinischen Lokalphänomen entzündliche Züge trägt und nicht von systemischen Entzündungsbefunden begleitet wird. Wahrscheinlich spiegelt er eine insuffiziente Streßadaptation der Sternumfuge wider. Flache Erosionen und fugennahe Knochenverdichtung bestimmen in wechselnder Dominanz den Röntgenbefund. Die vermehrte fugennahe Radionuklidaufnahme macht keine diskriminierende Aussage gegenüber nichtentzündlichen Prozessen und Fugenentzündungen. Außerdem muß berücksichtigt werden, daß der Angulus sterni (Ludovici), der durch die Haut fühlbare Knick zwischen Manubrium und Corpus sterni, sich bei einem Teil sternumgesunder Personen durch vermehrte Speicherung der knochensuchenden Radionuklidkomplexe zu erkennen gibt. Die Szintigraphie ist bei Sternumprozessen dann indiziert, wenn sie andere, extrasternale Osteoblastenaktivierungen aufspüren soll, um eine diagnostische Einordnung zu erleichtern oder zu ermöglichen

# 25 Maß und Zahl: Röntgenometrie

Die Röntgenuntersuchung ermöglicht die Entscheidung physiologisch/pathologisch nicht nur über eine *qualitative* Bildanalyse der dargestellten morphologischen Strukturen, sondern gestattet auch eine röntgenometrische *quantitative* Beurteilung des erhobenen Befundes. Erst dadurch wird häufig eine zweifelsfreie Diagnose möglich oder ein Verdacht bestätigt.

## Extremität und Becken

### Hand und sog. Handgelenk

*Yune-Weichteilindex.* Atrophische Silhouttenveränderungen der Fingerspitzen können bei Patienten, die an progressiver Sklerodermie leiden, mit dem Yune-Weichteilindex erfaßt werden (Yune et al. 1971) (Abb. 1136). Die Dicke der Weichteile über dem Nagelkranz beträgt normalerweise mindestens 25% des Querdurchmessers der Endphalanxbasis.

*Metakarpuskopfdistanzen.* Eine gestörte physiologische Sequenz der Metakarpuskopfdistanzen ist ein empfindlicher Parameter für den Nachweis einer intraartikulären Volumenvermehrung durch Gelenkerguß und/oder Synovialisproliferation bei MCP-Arthritis. Im Normalfall gilt die Regel Metakarpuskopfdistanz 2/3 > 4/5 ≥ 3/4 (s. Abb. 16): Seitenvergleich notwendig.

*Metakarpalzeichen, Phalangealzeichen, Karpalzeichen.* Kongenitale endokrine Krankheitsbilder, wie hypophysärer Zwergwuchs, Riesenwuchs, Gonadendysgenesie, Pseudohypoparathyreoidismus und Pseudo-Pseudohypoparathyreoidismus sowie eine verzögerte Sexualreifung können sich an einer dysproportionierten Wachstumsstörung des Os metacarpale 4 zu erkennen geben. Dieser Befund läßt sich mit dem *Metakarpalzeichen* nachweisen (Willich u. Englert 1973) (Abb. 1137). Relativer Minderwuchs des 4. Metakarpus kommt auch hereditär ohne hormonelle Störungen und bei Achondroplasie, Arthrogryposis multiplex congenita und Juveniler chronischer Arthritis vor. Eine ovarielle Dysgenesie (bei-

spielsweise das Turner-Syndrom) kann darüber hinaus am *Phalangealzeichen* (s. Abb. 1137) und am positiven *Karpalzeichen* erkannt werden (Kosowicz 1962) (s. Abb. 1137).

*Karpalinstabilität.* Die funktionelle Stabilität des sog. Handgelenks hängt ab von der Normalform seiner gelenkbildenden Knochen (Radius, proximale und distale Karpalreihe) einschließlich ihrer Gelenkflä-

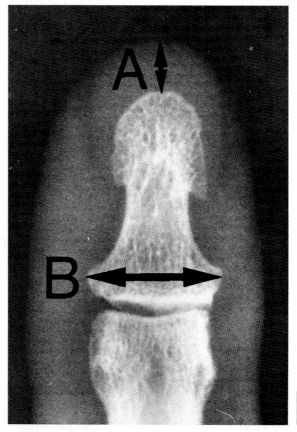

**Abb. 1136.** Mit dem *Yune-Weichteilindex* lassen sich atrophische Akrenveränderungen an den Fingerspitzen, beispielsweise bei Patienten mit progressiver Sklerodermie, nachweisen. Normal: $A > 0,25 \cdot B$, pathologisch $A \leq 0,20 \cdot B$

chen, der präzisen Führung durch den karpalen Bandapparat sowie von den Muskeln und Sehnen, die über das karpoantebrachiale Gelenk ziehen oder in seiner Nähe ansetzen. Angeborene oder erworbene Störungen der Gleichgewichtskräfte im Handgelenkkomplex begründen eine permanente oder intermittierende, evtl. nur durch Streßaufnahmen in Ulnarduktion, Radialduktion und bei kräftigem Faustschluß provozierbare Karpalinstabilität.

*Skapholunäre Dissoziation.* Ein über 2 mm verbreiterter skapholunärer Gelenkspalt und die Drehfehlstellung des Kahnbeins durch Zerreißung der ligamentären Verbindung zwischen Radius, Skaphoid und Lunatum sind die Röntgenbefunde der skapholunären Dissoziation. Die Fehlstellung des Kahnbeins gibt sich an seiner Verkürzung („Höhenminderung") und der orthograden ringförmigen Projektion des sog. Caput ossis scaphoidei auf der p.-a. Handgelenkaufnahme zu erkennen. Das Lunatum nimmt wegen seiner dorsalen Rotation eine mehr dreieckige Form an (s. Abb. 430, 431, 433, 434).

*Karpalhöhenratio, Karpalhöhenindex.* Die (entzündliche) Karpalinstabilität, deren Endzustand der sog. Karpalkollaps darstellt, geht auf der p.-a. Handgelenkröntgenaufnahme auch mit einer verminderten Karpalhöhenratio oder einem pathologischen Karpalhöhenindex einher (Mann et al. 1992) (Abb. 1138).

*Karpushöhe im Kindesalter.* Die Messung der Karpushöhe im Vergleich zur Altersnorm erlaubt bei Kindern mit Karpalarthritis, beispielsweise im Rahmen der Juvenilen chronischen Arthritis, eine Verlaufsbeurteilung der lokalen Krankheitsaktivität und kann auch als Parameter zur Therapiekontrolle dienen. Die röntgenologische Karpushöhe spiegelt im Kindesalter die noch nicht oder nur partiell verknöcherten Karpalia einschließlich der metakarpokarpalen, interkarpalen und karpoantebrachialen Gelenkknorpel wider. Das Fortschreiten der Karpalarthritis ist an einem Knorpelverlust zu erkennen (Poznanski 1992) (Abb. 1139). Andere arthritische Direktzeichen, z. B. Erosionen, geben sich im altersmäßig unverknöcherten Karpusbereich nicht zu erkennen.

*Ulnare Karpustranslokation.* Die Karpalinstabilität ist nicht selten mit einer ulnaren Karpustranslokation verbunden. Beim *Typ I der ulnaren Karpustranslokation* rotiert der intakte Karpus infolge einer Insuffizienz des radialen karpoantebrachialen Bandapparates um das Os capitatum nach ulnar. Beim *Typ II der ulnaren Karpustranslokation* wird als Folge

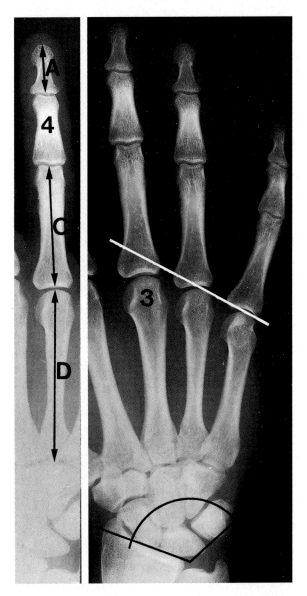

**Abb. 1137.** Röntgenometrische Befunde am Handskelett bei kongenitalen endokrinen Störungen einschließlich Gonadendysgenesie (z. B. Turner-Syndrom), die sich an einem Minderwuchs des Os metacarpale 4 zu erkennen geben. Die Summe von Grund- und Endphalanxlänge des 4. Fingers entspricht normalerweise der Länge des 4. Metakarpus (*A* + *C* = *D*). Bei ovarieller Dysgenesie ergibt sich folgende Relation: A + C > D (*positives Phalangealzeichen*). Die Tangente (*markiert*) über den Metakarpusköpfen 4 und 5 schneidet bei relativem Minderwuchs des 4. Metakarpale den 3. Metakarpuskopf (*positives, d. h. pathologisches Metakarpalzeichen*), bei normal langem 4. Metakarpus jedoch nicht. Die Tangenten an der proximalen Kontur von Skaphoid, Lunatum und Triquetrum bilden einen nach karpal offenen Winkel (*markiert*). Physiologisch beträgt er über 117°; Werte ≤ 117° sind pathologisch (*positives Karpalzeichen*). Pathologische Karpalwinkel sind auch bei Wachstumsstörungen der distalen Radiusepiphyse zu beobachten

einer zusätzlichen interkarpalen Bandläsion eine skapholunäre Dissoziation beobachtet. Daher kommt es
zur Verschiebung vor allem der ulnaren Karpusanteile (Lunatum, Triquetrum) in Richtung auf die Ellenseite (Taleisnik 1988) (Abb. 1140).

*DISI, PISI.* Die seitliche Röntgenaufnahme der Karpalregion erlaubt die weitere Analyse der Karpalinstabilität und die Unterscheidung in die dorsale –
**DISI** – und die palmare – **PISI** – Karpalinstabilität;
Auflösung der Akronyme s. S. 183f. Diese Instabilitäten werden durch Messung des skapholunären, des
kapitolunären und des radiolunären Winkels erkannt
bzw. quantifiziert (Abb. 1141). Außerdem ist dadurch die Rotation des Mondbeins nachzuweisen.
DISI entsteht beispielsweise bei skapholunärer Dissoziation, instabiler quer oder schräg verlaufender
Skaphoidfraktur, perilunärer Luxation oder transskaphoidärer perilunärer Luxationsfraktur. Handgelenkdestruktionen durch eine Karpalarthritis, Höhenverlust des Lunatums infolge aseptischer Osteonekrose, traumatisch bedingte Bandschädigungen
oder angeborene Bandschlaffheit führen ebenfalls zu
PISI oder DISI.

*Radiusgelenkflächenneigung.* Auch die physiologische Palmarneigung der distalen Radiusgelenkfläche
(Abb. 1142) gehört zu den knöchernen Garanten der
Karpalstabilität. Nicht selten ist bei deformiert verheilter Loco-typico-Fraktur der distalen Speiche eine
Dorsalneigung der Gelenkfläche mit begleitender
*dorsaler Karpussubluxation* (Karpustranslation) zu
beobachten. Wachstumsstörungen der distalen Radiusepiphyse können mit verstärkter Palmarneigung
der distalen Radiusgelenkfläche verbunden sein.

**Madelung-Deformität.** Die oft bilaterale Madelung-
Deformität – *primäre* Form – beruht auf einer
hereditären Wachstumsstörung der distalen Radiusepiphyse. Sie tritt aber auch mit anderen Mißbildungen bzw. bei Erbsyndromen auf, z. B. beim Turner-
Syndrom, bei der Dyschondroosteose Léri-Weill,
beim M. Hurler, M. Morquio, Nagel-Patella-Syndrom, oder bei multiplen kartilaginären Exostosen –
*sekundäre* Madelung-Deformität (*Synonym*: Pseudo-
Madelung-Deformität). Aber auch Arthritiden im
(frühen) Wachstumsalter sind als Ursache der sekundären Madelung-Deformität bekannt (Prämisse der
juvenilen Handskoliose, s. S. 205). Unilaterale Madelung-Deformitäten sind verdächtig auf ein durchgemachtes (Kindheits-)Trauma. Die Wachstumsstörung führt zu einer stärkeren ulnaren und volaren
Abwinkelung der distalen Radiusgelenkfläche. Die
Dreiecksform der distalen Radiusepiphyse zeigt sich

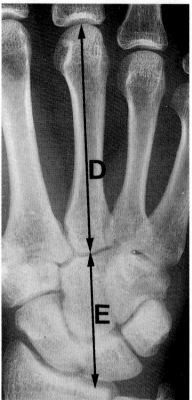

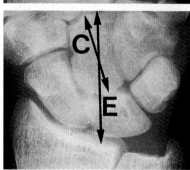

**Abb. 1138.** Röntgenometrische Bestimmung der *Karpushöhe*: Die Längsachse des Os metacarpale 3 wird bis zur
subchondralen Grenzlamelle der distalen Radiusepiphyse
verlängert. Das Verhältnis E/D gibt die **Karpalhöhenratio**
an (*E* Teilstrecke von der subchondralen Grenzlamelle
der Metakarpale-3-Basis bis zur distalen Radiusepiphyse,
*D* Teilstrecke von der distalen zur proximalen subchondralen Metakarpus-3-Grenzlamelle). Die Karpalhöhenratio beträgt im Mittel 0,54 ± 0,03. Ist auf Röntgenaufnahmen des Handgelenks der Metakarpus nicht mit abgebildet, kann die Karpushöhe anhand des **Karpalhöhenindex**
E/C bestimmt werden. Sein Mittelwert liegt bei
1,57 ± 0,05 (*C* Längsachse des Kapitatum von der Gelenkflächengrenze zwischen CMC 2 und CMC 3 durch das
Kopfzentrum bis zur proximalen Kapitatumbegrenzung,
*E* Karpalhöhe, s. oberer Bildteil)

auch als vergrößerter Processus styloideus radii (Abb. 1143). Die distalen Gelenkflächen von Radius und Ulna „blicken" sich auf der p.-a. Handgelenkröntgenaufnahme an. Die Formanomalie des radialen Gelenksockels führt manchmal auch zu einer ulnaren, seltener zur radialen Abweichung im Karpoantebrachialgelenk. Die Ulna erscheint im Vergleich zum distalen Radius nach dorsal subluxiert. Die proximale Karpalreihe paßt sich der Fehlform des distalen Radius an [positives, d. h. pathologisches Karpalzeichen (s. Abb. 1137)].

*Radio-ulnare Längenrelation.* Störungen des relativen Längenverhältnisses von distaler Ulna und distalem Radius beanspruchen klinisches Interesse; denn sie sind aus statistischer Sicht mit dem Auftreten verschiedener Folgestörungen verbunden. Dazu gehören die aseptische Osteonekrose des Mondbeins (Lunatummalazie), akute skapholunäre Dissoziationen und Instabilitäten des distalen Radioulnargelenks als diskutierte Folgen einer relativen *Ulnaverkürzung.*
Eine im Vergleich zum Radius zu *lange Ulna* kann zu Läsionen des Discus articularis, der den röntgenologisch sichtbaren Spalt zwischen distaler Elle und Mondbein ausfüllt, führen. Arthrotische Veränderungen im karpalen Teilgelenk zwischen Lunatum und Triquetrum, der Lunatum-Triquetrum-Ulna-

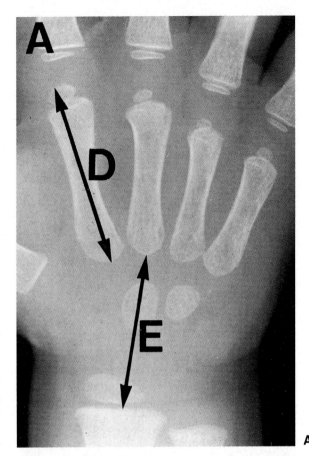

**A**

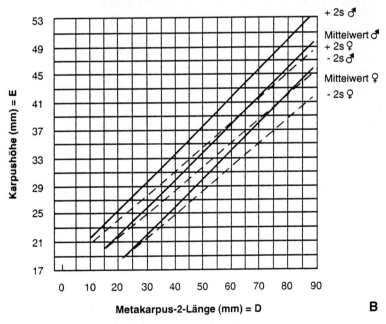

**B**

**Abb. 1139. A** Im Kindesalter gibt die Karpushöhe im Vergleich zur Metakarpale-2-Länge entsprechend der Altersnorm Auskunft über die (lokale) Krankheitsaktivität bei Karpalarthritis. Krankheitsprogredienz ist mit Knorpelverlust verbunden und in der Verlaufsbeobachtung durch geringeres Längenwachstum nachzuweisen

(*D* Länge des verknöcherten Os metacarpale 2, *E* Entfernung von der Basis des 3. Metakarpus zur Mitte der distalen Radiusepiphysenfuge).
**B** Nomogramm der altersnormalen Karpushöhenzunahme in Abhängigkeit von der Metakarpus-2-Länge. (*Gestrichelte* Linien: weiblich, *durchgezogene Linien*: männlich)

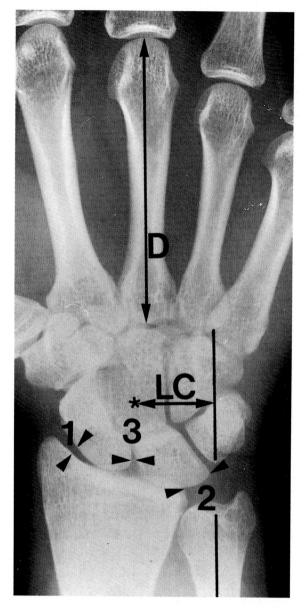

◁─────────────────────────────

**Abb. 1140.** Die Diagnose *ulnare Karpustranslokation Typ I* – als Folge eines karpalen Bandschadens – erlauben folgende *pathologische* Karpalbefunde, deren *Lokalisation* auf der Röntgenaufnahme eines *intakten* Handgelenks wiedergegeben sind: Der röntgenologische Gelenkspalt zwischen Processus styloideus radii und Skaphoid (*1*) wird sichelförmig breiter als die intakten interkarpalen Gelenkspalten. Außerdem liegt mehr als die Hälfte der proximalen Lunatumgelenkfläche ulnar des Radius (*2*). Den interindividuellen Vergleich ermöglicht die Ratio aus Abstand der Längshalbierenden des Kapitatum zur verlängerten Ulnalängsachse (*LC*) im Verhältnis zur Metakarpale-3-Länge (*D*). Ihr Normwert beträgt $0,3 \pm 0,03$, pathologisch $\leq 0,3$.

Den *Typ II* der *ulnaren Karpustranslokation* kennzeichnen: skapholunäre Dissoziation (3) mit ulnarer Verschiebung des Lunatums um mindestens die halbe Gelenkfläche (2), pathologische Ratio aus Abstand der verlängerten Ulnalängsachse und Kapitatum-Längshalbierende (LC) und Metakarpale-3-Länge sowie normale oder annähernd normale Gelenkspaltweite zwischen Skaphoid und Processus styloideus radii (1)

durch den Ulnavorschub die ulnaren Extensorensehnen der Finger und des Handgelenks in Rupturgefahr.

Die relative Ellenverlängerung entsteht nicht nur posttraumatisch, sondern auch als Folge erodierender Radiusveränderungen bei Karpalarthritis, beispielsweise im Verlauf der Rheumatoiden Arthritis. Störungen im relativen Längenverhältnis des Distalendes beider Unterarmknochen können darüber hinaus konstitutionell oder als Folge traumatisch oder arthritisch bedingter Epiphysenentwicklungsstörungen auftreten.

Für eine reproduzierbare Längenverhältnisbestimmung am distalen Ellen- und Speichenende müssen Standardbedingungen bei der Armposition zur Röntgenuntersuchung eingehalten werden. Wird der Arm im Schultergelenk unter 90° Abduktion gesenkt, müßte der Unterarm proniert werden, um einen korrekten dorsopalmaren Strahlengang im Karpalbereich zu erzielen. Bei Pronation kommt es aber zu einer relativen Ulnaverkürzung. Beugung im Ellenbogengelenk führt unter anderem wegen des ungleichmäßigen Durchmessers des Capitulum humeri zur relativen Radiusverkürzung. Daher ist zur p.-a. Handgelenkröntgenaufnahme folgende Standardposition anzustreben: Schulter in 90° Abduktion, Ellenbogen in 90° Beugung, Handgelenk und übrige Handanteile der Unterlage flächig aufliegend (Mockenhaupt et al. 1988) (Abb. 1144).

Verbindung sowie im distalen Radioulnargelenk sind dann in absehbarer Zeit zu erwarten. Der sog. *Ulnavorschub* gilt bei der Loco-typico-Fraktur des Radius als Risikofaktor für ein funktionell schlechtes Frakturheilungsergebnis, wenn er mehr als 5 mm beträgt. Überragt die Elle den Radius bei der Galeazzi-Luxationsfraktur, bei der eine Fraktur zwischen mittlerem und distalem Radiusdrittel mit einer Luxation im distalen Radioulnargelenk verbunden ist, um mehr als 10 mm, so muß als Zusatzverletzung eine Ruptur der Membrana interossea angenommen werden. Das gleiche gilt für distale Radiusfrakturen mit distaler radioulnarer Dislokation. Außerdem sind

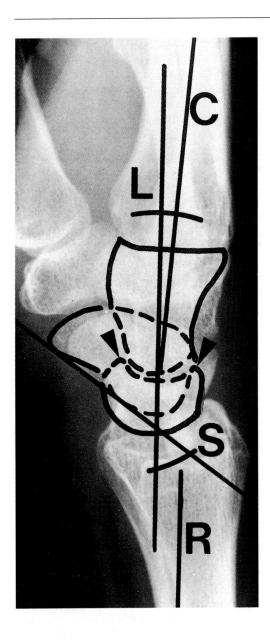

### Ellenbogengelenk

*Axialwinkel.* Bei gestrecktem Ellenbogengelenk und Supination von Unterarm und Hand stehen Unter- und Oberarm in stumpfem, nach radial offenem Winkel, also in physiologischer Cubitus-valgus-Stellung von 160–170°, zueinander. Bei Männern beträgt der Valguswinkel eher 170°, bei Frauen wird er im Durchschnitt mit 160° gemessen (Abb. 1145). Der dominante Arm (rechts bei Rechtshändern, links bei Linkshändern) ist oft stärker valgisiert als die kontralaterale Extremität. Während der Zeit des größten Längenwachstums (Pubertät) kann häufig ein Cubitus rectus nachgewiesen werden. Pathologischer *Cubitus valgus* und stets pathologischer *Cubitus varus*

**Abb. 1141.** Zur *Analyse der Karpalinstabilität* werden auf der seitlichen Handgelenkröntgenaufnahme (Handgelenk exakt seitlich in Neutralstellung) folgende Tangenten gelegt und Achsen konstruiert: *S* Tangente am Skaphoid, *L* Längsachse des Lunatums (Lot auf der halbierten Lunatumhorntangente), *C* Kapitatumachse (halbierende Verbindungslinie zweier kürzester Querdurchmesser), *R* Radiuslängsachse.

Der *skapholunäre Winkel* (*SL*) beträgt beim Gesunden 46° (Normbereich 30–70°). Übersteigt er 80°, so liegt eine sichere dorsale Instabilität vor, unterschreitet er 30°, besteht eine palmare Instabilität.

Der *kapitolunäre Winkel* (*CL*) mißt normalerweise 0–30° und wird bei DISI normal oder größer als 30°, bei PISI größer als 30° gemessen.

Der *radiolunäre Winkel* (*RL*) liegt beim Gesunden um 0°. Bei DISI kippt das Mondbein nach dorsal in Extensionsstellung, RL wird positiv genannt. Bei PISI dreht sich das Lunatum nach palmar in Flexion, RL zeigt negativ genannte Winkelmaße. *Die Stellung des dorsalen und palmaren Horns vom Mondbein (Pfeilspitzen) zeigt die Lunatumkippung oder Lunatumrotation an*: Bei PISI steht das palmare Lunatumhorn, bei DISI das dorsale Lunatumhorn weiter proximal. DISI ist dabei durch eine Dorsalkippung des Lunatums um mehr als 15° aus der Neutralstellung gekennzeichnet. Bei PISI ist das Mondbein um mehr als 20° nach palmar gekippt

sind bei Fehlbildungen, Epiphysenentwicklungsstörungen und nach Frakturen, aber auch bei arthritischer Mutilation zu beobachten. Ein kongenitaler (pathologischer) Cubitus valgus gilt zusätzlich zu den beschriebenen Veränderungen am Handskelett (s. Abb. 1137) als diagnostischer Befund der Gonadendysgenesie (Turner-Syndrom).

*Kubitaler Humerusgelenksockel.* Die Beachtung des *Winkels zwischen Humeruslängsachse und Trochleaachse* ist notwendig zur Einschätzung der Frakturstellung bei diakondylärer Humerusfraktur im Erwachsenenalter. Sind bei Kindern die Trochlea und das Capitulum humeri noch nicht verknöchert, kann zur Diagnose und Stellungskontrolle einer suprakondylären Oberarmfraktur auf der a.-p. Ellenbogengelenkröntgenaufnahme der *Winkel zwischen Humeruslängsachse und der sog. Baumann-Linie* durch die Epiphysenfuge des Capitulum humeri herangezogen werden (Abb. 1146) (Baumann 1960).

Auf der seitlichen Kubitalaufnahme gibt bei Traumen neben der Beachtung des kubitalen Fettpolsterzeichens (blutiger Gelenkerguß?) die *Stellung des Capitulum-humeri-Kerns zur vorderen Humeruslinie* den entscheidenden diagnostischen Hinweis (Rogers et al. 1978) (Abb. 1147).

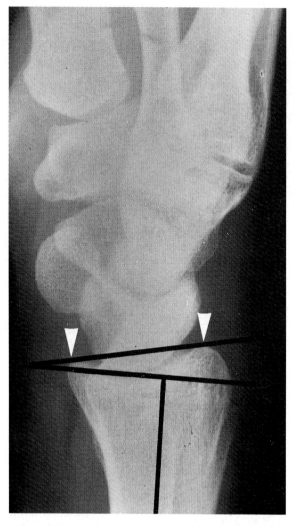

**Abb. 1142.** Die physiologische Palmarneigung der distalen Radiusgelenkfläche ist eine der Prämissen für die karpoantebrachiale Stabilität. Die dorsal geneigte Gelenkflächenfehlstellung ist eine häufige Komplikation der distalen Loco-typico-Fraktur des Radius und oft mit einer dorsalen Karpus(sub)luxation verbunden. Eine verstärkte palmare Gelenkflächenneigung kann beispielsweise als Folge von Wachstumsstörungen der distalen Radiusepiphyse beobachtet werden. Sie prädisponiert zur volaren Bajonettfehlstellung. Die Gelenkflächenneigung des Radius läßt sich auf der seitlichen Handgelenkröntgenaufnahme mit dem Winkel zwischen dem Lot auf der Radiuslängsachse und der Tangente an der volaren und dorsalen Ecke des distalen Speichenendes (*Pfeilspitzen*) bestimmen. Sein Normwert liegt zwischen 0° und 22° Palmarneigung

**Radiuskopfluxation.** Eine traumatische Radiuskopfsubluxation nach vorne oder hinten – die schmerzhafte „Lähmung" der Kleinkinder nach Chassaignac – zeigt sich an den veränderten räumlichen Beziehungen

von Radiuslängsachse und Capitulum-humeri-Kern auf der seitlichen Ellenbogenaufnahme: Die verlängerte Radiuslängsachse schneidet das Kapitulum nämlich nicht mehr, wie es im Normalfall zu erwarten wäre, sondern verläuft vor oder hinter ihm (Abb. 1148). Die a.-p. Röntgenaufnahme offenbart an der Pronationsstellung von Elle und Speiche, daß die Supination durch die Radiusköpfchensubluxation „gesperrt" ist.

**Sulcus nervi ulnaris.** Auf Tangentialröntgenaufnahmen des Ellenbogengelenks kann der Sulcus nervi ulnaris beurteilt werden. Querschnittseinengungen dieser Knochenrinne durch Anomalien, posttraumatische, degenerative oder arthritogene Veränderungen können zu peripheren Ulnarislähmungen führen (Abb. 1149).

## Schulter

**Schultergelenk, Akromioklavikulargelenk.** Folgende röntgenometrische Informationen können der a.-p. Schulterröntgenaufnahme des Erwachsenen entnommen werden (Abb. 1150): normaler oder verkleinerter (varisierter) *Humerushals-Schaft-Winkel*? Der Humerus varus kommt kongenital vor, wird aber auch bei Osteochondrodysplasien, z. B. Achondroplasie, bei Mukopolysaccharidosen, beim Kretinismus, nach Fraktur, Osteomyelitis oder Omarthritis im Wachstumsalter beobachtet.

Die auf weniger als 6 mm verringerte *Subakromialdistanz* ist ein nativröntgenologischer Hinweis auf Schädigung der Rotatorenmanschette (Petersson u. Redlund-Johnell 1984).

Ist der röntgenologische *Gelenkspalt des Humeroskapulargelenks* auf mehr als 6 mm erweitert, sollte mit Hilfe der transskapulären Y-Schulter-Röntgenaufnahme eine zu vermutende posteriore (retroglenoidale) Schulterluxation verifiziert werden (Arndt u. Sears 1965). Die Differentialdiagnose der humeroskapulären Distanzierung ist eine Distensions(sub)luxation durch einen massiven Gelenkerguß und/oder schwere entzündliche, meist pyogene Zerstörung des Kapsel-Band-Apparates.

Zur Diagnose einer *Akromioklavikularsprengung* (Akromioklavikularluxation) werden die *Korakoid-Klavikula-Distanz*, die *Akromion-Klavikula-Distanz* und die *akromioklavikuläre Stufe* seitenvergleichend röntgenometrisch bestimmt (Abb. 1150). Falls die Aufnahme im Liegen bei klinischem Verdacht keine pathologischen Veränderungen offenbart, kann eine Streßaufnahme im Stehen oder Sitzen die Schultereckgelenksprengung nachweisen bzw. provozieren.

MEMO

Schaukelstuhl-Metapher zur Unterscheidung von PISI und DISI:
Schaukelstuhl nach vorne „geschaukelt" (*PISI*), hinteres Kufenende (*hinteres Lunatumhorn*) nach oben (*distal*).
Schaukelstuhl nach hinten „geschaukelt" (*DISI*), vorderes Kufenende (*vorderes Lunatumhorn*) nach oben (*distal*).

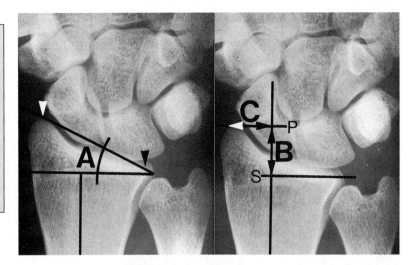

**Abb. 1143.** Die distale Radiusgelenkfläche ist auf der p.-a. Röntgenaufnahme des Handgelenks physiologisch zur Elle hin geneigt. Wachstumsstörungen der distalen Radiusepiphyse (primäre bzw. sekundäre Madelung-Deformität), denen sich die proximale Karpalreihe anpaßt, führen zu Neigungsänderungen der Gelenkfläche (positives Karpalzeichen). Sie sind quantitativ zu erfassen:
*A*: **Radiale Inklination.** Die Tangente an der Spitze des Processus styloideus radii und der ulnaren Ecke der distalen Radiusgelenkfläche (*Pfeilspitzen*) bildet mit dem Lot auf der Radiusschaftlängsachse normalerweise einen Winkel von 16–28° (Friberg u. Lundström 1976).

*B*: Die **Höhe des Processus styloideus radii** entspricht der Distanz zwischen den senkrecht zur Radiuslängsachse gelegten Linien *P* und *S*. P berührt die Spitze des Radiusstyloidfortsatzes, S die ulnare Ecke der distalen Radiusgelenkfläche. Sie liegen normalerweise 11–12 mm auseinander (Jupiter 1991).
*C*: Die **Entfernung zwischen Längsachse der Radiusdiaphyse und der Spitze des Processus styloideus radii** soll im Seitenvergleich höchstens um 1 mm differieren. Eine verkürzte Distanz kommt beispielsweise durch Ulnarverlagerung des distalen Frakturfragments nach Styloidfraktur der Speiche vor (Jupiter 1991)

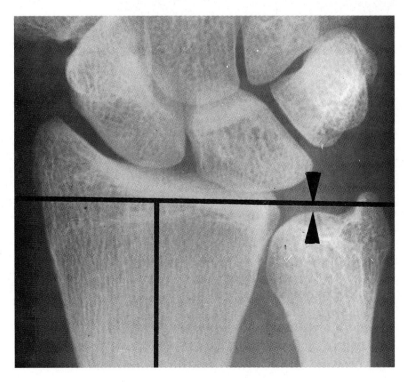

**Abb. 1144.** Messung des *Längenverhältnisses der distalen Unterarmknochen.* Senkrecht zur Radiuslängsachse wird ein Lot gefällt, das durch die ulnare Ecke der distalen Radiusgelenkfläche zur distalen Gelenkfläche der Elle hinübergeführt. Normalerweise besteht zwischen der angeschnittenen Radiusecke und dem Ellenende ein Höhenunterschied von höchstens 1 mm (zwischen den *Pfeilspitzen)*

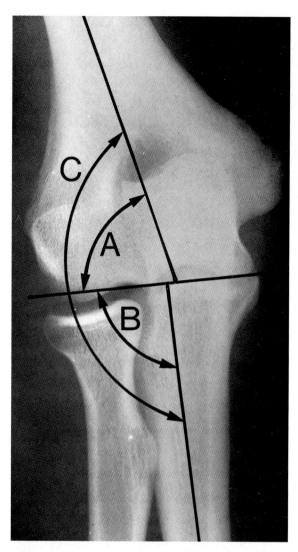

**Abb. 1145. *Axialwinkel des Ellenbogengelenks.*** Der Winkel *A* zwischen Humeruslängsachse und Trochleatangente beträgt normalerweise 80–85°, der Winkel *B* zwischen Ulnalängsachse und Trochleatangente um 80°. Humerus- und Ulnalängsachse bilden einen Winkel von 160–170° (physiologischer Cubitus valgus, *C*)

Der Zug eines Gewichts von mindestens 5 kg an jedem Arm zeigt nämlich das wahre Ausmaß der beschriebenen Meßstrecken. Vor Fehlbeurteilung bei konstitutioneller Bandlaxität schützen der Seitenvergleich, der lokale klinische Befund und die Anamnese (Vogel et al. 1980).
Die Akromioklavikularverletzung wird nach dem ***Tossy-Schweregrad*** eingeteilt:

- *Tossy I:* Überdehnung der Ligg. acromio- und coracoclaviculare. Der akromioklavikuläre Gelenkspalt und die Korakoid-Klavikula-Distanz sind normal.

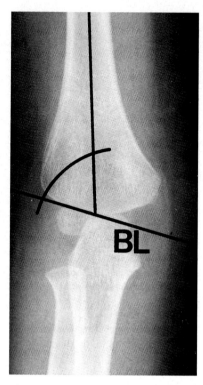

**Abb. 1146.** Der ***Winkel zwischen der Humeruslängsachse und*** der ***Baumann-Linie*** (*BL*) – sie zieht durch die noch nicht verknöcherte Wachstumsfuge des Capitulum humeri – auf der a.-p. Ellenbogenröntgenaufnahme beträgt normalerweise 75–80°. Er dient der Diagnose und zur Stellungskontrolle bei suprakondylärer Humerusfraktur im Kindesalter

- *Tossy II:* Ruptur des Lig. acromioclaviculare und Überdehnung des Lig. coracoclaviculare. Dadurch erweitert sich der akromioklavikuläre Gelenkspalt auf 10–15 mm und die Korakoid-Klavikula-Distanz nimmt im Vergleich zum Normalwert um 25–50 % zu.
- *Tossy III:* Ruptur der Ligg. coracoclaviculare und acromioclaviculare, dadurch Klavikulaluxation im Akromioklavikulargelenk mit Erweiterung des Akromioklavikularspalts auf 15 mm und mehr und Vergrößerung der Korakoid-Klavikula-Distanz auf 50 % des Normalwerts oder mehr.

Die geburtstraumatische obere Plexuslähmung (Erb-Lähmung) und die seltenere geburtstraumatische totale Armlähmung sind röntgenologisch durch eine Schultersubluxation nachzuweisen, da der Humeruskopf durch die paretische Muskulatur nicht mehr auf die Schulterblattpfanne zentriert wird. Im Seitenvergleich ist beim Neonatus auf der verletzten Seite die ***Distanz zwischen Skapulapfanne und proximalem Diaphysenende des Humerus*** vergrößert. Ein ähnliches

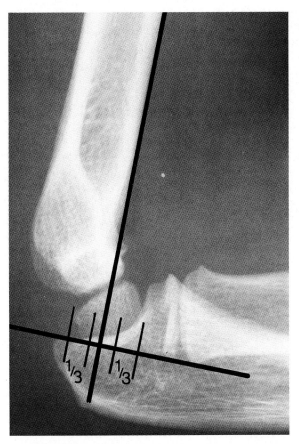

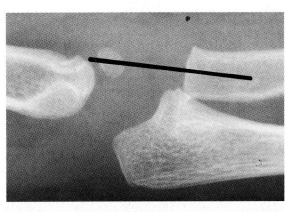

**Abb. 1148.** Die Verlängerung der Radiushalsachse zieht auf der seitlichen Ellenbogenröntgenaufnahme normalerweise durch den Epiphysenkern des Capitulum humeri. Bei kindlicher traumatischer Radiuskopfsubluxation (schmerzhafte „Lähmung" nach Chassaignac) läuft die Radiuslängsachse davor oder dahinter. Die anzustrebende 90°-Beugung läßt sich bei unruhigen Kindern nicht immer realisieren

**Abb. 1147.** In der Seitenaufnahme des Ellenbogengelenks schneidet die Tangente an der vorderen Humeruskontur das Capitulum humeri. Senkrecht dazu wird eine Tangente an die distale Kontur des Capitulum humeri gelegt und entsprechend der sagittalen Ausdehnung des Kapitulums gedrittelt. Normalerweise schneiden sich Humerustangente und Kapitulumtangente im mittleren Drittel. Bei suprakondylären Humerusfrakturen wird der Schnittpunkt bei Extensionsfrakturen durch die Dislokation des distalen Fragments zur Streckseite in das vordere Drittel verlegt

Bild ergibt sich bei der Distensionsluxation des Schultergelenks durch ein (geburtstraumatisch entstandenes) intraartikuläres Frakturhämatom (geburtstraumatische Epiphysenlösung) oder den eitrigen Gelenkerguß beim Schulterempyem – auch im Erwachsenenalter. Intraartikuläre Hämatom- oder Eiterverkalkungen, die bei einer Parese nicht vorkommen, tragen im Verlauf unter anderem zur Klärung der Differentialdiagnose bei.

***Schulterinstabilität.*** Abweichungen des *horizontalen Pfannenneigungswinkel der Skapula* sowie des *Humeruskopf-Retrotorsionswinkels* vom physiologischen Normbereich sind Prämissen der habituellen Schul-

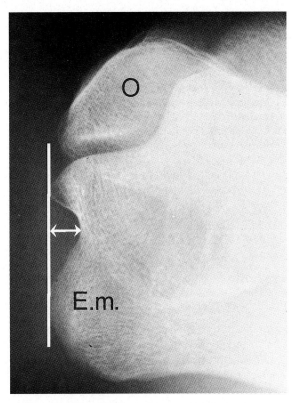

**Abb. 1149.** Tangentialröntgenaufnahme des Ellenbogens. Die Tiefe des Sulcus nervi ulnaris (*Doppelpfeil*) beträgt normalerweise 6,8 (3,6–11,1) mm. (*0* Olekranon, *E. m.* Epicondylus medialis)

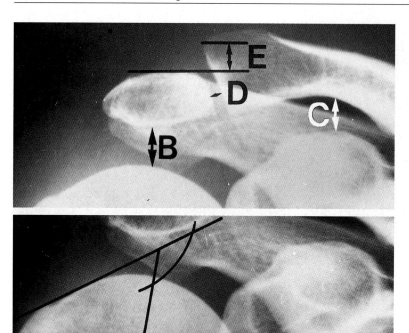

**Abb. 1150.** Röntgenometrie auf der a.-p. Schulterröntgenaufnahme. Der *Humerushals-Schaft-Winkel* zwischen der Humerusschaftlängsachse und der Tangente über den kranialen Konturen des Tuberculum majus und Humeruskopfes beträgt normalerweise 130–140°. Der Humerus varus ist durch einen geringeren Hals-Schaft-Winkel gekennzeichnet.

Ein mehr als 6 mm breiter röntgenologischer *Gelenkspalt im Humeroskapulargelenk* (*A*) erweckt (bei Traumaanamnese) den Verdacht auf eine posteriore (retroglenoidale) Schulterluxation. (Ist das Muldenzeichen, s. S. 186f., zu erkennen?). Eine unter 6 mm verminderte *Subakromialdistanz* (*B*) ist ein Hinweis auf einen Defekt in der Rotatorenmanschette.

Sind 2 oder 3 der folgenden Meßstrecken pathologisch vergrößert, kann eine Schultereckgelenksprengung diagnostiziert werden: *Korakoid-Klavikula-Distanz* (*C*) (normal < 14 mm), *Akromion-Klavikula-Distanz* (*D*) (normal < 8 mm), *akromioklavikuläre Stufe* (*E*) (normal < 8 mm). Im Seitenvergleich geben sich die Erb-Lähmung bzw. Deltoideusparese ebenso wie die Distensionsluxation durch traumatisch oder arthritisch bedingten Gelenkerguß an einer vergrößerten Entfernung zwischen Skapulapfanne und proximalem Humerus zu erkennen. Gleichzeitig tritt der proximale Humerus mehr oder weniger nach kaudal (kaudolateral)!

terluxation (Saha 1978). Sie werden (präoperativ) computertomographisch gemessen (Cramer et al. 1982; Jend et al. 1984) (Abb. 1151). Außerdem spielen Verletzungen und Insertionsanomalien des vorderen Gelenkkapselanteils bei der Entstehung der anterioren Schulterinstabilität eine pathogene Rolle. Nach intraartikulärer Luftinsufflation und/oder jodhaltiger Kontrastmittelinstillation wird im Arthro-CT sichtbar, ob die Gelenkkapsel mehr oder weniger weit vom Labrum glenoidale entfernt an der Vorder-

fläche der Skapula ansetzt. Demgegenüber inseriert die Kapsel dorsal stets am Labrum glenoidale. Ein gelenkferner vorderer Kapselansatz im Bereich des Schulterblatthalses ist als disponierender Faktor für die anteriore Schulterluxation zu bewerten (Zlatkin et al. 1988; Cook u. Tayar 1989) (Abb. 1152).

*Sulcus intertubercularis.* Veränderungen im Bereich des Sulcus intertubercularis, z.B. konstitutionelle Anomalien wie abnorme Weite und Tiefe des Sulkus,

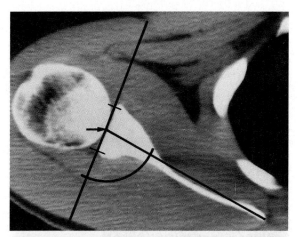

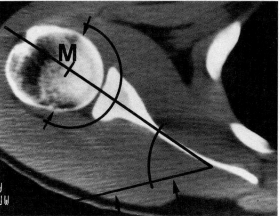

**Abb. 1151.** Computertomographische Diagnostik bei habitueller Schulterluxation. Zur Bestimmung des *horizontalen Pfannenneigungswinkels* (*oberer Bildteil*) wird eine Tangente an die äußersten Ecken der Skapulagelenkpfanne gelegt. Von der Mitte (*Pfeil*) zwischen diesen Punkten läuft die Schulterblattlängsachse zum Margo medialis scapulae. Die beiden Achsen bilden einen nach dorsal offenen Winkel α. Die Gelenkpfanne steht gewöhnlich in Retroversion zur Skapulalängsachse. Der horizontale Pfannenneigungswinkel β = 90° − α mißt normalerweise 5–7° Retroversion.
Humeruskopf-Hals-Achse (*mittlerer Bildteil*) und Epikondylenachse des Humerus (*unterer Bildteil*) umschließen den *Retrotorsionswinkel des Humerus*. Die Humeruskopf-Hals-Achse wird einerseits durch den geometrischen Mittelpunkt (*M* Schnittpunkt der Tangentenlote) des Gelenkflächenkreissegments (= Humeruskopfzentrum), andererseits durch die Winkelhalbierende dieses Kreissektors bestimmt. Die Epikondylenachse schneidet die jeweils äußersten Ecken von Epicondylus medialis und lateralis humeri. Der Normbereich des Humeruskopfretrotorsionswinkels beträgt 10–30°

von der Norm abweichender Winkel seiner medialen Wand zur vorderen Humeruskontur, Knochensporne am Tuberculum minus oder auf dem Grund des Sulkus (Tuberculum intertuberculare), können mit schmerzhaften Bewegungsstörungen des Musculus biceps brachii verbunden sein. Die im Sulcus intertubercularis mit einer Sehnenscheide bewehrte Sehne seines Caput longum wird von Sulkusanomalien geschädigt und kann sogar zerreißen. Durch die veränderte Form kommt es nämlich zur Querschnittseinengung der Knochenrinne. Da der Sulcus intertubercularis durch das Lig. transversum humeri überbrückt wird, können sich Sehne und Sehnenscheide der schädigenden erhöhten Friktion im eingeengten Sulkus nicht entziehen. Das gleiche gilt für degenerativ, arthritisch oder posttraumatisch entstandene Sulkusformstörungen. Dazu zählen auch Fibroostosen an den Insertionen des Lig. transversum humeri und arthrotische Randosteophyten. Die beschriebenen Befunde lassen sich sowohl auf tangentialen Übersichtsröntgenaufnahmen (sog. Sulkusaufnahmen), als auch computertomographisch oder sonographisch nachweisen (Cone et al. 1983; Hannesschläger et al. 1989b) (Abb. 1153).

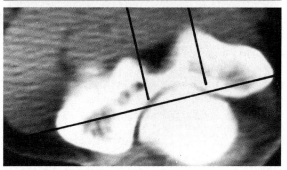

## Fuß

***Metatarsuskopfdistanzen.*** Ebenso wie an der Hand ist auch am Fuß eine veränderte physiologische Sequenz der Metatarsuskopfdistanzen, die sich auf p.-a. Vor-

fußröntgenaufnahmen im Seitenvergleich nachweisen läßt, ein Hinweis auf eine Metatarsophalangealarthritis. Gelenkerguß und/oder Synovialisproliferation im arthritischen Gelenk führen zur intraartikulären Volumenzunahme und können eine MT-Kopfdistanzierung auslösen (s. S. 29).

***Fußfehlformen.*** Kindliche Fußfehlformen sind in der Regel genetisch bedingt. Dazu gehören beispielsweise der kongenitale Klumpfuß (Pes equinovarus congenitus), der angeborene Sichelfuß (Pes adductus congenitus mit pathologischer Vorfußadduktion) und der angeborene Knickplattfuß (Pes planovalgus congeni-

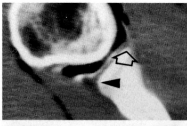

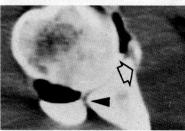

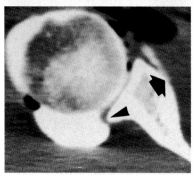

**Abb. 1152.** Nach intraartikulärer Instillation eines positiven Kontrastmittels und/oder Luftinsufflation kann im CT die vordere Gelenkkapselinsertion an der Skapula abgegrenzt werden (*offene Pfeile, oberer* und *mittlerer Bildteil*). Gelenkferner Kapselansatz am Schulterblatthals (*kurzer Pfeil, unterer Bildteil*) prädisponiert zur vorderen Schulterinstabilität. Im Gegensatz zum vorderen Gelenkkapselansatz inseriert der hintere Gelenkkapselanteil stets am Labrum glenoidale (*Pfeilspitzen*)

tus, Talus verticalis). Bei diesen Erkrankungen stehen klinisch Kontrakturen der Fußweichteile im Vordergrund, während die Knochen zumeist regelrecht angelegt sind. Im Gegensatz dazu sind beim teratogenetischen Klumpfuß, der dem genuinen (weichteilbedingten) Klumpfuß entgegengestellt wird, primäre Skelettanomalien und/oder spastische oder schlaffe Lähmungen nachzuweisen. Zu verschiedenen Fußformstörungen, die den kongenitalen ähneln oder entsprechen, kann es bei erworbenen schlaffen (z. B. poliomyelitischen) oder spastischen Lähmungen, posttraumatisch, durch Narbenzug nach Verbrennungen, bei Langzeitimmobilisation im Bett und auch als postoperative Komplikation kommen.

Die *Röntgenometrie kindlicher und adulter Fußfehlformen* spielt eine wichtige diagnostische (prätherapeutische) Rolle (Abb. 1154 und 1155). Dazu sind seitliche tibiofibulare und (evtl. gehaltene) dorsoplantare Röntgenaufnahmen des Fußes notwendig. Auf der seitlichen Fußaufnahme (im Stehen) geben sich auch

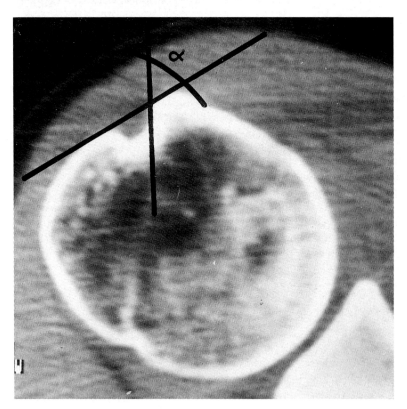

**Abb. 1153.** Computertomographische Röntgenometrie des Sulcus intertubercularis. α Winkel zwischen der Tangente an Tuberculum minus und majus sowie der Tangente an der medialen Wand des Sulcus intertubercularis. Sein Normbereich liegt bei 30–90°. Die Breite der Knochenrinne beträgt 6–7 mm, ihre Tiefe 3–7 mm im Sonogramm und im CT. Wegen der nicht standardisierbaren unterschiedlichen geometrischen Vergrößerung können für die Übersichtsröntgenaufnahme keine Normwerte von Sulkusbreite und -tiefe angegeben werden

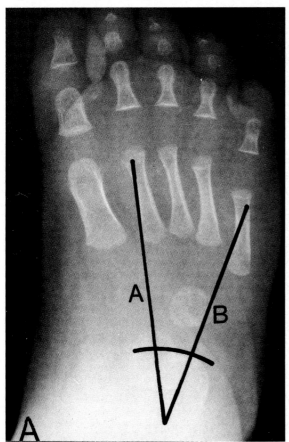

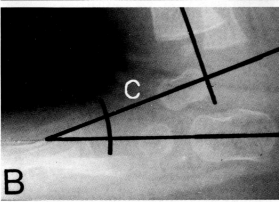

Störungen des Fußlängsgewölbes, wie der konstitutionelle und der erworbene Plattfuß (Pes planus, Pes planovalgus) und der Hohlfuß (Pes excavatus, Pes cavus), zu erkennen (Abb. 1156).

Bei Erwachsenen ist der Spreizfuß häufig mit einem Hallux valgus verbunden. Pathologische Winkel zwischen den Metatarsalia 1 und 2 sowie zwischen MT 1 und 5 zeigen dabei die pathologische Vorfußauffächerung an (Abb. 1157). Beim Hallux valgus sind die Großzehe proniert und der Winkel zwischen Grundphalanx-1- und MT-1-Längsachse vergrößert (Bouysset et al. 1992). Rasch progredienter Hallux valgus und Spreizfuß erregen zumal bei jüngeren Erwachsenen den Verdacht auf eine (rheumatische) Vorfußarthritis.

***Relation der Metatarsalialängen.*** Die Abb. 1157 gibt außerdem die physiologische Sequenz der Metatarsalialängen wieder: MT 2 ist der längste Metatarsalknochen. MT 1 und MT 3 sind kürzer als MT 2, MT 4 ist kürzer als MT 3 und MT 5 kürzer als MT 4. Entsprechend umschließen die Tangenten an den MT-Köpfen 1 und 2 einerseits und MT 2 und 5 andererseits einen Winkel von etwa 140°.

***Fersensohlendicke.*** Die Verdickung der Fersensohle über 25 mm bei erwachsenen Männern, über 23 mm bei erwachsenen Frauen gehört zu den röntgendiagnostischen Merkmalen der Akromegalie (s. Abb. 117, 118).

***Kalkaneus.*** Achsenfehlstellungen bei Fersenbeinfrakturen können durch die Messung des *Tubergelenkwinkels* und des *Axialwinkels* quantifiziert werden (Abb. 1158). Die Computertomographie gibt in transversaler und semikoronarer Schnittführung die frakturbedingte Verkürzung des Kalkaneus und die Stellung des Sustentaculum tali wieder.

---

**Abb. 1154A, B.** Röntgenometrie des kindlichen Fußskeletts. A Auf der *dorsoplantaren* Fußröntgenaufnahme (des jungen Säuglings) in maximal möglicher Redression von Adduktion und Supination verläuft beim *gesunden* Fußskelett die Längsachse des Talus (*A*) annähernd parallel zur Längsachse des 1. Mittelfußknochens. Die Längsachse des Kalkaneus (*B*) schneidet das Kuboid und zieht mehr oder weniger parallel zur Längsachse des Metatarsale 5. A und B bilden einen Winkel zwischen 30° und 40°.

Bei ***Klumpfuß*** liegen, *wie hier abgebildet,* A und B seitlich der metatarsalen Zielbereiche. B trifft das Kuboid nicht oder schneidet es ganz peripher. Ihr Winkel beträgt weniger als 30°; er kann sogar negative Werte erreichen.

Die Knochenkerne des Fußes erscheinen beim Klumpfuß später und sind kleiner.

Den ***Sichelfuß*** kennzeichnet ein pathologisch vergrößerter Winkel zwischen A und B.

B Folgende Achsenverhältnisse können auf der *seitlichen* Aufnahme in maximaler Extension (Zehen körperwärts) eines *normalen* Fußes nachgewiesen werden: Die Tibialängsachse schneidet den Talus in seinem hinteren Drittel. Die Taluslängsachse (*C*) zieht durch das MT-1-Kaput und schneidet die Kalkaneuslängsachse in einem Winkel von etwa 40°.

Taluslängsachse (*C*) und Kalkaneuslängsachse bilden beim *Klumpfuß* einen Winkel unter 25° oder verlaufen sogar parallel zueinander. Außerdem liegt das MT1 nicht mehr im Verlauf der Taluslängsachse, sondern ist zu ihr abgewinkelt. Ein pathologisch vergrößerter Winkel zwischen den genannten Achsen ist beim *Sichelfuß* zu beobachten

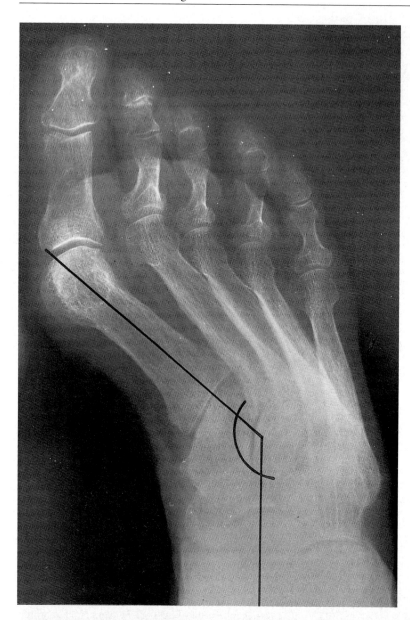

Abb. 1155. Angeborener Sichelfuß
(Pes adductus congenitus, Metatarsus varus congenitus). Typisch für
diese Adduktionsfehlstellung des
Vorfußes ist der tibial offene stumpfe Winkel zwischen Talus- und
Metatarsus-1-Längsachse

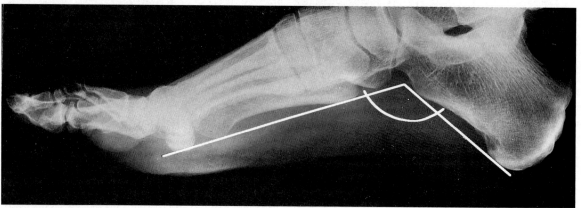

Abb. 1156. Die Tangenten an der plantaren Kontur des
Kalkaneus und des Os metatarsale 5 bilden einen Winkel
von 150–170°. Ein vergrößerter Winkel zwischen diesen
Tangenten spiegelt einen *Plattfuß* wider, ein verkleinerter
Winkel ist beim *Hohlfuß* nachzuweisen

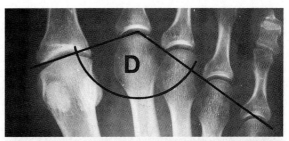

**Abb. 1157.** Die Vorfußauffächerung durch den *Spreizfuß* beim Erwachsenen gibt sich an einem vergrößerten Winkel zwischen den Längsachsen von MT1 und MT2 über 10° (*A*) und zwischen MT1 und MT5 über 30° (*B*) zu erkennen. Die Längsachsen der 1. Grundphalanx und des MT1 bilden normalerweise einen Winkel ≤ 20° (*C*). Der stumpfe Winkel, in dem die Tangenten an den Metatarsusköpfen 1 und 2 bzw. 2 und 5 aufeinanderstehen (*D*), spiegelt die physiologische Längensequenz der Ossa metatarsalia wider

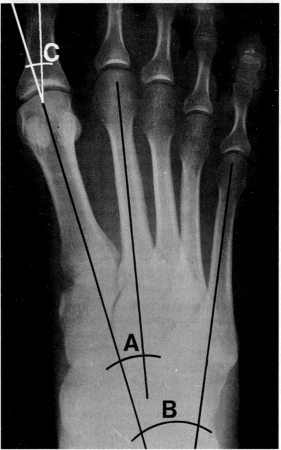

## Oberes Sprunggelenk und Unterschenkel

*Axiale Sprunggelenkwinkel.* Valgus- und Varusfehlstellungen kommen am oberen Sprunggelenk konstitutionell, in Kombination mit anderen Fußnormabweichungen und erworben, z. B. posttraumatisch oder bei Talokruralarthritis, vor. Die Stellung der knöchernen Gelenksockel läßt sich durch die Winkelbeziehungen einerseits zwischen der Tangente an der Talusgelenkfläche und der Tangente an der Gelenkfläche des Malleolus medialis (*Tibiawinkel*), andererseits durch den Winkel zwischen Talustangente und Tangente an der Gelenkfläche des Malleolus lateralis (*Fibulawinkel*) beschreiben (Keats et al. 1966) (Abb. 1159).

*Sprunggelenk-Streßuntersuchung.* Ligamentäre Sprunggelenkverletzungen sind nach Supinationstrauma häufige Ereignisse. Ihre möglichst frühzeitige Erkennung ist aus therapeutischen Gründen notwendig. Daher sollten nach Frakturausschluß gehaltene Röntgenaufnahmen des oberen Sprunggelenks angefertigt werden, um Dehnungen oder Rupturen des Lig. talofibulare anterius, calcaneofibulare und/oder talofibulare posterius zu diagnostizieren. Die

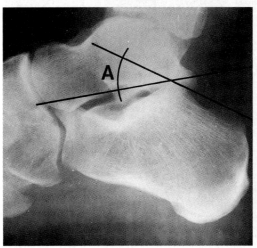

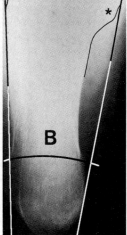

**Abb. 1158.** *A*: Die Tangenten an der kranialen Begrenzung des Fersenbeins bilden normalerweise einen Winkel zwischen 28 und 40°: *Tubergelenkwinkel* (Boehler-Winkel). Kleinere Winkel sind pathologisch, z. B. Traumafolge.
*B*: Der *Axialwinkel* des Kalkaneus beträgt normal etwa 15° (*Asterisk*: Sustentaculum tali)

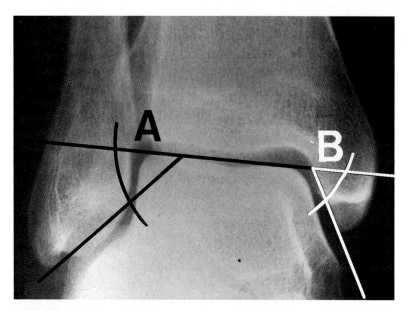

**Abb. 1159.** *Fibulawinkel* zwischen der Tangente an der Talusgelenkfläche und der Gelenkfläche des Malleolus lateralis (*A*) sowie *Tibiawinkel* zwischen der Talustangente und der Tangente an der Malleolus-medialis-Gelenkfläche (*B*) sind die röntgenometrischen Komponenten zur Bestimmung der axialen Sprunggelenkwinkel. Der Normwert des Fibulawinkels beträgt für Männer 45–63°, für Frauen 43–62°. Der Tibiawinkel wird bei Männern normal mit 45–61°, bei Frauen mit 49–65° gemessen

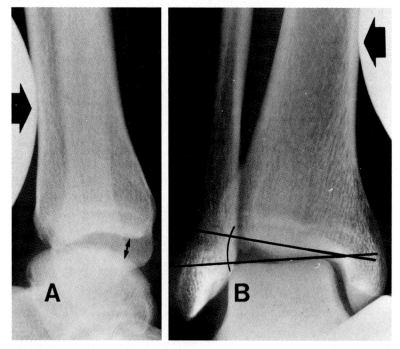

**Abb. 1160 A, B.** Gehaltene Aufnahmen zur Röntgenometrie ligamentärer Sprunggelenkverletzungen. A Seitliche Aufnahme zur Prüfung des *Talusvorschubs.* Gemessen wird die Strecke zwischen dem *hintersten, tiefsten* Punkt der Tibiagelenkfläche und dem nächstliegenden Punkt auf der Talusrolle (*Doppelpfeil*). Normalwert ≤ 5 mm, 6–9 mm noch normal oder bereits pathologisch, ≥ 10 mm pathologisch. Seitendifferenz (kranke minus gesunde Seite) > 5 mm pathologisch, d. h. *mindestens* Ruptur des Lig. talofibulare anterius. **B** *Taluskippung:* Die Kippung der Talusgelenkfläche zur distalen Tibiagelenkfläche wird auf der a.-p. Streßaufnahme bestimmt. Normalerweise bleibt der Winkel zwischen beiden Gelenkflächen unter 5°; Winkel zwischen 5 und 15° sind noch normal oder bereits pathologisch, Winkel über 15° sind pathologisch. Eine Seitendifferenz über 5° bei Kindern, von mindestens 3° bei Erwachsenen ist suspekt auf einen fibularen Bandschaden am oberen Sprunggelenk

Verwendung eines käuflichen Haltegeräts – z. B. nach Scheuba – gewährleistet standardisierte Untersuchungsbedingungen und ist aus beruflichen Strahlenschutzgründen zu empfehlen. Schmerzfreiheit kann bei Bedarf durch Leitungsanästhesie des N. peronaeus superficialis erreicht werden (Injektion an den Vorderrand der Fibula 8–10 cm proximal der Außenknöchelsspitze).

Da die Prüfung des *Talusvorschubs* („vordere Schublade", Läsion oder Laxität des Lig. talofibulare anterius) in der Regel weniger schmerzhaft ist als die Supinationsbelastung, sollte mit ersterer begonnen werden. Der Patient wird mit leicht gebeugtem Knie auf die zu untersuchenden Seite gelegt, der Rückfuß im Haltegerät gelagert. Der Druckpunkt liegt an der Unterschenkelvorderfläche möglichst weit distal. Da der Rückfuß im Haltegerät fixiert ist, wird der distale Unterschenkel nach dorsal gedrückt. Die Belastung erfolgt mit 15 bis 25 kp über mindestens 15 s.

Daran schließt sich die Supinationsuntersuchung an mit der Fragestellung: *Taluskippung*? In entspannter Rückenlage und leichter Kniebeugung wird der Fuß im Haltegerät fixiert. Die Druckplatte liegt dem Innenknöchel einige cm körperwärts des Gelenkspalts an. Der Varisierungszwang erfolgt mit 15 kp Druck über 15 s. Talusvorschub und Taluskippung werden im Seitenvergleich bestimmt, um eine konstitutionelle Bandlaxität auszuschließen (Forster et al. 1978; Adler 1982; Gebing u. Fiedler 1991) (Abb. 1160).

*Tibiatorsion.* Pathologische Tibiatorsionen kommen unter anderem angeboren, posttraumatisch nach Tibiafraktur, nach Lähmungen im Wachstumsalter und durch Rachitis vor. Sie können durch die veränderte Beinstatik Beschwerden hervorrufen und sind für das obere Sprunggelenk eine präarthrotische Deformität. Die *Tibiatorsion* läßt sich computertomographisch bestimmen (Jend et al. 1980) (Abb. 1161).

# Knie

*Axiale Kniegelenkwinkel.* Angeborene oder erworbene Formstörungen der Knochensockel des Kniegelenks und Anomalien oder Schädigungen der gelenkführenden Ligamente sind mit *Abweichungen der Achsenverhältnisse* verbunden. Sie lassen sich röntgenometrisch auf a.-p. Kniegelenkröntgenaufnahmen quantifizieren (Abb. 1162).

*Kniegelenk-Streßuntersuchung.* Ligamentäre Knieverletzungen sind mit gehaltenen Kniegelenkaufnah-

men nachzuweisen. Das bereits erwähnte Scheuba-Gerät läßt sich mit den entsprechenden Zusätzen ausrüsten. Die Kollateralbänder werden im a.-p. Strahlengang untersucht (Abb. 1162). Der Patient liegt entspannt in Rückenlage. Das zu untersuchende Knie ist etwa 15° gebeugt. Die Gegenlager des

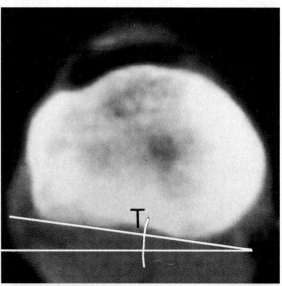

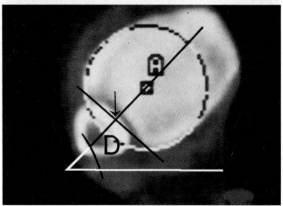

**Abb. 1161.** Computertomographische Messung der Tibiatorsion. *Oberer Bildteil*: Dorsale Tibiakopftangente und Horizontale bilden den Winkel *T.*

*Unterer Bildteil*: Auf Höhe der distalen Tibiaepiphyse ist der Winkel zwischen distaler Tibiaquerachse und der Horizontalen zu konstruieren (*D*). Die distale Tibiaquerachse wird bestimmt vom Halbierungspunkt (*Pfeil*) auf der Strecke zwischen den Eckpunkten der Incisura fibularis und dem Mittelpunkt (*A*) des Kreises, der diese Eckpunkte schneidet und den lateralen Teil der Tibiaepiphyse umschließt. Nach lateral offene Winkel (*s. oberer Abbildungsteil*) erhalten negative, nach medial offene Winkel positive Werte. Der *Tibiatorsionswinkel* (TT) (immer Seitenvergleich) errechnet sich im Beispiel nach TT = + D – – T. Der physiologische Mittelwert beträgt 42 ± 9°

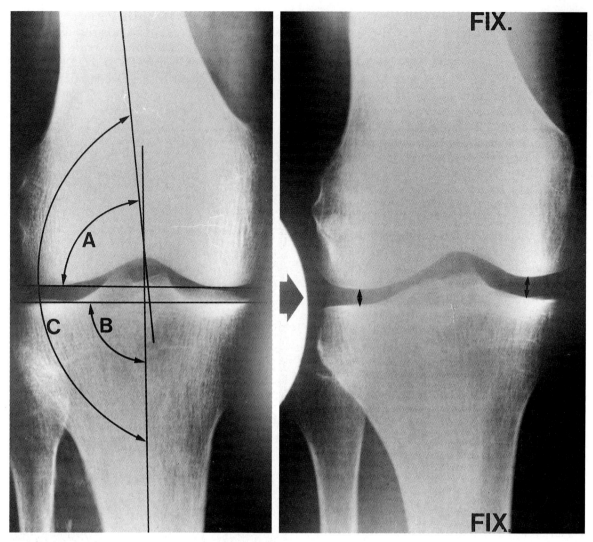

**Abb. 1162.** Messung der Axialwinkel am Kniegelenk in der Frontalebene (*linker Bildteil*). Der *Femurwinkel* (*A*) wird von der Femurlängsachse und der Tangente an den Femurkondylen-Gelenkflächen gebildet. Er beträgt normalerweise 75–85°, im Mittel 80°. Der *Tibiawinkel* (*B*) zwischen Tibialängsachse und Tibiakondylengelenkflächen-Tangente liegt bei Männern normal zwischen 85 und 100°, bei Frauen zwischen 87 und 98°, im Mittel bei 93°.

Femurlängsachse und Tibialängsachse bilden einen *physiologischen Valguswinkel* (*C*) von durchschnittlich 170°. *Rechter Bildteil*: Belastungsaufnahmen mit dem Haltegerät offenbaren Schädigungen der Kollateralbänder (Varusstreß, Valgusstreß). Der röntgenologische Gelenkspalt „klappt" auf der verletzten Seite auf (Seitenvergleich!). (*FIX.* Gegenlager des Haltegeräts). Abgebildet ist Valgusstreß

Halteapparates müssen auf derselben Seite soweit wie möglich voneinander entfernt dem Ober- und Unterschenkel anliegen. Die Druckplatte wird genau zwischen ihnen auf Höhe des kontralateralen Gelenkspalts angebracht. Die Varisierung und/oder Valgisierung erfolgt mit 15 bis 25 kp über mindestens 15 s.

Zur Prüfung des *vorderen* Kreuzbandes – „*vordere Schublade*" – liegt der Patient auf der Untersuchungsseite, das Knie 90° gebeugt. Die Gegenlager befinden sich auf der Unterschenkelbeugeseite möglichst weit

körperwärts in der Kniekehle (Tibiakopf) und distal auf der Unterschenkelstreckseite. Mit dem Support wird über mindestens 15 s ein Druck von 15 bis 25 kp auf die Patella ausgeübt.

Um auch das hintere Kreuzband – „*hintere Schublade*" – untersuchen zu können, werden die Femurkondylen bei 90° Kniebeugung in einen Spezialhalter geklemmt, der ein Dorsalrutschen des Oberschenkels verhindert. Ein 2. Widerlager hält den distalen Unterschenkel auf der Beugeseite. 15 bis 25 kp wirken mindestens 15 s auf die Tuberositas tibiae ein. Die

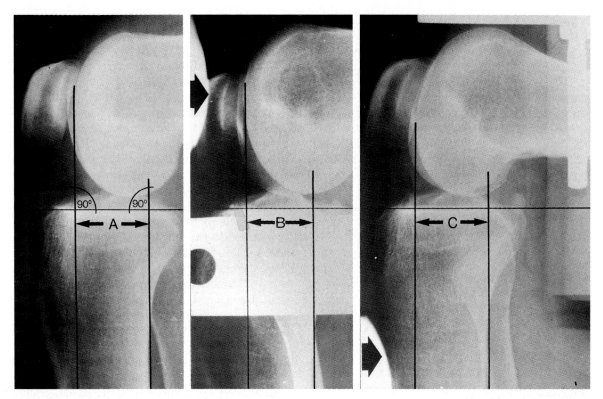

**Abb. 1163.** Gehaltene Aufnahmen zur Diagnostik der Kreuzbandläsionen im Haltegerät. Die im Winkel von 90° zur Tibiagelenkflächentangente gelegte Tangente an der Femurrolle und an der hinteren Tibiakontur sind nativ die Distanz *A* von einander entfernt. Diese Strecke *verringert* sich physiologisch geringgradig bei der Prüfung des *vorderen* Kreuzbandes (*B,* vordere Schublade) und

*verlängert* sich beim *hinteren* Kreuzbandstreß (*C,* hintere Schublade). Die Beurteilung ist nur im Seitenvergleich möglich. Eine Kreuzbandläsion gibt sich auf der traumatisierten Seite an einer pathologisch starken Verringerung (B) oder Verlängerung (C) der Meßstrecken über 5 mm zu erkennen

röntgenometrische Beurteilung erfolgt im Seitenvergleich (Forster et al. 1978) (Abb. 1163).

*Vertikale Patelladystopie.* Die seitliche Knieröntgenaufnahme offenbart eine eventuell bestehende vertikale Patelladystopie: Patella alta oder Patella profunda [Röntgenometrie nach Insall u. Salvati (1971)] (Abb. 1164). Eine konstitutionelle Patella alta ist bei Frauen häufiger als bei Männern und kommt auch bilateral vor. Sie gehört zu den Befunden der Little-Krankheit (Diplegia spastica infantilis). Eine Patella profunda tritt ebenfalls angeboren auf. Ein erworbener Patellahochstand ist nach Ruptur des Lig. patellae, Femurosteomyelitis und bei der Schlatter-Krankheit der Tibiaapophyse zu beobachten. Als Folge poliomyelitischer Lähmungen können Patellahoch- und -tiefstand auftreten. Eine Ruptur der Quadrizepssehne führt zur Patella profunda.

*Patelladysplasien, Trochleadysplasien.* Das Femoropatellargelenk ist dasjenige Kniekompartiment, an

welchem sich die Arthrosis deformans am häufigsten und frühzeitig manifestiert. Zu den präarthrotischen Deformitäten der Femoropatellararthrose gehören die sog. *realen* Patelladysplasien (Abb. 1165). Auf Tangentialröntgenaufnahmen der Patella in mehr als 25° Kniebeugung, aber auch auf sog. Défiléaufnahmen in 30°, 60°, 90° Beugestellung oder im CT kann die Kniescheibenform analysiert werden. Diese Aufnahmen bilden darüber hinaus die femorale Gleitbahn der Patella ab und lassen die Diagnose einer Trochleadysplasie zu. Trochleadysplasien sind mit einer Abflachung bis Aufhebung des Sulcus intercondylaris verbunden (Hepp 1983) (Abb. 1166).

*Horizontale Patelladystopien.* Sie können nach medial (Medialisation) und nach lateral (Lateralkippung, Lateralisation) auftreten und das Ausmaß einer Luxation erreichen. Sie liegen permanent vor oder stellen sich rezidivierend oder habituell ein. Als Ursachen der horizontalen Patelladystopie kommen ligamentäre Schäden, Achsenabweichungen oder

Fehltorsionen von Femur und Tibia, Trochleadysplasien des Femurs, Patelladysplasien, aber auch angeborene und erworbene, beispielsweise posttraumatische oder arthritische Formstörungen der Knochensockel des Kniegelenks in Frage. Außerdem nimmt die korrekte dynamische muskuläre Patellaführung durch die Musculi vasti bei Beugung und Streckung im Kniegelenk Einfluß auf die Patellatopik. Diese Feststellung ist um so wichtiger, da die Patella erst von einer Kniebeugung um 30° an in die knöcherne Leitschiene des Sulcus intercondylaris

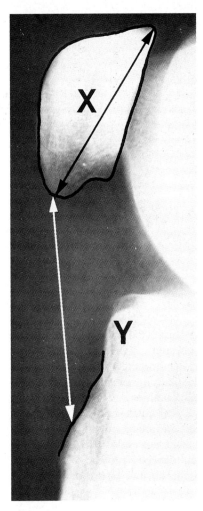

**Abb. 1164.** Röntgenometrie der *vertikalen Patelladystopie.* Berechnet wird auf seitlichen Röntgenaufnahmen in 20–70°-Beugung das Verhältnis aus der Länge des Lig. patellae (von der Spitze der Patella zur Tuberositas tibiae, *Y*) zur längsten Patelladiagonale (von der hinteren oberen Patellakante zur Patellaspitze, *X*): Y/X > 1,2 = Patella alta, Y/X < 0,8 = Patella profunda (baja). Beträgt X bei Männern mehr als 55 mm, bei Frauen mehr als 50 mm, so besteht eine *Patellahyperplasie,* die zu den realen Patelladysplasien zählt

aufgenommen wird. Bei geringeren Beugegraden kann schon eine muskuläre Imbalance zur horizontalen Patelladystopie führen. Dabei wird häufiger (früher) eine laterale Patellakippung als die Lateralverschiebung der Kniescheibe beobachtet. Sie scheint aus pathomechanischer Sicht das initiale Moment der Patellainstabilität zu sein (Sellmann u. Gotzen 1992).

Die Röntgenaufnahmen im Patelladéfilé geben über die passive knöcherne Patellaführung Auskunft. Patelladystopien können **röntgenometrisch im dreistufigen Défilé** quantifiziert werden (Merchant et al. 1974; Laurin et al. 1978) (Abb. 1167).

Die Patellatangentialaufnahmen spiegeln klinisch diagnostizierte Patellafehlstellungen häufig jedoch nicht wieder. Dieses Informationsdefizit beruht einerseits darauf, daß Patellatangentialröntgenaufnahmen aus einstelltechnischen Gründen mit weniger als 30° Kniebeugung kaum möglich sind; die Patella ist dann bereits in den Sulkus eingetreten. Andererseits dokumentieren sie nicht die beschriebenen dynamischen Prozesse. Auf Tangentialaufnahmen der Patella (speziell in einem Haltegerät) kann durch *isometrische Quadrizepsanspannung* die Lateralkippung und Lateralisation der Patella provoziert und abgebildet werden (Sellmann u. Gotzen 1992).

Bewegungsgetriggerte Kernspintomogramme zeigen bei dynamischen Studien eine *physiologische* Patellalateralisation. Sie tritt während der Kniestreckbewegung in einer Beugestellung von 16° (10–18°) bei männlichen, von 12° (10–14°) bei weiblichen Probanden auf und ist bei Patienten mit rezidivierender habitueller lateraler Patellaluxation schon bei 20 bzw. 24° Beugung nachzuweisen (Brossmann et al. 1992). Ähnliche Ergebnisse liegen von einer Studie mit *ultraschneller* Computertomographie vor (Stanford et al. 1988).

### Hüfte und Becken

**Kongenitale (anthropologische) Hüftluxation.** Die Hüftsonographie ist das alterentsprechend *primär* einzusetzende bildgebende Verfahren zur Diagnose der kongenitalen Hüftluxation. Die Röntgenuntersuchung dokumentiert die regelrechte oder gestörte (dysplastische) Form des Azetabulums und/oder Femurkopfes sowie die Lagebeziehung des Femurkopfes zur Hüftpfanne (Subluxation, Luxation). Erwähnt sei, daß der anthropologischen die teratologische Hüftluxation gegenübergestellt wird. Erstere spiegelt eine mangelhafte Formsicherung des Hüftgelenks mit Luxationsbereitschaft wider. Die letztere ist eine embryonal erworbene Mißbildung oder ein Begleitbefund angeborener extraartikulärer Erkrankungen.

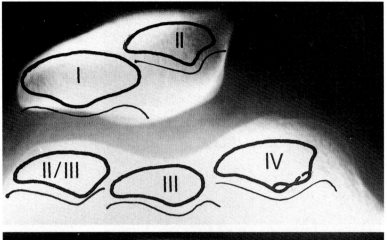

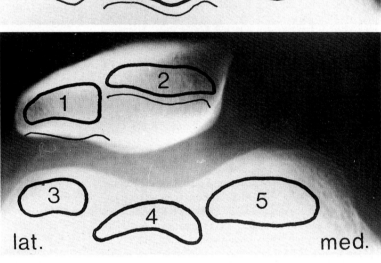

**Abb. 1165.** Auf der Tangentialröntgenaufnahme der Patella geben sich Patelladysplasien zu erkennen. Die Patellaformen *I bis IV* nach Wiberg (*oberer Bildteil*) sind nicht pathologisch, sondern als Spielarten des Normalen einzuordnen. Insbesondere sind sie keine präarthrotischen Deformitäten. *Reale Patelladysplasien*: Jägerhut (*1*), Flachpatella (*2*), Patella parva (*3*), Halbmondpatella (*4*), „Kieselstein" – ohne First – (*5*) im *unteren Bildteil,* Patella bipartita und Patella magna (beide nicht abgebildet)

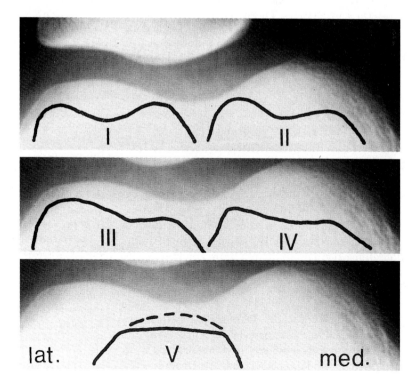

**Abb. 1166.** Zusätzlich zur Patellaform offenbart die Tangentialröntgenaufnahme der Patella auch die Silhouette der femoralen Patellagleitbahn („Trochlea"). Die *Trochleadysplasien* sind mit einer Abflachung oder Aufhebung des interkondylären Sulcus verbunden (s. Typen *III–V*)

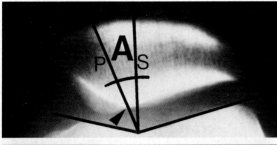
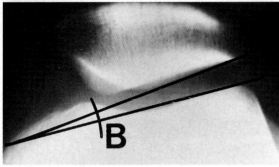

**Abb. 1167.** Patellatangentialaufnahmen zur Röntgenometrie der *horizontalen Patelladystopie.*

*A*: Der *Merchant-Kongruenzwinkel* wird von der Winkelhalbierenden (*S*) des Sulkuswinkels der „Trochlea" und der Verbindung (*P*) zwischen dem Patellakamm (Patellafirst, *Pfeilspitze*) und dem tiefsten Punkt der „Trochlea" gebildet. Liegt P lateral von S, erhält der Winkel einen positiven Wert, liegt P medial von S, negativen Wert. Der Normwert beträgt −6°, Standardabweichung ±11°.

*B*: Den *Laurin-Winkel* umschließen die Tangenten an den Silhouetten der lateralen Femurkondylen und an der lateralen Patellafacette. Im Normalfall ist der Winkel zwischen diesen Tangenten nach *lateral* geöffnet. Bei Patienten mit rezidivierender Patellaluxation gibt sich die Patellakippung daran zu erkennen, daß die Tangenten entweder *parallel* zueinander verlaufen oder einen nach *medial* offenen Winkel bilden

Für die native Röntgenuntersuchung ist eine Vielzahl *röntgenometrischer Parameter der kongenitalen Hüftluxation* erarbeitet worden: Ein pathologischer Pfannendachwinkel (Tab. 5) zeigt die Formstörung der Hüftpfanne an (Hilgenreiner 1925). Vor der Ossifikation des Femurkopfkerns kann die Subluxation oder Luxation an einer Formstörung des Kopits-Parallelogramms, das dann Rhomboidform annimmt, nachgewiesen werden (Kopits 1939). Außerdem läßt sich die Fehlstellung an einer Vergrößerung des β-Winkels erkennen (Zsernaviczky u. Türk 1975). Nach dem Sichtbarwerden des Femurkopfknochenkerns stehen die Z-Linie (Zsernaviczky u. Türk 1974) und der Zentrum-Ecken-Winkel (CE-Winkel) als röntgenometrische Parameter zur Verfügung (Wi-

▷

**Abb. 1168A–F.** Statische Röntgenometrie der kongenitalen Hüftluxation.

A Normalerweise verlaufen die Tangenten am Hüftpfannendach und an der proximalen Femurmetaphyse parallel. Durch Verbindung ihrer Endpunkte erhält man eine Rechteckfigur, das *Kopits-Parallelogramm.* Besteht eine (Sub-)Luxation, resultiert ein schiefwinkliges, ungleichseitiges (rhomboides) Parallelogramm.

B Der *β-Winkel* zwischen der Geraden durch Pfannenerker und Diaphysenstachel und der Tangente an der proximalen Femurmetaphyse beträgt im 1. Lebensjahr <50°. Winkel >56° sind pathologisch.

C Normalerweise trifft die Gerade durch das Femurkopfzentrum und den Diaphysenstachel (*Z-Linie*) den Pfannenerker. Bei (Sub-)Luxation verläuft sie weiter lateral.

D Der *CE-Winkel* wird von der Geraden durch das Femurkopfzentrum und den Pfannenerker und der Parallelen zur Körperlängsachse gebildet. Außenrotation im Hüftgelenk verfälscht die Winkelmaße, weil dabei der Femurkopf nach lateral abweicht. Normalerweise beträgt der CE-Winkel im 1. und 2. Lebensjahr mehr als 10°, vom 3. Lebensjahr bis zur Pubertät mehr als 15°, ab 14 Jahren mehr als 20°.

E Die Hilgenreiner-Linie (Y-Fugenlinie) verläuft horizontal durch die kaudale Iliumecke der azetabulären Y-Fugen. Die Hilgenreiner-Linie und die Gerade durch die kaudale Iliumecke an der Y-Fuge und durch den Pfannenerker umschließen den *Pfannendachwinkel* (*Hi*). Seine Normwerte sind alters- und geschlechtsabhängig (s. Tabelle 5). Das *Ombrédanne-Lot* (*O*) steht senkrecht auf der Hilgenreiner-Linie und schneidet den Pfannenerker. Die beiden genannten Linien teilen die Hüftregion in 4 virtuelle Quadranten. Der Femurkopfkern befindet sich normalerweise im medialen, kaudalen Quadranten. Das Ombrédanne-Lot schneidet beim hüftgesunden Kind die proximale Femurmetaphyse zwischen ihrem mittleren und lateralen Drittel. Der Abstand zwischen der Hilgenreiner-Linie und der kranialen Femurkopfkernkontur (*1*) ist seitengleich weit. Dies gilt auch für die Entfernung zur Diaphysenspitze (*2*). Der Diaphysenstachel (*Pfeil*) überragt normalerweise die höchste Stelle des Foramen obturatum nicht, befindet sich medial der Ombrédanne-Linie und zeigt bilateral den gleichen Abstand zum Rand des Sitzbeins (*3, Pfeilspitze*). Der *Pfannenindex*, gebildet aus Pfannentiefe (*4*) im Verhältnis zur Pfannenlänge (*5*, Pfannenindex = Pfannentiefe durch Pfannenlänge) beträgt bei der Geburt 4/10, im Erwachsenenalter 6/10.

F Die *Shenton-Ménard-Linie* (*SM*) bildet im Normalfall einen harmonischen, glatten Bogen, der sich dem kranialen Rand des Foramen obturatum anschmiegt und stufenlos auf die mediale Kontur des Femurhalses übergeht. Die *Calvé-Linie* (*Ca*) schwingt im Bogen entlang der lateralen Iliumkontur außen an den Schenkelhals. Die *Ponsetti-Koordinate* (*P*) mißt den seitengleichen und kürzesten Abstand des Femurkopfkerns von der medianen Beckenachse (*6*) und soll auf beiden Seiten in gleicher Entfernung zur Hilgenreiner-Linie (*7*) verlaufen. Die Gerade zwi- ▷

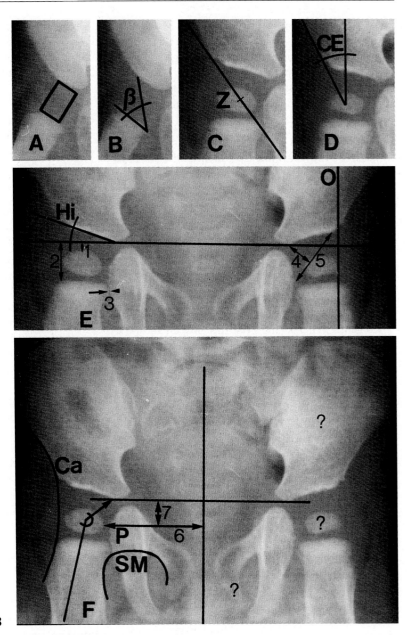

**Abb. 1168**

schen der Iliumecke in der Y-Fuge und dem Femurkopf-
kernzentrum umschließt mit der Femurhalslängsachse
einen Winkel von normalerweise 120–125°.
Die kongenitale Hüftluxation kann mit knöchernen Entwicklungsstörungen verbunden sein („Minus" auf der

Luxationsseite): Sind die Femurkopfkerne seitengleich al-
tersentsprechend entwickelt? Zeigen die unteren Schambeinäste den gleichen Entwicklungsstand? Liegt eine
Darmbeinhypoplasie vor, die eine Glutäalmuskelinsuffi-
zienz bei hoher Luxationsfehlstellung widerspiegelt?

berg 1939). Mit Hilfe des Ombrédanne-Lots und der
Hilgenreiner-Linie läßt sich das Hüftgelenk in 4
virtuelle Quadranten aufteilen. Normalerweise liegt
der Hüftkopfknochenkern im medialen, kaudalen
Quadranten. Die proximale Femurmetaphyse wird
dann zwischen ihrem mittleren und lateralen Drittel
vom Ombrédanne-Lot geschnitten. Weitere rönt-

genometrische Parameter benutzen die Hilgenreiner-
Linie und das Ombrédanne-Lot als Bezugskoordina-
ten. Auch die Unterbrechung der Shenton-Ménard-
Linie und der Calvé-Linie weisen eine Subluxation
oder Luxation nach, desgleichen ein Hochstand der
Ponsetti-Linie und ein pathologischer Winkel zwischen Femurhalslängsachse und der Verbindungsge-

raden vom Femurkopfzentrum zur Y-Fuge des Azetabulums. Erwähnt sei, daß die kongenitale Hüftluxation mit Knochenentwicklungsstörungen kombiniert sein kann (Abb. 1168).

Folgende „Qualitätsmerkmale" muß die Beckenröntgenaufnahme erfüllen, damit sie röntgenometrisch beurteilt werden kann:

- Das Becken darf nicht um die Körperlängsachse verdreht sein. Darmbeinschaufeln und Foramina obturata sind dann seitengleich abgebildet. Bei Beckenrotation verändert sich die Projektionsfigur der Pfannendachwinkel. Der Winkel wird größer durch Rotation zur Gegenseite, kleiner durch ipsilaterale Drehung.
- Das Becken darf nicht verkippt sein. Bei physiologischer Beckenneigung decken sich die Tangenten an den azetabulären Enden von Scham- und Sitzbein. Ist das Becken gekippt, die Symphyse also nach kaudal „verschoben", steht die Sitzbeintangente weiter kranial. Ist das Becken zu stark aufgerichtet, wandert die Schambeintangente nach oben. Beckenkippung verkleinert den Pfannendachwinkel und verändert die Form des Kopits-Parallelogramms, Beckenaufrichtung vergrößert den Pfannendachwinkel.
- Die Oberschenkelrotation muß vermieden werden. Rotationsmittelstellung durch senkrechtes Herabhängen der Unterschenkel an der Kante des Rasteraufnahmetisches ist die *korrekte* Lagerung. Außenrotation verfälscht den CE-Winkel.
- Die Oberschenkel dürfen nicht abduziert oder adduziert sein, um den β-Winkel nicht zu verfälschen.

**Hüftdysmorphie beim Down-Syndrom.** Zu den röntgenologisch nachweisbaren Merkmalen des Down-Syndroms gehört bei Neugeborenen und Säuglingen zwischen 3 und 12 Monaten ein erniedrigter Pfannen-

Tabelle 5. Alters- und geschlechtsbezogene *Normwerte des Pfannendachwinkels* zur Röntgenometrie der kongenitalen Hüftluxation (Krepler et al. 1982)

| Lebensalter | Jungen | Mädchen |
| --- | --- | --- |
| 3–4 Monate | ≤ 26 Grad | ≤ 30 Grad |
| 4–5 Monate | ≤ 24 Grad | ≤ 30 Grad |
| 5–6 Monate | ≤ 23 Grad | ≤ 29 Grad |
| 6–7 Monate | ≤ 24 Grad | ≤ 27 Grad |
| 7–9 Monate | ≤ 24 Grad | ≤ 26 Grad |
| 9–12 Monate | ≤ 23 Grad | ≤ 26 Grad |
| 7 Jahre | ≤ 18 Grad | ≤ 19 Grad |

dachwinkel sowie ein veringerter Iliumwinkel. Die diagnostische Sicherheit wird durch eine Indexbildung unter Berücksichtigung von Pfannendach- und Iliumwinkel erhöht (Caffey u. Ross 1958) (Abb. 1169).

**Azetabulumwinkel.** Im Erwachsenenalter ist die Hüftpfannenfehlbildung (abnorm flache oder tiefe Pfanne) an einem pathologisch veränderten Azetabulumwinkel zu erkennen (Lingg u. von Torklus 1981) (Abb. 1170).

**Kollodiaphysenwinkel, Antetorsionswinkel des Femurhalses.** Achsenstörungen des Femurhalses können röntgenometrisch durch Bestimmung des *Kollodiaphysenwinkels* (*CCD-Winkel* = *C*entrum-*C*ollum-*D*iaphysen-Winkel) nachgewiesen werden. Bei vergrößertem CCD-Winkel liegt eine **Coxa valga,** bei verringertem CCD-Winkel eine **Coxa vara** vor. Die Antetorsion des Femurhalses läßt sich mit dem *Antetorsionswinkel* (*AT-Winkel*) quantifizieren. (Im englischen Sprachgebrauch wird statt Antetorsion der Ausdruck Anteversion benutzt.) CCD-Winkel und AT-Winkel werden bei kongenitaler Hüftluxation verändert gefunden. Eine Coxa valga kommt aber auch angeboren ohne Zusammenhang mit der kongenitalen Hüftluxation vor und kann sich im Wachstumsalter, beispielsweise durch posttraumatische, operationsbedingte oder arthritische Entwicklungsstörungen des proximalen Femurendes, entwickeln. Im Wachstumsalter ist nach langzeitiger Immobilisation im Bett, Amputation, bei spastischen oder schlaffen Lähmungen die Coxa valga Folge einer muskulären Imbalance mit Überwiegen des Abduktorentonus gegenüber den Hüftadduktoren.

**Coxa vara congenita (sive infantum).** Sie wird zu den Dysostosen gezählt und ein Zusammenhang mit dem kongenitalen Femurdefekt diskutiert. Die Coxa vara congenita ist eine präarthrotische Deformität. Formal pathogenetisch leitet sich diese Coxa vara von einer Störung der proximalen Femurmetaphyse ab, die im 2. Lebensjahr eingewirkt hat.

Bei Osteochondrodysplasien kann eine sekundäre kongenitale Coxa vara auftreten.

Die (erworbene) **symptomatische Coxa vara** ist die Folge einer verminderten Knochenfestigkeit im proximalen Femur – entweder bei Systemerkrankungen wie Rachitis, Osteomalazie, Hyperparathyreoidismus oder durch lokale Störungen, beispielsweise eine deformiert verheilte Fraktur, Femurhalsosteomyelitis oder bei fibröser Dysplasie.

Durch röntgenometrische Analyse der Lagebeziehungen des Trochanter major oder des Trochanter

→▷

**Abb. 1169.** Iliumwinkel und Iliumindex bei Kindern mit Down-Syndrom. Die Hilgenreiner-Linie (s. Abb. 1168) und die Tangente an Pfannenerker und Spina iliaca anterior superior bilden den *Iliumwinkel*. Zur Erhöhung der diagnostischen Sicherheit werden auch die Pfannendachwinkel (*gestrichelt*, s. Abb. 1168) gemessen und der *Iliumindex* berechnet. Iliumindex = 0,5 × (rechter + linker Pfannendachwinkel + rechter + linker Iliumwinkel).

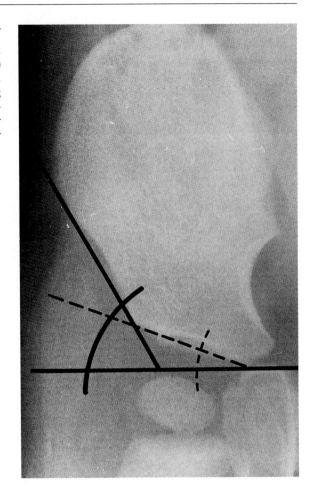

| | Pfannen-dachwinkel | | Iliumwinkel | | Iliumindex | |
|---|---|---|---|---|---|---|
| | $\bar{X}$ | SD | $\bar{X}$ | SD | $\bar{X}$ | SD |
| Gesunde Kinder unter 3 Monaten | 28 | ±4,7 | 55 | ±5,5 | 81 | ±8,0 |
| Gesunde Kinder 3–12 Monate | 22 | ±4,2 | 58 | ±7,0 | 79 | ±9,0 |
| Mongoloide Kinder unter 3 Monaten | 16 | ±4,5 | 44 | ±6,5 | 60 | ±9,9 |
| Mongoloide Kinder 3–12 Monate | 11 | ±4,2 | 41 | ±7,0 | 50 | ±9,6 |

*Liegt der Iliumindex unter 60°, ist die Diagnose Down-Syndrom sehr wahrscheinlich.* Bei einem Iliumindex über 78° liegt wahrscheinlich kein Down-Syndrom vor; unsicherer Bereich zwischen 68 und 78°

minor zum Femurkopfzentrum kann nach der Pubertät abgeschätzt werden, ob eine Coxa vara oder valga besteht (Lange 1921; Bessler u. Müller 1963). Nach Festlegung des Femurkopfzentrums, von Femurhals- und Femurschaftlängsachse ist auf a.-p. Hüftaufnahmen die numerische Bestimmung des CCD-Winkels möglich (Abb. 1171 a, b). Röntgenzeichen der Coxa vara congenita sind auf der a.-p. Röntgenaufnahme: verringerter Kollodiaphysenwinkel; steiler Verlauf der noch offenen Wachstumsfuge, die durch Metaphysenfragmentation das Aussehen eines um 180° gedrehten Y hat; vorzeitiger Schluß der Femurwachstumsfuge; verkürzter und verplumpter Schenkelhals; hochstehender Trochanter major führt zum Aspekt der Hirtenstabdeformität; verzögerte Ossifikation des eventuell deformierten Femurkopfkerns. Angleichung der Hüftpfannenform an die Femurkopfsilhouette.

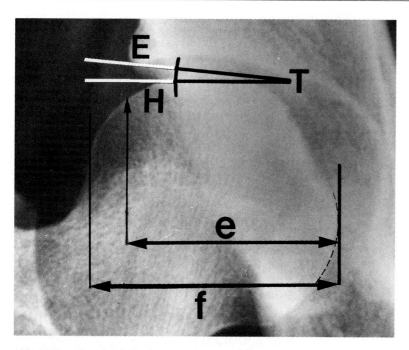

**Abb. 1170.** *Azetabulumwinkel zur Röntgenometrie der Hüftpfanne beim Erwachsenen (HTE-Winkel).* Den HTE-Winkel umschließen eine Parallele zur Horizontalen (*H*) und die Tangente am Pfannenerker (*E*) und medialen Ende des Pfannensuperziliums (*T*, an dieser Stelle geht das Pfannendach in den Pfannenboden über). Die Normwerte liegen zwischen +10° und −10°. HTE-Winkel >+10° zeigen eine pathologisch flache Pfanne, <−10° eine pathologisch tiefe Hüftpfanne an. Plus-Winkel = TE oberhalb TH. Minus-Winkel = TE unterhalb TH. Der *Pfannenkopfindex e:f* kennzeichnet, wie weit der Hüftkopf von der Pfanne überdacht ist. Werte unter 0,9 sind pathologisch

Die Ermittlung der Antetorsion des Femurhalses wird meist nach der röntgenometrischen Methode von Rippstein (1955) vorgenommen. Dazu wird zunächst eine Beckenübersichtsaufnahme angefertigt. Wichtig ist, daß die Oberschenkel in Neutralstellung liegen: Keine Rotation; die Kniescheiben weisen genau nach oben, keine Abduktion oder Adduktion. Auf dieser Aufnahme erfolgt die Messung des CCD-Winkels (s. Abb. 1171a).

Zur 2. Aufnahme liegt der Patient auf dem Rücken. Seine Beine lagern in einem Haltegerät. Hüft- und Kniegelenke sind um 90° gebeugt, beide Beine 20° abgespreizt. Die Halteschalen des Rippstein-Geräts nehmen die Unterschenkel parallel zur Körperlängsachse auf.

Die korrekte Lagerung ist zu beachten, da bereits geringe Lagerungsfehler (+/− 5–10°) die Winkelberechnung beeinflussen (Grunert et al. 1986). Der sog. Zentralstrahl zielt auf die Symphyse.

Sowohl der CCD-Winkel als auch der AT-Winkel verlaufen nicht filmparallel. Sie stellen Winkel im Raum dar und werden daher in einer mehr oder weniger stark vom Realen abweichenden Größe abgebildet (und gemessen). Diese Abweichungen lassen sich mathematisch beschreiben. Aus den projizierten Winkeln können daher die reellen CCD- und AT-Winkel berechnet werden. Einfacher noch lassen sie sich aus Korrekturtabellen ablesen. Grunert et al. (1986) haben die Tabelle von Rippstein korrigiert und neu errechnet (Abb. 1172 und Tabelle 6, s. S. 614). Die Antetorsion des Femurhalses kann auch computertomographisch ermittelt werden. Der Patient liegt in Rückenlage, die Beine parallel zur Körperlängsachse (Weiner et al. 1978; Murphy et al. 1987) (Abb. 1173).

*Epiphyseolysis capitis femoris.* Pathomorphologisch folgt die juvenile Epiphyseolysis capitis femoris einem Riß im Säulenknorpel der metaphysennahen Wachstumsfugenbereiche, der in der Pubertät entsteht. Zur Diagnose der juvenilen Epiphyseolyse des Femurs sind 2 Röntgenaufnahmen erforderlich:

1. A.-p. Röntgenaufnahme des Hüftgelenks. Folgende Hinweise auf die (drohende) Epiphyseolysis capitis femoris (imminens) sind dieser Röntgenaufnahme zu entnehmen: leicht verbreiterte und unregelmäßig begrenzte Epiphysenfuge mit unscharfer metaphysärer Kontur und aufgelockerte metaphysäre Knochenstruktur (Abb. 1174a).

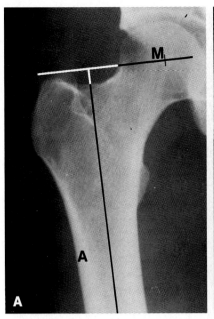 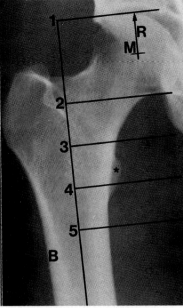 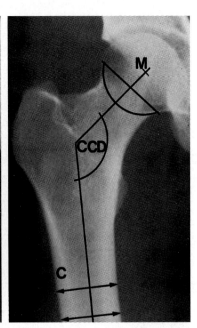

**Abb. 1171 A.** Röntgenometrie des *Kollodiaphysenwinkels* (*CCD-Winkels*). Die Bildteile *A* und *B* erlauben eine rasche Abschätzung des CCD-Winkels (Coxa valga, Coxa vara). Im rechten Bildteil *C* ist die numerische Quantifizierung des CCD-Winkels dargestellt.

*A*: Die im rechten Winkel auf der Femurschaftlängsachse konstruierte Tangente an der Spitze des Trochanter major schneidet nach der Pubertät normalerweise das Femurkopfzentrum (*M*). Sie liegt bei Coxa valga tiefer, bei Coxa vara höher als das Kopfzentrum.

*B*: Jeweils im Abstand des Femurkopfradius (*R*) werden senkrecht zur Femurschaftlängsachse Parallelen zur Femurkopftangente eingezeichnet. Der Trochanter minor (*Asterisk*) bildet sich bei normalem CCD-Winkel nach der Pubertät zwischen der 3. und 4. Parallele ab. Besteht eine

Coxa valga, projiziert er sich zwischen die 4. und 5., bei Coxa vara zwischen die 2. und 3. Parallele.

*C*: Zunächst wird das Femurkopfzentrum (*M*) konstruiert. Der Kreis um den Femurkopfmittelpunkt schneidet den Femurhals. Der Halbierungspunkt (Femurhalsmitte) der Sehne zwischen den beiden Schnittpunkten mit der Femurhalskontur und das Femurkopfzentrum bestimmen die Schenkelhalslängsachse. Die Halbierungspunkte zweier kürzester Femurdiaphysendurchmesser legen die Femurschaftachse fest. Femurhalsachse und Femurschaftachse bilden den *CCD*-Winkel. Der CCD-Winkel nimmt von 150° im Säuglingsalter bis 130° zur Pubertät ab. Bei Erwachsenen liegen die Normalwerte zwischen 124° und 132°

Die bereits eingetretene Femurkopfdislokation – meist nach hinten unten – führt zu einer (vergleichsweisen) Höhenminderung des Femurkopfes – *Zeichen der untergehenden Sonne* –, und die obere Femurhalstangente wird von der *Sekante* des Femurkopfes zu seiner *Tangente*. Der Epiphysen-Diaphysen-Winkel ist (vergleichsweise) verringert.

2. Die Röntgenaufnahme in der 2. Ebene wird in Beuge-Abspreiz-Position des Femurs ohne Außenrotation – Neutralrotation – angefertigt. Sie entspricht der Aufnahme in Froschposition nach Lauenstein ohne Außenrotation. Auf dieser Röntgenaufnahme läßt sich die Richtung des Gleitvorganges und semiquantitativ sein Ausmaß erkennen. Je nach der „Geschwindigkeit" des Abrutschens wird von *Abkippung, Abscherung* oder *akutem Abrutsch* gesprochen (Abb. 1174b). Abkippung bedeutet ein langsames

Abgleiten mit metaphysären adaptiven Umbauvorgängen – Abbau oben, Anbau unten –, so daß keine Stufe zwischen disloziertem Femurkopf und Femurhals entsteht. Bei der Abscherung – der Gleitvorgang verläuft etwas schneller als bei der Abkippung – fällt eine Stufe zwischen disloziertem Femurkopf und -hals auf.

Zur Operationsplanung – Korrekturosteotomie – empfiehlt sich eine standardisierte Lagerung des Patienten, so daß sich 2 Winkelberechnungen röntgenometrisch quantifizieren lassen: der **Epiphysen-Diaphysen-Winkel** (*ED-Winkel*) und der **Epiphysentorsions-Winkel** (*ET-Winkel*). Nach der a.-p. Hüftgelenkaufnahme wird für die 2. Ebene eine Röntgenaufnahme in 90° Hüftbeugung, 20° Hüftabduktion, Neutralrotation oder bei 90° Hüftbeugung, 45° Abduktion und Neutralrotation angefertigt. Bei

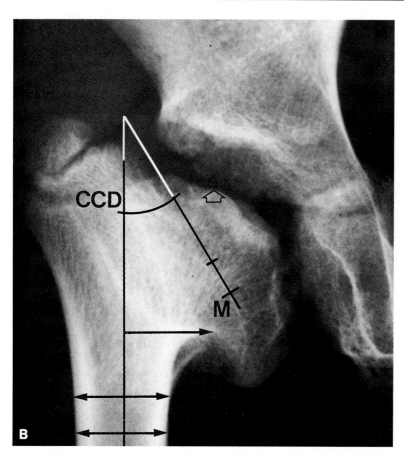

**Abb. 1171B.** Röntgenometrie bei der **Coxa vara congenita** (*sive infantum*). Zur Messung des *CCD*-Winkels der Coxa vara congenita wird zunächst die Femurschaftachse bestimmt (s. Abb. 1171a). Die mediale Schenkelhalskontur ist bei der Coxa vara congenita häufig nicht sichtbar. Um die Femurhalsmitte zu bestimmen, wird daher ein Lot auf die Femurschaftachse zum höchsten Punkt der unteren Schenkelhalskontur gefällt, sodann die Senkrechte von diesem Punkt zur Kranialkontur des Femurkopf-Hals-Überganges (*offener Pfeil*) errichtet. Die Verbindungslinie zwischen der Mitte dieser Senkrechten und dem virtuellen Femurkopfzentrum (*M*) legt die Schenkelhalsachse fest. Sie bildet mit der Femurschaftachse den CCD-Winkel. Entscheidend für die Entstehung des Coxa-vara-congenita-Bildes ist die Einwirkung eines unbekannten oder bekannten (z. B. Osteomyelitis) Agens auf die proximale Femurmetaphyse *im 2. Lebensjahr*

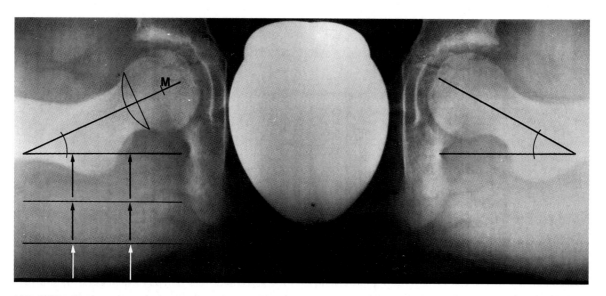

**Abb. 1172.** Röntgenometrische Antetorsionswinkelbestimmung (AT-Winkel) nach Rippstein. Der projizierte AT-Winkel wird von der Femurhalslängsachse (*M* Femurkopfzentrum, s. Abb. 1171a) und einer Parallele zur Metallschiene des Haltegeräts umfaßt. Die Metallschiene des Rippsteingeräts entspricht der (nicht mitabgebildeten) Tangente an der dorsalen Femurkondylenkontur

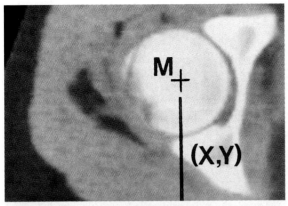

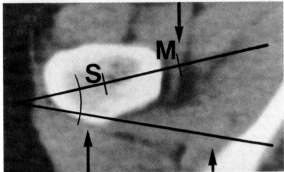

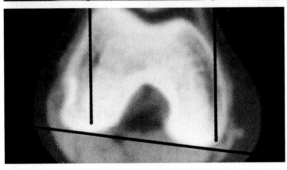

**Abb. 1173.** Computertomographische Ermittlung des Antetorsionswinkels. Auf dem frontalen digitalen Übersichtsradiogramm werden die 3 Schnittebenen festgelegt: Die 1. Schicht verläuft durch das Femurkopfzentrum, die 2. durch die „Basis" des Schenkelhalses, d. h. durch den im Schnittbild ovalen Femurhals-Schaft-Übergang. Die Femurkondylen werden auf der 3. Schicht in Höhe ihrer größten Ausladung geschnitten. Am Bildschirm der Auswertungskonsole wird das Femurkopfzentrum (*M*) bestimmt. Die Koordinaten (*X, Y*) des Femurkopfzentrums werden auf dem 2. Schnittbild eingetragen. Anschließend ist der geometrische Schwerpunkt (*S*) der CT-Schnittbildfigur der Schenkelhalsbasis zu konstruieren. Koordinatenpunkt (*X, Y*) des Femurkopfzentrums und Schwerpunkt (*S*) der Schenkelhalsbasis definieren die Femurkopf-Hals-Achse. Die Tangente an der dorsalen Femurkondylenkontur entspricht der Kondylenachse. Durch Parallelverschiebung wird der Winkel zwischen Kopf-Hals-Achse und Kondylenachse dargestellt. Er entspricht dem Antetorsionswinkel des Schenkelhalses

schmerzbedingter Kontraktur lassen sich diese Lagerungsprämissen nicht immer erfüllen. Dann kann als alternative 2. Ebene folgende Position gewählt werden: 45° Femurbeugung, 45° Femurabduktion und keine (Außen-)Rotation. Bei der röntgenometrischen Analyse der ED- und ET-Winkel ergeben sich ähnliche Probleme, wie sie bei der AT-Winkelbestimmung beschrieben sind. Die reellen ED- und ET-Winkel können Korrekturnomogrammen entnommen werden [Abb. 1175–1177 (Gekeler 1977)].

***Becken-Bein-Statik.*** Ganzbeinaufnahmen in 2 Ebenen, evtl. auch im Stehen, geben zusätzlich zu den beschriebenen Achsen- und Winkelbeziehungen am oberen Sprunggelenk, Knie- und Hüftgelenk Auskunft über angeborene oder erworbene Achsenstörungen und/oder Längendifferenzen der langen Röhrenknochen. Alternativ können sie auch als digitale Übersichtsradiogramme computertomographisch, z. B. vor Torsionsbestimmungen von Femur und Tibia, angefertigt werden.

***Lendenwirbelsäulen-Beckenring-Statik.*** Diese a.-p. Röntgenaufnahme im Stehen (Filmformat 35× 43 cm) beantwortet folgende spezielle Fragen:

– Beckenschiefstand durch Beinlängendifferenz, d. h., weicht die Tangente am Oberrand beider Femurköpfe von der Horizontalen ab?
– Kompensatorische Lumbalskoliose mit oder ohne Wirbeldrehgleiten?

***Supercilium acetabuli.*** Röntgenometrisch erkennbare Veränderungen der Form und Höhe des Hüftpfannensuperziliums, der Gelenkspaltbreite, also der Knorpeldicke, *unter* dem Superzilium und pathologische Korrelationen zwischen der Superziliumfläche und der unter ihr liegenden Gelenkknorpelfläche können schon *vor* dem Auftreten von Arthroseröntgenzeichen eine Überlastung des Gelenkknorpels in der Druckaufnahmezone des Hüftgelenks anzeigen und vor „Koxarthrosegefahr" warnen. Normalformen des Superziliums sind die Konvexform und die Parallelform. Keilförmige Superzilien (medialer oder lateraler Triangel) sind bei etwa 2% der hüftgesunden Erwachsenen nachzuweisen und nur im Zusammenhang mit einer Hüftdysplasie als pathologisch zu werten (Abb. 1178). Schärfe und Unschärfe des Superziliumoberrandes gelten als Normvarianten (Bücheler et al. 1990). Die Röntgenometrie der Gelenkknorpelüberlastung wird durch das beiliegende *„Superciliometer"* nach S. W. und W. Dihlmann (1994) erleichtert: Auf der a.-p. Rönt-

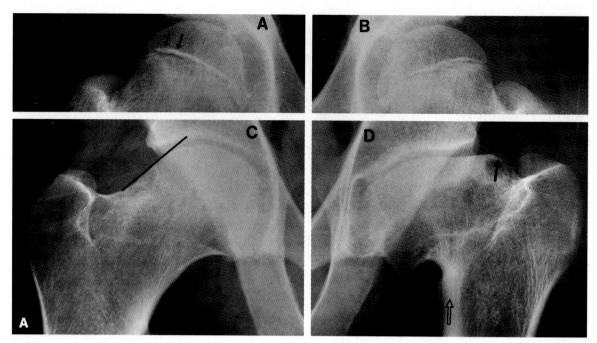

**Abb. 1174A.** *A, B*: *Epiphyseolysis capitis femoris imminens* mit vergleichsweise verbreiterter Epiphysenfuge (*Pfeile*, vgl. mit B), unscharfer metaphysärer Kontur und leicht aufgelockerter metaphysärer Knochenstruktur.

*C*: *Selbststabilisiertes juveniles Femurkopfgleiten*, dessen Entwicklung und Spontanheilung klinisch inapparent verlief. Das durchgemachte Epiphysengleiten ist an der Femurhals-Kopf-Tangente zu erkennen. Normalerweise müßte diese Gerade als Femurkopfsekante verlaufen.

*D*: *Deformiert stabilisierte juvenile Femurepiphysenlösung.* Typische Röntgenzeichen: Charakteristischer Femurhalshöcker (*Pfeil*). Die mediale Schenkelhalskompakta – verläuft steil, ist verdickt. Die kranial sich auffächernden Trajektorien sind ebenfalls verdickt (*offener Pfeil*). Das Azetabulum zeigt nur eine geringfügige Verformung, die jedoch nicht das Ausmaß der Abflachung beim M. Perthes erreicht. Je später die juvenile Epiphysenlösung eintritt, desto normaler ist die Pfannenform

——————————————————————————▷

**Abb. 1174B.** Linien zur quantitativen (*A*), semiquantitativen Einschätzung des Ausmaßes und der Richtung der juvenilen Femurepiphysenlösung (*B*) sowie sog. Abkippstadium (*C*) und Abscherstadium (*D*) der juvenilen Epiphysenlösung.

*A*: Die a.-p. Aufnahme dient zur Ermittlung des **ED-Winkels** (Epiphysen-Diaphysen-Winkels). Er wird von der Femurschaftlängsachse und der Femurkopflängsachse (= Senkrechte auf der Epiphysenbasistangente) umschlossen.

*B*: Die Aufnahme in der 2. Ebene zeigt, daß Femurschaftachse und Femurkopfachse normalerweise parallel zueinander verlaufen. Bei einer Femurkopfdislokation bilden diese Achsen den **ET-Winkel** (Epiphysentorsionswinkel).

*C*: Sog. **Abkippstadium** der juvenilen Femurkopf-Epiphysenlösung, d. h. sehr langsamer Abgleitvorgang. Dadurch adaptieren sich die Konturen des Femurkopfes und -halses ohne Stufenbildung (*Pfeile*).

*D*: Der Abgleitvorgang verläuft etwas schneller als bei C: **Abscherstadium** der Epiphyseolysis capitis femoris juvenilis. Dadurch kommt es zur Stufenbildung an der oberen (*Pfeilspitzen*) und unteren Femurkopf-Hals-Kontur. Eingezeichnet wurde auch der durch den Abrutsch entstehende ET-Winkel

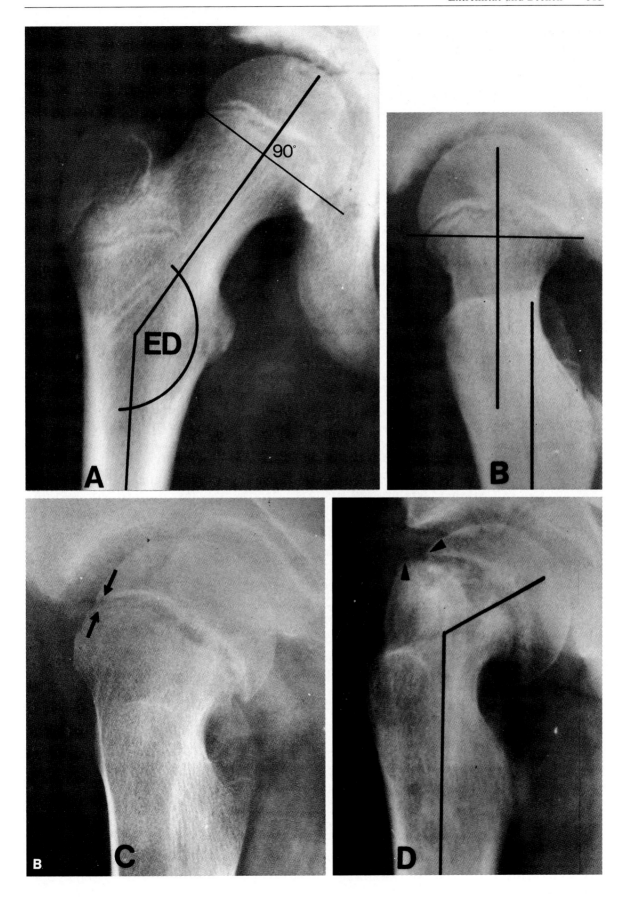

**Tabelle 6.** Korrekturtabelle (Rippstein 1955) zur Ermittlung der *reellen CCD-Winkel* (untere Zahl in den Tabellenfeldern) und der *reellen AT-Winkel* (obere Zahl in den Tabellenfeldern) nach Computerneuberechnung und Elimination von Druckfehlern (Grunert et al. 1986)

| | | Projizierter Antetorsionswinkel (pAT) | | | | | | | | | | | | | | | |
|---|---|---|---|---|---|---|---|---|---|---|---|---|---|---|---|---|---|
| | | 5 | 10 | 15 | 20 | 25 | 30 | 35 | 40 | 45 | 50 | 55 | 60 | 65 | 70 | 75 | 80 |
| Projizierter Schenkel-hals-Schaft-Winkel (pCCD) | 100 | 5 | 10 | 15 | 20 | 25 | 30 | 35 | 40 | 45 | 50 | 55 | 60 | 65 | 70 | 75 | 80 |
| | | 100 | 100 | 100 | 99 | 99 | 99 | 98 | 98 | 97 | 96 | 96 | 95 | 94 | 93 | 93 | 92 |
| | 105 | 5 | 10 | 15 | 21 | 26 | 31 | 36 | 41 | 46 | 51 | 56 | 61 | 66 | 71 | 75 | 80 |
| | | 105 | 105 | 104 | 104 | 104 | 103 | 102 | 101 | 101 | 100 | 99 | 97 | 96 | 95 | 94 | 93 |
| | 110 | 5 | 11 | 16 | 21 | 26 | 32 | 37 | 42 | 47 | 52 | 57 | 62 | 66 | 71 | 76 | 81 |
| | | 110 | 110 | 109 | 109 | 108 | 107 | 106 | 105 | 104 | 103 | 101 | 100 | 98 | 97 | 95 | 93 |
| | 115 | 5 | 11 | 16 | 22 | 27 | 32 | 38 | 43 | 48 | 53 | 57 | 62 | 67 | 72 | 76 | 81 |
| | | 115 | 115 | 114 | 113 | 113 | 111 | 110 | 109 | 107 | 106 | 104 | 102 | 100 | 98 | 96 | 94 |
| | 120 | 6 | 11 | 17 | 22 | 28 | 33 | 39 | 44 | 49 | 54 | 58 | 63 | 68 | 72 | 77 | 81 |
| | | 120 | 120 | 119 | 118 | 117 | 116 | 114 | 113 | 111 | 109 | 107 | 105 | 102 | 100 | 98 | 95 |
| | 125 | 6 | 12 | 18 | 23 | 29 | 34 | 40 | 45 | 50 | 55 | 59 | 64 | 68 | 73 | 77 | 81 |
| | | 125 | 124 | 124 | 123 | 122 | 120 | 118 | 116 | 114 | 112 | 110 | 107 | 104 | 102 | 99 | 96 |
| | 130 | 6 | 12 | 18 | 24 | 30 | 35 | 41 | 46 | 51 | 56 | 60 | 65 | 69 | 73 | 78 | 82 |
| | | 130 | 129 | 129 | 127 | 126 | 124 | 122 | 120 | 118 | 115 | 113 | 110 | 107 | 103 | 100 | 97 |
| | 135 | 6 | 13 | 19 | 25 | 31 | 36 | 42 | 47 | 52 | 57 | 61 | 66 | 70 | 74 | 78 | 82 |
| | | 135 | 134 | 133 | 132 | 131 | 129 | 127 | 124 | 122 | 119 | 116 | 112 | 109 | 105 | 102 | 98 |
| | 140 | 7 | 13 | 20 | 26 | 32 | 38 | 43 | 49 | 53 | 58 | 63 | 67 | 71 | 75 | 79 | 83 |
| | | 140 | 139 | 138 | 137 | 135 | 133 | 131 | 128 | 125 | 122 | 119 | 115 | 111 | 107 | 103 | 99 |
| | 145 | 7 | 14 | 21 | 27 | 34 | 40 | 45 | 50 | 55 | 60 | 64 | 68 | 72 | 76 | 79 | 83 |
| | | 145 | 144 | 143 | 142 | 140 | 138 | 135 | 132 | 129 | 126 | 122 | 118 | 114 | 109 | 105 | 100 |
| | 150 | 8 | 15 | 22 | 29 | 36 | 42 | 47 | 52 | 57 | 61 | 65 | 69 | 73 | 77 | 80 | 83 |
| | | 150 | 149 | 148 | 147 | 145 | 142 | 140 | 137 | 133 | 130 | 126 | 121 | 117 | 112 | 107 | 101 |
| | 155 | 8 | 16 | 24 | 31 | 38 | 44 | 50 | 55 | 59 | 63 | 67 | 71 | 74 | 78 | 81 | 84 |
| | | 155 | 154 | 153 | 151 | 149 | 147 | 144 | 141 | 138 | 134 | 130 | 125 | 120 | 115 | 109 | 103 |
| | 160 | 9 | 18 | 27 | 34 | 41 | 47 | 53 | 58 | 62 | 66 | 70 | 73 | 76 | 79 | 82 | 85 |
| | | 160 | 159 | 158 | 156 | 154 | 152 | 149 | 146 | 142 | 138 | 134 | 129 | 123 | 118 | 111 | 104 |
| | 165 | 11 | 21 | 31 | 39 | 46 | 52 | 57 | 62 | 66 | 69 | 72 | 75 | 78 | 81 | 83 | 85 |
| | | 165 | 164 | 163 | 161 | 159 | 156 | 154 | 151 | 147 | 143 | 138 | 133 | 128 | 121 | 114 | 106 |
| | 170 | 14 | 27 | 38 | 46 | 53 | 59 | 64 | 68 | 71 | 74 | 76 | 79 | 81 | 83 | 85 | 87 |
| | | 170 | 169 | 167 | 166 | 164 | 161 | 158 | 155 | 152 | 148 | 143 | 138 | 132 | 125 | 118 | 109 |

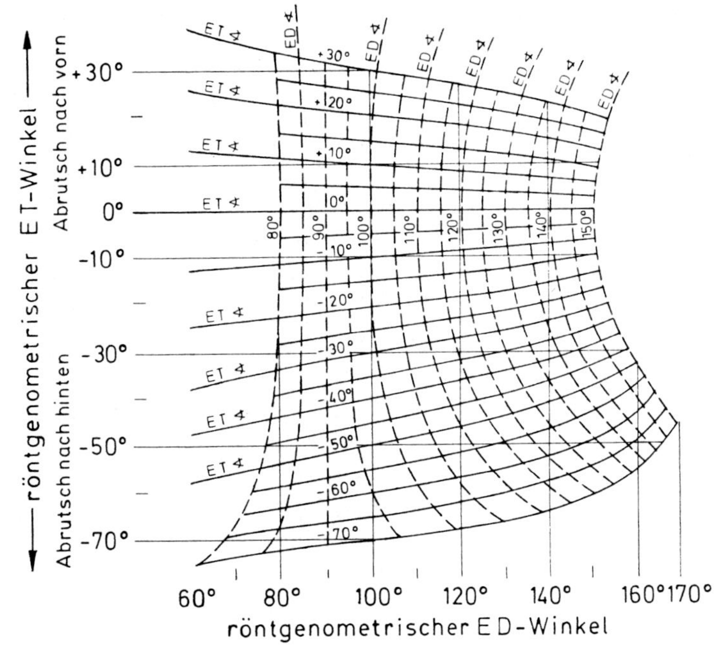

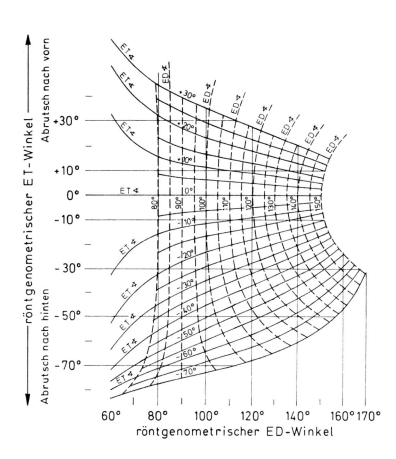

**Abb. 1175.** Korrekturnomogramm zur Ermittlung der reellen ED- und ET-Winkel für die Beinlagerung 1. a.-p. Röntgenaufnahme für den ED-Winkel. 2. 90° Beugung und 20° Hüftabduktion für den ET-Winkel. (Nach Gekeler 1977)

**Abb. 1176.** Korrekturnomogramm zur Ermittlung der reellen ED- und ET-Winkel für die Beinlagerung 1. a.-p., 2. 90° Beugung und 45° Hüftabduktion. (Nach Gekeler 1977)

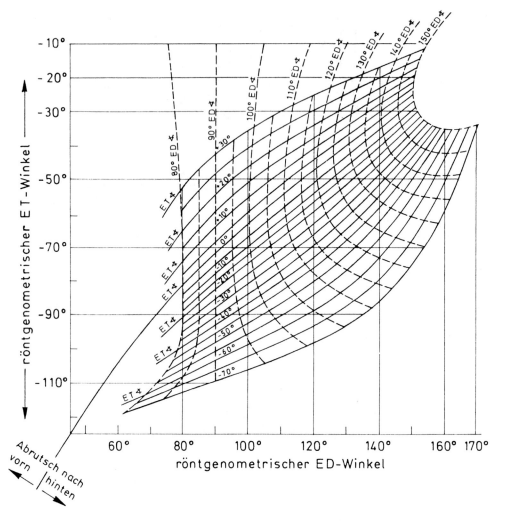

**Abb. 1177.** Korrekturnomogramm zur Ermittlung der reellen ED- und ET-Winkel für die Beinlagerung 1. a.-p., 2. 45° Beugung und 45° Hüftabduktion. (Nach Gekeler 1977)

genaufnahme des Beckens werden die Grenzen beider Superzilien markiert (nachgezeichnet), anschließend auf jeder Seite die mittlere Höhe des Superziliums (HSA), die Länge der Superziliumbasis (BSA) und die mittlere Höhe des korrespondierenden Gelenkknorpels (HGK) ermittelt. Die Meßraster des Superciliometers gestatten die einfache Planimetrie des Supercilium acetabuli (FSA) und des unter ihm liegenden Gelenkknorpelabschnitts (FGK). Die Normwerte dieser 5 Meßgrößen sind der Tabelle 7 zu entnehmen. Sodann kann geprüft werden, ob die gemessenen Flächenwerte von Superzilium und Gelenkknorpel die Korrelationsgleichungen (Tabelle 8) erfüllen. Abweichungen von den empirisch gewonnenen

Korrelationen spiegeln einen Gelenkknorpelschaden, d. h. die Abnahme der Fähigkeit zur Schockabsorption, wider.

Der Supercilium-acetabuli-Score ermöglicht die Klassifikation der biomechanischen Konstitution des Hüftgelenks (Tabelle 9). Den harmonischen Belastungszustand beider Hüftgelenke kennzeichnet das Zusatzmerkmal A bei seitensymmetrischer Form des Supercilium acetabuli. Ist das Pfannensuperzilium hingegen seitenasymmetrisch geformt, kann auf eine unharmonische Belastung geschlossen werden, die mit dem Zusatz B charakterisiert wird (Signalsuperzilium) und Anlaß zur Verlaufskontrolle oder zum therapeutischen Handeln sein sollte.

**Tabelle 7.** Normwerte von Superziliumhöhe (*HSA*), Länge der Superziliumbasis (*BSA*), mittlerer Höhe des Gelenkknorpels (*HGK*), Fläche des Superziliums (*FSA*) und des Gelenkknorpels (*FGK*) mit doppelter Standardabweichung ($\pm 2$ s)

|         | HSA [mm] | HGK [mm] | BSA [mm]  | FSA [cm$^2$]    | FGK [cm$^2$]    |
|---------|----------|----------|-----------|-----------------|-----------------|
| Männer  | 4 ($\pm 2$) | 5 ($\pm 2$) | 37 ($\pm 10$) | 1,21 ($\pm 0,63$) | 1,75 ($\pm 0,74$) |
| Frauen  | 3 ($\pm 2$) | 4 ($\pm 2$) | 33 ($\pm 9$)  | 0,95 ($\pm 0,50$) | 1,47 ($\pm 0,64$) |

***Dicke der Hüftgelenkkapsel im CT.*** Schwellung und/oder Synovialisproliferation sind computertomographisch an einer ***Verdickung der Hüftgelenkkapsel*** über 6 mm zu erkennen (s. Abb. 188 und 189).

***Hüftendoprothesenlockerung im Arthrogramm.*** In Abb. 1179 werden die nativröntgenologischen und arthrographischen Befunde der Totalendoprothesenlockerung des Hüftgelenks aufgezeigt.

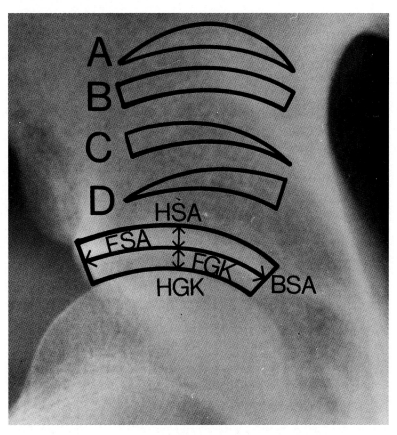

**Abb. 1178.** *Superziliometrie*: Hüftgelenkknorpel und Supercilium acetabuli sind ein Funktionskomplex, dessen Bestandteile aufeinander abgestimmt sind. Dieser harmonische, physiologische Zusammenhang spiegelt sich an empirisch gewonnenen Korrelationen wider (s. Tabelle 7–9). Folgende Größen werden dazu röntgenometrisch bestimmt:

1. Die Superziliumform (*A* Konvexform, *B* Parallelform, *C* lateraler Triangel, *D* medialer Triangel);
2. die mittlere Superziliumhöhe (*HSA*);
3. die Länge der Superziliumbasis (*BSA*);
4. die mittlere Höhe des röntgenologischen Gelenkspalts, die der Knorpeldicke entspricht (*HGK*);
5. mit dem Meßraster des *beiligenden* Superciliometers lassen sich die Flächen des Superziliums (*FSA*) und des unter ihm liegenden Gelenkknorpels (*FGK*) planimetrieren

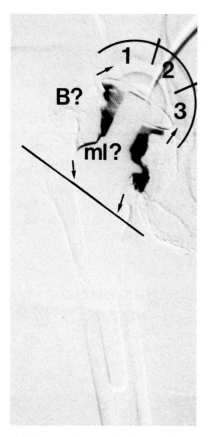

**Abb. 1179.** Digitale Subtraktionsarthrographie zur Diagnostik der Hüftendoprothesenlockerung. Folgende Befunde zeigen eine *Lockerung der Pfannenendoprothese* an:

– Kontrastmittelsaum (*Pfeile*) zwischen Knochen und Knochenzement oder Knochenzement und Endoprothese bei einzementiertem Gelenkersatz, zwischen Knochen und Endoprothese bei zementfreier Implantation in den Sektoren *1, 2* und *3*;
– Kontrastmitteleindringen in 2 Sektoren (1 und 2 oder 2 und 3)
– Kontrastmittel in den Sektoren 1 und 3 kombiniert mit einem Neokapselvolumen über 15 ml und/oder kommunizierender supratrochantärer Bursa (*B*);
– über 2 mm breiter Kontrastmittelsaum in einem Sektor.

Für die *Lockerung der femoralen Endoprothesenkomponente* sprechen arthrographisch Kontrastmittelsäume (*Pfeile*), die sich bis unter die eingezeichnete intertrochantäre Linie ausbreiten. (mod. nach Maus et al. 1987)

*Nativröntgenologische Lockerungszeichen* sind Endoprothesenwanderung, d. h. Komponentendislokation um mindestens 4 mm bzw. 4°, Endoprothesenbruch, Fraktur des Knochenzements, knöcherne Fraktur, über 2 mm breiter uniformer, d. h. gerade oder wellig begrenzter oder divergierender Knochenresorptionssaum zwischen Knochen und Knochenzement bzw. Endoprothese, der im Kunstpfannenbereich 80–100% ihrer Zirkumferenz umfaßt und/oder *Infektionsröntgenbefunde* (Infektgirlande, *massives* Zementzerbröckeln).

Komponentenwanderung um 4 mm bzw. 4° bedarf wegen der Meßfehlermöglichkeit der klinischen (szintigraphischen) Stützung. Dies gilt auch für das Einsinken des Implantats („Subsidence") in bezug auf die Trochantermajor-Spitze.

Durch ovoide oder kugelige Knochenresorption geben sich in Abhängigkeit von ihrer Größe stabilitätsgefährdende granulomatöse Fremdkörperreaktionen zu erkennen – im Extremfall auch granulomatöser Pseudotumor genannt

---

**Tabelle 8.** „Passen" Superziliumfläche (*FSA*) und Gelenkknorpelfläche (*FGK*) zueinander? Die Antwort geben Korrelationsgleichungen zur Kontrolle der Konformität von Superziliumfläche und Gelenkknorpelfläche

| Männer | Fläche SA | $FSA \times 0{,}69 + 0{,}915 = FGK$ |
|--------|-----------|-------------------------------------|
|        | Fläche GK | $FGK \times 0{,}49 + 0{,}352 = FSA$ |
| Frauen | Fläche SA | $FSA \times 0{,}70 + 0{,}805 = FGK$ |
|        | Fläche GK | $FGK \times 0{,}41 + 0{,}347 = FSA$ |

**Tabelle 9.** Supercilium-acetabuli-Score

|                        | Männer | Frauen | Punkte |
|------------------------|--------|--------|--------|
| Fläche SA [cm²]        | >1,85  | >1,45  | 1      |
|                        | 0,60–1,85 | 0,45–1,45 | 2   |
|                        | <0,60  | <0,45  | 3      |
| Fläche GK [cm²]        | <1,00  | <0,80  | 1      |
|                        | 1,00–2,50 | 0,80–2,10 | 2   |
|                        | >2,50  | >2,10  | 3      |

| Score-Klasse I = Optimum | Klasse II = Balance | Klasse III = Imbalance (zwischen Superzilium und Gelenkknorpel) |
|--------------------------|---------------------|-----------------------------------------------------------------|
| Punkte: 6                | 5–4                 | 3–2                                                             |

Superziliumform seitensymmetrisch = A
seitenasymmetrische Superziliumform = B (*z. B.* II B)

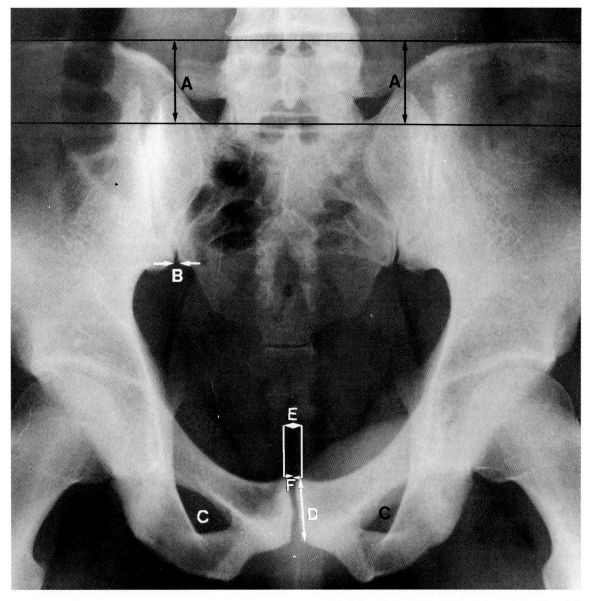

**Abb. 1180.** Röntgenologischer Untersuchungsgang zum Nachweis der Beckenringlockerung.

1. Beckenübersicht im Liegen:
   - Verlaufen die Tangenten an den Beckenkämmen und an der Sakrumoberkontur parallel zueinander (*A*)?
   - Sind die sakroiliakalen Gelenkspalten seitengleich weit (Spreizung im „Ohrläppchenbereich", Stufe zwischen Sakrum und Ilium an der kaudalen Ecke des Sakroiliakalgelenks, *B*)?
   - Symmetrische oder asymmetrische Projektionsfigur der Schambeine (Foramina obturata, *C*)?
   - Rotation eines Schambeins („Symphysenhöhe" seitengleich, *D*)?

   - Spreizung des Symphysenspalts an der Kranialkontur über 7,5 mm (*E*)?
   - Sind die Schambeine gegeneinander verschoben (Stufenbildung ihrer Oberkonturen um mehr als 2 mm, *F*)?

2. Beckenaufnahme im Stehen nach 10minütiger Belastung mit 5-kg-Gewicht in einer Hand gehalten: Haben sich die Befunde A–F verändert oder sind die parenthetischen oder nicht in Klammern gesetzten Lockerungshinweise neu aufgetreten?

3. Symphysenzielaufnahmen nach Standbeinwechsel und erneute Messung von E und F.

Die angegebene Untersuchungsmethode bedarf keines Durchleuchtungsgerätes, ist also auch in der orthopädischen Praxis durchführbar

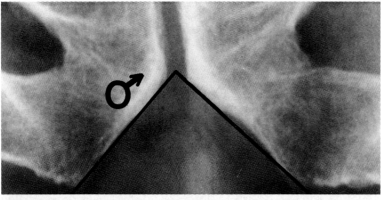
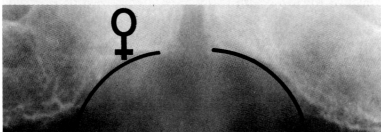

**Abb. 1181.** Die Tangenten an den unteren Schambeinästen stoßen im Schambeinwinkel aufeinander. Sie umschließen bei Männern den *Angulus subpubicus* und bilden bei Frauen den *Arcus pubis*. Normwerte bei Männern 94° ($\pm$ 25,8°), bei Frauen 130,6° ($\pm$ 27°)

*Beckeninstabilität.* Konstitutionell, posttraumatisch und post partum kann es zu einer meßbaren *Lockerung der Beckenverbindungen* kommen. Das gilt sowohl für die Sakroiliakalgelenke als auch für die Symphysis pubica. Die statische Röntgenuntersuchung (Beckenaufnahme im Liegen) und, wenn nötig, zusätzliche röntgenologische Funktionsprüfungen (Beckenaufnahme im Stehen, nach 10 min Gehen unter Belastung mit 5 kp in einer Hand gehalten, sodann 2 Zielaufnahmen der Symphyse im wechselnden Einbeinstand) können zur diagnostischen Klärung eingesetzt werden (Dihlmann 1978) (Abb. 1180; s. Abb. 1122). Auch im CT des Beckens lassen sich Erweiterungen der sakroiliakalen und symphysären Spalten nachweisen. Die Kaudoventralverschiebung des Sakrums bei Insuffizienz oder Sprengung des Sakroiliakalgelenks (*Sakrolisthesis*) gibt sich besonders eindeutig computertomographisch, aber auch konventionell-tomographisch an einer Stufenbildung zwischen den Vorderkonturen von Sakrum- und Iliumgelenksockel zu erkennen (s. Abb. 780).

*Schambeinwinkel.* Die geschlechtunterschiedliche Nomenklatur des Schambeinwinkels *„Arcus pubis"* bei Frauen und *„Angulus subpubicus"* bei Männern ist anatomisch begründet. Im Gegensatz zum männlichen Geschlecht ist bei Frauen eine Abnahme des Schambeinwinkels mit dem Älterwerden nachzuweisen (Dihlmann u. Heinrichs 1992) (Abb. 1181).

## Achsenskelett

Zur röntgenometrischen Beurteilung des Achsenskeletts werden auf Übersichtsröntgenaufnahmen der Wirbelsäule oder ihrer Abschnitte 3 verschiedene Aspekte beachtet, nämlich die einzelnen Wirbel, der „statische Kontext" (Stellung und Haltung, Alignement, röntgenometrische Relationen der Wirbel zueinander) und schließlich das Verhalten der Wirbel in der Funktion – ihre Dynamik.

*Okzipitozervikaler Übergang.* Hier manifestieren sich (*angeborene*) Dysplasien, Hypoplasien, Aplasien, Segmentationsstörungen, Residuen der phylogenetischen Segmentierung (s. Abb. 510) und *erworbene* Veränderungen.

Als *basiläre Impression* (S. 460) wird die (angeborene) scheinbare oder (erworbene) reale Einstülpung der knöchernen Foramen-magnum-Umgebung bezeichnet.

In diesem Zusammenhang ist auch die *vertikale Densdislokation* durch traumatische oder entzündliche Lockerungen des okzipitoatlantoaxialen Kapsel-Band-Apparates, beispielsweise im Krankheitsverlauf der Rheumatoiden Arthritis (s. S. 460 f.) zu erwähnen.

Anterior-posteriore und seitliche Röntgenaufnahmen, ergänzt durch konventionelle Tomogramme und Funktionsaufnahmen, geben über die Pathomorphologie des okzipitalen Überganges Auskunft.

**Tabelle 10.** 90%-Toleranzbereiche der *Interpedunkulardistanzen* bei Kindern und Erwachsenen. (Hinck et al. 1966)

| Alter ♀ = ♂ | 3, 4, 5 | 6, 7, 8 | 9, 10 | 11, 12 | 13, 14 | 15, 16 | 17, 18 | >18 Jahre alt |
|---|---|---|---|---|---|---|---|---|
| C  3 | 18–29 | 22–30 | 21–32 | 20–32 | 24–31 | 23–31 | 23–32 | 25–31 |
| 4 | 19–30 | 23–31 | 21–32 | 21–33 | 25–32 | 24–32 | 24–33 | 26–32 |
| 5 | 20–31 | 23–31 | 22–32 | 21–33 | 25–32 | 25–32 | 25–34 | 26–33 |
| 6 | 20–31 | 24–31 | 22–32 | 21–33 | 25–32 | 24–33 | 25–34 | 26–33 |
| 7 | 19–30 | 23–31 | 21–32 | 20–32 | 24–31 | 21–32 | 23–32 | 24–32 |
| Th 1 | 17–26 | 19–26 | 20–27 | 20–27 | 19–28 | 18–29 | 20–26 | 20–28 |
| 2 | 14–22 | 15–22 | 17–24 | 16–24 | 16–24 | 14–25 | 17–23 | 17–24 |
| 3 | 13–21 | 14–21 | 15–21 | 14–22 | 15–23 | 15–22 | 15–21 | 16–22 |
| 4 | 12–20 | 14–21 | 15–21 | 14–21 | 14–22 | 14–20 | 15–21 | 15–21 |
| 5 | 12–20 | 13–20 | 14–20 | 13–21 | 14–22 | 14–21 | 15–21 | 14–21 |
| 6 | 12–20 | 13–20 | 14–20 | 13–20 | 14–22 | 13–20 | 14–20 | 14–20 |
| 7 | 12–20 | 13–21 | 14–20 | 13–20 | 14–22 | 13–21 | 15–21 | 14–20 |
| 8 | 12–21 | 14–21 | 14–20 | 13–21 | 14–23 | 14–21 | 15–21 | 15–21 |
| 9 | 12–21 | 14–21 | 13–21 | 14–21 | 15–23 | 14–22 | 15–21 | 15–21 |
| 10 | 12–21 | 15–22 | 13–21 | 14–21 | 15–23 | 14–22 | 16–22 | 16–22 |
| 11 | 13–22 | 16–23 | 14–23 | 15–22 | 16–25 | 16–23 | 17–23 | 17–24 |
| 12 | 16–24 | 18–25 | 17–25 | 18–25 | 19–27 | 18–26 | 20–26 | 19–27 |
| L 1 | 17–24 | 17–27 | 19–28 | 19–27 | 20–27 | 20–28 | 20–29 | 21–29 |
| 2 | 17–24 | 17–27 | 19–28 | 19–27 | 20–27 | 20–28 | 20–29 | 21–30 |
| 3 | 17–24 | 17–27 | 19–28 | 20–27 | 21–28 | 21–29 | 20–29 | 21–31 |
| 4 | 18–25 | 18–28 | 20–29 | 20–28 | 19–33 | 21–30 | 19–33 | 21–33 |
| 5 | 21–28 | 22–32 | 24–33 | 24–34 | 22–36 | 23–35 | 23–37 | 23–37 |
| Wirbel | [mm] | | | | | | | |

Meßlinien und Winkel zur Röntgenometrie treten der morphologischen Bildanalyse quantifizierend zur Seite (Abb. 1182–1185).

*Wirbelmorphologie.* Auch die qualitative *Analyse der Wirbelmorphologie* – einschließlich der Knochenstruktur – [Wirbelkörperaplasie, Halbwirbel, Spaltwirbel, Schmetterlingswirbel, Flachwirbel, Hochwirbel, Keilwirbel, Langwirbel, angelhakenförmiger Wirbel, persistierender infantiler ovoider Wirbel, Kastenwirbel, Tonnenwirbel, Blockwirbel, Fischwirbel, Rahmenwirbel, Elfenbeinwirbel, Hämangiomwirbel, Glaswirbel, Rugger-jersey-Wirbel (Sandwich-Wirbel) u.s.w.] erfährt durch die Röntgenometrie entscheidende Zusatzinformationen. Dies gilt besonders für die hinteren Wirbelanteile, von denen der Spinalkanal umgeben wird.

*Spinalkanaldurchmesser.* Auf a.-p. Röntgenaufnahmen kann eine erweiterte *Interpedunkulardistanz* (= innerer Querdurchmesser des Wirbelkanals) einen intramedullären raumfordernden Prozeß anzeigen, wie die Abb. 1186a und b und Tabelle 10 verdeutlichen.

Die verminderte Interpedunkulardistanz spiegelt am häufigsten eine *konstitutionelle* knöcherne Spinalkanalenge wider. Die Feststellung gilt auch für den *sagittalen Spinalkanaldurchmesser* auf seitlichen Wirbelsäulenröntgenaufnahmen. Wichtiger als absolute Meßwerte sind relative Maßangaben mit Werten, die entsprechende Meßstrecken der benachbarten Wirbel berücksichtigen. Beispielsweise zeigen *sprunghaft* aus der segmentalen Relation herausragende, die harmonischen physiologischen Sequenzen mißachtende, vergrößerte Quer- oder Sagittaldurchmesserwerte mit hoher Wahrscheinlichkeit eine intraspinale Raumforderung an (Abb. 1186a, Abb. 1187a, b und 1188).

Der Nachweis einer dorsalen Wirbelkörperexkavation („scalloping" des englischsprachigen Schrifttums) muß Anlaß für weitere diagnostische Maßnahmen sein, da diesem Befund ein intraspinaler, intra- oder extramedullärer raumfordernder Prozeß zugrunde liegen kann. *Lokalisiertes* „scalloping" kommt unter anderem bei langsam wachsenden größeren intraspinalen Tumoren, Zysten, Syringomyelie, Hydromyelie und extraduralen Gichttophi vor. Die *generalisiert* auftretende dorsale Wirbelkör-

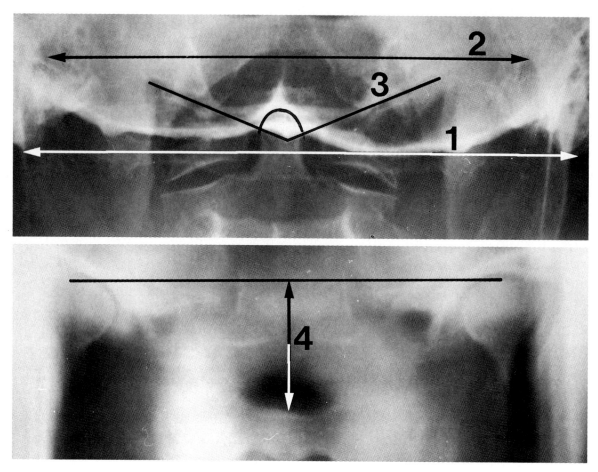

**Abb. 1182.** Röntgenometrie des kraniozervikalen Übergangs auf der a.-p. Röntgenaufnahme. Die (eher obsolete) *Bimastoidlinie* (*1*) verbindet die Spitzen der Processus mastoidei. Die Densspitze überragt sie normalerweise um nicht mehr als 10 mm. Die (ebenfalls eher obsolete) *Biventerlinie* (*2*) spannt sich zwischen den Incisurae mastoideae aus und wird im Normalfall von der Densspitze nicht überschritten. Die Schenkel des *atlantookzipitalen Gelenkachsenwinkels* (*3*), die parallel zur Kondylengelenkfläche (= *Kondylenwinkel*) verlaufen, schneiden sich im Regelfall mit 124–127°. Die Auswanderung des Winkelscheitels von der Densmitte, wie abgebildet, zeigt einen *asymmetrischen* Bau der Hinterhauptkondylen an. Die Tomographie ist bei der Bestimmung des Kondylenwinkels der Nativaufnahme vorzuziehen. Der normale Abstand zwischen der Oberkontur des Caput mandibulae und dem kranialen Rand des vorderen Atlasbogens (*4*) beträgt 22–39 mm

perexkavation wird beim Marfan-Syndrom, Ehlers-Danlos-Syndrom, bei der Neurofibromatose, Achondroplasie, Mukopolysaccharidose Typ I-Hurler, Mukopolysaccharidose Typ IV-Morquio, Akromegalie und beim kommunizierenden Hydrozephalus beobachtet.

***Computertomographische spinale Röntgenometrie.***
Diese Untersuchung gestattet die Beurteilung der Wirbelsäulensegmente in der 3. Ebene. Messen lassen sich die Quer- und Tiefendurchmesser des Spinalkanals, die Weite der lateralen Recessus sowie im Weichteilfenster die Dicke der Ligg. flava und die Durchmesser der Spinalganglien (Dihlmann 1984) (Abb. 1189).
Nach der morphologischen und der röntgenometrischen Bildanalyse stellt die densitometrische Beurteilung die 3. Möglichkeit der computertomographischen Befunderhebung dar. Cursormessung und Profilographie sind in Abhängigkeit vom Gerätetyp zeitaufwendige Densitometrien. Sie erfassen immer nur einen Teil des zu beurteilenden Areals und sind beispielsweise auch mit dem Problem des Partialvolumeneffekts verbunden. Eine zeitsparende und zuverlässige quantitativ densitometrische Methode ist der ***Bicolor-Modus*** (Dihlmann 1985) (Abb. 1190).

***Dallas-Diskographie-Deskription (DDD).*** Die CT-Diskographie faßt die subtile Analyse zweier Komponenten des degenerativen Diskusprozesses, nämlich der *allgemeinen* Anulusdegeneration („Anulose") und des Anulusrisses, zusammen und korreliert sie mit den Schmerzen des Patienten (Sachs et al. 1987) (Abb. 1191).

***Vertebrale Fluchtlinien.*** Die Prüfung dieser *horizontalen und vertikalen Alignements* offenbart segmentale Fehl*stellungen* (segmentale Streckstellung, anguläre Kyphose – entweder im Sinne des Gibbus mit erodierten Abschlußplatten oder als dorsal klaffender Diskusraum mit glatten Abschlußplatten – sowie das Güntz-Zeichen, s. S. 418). Aber auch Abschnittsfehl*haltungen* (Rundrücken, Hohlrundrücken, Flachrücken, Skoliose) springen ins Auge und lassen sich klassifizieren. Rotationsdislokationen der Halswirbel geben sich auf a.-p. Röntgenaufnahmen am Ausweichen eines oder mehrerer Dornfortsätze aus der Flucht zu erkennen (s. S. 418). Dies gilt auch für die seltene lumbale Rotationsfehlstellung. Seitliche Halswirbelsäulenaufnahmen zeigen Fehlstellungen durch gestörte Alignements an den ventralen und dorsalen Wirbelkörperkonturen sowie der hinteren Kontur der Wirbelbögen (*Spinolaminarlinie*) an, seien sie traumatisch (dislozierte Fraktur) bedingt, reflektorischer oder anderer Genese (s. Abb. 818). Zur Diagnose der zervikalen Rotationsfehlstellung auf der *seitlichen* Halswirbelsäulenaufnahme s. S. 418).

***Skoliosen.*** Dies sind Wirbelsäulenfehlhaltungen in der Frontalebene. Sie gehen aus morphologischen Gründen (Stellung der Wirbelbogengelenkfortsätze) stets mit einer Rotation einher. Klinisch ist dies am (thorakalen) Rippenbuckel und/oder dem (lumbalen) Muskelwulst auf der Konvexseite der Wirbelsäulenkrümmung zu erkennen.

***Strukturelle Skoliose*** Diese überwiegend idiopathische gynäkotrope frontale Fehlhaltung tritt meist im Wachstumsalter auf und hat in dieser Lebensperiode die größte Verstärkungstendenz. Strukturelle Skoliosen sind durch die Krümmung, ihre Fixation, also die nicht vollständig auszugleichende seitliche Verbiegung eines oder mehrerer Wirbelsäulenabschnitte, die Rotation und die intrinsische Wirbeltorsion gekennzeichnet. Von der ***nichtstrukturellen Skoliose*** unterscheidet sich die strukturelle Skoliose durch den skoliotischen Wirbelkörperumbau: Die konkavseitige Wirbelkörperwand weist eine geringere Höhe auf als die konvexseitige. Die Wirbelformänderung in der Horizontalen (Wirbeltorsion) läßt sich computertomographisch nachweisen.

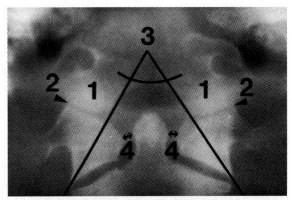
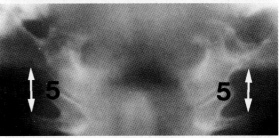
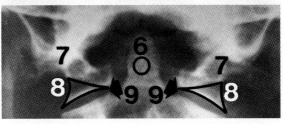

**Abb. 1183.** Stellung von Okziput, Atlas und Axis auf der a.-p. Röntgenaufnahme (Tomogramme und Übersicht). Folgende Fragen lassen sich beantworten:

– Sind die Hinterhauptkondylen symmetrisch zum Foramen magnum dargestellt (*1*)?
– Gilt dies für die Gelenkflächen von Okziput und Atlas (*2, Pfeilspitzen*)?
– Steht der Atlas symmetrisch zum Foramen magnum und den Hinterhauptkondylen (***Atlas-Kondylenschnittwinkel***, *3*)?
– Hat der Dens beidseits den gleichen Abstand zur inneren Atlaskontur (*4*)?
– Haben die Processus transversi atlantis seitengleichen Abstand zur Schädelbasis (*5*)?
– Steht das Tuberculum posterius in der Mittellinie (*6*)?
– Bilden sich die Massae laterales atlantis mit den Processus transversi und den Foramina transversaria seitensymmetrisch ab (*7*)?
– Projizieren sich die „***Massa-lateralis-Dreiecke„*** (Kamieth 1983) seitensymmetrisch (*8*)?
– Sind die Gelenkflächen in den lateralen Atlantoaxialgelenken seitengleich abgebildet und überlappen sie sich nicht (*9, kurze Pfeile*)?
– Stellen sich die Mulden zwischen Axiskörper und -querfortsatz seitengleich dar?

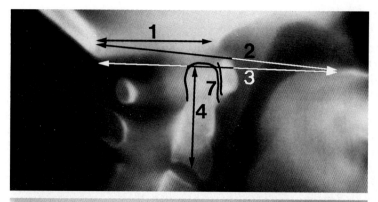

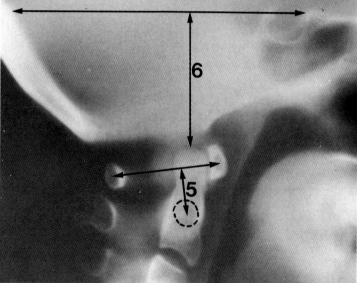

**Abb. 1184.** Im seitlichen Röntgenbild (Tomogramm) tragen folgende Meßlinien zur Diagnose einer basilären Impression oder vertikalen Densdislokation bei: Die *Foramen-magnum-Linie (McRae-Linie)* verbindet Vorder- und Hinterrand des Foramen magnum und wird von der Densspitze normalerweise nicht überschritten (*1*). Die *Palatookzipitallinie (Chamberlain-Linie)* spannt sich zwischen dem Hinterrand des harten Gaumens und der Hinterkontur des Foramen magnum aus (*2*). Der Dens steht mit seiner Spitze gewöhnlich 1 mm (± 3,6 mm) kaudal dieser Linie. Vom harten Gaumen zum tiefsten Punkt der Hinterhauptschuppe verläuft die *Palatosubokzipitallinie (Basallinie, McGregor-Linie)*. Die Densspitze überragt sie in der Regel um höchstens 5 mm (*3*). Läßt sich die Densspitze auf Übersichtsaufnahmen nicht sicher abgrenzen, so hilft die Messung der Distanz zwischen Basallinie und Grundplattenmitte von HWK 2 (Redlund-Johnell u. Pettersson 1984). Sie beträgt bei Männern mindestens 34 mm, bei Frauen mindestens 29 mm (*4*). Die Verbindungslinie zwischen den Mittelpunkten der ovalen oder annähernd kreisförmigen Projektionsfiguren des vorderen und hinteren Atlasbogens hat bei Männern normalerweise vom Mittelpunkt des ebenfalls rundlichen Schattens der Bogeninsertion des Axiswirbels einen Abstand von 17 mm (± 2 mm), bei Frauen von 15 mm (± 2 mm) [*Ranawat-Distanz*, (Ranawat et al. 1979), *5*]. Der Dens wahrt normalerweise einen Abstand von 40–41 mm zur Verbindungslinie zwischen Tuberculum sellae und Protuberantia occipitalis interna. Werte zwischen 30 und 36 mm sind fraglich, unter 30 mm sicher pathologisch (Höhenindex von Klaus 1957; *6*). Auch unter

Die Massa-lateralis-Dreiecke sind Projektionsphänomene durch den hinteren Atlasbogen. Nonrotation des Atlas = Dreiecke seitengleich. Atlasrotation verbreitert die Dreieckbasis auf der Rotationsseite und verkleinert sie auf der Gegenseite. Weitere Atlasrotation, sodann werden *auf der Rotationsseite* folgende Befunde sichtbar: Dens-Massa-Distanz verringert, Verschmälerung des atlantoaxialen Gelenkspalts, Verkürzung des Atlasquerfortsatzes, Stufenbildung (Rotationsoffset) zwischen Massa lateralis und Axisgelenkkontur. Auf der Rotationsseite überragt die Axis den Atlas = negativer Offset, bei weiterer Rotation kleineres negatives Offset auf der Gegenseite. „Verkleinerung" der Massa lateralis; „Verschmälerung" der Okziputkondyle. Der Atlas ist Rotationsvorläufer! Nach mindestens 6–8° folgt die Axisrotation zur selben Seite, der sich C3–7 mit kraniokaudal verringertem Rotationsgrad anschließen. In Abhängigkeit vom Rotationsausmaß tritt eine Skoliose (konvex zur Rotationsgegenseite) auf. Zeichen der C2–7-Rotation: Ausweichen der Dornfortsätze zur Rotationsgegenseite. Axisrotation: frühzeitige Abbildungasymmetrie der seitlichen Mulde aus Axiskörper und Querfortsatz (abgeflachte Mulde auf der Rotationsseite bzw. Verbreiterung der Doppelkontur). Für die Praxis gilt: „Liegt eine der normalen Kopfhaltung bei der Röntgenuntersuchung *inadäquate* Atlasposition oder Stellung/Haltung der anderen zervikalen Bewegungssegmente vor?" Wenn ja, dann ist sie pathologisch; denn Schädel und Atlas rotieren synchron und okzipitozervikale Entwicklungsstörungen sind ausgeschlossen worden.

Anteflexionsbedingung darf die *Atlantodental-Distanz* nicht mehr als 3 mm (bei Kindern bis 5 mm) betragen (*7*). Ein erweiterter röntgenologischer Gelenkspalt im Atlantodentalgelenk spiegelt die ventrale (anteriore) Atlasdislokation wider und ist in Abhängigkeit von ihrem Ausmaß ein Alarmsignal für die Gefahr der zervikalen Kompressionsmyelopathie

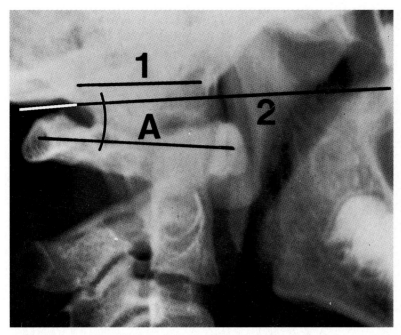

**Abb. 1185.** Die seitliche Röntgenaufnahme des okzipito-zervikalen Übergangs offenbart Atlasfehlstellungen. *Normalerweise* verlaufen Atlasebene (*A*) und McRae-Linie (*1*; s. Abb. 1184) etwa parallel zueinander. Atlasebene und McGregor-Linie (*2*; s. Abb. 1184) bilden dagegen einen Winkel von 10–24°. Die Atlasstellungen *Atlas superior* (Winkel zwischen Atlasebene und McGregor-Linie über 24°) und *Atlas inferior* (hier abgebildet, oben genannter Winkel unter 10°) haben nur zusammen mit Funktionsstörungen im Zervikalbereich klinische Bedeutung. Bei Anteflexion weichen normalerweise [im jüngeren Lebensalter (unter 40 Jahren)] Okziput und hinterer Atlasbogen nicht auseinander, sondern nähern sich vielmehr einander an („paradoxe Kippbewegung des Atlas", Arlen 1977), da sich der Atlas bei dieser Bewegung final gegenüber den Hinterhauptkondylen nach dorsal und kranial verschiebt. Das Ausbleiben der Atlaskippbewegung zeigt eine Blockierung in den Atlantookzipitalgelenken an (Kamieth 1986): Atlasisotopie in Normalstellung *und* Anteflexion!

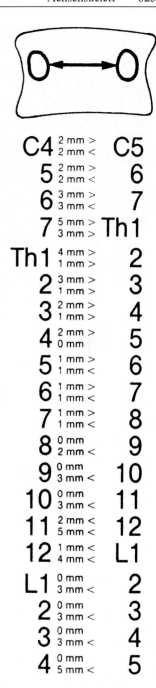

**Abb. 1186a.** Normale Relationen zwischen den *Interpedunkulardistanzen* zweier benachbarter Wirbel (Lindgren 1954)

| | | |
|---|---|---|
| C4 | 2 mm > / 2 mm < | C5 |
| 5 | 2 mm > / 2 mm < | 6 |
| 6 | 3 mm > / 3 mm < | 7 |
| 7 | 5 mm > / 3 mm > | Th1 |
| Th1 | 4 mm > / 1 mm > | 2 |
| 2 | 3 mm > / 1 mm > | 3 |
| 3 | 2 mm > / 1 mm > | 4 |
| 4 | 2 mm > / 0 mm | 5 |
| 5 | 1 mm > / 1 mm < | 6 |
| 6 | 1 mm > / 1 mm < | 7 |
| 7 | 1 mm > / 1 mm < | 8 |
| 8 | 0 mm / 2 mm < | 9 |
| 9 | 0 mm / 3 mm < | 10 |
| 10 | 0 mm / 3 mm < | 11 |
| 11 | 2 mm < / 5 mm < | 12 |
| 12 | 1 mm < / 4 mm < | L1 |
| L1 | 0 mm / 3 mm < | 2 |
| 2 | 0 mm / 3 mm < | 3 |
| 3 | 0 mm / 3 mm < | 4 |
| 4 | 0 mm / 5 mm < | 5 |

Die nichtstrukturelle osteopathische (kongenital bei Wirbelmißbildungen), degenerativ-diskogene, neuropathische, myopathische, fibropathische (durch extraspinale Narbenschrumpfung) und statische Skoliose bei Beinlängendifferenz sind durch Anamnese, klinische und röntgenologische Untersuchungen zu unterscheiden. Dies gilt auch für die strukturellen Skoliosen, beispielsweise bei Neurofibromatose, beim Marfan-Syndrom, Ehlers-Danlos-Syndrom, bei Osteochondrodysplasien, als Traumafolge, als postoperativer Zustand nach Laminektomie oder Thorakoplastik sowie nach Bestrahlung mit Tumor-

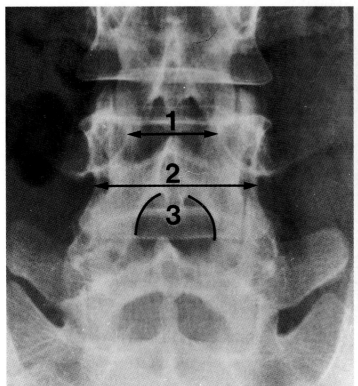 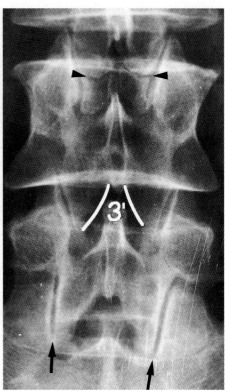

**Abb. 1186b.** Die Interpedunkulardistanz (*1*) gibt auf a.-p. Röntgenaufnahmen den Querdurchmesser des knöchernen Spinalkanals wieder (*linker Bildteil*). Er beträgt im Normalfall zwei Drittel des Wirbelquerdurchmessers (*2*) an dessen engster Stelle. Die nach lateral konkave Form der seitlichen Begrenzungen des sog. interapophysärlaminären Fensters begründet den Verdacht auf eine lumbale knöcherne Spinalkanalstenose, vgl. *3* mit *3'* (*rechter Bildteil*). Das gleiche gilt, wenn sich auf a.-p. Lendenwirbelsäulenaufnahmen die Gelenkspalten der korrespondierenden Wirbelbogengelenke orthograd getroffen besonders deutlich abbilden (*Pfeile*). Persistierende Apophysen an den Gelenkfortsätzen (*Pfeilspitzen*)

dosen. Entzündlich-rheumatische Wirbelsäulenerkrankungen, infektiöse Spondylodiszitiden, Rachitis, Osteogenesis imperfecta tarda und Homozystinurie sind weitere Ätiologien struktureller Skoliosen.
Traumatisch bedingte Skoliosen kommen bei einseitigen Querfortsatzfrakturen vor.
Reflektorische Skoliosen werden beispielsweise auch bei schmerzhaften, *exzentrisch* im Wirbel angesiedelten entzündlichen (infektiösen) Erkrankungen oder bei tumorösen Krankheitsprozessen (Osteoidosteom, Osteoblastom, aneurysmatischer Knochenzyste, eosinophilem Granulom, Wirbelmetastasen) beobachtet. Zu den reflektorischen Skolioseursachen gehören ebenfalls Entzündungen oder Tumoren in den paravertebralen Weichteilen. Die reflexauslösende Störung liegt dabei auf der Konkavseite („Innenkurve") der Skoliose. Bei der traumatischen Skoliose sind die Frakturen der Processus transversi jedoch auf der Konvexseite („Außenkurve") zu erwarten.

*Das röntgendiagnostische Programm der Skoliose* stützt sich auf die Basisinformationen der Wirbelsäulenganzaufnahmen im Stehen in 2 Ebenen. Funktionsaufnahmen in maximaler Seitenbeugung (im Säuglings- und Kleinkindesalter als gehaltene Aufnahmen, Bending-Test) gestatten die Unterscheidung der reversiblen, funktionellen Haltungsskoliose von der irreversiblen, fixierten, strukturellen Skoliose. Die röntgenometrische Auswertung erfolgt überwiegend nach der Methode von Cobb (Abb. 1192). Die Darmbeinapophysen sind in der Regel auf der a.-p. Wirbelsäulenganzaufnahme mitabgebildet. Ihre Ossifikation (Risser-Stadien) (Abb. 1193) ermöglicht eine prognostische Aussage über die Skolioseprogredienz. Die Risser-Stadien sind verschiedentlich modifiziert worden. Jedoch herrscht Einigkeit, daß eine Korrelation zwischen der kompletten Apophysenossifikation und dem Abschluß des Stammskelettwachstums besteht.

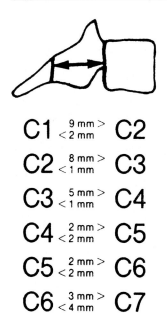

C1 $\genfrac{}{}{0pt}{}{9\,mm\,>}{<2\,mm}$ C2

C2 $\genfrac{}{}{0pt}{}{8\,mm\,>}{<1\,mm}$ C3

C3 $\genfrac{}{}{0pt}{}{5\,mm\,>}{<1\,mm}$ C4

C4 $\genfrac{}{}{0pt}{}{2\,mm\,>}{<2\,mm}$ C5

C5 $\genfrac{}{}{0pt}{}{2\,mm\,>}{<2\,mm}$ C6

C6 $\genfrac{}{}{0pt}{}{3\,mm\,>}{<4\,mm}$ C7

**Abb. 1187a.** Normale Relationen zwischen den *Sagittaldurchmessern* des Wirbelkanals zweier benachbarter *Zervikalwirbel*

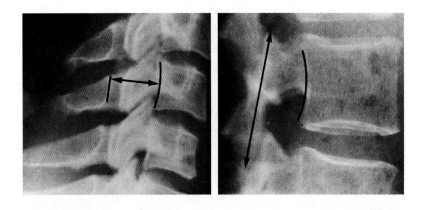

**Abb. 1187b.** Den Sagittaldurchmesser des zervikalen und thorakalen Wirbelkanals gibt der Abstand zwischen Wirbelkörperhinterfläche und Kontur des Arcus vertebrae am Abgang des Dornforsatzes wieder. Ist im *Zervikalbereich* der Quotient aus Wirbelkörpertiefendurchmesser und sagittalem Wirbelkanaldiameter größer als 1 (normal <1), so besteht der Verdacht auf eine konstitutionelle Zervikalkanalenge (*linker Bildteil*). Dies gilt nicht bei Platyspondylie. Auf seitlichen Aufnahmen der *Lendenwirbelsäule* entspricht die Entfernung zwischen der Wirbelkörperhinterfläche und einer Geraden von der Spitze des oberen zur Spitze des unteren Gelenkfortsatzes (*rechter Bildteil*) dem sagittalen Spinalkanaldurchmesser

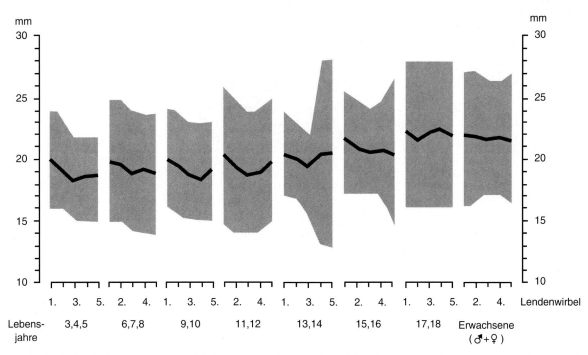

**Abb. 1188.** Sagittaldurchmesser des lumbalen Vertebralkanals bei Kindern und Erwachsenen. Die Abbildung gibt den Mittelwert und den 90%-Toleranzbereich an (Hinck et al. 1965). Werte unter 15 mm und über 25 mm sind suspekt. (Fokus-Film-Distanz = 101,6 cm = 40″)

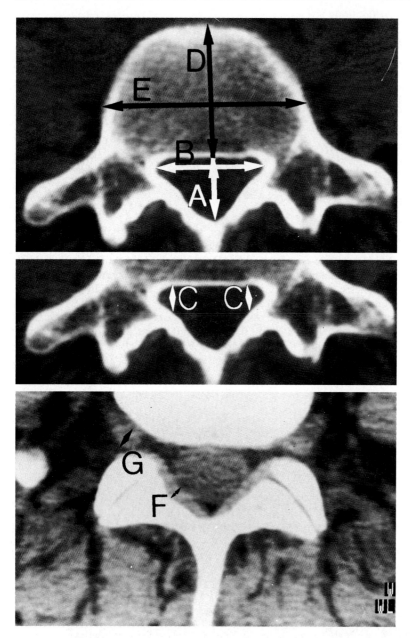

**Abb. 1189.** Computertomographische Röntgenometrie des lumbalen Spinalkanals. *A* Mediosagittaldurchmesser normal >12 mm, 12–10 mm relative Stenose, <10 mm absolute Stenose. *B* Lumbale Interpedunkulardistanz normal ≥17 mm, *C* Tiefe der lateralen Recessus normal >5 mm, 5–3 mm relative Stenose, <3 mm absolute Stenose, Jones-Thomson-Quotient (*D* Sagittaldurchmesser, *E* Querdurchmesser des Wirbelkörpers) AxB/DxE normal zwischen 0,5 und 0,22. Werte <0,22 zeigen die Spinalkanalenge an. *F* Dicke der Ligg. flava normal ≤6 mm; *G* Durchmesser der lumbalen Spinalganglien normal ≤7 mm

Nach Erreichen der Skelettreife ist mit einer Skoliosezunahme um 1°–2° pro Lebensjahr zu rechnen, falls nicht zusätzliche (potentielle) Faktoren, wie Schwangerschaft, Osteoporose, Diskusdegeneration, die Skoliose verschlimmern oder manchmal überhaupt erst auslösen!

Die langjährige skoliotische Überbelastung der Disci und Ligamente führt mit der Zeit zum Drehgleiten im Bewegungssegment auf Höhe des Skoliosescheitels oder darunter. Der Diskusschaden ist darüber hinaus an Spondylophyten zunächst auf der Konkavseite der Wirbelsäulenkrümmung zu erkennen.

Die Rotation folgt der durch die meist arthrotisch veränderten Wirbelbogengelenke vorgegebenen Drehrichtung (Abb. 1194).

***Funktionsuntersuchung.*** Das Prinzip der harmonischen Relationen, wie es oben für die Wirbelkanaldurchmesser beschrieben wurde, gilt auch für die Höhe und Form der Zwischenwirbelräume (physiologische Diskushöhensequenz, s. S. 387f) und die Bewegung der Wirbel gegeneinander bei Seitneigung, Anteflexion und Retroflexion auf ***Funktionsröntgenaufnahmen der zervikalen und lumbalen Wirbelsäulenabschnitte***. Die sog. paradoxe Atlaskippung (s. Abb. 1185) und das zervikale (harmonische) Trittleiterphänomen (s. S. 390) sind normale, die zervikale und lumbale mono- oder oligosegmentäre Hypo- oder Hypermobilität dagegen pathologische Röntgenbefunde. Besonderes klinisches Interesse beansprucht dabei die vertebrale bewegungssegmentale Gefügestörung, wie sie an der Halswirbelsäule mono- oder oligosegmental, an der Lendenwirbelsäule grundsätzlich mono-, oligo- oder polysegmental auftritt. Dann bewährt sich in der Praxis folgende Nomenklatur (s. MEMO S. 390): Diskogene Retrolisthesis und Antelisthesis zeigen an, daß im Bewegungssegment eine vermehrte Beweglichkeit – Hypermobilität – besteht; denn sonst hätte sich der Wirbel oberhalb des degenerativ oder entzündlich geschädigten Diskus nicht verschieben können. Läßt sich die Retro- oder Antelisthesis durch Funktionsaufnahmen nicht rückgängig machen, so ist die Hypermobilität stabilisiert. Gleitet bei der Funktionsröntgenuntersuchung der nach hinten oder vorne dislozierte Wirbel in seine Normalstellung zurück oder wird aus der Retrolisthesis durch Anteflexion eine Antelisthesis und umgekehrt, so ist die Hypermobilität instabil. Der Wirbel schlottert hin und her – sei es im Sinne der Gleitinstabilität mit horizontaler Verschiebung (Schubladenphänomen) oder der „kurvigen" auf einem kranial-konvexen Kreisektor erfolgenden Gleit-Roll-Hypermobilität (Abb. 1195 und 1196).

Die ***Rotationsinstabilität der lumbalen Wirbelbogengelenke*** läßt sich computertomographisch nachweisen. Dabei klafft im hypermobilen Bewegungssegment auf dem CT durch die Rotationsstellung der Intervertebralgelenkspalt auf der Außenseite, die kaudale Gelenkfacette des innenliegenden Wirbelbogengelenks rückt nach ventral und engt das Foramen intervertebrale im Vergleich zum CT in Ruheposition ein (Kirkaldy-Willis u. Farfan 1982).

Zur diagnostischen Bedeutung der auch röntgenometrisch bestimmbaren zervikalen und thorakalen paraspinalen Weichteilzeichen sowie der Psoasrandschatten s. S. 436ff.).

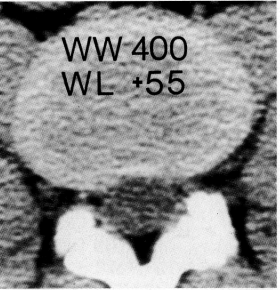
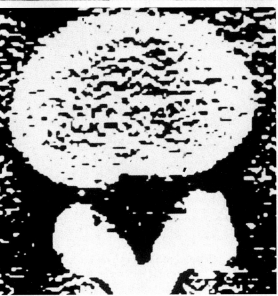

**Abb. 1190.** Densitometrische Analyse des lumbalen Diskus-CT im ***Bikolor-Modus***. Diskusgewebe weist im CT Hounsfield-Schwächungswerte $\gg +50$, die vom Liquor cerebrospinalis umgebene Cauda equina und die Spinalnervenwurzeln Schwächungswerte $\ll +50$ und Foramen-intervertebrale-Inhalt Schwächungswerte $\leq +50$ HE auf (Dihlmann 1984). Wird der Fensterlevel (*WL*), d.h. die Halbierende der Fensterbreite, auf $+55$ HE eingestellt und die elektronische Fensterbreite (*WW*) auf 1 zurückgedreht, erscheinen alle Strukturen mit einem Schwächungswert $\geq +56$ HE „weiß" in „schwarzer" Umgebung. In den Spinalkanal protrudiertes oder prolabiertes Diskusgewebe und auch die Ligg. flava tauchen als „weiß" gegenüber dem „schwarzen" physiologischen Spinalkanalinhalt auf

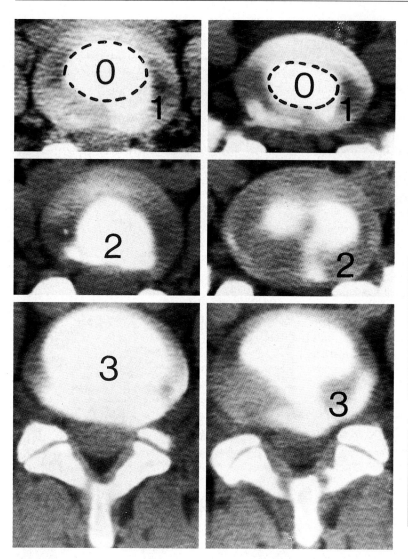

**Abb. 1191. *Computertomographische Dallas-Diskographie-Deskription*.** Folgende Parameter werden nach intradiskaler Kontrastmittelinjektion bewertet:

1. Schmerz R: *exakte* Schmerzreproduktion bei Injektion, S: *ähnliche* Schmerzreproduktion, D: *Auslösung einer unähnlichen* Schmerzsensation, P: bei Injektion nur *Druckgefühl.*
2. Kontrastmittelverteilung im Diskus (*linker Bildteil*) *0* normale Kontrastierung des Nucleus pulposus, *1* lokale Anulusausweitung (<10%), *2* partielle Anulusausweitung (<50%), *3* totale Anulusausweitung (>50%).

3. Anulusrisse (*rechter Bildteil*) *0* kein Anuluseinriß, *1* Einriß im Innenbereich des Anulus, *2* Einriß bis in den äußeren Bereich des Anulus, *3* Anulusdurchriß.

Bei der intradiskalen Injektion wird zusätzlich beobachtet, ob ein Druckaufbau erreicht werden kann oder ob die Kontrastflüssigkeit sogleich durch ein Diskusleck entweicht. Die Nucleus-pulposus-Kontrastierung kann erst dann ausreichend beurteilt werden, wenn sich das Kontrastmittel durch Diffusion im ganzen Diskuskern verteilt hat. Da dieser Prozeß etwa 3 h benötigt, sollte eine derartige Zeitspanne zwischen Kontrastmitteleinbringung und computertomographischer Diskographie eingehalten werden

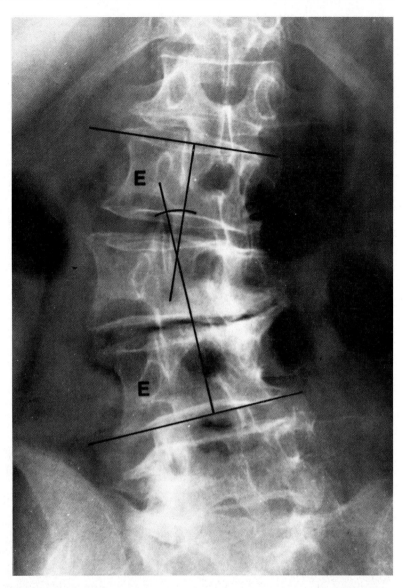

**Abb. 1192.** Röntgenometrische Bestimmung des Skoliose-winkels nach Cobb. Früher wurde vom oberen und unteren Neutralwirbel der Skoliose ausgegangen. Er stellt sich mit symmetrischen Bogenwurzeln und mittelständigem Dornfortsatz dar. Heute werden die sogenannten Endwirbel, d. h. der obere und untere Wirbel mit der stärksten Neigung zur Skoliosekonkavität, ausgewählt. (Neutralwirbel und Endwirbel *können* identisch sein). Die Deckplatte des oberen und die Grundplatte des unteren Endwirbels werden nachgezeichnet und sodann auf beiden die Lote gefällt. Sie schneiden sich in einem Winkel, dessen Komplementärwinkel als Skoliosewinkel (Cobb-Winkel) bezeichnet und gemessen wird. Die Erfahrung zeigt, daß mit Hilfe der Endwirbel die Skoliose sich genauer einschätzen läßt als mit den Neutralwirbeln.

*Beachte:* Spondylophyten wachsen vor allem auf der Skoliosekonkavität; beginnendes Drehgleiten L3 und L4 nach rechts; statische Überlastungsarthrose des rechten Wirbelbogengelenks (Spondylarthrose) L5/S1

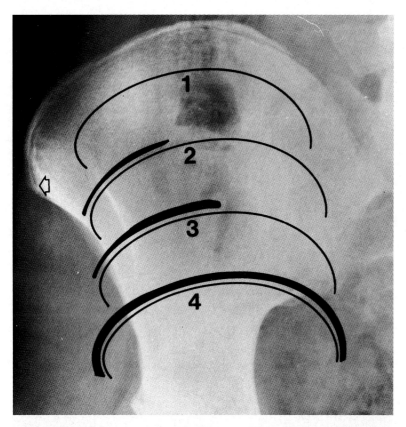

**Abb. 1193.** Ossifikation der Darmbeinapophyse. Risser-Stadium *1*: keine Ossifikation; Stadium *2*: Ossifikation < 1/2; Stadium *3*: Ossifikation ~ 1/2; Stadium *4*: Ossifikation komplett (wie bei diesem Patienten abgebildet, s. die beginnende Apophysenfusion, *offener Pfeil*). Das Risser-Stadium 4 korreliert mit dem Abschluß des Stammskelettwachstums

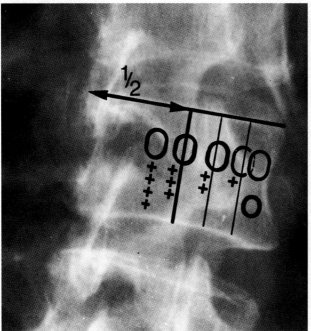

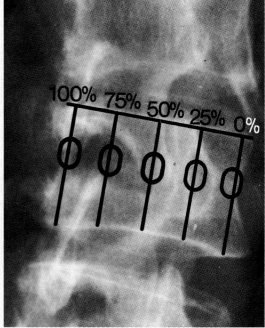

**Abb. 1194.** Anhand der Stellung des konvexseitigen Pedikelschattens in der Projektionsfigur des Wirbelkörpers kann das Ausmaß der Wirbelrotation abgeschätzt werden (Nash jr. u. Moe 1969).
*Linker Bildteil*: Rotation Grad *0*: symmetrische Projektion der Pedikel; Grad +: geringe Asymmetrie; Grad ++: die konvexseitige Bogenwurzel projiziert sich auf das laterale Wirbelkörperdrittel, die konkavseitige ist gerade noch abgrenzbar; Grad +++: die konvexseitige Pedikelfigur liegt in Wirbelkörpermitte, die konkavseitige ist nicht mehr zu sehen; Grad ++++: die konvexseitige Bogenwurzel projiziert sich konkavseits der Wirbelkörpermitte.
*Rechter Bildteil*: Wanderung der konvexseitigen Pedikelprojektionsfigur bei zunehmender Rotation (Angabe in %) von der Konvex- zur Konkavseite der Skoliose

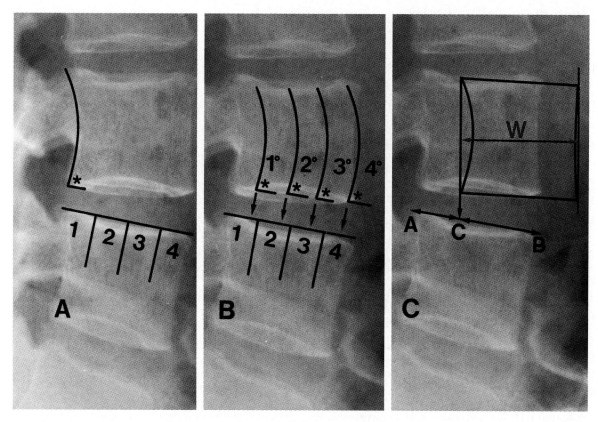

**Abb. 1195A–C.** Röntgenometrie des Wirbelgleitens nach vorne. **A** Die Deckplatte des kaudalen Wirbels im Bewegungssegment wird in 4 Abschnitte unterteilt. **B** Die Lage der hinteren unteren Wirbelecke des oberen Wirbels (*Asterisk*) in Relation zu 1–4 zeigt bei ventralem Wirbelgleiten den (Pseudo-)Spondylolisthesis-Grad (1–4) an (Meyerding 1932). **C** Das Produkt aus $AC/AB \times 100$ (Sim 1973) oder das Produkt aus $AC/W \times 100$ (Dupuis et al. 1985) bezeichnet das Ausmaß des ventralen oder dorsalen Wirbelgleitens in %

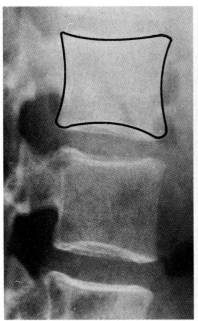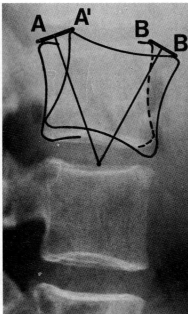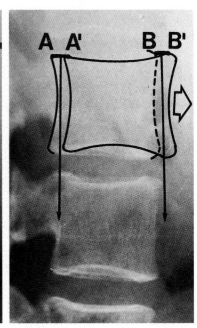

**Abb. 1196.** Röntgenometrische Bewegungsanalyse des Hypermobilitätszeichens „Retrolisthesis" (Euler-Prinzip). Vom fehlstehenden lumbalen Bewegungssegment wird eine Pause angefertigt. Die einander entsprechenden Wirbelecken *A, A', B, B'* usw. werden verbunden. Auf die Mitte der Verbindungsstrecken wird die Senkrechte gefällt. Bei *Gleit-Rollhypermobilität* schneiden sich diese Senkrechten im *Drehpunkt.* Das hypermobile Bewegungssegment ist stabilisiert (fixiert), wenn die Retrolisthesis nicht vollständig bei Anteflexion ausgeglichen wird. Gleicht der obere Wirbel bei der Vorneigung die Retrolisthesis aus oder „rutscht" sogar nach vorne, ist das Bewegungssegment instabil. Ergibt sich für die oben konstruierten Senkrechten *kein* Schnittpunkt, besteht eine *Gleitinstabilität (*Translationsinstabilität, „Wirbelschlottern", Schubladenphänomen).

Für diese Röntgenometrie sind mindestens die Aufnahme in Normalhaltung mit erkennbarer Retrolisthesis und die Anflexionsaufnahme oder eine Ante- und Retroflexionsaufnahme erforderlich. Pausenanfertigung unter Deckung des Wirbels unterhalb der Retrolisthesis. Die Beurteilung der Antelisthesis erfordert ein entsprechend modifiziertes Vorgehen

# Klinisches Glossar

Es genügt nicht, die Augen zu öffnen;
man muß auch noch ein Licht anzünden.
V. Falin (ehem. sowjetischer Diplomat)

## Akquiriertes Hyperostose-Syndrom (AHS)

Das Akquirierte Hyperostose-Syndrom (Dihlmann et al. 1988; Dihlmann and Dihlmann 1991; Dihlmann 1993; Dihlmann 1994) ist im Schrifttum unter verschiedenen *Synonymen* aufzufinden, *beispielsweise* als „sternokostoklavikuläre Hyperostose" (Köhler et al. 1975, 1977), „pustulöse Arthroosteitis" (Sonozaki et al. 1981a, b), „Spondarthritis hyperostotica pustulo-psoriatica" (Schilling et al. 1986) oder „SAPHO-Syndrom" (*s*yndrome *a*cné *p*ustulose *h*yperostose *o*stéite: Chamot et al. 1987).
Diese synonymen Krankheitsbezeichnungen spiegeln einerseits die vielfältigen klinischen „Bausteine" und ihr im Einzelfall wechselndes Neben- und Nacheinander wider. Andererseits fordert die Vielfalt der krankhaften Befunde eine *subjektive* Schwerpunktbildung bei der Namensgebung geradezu heraus. Beispielsweise ist der Terminus „sternokostoklavikuläre Hyperostose" lokalisatorisch viel zu eng gefaßt, da er die potentiellen Manifestationen am Achsenskelett und an den Extremitäten übergeht. Zweifellos weist diese Namensgebung jedoch auf die Hauptmanifestation hin, die bei etwa 80% der Erkrankten das Krankheitsbild prägt (Dihlmann et al. 1993: 82%). Sie führt aber immer dann auf diagnostische Irrwege, wenn diese Krankheitslokalisation erst nach den übrigen Skelettmanifestationen auftritt oder sich überhaupt nicht offenbart. Syndrombezeichnungen, die auf bestimmte begleitende pustulöse Hauterkrankungen verweisen, vernachlässigen, daß pustulöse *und* nichtpustulöse Dermatosen nur bei allerhöchstens 2 Drittel der Patienten angetroffen werden.
Der Terminus *Akquiriertes Hyperostose-Syndrom* reduziert die Namensgebung auf den unbestrittenen pathomorphologischen Kernbefund des Syndroms: auf die Hyperostose, d. h. auf die Knochenneubildung im Sinne einer intraossären oder/und Silhouetten verändernden Massenzunahme, ohne daß über ihre Ursache eine Aussage gemacht wird.
Diese Knochenneoformation kann vom Endost der spongiösen und kompakten Knochensubstanz und vom Periost ausgehen, aber ebenso enthesiopathisch (an den Insertionen der Sehnen, Bänder und fibrösen Gelenkkapseln) oder heterotop metaplastisch entstehen.
Das Attribut „akquiriert" soll anzeigen, daß dieses Syndrom im Gegensatz zu anderen Krankheiten und Syndromen, die mit Hyperostose einhergehen, nicht angeboren wird, sondern sich im Laufe des Lebens manifestiert. Diese Feststellung schließt aber nicht aus, daß das Akquirierte Hyperostose-Syndrom sich auch bei Blutsverwandten entwickeln kann. Eine genetische (familiäre) Disposition ist daher wahrscheinlich. Die Klassifizierung in *komplettes, inkomplettes* und *mögliches Akquiriertes Hyperostose-Syndrom* (s. Abb. 1072) berücksichtigt *und* wertet die einzelnen pathologischen Befunde, führt zur Diagnose oder zum Ausschluß oder engt die Differentialdiagnose ein.

## Ätiologie und Pathogenese

Die histologischen Befunde an Biopsie- und Autopsiematerial zeigen die Merkmale einer subakuten bis chronischen Entzündung in den Knochenmarkräumen, im Periost, in der Synovialmembran, in der fibrösen Gelenkkapsel und an Band- und Sehneninsertionen. Bei den (sub-)akuten Entzündungsherden überwiegt die Infiltration mit neutrophilen Granulozyten; manchmal kommt es dabei zu aseptischen Mikroabszessen. Die chronische Entzündung gibt sich an diffusen und perivaskulären lympho-plasmazellulären Infiltraten zu erkennen. Entzündliche Granulombildung kommt vor.
Anfangs ist das betroffene Knochenmark ödematös aufgelockert, zellig infiltriert, hypervaskularisiert; im Spätstadium zeigt sich eine Markfibrose. Im Zusammenhang mit den entzündlichen Phänomenen wird über vermehrte Osteoblasten- und/oder Osteoklastenaktivität und damit über knöcherne Umbauvorgänge weit überwiegend mit positiver Knochenbilanz berichtet (Lagier et al. 1986). Nur selten wurden histologisch Vaskulitiden beschrieben (Jirik et al. 1982; Aberle et al. 1987).

In fortgeschrittenen Krankheitsfällen überwiegen im feingeweblichen Bild die narbigen fibrösen Veränderungen – die Entzündung erweist sich als eingedämmt oder ausgebrannt. In der Umgebung vom AHS befallener Knochen, z. B. Sternum, Wirbel, Skapula, und in der Muskulatur können unspezifische Weichteilproliferationen mit raumforderndem Charakter auftreten (van Holsbeeck et al. 1989; Wagener et al. 1989; Kasperczyk et al. 1990; Dihlmann u. Dihlmann 1991; Fritz et al. 1992).

Die überwiegende Mehrzahl der Autoren fand färberisch im Ausstrichpräparat und kulturell keine Mikroorganismen. Einige Autoren (Le Goff et al. 1985; Edlund et al. 1988) konnten jedoch Propionibacterium acnes aus Exzisaten des AHS kulturell züchten. Dieses Bacterium ist als Hautkommensal bekannt und wird als schwach humanpathogen eingestuft. Die Annahme einer bakteriellen Ätiologie des AHS bedarf daher weiterer Klärung, ebenso die Vermutungen, es handele sich beim AHS um eine Virusinfektion (Lagier et al. 1986) oder eine Autoimmunerkrankung (Jurik et al. 1988) oder eine „reaktive" Arthroosteitis (Schmidt 1994).

In Abb. 1071 wird darauf hingewiesen, daß die sternokostoklavikuläre Hyperostosekomponente des AHS vor allem bei Erwachsenen, selten bei Jugendlichen auftritt. Klinische und radiologische Untersuchungen sprechen dafür, daß die sternokostoklavikuläre Hyperostose und die *chronische rekurrierende multifokale Osteomyelitis* eine nosologische Entität bilden, deren Phänotyp altersabhängig variiert. Die chronische rekurrierende multifokale Osteomyelitis manifestiert sich überwiegend bei Kindern, Jugendlichen und jungen Erwachsenen.

Folgende Gemeinsamkeiten mit dem AHS wurden beobachtet: Ein zweifelsfreier Erregernachweis gelingt nicht; über die häufige Kombination beider Krankheiten mit Pustulosis palmaris et plantaris (Probst et al. 1978) bestehen keine Zweifel. Der Befall des Schlüsselbeins und Brustbeins ist so geläufig (Probst et al. 1978; Björkstén u. Boquist 1980), daß vorgeschlagen wurde, die Hauptlokalisationen der chronischen rekurrierenden multifokalen Osteomyelitis in die Krankheitsbezeichnung aufzunehmen: chronische multifokale kleidometaphysäre Osteomyelitis (Probst 1976).

Beide Erkrankungen fallen an den Ossa brevia (z. B. Wirbel) und Ossa plana (z. B. Sternum, Schambein) durch mehr oder weniger ausgedehnte Hyperostosen auf. An Röhrenknochen springt oft die periostale und endostale Knochenbildung ins Auge, die vornehmlich bei der chronischen rekurrierenden multifokalen Osteomyelitis in der Umgebung metaphysärer Osteolyseherde auftritt. Die Vertebra plana wurde auch bei

der chronischen rekurrierenden multifokalen Osteomyelitis beobachtet (Yu et al. 1989).

Im Schrifttum wird das AHS überwiegend als seronegative Spondarthritis eingeordnet. Kontrovers werden jedoch die Ansichten über die Assoziation zum Histokompatibilitätsantigen HLA-B27 diskutiert. Vor allem frankophone Autoren (z. B. Chamot et al. 1987; Benhamou et al. 1988) haben auf diese Assoziation hingewiesen, die an Häufigkeit allerdings die HLA-B27-Prävalenz bei der ankylosierenden Spondylitis und beim Reiter-Syndrom bzw. bei den reaktiven Arthritiden längst nicht erreicht und sich vor allem bei AHS-Patienten ohne assoziierte Dermatose finden soll.

Familiäres Vorkommen des AHS ist beschrieben worden (Kurc et al. 1987: Schwester und Bruder; Furukawa et al. 1989: Schwester und Bruder; Dihlmann 1993: Mutter und Tochter).

## Klinik

Das AHS äußert sich in der Sternokostoklavikularregion durch Spontan- und Druckschmerzen, lokale Schwellung, seltener auch durch lokale Rötung sowie Steifheitsgefühl oder schmerzhafte Bewegungseinschränkung. Häufig verstärken sich die Beschwerden oder sie manifestieren sich erstmals nach Kälte- und Nässeexposition, gelegentlich auch bei Infektionen der oberen Luftwege. Sie haben also einen „rheumatischen" Charakter.

Die Patienten berichten über entzündliche Krankheitsepisoden, die uni- oder bilateral in der Sternokostoklavikularregion auftreten, zuweilen die eine oder andere Seite ergreifen und sich über Jahre bis Jahrzehnte fortsetzen. Exazerbation und Remission kennzeichnen den Verlauf sowohl im vorderen Brustwandbereich als auch am übrigen Gleit- und Stützgewebe. Selten werden chronisch-persistierende Verläufe beobachtet.

Das AHS beginnt überwiegend im mittleren Lebensabschnitt; die Geschlechtsverteilung ist in Abhängigkeit von den Fallzahlen und vom Patientengut annähernd ausgeglichen (Dihlmann et al. 1993). Nur das Akquirierte Hyperostose-Syndrom mit schweren Akneformen zeichnet sich durch Androtropie aus.

## Komplikationen

Klavikuläre und kostale periostale und perichondrale Hyperostosen, retrosternale enthesiopathische Knochenneubildungen und Weichteilproliferationen können im AHS-Verlauf mechanisch-komprimierend den Blutfluß in der V. brachiocephalica und/ oder subclavia uni- oder bilateral behindern. Dies kann zu Thrombosen führen, die sich klinisch als venöse Armstauung oder sogar als obere Einfluß- stauung zu erkennen geben.

Passagere (funktionelle) arterielle Durchblutungsstö- rungen während der Armabduktion wurden beim AHS ebenfalls beobachtet (Jirik et al. 1982; Lecheva- lier et al. 1991).

Die Umbauvorgänge in den Schlüsselbeinen und Rippen imponieren in der Regel als Hyperostosen; seltener überwiegt an einzelnen Stellen der Knochen- abbau: Osteolyse. Dann kann es zu pathologischen Frakturen kommen.

## Laborbefunde

Im aktiven Krankheitsstadium lassen sich serologi- sche Entzündungsparameter nachweisen, z. B. eine beschleunigte Blutsenkungsgeschwindigkeit und das C-reaktive Protein, gelegentlich Dysproteinämie und Leukozytose. Die fakultativ gering erhöhte Aktivität der alkalischen Serumphosphatase zeigt den be- schleunigten Knochenumbau an.

## Bildgebende Diagnostik und Differentialdiagnostik

Die Differentialdiagnose des AHS hängt von der Lokalisation der hyperostotischen Umbauvorgänge ab und setzt sehr häufig die Anwendung der konven- tionellen Tomographie, evtl. der Computertomogra- phie, und der Skelettszintigraphie voraus. Die Schnittbildverfahren dienen der besseren und frühe- ren Sichtbarmachung der pathologischen Verände- rungen und ihrer Bildanalyse, namentlich im vorde- ren Brustkorbbereich.

Die Skelettszintigraphie mit knochensuchenden 99 m-Tc-Phosphatkomplexen spürt nicht nur die aktiven Skeletttherde des AHS auf, sondern zeichnet sich auch beim AHS durch eine höhere Sensitivität als die Röntgenuntersuchung aus. Ihre geringere Spezifität wird einerseits durch die gezielte Post-hoc- Anwendung der bildgebenden Verfahren mit Rönt- genstrahlen ausgeglichen.

Andererseits können röntgenologisch erkannte AHS-Herde am Achsenskelett und an den Extremitä- ten und solche, die sich röntgenologisch noch nicht, jedoch schon im Szintigramm offenbaren, in Verbin- dung mit den pathologischen Tracerakkumulationen in der Sternokostoklavikularregion nosologisch ein- geordnet werden.

Für das AHS sprechen folgende *szintigraphischen Speichermuster* im Sternokostoklavikularbereich:

- Pathologische Radionuklidanreicherungen, die über die normalen Knochengrenzen hinausgehen. Dieser Befund fällt vor allem bei der entzündlich- enthesiopathischen Ossifikation des Lig. costocla- viculare und als fusiforme Klavikuladarstellung, manchmal auch an Rippen auf.
- Fokale pathologische Traceraufnahme der Rip- pen an ihrem vorderen Ende bei Erwachsenen, im Bereich der Sternokostalgelenke und im Sternum ohne Ausrichtung auf die Sternumfuge.
- Pathologisch verstärkte gleichmäßige Tracerak- kumulation des gesamten Manubriums oder im gesamten Sternumbereich, die nicht scantechnisch bedingt ist.

Jede pathologische osteotrope Radionuklidanrei- cherung in der Sternokostoklavikularregion, die sich auch vom Rücken des Patienten her nachweisen läßt, spricht *gegen* eine degenerativ bedingte Hyperaktivi- tät der Osteoblasten. Insbesondere läßt sich die „phy- siologische" Ossifikation der (oberen) Rippenknor- pel bei der γ-Quanten-Aufzeichnung von dorsal nicht nachweisen! Entsprechendes gilt für die beim gesun- den Erwachsenen häufige Radionuklidakkumulation im Bereich der Sternoklavikulargelenke und Ster- numfuge. Eine vermehrte Radionuklidaufnahme im vorderen *oberen* Thoraxbereich, die auch auf dem posterioren Thoraxscan sichtbar ist, kann folgende Ursachen haben: aktiver Entzündungsprozeß ein- schließlich AHS, Tumor, Knochentrauma, Ostitis deformans Paget, aseptische Osteonekrose, z. B. Morbus Friedrich, Ostitis condensans claviculae.

## *Bildgebende Differentialdiagnose der AHS-Befunde an der Klavikula*

- *Ostitis deformans Paget:* Bilateraler Sitz ist unwahrscheinlich, Vergrößerung, „Verbiegung", Dichtezunahme des Schlüsselbeins, keine Ankylo- se des Sternoklavikulargelenks, *stark* erhöhte Ak- tivität der alkalischen Serumphosphatase im akti- ven Paget-Stadium, kein Befall des Rippenknor- pels.
- *Chronische* hämatogene bakterielle oder fungus- bedingte *Osteomyelitis:* spezifische Serologie, z. B. bei Lues, Bruzellose, HIV-Infektion, klinisch Fi- stelung, Sequester im Tomogramm.
- *Osteoidosteom* mit Nidus (im Tomogramm) – keine Beschleunigung der Blutsenkungsgeschwin- digkeit durch das Osteoidosteom – und *eosinophi- les Knochengranulom* (Gabaudan et al. 1990).

- *Osteoplastisches primäres oder metastatisches Malignom:* Im Zweifelsfall ist immer die Biopsie gerechtfertigt. *Osteoplastische* Veränderungen im Sternokostoklavikularbereich *plus* retrosternale Weichteilproliferation, die nativröntgenologisch oder im CT auffällt, sind höchst verdächtig auf das AHS (Fritz et al. 1992).
- *Ostitis condensans claviculae* (Brower et al. 1974): streßbedingte, nichtentzündliche, schmerzhafte Hyperostose des medialen Klavikulaendes, manchmal mit leichter Knochenauftreibung (Periostreaktion), keine Erosion des Sternoklavikulargelenks.
- *M. Friedrich:* aseptische Osteonekrose des sternalen Klavikulaendes. Typischer Röntgenbefund: Nur die untere Hälfte des sternalen Klavikulaendes ist verdichtet; evtl. sind Knochenbröckel erkennbar.
- *Fibröse Dysplasie:* analoge Röntgenbefunde wie beim Rippenbefall.
- *Infantile kortikale Hyperostose Caffey:* oft fieberhaft, selten nach dem 5. Lebensmonat.
- *Periostreaktionen im Rahmen der klassischen seronegativen Spondarthritiden,* z. B. bei Colitis ulcerosa (Verbruggen et al. 1985).

### Differentialdiagnose der AHS-Befunde am Rippenknorpel

Das *Tietze-Syndrom* (Tietze 1921) ist eine Ausschlußdiagnose bei singulärer, selten oligotoper schmerzhafter, druckempfindlicher Schwellung der Kostochondral- und/oder Sternochondralregion, also des parasternalen Rippenabschnitts. Besonders häufig erkranken der 2. und/oder 3. Rippenknorpel. Die lokalen Schmerzen werden oft durch die Atembewegung, beim Bücken und Husten verstärkt. Der Röntgenbefund ist normal. Jedoch wird diskutiert, ob einer computertomographisch erkennbaren bulbösen Verdickung des erkrankten Rippenknorpels in Relation zur frontalen Sternumebene eine diagnostische Bedeutung für das Tietze-Syndrom zukommt (Edelstein et al. 1984). Das ätiologisch unklare Syndrom heilt spontan ab – oft erst nach Monaten. Das Tietze-Syndrom hat keine pathogenetischen Beziehungen zur Verknöcherung des Rippenknorpels.

Folgende Röntgenbefunde an den (oberen) Rippenknorpeln sprechen für das AHS und sind daher wichtige diagnostische und differentialdiagnostische AHS-Kriterien:
- *Unilaterale* Ossifikation des Rippenknorpels. Die Rippenknorpelverknöcherung ist beim AHS ein aktiver, entzündlich induzierter, szintigraphisch

positiver Prozeß (Le Goff et al. 1985: subakute „Osteochondritis") – im Gegensatz zu den verkalkenden und verknöchernden Alterungsphänomenen im knorpeligen Rippenanteil. Sie hat aus subjektiver Sicht einen „bizarren" Röntgenaspekt.
- Umschriebene perichondral-periostale Auswüchse (*„Exkreszenzen"*) am Oberrand des 1. Rippenknorpelpaares, desgleichen isolierte randständige, schmale Verknöcherungsbänder von mindestens 10 mm Länge.
- Auftreibung der Grenzzone zwischen Rippenknorpel und knöchernem ventralem Rippenanteil (sog. *Bulging*) an den oberen Rippenpaaren.
- „Hypertrophische", d. h. den Rippenknorpel insgesamt auftreibende Totalossifikation.
- Erosionen an der medialen und lateralen Grenze des verknöcherten Rippenknorpels, die einen knochenabbauenden entzündlichen Prozeß entlang den Rippen-Brustbein-Gelenken und Rippenknochen-Knorpel-Verbindungen widerspiegeln.

### Differentialdiagnose der AHS-Befunde an den Rippen

- AHS-typisch sind gemischt osteoplastisch-osteolytische Umbauvorgänge – zumeist mit Gleichberechtigung oder sogar Überwiegen der osteolytischen Bezirke. Gewöhnlich sind mit abnehmender Häufigkeit die Rippen 1, 2 und 3 unioder bilateral befallen. Selten dehnen sich die röntgenologisch sichtbaren Veränderungen bis zur 7. Rippe aus (Fritz et al. 1992).
- Szintigraphisch nachweisbare aktive Osteoblastenfoci können sich am vorderen knöchernen Rippenende aller Costae verae, gelegentlich an den Costae spuriae (8 und tiefer) zu erkennen geben, ohne daß dort ein pathologischer Röntgenbefund beim AHS auffallen muß.
- Die chronische infektiöse Rippenosteomyelitis führt zur Verbreiterung, zu Verdichtungen und destruktiven Phänomenen sowie zu Sequestern, selten zu Fisteln.
- Die fibröse Dysplasie (Abb. 1088) ruft ebenfalls eine Vergrößerung des befallenen Rippenabschnitts hervor, allerdings nicht durch periostal induzierte Kortikalisverdickung wie beim „Rippen-Paget". Der betroffene Rippenbereich erscheint dichter als die Nachbarrippen und ist von feinfleckigen Strukturauslöschungen durchsetzt, die sich zu zystischen Aufhellungen ausweiten können. Der Rippenschatten kann aber auch einen sog. Milchglasaspekt annehmen und zeigt dann eine homogene, „milchige" Dichte.

## Differentialdiagnose der AHS-Befunde am Sternoklavikulargelenk

Ein Befall der Sternoklavikulargelenke – uni- oder bilateral – kommt im frühen und mittleren Krankheitsstadium, d. h. in den ersten 5 Jahren nach dem Einsetzen der örtlichen Beschwerden, bei fast jedem 2. Patienten vor (Dihlmann u. Dihlmann 1991).

- Infektiöse Arthritiden, beispielsweise bei Drogenabhängigen mit parenteraler Applikation, und erosive Arthritiden bei entzündlich-rheumatischen Erkrankungen gehören zur Differentialdiagnose.
- Unter den entzündlich-rheumatischen Erkrankungen zeichnet sich die Gruppe der seronegativen Spondarthritiden, zu denen auch das AHS gehört, durch eine starke subchondrale Hyperostose (Osteosklerose) in den angrenzenden Knochen aus.
- Die gelenknahe Hyperostose darf nicht mit der subchondralen Sklerose der Sternoklavikulararthrose verwechselt werden, die sich mit marginalen Osteophyten und Geröllzysten, manchmal auch mit einem verkalkten Discus articularis zu erkennen gibt.
- Sowohl beim AHS als auch beim Gesunden kann eine Spielart des Normalen, das Sternokostoklavikulargelenk (Schulte 1957, s. Abb. 1077), auffallen, bei der das Schlüsselbein auch mit dem 1. Rippenknorpel artikuliert. Am Rande der Kontaktstelle zwischen Klavikula und Rippe erkennt man im Röntgenbild einen osteophytenähnlichen Vorsprung, der weder als Arthrosezeichen noch als Frühbefund einer Fibroostitis des Lig. costoclaviculare fehlgedeutet werden darf.

## Differentialdiagnose der AHS-Befunde an Sternum, Sternumfuge und Sternokostalgelenken

Folgende Befundkonstellationen beim AHS erlauben eine differentialdiagnostische Abgrenzung von infektiösen und neoplastischen Brustbeinerkrankungen:

- Sternumhyperostosen – nichterosive oder erosive Hyperostosefoci, die nicht auf die Sternumfuge ausgerichtet sind – lassen sich vor allem im Manubrium konventionell-tomographisch nachweisen und können sich zur Totalhyperostose ausdehnen.
- Periostale Sternumhyperostosen wölben sich manchmal halbkugelig aus dem Sternum (nach vorne) vor (Péré et al. 1987).

- An der Hinterfläche des Manubrium sterni zeigt sich die Fibroostitis retrosternalis mit irregulär geformten, spitzen Insertionszacken, die im CT thoraxeinwärts vorspringen. Im CT kann sich die retrosternale Fibroostitis im Kontext mit einer beiderseitigen Knorpelossifikation des 1. Rippenpaares und sternoklavikulärer Gelenkkapselossifikation am sog. *Vogelschwingenaspekt* (= Bild einer anfliegenden Möve, Hradil et al. 1988) als AHS-verdächtig zu erkennen geben.
- Die produktive, d. h. knochenbildende Fibroostitis suprasternalis der Insertion des M. sternocleidomastoideus am Sternumoberrand gehört zu den ortstypischen Fibroostitiden des AHS (s. S. 539, Dihlmann u. Dihlmann 1991).
- Die *Synchondrosis manubriosternalis* hat beim Menschen die Tendenz zur *schmerzlosen* knöchernen Veröung. Mit zunehmendem Lebensalter stellt sich diese Knochenverbindung in etwa 2 Drittel der Fälle mit irregulären Konturen, partieller oder totaler Synostose dar (Cameron u. Fornasier 1974). Die *normale* Sternumfuge und akzessorische Brustbeinfugen speichern häufig die osteotropen Radionuklidkomplexe vermehrt. Ein Befall der Sternumfuge durch das AHS und andere entzündlich-rheumatische Krankheiten führt ebenfalls zu einer auffallenden Tracerakkretion. Für sich alleine hat dieser szintigraphische Befund daher keine diagnostische Bedeutung für das AHS.

  Bei den entzündlich-rheumatischen Erkrankungen kommt *schmerzhafter* erosiver Fugenbefall vor, der sich besonders im konventionellen Tomogramm zu erkennen gibt und analysieren läßt. Er verläuft ohne lokale Hautrötung. Mehrere Millimeter tiefe Erosionen und kleinzystische Osteolysen treten auf. Sie können zusammenfließen; der Fugenspalt erscheint dann „erweitert".

  Besonders bei den seronegativen Spondarthritiden, darunter auch dem AHS, werden die erosiven Konturveränderungen und die Verschmälerung des Fugenspaltes von einer uni- oder bilateralen zum Fugenspalt ausgerichteten *breiten* bandförmigen oder rechteckigen Hyperostose begleitet. Diese fugennahe Sternumhyperostose kann sich im Verlauf des AHS synchondrofugal ausdehnen. Bakterielle Infektionen der Sternumfuge gehen im aktiven Entzündungsstadium mit Hautrötung sowie stärkerer Weichteilschwellung einher und offenbaren sich im konventionellen Tomogramm an umschriebener Zerstörung, evtl. mit Dissektion und Sequesterbildung.
- Über die sog. *Chondritis/Perichondritis* der Sternumfuge s. Abb. 1135.

- Beim AHS werden erosive Arthritiden der *Sternokostalgelenke* beobachtet (Dihlmann u. Dihlmann 1991). Neben Erosionen der artikulierenden Flächen zeigen sich im CT zarte perichondrale, gelenknahe Knochenschatten. Sie offenbaren, daß die Rippenknorpelossifikation beim AHS ein aktiver, mit entzündlichen Vorgängen zusammenhängender Prozeß ist.

### Achsenskelett einschließlich knöchernes Becken – Diagnose und Differentialdiagnose

Der Wirbelsäulenbefall und die Beteiligung des knöchernen Beckens bei fast jedem zweiten Patienten (Dihlmann et al. 1993: 45%) führen beim AHS vor Augen, daß die ortstypischen Enthesiopathien (s. Abb. 1074) *und* der ubiquitäre Hyperostosefokus zu den morphologischen Basisphänomenen des AHS gehören.

- Jede Annahme einer osteoplastischen Wirbelabsiedelung oder hämatogenen -streuung eines Neoplasmas setzt den Ausschluß des AHS voraus, und zwar auch bei Tumoranamnese! Dies gelingt im Hinblick auf die szintigraphischen Speichermuster (s. S. 637) und die röntgenologischen und computertomographischen AHS-Befunde in der Sternokostoklavikularregion bei den etwa 80% AHS-Patienten mit sternokostoklavikulärer AHS-Manifestation.
- Der multiforme Hyperostosefokus kann im Wirbelkörper oder in anderen Wirbelanteilen sitzen und sich selten im Verlauf zurückbilden. Manchmal nehmen die Hyperostosefoci die Form der Spondylosclerosis hemisphaerica an (Dihlmann 1981a).

Erreicht ein Hyperostosefokus die Wirbelsilhouette, so können dort Erosionen auftreten: *erosiver Hyperostosefokus*. Dann zeigt sich die hyperostotische Abschlußplattenerosion im Röntgenbild wie eine bakterielle Spondylodiszitis. Die Diskushöhe nimmt beim erosiven vertebralen Hyperostosefokus ebenfalls ab. Geben sich im nativen Röntgenbild, im konventionellen Tomogramm oder in der sagittalen Reformatierung der Computertomogramme in diesen Fällen „Knochenknospen" zu erkennen, die vom Wirbelkörper her in den Intervertebralraum einsprossen, so ist dies ein AHS-verdächtiger Befund! Solche Knochenknospen sind bei bakteriellen Spondylodiszitiden extrem selten. Treten bei einem erosiven Hyperostosefokus im Nachbarwirbel ebenfalls subdiskale Hyperostosen auf, so liegt die Fehldiagnose bakterielle Spondylodiszitis noch näher. Entspre-

chende differentialdiagnostische Überlegungen gelten für den hyperostotischen Darmbeinfokus, der das benachbarte Sakroiliakalgelenk erodieren und auf die Sakrumseite dieses Gelenkes „hinüberspringen" kann. Auch dann liegt, falls nicht an das AHS gedacht wird, die Fehldiagnose chronische bakterielle Osteomyelitis nahe. Hyperostotische Iliumfoci können sich vom Azetabulum bis zum Sakroiliakalgelenk erstrecken. Manchmal nehmen uni- oder bilaterale Iliumfoci im unmittelbar subchondralen Iliumanteil eine *dreieckige* Projektionsfigur an. Daher gehört die Hyperostosis triangularis ilii (*obsolet:* Ostitis condensans ilii) zur Differentialdiagnose des AHS, namentlich, wenn am Achsenskelett noch andere Hyperostosephänomene auffallen. Der symphysennahe nichterosive oder erosive hyperostotische Schambeinfokus ist ein wichtiger Indikator des AHS. Vor der Annahme einer osteoplastischen Metastase bei bekanntem Primärtumor – Koinzidenz! – *oder* vor dem Einleiten der Primärtumorsuche *oder* „blutiger" Diagnostik (Biopsie) bedarf dieser Befund einer szintigraphischen (s. S. 637) oder konventionell-tomographischen Untersuchung der Sternokostoklavikularregion.

Auch an der Wirbelsäule wird der (erosive) Hyperostosefokus des AHS manchmal von entzündlichen perivertebralen Weichteilproliferationen begleitet, die sich computertomographisch (oder kernspintomographisch) zu erkennen geben. Außerdem kann das segmental zugehörige Rippen-Wirbel-Gelenk – im Computertomogramm erkennbar – erosiv-arthritisch miterkranken.

Der *Elfenbeinwirbel* – d. h. die mehr oder weniger homogene Hyperostose (Sklerose) des gesamten Wirbelkörpers – spiegelt beim AHS multiple, zusammenfließende Hyperostosefoci wider. Zur Differentialdiagnose des *mono-* oder *oligotopen,* aber *nicht generalisiert* beim AHS auftretenden Elfenbeinwirbels gehören: Malignome, vor allem osteoplastische Metastasen des Mamma- und Prostatakarzinoms, sowie maligne Lymphome, die chronisch sklerosierende Wirbelosteomyelitis, Ostitis deformans Paget (selten diffuse Hyperostose mit Wirbelkörpervergrößerung, meistens sogenannte Rahmenhyperostose des befallenen Wirbelkörpers) und der degenerative Elfenbeinwirbel (s. Abb. 836, 978). Unter den seltenen oder sehr seltenen Differentialdiagnosen des mono- oder oligotopen Elfenbeinwirbels sind zu erwähnen: die Sarkoidose (*Regel:* bei ihren peripheren Skelettmanifestationen überwiegt die Osteolyse, am Achsenskelett die Hyperostose), die Mastozytose, die („fleckige") Osteomyelosklerose (Splenomegalie), das sklerotische Plasmozytom mit PO-EMS-Syndrom. Das Akronym POEMS läßt sich folgendermaßen auflösen: *P*olyneuropathie, *O*rganmegalie (Leber, Milz, Lymphknoten), *E*ndokrinopathie (Gynäkomastie, Impotenz, Amenorrhoe), monoklonales *M*-Paraprotein, Haut-(*s*kin-)Veränderungen (Hyperpigmentation, Induration, Hypertrichose, Angiome).

Kleinere, nicht den ganzen Wirbelkörper ergreifende Spongiosahyperostosen treten ebenfalls in differentialdiagnostische Konkurrenz zu fokalen AHS-Hyperostosen. Diese Feststellung gilt sowohl für die beim Elfenbeinwirbel aufgezählten ätiologischen Möglichkeiten als auch für das Wirbelosteom – der Morgensternaspekt ist sein charakteristisches Erscheinungsbild (s. Abb. 1095) –, das Osteoidosteom (allerdings liegt es in mehr als 90% der Fälle im Wirbelbogen), Osteoblastom und für die fokalen Spongiosaverdichtungen bei der tuberösen Sklerose (s. Abb. 415).

Umschriebene Verdichtungen der Wirbelspongiosa kommen als Spätfolgen von Knochenmarknekrosen vor, beispielsweise bei der Sichelzellkrankheit, akuten Leukose und bei Schwangerschaftskoagulopathien.

● Eine weitere Reaktionsform des AHS kann mit den charakteristischen Röntgenbefunden der Spondylitis ankylosans einhergehen – *typische Spondylitis ankylosans* als Überlappungsbefund zwischen zwei seronegativen Spondarthritiden. Darüber hinaus gibt es Befunde beim AHS, die eine Spondylitis ankylosans nur vortäuschen – *atypische Spondylitis ankylosans* beim AHS. Das Atypische der vermeintlichen Spondylitis ankylosans kann sich als Imbalance der Krankheitsphänomene offenbaren, beispielsweise ein lumbaler „Bambusstab" mit fehlendem oder nur diskretem uni- oder bilateralem Befall der Sakroiliakalgelenke einhergehen. Atypisch im Hinblick auf die Spondylitis ankylosans sind auch hyperostotische Knochenfoci bis zum Elfenbeinwirbel, die sich den charakteristischen Befunden der ankylosierenden Spondylitis, z. B. bilaterale Sakroiliitis vom Typ „buntes Bild", Syndesmophyten, Kasten- und/oder Tonnenwirbel, hinzugesellen. „Hyperostotische", seitlich ausladende Syndesmophyten (vor allem an der Brustwirbelsäule) entstehen beim AHS (Schilling et al. 1986) durch Übergreifen der syndesmophytären Ossifikation vom Randleistenanulus und prädiskalen Raum auf das vordere Wirbelsäulenlängsband. Darüber hinaus kann es beim AHS auch zur ausgedehnten prävertebral sich ausbreitenden Längsbandver-

knöcherung kommen. Dieses DISH-Bild könnte eine Koinzidenz von AHS und DISH widerspiegeln. Zum Bild der diffusen idiopathischen Skeletthyperostose gehören jedoch nicht bestimmte Röntgenbefunde, die häufig die Längsbandossifikation beim AHS, vor allem an der Halswirbelsäule, begleiten, nämlich erodierte oder ankylosierte Intervertebralgelenke, Diskushöhenabnahme und/oder Abschlußplattenerosionen. Die in diesem Sinne *atypische DISH* ist ein Verdachtsbefund des AHS!

Richtet sich in den angeführten Beispielen der atypischen Spondylitis ankylosans und atypischen DISH der Blick zuerst auf die geschilderten Wirbelsäulenbefunde, so ist in jedem Fall eine szintigraphische oder konventionell-tomographische Untersuchung der Sternokostoklavikularregion anzuschließen. Da, wie bereits geschildert wurde, nur etwa 80% der AHS-Patienten einen Sternokostoklavikularbefall erleiden, sind die besprochenen „atypischen" Phänomene an der Wirbelsäule schon für sich alleine begründete Indikatoren des AHS, das dann als inkomplettes Akquiriertes Hyperostose-Syndrom klassifiziert werden darf (s. Abb. 1072).

● Charakteristisch für das AHS sind an der Brust- und Lendenwirbelsäule, seltener auch zervikal zu beobachtende röntgenmorphologische Konstellationen folgender Art: 2 bis 4 Bewegungssegmente werden durch diskoligamentäre Verknöcherungsvorgänge Syndesmophyten oder hyperostotische Syndesmophyten (s. oben) meist unter Diskushöhenabnahme mit Abschlußplattenerosionen und diskopetalen Knochenknospen miteinander verblockt: „*Bambusstabfragment*". In den verblockten Wirbelkörpern, aber auch in den angrenzenden Wirbeln sind oft Hyperostosefoci zu erkennen.

### Differentialdiagnose der AHS-Befunde an der Mandibula, am Stütz- und Gleitgewebe der Extremitäten

Hyperostosefoci im Unterkiefer gehören zum Spektrum des AHS. An den Extremitäten überwiegt die periostale und endostale Knochenneubildung, die meta-diaphysäre Abschnitte, manchmal auch die Epiphyse der Röhrenknochen verdicken und auftreiben können. Sie tritt gelegentlich bilateral-symmetrisch auf (van Holsbeeck et al. 1989). Der „bildgebende" Blick auf die Sternokostoklavikularregion und/oder auf das Achsenskelett, aber auch die bejahte Frage nach bestimmten Hautkrankheiten

(s. Abb. 1071) bewahrt vor der Fehldiagnose hämatogene chronische bakterielle Osteomyelitis/Periostitis. Nichterosive und erosive Arthritiden der peripheren Gelenke passen sich in das klinische Bild des kompletten, inkompletten und möglichen AHS (s. Abb. 1071, 1072) ein. Beispielsweise läßt sich die Kombination einer palmoplantaren Pustulose mit einer nichterosiven (Poly-)Arthritis *ohne* Manifestationen in der Sternoklavikularregion als mögliches AHS einordnen (Takagi et al. 1992). Entsprechendes gilt für erosive periphere Arthritiden mit unmittelbar oder entfernt, z. B. an großen Röhrenknochen, auftretenden ausgedehnten Periostreaktionen (Ralston et al. 1990). Im Verlauf der peripheren Arthritiden beim AHS entwickeln sich manchmal Tenosynovitiden (Jurik et al. 1988).

## Akromegalie

*Ätiologie und Pathogenese.* Die Symptome und Befunde der Akromegalie lassen sich auf die Wirkung des vermehrt gebildeten somatotropen Hormons (Akronym: STH) zurückführen. Eosinophile Adenome des Hypophysenvorderlappens (sehr selten: das hypophysäre Adenokarzinom) verursachen diesen Syntheseexzeß. Zu den allgemeinen Befunden gehören Gigantismus (bei Patienten mit noch offenen Wachstumsfugen), charakteristische Umformung der Gesichtszüge (Prognathie mit auseinanderstehenden Zähnen, Verbreiterung der Nase, Makroglossie), Vergröberung der Hände und Füße, Wachstum der Akren nach Wachstumsabschluß und Stoffwechselabweichungen, wie eine Störung der Glukosetoleranz bis zum manifesten Diabetes mellitus.

Etwa 50 % der Erkrankten zeigen Veränderungen auch am Gleit- und gelenknahen Stützgewebe. Unter der hormonellen Stimulation kommt es dort nämlich zur Bindegewebsproliferation in Gelenkkapseln, Bursen, Bändern und Sehnen, zu enchondralem und periostalem Knochenwachstum (STH-induzierte Osteoblastenhyperaktivität), zur Ossifikation der Insertionen von Bändern, Sehnen und Gelenkkapseln, zur Ausbildung von Randosteophyten und zu periartikulären Verkalkungen und Verknöcherungen. Das Knorpelwachstum gibt sich an einer Verbreiterung des röntgenologischen Gelenkspalts zu erkennen und geht auf die vermehrte Synthese von Kollagenfasern und chondroitinsulfathaltiger Grundsubstanz zurück. Mitotisch neu entstandene Chondrozyten liegen in sog. Brutkap-

seln (Clustern) zusammen. Der ursprüngliche und der neu formierte Gelenkknorpel sind mechanisch nur unzureichend miteinander verbunden. Daher entstehen in ihrer Grenzzone durch Scherkräfte Risse und Fragmentationen, an der Oberfläche auch Knorpelulzera; schließlich zeigt sich das typische Bild der Arthrosis deformans.

*Klinik.* Zum klinischen Bild der akromegalen Osteoarthropathie gehören Arthralgien, Morgensteifigkeit, manchmal auch Gelenkschwellungen und Gelenkergüsse. Besonders betroffen sind davon die Knie-, Schulter- und Hüftgelenke sowie die Gelenke der Finger, vor allem die MCP-Gelenke. Die Bindegewebsproliferation kann mit einer erhöhten Bandlaxität und daraus folgender Gelenkinstabilität einhergehen. Bei der Formation oder durch die Resorption periartikulärer Weichteilverkalkungen können die akuten Symptome und Befunde der Periarthropathia calcificans auftreten. Auch die morphologischen Strukturen der Wirbelsäule werden von der endokrinen Osteoarthropathie verändert. Knorpelproliferation führt im Röntgenbild zu einer Höhenzunahme der Zwischenwirbelräume. Subperiostaler Knochenanbau an den Vorderflächen der Wirbelkörper, Längsbandossifikation und dorsale Wirbelkörperexkavation sind röntgenologisch zu beobachten. Spondylophyten und hyperplastische Gelenkfacetten der Intervertebralgelenke können das Spinalmark oder die Spinalnerven komprimieren und neurologische Symptome und Befunde, besonders lumbale Schmerzen, verursachen.

In 30–50 % der Fälle entwickelt sich ein oft bilaterales Karpaltunnelsyndrom. Die Kompression des N. medianus wird von proliferierten Bindegewebsstrukturen im Canalis carpi verursacht. Periphere Mononeuritiden geben sich an Spontanschmerzen, Parästhesien, Sensibilitätsstörungen und motorischen Ausfällen zu erkennen; als deren Ursache wird die Bindegewebsproliferation in Peri- und Endoneurium angegeben.

Muskelschwäche (Asthenie) trotz vermehrter Muskelmasse gehört zu den klinischen Symptomen der häufigen akromegalen Myopathie. Ihr histologisches Korrelat ist die Hypertrophie der Muskelfasern mit degenerativen Veränderungen und segmentalen Muskelfasernekrosen.

Die Ausprägung der geschilderten Symptome und Befunde hängt eher mit der Dauer der vermehrten Somatotropinausschüttung als mit der Höhe des STH-Serumspiegels zusammen. Nach operativer Entfernung des hormonproduzierenden Hypophysengewebes bilden sich die Neuropathie und die Myopathie zurück.

## Amyloidosearthropathie

*Synonym:* Amyloidosteoarthropathie.

*Ätiologie und Pathogenese.* Eine Amyloidose entsteht als Folge von Amyloidablagerungen im Interstitium verschiedener Organe. Diese Ablagerungen können bei *generalisierter* Amyloidose besonders in der Milz, Leber, Darmschleimhaut, in den Nieren und Nebennieren nachgewiesen werden. Sie ordnen sich entlang den Retikulinfasern an, die vom ortsständigen retikulären Bindegewebe gebildet werden. Die Basalmembran der Epithelien wird ebenfalls vom Amyloid imbibiert. In der Media und Adventitia von Gefäßen zeigen sich Amyloidpräzipitationen an den Kollagenfasern. *Lokale* Amyloidansammlungen können Tumorgröße erlangen, wie beispielsweise im Myokard und in der Zunge.

Amyloid ist ein fibrillenbildendes Glykoproteid mit β-Faltblatt-Tertiärstruktur, das von mesenchymalen Zellen aus Vorläuferproteinen gebildet und in das Interstitium sezerniert wird. Es läßt sich mit Kongorot anfärben und zeigt polarisationsoptisch eine grüne Doppelbrechung. Makroskopisch bietet Amyloid einen homogen glasigen, „speckigen" Aspekt.

Das extrazellulär liegende Amyloid wirkt einerseits gewebsschädigend durch den Druck auf die Gefäße und die dadurch entstehenden Perfusionsstörungen. Andererseits schädigen die raumfordernden Amyloidniederschläge direkt die Zellen der parenchymatösen Organe. Diese atrophieren, verfetten und gehen zugrunde, so daß eine Organinsuffizienz auftreten kann.

Aus *klinischer Sicht* werden die Amyloidosen folgendermaßen eingeteilt: primäre (idiopathische) Amyloidose; sekundäre Amyloidose bei chronischen infektiösen oder nichtinfektiösen Erkrankungen; Amyloidose, die mit malignen monoklonalen Gammopathien (multiples Myelom, M. Waldenström) assoziiert ist; hereditäre Amyloidose; Dialyseamyloidose; lokale Amyloidosen und Altersamyloidose.

Mit *immunhistochemischen Methoden* lassen sich Hinweise auf das Vorläuferprotein des Amyloids im Serum gewinnen. Die primäre Amyloidose und die Amyloidoseform bei malignen Gammopathien sind durch ein Amyloid gekennzeichnet (Akronym: AL = Light-chain Amyloidose), das vom N-terminalen Ende der Kappa- oder Lambda-Leichtketten pathologischer Immunglobuline abstammt. Bei Patienten mit sekundärer Amyloidose sowie auch bei der Amyloidose im Verlauf des familiären Mittelmeerfiebers wird das sog. Serumamyloid A (Amyloidtyp AA)

nachgewiesen, das nicht zu den Immunglobulinen gehört. Bei der hereditären neuropathischen Amyloidose gelingt der Nachweis des AF-Amyloidtyps (AF = familäre Amyloidose), eines Präalbumins. Bei anderen hereditären Amyloidoseformen können noch weitere Amyloidproteine auftreten. Das Vorläuferprotein der Hämodialyseamyloidose ist das β2-Mikroglobulin (AB-Amyloidose). Dieser Eiweißtyp gehört zu den Histokompatibilitätsantigenen der Klasse I und ist zum Teil an die Zellmembranen gebunden. Das β2-Mikroglobulin läßt sich auch im Serum nachweisen und wird renal eliminiert. Seine Serumkonzentration steigt bei terminaler Niereninsuffizienz auf das 10–50fache des Normwerts an. Die Peritonealdialyse und die herkömmlichen Hämolysemembranen erreichen offensichtlich keine genügende Entfernung des β2-Mikroglobulins. Bei 50% der Patienten ist nämlich nach 12 Jahren und bei fast allen Patienten nach 15 Jahren Dauerdialyse eine – manchmal asymptomatische – Amyloidoseosteoarthropathie mit Karpaltunnelsyndrom nachzuweisen. Der Karpaltunnel und gelenknahe Knochenanteile gehören zu den Prädilektionsorten der β2-Mikroglobulinamyloidose. Amyloidablagerungen in parenchymatösen Organen kommen kaum vor. Allenfalls werden sie in den Gefäßen beobachtet.

Aus Proteohormonen oder deren Vorstufen, beispielsweise dem Präkalzitonin bei medullären Schilddrüsenkarzinomen und Insulinvorläuferproteinen bei endokrin aktiven Inselzelltumoren, werden die Amyloide (AE = endokrine Amyloidose) der lokalen Amyloidosen synthetisiert.

Amyloideinlagerungen bei den Altersamyloidosen (AS = senile Amyloidose) sind im Herzen aus verschiedenen Amyloidtypen zusammengesetzt. Die senilen Plaques und die Amyloidose der Hirnhautgefäße bei Patienten mit M. Alzheimer, die aus dem sog. β-Protein bestehen, gelten ebenfalls als Manifestation einer senilen Amyloidose.

Die Amyloidoseosteoarthropathie entsteht bei den primären, sekundären und paraproteinämischen Amyloidosen durch Amyloidablagerungen in der Membrana fibrosa und synovialis der Gelenkkapsel, im Gelenkknorpel, in periartikulären Weichteilen und im juxtaartikulären Knochen.

*Klinik.* Die klinischen Symptome und pathologischen Befunde der Amyloidose sind sehr variabel. Eine Nierenbeteiligung, die oft die Prognose entscheidet, kann sich an einer geringen Proteinurie oder Mikrohämaturie, aber auch mit einem nephrotischen Syndrom offenbaren. Die Leberamyloidose verläuft gewöhnlich asymptomatisch; nur bei AL-Amyloidoseformen werden Verläufe mit Hepatomegalie beobachtet. Das begleitende nephrotische Syndrom und die kongestive Herzerkrankung führen oft zum Tode. Die Amyloideinlagerung in das Myokard ist mit Herzrhythmusstörungen und den Symptomen und Befunden der Kardiomyopathie verbunden. Das Endokard einschließlich der Herzklappen kann gleichfalls pathologisch verändert sein.

Kutane Manifestationen charakterisieren die primäre Amyloidose. Hautbeteiligung wird aber auch bei sekundären Amyloidosen beobachtet. Sie zeigt sich an flachen, wachsartig aussehenden Papeln oder Plaques perianal, periumbilikal, in den Achselfalten, inguinal, im Gesicht, am Nacken und auch auf der Zungenschleimhaut. Purpura und periorbitale Ekchymosen kommen manchmal hinzu.

Malabsorption, intestinaler Eiweißverlust, Ulzerationen, Subileuszustände, Motilitätsstörungen des Intestinums, Durchfälle und gastrointestinale Blutungen kennzeichnen den häufigen amyloidotischen Befall des Magen-Darm-Trakts.

Die verschiedenen hereditären Amyloidoseerkrankungen offenbaren sich an unterschiedlichem Organbefall. Die hereditäre neuropathische Amyloidose ist durch eine schwere progrediente Neuropathie charakterisiert, die auch das vegetative Nervensystem einbezieht und eine schlechte Prognose hat. Andere hereditäre Amyloidoseformen zeichnen sich durch Nephropathie, durch eine Kardiopathie oder durch zerebrale Blutungen aus.

Von der Amyloidoseosteoarthropathie werden besonders die Schulter-, Ellenbogen-, Karpal-, Knie- und Hüftgelenke häufig bilateral-symmetrisch betroffen. Die befallenen Gelenke schwellen mehr oder weniger schmerzhaft an und sind in ihrer Beweglichkeit eingeschränkt. Amyloidniederschläge in den Sockeln der Extremitätengelenke, aber auch in den Wirbeln, verursachen Osteolysen, die zu pathologischen Frakturen führen können. Die dialyseassoziierte Spondylopathie tritt unter dem Röntgenaspekt der bakteriellen Spondylodiszitis auf. Die dialysebegünstigte hämatogene bakterielle Spondylodiszitis ist daher die wichtigste Differentialdiagnose der dialyseassoziierten Spondylopathie (s. Abb. 979). Zur klinisch wichtigen β2-Mikroglobulinamyloidose bei Patienten mit chronischer Dialysetherapie s. S. 258 ff., 300 f.

Hereditäre Amyloidosen mit Polyneuropathie können zu neuropathischen Osteoarthropathien führen. Von besonderer klinischer Bedeutung ist das Karpaltunnelsyndrom durch Amyloideinlagerungen in die periartikulären und peritendinösen Strukturen des Canalis carpi. Dadurch entwickeln sich Thenaratrophien und Sensibilitätsstörungen im Versorgungsgebiet des N. medianus.

## Angeborenes Antikörpermangelsyndrom, X-Chromosom assoziierte Hypogammaglobulinämie und Immunglobulin-A-Mangel-Syndrom

Das *angeborene Antikörpermangelsyndrom* ist eine hereditäre, autosomal-dominant vererbte Erkrankung. Sie ist verbunden mit einer Hypogammaglobulinämie, verminderter Antikörperbildung aller Immunglobulinklassen und erhöhter Empfänglichkeit für Infektionen. 50% der Erkrankten weist einen Defekt der T-Zellimmunität auf. Die Patienten leiden an rezidivierenden Infektionen der oberen und unteren Atemwege, die häufig durch Hämophilus influencae oder Pneumokokken verursacht werden. Chronische Harnweginfekte beruhen bei diesem Patienten oft auf einer Infektion durch Mycoplasmataceae.

Die *X-Chromosom assoziierte Hypogammaglobulinämie* tritt nur beim männlichen Geschlecht auf. Auch bei dieser Erkrankung findet man eine stark erniedrigte Immunglobulinkonzentration aller Klassen im Serum. Ätiologisch wird eine genetisch bedingte B-Lymphozytenreifestörung diskutiert, da man nämlich B-Zellvorläufer im Knochenmark nachweisen kann, während zirkulierende B-Zellen fast vollständig fehlen.

Krankheitsmanifestationen an den Gelenken sind bei beiden Immunstörungen häufig. *Infektiöse Arthritiden* werden durch das Immundefizit begünstigt. Vor allem handelt es sich um Infektionen durch Mycoplasma pneumoniae und Ureaplasma urealyticum, seltener können Hämophilus influencae, Staphylococcus aureus und andere Keime nachgewiesen werden.

Die *nichtinfektiöse* seronegative Arthritis kann bei den geschilderten Immundefektkrankheiten als Monarthritis, Oligoarthritis oder als asymmetrisch lokalisierte Polyarthritis auftreten. Die Arthritiden verlaufen meist nichterosiv und befallen häufiger die größeren Gelenke wie Knie-, Ellenbogen-, Karpal- und Sprunggelenke, seltener die Gelenke der Finger und Zehen. Sie zeichnen sich manchmal durch die Disparität zwischen ausgeprägten Fehlstellungen (an den Händen und Füßen) und den unversehrten Gelenksockeln aus. Diese Arthropathie wird daher auch unter das Jaccoud-Syndrom subsumiert (s. S. 178 ff., 701). Erosive Arthritiden werden seltener beobachtet.

Histologisch findet sich eine chronisch-entzündlich veränderte Synovialis mit lymphozytären Infiltraten und Proliferation der Synovialisdeckzellen. Die Pathogenese dieser Arthritiden ist unklar. Im Schrifttum wird einerseits die Möglichkeit bisher nicht nachweisbarer Infektionen, andererseits die Rolle von Autoimmunprozessen sowie die Bedeutung der gestörten T-Lymphozyten-Immunleistung diskutiert (Hermaszewski et al. 1991).

*Immunglobulin-A-Defizite* sind die häufigsten angeborenen selektiven Immunglobulinmangelzustände. Sie werden unter anderem beim Typ I-Diabetes mellitus und bei der Myasthenia gravis pseudoparalytica nachgewiesen und sind in unterschiedlichem Prozentsatz mit verschiedenen entzündlichen Erkrankungen des Gleit- und Stützgewebes assoziiert: Dieses gilt für Patienten mit Juveniler chronischer Arthritis, systemischem Lupus erythematodes und Rheumatoider Arthritis.

## Antiphospholipid-Syndrom

Im Krankheitsverlauf des systemischen Lupus erythematodes und anderer Autoimmunerkrankungen können hochtitrige Antikörper gegen zelluläre Phospholipide auftreten und sich klinisch offenbaren. Außerdem gibt es ein primäres Antiphospholipid-Syndrom (Alarcón-Segovia u. Sanchez-Guerrero 1989), bei dem sich diese Antikörper ohne klinisch nachweisbare Grunderkrankung zu erkennen geben, nämlich an einer Hyperkoagulopathie. Nur selten entwickelt sich im Verlauf eines „primären" Antiphospholipid-Sydroms ein systemischer Lupus erythematodes. Als klinisch gesicherte Folgen kommen bei den Patienten ubiquitär rezidivierende arterielle und venöse Thrombosen vor, die schwere pathologische Organstörungen und -ausfälle, beispielsweise im Gehirn, Endo- und Myokard, in den Lungen, der Leber, den Nieren und Nebennieren, nach sich ziehen. Die Hyperkoagulopathie führt wahrscheinlich auch zu avaskulären Osteonekrosen (Seleznick et al. 1991; Asherson u. Cervera 1992) sowie zu Arthralgien und Arthritiden (Alarcón-Segovia u. Sanchez-Guerrero 1989). Außerdem gibt es Zusammenhänge des Antiphospholipid-Syndroms mit wiederholten Spontanaborten vor allem im 2. und 3. Trimenon (Plazentathrombose), Immunthrombozytopenie und hämolytischer Anämie.

Unter der Bezeichnung „katastrophales Antiphospholipid-Syndrom" (Mazzucchelli et al. 1993) ist eine seltene akute, *disseminierte,* nichtentzündliche okkludierende Vaskulopathie mit Tendenz zu letalem Ausgang beschrieben worden. Der fatale Verlauf ist die Folge eines progredienten Multisystembefalls durch diese Form des primären oder sekundären Antiphospholipid-Syndroms.

## Antisynthetase-Syndrom

*Synonym:* Anti-(Aminoacyl-tRNA-)Synthetase-Syndrom

*Spezialfall:* Jo-1-Syndrom.

Das Antisynthetase-Syndrom wird als eigenständiges Krankheitsbild angesehen, bei dem eine vermutlich infektiöse (virale) Induktion von bestimmten Autoantikörpern mit einem atypischen klinischen Befundspektrum einhergeht, zu dem auch eine Poly- oder Oligoarthritis gehört (Genth et al. 1993). Am häufigsten lassen sich im Serum der Erkrankten Anti-Histidyl-tRNA-Synthetase-Antikörper (sog. Jo-1-Antikörper; Jo = John, Vorname des 1. Patienten) nachweisen, seltener auch Antikörper gegen andere Aminoacyl-tRNA-Synthetasen.

Initial treten bei diesem gynäkotropen Syndrom häufig Symptome und Befunde auf, die einem unspezifischen Atemwegsinfekt mit Lokal- und Allgemeinerscheinungen (Fieber, Mattigkeit, Gliederschmerzen, Gewichtverlust) ähneln.

Die wichtigsten „spezifischen" Krankheitsbefunde zeigen sich an Gelenken und Sehnenscheiden, als entzündliche Muskelbeteiligung sowie als Lungenmanifestation (rezidivierende Alveolitis mit Lungenfibrose); ihr ätiologischer Zusammenhang wird durch den Nachweis von Antisynthetase-Autoantikörpern, vor allem von Jo-1-Antikörpern, erkannt. Als Überlappungsbefunde dieser Autoimmunopathie sind Hautveränderungen (dermatomyositistypisch, sklerodermieartig, Raynaud-Phänomene, Finger- und/oder Handödeme, Fingerkuppenrhagaden), neurologische Störungen (Karpaltunnelsyndrom, Polyneuropathie) sowie Motilitätsstörungen der Speiseröhre beschrieben worden. Die Gelenkbeteiligung reicht von Arthralgien bis zu einer poly-, seltener oligoartikulären, meist symmetrischen und überwiegend nichterosiven Synovitis, die sich am häufigsten an den MCP oder PIP der Finger, im Handwurzelbereich sowie an den Vorfuß- und Sprunggelenken zu erkennen gibt. Sie kann mit der Zeit zu Fehlstellungen führen, hat also deformierenden Charakter.

Bei kompletter Befundtrias aus Skelettmuskelbefall, interstitieller Lungenerkrankung und Polyarthritis trägt der Nachweis von Jo-1-Antikörpern bzw. Autoantikörpern gegen andere Aminoacyl-tRNA-Synthetasen zur differentialdiagnostischen Abgrenzung gegenüber der Rheumatoiden Arthritis bzw. bestimmten klassischen Kollagenosen bei.

Einerseits sollten bereits 2 Befunde aus der Symptomtrias Anlaß sein, nach den genannten Autoantikörpern serologisch zu fahnden. Andererseits erhöht der Nachweis von Jo-1-Antikörpern bei Patienten mit systemischen entzündlich-rheumatischen Krankheiten das Risiko, die beschriebene Symptom- bzw. Befundtrias im Erkrankungsverlauf zu entwickeln (Genth et al. 1993).

## Arthritis-Dermatitis-Syndrom nach intestinaler Bypass-Operation

Intestinale Bypass-Operationen gehören zu den Therapieversuchen der krankhaften Fettsucht. Unterschiedliche chirurgische Verfahren kommen zur Anwendung, wie beispielsweise jejunokolische oder jejunoileale Anastomosen. Bei anderen Operationsmethoden werden durch Magenresektion mit anschließender gastroilealer Anastomose das Jejunum und der größte Teil des Ileums als Resorptionsorte umgangen. Die Drainage der Gallenflüssigkeit und des Pankreassaftes wird über eine jejunoileale Anastomose im Bereich des terminalen Ileums gewährleistet. Häufige unerwünschte Folgen intestinaler Umgehungsoperationen sind Diarrhöen, Blähungen, Störungen des Wasser- und Elektrolythaushaltes, Vitamindefizite und allgemeine Minderung der Leistungsfähigkeit. Eine intestinale Faltenhyperplasie und die Zunahme der Mukosaabsorptionsrate lassen sich als kompensatorische Anpassungsreaktionen des Organismus deuten.

Das Arthritis-Dermatitis-Syndrom ist eine Komplikation, die nach intestinaler Bypass-Operation wegen krankhafter Fettsucht in einer Häufigkeit von etwa 10–50%, bei Frauen häufiger als bei Männern, auftritt und nach den verschiedenen operativen Verfahren beobachtet wurde. Nichterosiv, seltener erosiv, befällt die Arthritis einige Tage bis wenige Wochen postoperativ mono-, oligo- oder polyartikulär vor allem die Kniegelenke sowie die Sprung-, Ellenbogen- und Karpalgelenke. Gleichzeitig kommt es in vielen Fällen zu pathologischen Hautphänomenen: Erythema nodosum, Urtikaria, Necrobiosis lipoidica, Vaskulitis und neurovaskuläre Störungen (Raynaud-Phänomen). Charakteristisch für das Arthritis-Dermatitis-Syndrom ist das rasche Verschwinden der Symptome und pathologischen Befunde unter Kortikosteroidtherapie. Die Revision der Bypass-Operation durch vollständige Reanasto-

mosierung oder operative Entfernung der ausgeschalteten Darmschlinge führt ebenfalls zum Ausheilen der Arthritis, vorausgesetzt, es handelt sich nicht um eine Koinzidenz zwischen dem Arthritis-Dermatitis-Syndrom nach intestinaler Bypass-Operation und der Rheumatoiden Arthritis.

Pathologische Immunreaktionen – durch eine bakterielle Fehlbesiedelung in den ausgeschalteten Darmschlingen verursacht – werden für die Pathogenese des Arthritis-Dermatitis-Syndroms verantwortlich gemacht.

## Arthritis psoriatica

*Synonym:* Psoriasisarthritis.

*Ätiologie.* Die Arthritis psoriatica ist eine chronische Erkrankung des Gleit- und Stützgewebes, die im nosologischen Zusammenhang mit der Schuppenflechte auftritt. Die genetische Disposition hat bei ihrer klinischen Manifestation eine gesicherte Bedeutung. Die Psoriasis ist mit den HLA–Antigenen B 13, B 17, Cw 6 und DR 7 signifikant assoziiert. Bei der Arthritis psoriatica (unter den Menschen weißer Hautfarbe) gibt es nicht nur signifikante positive Assoziationen – vor allem werden zusätzlich zu den HLA-Assoziationen der Psoriasis die Histokompatibilitätsantigene B 16 (Bw 38/39) und beim Achsenskelettbefall B 27 genannt –, sondern auch negative, d. h. unterrepräsentierte Assoziationen (López-Larrea et al. 1990).

Die Einschätzung der HLA-Assoziationen hängt allerdings vom Korrelationsgrad ab, bei dem eine statistische Signifikanz angenommen wird. Außerdem verändern sich die Aussagen über die HLA-Assoziationen gegenüber der Totalgruppe, wenn Subgruppen der Arthritis psoriatica unterschieden werden. Der polygene Vererbungsmodus der Psoriasis bzw. des psoriatischen Bioterrains (S. 216ff.) – also die Disposition, „psoriatisch" oder „psoriatisch-arthritisch" zu reagieren – bedarf zur klinischen Manifestation offensichtlich noch unbekannter oder bereits im Schrifttum diskutierter exogener und endogener Realisationsfaktoren.

*Pathogenese.* Die Arthritis psoriatica beginnt als exsudative Entzündung, die in eine villöse Proliferation der Synovialmembran überleitet. Im Synovialgewebe lassen sich Infiltrate mit neutrophilen Granulozyten sowie Lymphozyten und Plasmazellen nachweisen, je nachdem, ob akut-entzündliche oder chronisch-arthritische Phänomene dominieren. Über die Proliferation der Stromazellen entsteht ein entzündliches fibrovaskuläres Resorptivgewebe, das den Gelenkknorpel und -sockel angreift. Im Vergleich zu den histomorphologischen Vorgängen bei der Rheumatoiden Arthritis offenbart die Arthritis psoriatica eine Tendenz zur Fibrosierung des Gewebes. Vom arthritischen Prozeß lassen sich morphologisch und topographisch nichtentzündliche Knochenveränderungen abgrenzen (s. S. 233). Dies ist eine wichtige Stütze für die Annahme einer von der Arthritis unabhängigen psoriatischen Osteopathie.

*Epidemiologie.* Die Psoriasis kommt bei 1–2% der weißen Bevölkerung vor. Periphere Gelenkentzündungen, die vom psoriatischen Bioterrain geprägt werden, fallen unter 10–20% der Psoriatiker auf. Die Spondylitis psoriatica kann sich ohne und mit Gliedmaßenerkrankung entwickeln; letzteres ist wesentlich häufiger als die ausschließliche Manifestation am Achsenskelett. Etwa ein Viertel der Psoriasisarthritiker erleidet eine Achsenskelettbeteiligung in Form von Sakroiliitis und/oder Wirbelsäulenbefall mit Parasyndesmophytendominanz (Schilling u. Stadelmann 1986). Der Ausdruck Parasyndesmophytendominanz impliziert, daß röntgenmorphologisch vier Reaktionsweisen am Achsenskelett zu beobachten sind: 1. alleinige uni- oder bilaterale Sakroiliitis, 2. Parasyndesmophyten mit oder ohne Beteiligung der Sakroiliakalgelenke. 3. Neben Parasyndesmophyten entwickeln sich auch typische Syndesmophyten. Dann ist die Sakroiliitis obligat. 4. Das röntgenmorphologische Vollbild der Spondylitis ankylosans entsteht, d. h., an der Wirbelsäule wachsen ausschließlich Syndesmophyten. Psoriasis vulgaris und Psoriasisarthritis treten bei Frauen und Männern in annähernd identischer Geschlechtsverteilung auf. Das männliche Geschlecht wird von der Spondylitis psoriatica häufiger befallen als Frauen. Die psoriatische Gelenkbeteiligung kann in jedem Lebensalter beginnen; ihr Manifestationsgipfel liegt im 3. und 4. Dezennium.

*Klinisches Bild.* Bei der Mehrzahl der Patienten – mindestens 2 Dritteln – folgt die Gelenkentzündung dem Hautbefall. Seltener ist die simultane Erstmanifestation der Haut- und Gelenkerkrankung. Auf die Arthritis psoriatica sine psoriase wurde auf S. 233 f. hingewiesen. Die Annahme einer präpsoriatischen Arthritis oder einer überhaupt ohne Hautbefall verlaufenden, jedoch vom psoriatischen Bioterrain geprägten Arthritis setzt voraus, auch in ihren „Verstecken" nach der Schuppenflechte zu fahnden, z. B. die behaarte Kopfhaut und ihre Grenzzonen, den

Nabel, die Rima ani, unter den Brüsten sowie die Finger- und Zehennägel zu inspizieren. Die Fingernagelmanifestation der Psoriasis ist pathognomonischer als der Zehennagelbefall, da bei letzterem differentialdiagnostisch an die Nagelmykose gedacht werden muß.

Die seronegative Arthritis psoriatica setzt meist akut oder subakut ein; der schleichende Krankheitsbeginn ist viel seltener. Daher fehlen bei den meisten Erkrankten Prodromalerscheinungen, wie sie von Patienten mit Rheumatoider Arthritis häufig geschildert werden, beispielsweise allgemeines Krankheitsgefühl, kutane vasomotorische Störungen, subfebrile Temperaturen und depressive Stimmungslage. Zu den wichtigsten Erstmanifestationen gehören neben den Finger- und Zehengelenken die Kniegelenke, die (letztere) als Monarthritis erkranken können. Je distaler sich die Erst- und Folgemanifestationen der Arthritis psoriatica (sine psoriase) an den Extremitäten zu erkennen geben, desto sicherer gelingt ihre röntgenmorphologische Identifizierung als eine Arthritis, deren Phänomenologie vom psoriatischen Bioterrain geprägt wird. Diese Prägung schlägt sich an den Händen und Füßen auch in der Differentialtopik des Gelenkbefalls nieder (s. S. 291, s. Abb. 656). Die Neigung der psoriatischen Gelenkentzündung zu oligoartikulärem Beginn, zur bilateral-asymmetrischen Lokalisation, zu einer wenig schmerzhaften oder sogar symptomfreien Sakroiliitis und zur Parasyndesmophytenbildung betonen ebenfalls ihre Entität, deren Verlauf als „launenhaft", darunter auch bösartig-mutilierend geschildert werden kann. Akute Krankheitsschübe wechseln sich mit zeitlich und topisch nicht vorhersagbaren Remissionen ab. Seltener kommt es zum chronisch-persistierenden aktiven Verlauf. Entzündliche Enthesiopathien am gesamten Bewegungsapparat sind ein Merkmal der seronegativen Spondarthritiden, und zwar besonders der Arthritis psoriatica. Viszerale Krankheitsbeteiligung ist selten. In späteren Krankheitsstadien kann eine Amyloidose das Leben des Patienten bedrohen.

Die Erkenntnisse über die Prädilektionstopik und Röntgenmorphologie der Arthritis psoriatica eröffnen sichere diagnostische Entscheidungen, beispielsweise auch dann, wenn ein Psoriatiker zufällig an Rheumatoider Arthritis erkrankt. Demgegenüber haben Versuche, spezielle Typen der psoriatischen Erkrankung des Gleit- und Stützgewebes zu klassifizieren, nur eine geringe praktisch-klinische Bedeutung erlangt. Solche Subtypen der Arthritis psoriatica dürfen bei zu fordernder hoher Spezifität ihres Erscheinungsbildes die diagnostische Sensitivität nicht verringern. Diese Prämisse wird jedoch nicht erfüllt, wenn im Schrifttum von Mischformen und Übergängen zwischen den Subtypen die Rede ist.

### Arthroosteitis pustulosa (pustulöse Arthroosteitis), s. Akquiriertes Hyperostose-Syndrom

## Arthropathia ulcerosa

Dieser Krankheitsname wurde unter dem linguistischen Fehlterminus „arthropathica ulcerosa" (2 Adjektive ohne Substantiv) eingeführt (Helliwell u. Cheesbrough 1994). Die Bezeichnung soll darauf hinweisen, daß sich bei Patienten mit chronischen Ulcera cruris venosa eine Bewegungseinschränkung im oberen Sprunggelenk ausbilden kann, die sich bei passiver Bewegung dokumentieren läßt. Als Folge entwickelt sich manchmal im Verlauf ein permanenter Spitzfuß, so daß der Patient mit der Ferse nicht mehr den Boden erreicht. Die Pathogenese dieser mit der Ulkusanamnese zeitlich korrelierenden Mobilitätsreduktion im oberen Sprunggelenk ist unklar. Jedoch könnte sie mit der fibrogenen Wirkung der chronischen venösen Insuffizienz (Stauung) zusammenhängen, wie sie als subkutane Lipodermatosklerose bei chronischem Ulcus cruris bekannt ist. Diskutiert wird aber auch eine schmerzbedingte zunächst funktionelle, mit der Zeit permanente kontrakturbedingte Bewegungseinschränkung des Talokruralgelenkes in dorsoplantarer Richtung.

## Behçet-Syndrom

*Synonym:* Behçet-Krankheit, kutaneookulosynoviales Syndrom

*Ätiologie.* Eine genetische Disposition ist wahrscheinlich. Darauf weist auch die Assoziation mit dem Histokompatibilitätsantigen HLA-B51 hin. Patienten mit Sakroiliitis tragen häufig das HLA-B27. Als manifestierender Milieufaktor wird eine Virusinfektion diskutiert.

*Pathogenese.* Die Pathogenese der Haut- und Schleimhautulzerationen wird mit vaskulär bedingten Nekrosen in Zusammenhang gebracht. Thromben und Gefäßwandveränderungen lösen die Perfu-

sionsstörungen aus. Bioptisch kann eine Vaskulitis nachgewiesen werden. Hinzu kommen unspezifische entzündliche Vorgänge im Auge und in den Gelenken.

*Epidemiologie.* Das Behçet-Syndrom kommt weltweit vor. In Zentralasien entlang der historischen Seidenstraße wird es besonders häufig beobachtet. Die Erkrankung wurde in der Türkei erstmals beschrieben und ist in Japan ein geläufiges Krankheitsbild, da Türken und Japaner zentralasiatischen Ursprungs sind. Männer und Frauen zeigen eine gleiche Prävalenz. Das Syndrom beginnt meist im 2.–4. Lebensjahrzehnt.

*Klinik.* Schmerzhafte Aphthen der Mundschleimhaut sind häufig die ersten Krankheitserscheinungen des Behçet-Syndroms. Sie entwickeln sich in wenigen Tagen aus einem geröteten erhabenen Bezirk zu einem flachen, scharf begrenzten Schleimhautdefekt. Läsionen im Genitalbereich, an Vulva und Skrotum, vaginal und perianal, aber auch an den Augen, ähneln den Mundschleimhautaphthen.

Besonders schmerzhaft kann die ulzeröse Balanitis sein. Weitere Hautveränderungen sind das Erythema nodosum, subkutane Knötchen und akneähnliche Effloreszenzen.

An den Augen treten rezidivierend eine Uveitis anterior bzw. Hypopyoniritis, im weiteren Verlauf evtl. auch eine Uveitis posterior, eine Retinavaskulitis sowie Einblutungen in Retina und Chorioidea auf. Als Komplikationen werden Visusverlust, Amotio retinae, Sekundärglaukom und Katarakt gefürchtet. Die Augenmanifestationen des Behçet-Syndroms sind in Japan die häufigste Ursache für Erblindungen.

Bei etwa 50% der Behçet-Kranken entwickeln sich Symptome und krankhafte Befunde am Bewegungsapparat, beispielsweise (Poly-)Arthralgien. Außerdem werden Arthritiden besonders häufig an den Knie- und Sprunggelenken, Ellenbogengelenken und im Handwurzelbereich beobachtet. Die Gelenke der Finger und Zehen sind seltener betroffen. In der Regel verlaufen die Arthritiden nichterosiv, jedoch sind auch schon erosive Verläufe beschrieben worden. Bei genetisch disponierten Patienten (HLA-B27-positiv) kann eine oft unilaterale Sakroiliakalarthritis auftreten, der sich manchmal die spinalen Manifestationen der Spondylitis ankylosans hinzugesellen.

Zu den Viszeralbeteiligungen des Behçet-Syndroms gehören Veränderungen am Herzen, an der Leber, im Gastrointestinaltrakt mit Malabsorptionsfolgen, aber auch ulzeröse Veränderungen im Kolon, die perforieren können. Außerdem sind Manifestationen an den Nieren und am Zentralnervensystem bekannt. Die Organbeteiligungen spiegeln wahrscheinlich die Folgen von lokalen Perfusionsstörungen wider.

**Bypassarthropathie,** s. Arthritis-Dermatitis-Syndrom nach intestinaler Bypass-Operation

## Chondrokalzinose

*Synonyme:* Chondrocalcinosis articularis, Pseudogicht, Pyrophosphatarthropathie.

*Ätiologie und Pathogenese.* Die Chondrokalzinose ist eine Stoffwechselstörung, die zu kristallinen Niederschlägen von Kalziumpyrophosphatdihydrat in verschiedenen Strukturen des Gleit- und Stützgewebes führt. Die in der Regel irreversiblen Kristallablagerungen manifestieren sich im hyalinen Gelenkknorpel. Noch häufiger zeigen sie sich röntgenologisch im Faserknorpel der Disci articulares – in den Menisken des Kniegelenks, im Discus radioulnaris distalis –, des Anulus fibrosus der Zwischenwirbelscheiben, des Labrum glenoidale und acetabulare sowie im faserknorpeligen Discus interpubicus. In der Synovialmembran der Gelenke, in Bändern und Sehnen (beispielsweise in der Achillessehne, in der Sehne des M. triceps brachii, des M. quadriceps femoris und in der Plantaraponeurose) kommen ebenfalls Kristallablagerungen vor. Am häufigsten sind die Kniegelenkmenisken, der Discus radioulnaris distalis und die Gelenkknorpel der Hüft-, Schulter-, Ellenbogen-, Karpal- und MCP-Gelenke betroffen.

Die Chondrokalzinose tritt hereditär (familiär), sporadisch oder sekundär (symptomatisch) bei verschiedenen Grunderkrankungen auf. Kausale Zusammenhänge konnten für die idiopathische Hämochromatose, den Hyperparathyreoidismus, die (renale) Hypomagnesiämie, Hypophosphatasie, Hypothyreose, Hyperurikämie und Uratgicht nachgewiesen werden. Beim M. Wilson, bei der Hyperthyreose, Ochronose, beim Diabetes mellitus, bei der Akromegalie, Ostitis deformans Paget und Lyme-Borreliose könnte es sich jedoch auch um Koinzidenzen handeln. Eine lokalisierte Chondrokalzinose kann nach Strahlentherapie mit Tumordosen auftreten, wenn, z. B. am Kniegelenk, faser- und hyalinknorpelige Strukturen im Bestrahlungsfeld gelegen haben (Collis et al. 1988). Nach Meniskektomie ist die Chondrokalzinose am

operierten Kniegelenk kein seltenes Ereignis (Doherty et al. 1982), das unter dem Begriff *lokale posttraumatische Chondrokalzinose* subsumiert werden kann. Pyrophosphat gehört zu den Intermediärprodukten im Stoffwechsel der energiereichen Phosphate. Das Anion wird im Organismus pro Tag in der Größenordnung von etwa 1–3 kg synthetisiert und intrazellulär weiterverwendet. Pathogenetisch wirksam wird das Pyrophosphat erst extrazellulär, unter anderem durch seine Affinität zu neugebildetem Kollagen und Ausfällung als Kalziumsalz. Unterschiedliche Störungen des Pyrophosphatstoffwechsels, die zu einem Pyrophosphatexzeß führen, werden diskutiert. So ist in degenerativ veränderten Knorpelarealen die Stoffwechselaktivität und damit auch die Pyrophosphatsynthese gesteigert. Dies könnte einerseits die Chondrokalzinose in arthrotisch veränderten Gelenken erklären. Andererseits erhöht auch eine örtliche Abbaustörung, beispielsweise durch Mangel an Phosphatasen bei Hypophosphatasie, oder ein Magnesiumdefizit – Magnesium ist Kofaktor der Phosphatasen – die Pyrophosphatkonzentration. Die Chondrokalzinose bei idiopathischer Hämochromatose könnte mit der Eisenüberladung des Organismus zusammenhängen, da Eisenionen die intrazelluläre Hydrolyse des Pyrophosphats hemmen. Bei der Chondrokalzinose wird der Serumspiegel des anorganischen löslichen Phophats nicht verändert. Dies bestätigt, daß es sich um eine lokale Stoffwechselstörung handelt.

Kalziumpyrophosphatkristalle, die beispielsweise durch Knorpeleinrisse in die Gelenkflüssigkeit gelangen, werden dort von Granulozyten phagozytiert. Die in diesem Zusammenhang einsetzende Sekretion leukotaktisch wirksamer Peptide, von lysosomalen Enzymen sowie die Wirkung humoraler Entzündungsmediatoren löst aus und unterhält eine kristallinduzierte Arthritis – Kristallsynovitis – und führt zum klinischen Bild des Pseudogichtanfalls.

Makroskopisch sind bei der massiven Chondrokalzinose weißliche bröckelige Kalziumpyrophosphatauflagerungen an der Oberfläche des Gelenkknorpels, der Synovialis und Menisken zu erkennen. Kalziumpyrophosphat zeigt sich in den oberflächennahen Knorpelschichten. Die Synovialmembran kann im Krankheitsverlauf zottig-hyperplastisch umgewandelt werden.

*Klinik.* Klinische Symptome und Befunde der Chondrokalzinose treten bei der hereditären Form am frühesten auf, nämlich meist schon im 3.–4. Lebensjahrzehnt. Bei der sporadischen Form gelingt der röntgenologische Nachweis erst im höheren Lebensalter zwischen 50 und 70 Jahren. Die symptomatische

Chondrokalzinose zeigt sich entsprechend dem Auftreten der Grundkrankheit. Von der sporadischen Form sind Männer etwas häufiger betroffen als Frauen. Über Familien mit dem Chondrokalzinosegen wurde aus verschiedenen geographischen Regionen der Erde berichtet.

Das klinische Bild der Chondrokalzinose kann sich sehr unterschiedlich präsentieren, asymptomatisch als Nebenbefund einer Röntgenuntersuchung oder mit Arthralgien. Pseudogicht wird die anfallsartige bei der Chondrokalzinose bekannte mono- oder oligoartikuläre akute Arthritis genannt. Sie klingt nach Tagen oder wenigen Wochen spontan ab und kann nach beschwerdefreiem Intervall rezidivieren. Von diesem Krankheitsbild wird eine subakute bis chronische über Wochen und Monate anhaltende polyarthritische Krankheitsform unterschieden, deren Differentialdiagnose auch zur Rheumatoiden Arthritis gestellt werden muß. Andere mit Symptomen einhergehende Chondrokalzinosefälle zeigen sich als chronische schmerzhafte Arthropathie mit Gelenkschwellungen, auch blutigem Erguß, mit zusätzlichen mehr oder weniger akuten Exazerbationen. Bei diesen Patienten sind im akut oder subakut entzündeten Gelenk manchmal die pathogenen Verkalkungen röntgenologisch, also makroskopisch, nicht (mehr) sichtbar. Die Diagnose läßt sich jedoch durch den mikroskopischen Kristallnachweis in der Synovia oder durch Chondrokalzinosebefunde in benachbarten Gelenken stellen. Selten offenbart sich die Chondrokalzinose als destruktive Osteoarthropathie (S. 325). Bei ihr wird pathogenetisch ein zusätzliches Geschehen vermutet und dabei die Frage gestellt, ob die Chondrokalzinose die Causa ist oder als Epiphänomen sichtbar wird. In diesem Zusammenhang sei erwähnt, daß basische Kalziumphosphate, vor allem Hydroxylapatit, *und* Kalziumpyrophosphat grundsätzlich in der Synovia arthrotischer Gelenke in submikroskopischen Mengen vorkommen (Swan et al. 1994). Ihr mikro- und makroskopischer Nachweis spiegelt daher immer einen pathologischen Exzeß wider. Die Gelenkzerstörung entwickelt sich oft in wenigen Monaten. Betroffen sind besonders die Kniegelenke, weniger häufig die anderen großen Gelenke der unteren und oberen Extremitäten und die Handwurzel. Die Differentialdiagnose dieser destruktiven Pyrophosphatarthropathie muß auch neuropathische Osteoarthropathien berücksichtigen.

Mit heftigen Schmerzen kann sich die ebenfalls seltene destruktive Chondrokalzinosespondylopathie zu erkennen geben – im Gegensatz zur meist symptomlosen Pyrophosphatdiskopathie der Wirbelsäule.

Serologisch finden sich im synovitischen Schub eine beschleunigte Blutsenkungsgeschwindigkeit und bei der symptomatischen Chondrokalzinose die Blutbefunde der Grundkrankheit.

Die mikroskopische Analyse der meist weißlichtrüben Synovia ergibt extra- und intrazellulär in Mikro- und Makrophagen gelegene Kalziumpyrophosphatkristalle. Sie sind trikline oder monokline Kristalle, die im Gegensatz zu Uratkristallen die phagozytierenden Zellen nicht überragen (intraleukozytäre Phagozytose) und im polarisierten Licht eine schwach positive Doppelbrechung zeigen.

---

## Chronisch-entzündliche Darmerkrankungen: Enteritis regionalis, Colitis ulcerosa, Kollagen-Kolitis

*Synonym:* M. Crohn (= Enteritis regionalis).

*Ätiologie und Pathogenese.* Der pathogenetische Zusammenhang zwischen den intestinalen Grundkrankheiten und den Manifestationen am Gleit- und Stützgewebe ist nicht bekannt. Diskutiert wird wie auch bei den reaktiven Arthritiden die Krankheitsauslösung durch Umweltfaktoren (Mikroorganismen) in einem konstitutionell vorbereiteten Organismus. Autoimmunprozesse werden zusätzlich postuliert. Zwei Manifestationsformen am Gleitgewebe können unterschieden werden: die sog. kolitische („intestinale") Arthritis, die manchmal gemeinsam mit einer symptomarmen oder asymptomatischen Sakroiliitis ohne Assoziation zum Histokompatibilitätsantigen HLA-B27 auftritt. Bei der 2. Manifestationsform entwickeln sich die Symptome, klinischen und röntgenologischen Befunde der sekundären ankylosierenden Spondylitis. Bis zu 70% dieser Patienten sind Träger des HLA-B27.

*Epidemiologie.* Etwa 20% der Patienten mit M. Crohn und 10% mit Colitis ulcerosa erkranken an einer peripheren Arthritis. Die mehr oder weniger asymptomatische Sakroiliitis läßt sich bei 10% der Patienten mit M. Crohn und in einem etwa doppelt so hohen Prozentsatz bei der Colitis ulcerosa röntgenologisch nachweisen. Eine sekundäre ankylosierende Spondylitis entsteht bei ungefähr 4% der Crohn- und Colitis-ulcerosa-Kranken. Die Darmkrankheit beginnt meist zwischen dem 20. und 45. Lebensjahr. Von der peripheren Arthritis sind Frauen und Männer gleich häufig betroffen. Das Geschlechtsverhältnis für die sekundäre ankylosierende Spondylitis beträgt 6:4 (Männer:Frauen).

*Klinik.* Gelenkbeschwerden treten als Arthralgien, also ohne objektivierbare pathologische Gelenkbefunde, oder als Arthritiden auf. Die periphere Arthritis verläuft als Oligo-, Poly- oder Monarthritis. Sie beginnt meist unmittelbar nach der intestinalen Manifestation des M. Crohn und der Colitis ulcerosa. Auch im weiteren Krankheitsgeschehen fallen zeitliche Zusammenhänge zwischen intestinalem Schub und Arthritisexazerbation auf. Ähnliche Beziehungen gelten auch für den Schweregrad des Darm- und Gelenkbefalls. Die sekundäre Spondylitis ankylosans dagegen scheint einerseits ohne Beeinflussung durch intestinale Schübe oder Remissionen abzulaufen. Andererseits erreicht sie nicht immer das Bambusstab-Endstadium: Sie kann irgendwo und irgendwann am Achsenskelett „ausbrennen".

Von der Arthritis im Verlauf der Enteritis regionalis und ulzerösen Kolitis werden vor allem die Gelenke der unteren Extremitäten, die Knie- und Sprunggelenke, auch die Gelenke der Zehen, asymmetrisch befallen. Die oft nur flüchtige, wandernde nichterosive Arthritis ist häufiger als die erosive Gelenkentzündung. Gelegentlich entstehen periostale Reaktionen an den Röhrenknochen vom Aspekt der hypertrophischen Osteoarthropathie mit oder ohne Trommelschlegelfinger. Entzündliche Enthesiopathien (Fibroostitiden) werden ebenfalls beobachtet.

Gemeinsam mit der Arthritis treten auch andere extraintestinale Symptome und Befunde auf: Erythema nodosum, Uveitis anterior und Ulzerationen in der Mundschleimhaut.

Als Komplikationen sind beim M. Crohn die hämatogene bakterielle Spondylodiszitis und Psoasabszesse infolge Erregerausbreitung durch Fisteln bekannt.

Die *Kollagen-Kolitis* (kollagenöse Kolitis) ist eine seltene Ursache chronischer wässeriger Diarrhöen. Sie geht auf eine Vermehrung der subepithelialen Kollagenfasern sowie auf (fokalen) Epithelzellenuntergang und überwiegend chronisch-entzündliche Zellinfiltrationen der Lamina propria mucosae des Kolons zurück. Ihre Ätiologie ist unbekannt. Die wahrscheinlich autoimmune Dickdarmerkrankung tritt oft in Gemeinschaft mit anderen Autoimmunmanifestationen auf, z. B. Thyreoiditis, atrophische Gastritis, aktive chronische Hepatitis und Vitiligo. Das entzündliche klinische Krankheitsbild wird manchmal von asymmetrischen, nichterosiven und erosiven seronegativen Oligo-, Poly- oder Monarthritiden ohne spezifische Histologie begleitet. Die Gleit- und Stützgewebsmanifestation kann sich auch mit den Phänomenen der seronegativen Spondarthritiden (peripher *und* axial) zu erkennen geben. Neben peripheren Arthritiden, inflammatorischen Enthe-

siopathien werden dann z. B. eine (bilaterale) Sakroiliitis und erosive, zur Dislokation neigende Arthritiden an den Kopfgelenken beobachtet (Kingsmore et al. 1993).

> ## Chronisches Müdigkeitssyndrom („chronic fatigue syndrome")

*Synonym:* chronisches Erschöpfungssyndrom.

Arthralgien, d. h. klinisch und röntgenologisch nicht objektivierbare Gelenkschmerzen, die im Körper herumwandern können, gehören zu den Symptomen des chronischen Müdigkeitssyndroms. Das führende Merkmal dieser Erkrankung ist jedoch eine akut oder subakut beginnende, mindestens 6 Monate persistierende Müdigkeit ohne erkennbare Ursache (Schmitz et al. 1994). Außerdem treten in wechselndem Ausmaß krankheitsunspezifische Symptome und Befunde hinzu, wie sie von akuten Virusinfektionen her bekannt sind – typisch ist der Beginn mit der einem grippalen Infekt ähnelnden Symptomatik. Überzeugende Beweise für eine Virusinfektion wurden bisher jedoch nicht vorgelegt. Zu den unspezifischen Krankheitsphänomenen gehören auch allgemeine Schwäche, Unwohlsein, Myalgien, dolente (vergrößerte) Lymphknoten, depressive Stimmungslage, Konzentrations- und Erinnerungsstörungen und eine allgemein eingeschränkte intellektuelle Leistungsfähigkeit. Hauptkriterium ist jedoch das mehr als 6 Monate andauernde Erschöpfungsgefühl/Müdigkeit bei Ausschluß einer anderen für die Gesamtsymptomatologie verantwortlich zu machenden Krankheit, vor allem auch einer primär psychiatrischen bzw. zerebralen Erkrankung. Im folgenden sind die Haupt- und Nebenkriterien des chronischen Müdigkeitssyndroms aufgelistet und auch die Ausschlußdiagnosen wiedergegeben.

### Diagnosekriterien des chronischen Müdigkeitssyndroms nach Schmitz et al. (1994)

*Hauptkriterien*

1. Persistierende Müdigkeit (oder leichte Ermüdbarkeit) über mindestens 6 Monate, die nicht durch Bettruhe zu beheben ist und die durchschnittliche Leistungsfähigkeit um mehr als 50 % reduziert.
2. Andere klinische Erkrankungen, die ähnliche Symptome hervorrufen können, sind ausgeschlossen, einschließlich vorexistierender psychiatrischer Erkrankungen.

*Nebenkriterien I: symptomatische Kriterien*

Diese müssen *mit* oder nach dem Beginn der Müdigkeit eingesetzt und mindestens 6 Monate angehalten haben:

1. mildes Fieber bis Schüttelfrost (Patientenangabe);
2. Halsschmerzen;
3. Lymphknotenschmerzen;
4. unerklärte generalisierte Muskelschwäche;
5. Myalgien;
6. über 24 h verlängerte allgemeine Erschöpfung/ Müdigkeit nach früher tolerierten Beanspruchungen;
7. neue generalisierte Kopfschmerzen;
8. *wandernde Arthralgien;*
9. neuropsychologische Symptome: Photophobie, vorübergehende Gesichtsfeldverluste, Vergeßlichkeit, exzessive Irritabilität, Konfusion, Denkschwierigkeiten, Konzentrationsstörungen, Depression;
10. Schlafstörungen;
11. Patientenbeschreibung des Krankheitsbeginns als akut oder subakut.

*Nebenkriterien II: physikalische Kriterien*

Diese müssen durch einen Arzt mindestens 2mal in einem Abstand von mindestens einem Monat dokumentiert sein:

1. (niedriges) Fieber;
2. nichtexsudative Pharyngitis;
3. palpable oder empfindliche anteriore oder posteriore zervikale oder axilläre Lymphknoten.

*Ausschlußdiagnosen des chronischen Müdigkeitssyndroms* (nach Schmitz et al. 1994)

- Malignom;
- Autoimmunerkrankungen, z. B. Rheumatoide Arthritis, systemischer Lupus erythematodes;
- lokale Infektionen, chronische oder subakute bakterielle Infektionen, z. B. Endokarditis, Tuberkulose, Lyme-Borreliose;
- Pilzinfektionen, Parasitosen;
- Infektionen im Zusammenhang mit HIV;
- chronische primär psychische Erkrankungen;
- chronische entzündliche Erkrankungen, z. B. M. Wegener, Sarkoidose, chronische Hepatitis;
- neuromuskuläre Erkrankungen, z. B. Myasthenie;
- endokrine Störungen, z. B. Hypothyreose, M. Addison, M. Cushing, Diabetes mellitus;
- Drogenabhängigkeit oder Drogenmißbrauch (auch Tranquillanzien, Antidepressiva);
- Nebenwirkungen chronischer Medikation oder Einwirkung toxischer Substanzen, z. B. Pestizide, chemische Lösungen, Schwermetalle;
- chronische pulmonale, gastrointestinale, hepatische, renale oder hämatologische Erkrankungen.

**Colitis ulcerosa,** s. Chronisch-entzündliche Darmerkrankungen

**Chronische Polyarthritis,** s. Rheumatoide Arthritis

## Cronkhite-Canada-Syndrom

Generalisierte gastrointestinale Polyposis, Hauthyperpigmentation, Alopezie und Onychopathie gehören zu den Befunden dieser sehr seltenen, ätiopathogenetisch ungeklärten Erkrankung. Sie gibt sich klinisch rezidivierend mit Gewichtsverlust und Diarrhöen zu erkennen. Nichterosive und erosive Arthritiden großer und kleiner Gelenke mit Fehlstellungen besonders an befallenen Fingergelenken werden als Manifestation am Gleit- und Stützgewebe beschrieben. Die arthritogenen Symptome und Befunde, wie schmerzhafte Bewegungseinschränkung und gelenkbezogene Weichteilschwellung, treten synchron mit der allgemeinen und gastrointestinalen Klinik auf (Sanders et al. 1985).

**Dermatomyositis,** s. Polymyositis

**Dialysearthropathie,** s. Dialysekrankheiten und ihre Differentialdiagnose

## Dialysekrankheiten und ihre Differentialdiagnose

### *Sekundärer Hyperparathyreoidismus*

*Pathogenese, Pathobiochemie.* Der Ausdruck „chronische Niereninsuffizienz" beschreibt eine überwiegend glomeruläre oder globale Funktionsstörung der Nieren, d. h. ihre permanent eingeschränkte Fähigkeit, harnpflichtige Substanzen zu eliminieren. Über die vielfältigen erworbenen oder angeborenen pathomorphologischen Ursachen des Nierenversagens gibt dieser Terminus jedoch keine Auskunft. Im fortgeschrittenen Stadium der chronischen Niereninsuffizienz geht zunehmend die Fähigkeit verloren, den Elektrolyt-, Wasser- und Säure-Basen-Haushalt zu regulieren. Im Stadium der terminalen Niereninsuffizienz kommt es zum Zusammenbruch der exkretorischen und endokrinen Funktionen der Nieren. Der Patient leidet an Urämie; nur die Dauerdialysetherapie kann ihn vor dem Tod im Coma uraemicum bewahren bzw. das Intervall bis zur wünschenswerten

Nierentransplantation überbrücken. Die Ausscheidungsfunktion der Nieren läßt sich durch die Langzeitdialyse, namentlich Hämodialyse, ersetzen, jedoch nicht die endokrine Nierenleistung, beispielsweise die enzymatische Bildung von 1,25 Dihydroxyvitamin $D_3$ (1,25 Dihydroxycholecalciferol, Calcitriol). Trotzdem besteht kein Zweifel, daß die Dialysedauertherapie das Leben des chronischen Urämikers verlängert. Die Erfahrung zeigt allerdings, daß die Dauerdialyse mit den Jahren zu einem Risikofaktor für die Lebensqualität des Patienten wird.

Durch die Langzeithämodialyse und sie begleitende Medikationen wird angestrebt, die pathobiochemischen Parameter der chronischen Urämie zu normalisieren. Dazu gehören Hypokalzämie, Hyperphosphatämie, ein erniedrigter Blutspiegel des 1,25 Dihydroxyvitamin $D_3$ und ein erhöhter Parathormonspiegel. Offensichtlich gelingt die Normalisierung dieser 4 Blutparameter auf Dauer weniger erfolgreich als die dialytische Elimination der stickstoffhaltigen Endprodukte des Proteinstoffwechsels. Das gestörte Gleichgewicht zwischen den genannten Ionen, dem dihydroxylierten Vitamin $D_3$ und dem Parathormon beeinflußt die biologischen Regelkreise dieser Moleküle auf vielfältige Weise: Dies läßt sich vereinfacht so schildern:

Die verminderte renale Phosphatausscheidung führt zur Hyperphosphatämie. Der intra- und extrazelluläre *Phosphatstau* und die pathomorphologische Reduktion des Nierenparenchyms hemmen die renale Synthese des aktiven Vitaminmetaboliten 1,25 Dihydroxyvitamin $D_3$. Dieser Vitaminmangel verringert die intestinale Kalziumaufnahme. In Verbindung mit der eingeschränkten renalen Phosphatclearance und konsekutiven Hyperphosphatämie, der urämischen Störung des intrazellulären Kalziumtransports und der urämiebedingten relativen Skelettresistenz gegenüber dem Parathormon kommt es durch das Absinken des 1,25 Dihydroxyvitamin $D_3$-Spiegels zu einer Hypokalzämie. Der Blutspiegel der ionisierten Kalziumfraktion ist das Kontrollsignal für die Nebenschilddrüsen, Parathormon zu synthetisieren und auszuschütten. Die Hypokalzämie löst daher eine regulative Überfunktion der Nebenschilddrüsen aus, die zum sekundären Hyperparathyreoidismus führt und durch das Fortbestehen der renal-intestinalen Funktionsstörung den Parathormonexzeß unterhält. Bei Niereninsuffizienz ist die intestinale Vitamin D-Resorption gestört. Auch dies verstärkt die Senkung des Kalziumserumspiegels. Phosphatretention hemmt die renaltubuläre Synthese des aktiven Vitamin-D-Metaboliten. Der Mangel an 1,25 Dihydroxyvitamin $D_3$ senkt nicht nur den Serumkalziumspiegel, sondern bremst auch die physiologische Hemmwirkung des Vitamins auf die Nebenschilddrüsenfunktion. Auch dadurch steigt der Parathormonspiegel im Blut an.

Dem regulativen *renalen* sekundären Hyperparathyreoidismus steht der *intestinal* bedingte sekundäre Hyperparathyreoidismus zur Seite. In diesem Fall führen Malabsorption und/oder Maldigestion zur Hypokalzämie und zu ihren geschilderten Folgen. Vor allem nach partieller Magenresektion, Gastrektomie, bei Leber- und Gallenwegerkrankungen, exokrinen Pankreasfunktionsstörungen und Dünndarmkrankheiten tritt diese Überfunktion der Nebenschilddrüsen auf.

### Tertiärer Hyperparathyreoidismus

Der autonome tertiäre Hyperparathyreoidismus entsteht, wenn sich ein Adenom der Nebenschilddrüsen auf dem Boden einer regulativen diffusen Hyperplasie im Verlauf des längere Zeit andauernden sekundären Hyperparathyreoidismus entwickelt. Im Serum fallen dann gleichzeitig Hyperkalzämie und erhöhte Konzentration des Parathormons auf. Die Krankheitsgeschichte des Patienten (chronische Niereninsuffizienz, Langzeitdialyse, anamnestisch bekannte Pathobiochemie des sekundären Hyperparathyreoidismus) erlaubt die Unterscheidung des tertiären vom primären Hyperparathyreoidismus.

### Primärer Hyperparathyreoidismus

Der Ausdruck primärer Hyperparathyreoidismus zeigt an, daß solitäre oder multiple Adenome, viel seltener Karzinome der Nebenschilddrüsen, aber auch primäre Hyperplasien zur Überproduktion von Parathormon führen, die nicht mehr dem physiologischen Regelkreis des Kalziumstoffwechsels folgt. Als Sonderformen sind der familiäre Hyperparathyreoidismus und die Überfunktion der Nebenschilddrüsen bei der multiplen endokrinen Adenomatose bekannt.

**Klinik.** Der primäre Hyperparathyreoidismus löst Beschwerden aus, die sich auf 4 Symptomenkomplexe zurückführen lassen (Kruse u. Kuhlencordt 1984), nämlich auf das Hyperkalzämiesyndrom, das urologische Syndrom, das Skelettsyndrom und auf begleitende Organmanifestationen.

### Hyperkalzämie

Leichte Hyperkalzämien können symptomfrei verlaufen und werden oft zufällig entdeckt. Zu den

praktisch wichtigsten differentialdiagnostischen Erwägungen gehören dann der Hyper- und (ektopische) Pseudohyperparathyroidismus, ausgedehnte
neoplastische Osteolysen, Sarkoidose, Hyperthyreose, Nebennierenrindeninsuffizienz, Vitamin D-Into-
xikation, Langzeitimmobilisation und Überdosie-
rung bei der Lithiumtherapie. Mit Symptomen einhergehende, zunehmend ansteigende Hyperkalzämien im Verlauf des primären Hyperparathyreoidismus drohen einerseits in eine lebensgefährliche
hyperkalzämische Krise – *„Parathyreotoxikose"* –
überzugehen. Dabei kommt es zu Herzrhythmusstörungen, schweren Veränderungen des Elektrolyt-
haushalts mit Dehydratation, zur Somnolenz bis
zum Koma. Andererseits gehören Appetitlosigkeit,
Gewichtsabnahme, Meteorismus, Obstipation, Po-
lydypsie und Polyurie zu den unspezifischen Symptomen und Befunden der Überproduktion von
Parathormon, die in ihrer Gesamtheit jedoch den
diagnostischen Blick auf die Nebenschilddrüsen
richten sollten. Als Konjunktivitis können sich
Hornhauttrübungen und Kalkablagerungen in der
Bindehaut klinisch zu erkennen geben. Die Hyperkalzämie führt manchmal im EKG zur QT-Verkür-
zung.

### Urologisches Syndrom

Das urologische Syndrom des primären Hyperparathyreoidismus zeigt sich vor allem an einer rezidivierenden, oft doppelseitigen Urolithiasis mit kal-
ziumhaltigen Konkrementen und/oder Nephrokalzinose (feinfleckige, stippchenförmige bis clusterför-
mige Kalkschatten, die in der Markregion beginnen). Im Verlauf kann es zur Harnweginfektion und
über eine rezidivierende Pyelonephritis zur chronischen Niereninsuffizienz kommen. In diesen Fällen
muß anamnestisch und klinisch entschieden werden, ob das Krankheitsbild auf einen primären
Hyperparathyreoidismus mit konsekutiver Niereninsuffizienz oder tertiären Hyperparathyreoidismus
nach sekundärem renalem Hyperparathyreoidismus
zurückgeht.

### Skelettsyndrom

Das Vollbild des Skelettsyndroms ist die Osteodystrophia fibrosa cystica generalisata v. Recklinghausen. Schon lange vor dem Erreichen dieses Endsta-
diums gibt sich die hyperparathyreote Stoffwechsellage, welcher Ursache auch immer, röntgenologisch
zu erkennen (S. 104, 258 ff.).

### Begleitmanifestationen

Zu den **organbezogenen** Begleitmanifestationen des
primären Hyperparathyreoidismus gehören gastrointestinale Erkrankungen wie Ulcera ventriculi et
duodeni, die akute und chronische Pankreatitis,
Cholelithiasis, ferner Hypertonie, psychische Devia-
tionen, vor allem depressive Verstimmungen wechselnder Stärke, und allgemeine Muskelschwäche.

### Pseudohyperparathyreoidismus

Zur Differentialdiagnose des primären Hyperparathyreoidismus gehört der Pseudohyperparathyreoidismus. Dieses Krankheitsbild geht auf die ektopische Synthese von Parathormon oder parathormonähnlichen oder biochemisch Parathormon imitieren-
den Stoffen zurück und tritt als paraneoplastisches
Syndrom auf. Hyperkalzämie als Folge der direkten
Parathormonwirkung auf das Skelett (osteoklastäre
Knochenresorption), durch gesteigerte tubuläre Kal-
ziumrückresorption sowie verstärkte intestinale Kalziumaufnahme im Dünndarm und der erhöhte Blutspiegel des Parathormons sind die wichtigsten pathobiochemischen Parameter dieser vermeintlichen
Nebenschilddrüsenüberfunktion. Bei einem größeren Teil der Patienten läßt sich auch eine Hypophosphatämie nachweisen.

### Renale Osteodystrophie

Als Folge des sekundären Hyperparathyreoidismus
kommt es zur **renalen Osteodystrophie**. Dieser Ausdruck deutet an, daß die Befunde des Hyperparathyreoidismus durch extraparathyreote Pathomechanismen verstärkt oder „ergänzt" werden. Das (röntgenologische) Gesamtbild zeigt dann in wechselndem
Ausmaß eine verminderte (osteopenische) oder/und
erhöhte (hyperostotische, osteosklerotische) Spon-
giosadichte, periostale Auflagerungen und/oder
eine rachitische/osteomalazische Mineralisationsstö-
rung. Bei einem auf mindestens 70 erhöhten Kalzium-Phosphat-Produkt (gemessen in mg/dl) sind
extraossäre Verkalkungen in den Weichteilen und
Gefäßwänden zu erwarten.
Hämodialysepatienten können über Schmerzhaftig-
keit des Skeletts – entweder diffus oder bevorzugt an
den belasteten Skelettabschnitten (Wirbelsäule,
Beckenbereich, untere Extremitäten) –, über Muskelschwäche, Muskelschmerzen, akute oder chronische Gelenkbeschwerden, darunter Schmerzen und
Arthritisphänomene, Bewegungseinschränkung und

Gelenksteifigkeit klagen. Gelenkergüsse und periartikuläre Anschwellungen werden bei ihnen beobachtet. Manche Patienten geben Sensibilitätsstörungen (Hyp-, Par-, Dysästhesien) in der Hohlhand und an den ersten 3 Fingern einschließlich der Radialseite des 4. Fingers an. Sichtbare thenare Muskelatrophien weisen dann ebenfalls auf eine mechanische Kompression des N. medianus hin (*Karpaltunnelsyndrom*).

Die aufgezählten Symptome und krankhaften Befunde lassen sich *teilweise* mit der renalen Osteodystrophie in Verbindung bringen, so z. B. auch akute Gelenkattacken. Akute Arthritiden und akute Periarthritiden bei Hämodialysepatienten sind nämlich in erster Linie als kristallinduziert anzusehen, und zwar vor allem durch Pyrophosphat-, Hydroxylapatit-, Oxalat- und Uratpräzipitation. Als Komplikationen der Hämodialysebehandlung treten hämatogene infektiöse Arthritiden und Spondylodiszitiden auf, die über Shuntinfektionen entstehen. Außerdem wird diskutiert, daß der sekundäre Hyperparathyreoidismus die vorzeitige Entstehung degenerativer Gelenkleiden – Arthrosen – begünstigt. Trotzdem bleiben pathologische Befunde am Gleit- und Stützgewebe übrig, die nicht als Folgen der renalen Osteodystrophie gedeutet werden können; denn es gibt eine oft bilaterale Dialysearthropathie bei normalem Parathormonblutspiegel.

## Dialysearthropathie

Ihre Häufigkeit nimmt mit der Dialysedauer zu, wird aber auch vom Alter des Patienten und wahrscheinlich auch vom Typ der Dialysemembran beeinflußt. Als ihr wichtigster pathogenetischer Faktor wurde die β2-Mikroglobulinamyloidose erkannt, die eine dialyseassoziierte Entgleisung der Immunglobulinsynthese anzeigt. Massive Amyloidablagerungen in der Synovialmembran, fibrösen Gelenkkapsel, im Gelenkknorpel und Gelenksockel führen zu den beiden Hauptmerkmalen der Dialysearthropathie, nämlich zu subchondralen zystischen Osteolysen, die mit der Dialysedauer an Größe zunehmen, und zu periartikulären Weichteilschwellungen. Auch das bereits geschilderte Karpaltunnelsyndrom der Dialysepatienten geht ebenfalls auf Amyloidablagerungen zurück. Die bei Hämodialysepatienten selten auftretende *destruktive Spondylopathie* – röntgenologisch unter dem Aspekt der infektiösen Spondylodiszitis – hängt vor allem mit der Amyloiddeposition zusammen (s. Abb. 979).

Als *Amyloidom* wird die solitäre, zystenartige Osteolyse im Gelenksockel großer Gelenke bezeichnet.

## Aluminiuminduzierte Osteopathie

Eisen- und Aluminiumakkumulation verstärken die deletäre Wirkung der β2-Mikroglobulin-induzierten Amyloidose auf das Gleitgewebe und die Gelenksockel. Die Heparinisation kann bei der Hämodialyse zu Gelenkblutungen führen, deren Resorption mit entzündlichen Vorgängen einhergeht, die sich klinisch bemerkbar machen (Cary et al. 1986). Aluminiumhaltige Phosphatbinder werden bei der Hämodialysetherapie zusätzlich gegen die Hyperphosphatämie verordnet. Diese phosphatbildenden Antazida setzen im Darm Aluminiumionen frei, die ins Blut gelangen. Infolge der Niereninsuffizienz wird Aluminium nur ungenügend renal eliminiert. Außerdem trägt der Aluminiumgehalt der Dialyseflüsssigkeit zur Aluminiumüberflutung des Organismus der Hämodialysepatienten bei. Auf diese Weise kann es zu einer aluminiuminduzierten Osteopathie, Verschlechterung der renalen Anämie sowie zur Aluminiumenzephalopathie (bis zur Dialysedemenz) kommen. Aluminium reichert sich auch in den Gelenkweichteilen an (Chaussidon et al. 1993: in amyloiddurchsetztem Synovialgewebe, im Gelenkknorpel). Allerdings wurde seine Gelenktoxizität bisher nur im Tierversuch bewiesen (Netter et al. 1984). Aluminium führt im Knochengewebe zu einem Mineralisationsdefizit, das die osteomalazische Stoffwechselstörung des sekundären Hyperparathyreoidismus verstärkt. Spontanfrakturen, besonders der 2.–4. Rippenpaare, sollten bei Dialysepatienten den Verdacht auf Aluminiumintoxikation wecken (Kriegshauser et al. 1987). Aseptische Osteonekrosen bei Nierentransplantierten werden mit der Kortikosteroidbehandlung in Zusammenhang gebracht; außerdem soll Aluminiumüberladung des Organismus das Osteonekroserisiko erhöhen (Kriegshauser et al. 1987). Osteonekrosen kommen auch ohne Kortikosteroidtherapie bei hämodialysierten Patienten mit chronischer Niereninsuffizienz vor (Dihlmann 1974).

**Es bleibt festzuhalten,** daß die renale Osteodystrophie, die Amyloidoseosteoarthropathie und die Aluminiumosteomalazie die drei Hauptursachen für klinisch auffallende Skelettveränderungen in der Spätphase der Dauerhämolysetherapie sind. Dabei gilt die Regel, daß im Verlauf der Dialysebehandlung die Zeichen des Hyperparathyreoidismus abnehmen, die amyloidosebedingten Befunde sich jedoch vermehren (Gielen et al. 1990).

## Seltenere Dialysekomplikationen

Seltenere Hämodialysefolgen sind: die Neigung zur spontanen Sehnenruptur, Gelenkhypermobilität durch Sehnen- und Ligamentlockerung (klinische Folgen: Arthralgien, Gelenkerguß, Patellahochstand, atlantodentale Dislokation). Beobachtet wurden polyartikuläre Chondrolysen durch chondrozytäre Störung der Proteoglykansynthese (Mitrovic et al. 1989). Hämodialyseassoziierte Gefäßwandverkalkungen nehmen mit der Länge der Dialysetherapie zu, seltener bilden sie sich zurück. Sie bergen die Gefahr der Lumenverengung, als deren Folge periphere Ischämien möglich sind (Meema u. Oreopoulos 1986). Metastatische Verkalkungen in Parenchymorganen geben nur selten Anlaß für Beschwerden der Hämodialysepatienten. Jedoch wurde bei metastatischen Verkalkungen in den Lungen schon über Dyspnoe, Reizhusten und sogar restriktive Ventilationsstörungen berichtet (Oursin u. Meyer 1992).

**Diffuse idiopathische Skeletthyperostose (DISH),** s. S. 499ff.

**Enteritis regionalis,** s. Chronisch-entzündliche Darmerkrankungen

## Eosinophile Fasziitis

*Synonym:* Shulman-Syndrom.

*Ätiologie und Pathogenese.* Die eosinophile Fasziitis wird den Bindegewebserkrankungen zugerechnet. Ihre Ätiologie ist nicht bekannt. Serologische Befunde zeigen Störungen des Immunsystems auf (Hypergammaglobulinämie). Histopathologisch lassen sich im Subkutangewebe, in Faszien, Sehnen, Sehnenscheiden und im Perimysium entzündliche, sehr zellreiche Infiltrate nachweisen, die aus B- und T-Lymphozyten, Mastzellen und vor allem eosinophilen Granulozyten zusammengesetzt sind. Das nachfolgende Narbenstadium zeichnet sich durch Fibrose der betroffenen Gewebe (Faszien, Subkutis) aus. Eine variable Vermehrung der eosinophilen Granulozyten im peripheren Blut gehört zum Krankheitsbild.

*Epidemiologie.* Die eosinophile Fasziitis ist selten. Sie kommt bei Kindern und Erwachsenen vor. Jüngere Männer scheinen vermehrt betroffen zu sein.

*Klinik.* Typisch für die eosinophile Fasziitis sind akut, manchmal nach schweren körperlichen Anstrengungen einsetzende, schmerzhafte ödematöse Schwellun-gen und holzharte Indurationen des Unterhautgewebes vor allem an den Armen, Händen, Beinen und Füßen, die zur Immobilisierung des Patienten führen können. Schon im frühen Krankheitsstadium kann sich ein Karpaltunnelsyndrom ausbilden. Hinzu tritt eine meist nichterosive Polyarthritis großer und kleiner Gelenke. Infolge einer Tenosynovitis der Mm. flexor carpi radialis und ulnaris und auch der Fingerflexoren kommt es zur Beugekontraktur der Finger in Semiflexion.

Später entwickeln sich unelastische, rauhe, harte Hautveränderungen mit Pigmentationsstörungen. Diese Befunde können differentialdiagnostische Schwierigkeiten in der Abgrenzung zur zirkumskripten Sklerodermie bereiten.

Eine viszerale Beteiligung und Raynaud-Phänomene gehören nicht zum Krankheitsbild der eosinophilen Fasziitis. Auch dadurch gelingt die Abgrenzung zur progressiven systemischen Sklerose.

Die Erkrankung hat eine meist günstige Prognose. Ein völliges Verschwinden aller Symptome und Befunde kommt vor.

## Eosinophilie-Myalgie-Syndrom

*Ätiologie und Pathogenese.* Das Eosinophilie-Myalgie-Syndrom ist eine Krankheitsentität, die zuerst im Jahre 1989 im US-Bundesstaat New Mexico, später auch in anderen Bundesstaaten der USA und in Europa auffiel. Als Gemeinsamkeit teilten alle daran Erkrankten die Einnahme der Aminosäure L-Tryptophan. L-tryptophanhaltige Präparate waren in den USA als diätetischer Speisezusatz frei verkäuflich und wurden auch medikamentös bei Schlaflosigkeit, depressiven Verstimmungen und prämenstruellen Beschwerden eingesetzt. Die Zunahme der L-Tryptophaningestion stand offenbar im Zusammenhang mit der Produktionsausweitung des Herstellers nach Umstellung auf die gentechnologische Gewinnung im Jahre 1988. Außerdem hatte man die Reinigungsverfahren geändert.

Verschiedene Substanzen ließen sich in den L-Tryptophanzubereitungen als Verunreinigungen der kommerziell hergestellten Aminosäure nachweisen [sog. Peak E (spezielles Tryptophan-Dipeptid), Peak UV-5 (3-Phenylamino-L-alanin)]. Deren ätiopathogenetische Bedeutung für das Eosinophilie-Myalgie-Syndrom ist aber noch unklar. Diskutiert wird auch die Rolle des potentiell neurotoxischen und fibroseinduzierenden Tryptophanmetaboliten Kynurenin. Bei Patienten mit Eosinophilie-Myalgie-Syndrom konnten nämlich erhöhte Serumspiegel dieser Substanz nachgewiesen werden (Schubert et al. 1992). Die mittlere L-Tryptophandosis betrug bei den meisten Erkrankten 1,5 g pro Tag. Sie entspricht etwa der doppelten Menge, die gewöhnlich mit der Nahrung zugeführt wird. Die Erkrankten hatten die Aminosäure über Wochen bis mehrere Jahre eingenommen; bei einigen Patienten begann das Eosinophilie-Myalgie-Syndrom allerdings erst Tage oder Wochen nach Absetzen der L-Tryptophanmedikation.

Bioptisch konnten interstitielle und perivaskuläre entzündliche Infiltrate aus Plasmazellen, Lymphozyten, Monozyten und besonders vielen Eosinophilen in den Faszien, Muskeln, im subkutanen Fettgewebe und in den tieferen Hautschichten nachgewiesen werden. Außerdem fand sich eine Fibrose mit exzessiver Kollagenbildung.

*Klinik.* Das Eosinophilie-Myalgie-Syndrom beginnt akut mit Fieber, allgemeiner Schwäche, Müdigkeit, Krankheitsgefühl, schweren generalisierten Myalgien, Schwellungen an den Extremitäten, Induration der Faszien sowie der Haut und Unterhaut. Hinzu treten umschriebene oder diffuse sklerodermieähnliche Hautveränderungen, oft auch eine juckende Urtikaria. Die Extremitäten sind stets betroffen; am Körperstamm zeigen sich die Effloreszenzen nur gelegentlich; Gesicht, Hände und Füße bleiben ausgespart.

Neurologische Symptome und Befunde sind im weiteren Verlauf häufig zu erwarten, vor allem eine eher neuropathisch als myopathisch bedingte proximale symmetrische Muskelschwäche, sensible oder motorische Ausfälle, Parästhesien und Krampfanfälle. Über letale Ausgänge durch Atemmuskelinsuffizienz bei schwerer, aszendierender Polyneuropathie, ähnlich dem Guillain-Barré-Syndrom, wurde ebenfalls berichtet. Pulmonale Infiltrate und Pleuraerguß, Zeichen einer Belastung der rechten Herzkammer mit Trikuspidalinsuffizienz, Dysphagie, Störungen der Ösophagusmotilität, gastroösophagealer Reflux und abdominelle Schmerzen sowie die eosinophile Hepatitis sind als Viszeralbeteiligung bekannt geworden. Mundschleimhautulzera, Xerostomie und Alopezie treten manchmal hinzu. Die kutanen und faszialen Fibrosierungen können zu behindernden Kontrakturen führen. Krankhafte Veränderungen am Gleitgewebe, Arthralgien und nichterosive Arthritiden, runden manchmal das klinische Bild ab.

Bei den Laboruntersuchungen fallen eine mäßig beschleunigte Blutsenkungsgeschwindigkeit, stark vermehrte eosinophile Granulozytenzahlen im peripheren Blut und bei mehr als der Hälfte der Patienten auch antinukleäre Antikörper auf.

Die Prognose des Eosinophilie-Myalgie-Syndrom ist dubios, da die Befunde und Symptome nach Absetzen des L-Tryptophans persistieren oder auch fortschreiten können. Bei 40–55% der Patienten entwickelt sich ein *chronisches* Eosinophilie-Myalgie-Syndrom, bei dem die fasziitis- oder sklerodermieähnliche Bindegewebssymptomatik und die Neuropathie im Vordergrund stehen (Schnabel et al. 1992). Die Therapie mit Kortikosteroiden wird mehr oder weniger erfolgreich durchgeführt. Die differentialdiagnostische Abgrenzung zur Sklerodermie gelingt in der Regel. Von der eosinophilen Fasziitis kann das Eosinophilie-Myalgie-Syndrom durch die anamnestische L-Tryptophaneinnahme und die stark ausgeprägte Symptomatik unterschieden werden. Klinisch fallen Ähnlichkeiten mit dem Toxic-Oil-Syndrom nach Ingestion von denaturiertem Rapsöl auf, das besonders in Spanien illegal als Speiseolivenöl verkauft worden war.

## Familiäres Mittelmeerfieber

*Synonym:* familiäre, paroxysmale Polyserositis.

*Ätiologie.* Für das familiäre Mittelmeerfieber besteht ein autosomal-rezessiver Erbgang. Eine statistisch signifikante Assoziation zum HLA-B27 ist nicht nachzuweisen.

*Pathogenese.* Während der krankheitstypischen rezidivierenden Fieberschübe tritt eine Polyserositis mit Pleuritis und Peritonitis auf. An den Gelenken entwickelt sich eine Synovitis. Sie kann akut oder subakut beginnen und bei chronisch-rezidivierendem Verlauf auch erosiven Charakter annehmen. Als Arthritisfolge ist eine Sekundärarthrose möglich, nach erosiven Arthritiden sogar die fibröse Ankylose.

Im Schrifttum wird der Einfluß des Immunsystems auf die Pathogenese des familiären Mittelmeerfiebers diskutiert, z. B. die Steigerung der Chemotaxis von polymorphkernigen Leukozyten und die Verminderung der Suppressor-Lymphozyten-Aktivität. Von pathogenetischer Bedeutung sind auch Störungen des Katecholaminstoffwechsels. Durch intravenöse Infusion von Metaraminol, einem direkt und indirekt α-adrenerg wirkenden Katecholaminderivat, können nämlich krankheitstypische abdominelle Schmerzattacken ausgelöst werden. Für diesen Metaraminol-Provokationstest wird eine diagnostische Spezifität von 100% bei einer Sensitivität von 65% angegeben (Connemann et al. 1991).

*Epidemiologie.* Die Erkrankung tritt häufig unter bestimmten Volksgruppen der Region des östlichen Mittelmeers auf: bei Türken, Armeniern, Arabern und sephardischen Juden, viel seltener bei Italienern und Griechen. Männer erkranken etwa doppelt so häufig wie Frauen (60–70% ♂ : 30–40% ♀). Der Krankheitsbeginn liegt bei den meisten Patienten im Kindes- oder Jugendalter.

*Klinik.* Kurze, etwa 1–2 Tage dauernde Fieberschübe bis 40°C verbunden mit anderen Symptomen, vor allem heftigen abdominellen Schmerzen, beherrschen das klinische Bild. Hinzu treten thorakale Schmerzen beim Atmen und perikardiale Beschwerden. Manchmal ist der Temperaturanstieg so gering, daß er sich subjektiv nicht zu erkennen gibt. Selten ist Fieber das einzige Symptom der Krankheitsepisode; etwa die Hälfte der Patienten berichtet über Gelenksymptome. Bei Patienten, deren familiäres Mittelmeerfieber erstmals bis zum 12. Lebensjahr auftritt, muß damit gerechnet werden, daß sich die Krankheit zunächst an den Gelenken zeigt (Barakat et al. 1986) oder das einzige Krankheitszeichen bleibt. Zur differentialdiagnostischen Abgrenzung gegenüber der Juvenilen chronischen Arthritis und dem rheumatischen Fieber dient dann vor allem der „periodische" Charakter des Gelenkbefalls.

Die Gelenkerkrankung des familiären Mittelmeerfiebers manifestiert sich entweder mit Arthralgien eines oder mehrerer Gelenke, gewöhnlich an den unteren Extremitäten, oder als akute bis subakute einige Tage, längstens wenige Monate dauernde nichterosive Oligo- oder Polyarthritis. Als 3. Erscheinungsform kann sich selten eine über Monate hinziehende erosive Mono- oder Oligoarthritis entwickeln. Das Knie-, Hüft- und Sprunggelenk sind typische Arthritismanifestationen. Manchmal läßt sich bei den Patienten auch eine uni- oder bilaterale Sakroiliitis vom Typ „buntes Bild" nachweisen.

Die Krankheitsschübe klingen in der Regel nach einiger Zeit spontan ab.

Die Prognose des familiären Mittelmeerfiebers wird von der Entwicklung einer Amyloidose bestimmt, die über eine Niereninsuffizienz zum Tode führen kann.

Die klinische Differentialdiagnose des familiären Mittelmeerfiebers richtet sich, besonders in Ländern und Erdteilen fernab vom (östlichen) Mittelmeer und ohne Einwanderer oder Gastarbeiter aus dieser Region, auf akute Gelenkerkrankungen mit der Tendenz zu periodischem Verlauf: Gicht, Pseudogicht (Chondrokalzinose), systemische *(generalisierte)* Periarthropathia (Tendinitis) calcificans, rezidivierende, *lokalisierte* Periarthropathia calcificans,

Palindrome Arthritis (Palindromer Rheumatismus), Hydrops intermittens, Sichelzellenkrankheit (-krisen).

## Felty-Syndrom

Das Felty-Syndrom zeichnet sich durch die Trias langjährige Rheumatoide Arthritis, Splenomegalie und Neutropenie aus. Es kann als seltene, schwere Komplikation im Verlauf der Rheumatoiden Arthritis aufgefaßt werden. Die Symptome und Befunde der Rheumatoiden Arthritis gehen dem Auftreten der Splenomegalie und Neutropenie lange Zeit voraus. Am häufigsten tritt das Felty-Syndrom in der 5. und der 6. Lebensdekade auf. Etwa 70% der Patienten sind Träger des Histokompatibilitätsantigens DR4. Der systemische Charakter des Felty-Syndroms zeigt sich außerdem an der häufigen generalisierten Lymphadenopathie und Hepatomegalie. Gewichtsverlust und Siccasyndrom (s. S. 708) sind weitere extraartikuläre Befunde des Felty-Syndroms. Hautulzerationen an den Unterschenkeln entstehen als Folge einer begleitenden Vaskulitis. Rheumaknoten können bei vielen Patienten in typischer Lokalisation (Streckseiten der Finger und Unterarme) nachgewiesen werden. Bekannt ist bei Patienten mit Felty-Syndrom die erhöhte Anfälligkeit für akute und chronische Infektionen. Klinisch wichtig sind Pneumonien und Harnweginfektionen; auch die vaskulitischen Hautläsionen können sich zusätzlich infizieren. Folgende pathologische Laborbefunde kennzeichnen das Felty-Syndrom: Neutropenie <2000/µl, Thrombopenie, mehr oder minder ausgeprägte Anämie, hochtitrige Rheumafaktoren, unspezifische antinukleäre Antikörper, granulozytenspezifische, komplementaktivierende, antinukleäre Antikörper (Akronym: GsANA), zirkulierende Immunkomplexe und Kryoglobuline. Die zirkulierenden Immunkomplexe, die Kryoglobuline und die immunologisch als Kryoglobulinfraktion nachweisbaren GsANA spielen einerseits eine Rolle bei der Vaskulitispathogenese, andererseits sind sie auch pathogenetisch bedeutungsvoll für die Funktionsstörung der polymorphkernigen neutrophilen Granulozyten, die zur beschriebenen reduzierten Infektionsabwehr beim Felty-Syndrom führt. Zusätzlich besteht eine verminderte mobilisierbare Knochenmarkreserve an neutrophilen Granulozyten. Außerdem werden sie in der Milz beschleunigt eliminiert.

## Fibroblastischer Rheumatismus

Das sehr seltene Erkrankungsbild (Chaouat et al. 1980) gehört vor allem zu den Differentialdiagnosen der Juvenilen chronischen Arthritis und der multizentrischen Retikulohistiozytose, also zu denjenigen Krankheiten, bei denen Arthritiden sukzedan oder simultan mit knotigen Hauteffloreszenzen auftreten. Allerdings läßt sich der fibroblastische Rheumatismus noch genauer beschreiben:

Die bisher publizierten Erkrankungsfälle betrafen Schulkinder und Adoleszenten.

Die papulonodulösen, rötlich gefärbten Hautbefunde zeigen sich vorzugsweise an den Händen (Handrücken, Fingerstreckseiten und -spitzen). Sie können sich aber auch im Bereich der Ellenbogen und Kniegelenke manifestieren. Darüber hinaus gehören Sklerodaktylie und Raynaud-Phänomene an den Fingern zum Krankheitsbild. Die histologische Untersuchung eines exzidierten Knotens ergibt uniforme fibroblastische Spindelzellpopulationen vor dem Hintergrund einer Kollagenmatrix im Stratum papillare, d.h. eine Fibroblastenproliferation, die in eine Fibrose einmündet. Diese Mikromorphologie unterscheidet sich eindeutig von den subkutanen Rheumaknoten und den knotigen Effloreszenzen der multizentrischen Retikulohistiozytose.

Die Gelenkbeteiligung zeigt sich als eine *seronegative* symmetrische erosive Polyarthritis ohne typisches manuelles Befallmuster, d.h., alle 3 Fingeretagen und der Karpus werden ergriffen. Die Polyarthritis nimmt gewöhnlich einen schnell zerstörenden Verlauf.

## Gicht

*Synonym:* primäre Gicht, Arthritis urica, Arthropathia urica.

*Ätiologie.* Die primäre Gicht ist eine familiäre, meist dominant vererbte Erkrankung, die eine Störung des Harnsäurestoffwechsels anzeigt. Die Penetranz und die Expressivität der Anlage sind gering. Eine polygene Vererbung erscheint möglich. Die asymptomatische Gichtanlage wird auch als familiäre Hyperurikämie bezeichnet. Ihre klinische Manifestation äußert sich als akute, rezidivierende Mon- oder Oligoarthritis oder als chronische Arthropathie mit Bildung von Tophi, Nephrolithiasis und mit dem Risiko kardiovaskulärer Komplikationen. Die Imbalance zwi-

schen Harnsäuresynthese und ihrer Elimination führt zu einem vergrößerten Harnsäurepool von normalerweise 1 g auf Werte bis 20 g. Die Vergrößerung des Harnsäurepools gibt sich laborchemisch als Erhöhung des Harnsäureserumspiegels zu erkennen. Die physiologische Harnsäureserumkonzentration hängt vom Geschlecht, vom Alter und von den Ernährungsgewohnheiten ab und weist auch geographische Unterschiede auf. Sie beträgt in Europa und Nordamerika bei Männern 2–6,5 mg/dl, im Mittel 4,9 mg/dl. Der Normbereich bei Frauen liegt mit 2–5,5 mg/dl (im Durchschnitt 4,1 mg/dl) niedriger. Kinder haben eine mittlere Harnsäurekonzentration im Serum von 4,2 mg/dl. Sie steigt während und nach der Pubertät an. Frauen erreichen in der Menopause das höhere Niveau der Männer. Höhere Harnsäurespiegel wurden bei den Maoris in Neuseeland sowie anderen Polynesiern des westlichen Pazifik nachgewiesen. Die Beobachtung, daß Filipinos, die in die USA eingewandert sind, eine höhere Harnsäurekonzentration haben als ihre Angehörigen auf den Philipinen, gibt einen Hinweis auf den Einfluß der Ernährung. Ähnliche Resultate zeigt der Vergleich zwischen städtischen schwarzen Südafrikanern und einer ähnlichen Population in ländlichen Gebieten.

Als obere Normgrenze wurde für die Serumharnsäure der Wert 6,47 mg/dl festgelegt. Dieser Wert entspricht nämlich dem Löslichkeitsprodukt für Harnsäure in 37°C warmem Serum mit einem pH von 7,4. Wenn der gemessene Harnsäureserumspiegel darüber liegt, wird von Hyperurikämie gesprochen.

Das Risiko einer manifesten Gicht nimmt mit steigendem Harnsäureserumspiegel zu und läßt sich für Harnsäurewerte unter 6,0 mg/dl mit 1:167 einschätzen. Für den Bereich des Löslichkeitsprodukts steigt es auf 1:53. Für das Intervall zwischen 7 und 8 mg/dl gilt eine Wahrscheinlichkeit von 1:6. Oberhalb von 9,0 mg/dl sind die klinischen Symptome und Befunde der Arthritis urica zu erwarten. Aus Probanden werden Patienten.

Die Harnsäure entstammt den Nahrungspurinen und der endogenen Purinneusynthese. Darüber hinaus wird sie auch aus denjenigen körpereigenen Purinen synthetisiert, welche nicht erneut als Guanin oder Adenin in den DNS- oder RNS-Aufbau eingeschleust, sondern als überschüssige „Shunt-Nukleotide" zum Stoffwechselendprodukt Harnsäure metabolisiert werden. Überernährung besonders mit protein- und purinreicher Nahrung, Übergewicht und Alkoholkonsum begünstigen die Entwicklung der Hyperurikämie.

80% der Harnsäureausscheidung erfolgt über die Niere, 20% über den Darm. Die Harnsäure wird in den Nieren glomerulär filtriert und anschließend vollständig rückresorbiert. Erst die nachfolgende tubuläre Sekretion bewirkt die renale Elimination der Harnsäure. Dieser aktive Stoffwechselprozeß in den Tubulusepithelien kann sich bei gesunden Individuen einer erhöhten Harnsäurezufuhr anpassen, und es wird vermehrt Harnsäure ausgeschieden. Laktatazidose und die Ketose, z. B. nach Alkoholkonsum, blockieren die vermehrte Harnsäuresekretion. Die hereditär gestörte Anpassungsfähigkeit der Tubuluszellen und die daher zu niedrige Harnsäureausscheidung sind fast immer die Ursache der familiären Hyperurikämie. Nur bei etwa 1% besteht eine vermehrte Harnsäuresynthese. Diskutiert wird in diesem Zusammenhang die Rolle eines erhöhten Glutaminangebots als Folge einer verminderten Glutaminaseaktivität, also einer vermehrten Substratbereitstellung für die Harnsäuresynthese. Daneben könnten auch Enzymdefekte, z. B. der Hypoxanthin-Guanin-Phosphoribosyl-Transferase, mit größerem Anfall von Guanin und Hypoxanthin und Störungen der Rückkoppelungsregulation des Harnsäurestoffwechsels bedeutungsvoll sein. Auch die Kombination einer erhöhten Harnsäuresynthese mit verminderter Harnsäureausscheidung ist möglich.

*Pathogenese.* Die Hyperurikämie ist zwar Prämisse, aber nicht die einzige Bedingung für die Auslösung des akuten Gichtanfalls. Selten kommen Gichtanfälle sogar bei normalem Harnsäureserumspiegel vor. Unklar ist, welche weiteren Pathomechanismen zur Auskristallisation der Mononatriumuratkristalle in der Gelenkhöhle führen. Kristallines Mononatriumuratmonohydrat bildet 2–20 µm lange trikline Nadeln, die polarisiertes Licht doppelt brechen. Sie fallen in der Gelenkflüssigkeit aus und werden von neutrophilen Granulozyten phagozytiert. Ihre Länge übersteigt den Durchmesser der neutrophilen Granulozyten. Die Uratnadeln schädigen die Membranen der granulozytären Lysosomen und induzieren so die Synthese und Freisetzung leukotaktisch wirksamer Moleküle, z. B. des Interleukin 1, und anderer Entzündungsmediatoren. Massen weiterer Neutrophiler werden dadurch aktiviert. Die gleichzeitig entstehende Laktatazidose in der Gelenkhöhle begünstigt die Fortsetzung der Uratkristallisation. Die Gelenkinnenhaut ist ödematös geschwollen; Harnsäurekristalle sind in der Synovialmembran jedoch nicht nachzuweisen.

Die *chronische* Uratosteoarthropathie zeichnet sich pathohistologisch durch Tophi aus. Der Tophus läßt sich als Granulom aus kristallinem Mononatriumuratmonohydrat beschreiben, das in eine amorphe Proteinmatrix eingebettet ist und von mononukleären Zellen, reichlich mehrkernigen Fremdkörperrie-

senzellen und proliferiertem Bindegewebe umgeben wird. Tophi sind im Stratum synoviale der Gelenkkapsel, im periartikulären Gewebe, im Knochen, aber auch anderswo nachzuweisen und haben Durchmesser von einigen Millimetern bis mehreren Zentimetern. Die Gelenkknorpeloberfläche ist von einem weißen Film aus Natriumuratkristallen bedeckt. Auch das darunterliegende Knorpelgewebe wird vom Natriumurat durchsetzt. Die Kristalle stören die Knorpelstruktur und vermindern die Knorpelelastizität. Unter Belastung können dadurch tiefreichende Defekte entstehen. Pannöses Bindegewebe geht von den Gelenkrecessus aus, überwuchert den Gelenkknorpel und schädigt ihn zusätzlich.

Nach dem Gleit- und Stützgewebe gehören die Nieren zur zweitwichtigsten pathophysiologischen Gichtmanifestation. Interstitielle Uratkristallisation mit entzündlicher Zellinfiltration, Fibrose sowie glomeruläre und tubuläre Schädigungen charakterisieren das pathomorphologische Bild der Uratnephropathie. Zusätzliche intratubuläre Kristallniederschläge können sogar zum Nierenversagen führen. Außerdem leiden etwa 20% der Gichtkranken an einer Urat-Urolithiasis.

Pyelonephritiden durch sekundäre Keimbesiedelung der geschädigten Nieren und kardiovaskuläre Erkrankungen infolge renal bedingter Hypertonie gehören zu den Komplikationen der Gichtniere.

*Epidemiologie.* Die familiäre Hyperurikämie kommt bei Männern und Frauen gleich häufig vor. Die manifeste Gicht ist jedoch eine androtrope Erkrankung. Sie tritt in einem Geschlechtsverhältnis von Männern zu Frauen wie 7–20:1 auf. Die Prävalenz der Krankheitsmanifestation hängt, wie oben erwähnt wurde, in den einzelnen Populationen vom durchschnittlichen Harnsäureserumspiegel ab.

*Klinik.* Klinisch werden 4 Stadien im Krankheitsverlauf der Gicht unterschieden:

*Stadium 1:* Die **asymptomatische hereditäre Hyperurikämie** kann über viele Jahre bis Jahrzehnte bestehen.

*Stadium 2:* Der **akute Gichtanfall** setzt meist plötzlich aus voller Gesundheit ein. Nur manchmal gehen ihm Prodrome mit psychischen Auffälligkeiten, Muskelschmerzen, Übelkeit, Blähungen, Verstopfung, Nykturie und Polyurie voraus. Gelenktraumata, schwere körperliche oder psychische Belastungen, Operationen, Infektionen, Kälteexposition, reichhaltige Mahlzeiten oder ein Alkoholexzeß werden als Auslöser angegeben. Der Gichtanfall kann nachts einsetzen und wird dann oft besonders dramatisch empfunden; ein Anfallbeginn am Tage kommt aber ebenso häufig vor. In 50–90% ist das Großzehengrundgelenk monartikulär betroffen: Das sog. Podagra tritt auf. In absteigender Häufigkeit werden Sprunggelenke, Knie-, Fingergelenke (Chiragra), Karpalgelenke und die übrigen Knochenverbindungen befallen. Atypische Lokalisationen sind erst im weiteren Krankheitsverlauf zu beoachten, zu denen die akuten Gichtanfälle in den Intervertebral-, Sternoklavikular-, Kiefergelenken sowie in Bursen und Sehnenscheiden zählen. Das erkrankte Gelenk schwillt massiv an, und die darüberliegende Haut ist gerötet und überwärmt. Der Gichtanfall im MTP 1 wird oft von einem kollateralen Fußrückenödem begleitet, das sich bis zum oberen Sprunggelenk ausdehnen kann. Der Patient klagt über starke Schmerzen und erträgt beispielsweise das Gewicht der Bettdecke nicht mehr. Allgemeine Symptome wie Fieber, Krankheitsgefühl und Kopfschmerzen treten hinzu. Labortechnisch können Leukozytose und eine beschleunigte Blutkörperchensenkungsgeschwindigkeit nachgewiesen werden. Seltener kommen Anfälle mit geringer ausgeprägter Klinik vor. Der Anfallshöhepunkt wird manchmal erst nach Stunden erreicht. Auch unbehandelt klingt der akute Gichtanfall nach Tagen ab.

*Stadium 3:* Die zunächst noch symptomlosen Intervalle zwischen den akuten Gichtanfällen stellen die **interkritische Gicht** dar. Diese Zeiträume werden im weiteren Krankheitsverlauf kürzer und bleiben nicht mehr asymptomatisch.

*Stadium 4:* Schließlich geht die Krankheit in die **chronische Gicht – tophöse Gicht –** über. Ihr klinisches Bild wird von der fortschreitenden Gelenkknorpelzerstörung und ihren Folgen bestimmt. Dazu gehören schmerzhafte Bewegungseinschränkungen und Deformierungen der befallenen Gelenke. Tophi sind intra- und periartikulär, an den Fingerspitzen, im Bereich von Sehnenscheiden und Bursen, aber auch z. B. an den Ohrmuscheln und in den Ohrläppchen anzutreffen. Wenn sie sich nach außen entleeren, wird bröckeliges weißes Natriumurat abgestoßen. Als Komplikationen können Fistelgänge und sog. Gichtgeschwüre, die sich infizieren, auftreten. Eine Nierenbeteiligung kann sich schon vor der Arthropathia urica einstellen. Entweder gibt sie sich mit dem klinischen Bild der Nierensteinkrankheit zu erkennen, oder sie geht, vor allem in den späteren Krankheitsstadien, als Gichtniere mit Proteinurie, Hämaturie und renalem Hypertonus einher. In diesem Stadium droht die irreversible Niereninsuffizienz. Kardiovaskuläre Komplikationen leiten sich

von der chronischen renal bedingten arteriellen Hypertonie ab.

Die Differentialdiagnose des akuten Gichtanfalls erstreckt sich einerseits auf Monarthritiden zu Beginn oder im Verlauf der seronegativen HLA-B27-assoziierten Spondarthritiden, besonders die Psoriasisarthritis. Reaktive Arthritiden, einschließlich des Reiter-Syndroms, sowie andere (sub-)akute Gelenkmanifestationen dieser Krankheitsgruppe gehören ebenfalls zur Differentialdiagnose. Auch die Rheumatoide Arthritis oder der systemische Lupus erythematodes können monartikulär beginnen, allerdings nicht so überaus akut wie die Gicht. An eine infektiöse Arthritis oder Vorfußphlegmone muß differentialdiagnostisch schon eher beim Podagra gedacht werden. Die Diagnose einer akuten Sarkoidose gelingt im Zusammenhang mit der Darstellung der bihilären Lymphadenopathie auf Thoraxröntgenaufnahmen und dem Erythema nodosum. Ein Pseudogichtanfall kann durch den röntgenologischen Nachweis von typischen artikulären Verkalkungen im Rahmen der Chondrokalzinose diagnostiziert werden. Allerdings sollte daran gedacht werden, daß es den *Distanztyp der Chondrokalzinose* gibt. Das heißt, das Gelenk mit einer röntgenologisch erkennbaren Chondrokalzinose ist nicht entzündet, sondern ein benachbartes Gelenk ohne röntgenologischen, aber mikroskopisch positiven Nachweis der Pyrophosphatsalze erkrankt akut arthritisch. Der Distanztyp spielt am Vorfuß und an der Hand eine differentialdiagnostische Rolle und beweist, daß röntgenologisch „unterschwellige" Pyrophosphatniederschläge entzündliche Gelenkattacken auslösen können.

Zwei weitere Krankheiten sind zu erwähnen, die mit einer genetisch determinierten Hyperurikämie verbunden sind:

## Lesch-Nyhan-Syndrom

Das Syndrom kommt nur bei Knaben vor und ist eine X-chromosomal-rezessive Erbkrankheit. Sein klinisches Bild wird von geistiger Retardierung, Choreoathetose, zwangshafter Selbstverstümmelung mit Zerbeißen von Lippen und Fingern sowie von einer Hyperurikämie und massiv erhöhter Harnsäureausscheidung bestimmt (Lesch u. Nyhan 1964). Die Kinder erliegen bis zur Pubertät einer Uratnephropathie. Ätiopathogenetisch liegt dem Lesch-Nyhan-Syndrom ein Defekt der Hypoxanthin-Guanin-Phosphoribosyl-Transferase zugrunde. Wegen der fehlenden Rückkoppelung, d. h. enzymatischen Hemmung, kommt es zur ungebremsten Inosinsäuresynthese und damit auch zum Harnsäureexzeß.

## Trisomie 21 (Down-Syndrom)

Befunde und Symptome am Gleit- und Stützgewebe sind bei Patienten mit Trisomie 21 (Down-Syndrom) bekannt. Neben Gelenkhypermobilität, ventraler Atlasdislokation und degenerativen Gelenkveränderungen wird manchmal eine seronegative Oligoarthritis beobachtet. Im Zusammenhang mit der laborchemisch nachweisbaren Hyperurikämie könnte es sich einerseits um eine Uratarthropathie handeln (Dacre u. Huskisson 1988). Andererseits wird nach den klinischen Befunden auf Ähnlichkeiten mit der Arthritis psoriatica (sine psoriase) und Juvenilen chronischen Arthritis hingewiesen. Ähnlichkeiten mit der Juvenilen chronischen Arthritis zeigt auch die entzündliche Arthropathie bei Trisomie 5q und bei terminaler Chromosom-2p-Deletion (Kung Ihnat et al. 1993).

## Sekundäre Gicht

Die sekundäre Gicht wird durch eine symptomatische Hyperurikämie infolge einer anderen Grunderkrankung hervorgerufen. Erhöhter Zellkernumsatz führt zur vermehrten endogenen Purinfreisetzung. Dies ist z. B. bei myeloproliferativen Erkrankungen (Polyzythämie, Osteomyelofibrose, akuten Leukämien, chronischen Leukämien mit Blastenschub) und bei der Sichelzellenanämie der Fall und wird durch massiven Zellkernuntergang unter Bestrahlung oder zytostatischer Therapie maligner Tumoren oder bei Remission hämolytischer und megaloblastärer Anämien begünstigt.

Die verminderte renale Harnsäureausscheidung kennzeichnet Nephropathien, welcher Genese auch immer. Zu erwähnen sind hier die tubuläre Uratexkretionsstörung durch chronische Bleiintoxikation (Saturnismus) sowie bei Laktatazidose, z. B. durch hohen Alkoholspiegel, ferner im Zusammenhang mit einer Sarkoidose, Schwangerschaftstoxikose, Berylliose oder Glukose-6-Phosphatase-Mangel (von-Gierke-Krankheit). Auch die diabetische Ketoazidose führt zu einer gestörten Tubulusfunktion.

Die manchmal erhöhten Harnsäureserumspiegel bei Psoriasis, ankylosierender Spondylitis und Hyperparathyreoidismus sind ätiopathogenetisch nicht geklärt. Auch Arzneimittel können eine Hyperurikämie verursachen, z. B. Saluretika, Salizylsäure, Phenylbutazon, L-Dopa.

## Glutenenteropathie

*Synonym:* glutensensitive Enteropathie, Zöliakie (bei Kindern), einheimische Sprue (bei Erwachsenen).

*Diagnostik.* Die Diagnose entscheidet der histomorphologische, bioptisch gewonnene Befund der Jejunalschleimhaut. Kennzeichnende histologisch nachweisbare Veränderungen sind nämlich eine (subtotale) Zottenatrophie, Kryptenverlängerung und plasmazelluläre Infiltrate im Zottenstroma. Dadurch werden das maligne Lymphom, M. Crohn und M. Whipple ausgeschlossen. Allerdings geben nicht alle Patienten, die über Gelenkbeschwerden im Zusammenhang mit der Glutenenteropathie klagen, Symptome von Seiten des Intestinaltrakts an (Bourne et al. 1985). Manchmal erweckt erst die begleitende Anämie den Verdacht auf Glutenenteropathie.

*Pathogenese.* Am Gleit- und Stützgewebe entwickeln sich bei Patienten mit Glutenenteropathie häufig eine Osteoporose, selten eine Osteomalazie und häufiger eine allgemeine Muskelschwäche. Die beiden ersten Merkmale sind die Folgen der intestinalen Resorptionsstörung von Kalzium- und Phosphationen; letztere spiegelt eine Hypokaliämie wider. Eine Hypokalzämie kann sich an Parästhesien und Muskelkrämpfen zu erkennen geben. Als seltene Komplikation treten bei den Patienten Arthritiden auf. Die Entstehung der Gelenkerkrankung wird mit der gestörten intestinalen Permeabilität in Zusammenhang gebracht. Vermutet wird, daß resorbierte Immunkomplexe und/oder intestinale Antigene bei der Pathogenese der pathologischen Gelenkbefunde eine Rolle spielen. Über eine genetische Disposition assoziiert mit den HLA-Typen B8 und DR3 wurde berichtet, so daß intestinale Antigene auf dem Boden einer genetischen Empfänglichkeit das Krankheitsbild formen dürften.

*Klinik.* Bei manchen Patienten treten schon Jahre vor der intestinalen Manifestation der Glutenenteropathie Arthralgien auf. Eine seronegative Arthritis setzt gewöhnlich gleichzeitig mit den Durchfällen ein. Sie befällt nichterosiv oder erosiv mono-, oligo- oder polytop asymmetrisch die Hüft-, Knie- und Schultergelenke, aber auch die Sprung-, Ellenbogen- und Karpalgelenke. Eine Arthritis der Fingergelenke einschließlich der DIP kann hinzutreten. Langzeitige Morgensteifigkeit, Gelenkschmerzen in Ruhe und Bewegung, Gelenkschwellung, allgemeines Krankheitsgefühl und Gewichtsverlust sind Zeichen des systemischen Erkrankungscharakters. Unter gluten-freier Ernährung geht auch die Gelenkbeteiligung meist weitgehend zurück.

## Hämoglobinopathien: Thalassämie, Sichelzellenanämie

Die Thalassämie und Sichelzellenanämie sind diejenigen Hämoglobinopathien, bei denen klinisch wichtige Krankheitsmanifestationen am Gleit- und Stützgewebe auftreten.

## Thalassämie

*Synonym:* Mittelmeeranämie.

*Ätiologie, Pathogenese, Epidemiologie.* Allen Formen der Thalassämie liegt eine hereditäre Störung mit verminderter oder aufgehobener Synthese einer oder mehrerer der 4 Polypeptidketten ($\alpha$, $\beta$, $\gamma$, $\delta$) des Hämoglobins zugrunde. Als Folge tritt eine mikrozytäre, hypochrome, eisenrefraktäre, hämolytische Anämie auf. Hämoglobinanalytisch läßt sich klären, an welcher der 4 Polypeptidketten des Hämoglobinmoleküls ein Synthesedefekt vorliegt.

Bei der $\alpha$-Thalassämie ist die Bildung der $\alpha$-Kette gestört. Kompensatorisch werden ineffektive Hämoglobintypen (HbH mit 4 $\beta$-Ketten oder Barts Hb mit 4 $\gamma$-Ketten) synthetisiert. Die verminderte oder fehlende Bildung des $\beta$-Polypeptids und eine über die Neugeborenenperiode hinaus persistierende Hb F-Synthese charakterisieren die $\beta$-Thalassämie. Die kompensatorisch erheblich gesteigert synthetisierten $\alpha$-Ketten werden zum Teil nicht an Häm gebunden, sondern präzipitieren intraerythrozytär und verursachen Zellwandveränderungen, die mit vorzeitigem Untergang von Erythrozytenvorstufen und einer verkürzten Lebensdauer ausgereifter roter Blutkörperchen verbunden sind.
Die $\delta$-Thalassämie ist der Ausdruck einer herabgesetzten $\delta$-Polypeptid-Synthese und macht sich klinisch nicht bemerkbar.
Ist die Bildung mehrerer Globinketten gestört, kommt es zur $\delta\beta$- oder $\gamma\delta\beta$-Thalassämie. Hybridbildungen von $\delta$- und $\beta$-Globinpolypeptiden werden als Hb-Lepore-Anomalien bezeichnet.

Der Gendefekt kann sich mit unterschiedlichen klinischen Bildern zu erkennen geben und homozygot oder heterozygot vererbt werden. Schwere homozygote Thalassämieformen führen, wie beispielsweise die homozygote $\alpha$-Thalassämie, intrauterin zum Hydrops fetalis und Abort. Andere homozygot vererbte Thalassämien verlaufen schon im Kindesalter tödlich.

Der zur Thalassämie führende Gendefekt tritt bei den Anwohnern des östlichen Mittelmeers, namentlich Griechen, Türken, Syrern, Armeniern, seltener bei Italienern und in anderen Populationen, darunter auch bei den Schwarzen in Nordamerika, auf.

*Klinik.* Die Bezeichnungen Thalassaemia major (Cooley-Anämie), intermedia und minor wurden nach klinischen Gesichtspunkten noch vor Aufklärung der genetischen Zusammenhänge gewählt. Die Thalassaemia minor bleibt häufig asymptomatisch und kommt bei heterozygoter $\beta$-, $\delta\beta$-Thalassämie, Hb-Lepore-Anomalie und bei $\alpha$-Thalassämie mit Ausfall von nur 2 Strukturgenen vor. Die Lebenserwartung des Trägers ist nicht eingeschränkt. Patienten mit Thalassaemia intermedia erreichen gewöhnlich das Erwachsenenalter. Genetisch kann beispielsweise die HbH-$\alpha$-Thalassämie oder eine doppelt heterozygote $\beta$-Thalassämie vorliegen. Die klinischen Abweichungen gleichen der Thalassaemia major.
Das Krankheitsbild der Thalassaemia major wird von der hämolytischen, transfusionsbedürftigen Anämie, vom Ikterus sowie von der Hepato- und Splenomegalie mit Hypersplenismus bestimmt. Die Splenopathie ist an Thrombopenie und Leukopenie zu erkennen. Pathogenetisch liegt der Thalassaemia major meist eine homozygote oder doppelt heterozygote schwere $\beta$-Thalassämie oder eine doppelt heterozygote Anlage einer $\beta$-Thalassämie mit Hb-Lepore-Anomalie zugrunde.
Am Gleit- und Stützgewebe treten vielfältige Krankheitsmanifestationen auf: Infolge der massiven kompensatorischen Steigerung der Erythropoese erweitern sich die Knochenmarkhöhlen. Dadurch wird die Kompakta der Röhrenknochen verdünnt, und Spontanfrakturen können eintreten. Röntgenologisch sind am Schädel eine granuläre Osteoporose, Erweiterung der Diploe und das Bild des sog. Bürstenschädels nachzuweisen. Die Röntgenaufnahmen der Wirbelsäule zeigen Osteoporose und Einbrüche der vertebralen Abschlußplatten. Das Skelett der Hände und Füße stellt sich mit verdünnter und wabig umgebauter Spongiosatextur dar. Ein vorzeitiger Schluß der Epiphysenfugen führt zu Wachstumsstörungen. Bei etwa 2 Dritteln der Patienten kommt es zu ischämischen Osteonekrosen.
Symptome und Befunde an den Gelenken werden im Verlauf der Thalassaemia major bei fast 90% der Patienten nachgewiesen. Schmerzhafte Bewegungseinschränkungen mit periartikulärer Schwellung treten unter dem klinischen Bild einer *akuten* nichterosiven Arthritis vor allem an den Schulter-, Sprung- und Kniegelenken auf. Häufigkeit und Ausprägung der Arthritiden nehmen im weiteren Verlauf der

Erkrankung, bei Männern stärker als bei Frauen, zu. *Milde* nichterosive, asymmetrisch lokalisierte Oligoarthritiden der Sprung-, Knie-, Ellenbogen-, Schulter- und Handwurzelgelenke, seltener an den Gelenken der Finger, werden bei Patienten mit Thalassaemia major auch beobachtet.

## Sichelzellenanämie

*Synonym:* Sichelzellenkrankheit.

*Ätiologie, Pathogenese.* Die Sichelzellenanämie spiegelt eine hereditäre qualitative Synthesestörung der β-Kette im Hämoglobinmolekül wider. Dadurch wird Glutaminsäure, die normalerweise in Position 6 der Aminosäurensequenz steht, durch Valin ersetzt. Dieses Sichelzellenhämoglobin (HbS) kristallisiert in reduziertem Zustand, also bei Hypoxämie, aus und bildet durch Polymerisation strangförmige Molekülaggregate. Die Aggregation der HbS-Moleküle schädigt die Zellmembran und löst die sichelartige Formveränderung des Erythrozyten aus. Dieser Vorgang ist zunächst reversibel. Er wird aber durch wiederholte Sichelung, wodurch die Zellwand zunehmend geschädigt wird und ihre Verformbarkeit abnimmt, schließlich irreversibel. Die schlechter verformbaren Erythrozyten bleiben in Kapillaren stecken und aggregieren. Die mikrovaskuläre Stase verstärkt die lokale Hypoxie, so daß weitere Zellen Sichelform annehmen und als Folge der Gefäßverschlüsse eine Infarzierung eintritt. Die Bildung dieser ischämischen Infarkte stellt den grundsätzlichen pathogenetisch wirksamen Vorgang dar, der zur klinischen Manifestation der Sichelzellenkrankheit führt. Die mechanisch weniger resistenten gendefekten Erythrozyten werden rascher abgebaut. Ihre Lebenszeit ist reduziert; dies gibt sich auch an einer hämolytischen Anämie zu erkennen.

Der zur Sichelzellenkrankheit führende Gendefekt ist bei der schwarzen Rasse wesentlich häufiger als bei den anderen Populationen. Er kommt auch im Nahen Osten sowie bei den Bewohnern der östlichen Mittelmeerländer vor. Das HbS-Gen ist – statistisch gesehen – eine überlebensfördernde Mutation, da es bei Heterozygoten die Resistenz gegenüber der Malariainfektion fördert. Individuen, bei denen der Gendefekt heterozygot vorliegt (Sichelzellanlage, jedoch weniger als 50% der Erythrozyten enthalten HbS), bleiben unter normalen Bedingungen frei von klinischen Symptomen und klinischen Befunden. Krankheitsmanifestationen treten bei Heterozygoten nur unter Hypoxämiebedingungen auf, z. B. bei Allgemeinnarkose, Sauerstoffmangel, durch Intoxikatio-

nen (akute Alkoholvergiftung, intravenösen Drogenabusus, bei Klebstoffschnüfflern), in Höhen über 4000 m und bei zyanotischen Herzfehlern.

*Klinik.* Die klinischen Erscheinungen der Sichelzellenanämie führen zu unterschiedlichen Krankheitsbildern. Milde Verläufe sind dabei möglich. Das klinische Bild der Sichelzellenanämie wird von einer chronischen hämolytischen Anämie mit Hepatosplenomegalie und den sog. Sichelzellkrisen bestimmt. Dabei treten Lungenembolien, ischämische Papillennekrosen in den Nieren, die sich an Hyposthenurie zu erkennen geben, Weichteil-, Myokard- und Milzinfarkte, Gangrän an den Extremitäten, zerebrale Insulte mit Hemiplegie, Hirnnervenparesen und andere neurologische Abweichungen als Folgen lokaler Zirkulationsstörungen auf. Hämolytische und aplastische Krisen und Sequestrationskrisen mit vermehrter Erythrozytenspeicherung in der Milz verstärken die Anämie. Die Sichelzellenanämie ist eine Erkrankung des Kindesalters; die Lebenserwartung der Patienten liegt im Durchschnitt unter 30 Jahren. Auch die Symptome und pathologischen Befunde am Gleit- und Stützgewebe sind die Folgen der Perfusionsstörungen. Hinzu treten ebenso wie bei der Thalassämie die Implikationen der kompensatorischen Knochenmarkhyperplasie (Diploeerweiterung, granuläre Osteoporose, Fischwirbel usw.).

Das *Hand-Fuß-Syndrom* zeigt sich bei Kindern in einem Alter zwischen 6 Monaten und 2 Jahren: Ischämische Knochen- und Knochenmarknekrosen an den Fingern und Zehen führen zu symmetrisch lokalisierten, diffusen, schmerzhaften Finger- und Zehenschwellungen. Die befallenen Phalangen sind gerötet und überwärmt. Anämie, Leukozytose und Fieber vervollständigen das klinische Bild. Im Verlauf können röntgenologisch an den befallenen Knochen Aufhellungs- und Verdichtungszonen sowie mehr oder weniger ausgedehnte Periostreaktionen nachgewiesen werden.

Im weiteren Krankheitsverlauf kommt es im Rahmen der Sichelzellkrisen auch zu asymptomatischen oder schmerzhaften *epiphysären Knocheninfarkten.* Der Femurkopf gehört zu den häufigsten Lokalisationen ischämischer (avaskulärer) gelenknaher Osteonekrosen. Auch im Humeruskopf, in den Tibiakondylen, in der Fibula, im Radius, in der Ulna und im Kalkaneus können sich Perfusionsstörungen manifestieren. Die Nekrosen der Epiphysenfugen beim Hand-Fuß-Syndrom und der epiphysären Gelenksockel führen häufig zu Wachstumsstörungen und Deformierungen.

Akute, 2–14 Tage andauernde *nichterosive Arthritiden,* besonders der Knie-, Ellenbogen- und anderer größerer Gelenke, geben sich mono- oder oligoartikulär oft im Zusammenhang mit einer Sichelzellkrise zu erkennen. Die erkrankten Gelenke sind überwärmt und schmerzen. Meist besteht ein größerer Gelenkerguß. Die Synoviaanalyse weist dabei in der Regel keine entzündungstypischen Befunde nach. Perfusionsstörungen der Synovialgefäße durch Sichelzellenaggregation spielen bei diesen Arthritiden pathogenetisch eine Rolle.

Bakterielle Infektionen sind bei Patienten mit Sichelzellenanämie häufig zu beobachten. Sie werden mit einer verminderten Infektionsabwehr pathogenetisch in Zusammenhang gebracht, die unter anderem von der gestörten Milzfunktion infolge rezidivierender Milzinfarkte herrühren soll. So tritt eine *Osteomyelitis,* die vorzugsweise durch Salmonellenansiedelung hervorgerufen wird, bei Sichelzellkranken etwa 100mal häufiger auf als bei Gesunden. Zur hämatogenen *infektiösen Arthritis* kommt es dagegen wesentlich seltener. Dann sind besonders die Hüft-, Sprung-, Schulter- und Kniegelenke betroffen. Oft können gramnegative Bazillen und grampositive Kokken (Staphylokokken) kulturell aus dem Gelenkpunktat gezüchtet werden. Schmerzen, Schwellungen (Gelenkerguß, Weichteildurchtränkung), Fieber und Leukozytose sind die klinisch wichtigsten Befunde.

Bei etwa 40% der Erwachsenen läßt sich eine Hyperurikämie nachweisen. Gichtanfälle sind jedoch seltene Ereignisse.

## Hepatolentikuläre Degeneration, s. M. Wilson

## HIV-Infektion: AIDS
(*H*uman *i*mmunodeficiency *v*irus,
*a*cquired *i*mmuno*d*eficiency *s*yndrome)

*Ätiologie, Pathogenese, Epidemiologie, Diagnostik.* Als Erreger wurden das HIV-1 (internationale Nomenklatur seit 1986) und verwandte Lentiviren (HIV-2) aus der Familie Retroviridae identifiziert. Die Lentiviren zeichnen sich durch Genompolymorphismus und dadurch bedingte Antigenvariabilität aus. Diese RNA-Viren besitzen außerdem die Fähigkeit, sobald sie über die reverse Transkriptase eingeschleust sind, im Genom des infizierten Wirtes latent zu bleiben. Daher gehen sie mit einer asymptomatischen Periode des Infizierten einher, die viele Jahre dauern kann. Zu den bevorzugten Zielzellen der HIV-Viren gehören die Helfer-T-Lymphozyten (T-Helferzellen) und das Monozyten-Makrophagen-Zellsystem, also Zellen, die CD4-Moleküle (CD4-Lymphozyten; CD = *c*luster *d*esignation) als Zelloberflächenrezeptoren (Oberflächenantigene) tragen. Nach der HIV-Infektion kommt es zu quantitativen und qualitativen (erworbenen) Immundefekten, deren fatale klinische Folgen von opportunistischen Infektionen und Neoplasmaentstehung dominiert werden. Das klinische Bild der HIV-Infektion kann jedoch nicht nur mit der unkontrollierten Expansion opportunistischer Infektionen und dem Tumorwachstum erklärt werden; denn im Verlauf der HIV-Erkrankung treten Folgen der progredienten Immunschwäche und Autoimmunphänomene gemeinsam auf. Diese Konklusion begründen vor allem bestimmte rheumatisch genannte Erkrankungen und Autoimmunkrankheiten, die bei manchen HIV-Infizierten beobachtet werden.

Die Virusübertragung erfolgt parenteral durch erregerhaltige Körperflüssigkeiten, Blut und Blutbestandteile. Aus epidemiologischer Sicht gibt es daher Risikogruppen für die HIV-Infektion: promiskuitive homo- und bisexuelle Männer, Prostituierte, Promiskuitive überhaupt. Drogenabhängige mit Injektionsmißbrauch, Einwohner und Besucher bestimmter tropischer Länder und von daher Immigrierte, Bluter (vor allem Hämophiliepatienten), Bluttransfusionsempfänger, heterosexuelle Partner der Risikopersonen, von HIV-infizierten Müttern geborene Kinder, medizinisch Berufstätige, z. B. Zahnärzte und Endoskopiker, tragen ein erhöhtes HIV-Infektionsrisiko. Bei den genannten Risikogruppen, die sich z. T. überlappen, besteht die reale Gefahr einer AIDS-Epidemie, die mit der Vorstellung belastet ist, sich zur Pandemie ausweiten zu können.

Der Nachweis einer HIV-Infektion gelingt durch direkte (visuelle) Abbildung oder indirektes Sichtbarmachen des Erregers, z. B. durch Immunfluoreszenz, durch den Nachweis spezifischer Virusbestandteile und durch Anzüchten oder Isolierung des Erregers in einer Zellkultur. Weniger aufwendig als der Erregernachweis sind serologische Testverfahren, die auf Antikörper gegen die HIV-Viren ansprechen. Die Sensitivität und Spezifität dieser Tests entscheidet einerseits über ihre Brauchbarkeit als Routineverfahren, andererseits ist bekannt geworden, daß die *Serokonversion,* d. h. die Entwicklung eines überhaupt nachweisbaren Antikörperniveaus, bei HIV-Infizierten biologischen oder biopathologischen „Regeln" folgt, die noch nicht voll erkannt sind. Beispielsweise wurde im Schrifttum über Fälle berichtet, bei denen Virusantigene usw. im Serum vorhanden waren, die serologischen Tests (HIV-Antikörperbildung) jedoch jahrelang negativ ausfielen. Diese einkalkulierbare Möglichkeit wird als *Serokonversionslatenz* bezeichnet.

*Klinik.* Der Versuch, verschiedene Stadien der HIV-Infektion zu unterscheiden, gründet sich auf der klinischen Auswertung möglichst vieler Krankheitsverläufe. Dem steht die niedrige Immunogenität der HIV-Viren entgegen, wodurch die inokulierten Erreger bei manchen Infizierten gewissermaßen die Infektabwehr unterlaufen und „schweigend" ihre immundeletäre Tätigkeit beginnen und fortsetzen können (s. oben). Es sollte davon ausgegangen werden, daß es eine apathogene Symbiose zwischen den HIV-Lentiviren und ihrem menschlichen Wirt nicht gibt! Manchmal kommt es bereits einige Wochen nach dem Erregereintritt zur *akuten HIV-Infektion* (CDC-Klassifikation). Der Infizierte erkrankt mit Symptomen und Befunden, die an die infektiöse Mononukleose (Pfeiffer-Drüsenfieber) erinnern. Temperaturerhöhungen, Kopf- und Gliederschmerzen, Schluckbeschwerden, abdominelle Schmerzen, allgemeines Krankheitsgefühl, gelegentlich ein multiformes passageres Exanthem bestimmen das subjektive und objektivierbare Krankheitsbild, das durch mehr oder weniger generalisierte Lymphknotenschwellungen unterstrichen wird. Die akute HIV-Infektion gibt sich mehrere Tage bis einige Wochen lang klinisch zu erkennen und geht in die *asymptomatische HIV-Infektion* über. In dieser zeitlich nicht vorausbestimmbaren Krankheitsphase, die jahrelang andauern kann, ist die Serokonversion zu erwarten. Allerdings scheint sich die immunologische Situation der asymptomatisch Seropositiven schleichend, aber kontinuierlich zu verschlechtern.

Nach der asymptomatischen HIV-Infektion entwickelt sich bei vielen, aber nicht allen Patienten das 3. Stadium der HIV-Infektion: die *persistierende generalisierte Lymphadenopathie* (d.h. länger als 3 Monate bestehende Lymphknotenschwellungen in mindestens 2 verschiedenen Körperregionen).

Im 4. Krankheitsstadium machen sich zunehmend Allgemeinsymptome (Fieberschübe, Nachtschweiß, Diarrhöe ohne Erregernachweis, Reduktion des Allgemeinzustandes, Haarausfall, rezidivierende Thrombozytopenie usw.) bemerkbar; neurologische Symptome und Befunde der HIV-Enzephalopathie treten auf; opportunistische Infektionen manifestieren sich; bösartige Geschwülste (u.a. das Kaposi-Sarkom, Non-Hodgkin-Lymphome, das Burkitt-Lymphom, primäre Lymphome des Zentralnervensystems) prägen das klinische Bild.

Der Beginn des 3., spätestens des 4. Stadiums der HIV-Infektion zeigt an, daß die Abnahme der T-Helferzellen (sie repräsentieren die zelluläre Immunkompetenz) ein kritisches Ausmaß erreicht hat, das unter 400 Zellen/µl liegt. Dieser Zellabfall ist der Verlaufsparameter für das erhöhte Risiko, Infektionen durch humanpathogene Erreger (Viren, Bakterien, z.B. Mycobacterium tuberculosis, Pilze, Protozoen) zu erleiden, und schließlich tritt mit der weiteren T-Helferzellen-Depletion das Endstadium der HIV-Infektion – *AIDS* – auf.

AIDS kann ein *AIDS-related Complex (ARC)* vorausgehen, der u.a. durch eine orale Candidiasis, eine orale Haarleukoplakie oder einen multidermalen Herpes zoster charakterisiert ist. ARC verkürzt die Entwicklung zum AIDS-Vollbild auf etwa 6–12 Monate (Matuschke et al. 1992). Die als 4. Stadium geschilderte Vielfalt der als AIDS zusammengefaßten klinischen Befunde macht verständlich, daß es kein klassisches Krankheitsbild AIDS gibt. Erst wenn sich das Ende des Patienten ankündigt, werden seine klinischen Erscheinungen von Beschwerden und Abweichungen dominiert – uniformiert –, die sich durchschnittlich als herabgesetzte Vitalität, Gewichtsabnahme bis zur Auszehrung, vorzeitige Alterung (der Haut, Haare, Synovialmembran; Dalton et al. 1990), allgemeine Schwäche, veränderte Psyche und mehr oder weniger auffallende Hirnfunktionsstörungen beschreiben lassen. Davon werden die infektiösen oder tumorösen organbezogenen Beschwerden und Befunde des 4. Krankheitsstadiums mehr und mehr überlagert.

Die Erfahrung hat gezeigt, daß die HIV-Enzephalopathie, die meisten „AIDS-Malignome" (s. oben) und der rapide körperliche Verfall (HIV-Kachexiesyndrom) dem Immundefizit, soweit es sich von der Abnahme der T-Helferzellen ablesen läßt, vorausgehen können. Einerseits wird auch in diesen Fällen schon von AIDS gesprochen, andererseits beleuchtet dies die Komplexität der durch die HIV-Viren ausgelösten (erworbenen, sekundären) Immunkatastrophe.

## Gelenkerkrankungen bei der HIV-Infektion

Das Gleit- und Stützgewebe der HIV-Infizierten kann auf verschiedene Weise infektiös erkranken, nämlich durch Ansiedelung der HIV-Viren, durch humanpathogene, aber auch durch eigentlich humanapathogene Mikroorganismen und durch Einschwemmung opportunistischer Erreger. Die Frage nach einer HIV-Arthritis ist schwierig zu beantworten, da die in der entzündeten Synovialmembran und in der Gelenkflüssigkeit nachgewiesenen HIV-Viren von infizierten Blutzellen stammen könnten.

Im Verlauf der akuten HIV-Infektion werden Arthralgien, Myalgien und Knochenschmerzen angegeben, die zum klinischen Bild der HIV-Infektion gehören, aber auch bei anderen Viruserkrankungen vorkommen. Arthralgien treten darüber hinaus in jedem

Krankheitsstadium auf (bei mindestens einem Drittel der HIV-Infizierten; Silveira et al. 1991), so daß diese gewöhnlich intermittierenden, sich oligoartikulär, vor allem in den Knie-, Schulter- und Ellenbogengelenken manifestierenden Schmerzen kein Beweis für den direkten Virusbefall der betroffenen Gelenke sind. Zusätzlich zu den Arthralgien wurde ein *schmerzhaftes Gelenksyndrom* (Berman et al. 1988) bei HIV-Infizierten beschrieben, das sich durch kurzzeitige, 2 bis 24 h andauernde stärkste, völlig immobilisierende Gelenkschmerzen ohne den klinischen Hintergrund einer Synovitis auszeichnet und potente Analgetika erfordert. Den Verdacht einer *HIV-assoziierten Arthritis* (Rynes et al. 1988; Seglias et al. 1990; Weyand u. Goronzy 1992) erweckt jedoch ein *nicht-erosiver*, schmerzhafter, akut bis *subakut* auftretender, mono-, *oligo-* oder polyartikulärer Arthritistyp, der besonders auf die *unteren Extremitäten* beschränkt ist, bei dem sich anamnestisch keine vorausgehende intestinale oder urologische Infektion oder andere Virusinfektion nachweisen läßt und der keine Beziehungen zu genetischen Zellmarkern, zu den Rheumafaktoren und antinukleären Antikörpern hat.

Die Erreger opportunistischer Infektionen haben bei Menschen mit gesundem Immunsystem nur geringe Möglichkeiten, pathogen wirksam zu werden. Ihre „Stunde" schlägt jedoch bei (erworbenen) Immundefekten. Opportunistische Gelenkinfektionen werden vor allem durch Pilze, z. B. Sporothrix schenckii, Histoplasma capsulatum, Cryptococcus neoformans, und verschiedene Bakterien verursacht. Diese Arthritiden zeichnen sich durch erosive Zerstörung der Gelenkweichteile und der Gelenksockel aus, gehen gewöhnlich mit geringen entzündlichen Lokalsymptomen einher und werden oft erst verspätet identifiziert, da sie z. T. spezielle Nachweismethoden erfordern.

Bei einem Teil der HIV-Infizierten treten Gelenkbeschwerden auf, die als „rheumatisch" eingeordnet werden. In den befallenen Gelenken lassen sich keine Erreger nachweisen. Außerdem entsprechen die *rheumatischen Syndrome der HIV-Infizierten* häufig bekannten rheumatischen Krankheitsbildern HIV-negativer Individuen (Berman et al. 1991). Dazu gehören das Reiter-Syndrom und Manifestationen anderer reaktiver Arthritiden, unklassifizierbare seronegative Spondarthritiden (mit entzündlicher Enthesiopathie und Daktylitis), Arthritis psoriatica, entzündliche Myopathien einschließlich der Polymyositis, systemische Vaskulitiden (*ausschließlich* der Wegener-Granulomatose, Arteriitis temporalis und der zum Aortenbogensyndrom gehörenden Takayasu-Arteriitis). Auch die Psoriasis, besonders ihre *schweren* Verlaufsformen, sollen bei HIV-Infizierten häufiger auftreten als in der Durchschnittspopulation (Solomon et al. 1988; Arnett et al. 1991) oder sich das Krankheitsbild nach der HIV-Infektion verschlechtern (Johnson et al. 1985).

Zu den Autoimmunphänomenen bei HIV-Infizierten gehört ein Symptomkomplex, der dem Siccasyndrom (Sjögren-Syndrom) ähnelt und als *diffuses infiltratives Lymphozytosesyndrom* bezeichnet wird. Eine erhebliche Parotisschwellung und Xerostomie stehen im Vordergrund des klinischen Bildes. Das diffuse infiltrative Lymphozytosesyndrom läßt sich vom klassischen Sjögren-Syndrom durch das *Fehlen* bestimmter Autoantikörper (nämlich Anti-SSA, Anti-SSB), von CD4+ T-Helferzellen in den lymphatischen Infiltraten (statt dessen CD8+, potentiell virusspezifische T-Killerzellen), durch eine andere HLA-Assoziation und fehlenden Gynäkotropismus (statt dessen Androtropismus) unterscheiden (Weyand u. Goronzy 1992).

Aus dem Vorkommen der geschilderten „rheumatischen" Krankheitsbilder bei HIV-Infizierten lassen sich folgende Schlüsse im Hinblick auf die Diagnose der HIV-Infektion bzw. AIDS ziehen: Jede schwere Psoriasisform und Psoriasisarthritis *bei HIV-Risikopersonen* und jedes vermeintliche Sjögren-Syndrom *bei Männern* sollte der Anlaß sein, serologisch nach den HIV-Viren zu fahnden. Bei HLA-B27-positiven HIV-Infizierten kann der Virusinfekt reaktiv-arthritische, HLA-B27-assoziierte Phänomene einschließlich des Reiter-Syndroms auslösen. Reaktive Arthritiden sind bei HIV-Risikopersonen solange HIV-verdächtig, bis dieser Verdacht klinisch, virologisch und serologisch ausgeräumt wurde. Außerdem sollte ebenfalls jedes Reiter-Syndrom ohne vorausgehende intestinale oder urogenitale Infektion als HIV-verdächtig eingestuft werden. Angeschlossen sei der Hinweis, bei Patienten mit Kaposi-Sarkom ebenfalls nach dem HIV-Virus zu suchen, da dieses Malignom zu den AIDS-Indikatorerkrankungen gehört (Bunikowski et al. 1992). Entsprechendes gilt für Infektionen – wo immer im Organismus – mit opportunistischen, d. h. in der Praxis ungewöhnlichen Erregern. Verschiedene Autoren deuten die Assoziation bestimmter Erkrankungen des Gleit- und Stützgewebes bei HIV-Patienten auf andere Weise als die bisher geschilderte Ätiologie und Pathogenese (Muñoz Fernández et al. 1991):

– Homosexualität ist der wichtigste Risikofaktor für die Entstehung eines Reiter-Syndroms oder einer unklassifizierbaren seronegativen Spondarthritis bei HIV-Infizierten. Homosexuelle werden nämlich häufiger von arthritogenen Mikroorganismen befallen.

– Intravenöser Drogenabusus ist der wichtigste Risikofaktor für arthritische oder osteomyelitische Skelettinfektionen bei HIV-Infizierten, vor allem durch Staphylococcus aureus und Candida albicans.

– Für eine bakteriell-aseptische HIV-assoziierte Arthritis mit Virusansiedelung im Gelenk spricht einerseits, daß bestimmte HIV-antivirale Medikamente diese Arthritis bessern. Andererseits könnte die HIV-assoziierte Arthritis auch über Ablagerungen von zunächst zirkulierenden Immunkomplexen entstehen.

Daraus ist zu schließen, daß bestimmte Risikofaktoren der HIV-Infektion für die Entstehung der Skelettaffektionen eine größere(?) Bedeutung haben als die HIV-Infektion selbst.

Schwere Osteoporosen werden ebenfalls bei HIV-Infizierten beobachtet. Darüber hinaus spricht für eine HIV-assoziierte „Osteoblastenschwäche", daß floride Knochen- und/oder Gelenkinfektionen manchmal szintigraphisch stumm bleiben.

## Hydrops intermittens

Der Hydrops intermittens ist eine gynäkotrope Erkrankung, die häufig schon in der Jugend beginnt. Ihr Leitbefund ist der akute, in Stunden entstehende rezidivierende Gelenkerguß. Meist monartikulär wird am häufigsten das Kniegelenk, seltener das Hüft-, obere Sprung- oder Ellenbogengelenk betroffen. Die schmerzlosen oder schmerzarmen Gelenkergüsse bilden sich in 2–5 Tagen spontan zurück. Sie rezidivieren nach 2–4 Wochen, bei Frauen oft synchron mit der Menstruationsblutung. Weder klinisch noch labormäßig werden Entzündungsparameter nachgewiesen. Histologische Untersuchungen können villöse Synovialproliferationen aufdecken. Als Folge der wiederkehrenden Gelenkergüsse entwickelt sich manchmal eine sekundäre Arthrose.

Die wichtigste Differentialdiagnose des Hydrops intermittens ist neben einer initialen Rheumatoiden Arthritis die Palindrome Arthritis.

## Hyperlipoproteinämien

*Synomym:* Hyperlipidämien.

Die Hyperlipidämien werden gewöhnlich entweder anhand des lipidelektrophoretischen Befundes nach Fredrickson eingeteilt oder ihrer Klassifikation liegt die durch Ultrazentrifugierung gewonnene Dichteanalyse (g/ml) der Serumlipoproteine zugrunde. Die letztere Einteilung wird im derzeitigen Schrifttum vorgezogen. Dabei entspricht die Elektrophorese-Lipoproteinklasse der prä-β-Lipoproteine den Very-Low-Density-Lipoproteinen (VLDL), die β-Lipoproteine entsprechen den Low-Density-Lipoproteinen (LDL) und die α-Lipoproteine den High-Density-Lipoproteinen (HDL). Chylomikronen bilden in beiden Untersuchungsmethoden jeweils eine Lipoproteinklasse.

Lipoproteinlipasen wandeln VLDL-Lipoproteine in sog. VLDL-Remnants um.

Folgende Typen der Hyperlipoproteinämien werden unterschieden:

### Hyperlipoproteinämie Typ I

Der Typ I geht mit erhöhten Serumtriglyzeriden und einer pathologischen Vermehrung der Chylomikronen einher. Die resorbierten Fette werden wegen eines Mangels an Lipoproteinlipase nicht abgebaut, sondern verbleiben als Chylomikronen in der Blutbahn (*Hyperchylomikronämie*). VLDL-Vermehrung kann hinzutreten. Der Enzymmangel kommt kongenital vor, wird aber auch bei Diabetes mellitus und Hypothyreose beobachtet. Außerdem kann der Lipoproteinlipase durch Enzyminhibitoren entgegengewirkt werden, beispielsweise im Zusammenhang mit dem systemischen Lupus erythematodes und bei Pankreatitis durch Alkoholmißbrauch. Die Klinik der kongenitalen Form bei Typ-I-Hyperlipoproteinämie ist durch kolikenartige abdominelle Schmerzen, Hepatosplenomegalie, Pankreatitis, Xanthome an den Streckseiten der Extremitäten und Lipaemia retinalis mit Beginn vor dem 10. Lebensjahr gekennzeichnet.

### Hyperlipoproteinämie Typ II

Erhöhtes Serumcholesterin und eine LDL-Vermehrung (Typ IIa) oder LDL- und VLDL-Vermehrung (Typ IIb) sind die charakteristischen Laborparameter der Typ-II-Hyperlipoproteinämie. Von einer autosomal-dominant vererbten Form wird ein symptomatisches Auftreten bei Hypothyreose, monoklonalen Gammopathien, chronischen Leber- und Nierenerkrankungen unterschieden. Die koronare Herzkrankheit ist die wichtigste klinische Manifestation der Typ-II-Hyperliproteinämie mit dem Myokardinfarkt als Hauptkomplikation.

## Hyperlipoproteinämie Typ III

Bei dieser Fettstoffwechselstörung sind pathologisch erhöhte Serumcholesterin- und Serumtriglyzeridwerte nachzuweisen. Hinzu treten vermehrte Chylomikronen und VLDL-Remnants. Die Lipidelektrophorese zeigt eine verbreiterte β-Lipoproteinbande. Die Zusammensetzung dieser Lipoproteine ist gestört; sie enthalten anomal viel Triglyzeride (*Dysbetalipoproteinämie*). Die Kombination mit einer gestörten Glukosetoleranz ist bei dieser familiären Stoffwechselstörung möglich. In mechanisch belasteten Hautpartien, wie den Ellenbogen, den Knien, am Gesäß und an den Fingern, bilden sich subkutane Xanthome. Arteriosklerotische Gefäßleiden (Myokardinfarkt und arterielle Verschlußkrankheit) komplizieren die Typ-III-Hyperlipoproteinämie.

## Hyperlipoproteinämie Typ IV

Sie offenbart sich an hohen Serumtriglyzeridwerten und normalen oder gering erhöhtem Serumcholesterin. Der VLDL-Gehalt des Serums ist vermehrt. Pathogenetisch bedeutungsvoll ist bei der Typ-IV-Hyperlipoproteinämie ein Mißverhältnis zwischen der endogenen Triglyzeridsynthese und deren Sekretion als Lipoproteine einerseits und ihrer Entfernung aus dem Blut andererseits (*endogene Hypertriglyzeridämie*). Neben einer hereditären Form sind symptomatische Typ-IV-Hyperlipoproteinämien im Zusammenhang mit Diabetes mellitus, Hypothyreose, nephrotischem Syndrom und Pankreatitis bekannt. Bei Patienten mit exzessiv erhöhten Triglyzeridwerten sind subkutane Xanthome, Hepatosplenomegalie und Lipaemia retinalis zu beobachten.

## Hyperlipoproteinämie Typ V

Vermehrte Chylomikronen und VLDL-Lipoproteine zeigen in der Lipidelektrophorese die Verwertungsstörung für exogene (Chylomikronen) und endogen synthetisierte Triglyzeride (VLDL-Lipoproteine) bei der Hyperlipoproteinämie Typ V an (*endogen-exogene Hypertriglyzeridämie*). Hereditär tritt diese Stoffwechselstörung seltener auf als symptomatisch beispielsweise bei Diabetes mellitus, Schilddrüsenunterfunktion oder chronischem Alkoholismus. Sie ist häufig mit einer gestörten Glukosetoleranz und Hyperurikämie verbunden. Xanthome, abdominelle Schmerzattacken und Hepatosplenomegalie sind klinische Symptome und Befunde der Typ-V-Hyperlipoproteinämie.

Am Gleit- und Stützgewebe können die familiären Hyperlipoproteinämien potentiell mit Xanthomen einhergehen, z. B. in Sehnen, besonders häufig in der Achillessehne, aber auch in den Sehnen der Streckmuskulatur des Handgelenks, den Fingerbeugesehnen und im Lig. patellae. Schmerzen in der Achillessehne und eine xanthominduzierte, bilaterale, rezidivierend auftretende Achillessehnentendinitis sind im Rahmen dieser hereditären Stoffwechselstörungen ebenfalls bekannt. Die Achillessehnen schwellen spindelförmig an und sind von Spontanrupturen bedroht.

Arthralgien und migratorische, nichterosive, bilateral-asymmetrisch lokalisierte Oligoarthritiden mit schmerzhafter Gelenkschwellung, gelegentlicher Hautrötung und sogar Fieber treten darüber hinaus vor allem bei Patienten mit Typ-II- und Typ-IV-Hyperlipoproteinämien auf.

Die Ausprägung der Symptome und Befunde am Gleit- und Stützgewebe korreliert mit dem Ausmaß der Stoffwechselentgleisung. Unter lipidsenkender Therapie können sich diese Krankheitsmanifestationen zurückbilden (Klemp et al. 1993). Ihre Pathogenese ist noch ungeklärt. Diskutiert wird die Rolle von Cholesterinkristallen, die mikroskopisch in Xanthomen bei Achillessehnentendinitis nachzuweisen waren. Cholesterinkristalle fanden sich auch im Aspirat aus einer entzündeten retrokalkaneären Bursa (Schumacher u. Michaels 1989) und könnten als Induktoren einer Kristallsynovitis wirksam sein.

Intraossäre Xanthome sind bei primären und evtl. symptomatischen Hyperlipoproteinämien Typ III und IV röntgenologisch nachzuweisen und können durch Spontanfrakturen klinisch manifest werden. Histologisch erweisen sie sich als Ansammlung cholesterinspeichernder Schaumzellen. Bei der homozygoten Typ-II-Hyperlipoproteinämie wurden Xanthome der Haut, Sehnen und des Periosts beobachtet. Größere Weichteilxanthome rufen manchmal Druckerosionen am benachbarten Knochen hervor. Assoziationen zwischen Hyperurikämie oder Gicht und Hyperlipoproteinämien (Typ III und IV) sind bekannt.

## Hyperostose, sternokostoklavikuläre,
s. Akquiriertes Hyperostose-Syndrom

## Hyperparathyreoidismus, primärer, sekundärer, tertiärer, s. Dialysekrankheiten
und ihre Differentialdiagnose

**Hypertrophische Osteoarthropathie (Marie-Bamberger-Syndrom)**, s. Neoplasien und Paraneoplasien am Bewegungsapparat

## Idiopathische Hämochromatose

*Synonym:* (historisch) Bronzediabetes.

*Ätiologie und Pathogenese.* Die *idiopathische* Hämochromatose ist eine hereditäre, autosomal-rezessiv vererbte Stoffwechselkrankheit. In geographisch ungleicher Verteilung läßt sich eine Assoziation mit den Histokompatibilitätsantigenen HLA-A3, Haplotypen A3, B7 und A3, B14 sowie dem HLA-A11, Haplotypen A11, Bw35 nachweisen. Bei homozygoten Merkmalträgern entwickelt sich stets das klinische Bild der Hämochromatose. Bei heterozygoten Individuen ist die Krankheit nur dann zu erwarten, wenn zusätzliche Faktoren hinzutreten. Dazu gehören häufige Bluttransfusionen oder chronischer Alkoholabusus. Außer dieser klassischen idiopathischen Hämochromatose gibt es 2 weitere genetisch bedingte Formen der Hämochromatose: 1. die perinatale idiopathische Hämochromatose, die in familiärer Häufung auftritt, 2. die hereditäre Hämochromatose junger Erwachsener beiderlei Geschlechts.

Die *sekundäre (erworbene)* Hämochromatose entwickelt sich nach zahlreichen (mehr als 100) Bluttransfusionen, bei chronischen hämolytischen Anämien, sideroachrestischer Anämie, Porphyria cutanea tarda und Thalassämie. Sie tritt iatrogen nach hoch dosierter und sehr lange verordneter parenteraler Eisenmedikation, nach chronischer alimentärer Eisenüberladung durch Trinkwasser(?) (Kashin-Beck-Krankheit) sowie bei Alkoholikern mit chronischer Lebererkrankung auf.

Ein Regulatorprotein steuert den intrazellulären Eisenmetabolismus. Im Schrifttum wird diskutiert, daß bei allen Formen der Hämochromatose eine fehlerhafte Zusammensetzung dieses Proteins für die Eisenstoffwechselstörung ursächlich von Bedeutung sein könnte, z. B. für vermehrte Eisenresorption durch die intestinale Mukosa.

Da ein physiologischer Ausscheidungsmechanismus für Eisen beim Menschen fehlt, kommt es zu einer pathologischen Eisenspeicherung in den Zellen des retikuloendothelialen Systems (RES) und in den Parenchymzellen verschiedener Organe, beispielsweise in der Leber, im Pankreas, Myokard, in der Haut und den endokrinen Drüsen. Die Zellen des RES überstehen die Siderose unversehrt. In den parenchymatösen Organen führt der Eisenexzeß jedoch zur Zell- und Gewebsschädigung. Die dadurch ausgelösten Funktionsstörungen determinieren die Symptome und klinischen Befunde der Hämochromatose. Histopathologisch sind auch in den Zellen der Synovialmembran und in den Chondrozyten Siderinpigmente nachzuweisen. Oberflächliche Gelenkknorpelulzera entstehen im Gefolge der gestörten Knorpelzellfunktion, nämlich der nicht mehr ausreichenden Synthese von Knorpelgrundsubstanz und Kollagenfasern.

Die häufige Chondrokalzinose bei Hämochromatosepatienten wird als Folge einer Hemmung des enzymatischen Abbaus von Pyrophosphat durch die Eisenionen gedeutet. Das Pyrophosphat kristallisiert dann im Knorpel als Kalziumpyrophosphat aus.

*Epidemiologie.* Männer sind etwa 10mal häufiger von der klassischen idiopathischen Hämochromatose betroffen als Frauen. Die klinische Manifestation der Erkrankung liegt meist im 5. Lebensjahrzehnt. An der Hämochromatose *junger* Erwachsener erkranken Männer und Frauen gleich häufig.

*Klinik.* Braun-graue Hautpigmentierung, Diabetes mellitus – daher früher Bronzediabetes genannt – und Leberzirrhose gehören zur klassischen klinischen Symptom- und Befundtrias der idiopathischen Hämochromatose. Die Siderose der Herzmuskelzellen kann zu Rhythmusstörungen und zur myogenen Herzinsuffizienz führen. Ein Hypogonadismus ist an Sterilität, Impotenz, Libidoverlust, genitaler Atrophie, Gynäkomastie und am Ausfall der Sekundärbehaarung zu erkennen. Besonders bei Patienten mit Hypogonadismus entwickelt sich eine systemische Osteoporose.

Die perinatale idiopathische Hämochromatose führt nach kurzer Zeit zum Tode. Die klinischen Befunde ähneln denen der adulten Krankheitsform.

Bei den sekundären Hämochromatosen betrifft die pathologische Eisenablagerung fast ausschließlich die Zellen des RES. Daher sind ihre klinischen Manifestationen in wesentlich geringerer Ausprägung zu beobachten als bei den idiopathischen Formen.

Etwa die Hälfte aller Patienten mit Hämochromatose leidet unter Gelenkbeschwerden. Die Hämochromatosearthropathie ist bei etwa einem Drittel der Patienten das erste Symptom der Erkrankung und zeigt sich bei Männern ebenso häufig wie bei den erkrankten Frauen. Sie gibt sich mit Schmerzen, bisweilen auch an Schwellungen der befallenen Gelenke, zu erkennen. Typisch ist die bilaterale MCP-Lokalisation am Zeige- und Mittelfinger. Die Karpal-, Hüft- und Kniegelenke können ebenfalls erkranken. Auch an diesen Gelenken ist, besonders am Kniegelenk und im Karpalbereich, häufig zusätzlich die schon erwähnte Chondrokalzinose zu entdecken.

Der röntgenologisch geäußerte Verdacht auf eine bisher unbekannte idiopathische Hämochromatose gründet sich auf 3 Röntgenaspekte: isolierte MCP-Arthrose bei Frauen mit Schwerpunkt MCP 2 und 3, erosive MCP-Arthrose und auf das „arthroseähnliche", mit oder ohne Chondrokalzinose einhergehende Röntgenbild an den MCP 2 und 3 (S. 298 ff.). Dieser Verdacht muß durch den laborchemischen Nachweis eines erhöhten Eisenserumspiegels, des erhöhten Ferritinserumspiegels und der erhöhten Transferrinsättigung erhärtet und durch die Histomorphologie des Leberpunktats gesichert werden. Unter therapeutischen Gesichtspunkten kann die Röntgenuntersuchung maßgeblich zur Prävention und sogar Prophylaxe der schweren hämochromatotischen Organstörungen beitragen. Im Leber-CT steigen bei der (unbehandelten) Hämochromatose die H.E.-Werte an (> +85); bei der MRT zeigt sich eine eiseninduzierte Signalabschwächung.

## Infektiöse Arthritis

*Synonym:* eitrige Arthritis, pyogene Arthritis, septische Arthritis.

*Ätiologie.* Die infektiöse Arthritis tritt als Folge der Ansiedelung oder des Eindringens von Mikroorganismen im Gelenk auf. Von der infektiösen Arthritis wird die reaktive (postinfektiöse) Arthritis mit steriler Synovialflüssigkeit unterschieden (S. 697 ff.). In der Praxis konkurrieren bei Menschen mit intaktem humoralem und zellulärem Immunsystem nur wenige Bakterienspezies bei den Gelenkinfektionen: grampositive und gramnegative Kokken (Staphylococcus aureus, Streptococcus pyogenes, Neisseria gonorrhoeae), auch gramnegative Bakterien, vor allem Escherichia coli und seltener das kokkoide Stäbchen Haemophilus influencae. In den Industrieländern sind Gelenkinfektionen mit Mykobakterien, namentlich mit Mycobacterium tuberculosis, selten geworden. Viren spielen bei Arthritiden epidemiologisch kaum eine Rolle. Pilze haben allenfalls als opportunistische Erreger von Gelenkinfektionen, also bei Immundefekten, klinische Bedeutung. Die Prädominanz weniger Erregerspezies läßt vermuten, daß einige Mikroorganismen sich den immunologischen und morphologischen Gegebenheiten im Gelenk besonders angepaßt haben und deshalb dort günstige Wachstums- und Vermehrungsbedingungen

vorfinden. Die unterschiedlichen Erregerarten verteilen sich abhängig vom Alter, Geschlecht und von vorbestehenden Erkrankungen.

Bei Kindern mit infektiöser Arthritis ist am häufigsten Staphylococcus aureus, bei Kleinkindern unter 2 Jahren außerdem auch Haemophilus influencae zu finden. Die Gonokokkenarthritis tritt bei jungen (sexuell aktiven) Erwachsenen auf, eine durch Bruzellen hervorgerufene Arthritis besonders häufig bei Personen, die mit Tieren umgehen, z. B. in der Landwirtschaft. Durch primäre oder sekundäre Immundefekte, konsumierende Erkrankungen, intravenösen Drogenmißbrauch, Traumata, (besonders durch menschliche) Bißverletzungen, Diabetes mellitus und andere chronische Krankheiten wird vor allem im höheren Lebensalter die Entstehung einer infektiösen Arthritis begünstigt. Auch an Gelenkendoprothesen können Gelenkinfektionen offenbar leichter angehen. Wenn im Verlauf einer chronischen Polyarthritis, z. B. bei der Rheumatoiden Arthritis, ein Gelenk akut eine außergewöhnlich starke Symptomatik entwickelt und in kurzer Zeit die Gelenkdestruktion auffallend zunimmt, sollte an eine zusätzliche Infektion des entzündlich-rheumatisch erkrankten Gelenkes gedacht werden.

Die Erreger können direkt – traumatisch oder iatrogen (Punktion, intraartikuläre Injektion) – inokuliert werden, per continuitatem oder hämatogen das Gelenk und das paraartikuläre Gewebe erreichen. Akute und chronische Infektionsherde, beispielsweise auch der Haut, sind manchmal die Streuherde der Mikroorganismen.

*Pathogenese.* Das Gleitgewebe bietet günstige Bedingungen für die Ansiedelung von manchen Bakterienspezies und anderen Mikroorganismen (s. oben). Offenbar wirkt darüber hinaus die Synovialflüssigkeit wie ein Nährboden – wie ein Kulturmedium –, das von den Keimen schnell erreicht wird, da unter den Synovialozyten keine Basalmembran ausgebildet ist.

Experimentell wurde nachgewiesen, daß Bakterien schon innerhalb einer Stunde nach ihrer Inokulation von den Synovialozyten, von aktivierten Granulozyten und Makrophagen einverleibt werden. Über die intrazelluläre Bakteriolyse kommt ein pathobiochemischer Prozeß, die Arthritis, in Gang, der bereits auf S. 6 ff. geschildert wurde. Klinisch, makro- und mikromorphologisch (und damit auch röntgenologisch) läßt sich die arthritische Reaktion genau beschreiben und analysieren. Teleologisch gesehen zielt sie in 3 Richtungen. Davon sind 2 erwünscht, nämlich die Abtötung der Arthritiserreger und die Abräumung und der Ersatz des durch den Erreger-

stoffwechsel geschädigten Gleitgewebes. Die unerwünschte 3. Wirkrichtung der entzündlichen Vorgänge im Gelenk kann mit dem Wort „Autodestruktion"
beschrieben werden. Die zellulären und humoralen
Vorgänge im akuten Arthritisstadium und bei der
chronischen Arthritis, vor allem das Granulationsgewebe, greifen nämlich auch Gleit- und Stützgewebe-
strukturen an, die durch die Erreger nicht direkt
morphologisch geschädigt wurden – die Entzündung
trifft die „Ungerechten" und die „Gerechten". Je länger die Arthritis dauert und je „aktiver" ihre Reaktion
ist, desto größer wird die Gefahr für das Gleitgewebe,
zwischen 2 Fronten zerrieben zu werden.

*Klinische Symptomatik.* Die infektiöse Arthritis ist in
der Regel ein akutes Krankheitsgeschehen, meist eine
Mono- oder, seltener, eine Oligoarthritis, die mit
Fieber einhergeht, evtl. sogar mit Schüttelfrost beginnt. Das Gelenk ist geschwollen, überwärmt und
schmerzt stark. Das Kniegelenk, die Schulter und die
Hüfte sind die häufigsten Ziele der Invasion. Seltener
erkranken die Handwurzel, das Sprung- oder das
Ellenbogengelenk.
Jede chronisch-schleichend einsetzende und primär
chronisch verlaufende Gelenkinfektion sollte auch in
Industrieländern den Gedanken an eine Gelenktu-
berkulose aufkommen lassen. Dann ist die Frage
nach einer aktiven oder durchgemachten (ausgeheil-
ten) Lungentuberkulose des Patienten – Früh- und
Spätstreuung – ebenso berechtigt wie die anamnestisch ausgerichtete Frage nach einer kontagiös-
subpleuralen, retrograd-lymphogenen oder tuberku-
lös-hämatogenen Streumanifestation im Sinne der
Pleuritis exsudativa oder nach anderen extrapulmonalen Tuberkulosen. Isolierte Skelettuberkulosen
(ohne Kombination mit pulmonalen oder anderen
extrapulmonalen Manifestationen) kommen ebenfalls vor. Die klinische Manifestation nach Ansiedelung der Mykobakterien im Gleit- und Stützgewebe
ist wenige Monate bis 2 Jahre später zu erwarten. Die
Mykobakterien siedeln sich entweder direkt in der
Synovialmembran an oder erreichen das Gleitgewebe
über einen subchondralen Knochenherd. Diese Feststellung gilt auch für pyogene Mikroorganismen.
Manchmal kann die Röntgenuntersuchung (Übersichtsaufnahme, Tomographie) zur Klärung dieser
beiden Infektionsmodi und -wege beitragen.

## Jaccoud-Arthropathie, Jaccoud-Syndrom,
s. Rheumatisches Fieber

## Jo-1-Syndrom, s. Antisynthetase-Syndrom

### Juvenile chronische Arthritis

Juvenile chronische Arthritis ist die Sammelbezeich-
nung für entzündliche Gelenkerkrankungen, die vor
der Vollendung des 16. Lebensjahres auftreten und
mindestens 3 Monate andauern. Unter dem Oberbegriff Juvenile chronische Arthritis können 5 Erscheinungsformen der Erkrankung zusammengefaßt werden, deren Bezeichnung sich nach dem klinischen
Bild während der ersten 3 bis 6 Monate nach
Erkrankungsbeginn richtet:

1. *Systemische* (juvenile) *chronische Arthritis* (aus
   historischen Gründen auch als *Still-Syndrom* bekannt).
2. *Seronegative* (juvenile) *Polyarthritis.*
3. *Frühkindliche* (ophthalmopathische) *Oligoarthritis* (im englischsprachigen Schrifttum wird an
   Stelle von „oligoartikulär" der Ausdruck „pauci-
   artikulär" gebraucht).
4. *Seropositive* (juvenile) *Polyarthritis.*
5. *HLA-B27-assoziierte Oligoarthritis mit Übergang
   zur juvenilen Spondarthritis* einschließlich der juvenilen Spondylitis ankylosans, enteropathischen
   Spondarthritis und Psoriasisspondarthritis (Häfner u. Truckenbrodt 1991).

*Ätiologie und Pathogenese.* Die Ätiologie der Juvenilen chronischen Arthritis ist unbekannt. Sowohl für
die seropositive Polyarthritis als auch für die HLA-
B27-assoziierte Oligoarthritis werden ähnliche ätiologische Mechanismen diskutiert wie für die Rheumatoide Arthritis und die HLA-B27-assoziierten
Spondarthritiden des Erwachsenenalters.
Bedeutungsvoll ist die genetische Disposition: Etwa
80% der Kinder mit HLA-B27-assoziierter Spondarthritis tragen das Histokompatibilitätsantigen B27;
das ist eine etwa gleich hohe Assoziation wie bei den
Erwachsenen. Ebenso prädisponiert das HLA-B17
zusammen mit dem HLA-B27 zur kindlichen Psoria-
sis(spond)arthritis. Bei Mädchen mit IgM-Rheuma-
faktor-positiver Polyarthritis ist häufig das HLA-
DR4 nachzuweisen. Dieses Histokompatibilitätsantigen wird auch bei Patienten mit (adulter) Rheumatoider Arthritis häufiger gefunden als im Bevölkerungsdurchschnitt. Als Determinanten für Beginn
und Verlauf des kindlichen Gelenkrheumatismus
haben sich also neben Geschlecht und Lebensalter
auch die HLA-Klassen erwiesen, von denen hier nur
die bekanntesten Assoziationen erwähnt wurden
(Hofmann u. Huppertz 1994). Angeschlossen sei
noch der Hinweis, daß die Augenbeteiligung signifi-

kant von einem Allel des HLA-DR 5 und dem Nachweis antinukleärer Antikörper beeinflußt wird.

Arthritiden im Wachstumsalter nehmen erwartungsgemäß nicht nur Einfluß auf die Integrität des erkrankten Gelenks, sondern stören auch das lokale Wachstum des knöchernen Epiphysenkerns und der benachbarten Epiphysenwachstumsfuge. Das Nebeneinander von unmittelbaren Arthritisauswirkungen am Gelenk und Wachstumsstörungen der artikulierenden Knochen(teile) repräsentiert sich im Bild der *Wachstumsaltersarthritis* (Dihlmann 1987a).

*Klinik.* Gelenkbeschwerden sind im Kindesalter häufig, beispielsweise kurzdauernde Arthralgien nach Überbeanspruchung oder Beschwerden im Zusammenhang mit anderen Störungen. Bei den akuten und subakuten Arthritiden handelt es sich vor allem um reaktive Arthritiden nach bakteriellen Infektionskrankheiten, um virale Infekte oder – in Industrieländern viel seltener – um infektiöse Gelenkentzündungen. Die Diagnose Juvenile chronische Arthritis setzt daher voraus, daß reaktive sowie infektiöse Arthritiden differentialdiagnostisch ausgeschlossen wurden. Außerdem sollte an Leukosen und gelenknahe maligne Knochentumoren differentialdiagnostisch gedacht werden.

## Systemische Form

Die systemische Form der Juvenilen chronischen Arthritis ist eine Allgemeinerkrankung, bei der die Organmanifestationen gegenüber der Gelenkbeteiligung im Vordergrund stehen. Der Erkrankungsbeginn liegt im Kleinkindesalter; Jungen erkranken ebenso häufig wie Mädchen. Über Wochen und Monate intermittierendes Fieber mit Temperaturspitzen bis 40° ist mit Hepatosplenomegalie, generalisierter Lymphadenopathie, Polyserositis, die sich als schmerzhafte Pleuritis und Peritonitis äußert, mit Perikarditis und/oder Myokarditis in individuell wechselnder Kombination verbunden. An der Haut findet sich ein kleinfleckiges rosafarbenes, bisweilen juckendes Exanthem, das manchmal gleichzeitig mit dem Fieberanstieg in Erscheinung tritt.

Gelenkbeschwerden werden bei der Mehrzahl der Fälle erst nach wochen- bis monatelangem fieberhaftem Krankheitsverlauf angegeben, oft nur als flüchtige Arthralgien oder (später) als Oligoarthritis, häufiger noch als Polyarthritis beobachtet.

Kleine und große Gelenke der Extremitäten erkranken überwiegend symmetrisch, in 90% beide Karpalregionen, im Verlauf ebenfalls bis zu 90% die Hüftgelenke. Charakteristisch ist auch die Einbeziehung der *Halswirbelsäule* in das entzündliche Krankheitsge-

schehen. Die möglicherweise zur Herzinsuffizienz führende Myokarditis und die Amyloidose (Gefahr der Niereninsuffizienz) sind die prognostisch ungünstigen Komplikationen der systemischen Juvenilen chronischen Arthritis.

Die *Subsepsis allergica (Wissler-Syndrom)* ist wahrscheinlich eine hyperergisch-entzündliche Extremvariante der systemischen Juvenilen chronischen Arthritis mit remittierendem Fieber, Leukozytose, polymorphem Exanthem und flüchtigen Arthralgien und Arthritiden.

## Seronegative polyartikuläre Form

Diese Form kann im gesamten Kindesalter auftreten, bei Mädchen etwas häufiger als bei Jungen. In den ersten 6 Krankheitsmonaten zeigt sich ein symmetrischer Befall der Knie- und Handwurzelgelenke, Sprunggelenke und seltener der Gelenke der Finger und Zehen. Nach längerem Krankheitsverlauf, bei dem die erosiven Gelenkveränderungen gewöhnlich nur langsam zunehmen, werden auch die Schulter-, Ellenbogen- und Hüftgelenke in das Krankheitsgeschehen mit einbezogen. Auch die Kiefergelenke und die *Halswirbelsäule* können miterkranken. An den Sehnen der Fingerbeuger tritt häufig eine Tenosynovitis auf. Die entzündlichen artikulären und periartikulären Veränderungen führen an der Hand zum Bild der sog. kindlichen Handskoliose mit Ulnarabweichung im Karpus und Radialdeviation der Finger in den MCP.

## Frühkindliche oligoartikuläre (pauciartikuläre) Form

An der frühkindlichen Oligoarthritis erkranken Kinder überwiegend vor dem 6. Lebensjahr. Der Erkrankungsgipfel liegt bei 1–3 Jahren. Mädchen werden unter den Patienten 2- bis 3mal häufiger als Jungen angetroffen. Die wichtigsten HLA-Assoziationen dieser Erscheinungsform der Juvenilen chronischen Arthritis sind HLA-DR 8 und DR 5 sowie HLA-A 2. Die Erkrankung beginnt im typischen Fall monartikulär vor allem am Knie- oder Sprunggelenk und breitet sich im Verlauf der ersten 6 Krankheitsmonate häufig asymmetrisch auch auf andere Gelenke der Extremitäten aus. Gelegentlich werden die Kiefergelenke und die *Halswirbelsäule* vom Krankheitsgeschehen miterfaßt. Der Übergang vom oligoartikulären Manifestationstyp zum polyartikulären, mehr als 4 Gelenke ergreifenden Gelenkbefall kommt vor, jedoch nur bei einer Minderzahl der Patienten. Dann wird vom Übergang in die seronegative Polyarthritis gesprochen und diesem Verlauf die persistierende

Oligoarthritis gegenübergestellt. Kontrakturen und Gelenkfehlstellungen entwickeln sich verhältnismäßig schnell im Krankheitsverlauf. Bis zu 50% der Patienten erkranken an einer oft ohne Rötung und Schmerzen einhergehenden chronisch-rezidivierenden Iridozyklitis. Auch wenn diese offenbar besondere Form der Uveitis anterior subjektiv symptomarm verläuft, können schwere Entzündungsfolgen zurückbleiben, nämlich Synechien, Katarakt und Sekundärglaukom. Der serologische Nachweis antinukleärer Antikörper zeigt ein erhöhtes Risiko für das Auftreten dieser Iridozyklitis an. Wegen der besonderen Bedeutung der okulären Krankheitsmanifestation wird auch von der *ophthalmopathischen Form* der Juvenilen chronischen Arthritis gesprochen.

Etwa 2 Drittel der Erkrankungen an Juveniler chronischer Arthritis gehören zu den bereits besprochenen 3 Erkrankungsformen – vor allem zum frühkindlichen oligoartikulären Krankheitstyp.

### Seropositive polyartikuläre Form

Bei etwa 10% der Kinder und Jugendlichen entwickelt sich die seropositive polyartikuläre Form der Juvenilen chronischen Arthritis, und zwar häufig bei Mädchen in der Pubertät. Im Krankheitsverlauf und im Gelenkbefallmuster entspricht diese Form der Juvenilen chronischen Arthritis weitgehend der Rheumatoiden Arthritis des Erwachsenen: Symmetrisch werden die kleinen und großen Gelenke der Extremitäten, besonders die Handwurzel-, MCP- und PIP-, nur sehr selten die DIP-Gelenke der Finger und Zehen, oft rasch progredient und erosiv befallen. Die Entzündungsvorgänge an der *Halswirbelsäule* können eine atlantodentale Subluxation verursachen. An den Händen kann eine „adulte" Handskoliose mit Radialdeviation der Metakarpalia und Ulnardrift der Langfinger entstehen. Im Serum sind IgM-Rheumafaktoren vorhanden; auch subkutane Rheumaknoten kommen vor. Bei 50–70% der Patienten gelingt der serologische Nachweis von antinukleären Antikörpern; besonders bei diesen Patienten treten Vaskulitiden auf.

### HLA-B27-assoziierte oligoartikuläre Form mit Übergang zur juvenilen Spondarthritis

Sie betrifft fast ausschließlich Knaben mit einem Anstieg der Erkrankungshäufigkeit nach dem 10. Lebensjahr. Etwa 80% der Erkrankten sind HLA-B27-positiv. Die Familienanamnese deckt bei einem nicht unerheblichen Teil der Patienten Krankheiten aus dem Formenkreis der HLA-B27-assoziierten Spondarthritiden auf.

Einem diagnostisch unklaren Prodromalstadium mit Arthralgien an großen Gelenken, z. B. an den Hüft- und Kniegelenken, sowie Sehnenansatzschmerzen folgt die Oligoarthritis. Sie zeigt sich besonders an den Knie- und Sprunggelenken, aber auch an einzelnen Zehengelenken. Seltener befällt sie die Gelenke an den oberen Extremitäten, im weiteren Verlauf auch das Hüftgelenk.

Etwa die Hälfte der Patienten leidet unter enthesiopathischen Beschwerden: Fersenschmerzen, Schmerzen an der Tuberositas tibiae, am Sitzbein, Beckenkamm und an den Schulterblättern. Röntgenologisch zeigen sich besonders am Fersenbein eine Fibroostitis und die Achillobursitis.

Auch bei dieser Form der Juvenilen chronischen Arthritis tritt häufig eine Iridozyklitis auf, allerdings mit anderer klinischer Symptomatik und wesentlich besserer Prognose als bei der ophthalmopathischen Form. Die Iridozyklitis entwickelt sich akut mit Schmerzen und Rötung. Sie neigt zwar zum Rezidiv, heilt jedoch spontan oder unter der Therapie in der Regel ohne bleibende Folgen ab. Die Einbeziehung des Achsenskeletts in die Erkrankung zeigen Beschwerden an den Sakroiliakalgelenken, im Bereich der Hals- und Lendenwirbelsäule an. Dann droht der Übergang in eine juvenile Spondarthritis. Die juvenile Spondarthritis entspricht bei der überwiegenden Mehrzahl der Patienten daher einem fortgeschrittenen Stadium der HLA-B27-assoziierten oligoartikulären Juvenilen chronischen Arthritis (Häfner u. Truckenbrodt 1991). Mit anderen Worten: Bei der juvenilen Spondarthritis dominieren über mehrere Jahre die peripheren Gelenkbeschwerden und röntgenpathologischen peripheren Gelenkveränderungen sowie die entzündlichen Enthesiopathien, ehe sich der Achsenskelettbefall klinisch und röntgenologisch zu erkennen gibt. Die Aufschlüsselung der juvenilen Spondarthritis in die (primäre) juvenile Spondylitis ankylosans, enteropathische Spondarthritis bei M. Crohn und chronischer Colitis ulcerosa sowie in die Psoriasisspondarthritis gelingt aufgrund klinischer Befunde. Wiederholt sei an dieser Stelle, daß die „juvenile" Sakroiliitis häufig unilateral beginnt und resorptive Veränderungen im Sinne der girlandenförmigen Pseudoerweiterung bei ihr anfangs dominieren, ehe sich das „Vollbild" der Sakroiliitis vom Typ „buntes Bild" röntgenologisch zu erkennen gibt. Außerdem sei darauf hingewiesen, daß Syndesmophyten vor dem 3. Lebensjahrzehnt kaum beobachtet werden. Klinisch weisen jedoch die Bewegungseinschränkung der *Wirbelsäulenabschnitte* und auch die Reduktion der Atembreite auf den

Wirbelsäulenbefall bzw. die Erkrankung der Rippen-Wirbel-Gelenke hin.

*Chronisch septische Granulomatose* (chronic granulomatous disease) wird ein androtropes X-chromosomal-rezessiv, seltener autosomal-rezessiv vererbtes Krankheitsbild genannt, das eine Funktionsstörung der phagozytierenden weißen Blutkörperchen, also eine angeborene Störung der zellulären Immunabwehr (Defekt der intrazellulären Bakterizidie), widerspiegelt. Charakterisiert wird die Erkrankung durch rezidivierende pyogene Infektionen durch Bakterien und Fungi. Durch die intrazelluläre Persistenz der (auch unspezifischen) Mikroorganismen entstehen Granulome. Die chronisch septische Granulomatose beginnt gewöhnlich schon in der Kindheit und birgt die Gefahr des letalen Ausgangs. Die Krankheit kann von Autoimmunphänomenen begleitet werden, beispielsweise von Fragmenten oder dem Vollbild des systemischen Lupus erythematodes, aber auch von einer seropositiven Polyarthritis (Lee u. Yap 1994). Daher gehört die chronisch septische Granulomatose zu den Differentialdiagnosen der Juvenilen chronischen Arthritis.

## Kashin-Beck-Krankheit (M. Kashin-Beck)

Der M. Kashin-Beck zeigt sich als eine vorzeitig entstehende generalisierte Arthrosis deformans der peripheren Gelenke und der Wirbelsäule. Besonders betroffen sind die Gelenke der Finger – die Interphalangealgelenke der Finger sind die typischen Initiallokalisationen und -befunde mit bilateral-symmetrischen Schwellungen, Steifheitsgefühl und Schmerzen –, die Karpalgelenke, oberen Sprung-, Knie- und Hüftgelenke. Klinisch und histologisch besteht kein Anhaltspunkt für eine (inflammatorische) Synovitis. Die Kashin-Beck-Krankheit tritt endemisch in der Mandschurei, Nordkorea und Ostsibirien auf. Der Beschwerdebeginn liegt gewöhnlich im Schulkindalter. Wachstumsstörungen, im Extremfall dysproportionierter Zwergwuchs, durch beeinträchtigte enchondrale Ossifikation und mangelhafte Epiphysenreifung führen zur veränderten Form (präarthrotischen Deformität) und mangelnder Stabilität der Epi- und Metaphysen der Röhrenknochen. Dies spiegelt sich auch im Röntgenbild wider. Als ätiopathogenetisch wirksam werden chronische Vergiftungen durch ein arthropathisches Toxin aus pilzverseuchtem Getreide (ein Mykotoxin) oder auch langjährige vermehrte Aufnahme von Eisensalzen mit

dem Trinkwasser und/oder Spurenelementdefizit, z. B. Selen, diskutiert. Die Krankheitsursache führt zu einer (erworbenen) zonalen Chondronekrose im Gelenk- und Wachstumsknorpel (Sokoloff 1987), deren Folgen das klinische Bild und die Röntgenbefunde bestimmen. Wenn Kinder mit den Deformierungen der Kashin-Beck-Krankheit endemische Gebiete verlassen, bilden sich die röntgenologisch erkennbaren Veränderungen mit der Zeit zurück. Mit ähnlichen Symptomen und Befunden gehen auch andere „endemische Arthrosen" einher, z. B. die Mseleni-Krankheit in Südafrika oder die Handigodu-Krankheit in Indien.

## Kollagen-Kolitis,
s. chronisch-entzündliche Darmerkrankungen

## Kollagenosen

*Synonym:* Konnektivitiden.

Ein gemeinsames färberisch nachweisbares Krankheitsmerkmal, die fibrinoide Nekrose in der bindegewebigen Interzellulärsubstanz, beim systemischen Lupus erythematodes, bei der Panarteriitis nodosa, der progressiven Sklerodermie (*Synonym:* progressive systemische Sklerose) und bei der Dermatomyositis-Polymyositis war für Klemperer et al. (1942) der Anlaß, das Konzept von den (klassischen) Kollagenkrankheiten zu formulieren. Für die fibrinoide Degeneration oder Nekrose gilt, daß sie tiefgreifende physikalisch-chemische Störungen des Bindegewebes widerspiegelt. Heute werden zu den Kollagenosen auch noch die Mischkollagenosen, darunter das Sharp-Syndrom, außerdem die systemischen granulomatösen und nekrotisierenden Vaskulitiden, die eosinophile Fasziitis und das primäre und sekundäre Sjögren-Syndrom gezählt.

Das klinische Erscheinungsbild der Kollagenkrankheiten hat vielfältige Facetten, jedoch fallen bei ihnen ähnliche Manifestationen an den inneren Organen, der Haut und am Gleit- und Stützgewebe, besonders an den Gelenken, auf. Außerdem lassen sich bei den Kollagenosen bestimmte immunologische Phänomene nachweisen wie z. B. Antikörper (Autoantikörper), die gegen (biochemisch) definierte Strukturen des eigenen Organismus gerichtet sind. Pathogenetisch bedeutungsvolle Autoimmunphänomene und nicht das färberisch identische Verhalten im histologischen Schnitt entscheiden heute über die nosologische Einordnung als Kollagenkrankheit.

**Lupus erythematodes disseminatus,**
s. systemischer Lupus erythematodes

## Lyme-Borreliose

*Synonym:* Lyme-Krankheit; obsolet: Lyme-Arthritis (nach einer Gemeinde im Bundesstaat Connecticut/ USA, von deren Patienten mit Gelenkbefall die wissenschaftlichen Untersuchungen über die Erkrankung ausgingen).

*Ätiologie, Pathogenese, Epidemiologie.* Die Lyme-Krankheit ist eine Zoonose. Sie wird durch 3 verschiedene Spezies der Spirochäte Borrelia burgdorferi verursacht und vor allem von infizierten Zecken – „Holzbock" ist ihre Trivialbezeichnung – aus der Familie Schildzecken (Ixodidae), seltener von Fliegen, Mücken und Flöhen, auf den Menschen übertragen. Zahlreiche wildlebende Säuge- und Haustiere stellen das Erregerreservoir dar. Manche von ihnen können ebenfalls an dieser Spirochätose erkranken. Zecken sind temporäre, hämatophage Ektoparasiten. Ihrem Biß schließt sich ein mehrtägiger Saugakt an, der allerdings Lufttemperaturen zwischen 23 und 27°C voraussetzt. Dies erklärt die jahreszeitliche Häufung der Lyme-Borreliose, nämlich in Mitteleuropa zwischen Frühjahr und Herbst. Der Biß durchseuchter Ektoparasiten führt nicht in jedem Fall zur Spirochätenübertragung, und nur bei einem kleinen Teil der Infizierten manifestiert sich die Borreliose klinisch.

*Klinik.* Die klinischen Erscheinungen, Organsymptome und Befunde der unbehandelten Lyme-Borreliose haben unterschiedliche Latenzzeiten, so daß von 3 Stadien der Erkrankung gesprochen wird. Wegen der individuellen Ausprägung und den Überschneidungen zwischen den einzelnen klinischen Stadien wird der Stadienbegriff auch durch die Termini Früh- und Spätmanifestation ersetzt. Zu den Frühmanifestationen gehören das Stadium 1 (lokalisierte Infektion) und 2 (frühe disseminierte Infektion). Die Spätmanifestationen (klinische Symptomatik > 6 Monate) entsprechen dem Stadium 3 (persistierende, also chronische Infektion der Gelenke, Haut und des Nervensystems).

*Stadium 1:* Wenige Tage bis etwa 4 Wochen nach dem Biß oder Stich des infizierenden Hämatophagen entwickelt sich bei den *meisten* Patienten an der Kommunikationsstelle das Erythema chronicum migrans. Primäreffloreszenz ist entweder eine rote Macula oder

Papel. Sie breitet sich zu einem anulären „wandernden" Erythem aus, dessen Rötung im Zentrum abblaßt. Das Erythem kann asymptomatisch verlaufen oder mit Jucken, Schmerzen, lokaler Hyperästhesie oder mit Dysästhesien einhergehen. Mehr als die Hälfte der Patienten mit Erythema chronicum migrans klagt über uncharakteristische Infektionsbeschwerden (Temperaturerhöhung, Myalgien, Arthralgien, Kopfschmerzen und allgemeines Krankheitsgefühl; Malane et al. 1991). Unbehandelt blaßt das Erythem nach Wochen oder Monaten spontan ab. Die Lymphadenosis benigna cutis (Borrelialymphozytom) ist eine *seltene* Erscheinungsform der *lokalisierten* Borreliainfektion, die sich an der Biß- oder Stichstelle in Form roter, rotbräunlicher oder livider Knötchen, Knoten oder Plaques zu erkennen gibt. Ebenso wie das Erythema chronicum migrans kann das Borrelialymphozytom von einer regionalen Lymphknotenschwellung begleitet sein (Übergang zum Stadim 2) und heilt auch unbehandelt oder inadäquat behandelt nach Wochen, Monaten oder sogar noch später spontan ab.

*Stadium 2:* Eine lymphogene oder/und hämatogene Erregerdissemination – Stadium der frühen *disseminierten* Infektion – kennzeichnet dieses Stadium; es beginnt nach einer Latenz von Wochen oder wenigen Monaten. In diesem Stadium kann das Erythema chronicum migrans lokal rezidivieren oder an anderen Hautstellen neu auftreten. Darüber hinaus beherrschen bei *unbehandelten* oder *nicht ausreichend behandelten* Patienten vor allem neurologische Abweichungen, kardiale und ophthalmologische Manifestationen das klinische Bild.

Das pathoneurologische Spektrum beginnt überwiegend 2–8 Wochen post infectionem und umfaßt vornehmlich folgende Erkrankungen:

- Lymphozytäre Meningitis ohne oder mit assoziierter Enzephalitis.
- Hirnnervenneuritis, am häufigsten uni- oder bilaterale periphere Lähmung des N. facialis.
- Radikuloneuritis mit radikulärer Topik oder sensiblen Reizerscheinungen (z. B. auch Mißempfindungen, Taubheitsgefühl) und/oder motorischen Ausfällen (z. B. auch Muskelschwäche) im Versorgungsgebiet eines Nerven.

Diese Krankheitsphänomene – die akute Neuroborreliose – treten in variabler Kombination und Ausprägung auf. Sie werden als neurologische Lyme-Trias oder Bannwarth-Syndrom bezeichnet (Pachner u. Steere 1985).
Die Lyme-Karditis offenbart sich nach einer Latenz, die mehrere Wochen bis Monate betragen kann.

Reizleitungsstörungen ohne oder mit Myokarditis werden am häufigsten beobachtet.

Die okulären Manifestationen geben sich als fokale oder diffuse Chorioiditis, Neuroretinitis oder retinale Vaskulitis zu erkennen. Außerdem können durch den Befall der entsprechenden Hirnnerven Paresen der Augenmuskeln auftreten.

Arthralgien und nichterosive Arthritiden kommen in allen Stadien der unbehandelten Lyme-Borreliose vor. Mehr als die Hälfte der Patienten gibt Gelenkbeschwerden an.

*Stadium 3:* Die typische *seronegative Lyme-Arthritis i.e.S.* ist in der Regel eine Spätmanifestation; selten entwickelt sie sich bereits im Stadium 2 (Krause et al. 1991). Sie setzt Wochen, Monate bis Jahre nach der Infektion (sichtbares Erythema chronicum migrans) ein, beginnt akut und nimmt einen intermittierenden, selten einen primär-chronischen Verlauf (Herzer et al. 1986). Die Lyme-Arthritis ist eine mono- oder oligoartikuläre Erkrankung, nur selten verläuft sie als Polyarthritis. Die Arthritis kann Tage, Wochen oder Monate, selten noch länger aktiv sein, bis es zur kürzeren, längeren oder totalen Remission kommt. Besonders größere Gelenke, namentlich das Kniegelenk, erkranken. Kleine Gelenke, beispielsweise das Temporomandibulargelenk, werden nicht nur ebenfalls ergriffen, sondern können sogar die initiale Gelenkaffektion sein (Steere et al. 1987). Der Gelenkbefall (Erguß) geht bisweilen mit einer diffusen periartikulären Weichteilschwellung einher. Im Rahmen der entzündlichen Gelenkattacken treten manchmal Bursitiden auf. Am Kniegelenk können sich unter dem Einfluß der rezidivierenden Gelenkergüsse Baker-Zysten bilden und rupturieren. Kniegelenkchondrokalzinose kommt vor.

Zwei besondere Krankheitsverläufe der Lyme-Arthritis seien hervorgehoben, da sie sich wahrscheinlich auf dem Boden einer besonderen immungenetischen Disposition oder/und als Immunreaktion auf die Erreger- oder Erregerantigenpersistenz im Gelenk entwickeln:

### Erosive Lyme-Arthritis

Eine chronisch-persistierende Gelenkinfektion, bei der sich Spirochäten oder Spirochätenantigene im Gelenkerguß nachweisen lassen (Snydman et al. 1986), ist der Anlaß für die chronische lymphoplasmazelluläre Immunantwort der Synovialmembran mit Zottenproliferation und Pannusformation. Formal ist sie die Folge immer kürzer werdender Remissionsperioden oder spiegelt (selten) einen primär-chronischen Arthritisverlauf wider. Im Kontext dieser chronischen Arthritis treten die arthritischen Weichteilzeichen, Kollateralphänomene und Direktzeichen (Gelenkspaltverschmälerung, Erosionen) auf; es handelt sich also um eine erosive Arthritis (Lawson u. Steere 1985). Etwa 10% der Patienten, deren Lyme-Borreliose mit einem Erythema chronicum migrans eingeleitet wurde, nehmen diesen erosivarthritischen Verlauf (Steere et al. 1987), der von Fibroostitiden begleitet sein kann.

### Reaktive Lyme-Arthritis

Die 2., vom Regelfall abweichende Form der Lyme-Arthritis hat den Charakter einer reaktiven Arthritis (Weyand u. Goronzy 1989). Diese reaktive Lyme-Arthritis (mit HLA-B27-Assoziation?) zeigt die klinischen und röntgenologischen Merkmale anderer reaktiver Arthritiden (seronegativer Spondarthritiden), beispielsweise Daktylitis, Fibroostitis, Achillobursitis (Herzer et al. 1986) und Sakroiliitis.

Die spätere Entwicklung einer Sekundärarthrose ist nach jeder Form der Lyme-Arthritis möglich.

### Acrodermatitis chronica atrophicans

Sie ist eine dermatologische Diagnose. Bei dieser kutanen Spätmanifestation der Lyme-Borreliose werden im Schrifttum arthrotische und arthritische Assoziationen beschrieben. Einerseits könnte es sich um parallel auftretende Lyme-Arthritiden oder um sekundäre Arthrosen handeln. Andererseits wird auf Gelenkerkrankungen und Periostreaktionen unter oder in der Nähe von akrodermatitisch atrophierten Hautbereichen aufmerksam gemacht und wurden bei der Acrodermatitis chronica atrophicans Akroosteolysen (Raschke 1958) und Weichteilverkalkungen beschrieben. Die Lyme-Ätiologie ist evident.

MEMO

> Rezidivierende Oligoarthritisattacken mit Kniegelenkspräferenz *plus* Expositionsanamnese (in einem Endemiegebiet) *plus* positive spezifische Antikörperreaktion (IgM- früher als IgG-Antwort) = Lyme-Krankheit(-Arthritis)

### Enzephalomyelitiden

Als dritte klinisch bedeutsame Spätmanifestation der Lyme-Borreliose werden progredient oder schubförmig verlaufende Enzephalomyelitiden genannt. Sie können sich aus der neurologischen Lyme-Trias (s.

oben) entwickeln, Monate oder Jahre nach den Initialbefunden der Spirochäteninfektion auftreten oder sich nach klinisch inapparenter Lyme-Borreliose als einziger Krankheitsbefund offenbaren. Überhaupt bergen alle Fälle von Lyme-Borreliose, die *nicht* mit dem Erythema chronicum migrans oder der Lymphadenosis benigna cutis beginnen – bis zu 40% der Patienten (Cooke u. Dattwyler 1990) – differentialdiagnostische Schwierigkeiten, wenn die vielfältigen extrakutanen Organmanifestationen, darunter auch die Lyme-Arthritis, sich mehr oder weniger *solitär* klinisch zu erkennen geben. Besonders in diesen Fällen erhebt sich die Frage nach einem verläßlichen serologischen Nachweis der Borrelioseinfektion. IgM-Antikörper gegen Borrelia burgdorferi lassen sich bei etwa 2 Dritteln der Infizierten im 1. und 2. Krankheitsstadium nachweisen. Sie sprechen für eine kürzlich eingetretene Infektion, da sie nach 3–6 Monaten nicht mehr nachzuweisen sind. Wenn hohe spezifische IgG-Antikörpertiter vorliegen oder ohne adäquate Behandlung ansteigen, darf der Verdacht einer aktiven Lyme-Borreliose ausgesprochen werden. Jedoch schließt ein niedriger IgG-Titer die Lyme-Borreliose nicht aus. Sicherer als die Krankheitsätiologie läßt sich der Therapieerfolg am Titerabfall erkennen; 3 Monate nach Beendigung einer erfolgreichen Antibiotikatherapie soll der Antikörpertiter im Serum des Patienten um mindestens ein Drittel abgefallen sein.

Die Diagnose Lyme-Krankheit bzw. Lyme-Arthritis setzt sich in der medizinischen Praxis aus einer Indizienkette zusammen, in der Anamnese, klinische, serologische und röntgenologische Befunde passend aneinandergereiht werden. Außerdem gehört eine gründliche Auschlußdiagnostik zum differentialdiagnostischen Vorgehen bei ihren Gelenkmanifestationen (Juvenile chronische Arthritis, adulte Rheumatoide Arthritis, seronegative Spondarthritis einschließlich der reaktiven Arthritis mit kulturell und/oder serologisch definiertem Erreger, rheumatisches Fieber, bakterielle pyogene Arthritis und Tuberkulose, akute Sarkoidose, paraneoplastische Arthritis, familiäres Mittelmeerfieber und andere intermittierende Gelenkkrankheiten wie Hydrops intermittens, Palindrome Arthritis, Behçet-Krankheit und M. Whipple, ferner Gicht und Pseudogicht).

---

## Mischkollagenosen

Als Mischkollagenose werden Krankheitsbilder mit überlappenden Symptomen und Befunden der ver-

schiedenen (klassischen) Kollagenkrankheiten bezeichnet. Oft sind dies Patienten, bei denen die Krankheitsmerkmale der Polymyositis mit den Befunden anderer Kollagenosen kombiniert sind. Zusätzlich leiden die Patienten beispielsweise unter Raynaud-Phänomenen, am Siccasyndrom oder an Arthritiden. Sie können aber auch durch Übergangsbefunde zum systemischen Lupus erythematodes oder zur progressiven systemischen Sklerose stigmatisiert sein. Auch die laborserologischen Befunde treten in Vielfalt auf, z. B. geben sie Hinweise auf Störungen des Immunsystems. Dazu gehören Antikörper gegen zellkernständige Antigene. Eine weitere Differenzierung erlauben Antikörper gegen spezielle körpereigene Antigene wie native DNA, ENA (extrahierbares nukleäres Antigen) bzw. nRNP (Proteine von U1-Ribonukleoproteinpartikeln), Sm-Antigen (Nichthistonprotein) usw.

Unter dem Begriff Mischkollagenose im engeren Sinn wird eine von Sharp et al. 1972 beschriebene Erkrankung eingeordnet. Dieses Krankheitsbild zeichnet sich unter anderem durch die Bildung von Autoantikörpern gegen Zellkernantigene, die sich mit Pufferlösung extrahieren lassen (ENA), bzw. gegen das nukleäre Ribonukleoprotein (nRNP), aus.

---

## Mischkollagenose (im engeren Sinne)

*Synonym:* Sharp-Syndrom, mixed connective tissue disease (MCTD) des englischsprachigen Schrifttums.

Das klinische Bild der Patienten mit dieser speziellen Mischkollagenose wird von den Symptomen und Befunden aus dem Spektrum der sog. Bindegewebserkrankungen geprägt, und zwar besonders von der progressiven systemischen Sklerose (Raynaud-Phänomen), vom systemischen Lupus erythematodes, von der Polymyositis und auch Rheumatoiden Arthritis. Die Laboruntersuchungen offenbaren Befunde, die als unspezifische Parameter ebenfalls bei den anderen Kollagenosen nachzuweisen sind. Dazu gehören eine beschleunigte Blutkörperchensenkungsgeschwindigkeit, eine Anämie, Leukozytopenie, Hypergammaglobulinämie und antinukleäre Antikörper. Als charakteristisch für diese Mischkollagenose werden Autoantikörper gegen das *e*xtrahierbare *n*ukleäre *A*ntigen (Akronym: ENA) – speziell das ribonukleasesensible nukleäre Ribonukleoprotein (nRNP) – angesehen. Die Entdeckung dieser besonderen gegen Zellkernsubstanz gerichteten Autoantikörper war für Sharp und seine Mitarbeiter der Anlaß, das Krankheitsbild abzugrenzen.

Häufig tritt schon längere Zeit vor dem eigentlichen Krankheitsbeginn bei manchen Patienten mit Mischkollagenose ein sehr schmerzhaftes Raynaud-Phänomen auf, das nicht selten zu Nekrosen an den Fingern, selten sogar zur Autoamputation führt.

Fieber, Lymphknotenschwellungen, Hepatosplenomegalie, Arthralgien und Muskelschmerzen kennzeichnen den Beginn der Erkrankung. Hinzu tritt eine meiste bilateral-symmetrische, oft seropositive Polyarthritis der MCP- und PIP-Gelenke an den Fingern, der Karpal-, Ellenbogen- und Kniegelenke, seltener der Zehengelenke. Auch Tenosynovitiden sind klinisch erkennbar. Eine begleitende Muskelentzündung führt zu Myalgien und zur Erhöhung bestimmter Enzymaktivitäten im Serum (CK-MM, LDH, Aldolase). An den Händen und Füßen fallen diffuse Schwellungen auf. Sklerodermieähnliche Hautverdickungen sind am Hand- und Fußrücken, in den Ellenbeugen und Kniegelenken zu beobachten. Diese Haut- und Unterhautsklerosen können die Beweglichkeit der benachbarten Gelenke einschränken. Andere Hautveränderungen aus dem klinischen Spektrum der klassischen Kollagenosen treten ebenfalls auf, darunter auch Teleangiektasien.

Etwa 60% der Patienten klagen über Schluckstörungen und werden durch die Augen- und Mundtrockenheit bei zusätzlichem Siccasyndrom belästigt.

Röntgenologisch ist häufig eine fibrosierende Lungengerüsterkrankung nachzuweisen. Pleuritis mit oder ohne Pleuraerguß, Perikarditis und Myokarditis gehören zu den fakultativen Krankheitserscheinungen.

Die Nieren werden nur *selten* und dann in geringerem Maße als beispielsweise beim systemischen Lupus erythematodes in die Erkrankung miteinbezogen. Auch daraus läßt sich die bessere Prognose dieser gynäkotropen Mischkollagenose im Vergleich zu den anderen Kollagenosen ableiten.

Auf die ebenfalls verhältnismäßig *seltene* Beteiligung des Nervensystems weist die als charakteristisch geltende Trigeminusneuralgie hin. Außerdem können in diesem topischen Zusammenhang ein hirnorganisches Psychosyndrom, Krampfanfälle, evtl. auch periphere Neuropathien auftreten.

**Morbus Crohn,** s. Chronisch-entzündliche Darmerkrankungen

**Morbus Paget,** s. Ostitis deformans Paget

## Morbus Still im Erwachsenenalter

*Synonym:* Adulter M. Still.

Die im Erwachsenenalter auftretende Manifestation des M. Still ist eine seltene Sonderform der Rheumatoiden Arthritis. Ihr Anteil am Krankengut der Rheumatoiden Arthritis liegt nach Literaturangaben bei etwa 1‰. Die Klinik des M. Still wird auch beim Erwachsenen von der Trias aus Fieber, Exanthem und Arthritis bestimmt. Septische Temperaturen um 39–40°C können die Krankheit einleiten, zunächst sogar das einzige Symptom bleiben und bei Rezidiven isoliert vorkommen. Das Exanthem erscheint in wechselnder Lokalisation lachsfarben makulär oder makulopapulär. Fieber und Exanthem dominieren am Abend; am nächsten Morgen können sich beide Krankheitszeichen weitgehend zurückgebildet haben. Die mono- oder oligotope Arthritis befällt meist asymmetrisch die Knie-, Sprung- und Karpalgelenke, aber auch Fingergelenke einschließlich der DIP. Die Halswirbelsäule kann in den Arthritisprozeß mit einbezogen werden. Die Arthritis verläuft häufig in Schüben, nichterosiv, seltener erosiv. Übergänge in eine chronisch verlaufende Arthritis haben funktionell eine schlechte Prognose. Myalgien sind weitere Symptome am Bewegungsapparat. An Stelle der Arthritisbefunde treten manchmal Arthralgien auf, also klinisch nicht objektivierbare Gelenkschmerzen. Den systemischen Charakter des adulten M. Still offenbaren, abgesehen vom Fieber, folgende Symptome und Krankheitsmerkmale: allgemeines Krankheitsgefühl, Gewichtsverlust, bei etwa der Hälfte der Patienten eine Splenomegalie sowie Lymphadenopathie, neutrophile Leukozytose, Hepatomegalie, Pleuritis und Perikarditis. Seltener geben sich im Krankheitsverlauf eine Pharyngitis, Peritonitis, Pneumonitis und zentralnervöse Störungen, beispielsweise Krampfanfälle, Meningismus und positive Pyramidenbahnzeichen, zu erkennen. Sehr selten werden eine Karditis, Alopezie, Polyneuropathie und krankhafte Veränderungen an den Augen (Iritis, Episkleritis, Konjunktivitis) beobachtet. Auch im Verlauf lassen sich die Rheumafaktoren nicht nachweisen. Vollständige Remission kann eintreten. Die Rezidivneigung ist in den frühen Krankheitsphasen am größten.

Der M. Still im Erwachsenenalter gehört zur Differentialdiagnose chronischer, fieberhaft verlaufender Erkrankungen.

## Morbus Whipple

*Synonym:* Lipodystrophia intestinalis.

*Ätiologie und Pathogenese.* In Biopsien aus Darmschleimhaut und aus der Synovialmembran, aber auch in histologischen Leberpräparaten, sind entzündliche Infiltrate mit Makrophagen zu erkennen, deren Zytoplasma PAS-positive Granula enthält. Da eine Langzeittherapie mit Antibiotika wirksam ist, wurde für den M. Whipple eine bakterielle Ätiologie angenommen. Bestätigung fand dieser Verdacht in der Entdeckung von Tropheryma whippeli, einem grampositiven Aktinomyzeten. Im Schrifttum gibt es Berichte über ein familiäres Auftreten der Erkrankung. Die Klassifizierung des M. Whipple als seronegative Spondarthritis wird heute kaum noch befürwortet.

*Epidemiologie.* Die Whipple-Krankheit ist eine seltene Diagnose. Männer erkranken 5 bis 10mal häufiger als Frauen. Die Krankheit beginnt meist jenseits des 3. Lebensjahrzehnts.

*Klinik.* In der Regel geht dem Ausbruch der Darmerkrankung ein Jahre dauerndes Prodromalstadium voraus, das sich durch rezidivierende, meist flüchtige, nur Stunden, Tage oder wenige Wochen anhaltende (Poly-)Arthralgien auszeichnet. Nur selten bestehen permanente Gelenkbeschwerden. Fieberschübe können auf diagnostische Irrwege führen (Riederer 1994). Nach etwa 3–10 Jahren kann das Vollbild der Krankheit akut einsetzen: Hohes Fieber, Durchfälle und Gewichtsverlust infolge der Malabsorption sind die charakteristischen Symptome und Befunde. Andere Organmanifestationen bestimmen das klinische Bild mit. Dazu gehören Pneumonie, Pleuritis, Perikarditis, Thyreoiditis, Hepatosplenomegalie, Lymphadenopathie, Ödeme, subkutane Knötchen und Hyperpigmentierung der Haut sowie zentralnervöse Störungen und psychische Auffälligkeiten.
An den Gelenken tritt eine Oligo- oder Polyarthritis mit wanderndem Gelenkbefall auf, die überwiegend nichterosiv verläuft. Die Knie- und Sprunggelenke sind dabei ebenso häufig betroffen wie die Schulter- und Ellenbogengelenke und die Gelenke an der Hand. Tiefsitzende Rückenschmerzen erwecken den Verdacht einer uni- oder bilateralen Sakroiliitis; kausale oder zufällige Beziehungen zum Vollbild der Spondylitis ankylosans werden diskutiert. Die Schwere der Allgemeinsymptomatik korreliert nicht mit der Gelenkbeteiligung.

## Morbus Wilson

*Synonym:* Hepatolentikuläre Degeneration.

Der M. Wilson ist eine familiäre autosomal-rezessive Erbkrankheit mit einer angeborenen Störung der Kupferausscheidung im hepatobiliären System. Außerdem liegt bei den Patienten eine Syntheseanomalie des Zäruloplasmins vor. Diese Veränderung führt zu einer Beeinträchtigung des Kupfertransports. Die konsekutive Kupferüberladung des Organismus, die pathologische Kupferspeicherung im Zentralnervensystem, in der Leber, in den Augen (grau-grünlicher Kayser-Fleischer-Ring in der oberflächlichen Korneaschicht) und die Schädigung der Nieren, des Knochenmarks und anderer Organe führen zur typischen Klinik der Wilson-Krankheit.
Am häufigsten verläuft die Erkrankung unter dem klinischen Bild ihrer chronischen neurologischen oder hepatozerebralen Form. Dabei treten gewöhnlich bereits im Schulalter oder nach der Pubertät, sehr selten erst nach dem 45. Lebensjahr, zunächst uncharakteristische Störungen, danach progrediente Parkinson-ähnliche, d. h. extrapyramidale Symptome und Befunde, auf. Dazu gehören Tremor, Rigor, Athetose, Dysphagie, Dysarthrie, Spastik und Beugekontrakturen. Sie können zur völligen Immobilisation und Hilflosigkeit des Erkrankten führen. Depressive Verstimmungen, aber auch schizoide Psychosen sind Teile des hirnorganischen Psychosyndroms.
In der Leber läßt sich oft als klinische Erstmanifestation noch vor dem 30. Lebensjahr histologisch eine chronisch-aktive Hepatitis mit Übergang in Zirrhose nachweisen. Der Nierenbefall – eher Spätmanifestation – zeigt sich an einer Funktionsstörung der proximalen Tubuli (Aminoazidurie, Glukosurie, Urikosurie, Hyperphosphaturie, Hyperkalzurie) und Urolithiasis. Hämolytische Anämie (manchmal erster klinischer Befund) und endokrinologische Störungen mit verzögerter Pubertät oder primärer Amenorrhö werden beobachtet.
Seltener ist der sog. akute „Abdominal-Wilson". Unter dem Bild einer akuten Hepatitis, die unbehandelt rasch in die Zirrhose einmünden kann, erkranken fast ausschließlich Kinder und Jugendliche. Ikterus, portale Hypertension, Ösophagusvarizenblutungen, auch Leberkoma sind Komplikationen, die rasch zum Tode führen können.
Etwa 50% der Patienten mit M. Wilson leiden unter Beschwerden am Bewegungsapparat (Spätmanifestationen), meist unter dem Aspekt einer subchondralen Osteoarthropathie: Zysten, Sklerosierungen,

Knochenfragmentationen, bisweilen ähnlich der Osteochondrosis dissecans, geben sich röntgenologisch zu erkennen.

Weitere Krankheitsmanifestationen der Wilson-Krankheit am Gleit- und Stützgewebe sind Osteoporose/Osteomalazie (Looser-Umbauzonen) und die symptomatische Chondrokalzinose.

Sicherung der Diagnose M. Wilson: erniedrigtes Serumzäruloplasmin (< 20 mg/dl), erhöhter Kupfergehalt (> 250 µ/g Trockengewicht) im Leberpunktat.

## Multizentrische Retikulohistiozytose

*Synonym:* Lipoiddermatoarthritis.

Die multizentrische Retikulohistiozytose ist eine extrem seltene Erkrankung, zu deren wichtigsten Merkmalen eine erosive Polyarthritis und gleichzeitig oder sukzedan auftretende gelblich-braune, kupfer- oder purpurfarbene papulonoduläre Effloreszenzen in der Haut und den Schleimhäuten gehören. Im histologischen Präparat der Papeln und der Synovialmembran fallen Granulome mit vielkernigen Riesenzellen auf, deren Zytoplasma PAS-positives Material enthält. Wahrscheinlich lösen niedergeschlagene Lipide und/oder andere Stimuli die granulomatöse histiozytäre Gewebsreaktion aus. Die manchmal juckenden Knoten entstehen am Kopf, Hals, an den Armen, Händen (vor allem an der Streckseite der Finger) sowie am Oberkörper. Sie zeigen sich ebenfalls an der Schleimhaut der Mundhöhle und Nase, selten auch in Viszeralorganen wie in der Lunge, im Herzen und auch im Stützgewebe. An den Gelenken der Extremitäten und des Achsenskeletts entwickelt sich bei den meisten Patienten – Frauen erkranken häufiger als Männer – eine rasch erosiv zerstörende, oft mutilierende symmetrische Polyarthritis, die an den Fingergelenken alle 3 Etagen befällt. Sie unterscheidet sich also vom manuellen Befallmuster der Rheumatoiden Arthritis, und außerdem fehlt bei ihr das gelenknahe Knochendefizit, das arthritische Kollateralphänomen, an den befallenen Gelenken. Falls die Gelenkmanifestationen vor den Effloreszenzen auftreten, muß an der Hand die Differentialdiagnose gegenüber der Arthritis psoriatica sine psoriase, Gicht und erosiven Polyarthrose gestellt werden. Die Prognose der Erkrankung ist schlecht. Die kardiale Krankheitsmanifestation, aber auch die Assoziation mit malignen Tumoren bei etwa 27% der Patienten kann zum Tode führen (Catterall u. White 1978). Spontanremissionen kommen allerdings vor.

## Neoplasien und Paraneoplasien am Bewegungsapparat

Die rheumatisch genannten Krankheiten und Syndrome sind auf vielfältige Weise mit malignen Tumoren und bösartigen Systemerkrankungen verknüpft. Sei es, daß der Bewegungsapparat an der Tumorkrankheit direkt beteiligt ist, sei es, daß rheumatische Symptome und Befunde im Rahmen paraneoplastischer Syndrome auftreten oder daß rheumatische Erkrankungen und Syndrome aus statistischer Sicht mit Malignomen assoziiert sind. Außerdem können am Bewegungsapparat pathologische Veränderungen als Folge oder Komplikation bösartiger Geschwülste entstehen. Manchmal gehen rheumatische Erkrankungen und Syndrome in einem bestimmten Prozentsatz in bösartige Krankheiten über. Rheumatisch genannte Beschwerden treten bei verschiedenen Malignomen und bösartigen Systemerkrankungen auf, da diese durch Erregung periostaler Nozizeptoren uncharakteristische Knochenschmerzen hervorrufen. Dazu gehören primäre Knochentumoren oder primär im Knochen lokalisierte Malignome wie das multiple Myelom. Bei juxtaartikulärem Sitz können gutartige Tumoren, beispielsweise das Chondroblastom oder Osteoidosteom (s. Abb. 161), aber auch maligne Geschwülste, beispielsweise das Osteosarkom, im benachbarten Gelenk eine sympathische Arthritis auslösen.

### Malignes Synovialom

Das maligne Synovialom sowie dessen Varianten, das Epitheloidzellsarkom, Klarzellsarkom und chordoide Sarkom, zeichnen sich durch langsames, meist schmerzloses Tumorwachstum aus. Sie gehen aus der Synovialis von Sehenenscheiden und Bursen, aber auch aus Gelenkkapseln und anderen gelenknahen fibrösen Strukturen hervor. Die unteren Extremitäten – Füße, Unterschenkel, Knie, Oberschenkel – sind wesentlich häufiger betroffen als die oberen Extremitäten. Männer und Frauen jedes Lebensalters können am malignen Synovialom erkranken; sein Häufigkeitsgipfel liegt im 4. Lebensjahrzehnt. Die Prognose wird entscheidend von der Tumorgröße zum Zeitpunkt der Diagnosestellung beeinflußt. Lungenmetastasen gelten als häufigste Todesursache.

Die pigmentierte villonoduläre Synovitis geht sowohl mit entzündlichen als auch neoplastischen Merkmalen einher (s. S. 692f.).

## Leukämische Synovitis

Die leukämische Synovitis durch leukämische Infiltration der Synovialis ist bei akuten häufiger als bei chronischen Leukämien zu beobachten und tritt bei Kindern mit akuter Leukose in etwa 14%, bei Erwachsenen um 4% auf. Sie zeichnet sich meist durch polyartikulären, manchmal wandernden Befall (besonders der Knie- und Sprunggelenke) aus und gilt als Hinweis auf eine generalisierte Knochenmarkausbreitung der Erkrankung. Daher gibt die leukämische Synovitis Anlaß zur aggressiven Chemotherapie. Andere Ursachen für Gelenkentzündungen im Verlauf von Leukämien sind Infektionen infolge gestörter Immunabwehr, Hämorrhagien bei Thrombopenien, Hyperurikämie und Immunkomplexablagerungen.

## Synoviale Metastasen

Sie kommen vor allem im Kniegelenk, verhältnismäßig häufig beim Bronchial- und Mammakarzinom vor. Die Tumoranamnese gibt den entscheidenden diagnostischen Hinweis bei der diagnostischen Abklärung dieser Monarthritis.

## „Rheuma" nach Polychemotherapie

Wochen bis wenige Monate nach Beendigung adjuvanter Polychemotherapie wurden Myalgien, Arthralgien und Gelenksteifigkeit bei operierten Mammakarzinompatientinnen beobachtet (Loprinzi et al. 1993).

## Paraneoplastische Syndrome und Assoziationen

Bei 7–15% der Karzinompatienten entwickeln sich paraneoplastische Syndrome. Sie offenbaren sich mit einem breiten Spektrum endokriner, neurologischer, hämatologischer, renaler, kutaner und rheumatischer Symptome und Befunde und sind indirekte Effekte der Tumorkrankheit. Die paraneoplastischen Syndrome werden durch mehr oder weniger bekannte biologisch aktive Hormone oder hormonähnliche Stoffwechselprodukte, Tumorwachstumsfaktoren oder durch tumorbedingte Immunreaktionen ausgelöst.
Die multizentrische Retikulohistiozytose (s. S. 681) tritt bei fast 30% der Fälle in Assoziation mit bösartigen Tumoren auf. Sie kann dem Tumor vorausgehen, sich gemeinsam mit ihm manifestieren

oder sich der Tumorerkrankung anschließen. Die Tumorassoziationen betreffen vor allem Adenokarzinome, Pleuramesotheliome, maligne Melanome und bösartige lymphoproliferative Erkrankungen. Der paraneoplastische Charakter der multizentrischen Retikulohistiozytose offenbart sich besonders in denjenigen Fällen, bei denen eine erfolgreiche Tumortherapie auch zur Remission der Haut- und der erosivarthritischen Gelenkerkrankung führte (Janssen et al. 1992).
Die Panchondritis (s. S. 690) ist als paraneoplastische Erkrankung bei Myelodysplasien beschrieben worden (Besien et al. 1992).
Bei der Polymyositis und Dermatomyositis sind auch tumorassoziierte Formen bekannt. Etwa 15% der Krankheitsfälle von Polymyositis/Dermatomyositis gehören dazu, und zwar 2 Drittel mit den Symptomen der Dermatomyositis; 1 Drittel zeigt sich als Polymyositis. Mit zunehmendem Lebensalter steigt die Wahrscheinlichkeit eines Tumorleidens, z. B. der Bronchien, Brustdrüse, des Magens oder Eierstocks, mit dem die Kollagenkrankheit in Zusammenhang steht. Bei Kindern mit diesen beiden klassischen Kollagenosen ist die Tumorprävalenz im Vergleich zur Normalpopulation nicht erhöht.
Bei der progressiven systemischen Sklerose ist die Karzinominzidenz erhöht, namentlich für Karzinome der Lungen und der weiblichen Brust.
Die Diagnose Polymyalgia rheumatica (s. S. 693f.) bedarf differentialdiagnostisch stets des Ausschlusses einer Tumorkrankheit, da ihre Symptome und Befunde auch im Rahmen eines paraneoplastischen Syndroms auftreten können.

Tumorassoziierte Formen der Reflexdystrophien wurden im Zusammenhang mit dem Ovarialkarzinom, Bronchialkarzinom und hirneigenen Geschwülsten und Sarkomen beobachtet. Pancoast-Tumoren können einerseits im Rahmen eines sog. Thoracic-outlet-Syndroms durch tumoröse Infiltration des Plexus brachialis in den Arm ausstrahlende Schmerzen verursachen. Andererseits löst das Ausbrecherkarzinom manchmal das typische Schulter-Hand-Syndrom (s. S. 112) aus – eine besondere Form der Reflexdystrophie. In diesem Fall können die reflexdystrophischen Symptome und Befunde der Tumordiagnose bis zu 2 Jahre vorausgehen.

Bei Patienten mit Pankreaskarzinom und Patienten mit chronischer lymphatischer Leukämie kann eine Pannikulitis (s. S. 691f.) als paraneoplastische Begleiterkrankung auftreten. Fieber, Krankheitsgefühl, Müdigkeit sind der Ausdruck des systemischen Charakters der Krankheit. Hinzu treten Arthralgien, Erythema nodosum und erythematöse bis livide subkutane Knoten. Sie können ulzerieren und fettiges nekrotisches Material ableiten.

Zu den paraneoplastischen Syndromen wird auch die *Osteoporose* gezählt, wenn sie als Folge des Hyperkortizismus bei endokrin aktiven Nebennierenrindentumoren des M. Cushing oder durch die Nebennierenrindenstimulation ACTH-produzierender Hypophysentumoren auftritt. Haferzellenkarzinome der Bronchien sezernieren manchmal ACTH-ähnliche Polypeptide. Dadurch kann sich das klinische Bild des Cushing-Syndroms entwickeln. Die *steroidinduzierte Osteoporose* kann während der Tumortherapie zu Frakturen, aber auch aseptischen (ischämischen) Osteonekrosen führen.

Nach abruptem Absetzen oder zu rascher Dosisreduktion einer langzeitigen Kortikosteroidtherapie ist als Teil eines Steroidentzugssyndroms der sog. *Steroidpseudorheumatismus* bekannt. Arthralgien mit schmerzhafter Muskelempfindlichkeit kennzeichnen sein klinisches Bild. Diese Befunde und Symptome gehen nach Wiederaufnahme der Steroidmedikation oder Dosiserhöhung zurück.

Die Symptome und Befunde der paraneoplastischen Syndrome können den klinischen Anzeichen der eigentlichen Tumorkrankheit vorausgehen. Sie sind dann ebenso wie der „Leistungsknick" ein Verdachts- und Warnsignal für den Tumorprogreß oder ein Tumorrezidiv.

Auch die folgenden rheumatischen Syndrome lassen sich, zumindest teilweise, als paraneoplastische Syndrome auffassen.

## Trommelschlegelfingerkrankheiten

Zum klinischen Bild der hypertrophischen Osteoarthropathie gehören Trommelschlegelfinger mit Uhrglasnägeln und neurovaskuläre Symptome, beispielsweise periphere Zyanose, Hyperhidrose der Handflächen und Fußsohlen, Erythem und Hyperästhesie sowie eine Myopathie. Hinzutreten Arthralgien, nichterosive oder – selten – erosive symmetrische Arthritiden der MCP-, Karpal-, Ellenbogen- und Kniegelenke. An Fingern und Zehen mit Trommelschlegelverformung kann sich das zugehörige DIP-Gelenk schmerzhaft und evtl. mit Hautrötung als arthritisch erkrankt offenbaren. Als quälend werden tiefsitzende, brennende Schmerzen an den langen Röhrenknochen, besonders an der Tibia und Fibula, am Radius und an der Ulna empfunden. Diese Schmerzen sind Symptome einer Periostreaktion, die sich röntgenologisch an mantelförmigen Knochenappositionen zu erkennen gibt und sich auch an kleinen Röhrenknochen (gewöhnlich bleiben die

Endphalangen verschont) manifestiert. An den befallenen Knochen zeigt sich die Periostreaktion partiell oder total (meta- und diaphysär), symmetrisch oder asymmetrisch; manchmal bleiben Knochen „ausgespart"..

Klinisch wird die primäre (kongenitale, familiäre) Form der hypertrophischen Osteoarthropathie – die *idiopathische Pachydermoperiostose (Touraine-Solente-Golé-Syndrom)* – von der sekundären *symptomatischen hypertrophischen Osteoarthropathie (Marie-Bamberger-Syndrom)* unterschieden.

### MEMO

Trommelschlegelfinger (-zehen) mit Uhrglasnägeln kommen idiopathisch (hereditär) vor. Viel eher sollte jedoch an eine paraneoplastische Genese oder an eine Assoziation mit anderen thorakalen und extrathorakalen Erkrankungen gedacht werden.

Die sekundäre Erkrankung ist einerseits mit nichttumorösen Grundkrankheiten wie beispielsweise zyanotischen kongenitalen Herzfehlern, Endokarditis, Pleuraempyem, Lungenabszeß, Bronchiektasen und Aortenaneurysma (hierbei auch mit einseitiger Befundausbildung) assoziiert. Unter den extrathorakalen Erkrankungen gibt es bei Schilddrüsen- und Ovarkrankheiten, bei der Colitis ulcerosa, Enteritis regionalis, zystischen Fibrose und Leberzirrhose pathogenetische Zusammenhänge mit dem Marie-Bamberger-Syndrom. Andererseits tritt die sekundäre hypertrophische Osteoarthropathie auch bei folgenden bösartigen Geschwülsten auf: Plattenepithel- und Adenokarzinom der Bronchialschleimhaut, Karzinom des Ösophagus, Magens, der Nieren, des Thymus und Endometriums, ferner beim Pleuramesotheliom und bei primären Knochentumoren, z. B. dem Osteosarkom. Die tumorassoziierte Form der hypertrophischen Osteoarthropathie zeichnet sich klinisch durch das frühzeitige Auftreten der Arthritis, Trommelschlegelfinger (-zehen), gelegentliche Haut- und Unterhautverdickungen an Händen und Füßen und subfebrile Temperaturen aus. Die „hypertrophische" Krankheitsaktivität verläuft dem Fortschreiten der zugrundeliegenden Tumorerkrankung meist parallel. Die Symptome und Befunde der hypertrophischen Osteoarthropathie können sich nach erfolgreicher Therapie der auslösenden Grundkrankheit mehr oder weniger vollständig zurückbilden, oder der Patient stirbt an seinem Tumorleiden, so daß die Veränderungen der sekundären hypertrophischen Osteoarthropathie nicht das Ausmaß wie bei der primären Form erreichen.

Die *idiopathische Pachydermoperiostose* ist eine seltene autosomal-dominant vererbte androtrope Erkrankung. Trommelschlegelfinger und -zehen mit Uhrglasnägeln, meist bilaterale Periostreaktionen, Arthralgien und nichterosive Arthritiden sowie neurovaskuläre Störungen sind meist stärker ausgeprägt als bei der sekundären Form. Hinzu treten die charakteristische Verdickung des Haut- und Unterhautgewebes, die plumpe Tatzenform der Hände und Füße sowie die Säulenform der Arme und Beine. Stirn- und Nasolabialfalten erscheinen tief gefurcht. Die Hautveränderungen werden auch als Cutis verticis gyrata bezeichnet. Die verdickten, leicht hängenden Lider geben den Augen Mandelform. Unter Seborrhö und Follikulitis leiden besonders jüngere Patienten. Aus den periostalen appositionellen Verknöcherungen folgt eine Verbreitung der langen Röhrenknochen (ohne gleichzeitige Längenzunahme). Auch fibröse und knorpelige Strukturen wie Bänder, Gelenkkapseln, die Membranae interosseae, Disci, Menisken können bis zum Bild der *Hyperostosis generalisata* (Uehlinger 1942) verknöchern. Die beschriebenen Symptome und Befunde manifestieren sich meist in der Adoleszenz, schreiten über Jahre oder Jahrzehnte langsam progredient weiter und kommen schließlich spontan zum Stillstand. Inkomplette Formen mit nur einzelnen Merkmalen aus dem kompletten Spektrum sind als Varianten bekannt, beispielsweise Skelettveränderungen ohne Pachydermie, Pachydermie mit minimalen Skelettveränderungen, hereditäre Trommelschlegelfinger und die isolierte Cutis verticis gyrata.

## Sweet-Syndrom

Folgende Symptome und Befunde charakterisieren das potentiell paraneoplastische Sweet-Syndrom, das auch als *akute febrile neutrophile Dermatose* bezeichnet wird: akut einsetzendes Fieber, Neutrophilie im weißen Blutbild und ebenfalls akut auftretende schmerzhafte erythematöse, knotige, derbe, auch pustulöse, vesikuläre oder bullöse Hautveränderungen mit typischer Lokalisation am Kopf, Nacken und an den Armen. Histopathologisch entsprechen die Effloreszenzen neutrophilen Zellinfiltraten. Unter Kortikosteroidtherapie bilden sich die geschilderten Befunde und Symptome bald zurück. Die abgeheilten Hauteffloreszenzen hinterlassen Hyperpigmentationen. Zusätzlich werden Arthralgien und nichterosive, gelegentlich mit Periostreaktion einhergehende Arthritiden, Konjunktivitis und Episkleritis, Proteinurie, seltener auch eine aphthöse Stomatitis beobachtet. Am Sweet-Syndrom erkranken Frauen häufiger als Männer, oft im Anschluß an eine Infektion der oberen Luftwege. Das Hauptmanifestationsalter liegt zwischen dem 30. und 60. Lebensjahr. Rezidive treten in etwa 30% auf. 10–15% der Patienten mit Sweet-Syndrom leiden an einer malignen Erkrankung, die sich entweder gleichzeitig, einige Monate früher oder später manifestiert hat. Die akute myeloische Leukämie macht dabei die Hälfte dieser bösartigen Erkrankungen aus. Andere myeloproliferative Erkrankungen und solide Tumoren wie Ovarial-, Hoden-, Prostata-, Rektum- und Adenokarzinome ungeklärter Organzugehörigkeit werden im Zusammenhang mit dem Sweet-Syndrom seltener diagnostiziert. Die tumorassoziierte Form des Sweet-Syndroms betrifft Männer und Frauen gleich häufig und ist ebenso wie seine idiopathische Form mit Kortikosteroiden erfolgreich zu behandeln.

## Tumorassoziierte Osteomalazie

Allmählich einsetzende Knochenschmerzen im Rücken, in den Hüften, an den Unterschenkeln und Knöcheln verbunden mit einer Muskelschwäche sind die klinischen Symptome der tumorassoziierten Osteomalazie oder *Rachitis*. Folgende charakteristische Laborbefunde lassen sich dann nachweisen: erniedrigtes oder normales Serumphosphat, normales oder gering erniedrigtes Serumkalzium, *alkalische Serumphosphatase erhöht,* erhöhtes Urinphosphat und eine herabgesetzte tubuläre Phosphatrückresorption. Außerdem fällt der stark erniedrigte Serumspiegel des Nierenmetaboliten 1,25-Dihydroxyvitamin $D_3$ bei normalem Lebermetaboliten 25-Hydroxyvitamin $D_3$ auf. Hinsichtlich der Pathogenese wird angenommen, daß vom Tumor gebildete Substanzen oder Metaboliten das Enzym Hydroxylase, den Katalysator der 1,25-Dihydroxyvitamin-$D_3$-Synthese, hemmen. Durch das 1,25-Dihydroxyvitamin-$D_3$-Defizit kommt es zum renalen Phosphatverlust. Die tumorassoziierte Osteomalazie geht meist mit gefäßreichen benignen oder malignen mesenchymalen Tumoren oder tumorähnlichen Läsionen einher. Über die Hälfte der Tumoren wächst im Skelett. Die häufigste histologische Diagnose ist das benigne Hämangioperizytom. Hämangiom, Angiosarkom, Riesenzelltumor des Knochens, Osteoblastom, fibröser Kortikalisdefekt (fibröser metaphysärer Defekt, nichtossifizierendes Knochenfibrom), fibröse Dysplasie, Neurofibromatose und die massive Osteolyse Gorham-Stout werden ebenfalls als Rachitis- oder Osteomalazieinduktoren genannt. Die chirurgische Therapie des zugrundeliegenden pathologischen Prozesses führt in einem hohen Prozentsatz zur mehr oder weniger vollständigen Rückbildung der rachitischen oder osteomalazischen Symptome und Befunde (Nuovo et al. 1989).

### Pseudohyperparathyreoidismus

Zur Differentialdiagnose des primären Hyperparathyreoidismus gehört der Pseudohyperparathyreoidismus (s. S. 654). Dieses paraneoplastische Syndrom entwickelt sich als Folge ektopischer Bildung von Parathormon, parathormonähnlichen oder parathormonimitierenden Substanzen in Tumoren.

### Palmare Fasziitis (Dupuytren-Kontraktur) mit Polyarthritis

Dieses paraneoplastische Syndrom kann als eine Form der Reflexdystrophie klassifiziert werden. Das Syndrom wurde zunächst bei Frauen beschrieben, die in der Menopause an einem Ovarialkarzinom erkrankten (Medsger jr. et al. 1982). Eine Assoziation mit dem Pankreas-, Bronchial-, Blasen- und Kolonkarzinom, den Hodgkin- und Non-Hodgkin-Lymphomen kommt ebenfalls vor. Überwiegend bilaterale schmerzhafte Bewegungseinschränkung der Schultergelenke, nichterosive Polyarthritis großer und kleiner Gelenke mit langdauernder Morgensteifigkeit, Flexionskontrakturen der Hände und häufig auch das Karpaltunnelsyndrom kennzeichnen das klinische Bild. An den Händen ist eine fibrotische Verdickung der Palmarfaszie (mit Palmarerythem) und Beugesehnentenosynovitis zu erkennen. Auch bei der palmaren Fasziitis gehen die Symptome und Befunde des paraneoplastischen Syndroms den klinischen Anzeichen der Tumorkrankheit um Wochen oder Monate voraus.

Bei den folgenden paraneoplastischen Syndromen sind wahrscheinlich krankhafte Immunreaktionen pathogenetisch wirksam.

### Karzinomassoziierte (paraneoplastische) Arthritis

Zu dieser Form der Arthritis gehört eine akut oder subakut einsetzende asymmetrische Polyarthritis, besonders an den Gelenken der unteren Extremitäten auftretend. Die Arthritis manifestiert sich meist einige Monate vor der Tumorerkrankung. Die arthritische Krankheitsaktivität hängt vom Fortschreiten des Tumorleidens sowie Auftreten von Metastasen ab. Unter erfolgreicher Tumortherapie klingt auch die paraneoplastische Arthritis ab. Reaktionen zwischen Immunkomplexen und Tumorantigenen gehören zu den möglichen pathogenetisch wirksamen Faktoren.

Die *myelodysplastischen* und *myeloproliferativen Syndrome* können mit seronegativen und seropositiven Arthritiden einhergehen (George u. Newman 1992, Kuzmich et al. 1994). Sie geben sich als symmetrische periphere Polyarthritis oder Oligoarthritis an den arthritischen Weichteilzeichen und den Kollateralphänomenen, seltener an erosiven Direktzeichen zu erkennen. Zur Differentialdiagnose der Arthritis, die in zeitlichem Zusammenhang mit einer Zytopenie (jedoch mit Monozytose) im peripheren Blutbild einhergeht, gehören daher auch die (moderne Bezeichnung) Myelodysplasien. Außerdem werden bei myelodysplastischen und myeloproliferativen Erkrankungen eine nekrotisierende Vaskulitis, lupus-ähnliche Syndrome und die Panchondritis beobachtet.

*Kryoglobuline* sind zirkulierende Immunkomplexe und andere Serumproteine. Einerseits werden 3 Typen klassifiziert, nämlich der ungemischt monoklonale Typ ohne spezifische Antikörpereigenschaft und das Bence-Jones-Protein, z. B. assoziiert mit dem multiplen Myelom oder der Makroglobulinämie Waldenström, und der gemischt mono- und polyklonale sowie der gemischt polyklonale Typ. Andererseits wird die „essentielle" von der sekundären (krankheitsassoziierten) Form unterschieden. Darüber hinaus ist die Berechtigung des Terminus Kryoglobulin neuerdings angezweifelt worden, da in Kryoglobulinpräzipitaten Typ II und III RNS des Hepatitis C-Virus gefunden wurde (Bloch 1992). Außerdem sollte die Krankheitsbezeichnung *essentielle* Kryoglobulinämie nur angewandt werden, wenn auch die Hepatitis C-Virusinfektion ausgeschlossen wurde (Muñoz-Fernández et al. 1994). Kryoglobuline agglutinieren bei tieferen Temperaturen irreversibel und können zu Perfusionsstörungen an der Haut und den Ohren führen und Vaskulitiden induzieren. Klinische Symptome und Befunde, die durch Kryoglobuline verursacht werden, sind Purpura, Hautnekrosen, Raynaud-Phänomen, Fieber, Hepatosplenomegalie, Lymphadenopathie, Glomerulonephritis und Arthralgien und nichterosive Arthritiden, z. B. manifestiert als an sich unspezifisches, aber differentialdiagnostisch eingrenzbares *Purpura-Arthritis-Syndrom* (Meltzer et al. 1966). Bei Autoimmunkrankheiten, chronischen Infektionen und bösartigen Tumoren können symptomatische (sekundäre) Kryoglobulinämien nachgewiesen werden. Sekundäre, tumorinduzierte Kryoglobulinämien treten vor allem bei myeloproliferativen Erkrankungen wie Hodgkin- und Non-Hodgkin-Lymphomen, beim multiplen Myelom, M. Waldenström, bei chronischer lymphatischer Leukämie und Haarzelleukämie auf. Karzinome der Mamma, des Kolons und Nasen-Rachen-Tumoren werden gelegentlich von einer Kryoglobulinämie begleitet.

Die *Kristallglobulinämie* ist ein seltenes paraneoplastisches Syndrom des multiplen Myeloms (Ball et al. 1993). Dieses androtrope Syndrom kann die Initialmanifestation des multiplen Myeloms sein und spiegelt eine systemische nekrotisierende Vaskulitis wider. Der entzündliche Gefäßprozeß führt zu einem schnell eintretenden Nierenversagen, Polyarthralgien oder nichterosiven Polyarthritiden, zu peripherer Neuropathie, Hautulzerationen, Petechien und Ekchymosen. Ursächlich kommt ein IgG oder gelegentlich ein Leichtketten-Paraprotein in Frage, das spontan in Gefäßen auskristallisiert und die Mikrozirkulation stört. Intravaskuläre Kristalle schädigen (mechanisch?) das Gefäßendothel, wodurch die Koagulationskaskade einsetzt, die schließlich zur Thrombose und lokalen Ischämie führt. Außer dieser paraneoplastischen Kristallglobulinämie gibt es eine essentielle Form ohne Assoziation mit einem multiplen Myelom, M. Waldenström oder einer Haarzelleukämie.

Auch *Vaskulitiden* vom Hypersensitivitäts- und leukozytoklastischen Typ können bei Lymphomen oder anderen Neoplasmen entstehen (s. S. 691).

Klinische Syndrome, die wegen des serologischen Nachweises von antinukleären Antikörpern dem *systemischen Lupus erythematodes* ähneln, kommen selten beim Bronchial-, Magen-, Zervix- und Mammakarzinom vor.

*Amyloidosesyndrome* sind bei verschiedenen malignen Erkrankungen bekannt geworden. Das klinische Bild hängt von der chemischen Struktur der sezernierten Amyloide ab. Etwa 5 % der Patienten mit multiplem Myelom entwickeln eine Amyloidoseosteoarthropathie (s. S. 643f.). Ätiopathogenetisch liegt ihr eine exzessive Amyloidproduktion vom AL-Typ zugrunde. Das klinische Bild wird von einer mehr oder weniger schmerzhaften, die Gelenkmotilität beeinträchtigenden symmetrischen Polyarthritis kleiner und großer Gelenke bestimmt. Ein Karpaltunnelsyndrom tritt häufig auf. Amyloideinlagerungen sind histologisch auch in der Zunge, der Haut, im Herzmuskel und im Gastrointestinaltrakt nachzuweisen. Bei manchen Patienten mit Myelomamyloidose wird die Klinik durch die Myopathie geprägt. Sie gibt sich an der Pseudohypertrophie, Schwäche, Induration und Steifigkeit der Muskulatur zu erkennen. Sprachbehinderung und Schluckstörungen sind bei diesen Patienten besonders quälende Symptome.

Amyloidfraktionen bzw. ihre Vorläuferproteine im Serum (SAA = Serumamyloid A, SAP = Serumamyloid P) können bei soliden Tumoren, z. B. Nieren- und Bronchialkarzinomen, und malignen Systemerkrankungen, wie beim Hodgkin-Lymphom, in fortgeschrittenen Krankheitsstadien nachgewiesen werden. Besonders hohe SAP-Serumspiegel kommen u. a. bei Patientinnen mit Mammakarzinom vor.

*Lokale Amyloidosen* mit Amyloideinlagerungen in den Wänden kleiner Gefäße sind beim endokrin aktiven Inselzellkarzinom (des Pankreas), medullären Schilddrüsenkarzinom, aber auch beim Hodgkin-Lymphom bekannt (Thomas jr. et al. 1990). Die dadurch induzierte Immunkomplexvaskulitis äußert sich klinisch durch hämorrhagische Hautveränderungen (Petechien, Purpura) in der Umgebung des Afters, aber auch periumbilikal, periorbital und in Hautfalten.

## Paraneoplastischer Purinexzeß, statistische Malignomrisiken

Die exzessive Purinsynthese im sog. Blastenschub myeloproliferativer Erkrankungen und die Purinfreisetzung beim Tumorzellenuntergang in spontanen Nekrosen oder unter Therapie läßt sich serologisch durch die *sekundäre Hyperurikämie* nachweisen. Typische Gichtanfälle und/oder Uratpräzipitationen in den Nieren mit nachfolgender obstruktiver Uropathie können das klinische Bild abrunden.

Für Patienten mit verschiedenen chronischen Krankheiten des Gleit- und Stützgewebes besteht statistisch ein erhöhtes Risiko, zusätzlich an malignen Tumoren oder Systemleiden zu erkranken. Diese Feststellung gilt besonders dann, wenn zur Behandlung der Grunderkrankung eine Therapie mit Immunsuppressiva (z. B. Cyclophosphamid, Chlorambucil, Azathioprin) notwendig wurde.

Beim *primären Sjögren-Syndrom* (s. S. 708) können in den Speicheldrüsen histopathologisch Übergänge zwischen lymphozytären Infiltraten, den sog. myoepithelialen Inseln, zu benignen Lymphoproliferationen oder sogar zu malignen Lymphomen nachgewiesen werden.

Patienten mit *Rheumatoider Arthritis* haben im Vergleich zur Normalbevölkerung ein statistisch gering erhöhtes Risiko, an einem Malignom zu erkranken. Sekundäre Osteosarkome, seltener Fibro- und Chondrosarkome sowie maligne fibröse Histiozytome können sich aus einer *Ostitis deformans Paget* entwickeln. Sie treten bei 2–5% der Patienten mit M. Paget auf und geben sich klinisch an einer schmerzhaften Osteolyse (des Gelenksockels) mit Knochenauftreibung und/oder Weichteilschwellung (parossaler Tumoranteil) zu erkennen. Das Paget-Sarkom hat eine schlechte Prognose.

## Ochronose

*Synomym:* Alkaptonurie, Ochronosis alkaptonurica.

*Ätiologie und Pathogenese.* Die Ochronose ist eine seltene hereditäre, meist autosomal-rezessiv, selten dominant vererbte Stoffwechselerkrankung, der eine Störung des Abbaus der Aminosäuren Tyrosin und Phenylalanin zugrundeliegt. Namengebend (Alkaptonurie) war die Beobachtung, daß der Urin sich nach längerem Stehen, beschleunigt durch Alkalisierung, dunkelbraun bis schwarz färbt. Da dem Erkrankten das Enzym Homogentisinsäuredioxygenase fehlt oder erheblich vermindert zur Verfügung steht, werden die genannten Aminosäuren nur bis zur Homogentisinsäure abgebaut. Deren Nierenclearance ist zwar so hoch, daß keine pathologisch erhöhten Serumkonzentrationen meßbar sind, dennoch kommt es zur Ablagerung polymerisierter pigmentartiger schwarzer Oxydationsprodukte der Homogentisinsäure, vornehmlich in mesenchymalen Geweben wie Hyalin- und Faserknorpel, Sehnen, Skleren, Nieren und Herz.
Die Homogentisinsäure und ihre Reaktionsprodukte schädigen den ATP-erzeugenden Energiestoffwechsel und damit auch die Knorpelgrundsubstanz und Faserproduktion der Chondrozyten. Der Knorpel wird brüchig und kann mechanischen Belastungen nicht mehr adäquat standhalten. Die Folge dieser progredienten Knorpeldegeneration ist die Ochronosearthropathie. [R. Virchow: das pigmentierte Gewebe erscheint im ungefärbten histologischen Schnitt ockerfarben (griech. ochrós = gelblich, nósos = Krankheit)].
In den stark zusammengesinterten Zwischenwirbelscheiben treten röntgenologisch erkennbare Verkalkungen und Vakuumphänomene auf. Außerdem bilden sich zarte knöcherne Intervertebralosteophyten. Insgesamt entsteht ein krankheitscharakteristischer Röntgenaspekt. Ähnliche degenerative Veränderungen zeigen sich auch am Discus interpubicus der Schambeinfuge.

*Epidemiologie.* Die Ochronose kommt geographisch ungleich verteilt vor; eine regionale Häufung soll in der Slowakei bestehen. Die Geschlechtsverteilung beträgt etwa 3:2 (Männer zu Frauen).

*Klinik.* Die Alkaptonurie ist schon beim Neugeborenen zu beobachten. Die klinische Manifestation der Ochronosearthropathie tritt in der Regel jedoch erst im 4.–5. Lebensjahr auf. Die Patienten klagen über Lumbalgien, Einsteifung der Wirbelsäule, belastungsabhängige Schmerzen an den Hüft-, Knie- und Schultergelenken. An den Schultern lassen sich zusätzlich die Symptome und Befunde einer Rotatorenmanschettenschädigung nachweisen. Insgesamt entspricht das klinische Bild einem für das Lebensalter vorzeitig einsetzenden degenerativen Wirbelsäulen- und Gelenkleiden. Etwa vom 20. Lebensjahr an sind auch bläuliche oder graue Sklerapigmentierungen sichtbar. Homogentisinsäureablagerungen in den Nieren und Herz-Kreislauf-Organen können zum Tode führen.

## Ostitis deformans Paget

*Synonym:* Osteodystrophia deformans, M. Paget.

*Ätiologie und Pathogenese.* Die Ostitis deformans, nach der Osteoporose die zweithäufigste Knochenkrankheit, ist eine ätiologisch nicht geklärte chronische, progrediente, lokalisierte Erkrankung des Skeletts. Diskutiert wird eine entzündliche Genese. Der elektronenmikroskopische Nachweis von Einschlußkörpern in Osteoklasten und immunzytologische Befunde erwecken nämlich den begründeten Verdacht, daß es sich beim M. Paget um eine Slow-virus-Infektion handelt. Hereditäres Vorkommen wird berichtet. Mikrotraumen könnten als pathogenetische Kofaktoren wirksam werden.
Die Krankheit kann monostotisch oder polyostotisch jede Skelettregion befallen. In der Regel bleiben Teile der erkrankten Knochen von den pathologischen Veränderungen ausgespart. Die Ostitis deformans tritt an den beweglichen Wirbelsäulenabschnitten (LWS > BWS > HWS), am Sakrum und übrigen Beckengürtel, Schädel und an den Femora häufiger auf als an den anderen Extremitätenknochen. Das Überwiegen der rechten Körperhälfte im Vergleich zur linken fällt auf.
Das histomorphologische Bild zeichnet sich durch einen Knochenumbau mit gleichzeitig erhöhter Knochenresorption und Knochenneubildung aus. 4 Pha-

sen lassen sich im Erkrankungsablauf unterscheiden: In der (*1.*) *osteolytischen Initialphase* findet verstärkter und ungeordneter Knochenabbau durch vielkernige Osteoklasten statt; dabei fallen die Heterogenität der Zellgestalt und die unterschiedliche Kerngröße in den einzelnen Osteoklasten auf. Hypervaskularisation mit arteriovenösen Shunts und Hyperämie werden als Begleitphänomene sichtbar. Pathognomonisch für diese Phase sind im Röntgenbild die Osteoporosis circumscripta cranii und die V-förmige Osteolyse der Tibia.

In der anschließenden (*2.*) *Umbauphase* kommt es zu einer überschießenden und chaotischen endostalen und subperiostalen Neuformation von Knochen. Die dabei gebildeten Kollagenfasern sowie die neuentstehenden Knochentrabekeln verlaufen ungeordnet in alle Richtungen. Das Knochenmark wird durch proliferierendes fibrovaskuläres Gewebe verdrängt. Dieses sog. Fasermark sproßt auch in die Havers-Kanäle der Kompakta ein und erweitert sie. Daraus folgt die auch röntgenologisch nachweisbare Spongiosierung der kompakten Knochensubstanz. Die Knochenneubildung bewirkt eine Längen- und Dickenzunahme des Knochens sowie eine Verdickung rarefizierter Trabekeln. Da der neugebildete Knochen im Vergleich zum Lamellenknochen grundsätzlich mechanisch weniger belastbar und außerdem inhomogen mineralisiert ist, entstehen unter der Belastung die typischen Verkrümmungen, Sinterungen und andere Deformierungen der befallenen Skelettanteile.

In der (*3.*) *sklerosierenden Stabilisationsphase* konsolidiert sich der umgebaute Knochen: Umschriebene Sklerosen, lakunäre Defekte, verdickte Spongiosabälkchen, spongiosierte Kompakta und die Ausbildung von sog. Kittlinien zwischen den Osteonen und Osteonenfragmenten kennzeichnen den „Mosaik"-Aspekt, der für diese Krankheitsphase des M. Paget im histologischen Bild als Hinweis gilt.

Die beschriebene Mosaikstruktur bleibt auch in der (*4.*) *sklerosierten Terminalphase* nachzuweisen. Die zelluläre Zusammensetzung des Knochenmarks normalisiert sich wieder. Hypervaskularisation und Fibrose schwinden.

*Epidemiologie.* Die Ostitis deformans kommt geographisch ungleich verteilt vor. Sie tritt in Frankreich, Deutschland und Großbritannien sowie in Australien, Neuseeland und Nordamerika (mit ihren Nachfahren britischer Auswanderer) wesentlich häufiger auf als beispielsweise in Skandinavien. Männer erkranken etwas öfter als Frauen. Die Krankheit beginnt kaum vor dem 50. Lebensjahr. Der Erkrankungsgipfel liegt im 7. bis 8. Lebensjahrzehnt.

*Klinik.* Klinische Symptome und Befunde zeigen sich nur bei etwa 5% der Patienten mit M. Paget: vor allem rezidivierende diffuse oder im erkrankten Knochenteil lokalisierte Schmerzen. Hypervaskularisation und Hyperämie können sich durch Hitzegefühl im Knochen und in der darüberliegenden Haut zu erkennen geben. Formveränderungen der befallenen Skelettabschnitte fallen auf: Ostitis *deformans.* Erwähnt seien die sog. Facies leontina – Löwengesicht – bei Gesichtsschädelmanifestation sowie Säbelscheidentibia und -femur.

Auch die Komplikationen der Krankheit hängen von ihrer Lokalisation ab: Frakturen gewichttragender Knochen, neurologische Symptome und Befunde durch Kompression des Spinalmarks oder der Spinalnerven, falls der M. Paget im Achsenskelett lokalisiert ist. Optikusatrophie mit konsekutiver Erblindung, Augenmuskelparese, Schwerhörigkeit, Tinnitus, Schwindel und Fazialisparese sind die Folgen von Hirnnervenschädigungen bei Schädelbasis- bzw. Felsenbein- und Gesichtschädelbefall. Schwerhörigkeit kann aber auch durch die Ostitis deformans der Gehörknöchelchen verursacht werden. Eine Einengung der Sella turcia ist klinisch manchmal mit einem Diabetes insipidus verbunden. Große Shuntvolumina in ausgedehnten Hypervaskularisationszonen stellen eine zusätzliche Volumenbelastung für das Herz der meist alten Patienten dar. Dies kann zur Herzinsuffizienz führen. Mit nur geringen Prozentsätzen (etwa 2–5%) wird bei langjährigen Erkrankungen die sarkomatöse Entartung angegeben. Histologisch können dabei vor allem Osteosarkome von Fibro- und Chondrosarkomen unterschieden werden. Klinisch gibt sich die prognostisch sehr ungünstige maligne Entartung an zunehmenden Schmerzen und am Tumorwachstum auch in den parossalen Weichteilen und im Markraum (im CT Ersatz des Knochenmarkfettgewebes durch Tumorgewebe) zu erkennen. Schließlich sei noch auf die **Paget-Arthropathie** hingewiesen, die sich mit Beschwerden und eingeschränkter Beweglichkeit vor allem am Hüftgelenk manifestiert (Heller u. Dihlmann 1983). Sie kann zur Sakroiliakalankylose führen.

## Oxalose, primäre und sekundäre

*Synonym:* primäre Hyperoxalurie (anstelle von primärer Oxalose).

*Ätiologie und Pathogenese.* Die **primäre** Oxalose spiegelt 2 alternative hereditäre (familiäre) Enzymdefekte wider, die eine Überproduktion von Oxalsäure auslösen. Dadurch entstehen Ablagerungen von Kalziumoxalat [Kalziumoxalatmonohydrat (Whewellit, $CaC_2O_4 \cdot H_2O$) und -dihydrat (Weddellit, $CaC_2O_4 \cdot 2H_2O$)]. In den Geweben und Organen lösen sie granulomatöse Reaktionen in der Kristallumgebung aus. Als Folge kommt es zu Funktionsstörungen, darunter auch zur chronischen Niereninsuffizienz. Je früher sich die primäre Oxalose klinisch zu erkennen gibt, desto ungünstiger ist ihre Prognose.

Die *sekundäre* (erworbene) Oxalose tritt bei Patienten auf, die wegen chronischem Nierenversagen mit der Langzeithämodialyse behandelt werden (*Hämodialyseoxalose*). Sie ist eine seltene Dialysekomplikation.

*Klinik.* Prädilektionsgewebe und -organe für die Kalziumoxalatablagerungen sind die Nieren (Urolithiasis, Nephrokalzinose, später Niereninsuffizienz), der Herzmuskel, die Gefäßwände (periphere Ischämien drohen), Haut (miliare weißliche Depots an den Fingern, Ohrläppchen und an der Nase), subkutane Weichteile (wattebauschähnliche Weichteiltophi, z. B. an den Händen und Füßen) sowie das Stütz- und Gleitgewebe. Am Skelett löst Kalziumoxalat hyperostotische (osteosklerotische) Veränderungen aus, die am Achsenskelett eher diffus, am peripheren Knochen im Röntgenbild eher fleckig-streifig erscheinen und epiphysär lokalisiert sind. Als pathognomonisch für die Oxalose gelten *rosettenartige* Kalkfoci in den Knochensockeln der Gelenke und angrenzenden Metaphysen. Transversale, metaphysäre osteosklerotische *Bandschatten,* die sich bis zur totalen epi-metaphysären Osteosklerose ausdehnen können (vor allem am Handskelett und in der Knieumgebung), erwecken ebenfalls den begründeten Verdacht auf Oxalose. Metaphysäre bandförmige Osteosklerosen kommen im Wachstumsalter allerdings auch ohne Oxalose vor, einerseits bei abheilender Rachitis, andererseits bei hämodialysierten Kindern ohne (sekundäre) Oxalose (Young et al. 1991). Diese Beobachtung zeigt, daß die sekundäre Oxalose grundsätzlich und die primäre Oxalose im Stadium des chronischen Nierenversagens in Kombination mit den Röntgenbefunden der renalen Osteodystrophie auftreten.

Kalziumoxalat, das sich im Gleitgewebe niedergeschlagen hat, kann Symptome und Befunde hervorrufen, die sich klinisch unter dem Bild der Gicht, Pseudogicht (Chondrokalzinose) oder Apatitkrankheit manifestieren. Beispielsweise löst die Oxalose manchmal Podagraattacken (*Oxalatgicht*) aus. Kalziumoxalatpräzipitationen im Faser- und Hyalinknorpel sowie in der Synovialmembran täuschen klinisch und röntgenologisch Pseudogichtanfälle bzw. Chondrokalzinose vor, da sie sowohl mit Arthralgien, akuten Arthritiden oder chronischen Synovitiden einhergehen als auch die typischen Röntgenbefunde der Kalziumpyrophosphatniederschläge imitieren. Das Oxalation teilt mit dem Pyrophosphatanion nämlich den Chondrotropismus; die Kalziumkationen beider Mineralien schwächen die Röntgenstrahlen identisch. Tenosynovitiden (der Handflexoren) und Bursitiden, beispielsweise die Olekranonbursitis, gehören ebenso zum klinischen Bild der Oxalose wie Oxalatpräzipitationen in Sehnen, Aponeurosen und Bändern.

## Palindrome Arthritis

*Synonym:* Palindromer Rheumatismus.

Die Palindrome Arthritis ist eine oft über viele Jahre verlaufende Erkrankung. Sie zeichnet sich durch rezidivierende, anfallartig auftretende, jeweils nur Stunden oder Tage dauernde, meist monartikuläre nichterosive Arthritiden mit schmerzhaften Gelenkschwellungen und Gelenküberwärmung aus. Die Kniegelenke werden am häufigsten befallen, seltener die Finger-, Karpal-, Sprung- und anderen Gelenke sowie die Halswirbelsäule. Spontan einsetzenden Remissionen folgen unterschiedlich lange symptomfreie Intervalle bis zur nächsten Arthritisepisode. Frauen erkranken ebenso häufig wie Männer; eine Altersdominanz besteht nicht. Nach jahrelangem Verlauf wird bei manchen Patienten ein Übergang in die Rheumatoide Arthritis beobachtet. Daher steht zur Diskussion, ob die Palindrome Arthritis nicht als Prodromalphase oder atypische Variante der Rheumatoiden Arthritis aufzufassen ist. Über Krankheitsverläufe, die in eine Arthritis psoriatica oder einen systemischen Lupus erythematodes einmündeten, wurde ebenfalls berichtet.

Neben Gelenkschwellungen können auch Infiltrationen der juxtaartikulären Weichteile der Finger, Handrücken, Unterarme und Fersen auftreten.

Mäßig beschleunigte Blutsenkungsgeschwindigkeit und andere unspezifische Entzündungsparameter lassen sich labortechnisch im Anfall nachweisen.

Zur Differentialdiagnose des Palindromen Rheumatismus gehören die Gicht und Pseudogicht sowie der Hydrops intermittens. In der Regel läßt sich die Diagnose nur als Ausschlußdiagnose stellen.

## Panchondritis

*Synonym:* rezidivierende Polychondritis.

Die Panchondritis ist eine äußerst seltene Auto-immunerkrankung. Pathogenetische Bedeutung kommt möglicherweise Autoantikörpern gegen Kollagen II und einer Immunkomplexvaskulitis zu. Histologisch fallen die Zerstörung der Knorpelmatrix und Untergänge von Chondrozyten auf. Entzündliche Phänomene gehen vom Perichondrium aus, die zur Resorption und zum fibrösen Ersatz der zugrundegegangenen Knorpelsubstanz führen. Charakteristisch ist die meist bilaterale Ohrknorpelentzündung, die zu Ohrmuscheldeformierungen (Blumenkohlohr, Schlappohr) führen kann. Nasenknorpel (Sattelnase), Larynxskelett (Heiserkeit), Trachealknorpelspangen und Rippenknorpel sind ebenfalls häufige Krankheitslokalisationen. An den Gelenken tritt bei etwa 80 % der Erkrankten eine oft sehr schmerzhafte, überwiegend nichterosive Monarthritis oder asymmetrische Oligo- oder Polyarthritis auf. Manchmal haben die Manifestationen am Gleitgewebe nur den Charakter von Arthralgien und Myalgien. Ein Befall der Zwischenwirbelscheiben gibt sich an Kreuzschmerzen und zunehmender Wirbelsäulenversteifung zu erkennen. Die Folgen einer Vaskulitis können Innenohrschwerhörigkeit, labyrinthärer Schwindel, Aneurysmen der Aorta und an Hirngefäßen sowie Nierenmanifestationen sein. Die Panchondritis kommt selten auch paraneoplastisch bei Myelodysplasien vor.

## Panarteriitis nodosa und verwandte Vaskulitiden mit Befall des Stütz- und Gleitgewebes

*Synonym:* Polyarteriitis nodosa, Periarteriitis nodosa.

*Ätiologie und Pathogenese.* Die Panarteriitis nodosa gehört zu den „klassischen Kollagenosen". Ihr histopathologisches Bild wird von einer nekrotisierenden Vaskulitis bestimmt. Sie befällt alle 3 Wandschichten vor allem an den kleinen und mittelgroßen Arterien. Eine fokale Medianekrose ist von entzündlichen neutrophilen leukozytären Infiltraten umgeben; einzelne eosinophile Granulozyten und Monozyten sind darüber hinaus dort anzutreffen. Kleine Aneurysmen bilden sich in wandgeschwächten Gefäßabschnitten.

An Intimaläsionen scheiden sich Thromben ab, die zum Gefäßverschluß führen können. Im weiteren Verlauf ersetzt Granulationsgewebe die Nekrosen; auch die Thromben werden bindegewebig organisiert. Makroskopisch sind dadurch kleine weißliche Knötchen zu erkennen, die sich perlenschnurartig entlang dem erkrankten Gefäß anordnen.

Die Ätiologie der Erkrankung ist unklar. Immunologische Pathomechanismen werden diskutiert. Serologisch sind Zeichen gestörter Immunität wie antinukleäre Antikörper, andere irreguläre Antikörper, Kryoglobuline, Rheumafaktoren, Hypokomplementämie, außerdem zirkulierende und lokale inkomplette Immunkomplexe nachzuweisen. Diesen Immunkomplexen wird eine ätiopathogenetische Rolle zugesprochen, da sie das Komplementsystem aktivieren und zelluläre und humorale Entzündungsphänomene in Gang setzen können.

Eine ätiologisch und pathogenetisch besondere Form der Panarteriitis nodosa läßt sich klinisch nicht von der klassischen Erkrankung unterscheiden. Sie entwickelt sich bei Patienten nach Hepatitis-B-Infektion mit langer HBs-Antigenpersistenz. Auch bei diesen Patienten werden zirkulierende und gefäßwandadhärente Immunkomplexe nachgewiesen, die unter anderem HBs-Antigen enthalten.

*Epidemiologie.* An der Panarteriitis nodosa erkranken Männer und Frauen in jedem Lebensalter, am häufigsten Männer im 5. Dezennium.

*Klinik.* Alle Organe können von der Panarteriitis nodosa befallen werden. Die häufige Nierenbeteiligung (in 75–80 %) geht in der Regel mit einer arteriellen Hypertonie einher. Die im Verlauf mögliche Niereninsuffizienz hat früher die Prognose der Erkrankung mitbestimmt. Das Herz wird bei etwa 2 Dritteln der Patienten mitergriffen, und zwar vor allem durch eine Vaskulitis der Koronararterien und als Folge der Systemhypertension. Andere Organmanifestationen betreffen den Intestinaltrakt mit abdominellen Schmerzen, die das Symptom einer Darmvaskulitis sind. Darmnekrosen können unter dem klinischen Bild des akuten Abdomens zur Perforation führen. Die Mononeuritis simplex tritt besonders an den sensiblen und motorischen Nerven der unteren Extremitäten auf. Sie wird durch eine Vaskulitis der Vasa nervorum hervorgerufen. Die Beteiligung der Leber, Lungen, des Zentralnervensystems und der Haut – mit schmerzhaften subkutanen Knötchen, Livedo reticularis und kleinen ulzerierten Nekrosen – ist vergleichsweise selten. Fieber, Gewichtsverlust und Körperschwäche spiegeln die Allgemeinerkrankung wider.

Jeder zweite Patient gibt Muskel- und Gelenkbeschwerden an. Am häufigsten wird über Muskelschwäche, Myalgien und Arthralgien geklagt. Asymmetrisch auftretende, episodische, überwiegend nichterosiv verlaufende Polyarthritiden kommen bei einer Minderzahl der Patienten vor. Schmerzhafte, vaskulitisch ausgelöste Periostreaktionen an einzelnen Röhrenknochen – Hyperostosen, beispielsweise an der Tibia – sind geläufige Röntgenbefunde. Das gilt auch für die leukozytoklastische Vaskulitis mit chronischer nichtpruriginöser Urtikaria und Makroglobulinämie (nicht vom Typ Waldenström). Diese Assoziationen sind auch als Schnitzler-Syndrom bekannt (Janier et al. 1989).

Zu den nekrotisierenden Vaskulitiden gehören außer der Panarteriitis nodosa (mittlere und kleine Arterien) noch die leukozytoklastischen Vaskulitiden überwiegend kleiner Gefäße (z. B. Purpura Schönlein-Henoch, hypokomplementämische Vaskulitis, die essentielle Kryoglobulinämie und die chronische Urtikaria). Über eine international verbindliche Nomenklatur der systemischen Vaskulitiden wird diskutiert (Jennette et al. 1994). Wichtig zu wissen ist jedoch, daß bei diesen Erkrankungen ebenfalls Arthralgien und nichterosive Arthritiden vorkommen.

## Pannikulitiden (Pannikulitisgruppe)

Dazu gehören:

Panniculitis nodularis non suppurativa febrilis et recidivans.
*Synonym:* M. Pfeifer-Weber-Christian.

Lipogranulomatosis subcutanea.
*Synonym:* M. Rothmann-Makai.

Panniculitis nodularis bei Pankreaserkrankungen.
*Synonym:* Pankreatische Pannikulitis, Pankreas-Arthritis-Syndrom

### *Panniculitis nodularis non suppurativa febrilis et recidivans*

Sie ist eine seltene gynäkotrope (Verhältnis Männer zu Frauen 1:3), nichteitrige, entzündliche Systemerkrankung des subkutanen Fettgewebes am Körperstamm und vorwiegend an den unteren Extremitäten. Der Manifestationsgipfel liegt im 3.–6. Dezennium. Kinder erkranken nur selten. Die Ätiopathogenese

der Erkrankung ist unbekannt. Diskutiert werden Infektionen durch Bakterien oder Viren, Fettstoffwechselstörungen, Alpha-1-Antitrypsinmangel, Traumata und autoimmunologische Störungen. Die Pannikulitis Pfeifer-Weber-Christian wurde auch schon im Rahmen eines paraneoplastischen Syndroms beobachtet. Das histomorphologische Bild wird im akuten entzündlichen Schub von Fettgewebsnekrosen und unspezifischen inflammatorischen Zellinfiltraten mit polymorphkernigen Granulozyten, Lymphozyten und Makrophagen im Fettgewebe bestimmt. Im weiteren Verlauf lassen sich Makrophagen mit multiplen Fettvakuolen sowie mehrkernige Riesenzellen und Cholesterindepositionen nachweisen. Eine Vaskulitis kann hinzutreten. In der Haut sind multiple gerötete, berührungs- und druckdolente Knoten und Infiltrate zu tasten. Diesem akuten Stadium folgen narbige Veränderungen. Die Zellinfiltrate werden fibrosiert. Schrumpfungsvorgänge und Atrophie führen zu Eindellungen der Hautoberfläche, die häufig mit Hyperpigmentation der Haut einhergehen.

Akut oder subakut einsetzende Krankheitsschübe charakterisieren das *klinische* Bild des M. Pfeifer-Weber-Christian. Sie beginnen mit allgemeinem Krankheitsgefühl, Gewichtsverlust, Übelkeit, Fieber, oft mit Schüttelfrost, Arthralgien und abdominellen Schmerzen. Im Subkutangewebe am Rumpf, an den Ober- und Unterschenkeln, seltener auch Oberarmen und am behaarten Kopf sind druckdolente, mehr oder weniger gegen die Haut und die Unterlage verschiebliche Knoten zu tasten. Die darüberliegende Haut erscheint gerötet, später livide verfärbt. Aus Fistelgängen können die Knoten fettiges Sekret absondern. Zusätzlich zu den Arthralgien werden paraartikuläre Weichteilschwellungen und manchmal auch nichterosive Polyarthritiden beobachtet. Am Kniegelenk kann eine Entzündung des infrapatellaren Fettkörpers entstehen. Röntgenologisch sind besonders in der Tibia umschriebene Osteolysen zu erkennen, die Fettmarknekrosen widerspiegeln. Der systemische Charakter der Erkrankung offenbart sich an der häufigen Hepato-Splenomegalie und Lymphadenopathie.

Die viszeralen Organe können bei den seltenen schweren Krankheitsverläufen miterkranken. Retrosternale Schmerzen und reversible EKG-Veränderungen sind Symptome und Befunde einer kardialen Krankheitsmanifestation. Krankhafte Veränderungen mit ortstypischen Krankheitsbefunden und -symptomen kommen aber auch an den Lungen, der Pleura, im Gastrointestinaltrakt, in den Nieren, der Leber und Milz sowie im Knochenmark, ubiquitär im interstitiellen Fettgewebe (mediastinal, retroperitoneal) sowie in den Mesenterien und im Omentum majus vor. Zusammenhänge zwischen der Panniculitis nodularis und der retroperitonealen Fibrose werden diskutiert. Krampfanfälle können eine zentralnervöse Beteiligung offenbaren. Noduläre Episkleritis und Augenhintergrundveränderungen gehören ebenfalls zum vielseitigen Krankheitsspektrum. Eine spontane Remission setzt gewöhnlich nach Tagen bis Monaten ein. Die häufigen Krankheitsrezidive können noch nach Jahren auftreten.

## MEMO

> Die Knoten der Panniculitis Pfeifer-Weber-Christian sitzen oft über den Malleolen, Knie- und anderen Gelenken. Wegen der Rötung, Schwellung und oft extremen Berührungs- und Druckschmerzhaftigkeit cave Fehldiagnose akute Gichtattacke.

### *Lipogranulomatosis subcutanea*

Hierbei entstehen ebenfalls spontan herdförmige, einige Millimeter bis Zentimeter große, derbe oder elastische, druckschmerzhafte Knoten im subkutanen Fettgewebe. Sie sind überwiegend an den Beinen, seltener auch an den Armen und am Körperstamm nachzuweisen. Fieber und systemische Krankheitsmanifestationen kommen bei der Rothmann-Makai-Krankheit nicht vor. Kinder erkranken häufiger als Erwachsene; das Geschlechtsverhältnis ist ausgeglichen. Die Knoten heilen gewöhnlich nach einigen Monaten ohne Narbenbildung ab.

### *Panniculitis nodularis bei Pankreaserkrankungen*

Bei diesem Krankheitsbild sind schubweise auftretende knotige subkutane Fettgewebsnekrosen typisch, die häufig ulzerieren und dann ölige Flüssigkeit sezernieren. Diese Knoten zeigen sich überwiegend an den unteren Extremitäten, treten aber auch an den übrigen Körperteilen auf. Eine asymmetrisch lokalisierte, nichterosive Polyarthritis wird bei manchen Patienten zusätzlich beobachtet – *Pankreas-Arthritis-Syndrom*. Im Gelenkerguß sind dabei vermehrt unveresterte Fettsäuren nachzuweisen. Sie werden wahrscheinlich aus Fettgewebsnekrosen in der Gelenkkapsel freigesetzt und induzieren im Gelenk eine „chemische Synovitis". Die Liberation der Fettsäuren in Fettgewebsnekrosen ist die Folge des systemischen Übertritts lipolytisch wirksamer Enzyme aus dem erkrankten Pankreas. Klinisch meist nicht bemerkte Fettgewebsnekrosen im Knochenmark offenbaren sich röntgenologisch als Epiphysennekrosen, Knocheninfarkte und vor allem an den Händen und Füßen unter dem Bild feinfleckiger Osteolysen. Folgende Pankreaserkrankungen können der nodulären Pannikulitis zugrunde liegen: akute oder chronische, biliäre, alkoholische oder traumatische Pankreatitis, Pankreaszysten, Pankreasischämie, azinäres Adenokarzinom des Pankreas. Entsprechend der Prävalenz von Pankreaserkrankungen überhaupt sind Männer 3- bis 7mal häufiger von der Panniculitis nodularis betroffen als Frauen. Eine pankreatische Pannikulitis sollte bei älteren Männern den Verdacht auf ein (noch okkultes) Pankreaskarzinom erwecken.

Differentialdiagnostische Indices für die mit einer Pankreaserkrankung assoziierte Panniculitis nodularis sind die erhöhte Amylase- und Lipaseaktivität im Serum und eine Eosinophilie im Differentialblutbild.

**Paraneoplastische Syndrome an den Bewegungsorganen,** s. Neoplasien und Paraneoplasien am Bewegungsapparat

### Pigmentierte villonoduläre Synovitis

Die pigmentierte villonoduläre Synovitis ist eine schleichend einsetzende lokale, überwiegend monotope, chronisch-progrediente Erkrankung des Synovialgewebes der Gelenke, Sehnenscheiden und Bursen. Nach Histologie und Krankheitsverlauf (Rezidive) nimmt sie eine Mittelstellung zwischen tumoröser und chronisch-entzündlicher Krankheit ein. Die Ätiologie ist unbekannt.

Morphologisch läßt sich eine *zirkumskripte* (*noduläre*) Form, die besonders an den Flexorensehnenscheiden der Finger und auch an den Fingergelenken auftritt, von der *diffusen* Variante unterscheiden . Die diffuse Form ist etwa 5mal häufiger als das zirkumskripte Erscheinungsbild. Sie manifestiert sich besonders am Kniegelenk (zu über 80%), seltener an den Hüft-, Schulter-, Ellenbogen- und Talokuralgelenken. Im Krankheitsverlauf sind mehrere Stadien zu unterscheiden: Im Frühstadium wirkt die Synovialis wie samtartig proliferiert; die Gelenkzotten sind verdickt. In der weiteren Entwicklung schreitet die Wucherung der knotigen, zottigen Synovialis voran; die Gelenkknorpellagen, im Kniegelenk auch die Kreuzbänder und Menisken, werden pannusartig überzogen. Schließlich dringt das pannöse Gewebe entlang den präformierten nutritiven Gefäßkanälen sowie am Gelenkkapselansatz destruierend in den subchondralen Knochen ein. Dadurch entsteht das Röntgenbild zystischer, evtl. gekammerter Osteolysen beidseits des intakten oder seltener des verschmälerten röntgenologischen Gelenkspaltes. Gelenksockelerosionen werden allenfalls als Spätbefunde beobachtet. Vor allem an Gelenken mit dünnem Weichteilmantel gibt sich das hämosiderinhaltige, proliferierte Gewebe auf Röntgenaufnahmen als diffuse oder knotige, vergleichsweise *dichte* intraartikuläre Raumforderung zu erkennen. Im CT fällt die proliferierte Synovialis mit Arealen höherer Dichte (als die gelenknahe Muskulatur) auf. Dieses Schwächungsverhalten gegenüber Röntgenstrahlen spiegelt ebenfalls Hämosiderinablagerungen wider. Daneben fallen fokal angeordnete Synovialisbezirke mit niedrigen Dichtewerten auf, die auf Fettansammlungen zurückgehen (Butt et al. 1990). Nach iv. Kontrastmittelinjektion kommt es zu einer fokal orientierten Dichteanhebung. Bei sehr protrahiertem Krankheitsverlauf können sich die Röntgenzeichen der Sekundärarthrose entwickeln.

Histologisch sind die Merkmale eines neoplastischen Krankheitsprozesses zu erkennen: zellreiches fibröses Bindegewebsstroma mit reicher Gefäßversorgung. Plasmazellen- und Lymphozyteninfiltrate passen dagegen zu einer chronisch-entzündlichen Erkrankung. Siderinpigmente fallen in den Histiozyten und Synovialiszellen auf. Außerdem werden Xanthomzellen und mehrkernige Riesenzellen angetroffen.

*Klinik.* An der pigmentierten villonodulären Synovitis erkranken vornehmlich jüngere Erwachsene, Frauen etwas häufiger als Männer. Der Erkrankungsgipfel liegt bei der diffusen Krankheitsform im 3., bei der zirkumskripten im 4. Dezennium. Die Patienten bemerken zunächst eine leichte Gelenkschwellung, bisweilen Schmerzen und leichte Hautüberwärmung. Ein (atraumatischer!) *hämorrhagischer* Gelenkerguß tritt regelmäßig auf. Einklemmungserscheinungen, also Gelenkblockierungen, kommen vor.

*Differentialdiagnose.* Malignes Synovialom (überwiegend extraartikuläre Entstehung und in den meisten Fällen extraartikuläre Ausbreitung, häufig intratumorale Verkalkungen), Synovialhämangiom (Phlebolithen), bakterielle (chronische) Gelenkinfektion (bei der pigmentierten villonodulären Synovitis fehlt die gelenknahe Demineralisation – das arthritische Kollateralphänomen). Entsprechendes gilt für

(atypisch) monotope entzündlich-rheumatische Krankheiten.

## Polymyalgia rheumatica

*Synonym:* Polymyalgia arteriitica.

*Ätiologie und Pathogenese.* Die Polymyalgia rheumatica gehört zu den Krankheitsmanifestationen der sog. Riesenzellarteriitis. Unter diesem pathologisch-anatomisch geprägten Krankheitsbegriff werden auch noch die Arteriitis cranialis (temporalis), das entzündliche Aortenbogensyndrom des älteren Menschen und die okkulte Riesenzellarteriitis (Malignoidsyndrom) subsumiert. Etwa 40% der polymyalgisch Erkrankten sind Träger des Histokompatibilitätsantigens HLA-DR 4; ein exogener Faktor zur Krankheitsauslösung konnte bisher nicht nachgewiesen werden. Histologisch gibt sich bei etwa jedem zweiten Patienten an den großen und mittelgroßen Arterien eine granulomatöse, nekrotisierende Panarteriitis zu erkennen, die multifokal oft nur kurze Gefäßsegmente befallen hat. Sie zeichnet sich durch Intimaproliferationen, mononukleäre Infiltrate, multinukleäre Riesenzellen und Nekroseherde in der Arterienwand aus. Durch die fibröse Proliferation der Intima kommt es zur Einengung oder sogar zum völligen Verschluß des Gefäßlumens.

*Epidemiologie.* An der Polymyalgia rheumatica erkranken vorwiegend ältere Menschen jenseits des 50. Lebensjahres, Frauen mindestens 2mal so häufig wie Männer.

*Klinik.* Die charakteristischen Symptome der Polymyalgia rheumatica sind dumpfe, bilateral auftretende Schmerzen im Nacken, Schulter- und Beckengürtel mit Einbeziehung der benachbarten proximalen Extremitätenmuskulatur sowie Druckempfindlichkeit der Muskulatur und eine über Stunden anhaltende, oft immobilisierende Morgensteifigkeit. Die aktive Beweglichkeit der befallenen Muskulatur ist schmerzbedingt eingeschränkt, die passive jedoch frei. Außerdem klagen die Patienten über Kopfschmerzen und Arthralgien, weniger als 10% auch über flüchtige, oligoartikulär, seltener polyartikulär an Knie-, Karpal-, Fingergelenken, aber auch an den Knochenverbindungen des Brustbeins auftretende Arthritiden. Röntgenologisch zeigen sich dann arthritische Weichteilzeichen (Ergußröntgenzeichen). Arthritische Erosionen sind bei langzeitigem Krankheitsverlauf grundsätzlich nur sehr selten zu erwarten. Zusätzlich werden Allgemeinsymptome wie subfebrile Temperaturen, Appetitlosigkeit, Gewichtsverlust, Müdigkeit, Krankheitsgefühl und eine depressive Stimmungslage beobachtet. Diese Befunde und Symptome lassen einerseits differentialdiagnostisch auch an ein okkultes Neoplasma denken. Andererseits können die Symptome und Befunde der Polymyalgie auch im Rahmen eines paraneoplastischen Syndroms auftreten. Die dramatische Besserung der Beschwerden nach einem Behandlungsversuch mit kleinen Dosen von Kortikosteroiden, die schon nach wenigen Stunden bis Tagen einsetzt, dient daher auch der Differentialdiagnose bzw. zur Bestätigung der Diagnose Polymyalgia rheumatica.

Schläfenkopfschmerz, Hyperästhesie der Kopfhaut, Visusverschlechterung und Amaurosis fugax sind die klinischen Befunde der Arteriitis temporalis. Diese Warnsignale für vaskulär bedingte klinische Komplikationen der Polymyalgia rheumatica können reversible oder irreversible Amaurose, Augenmuskelparesen und Hirnstamminsulte ankündigen.

Die Laboruntersuchungen zeigen eine stark beschleunigte Blutsenkungsgeschwindigkeit, oft auch eine normochrome oder hypochrome Anämie und Dysproteinämie mit erhöhter $\alpha 1$- und $\alpha 2$-Globulinfraktion. Die Muskelenzyme sind bei der Polymyalgia rheumatica serologosch nicht erhöht (Differentialdiagnose gegenüber autoimmunen, bakteriellen, parasitären usw. Myositiden).

Die Erkrankung beginnt meist akut aus völligem Wohlbefinden. Zuweilen geht dem eigentlichen Krankheitsbeginn ein Prodromalstadium mit Symptomen, die einer viralen Infektion der oberen Luftwege ähneln, voraus. Typisch ist ein chronischer, sich über Jahre hinziehender oder rezidivierender Verlauf. Dabei kann es immer wieder zum Wechsel zwischen den unterschiedlichen Manifestationsformen der Riesenzellarteriitis kommen.

## Polymyositis, Einschlußkörperchenmyositis und Dermatomyositis

*Ätiologie und Pathogenese.* Polymyositis, Einschlußkörperchenmyositis und Dermatomyositis sind entzündliche Erkrankungen der Skelettmuskulatur, die wahrscheinlich aufgrund pathologischer Immunmechanismen entstehen. Bei der Dermatomyositis entwickeln sich zusätzlich mehr oder weniger charakteristische Hautmanifestationen. Die Ätiologie der

Erkrankungen ist nicht geklärt. Diskutiert wird, daß ätiologisch unterschiedliche Erkrankungen ein ähnliches klinisches und histomorphologisches Bild – als Polymyositis und Dermatomyositis klassifiziert – zeigen. Für die Polymyositis der Erwachsenen könnten durch T-Lymphozyten vermittelte zelluläre Autoimmunmechanismen, die gegen Muskelantigene gerichtet sind, ätiopathogenetisch wirksam sein. Auch eine virale Genese ist möglich. Nach Schrifttumsangaben soll für die Entstehung der kindlichen Dermatomyositis eine Immunkomplexvaskulitis von Bedeutung sein, da in der Wand intramuskulärer Gefäße Ablagerungen aus Immunglobulin-Komplementkomplexen nachgewiesen wurden. Auf eine genetische Disposition weist das Histokompatibilitätsantigen HLA-B 8 hin. Etwa 75 % der kindlichen Patienten tragen dieses Merkmal in der Zellmembran ihrer kernhaltigen Zellen (und Thrombozyten). Histologische Präparate von Muskelbiopsien zeigen perivaskuläre und interstitiell im Endomysium und Perimysium gelegene lymphoplasmazelluläre Infiltrate sowie Muskelfaserdegeneration und -nekrose. Basophile granuläre Einschlußkörper, die um schlitzförmige Vakuolen im Zytoplasma entzündlich veränderter Muskelzellen angeordnet sind (sog. umrandete Vakuolen), sowie filamentöse Einschlüsse oder Myonuclei in der Nähe umrandeter Vakuolen kennzeichnen das histologische Bild der Einschlußkörperchenmyositis (Dalakas 1991).

*Epidemiologie.* Das mittlere Erkrankungsalter der Patienten mit Polymyositis und Dermatomyositis liegt bei etwa 50 Lebensjahren, im Kindesalter zwischen 5 und 15 Jahren. Kinder erkranken allerdings nur selten an einer Polymyositis. Im höheren Lebensalter, vom 7. Dezennium an, treten die Dermatomyositis und seltener die Polymyositis in etwa 30 % als paraneoplastisches Syndrom (bei malignen Tumoren) auf. Polymyositis und Dermatomyositis sind bei Frauen häufiger als bei Männern. Die Einschlußkörperchenmyositis ist dagegen bei Männern etwa 3mal so häufig wie bei Frauen und wird meist erst nach dem 50. Lebensjahr beobachtet.

*Klinik.* Allgemeine Symptome wie Fieber, Gewichtsverlust, das Raynaud-Phänomen, flüchtige Eryteme, Konjunktivitis und schmerzhafte nichterosive Polyarthritisepisoden können als Prodromalerscheinungen, aber auch im weiteren Krankheitsverlauf auftreten. Den eigentlichen Erkrankungsbeginn charakterisieren Myalgien und Muskelschwäche, die sich meist in wenigen Wochen oder Monaten, bei der Einschlußkörperchenmyositis auch in Jahren, seltener akut entwickeln. Davon sind besonders die stammnahen Muskelgruppen an den Oberarmen, Oberschenkeln, am Becken- und Schultergürtel symmetrisch betroffen. Anfangs springt der Gegensatz zwischen Muskelschwäche und noch normaler Muskelsilhouette besonders stark ins Auge. Erst im weiteren Verlauf atrophieren die Muskeln; Kontrakturen behindern die Patienten zusätzlich. Die Muskelschwäche betrifft auch die Hals- und Schluckmuskulatur. Selten werden die Augen- und Gesichtsmuskulatur, gelegentlich die Atemmuskulatur ergriffen. Für die Einschlußkörperchenmyositis ist ein Befall der distalen Extremitätenmuskulatur schon im frühen Krankheitsstadium charakteristisch. Die Serummuskelenzyme wie Kreatinphosphokinase, Laktatdehydrogenase und Aldolase eignen sich als Parameter zur laborchemischen Einschätzung der Krankheitsaktivität. Bei der Dermatomyositis fallen zusätzlich bestimmte kennzeichnende Hautveränderungen auf: bläulich-violette, vor allem periorbitale Erytheme und Schwellungen sowie Ödeme der Hals-Brust-Region, an den Oberarmen und Oberschenkeln und der Finger. Außerdem geben sich Teleangiektasien, Blutungen und Hyperkeratosen am Nagelfalz zu erkennen. Pigmentstörungen, kutane, subkutane und interstitielle Kalzinosen – bei *juveniler* Dermatomyositis etwa 2 Drittel der Patienten –, Ulzerationen und Ekzeme treten im Kontext mit den anderen klinischen Befunden auf.

Dermatomyositis und Polymyositis sprechen in der Regel gut auf die Behandlung an. Ihre Prognose ist im Vergleich zu den anderen Kollagenosen eher günstig. Die Einschlußkörperchenmyositis verläuft dagegen unbeeinflußt von den derzeitigen Therapiemöglichkeiten.

Bei älteren Patienten sollte nach Tumoren (vor allem in den Mammae, Lungen, im Magen, Kolon, Rektum, weiblichen Genitale, in den Nieren) gefahndet werden.

Überlappungen zu anderen entzündlichen Bindegewebserkrankungen kommen häufig vor. Bei Patienten mit Dermatomyositis können manchmal auch die Befunde und Symptome der progressiven systemischen Sklerose und der Mischkollagenose nachgewiesen werden. Etwa ein Fünftel der an Polymyositis Erkrankten leidet zusätzlich an einem systemischen Lupus erythematodes oder einer Rheumatoiden Arthritis.

Differentialdiagnostisch müssen andere Muskelerkrankungen ausgeschlossen werden, beispielsweise erreger- und arzneibedingte Myositiden und auch die Polymyalgia rheumatica – „mehr Schmerzen als Schwäche".

## Progressive systemische Sklerose

*Synonym:* systemische Sklerodermie, progressive Sklerodermie, systemische Sklerose.

*Ätiologie und Pathogenese.* Die progressive systemische Sklerose gehört zu den „klassischen Kollagenosen" – sie ist also eine chronische systemische Erkrankung des Bindegewebes. Histomorphologisch sind perivaskuläre entzündliche Phänomene nachzuweisen: Ödem und Zellinfiltrate, die vornehmlich aus T-Lymphozyten bestehen. Befallen werden in der Regel kleine Arterien, Arteriolen und Kapillaren vieler Organe. Das Raynaud-Phänomen ist ein klinisches Symptom dieser Angiopathien. Außerdem entwickelt sich im erkrankten Bindegewebe eine subkutane, submuköse und perivaskuläre Fibrose, im weiteren Verlauf auch die noch faserreichere Sklerose, die auf einer pathologisch gesteigerten Kollagensynthese beruht. Haut und Subkutis sind nahezu obligat von diesen Veränderungen betroffen. Sie zeigen sich aber auch in der Synovialmembran, im Intestinaltrakt, vor allem im Ösophagus, in den Lungen und an der Pleura, im Myokard und Perikard, in den Nieren, Muskeln und Knochen.

Die Ätiologie der progressiven systemischen Sklerose ist ungeklärt. Wie bei den anderen Kollagenosen können auch bei der progressiven systemischen Sklerose Hinweise auf immunologische Störungen aufgespürt werden. Dazu gehören Vermehrungen der Serumimmunglobuline, Rheumafaktoren und antinukleäre Antikörper, unter denen den Antizentromer-Antikörpern (*Akronym:* ACA) und Antikörpern, die gegen Scl-70-Nukleoprotein gerichtet sind, eine diagnostische und prognostische Bedeutung zukommt.

Etwa 70% der Patienten, die zur prognostisch günstigeren „CREST-Gruppe" (s. unten) der progressiven systemischen Sklerose gehören, sind ACA-positiv. Allerdings scheint die ACA-Häufigkeit von der CREST-Definition abzuhängen, d. h., ob auch schon weniger als 5 CREST-Befunde berechtigen, dieses Syndrom anzunehmen. Außerdem sollen die 5 akronymgebenden Manifestationen hinsichtlich des ACA-Nachweises eine unterschiedliche Wertigkeit besitzen, z. B. das Raynaud-Phänomen das Auftreten von ACA begünstigen (Zuber et al. 1994). Anti-Scl-70-Nukleoprotein-Antikörper lassen sich bei den Patienten mit den prognostisch ungünstigen Formen der progressiven systemischen Sklerose nachweisen (Luderschmidt 1987). Die ätiologische Bedeutung genetischer Faktoren (HLA-Antigentypen) wird kontrovers diskutiert. Die Kapillarmikroskopie hat im Frühstadium der progressiven systemischen Sklerose eine größere diagnostische Treffsicherheit als die Immunserologie und Biopsie.

*Epidemiologie.* Die progressive systemische Sklerose ist eine Erkrankung des Erwachsenenalters. Frauen sind bis zu 20mal häufiger betroffen als Männer.

*Klinik.* Bis zu 75% der Patienten mit progressiver systemischer Sklerose erkranken an ihrer Hautmanifestation. Seltener ist dagegen die „Sklerose ohne Sklerodermie". Die Haut des Patienten mit progressiver systemischer Sklerose erscheint verdickt, verhärtet und spröde, an anderen Stellen aber auch glatt und dünn wie Papier. Die verlorene Elastizität kann durch die kutane Fibrose erklärt werden. Häufig finden sich Pigmentstörungen, und zwar sowohl bräunliche, dunkle Hyperpigmentierungen als auch hypopigmentierte Areale (Pseudovitiligo). Subjektiv belastend für den Patienten sind die charakteristischen Veränderungen der Gesichtshaut, die im Extremfall zur „Facies sclerodermica" führen können: Mikrostomie, Schrumpfung der Lidspalte, Amimie, verlorengegangene individuelle Ausprägung der Gesichtszüge.

Die Schrumpfungstendenz der subkutanen Fibrose kann Kontrakturen an den befallenen Extremitäten verursachen, z. B. die Krallenhand bei *Sklerodaktylie.*

### Thibierge-Weissenbach-Syndrom

Etwa die Hälfte der Patienten mit progressiver systemischer Sklerose entwickelt meist asymptomatische Kalziumphosphatablagerungen an mechanisch belasteten Stellen der Extremitäten (Ellenbogen, Knien, Fingergelenken) und an den Fingerendgliedern. Dann wird auch vom Thibierge-Weissenbach-Syndrom (im Rahmen der progressiven systemischen Sklerose) gesprochen. Die Subkutisverkalkungen werden in der Regel erst auf Röntgenaufnahmen entdeckt. Bisweilen stoßen sie sich als pastenartige, weiße Partikeln nach außen ab. Dies geht oft mit schmerzhaften, schlecht heilenden Hautwunden einher.

### Raynaud-Phänomen

Das Raynaud-Phänomen ist das häufigste Symptom der sklerodermischen Angiopathie. Die Ischämie kann bis zur „schwarzen Zyanose" führen. Häufig sind Nekrosen (Ulzera) an den Fingerspitzen, deren Narbenstadien auch im Röntgenbild als sog. Zuckerhutfinger imponieren. Eine weitere vaskuläre Krankheitsmanifestation gibt sich als geschlängelte, ovale oder unregelmäßig geformte Teleangiektasien zu erkennen. Sie sind typischerweise im Gesicht, am Hals, Thorax, an den Armen und Händen anzutreffen.

Der Befall des Ösophagus durch die progressive systemische Sklerose ist eine geläufige viszerale Manifestation. Die Fibrose führt zu einer Motilitätsstörung: die sog. Reinigungsfunktion der Speiseröhre geht verloren. Dies äußert sich klinisch als Dysphagie und auch mit den Symptomen und Befunden der Refluxösophagitis (retrosternaler Schmerz, Sodbrennen). Im Dünndarm und Kolon zeigt sich die Erkrankung meist nur mit geringen Symptomen beispielsweise mit Obstipation (bis zu seltenen Ileusepisoden) und Diarrhö, die zu einem Malabsorptionssyndrom führen können.

Die Prognose der progressiven systemischen Sklerose wird von ihrer Nierenbeteiligung (Hypertonie, Niereninsuffizienz) und der kardialen Manifestation (Myokardfibrose, Kardiomyopathie) maßgeblich beeinflußt. Die Lungenkomplikation (Lungenfibrose) manifestiert sich klinisch vor allem als Dyspnoe und erweist sich im Funktionstest als restriktive Ventilationsstörung.

Das Gleit- und Stützgewebe wird einerseits durch die Fibrose und entzündliche Angiopathie der Muskulatur in die Erkrankung miteinbezogen. Die Patienten klagen über Muskelkrämpfe, Schmerzen, Atrophien und Schwäche der betroffenen Muskeln. Vor allem an den Fingerphalangen sind andererseits Osteolysen (Akroosteolysen) röntgenologisch nachzuweisen. Die Mehrzahl an progressiver systemischer Sklerose Leidender gibt Gelenkbeschwerden an. Die Einschränkung der Beweglichkeit als Folge der periartikulären Fibrose steht gewöhnlich im Vordergrund des Beschwerdebildes. Nur bei 10–20% läßt sich eine erosive Polyarthritis, die nur selten zu schweren Gelenkzerstörungen führt, nachweisen. Auch Sehnen und Sehnenscheiden werden von der Fibrosklerose ergriffen.

Die kutane Lokalisation der Fibrose/Sklerose liefert entscheidende prognostische Hinweise: Die Beschränkung der Fibrose auf die Finger und Hände ist ein günstiges prognostisches Phänomen. Die sich von akral nach proximal ausbreitende Fibrose ist dagegen ein ungünstig zu bewertendes Kriterium. Neuere phänomenologische Einteilungen der systemischen Sklerose unterscheiden eine begrenzte kutane sytemische Sklerose („limited cutaneous systemic sclerosis" – *Akronym:* lSSc) mit akralem und fazialem

Befall und vergleichsweise geringerer viszeraler Krankheitsmanifestation von der diffusen kutanen Form („diffuse cutaneous systemic sclerosis" – *Akronym:* dSSc) mit erheblichem Befall innerer Organe und schlechter Prognose. Die Hautbeteiligung erstreckt sich bei diesem Krankheitstyp auf die Peripherie, das Gesicht und den Rumpf. Die klinische Unterscheidung spiegelt sich auch in serologischen Befunden wider: Bei einem bestimmten Prozentsatz von Patienten mit der lSSc-Form sind Antizentromer-Antikörper (ACA), bei denen mit diffuser kutaner systemischer Sklerose Antitopoisomerase I-Antikörper (Scl-70-Antikörper) nachzuweisen (Krieg et al. 1992, Wollheim 1994).

### CREST-Syndrom

Als eher gutartige Variante der progressiven systemischen Sklerose ist das CREST-Syndrom einzuschätzen. Das Akronym CREST wird aus den Anfangsbuchstaben der 5 mehr oder weniger vollständig vorhandenen Hauptbefunde abgeleitet. *C* steht für die subkutane *C*alcinose und *R* für das *R*aynaud-Phänomen; *E*sophagealdysfunktion, *S*klerodaktylie und *T*eleangiektasie gehören ebenfalls dazu, außerdem fakultativ eine *A*rthritis, die das Akronym zum CRESTA-Syndrom erweitert. Über den Antizentromer-Antikörpernachweis s. oben.

Im Gegensatz zur systemischen Sklerose stellt sich die sog. *Morphaea* als eine zirkumskripte Sklerodermie dar, die typischerweise Finger und den übrigen Handbereich ausspart und ohne interne Beteiligung einhergeht.

---

### Pseudohypoparathyreoidismus, Pseudo-Pseudohypoparathyreoidismus

---

*Synonym:* Pseudo-Pseudohypoparathyreoidismus = normokalzämischer Pseudohypoparathyreodismus.

Beide Erkrankungen – mit weiblicher Prädominanz und häufig möglicher Diagnosestellung in der 2. Lebensdekade – gehen mit identischen Konstitutionsanomalien einher; dafür spricht, daß beide Störungen gleichzeitig unter verschiedenen Blutsverwandten vorkommen können.

*Klinisch* fallen bei den Patienten Kleinwuchs, Rundgesicht, Kurzhals, Fettleibigkeit, Brachymetakarpie (-metatarsie) und Daumenendgliedverkürzung auf, denen sich Zahnretention, Zahnschmelzhypoplasien

und Veränderungen des Geschmacks- und Geruchssinnes hinzugesellen können.

Zu den vor allem *bildgebend* erfaßbaren Befunden gehören asymmetrische Weichteilverkalkungen und -verknöcherungen ohne Weichteilschwellung, Hautrötung und Druckschmerzhaftigkeit, Formstörungen der (epiphysären) Knochensockel, vorzeitiger Schluß der Wachstumsfugen, das positive Metakarpalzeichen (s. S. 582f.), Exostosenentstehung und Kalvarienverdickung. Röntgenologisch erkennbare Veränderungen des Knochenstoffwechsels bzw. der Knochendichte, wie Rachitis/Osteomalazie, Osteoporose und Hyperostose, sind außerdem bei den genannten Erkrankungen anzutreffen. Bei wenigen Patienten zeigen sich auch die Befunde des Hyperparathyreoidismus – „Pseudohypo-Hyperparathyreoidismus" –, z. B. subperiostale Knochenresorption. Symmetrische Stammganglienverkalkungen gehören mit zum Bild beider Konstitutionskrankheiten.

*Blutchemisch* lassen sich beim Pseudohypoparathyreoidismus quantitative Verschiebungen des Blutkalziums im Sinne einer Hypokalzämie und ein (gelegentlich normaler, zumeist aber) erhöhter Parathormonspiegel nachweisen.

Formalpathogenetisch wird eine selektive Zielorganresistenz (Hormonrezeptordefekt) gegenüber dem biologisch aktiven Parathormon angenommen, so daß bei renaler Zielorganresistenz klassischerweise eine Hyperphophatämie auftritt.

Der Pseudo-Pseudohypoparathyreoidismus geht – wie bereits betont – mit identischen Konstitutionsabweichungen wie der Pseudohypoparathyreoidismus einher, jedoch fehlen die hypoparathyreoten Blutspiegelverschiebungen und deren klinische Folgen. Daher treten bei ihm beispielsweise keine tetanischen Anfälle oder epileptische Konvulsionen bei Tetanie (epileptische Tetanie) auf.

Die Kombination von Brachymetakarpie (-metatarsie), evtl. mit Weichteilverkalkungen im Hand- und Fußbereich, und die Anamnese des Patienten im Sinne von Tetanie oder Epilepsie sollten nicht nur den Blick auf die Konstitution, sondern vor allem auf den Kalzium-Phosphat-Stoffwechsel lenken.

---

### Reaktive Arthritis einschließlich Reiter-Syndrom

---

*Ätiologie und Pathogenese.* Die reaktive Arthritis (Ahvonen et al. 1969) tritt gemäß ursprünglicher Definition als immunologisch gesteuerte Komplikation einer primär extraartikulären Infektion beliebiger Lokalisation im menschlichen Körper, beispielsweise im Intestinal- oder Urogenitaltrakt, auf. Sie gibt sich Tage bis Wochen nach Infektionsbeginn klinisch zu erkennen – ist also gewöhnlich eine postinfektiöse Erkrankung. Der arthritische nichteitrige Gelenkerguß erweist sich bei konventioneller bakteriologischer Kulturtechnik als steril. Jedoch wurde in der entzündeten Synovialmembran und im Erguß kulturell nicht anzüchtbares Antigenmaterial des auslösenden Mikroorganismus gefunden – die obige klassische reaktive Arthritisdefinition bedarf daher der Korrektur. Die reaktive Arthritis (nach Intestinal- oder Urogenitalinfektion) – in der Regel eine asymmetrische oligo- > poly- > monotope Arthritis vor allem an den unteren Extremitäten – gehört zu denjenigen Erkrankungen, bei denen sehr häufig Konstitution (Krankheitsdisposition) und Milieu (Krankheitsauslöser) ätiologisch und pathogenetisch zusammenwirken. Bis zu 80% der Erkrankten sind nämlich HLA-B27-Träger. Als Milieufaktoren, die eine reaktive Arthritis auslösen können, wurden vor allem folgende Mikroorganismen erkannt: Yersinien, Salmonellen, Shigellen, Campylobacter, Klebsiellen, Clostridien, Chlamydien, Mykoplasmen, Ureaplasmen und Neisseria gonorrhoeae. Bei der Lyme-Borreliose kann die Spirochäteninfektion – Borrelia burgdorferi – sowohl zur infektiösen Arthritis als auch zu einer reaktiven Arthritis führen können (Snydman et al. 1986; Weyand u.Goronzy 1989) – letztere ist offenbar nicht mit dem HLA-B27-Histokompatibilitätsantigen assoziiert. Auch bei Gonokokkeninfektion kommt sowohl die infektiöse als auch die reaktive Arthritis vor.

Der Gelenkbefall des klassischen rheumatischen Fiebers ist ebenfalls eine reaktive Arthritis, die wie das ganze Krankheitsbild nach einem Racheninfekt mit β-hämolysierenden Streptokokken der Gruppe A einsetzt. Reaktive Arthritiden sind nicht nur nach bakteriellen Infektionen, sondern auch nach Viruskrankheiten, z. B. Hepatitis-B- und HIV-Infektion, beobachtet worden – das Paradigma der Virusarthritis ist jedoch die (parainfektiöse) Begleitarthritis. Reaktive Arthritiden wurden bei Protozoeninfektionen [Kolpitis durch Trichomonas vaginalis (Bianucci et al. 1991), Amöbiasis] sowie bei Parasiteninfestationen (verschiedene Würmer, darunter auch die Taenia saginata) diagnostiziert. Die kausale Beziehung zwischen Parasit und reaktiver Arthritis zeigt sich durch die hohe Wirksamkeit der gezielten antiparasitären Therapie (Rüdt 1986) auf beide.

Zu den Besonderheiten der reaktiven Arthritiden gehört, daß die auslösende Infektion sich nicht bei jedem Patienten klinisch zu erkennen gibt. Dies gilt besonders für Intestinalinfektionen. In solchen Fäl-

len kann die Antikörperdynamik einerseits auf den klinisch stummen Infekt hinweisen, andererseits den kausalen Zusammenhang zwischen Arthritis und serologischer Immunantwort nicht immer beweisen. Verhältnismäßig häufig werden reaktive Arthritiden nach venerischen Infektionen, vor allem nach nichtgonorrhoischer Urethritis, beobachtet. Für diese reaktiven Arthritiden wurde der Terminus *sexuell akquirierte Arthritis (SARA)* vorgeschlagen. Außerdem wird im Schrifttum von *Uroarthritis* und *Enteroarthritis* gesprochen, um die kausalen Zusammenhänge zwischen Erst- und Zweiterkrankung hervorzuheben.

### Reiter-Syndrom

Die reaktive Arthritis ist nicht immer die einzige Körperantwort auf die auslösende Infektion. Zu den bekanntesten extraartikulären Lokalisationen der reaktiven entzündlichen Prozesse gehören die Haut, Nägel, Schleimhäute, Insertionen von Bändern, Sehnen und (fibrösen) Gelenkkapseln und das Auge. Die klinisch besonders auffallende Kombination von Urogenitalentzündung, vor allem Urethritis, oder einer Darminfektion mit einer „Augenentzündung" (mukopurulente Konjunktivitis, Iridozyklitis) und reaktiver Arthritis wird als *Reiter-Syndrom* (Reiter 1916) zusammengefaßt. In manchen Fällen gesellen sich bestimmte Hautaffektionen zur Reiter-Trias, nämlich Balanitis oder Vulvitis circinata und/oder Keratosis blennorrhagica und/oder Mundschleimhautläsionen und/oder Onychopathie. Dann wird von einer Reiter-Tetrade gesprochen. Im Hinblick auf die nosologische Einordnung des Reiter-Syndroms hat dieses Eponym nur noch historische Bedeutung; denn es handelt sich um eine reaktive Arthritis (vom Typ des Reiter-Syndroms).

*Epidemiologie.* Epidemiologische Untersuchungsergebnisse sind besonders von der reaktiven Arthritis Typ Reiter-Syndrom bekannt geworden. Arthritogene Infektionen durch Yersinien, Salmonellen und Shigellen treten als Folge von Trinkwasser- und Nahrungsmittelkontamination mit diesen Mikroorganismen endemisch und epidemisch auf. Daher wird die postenteritische Form des Reiter-Syndroms auch als *epidemisch* eingeordnet. Sexueller Kontakt ist der Hauptweg zur Übertragung von Chlamydien und Gonokokken, die eine Urethritis oder Zervizitis – Ausfluß(!) – auslösen. Diese Annahme gilt mit Einschränkung auch für Mykoplasmen. Entwickelt sich das Reiter-Syndrom posturethritisch, so wird auch von einer *sporadischen* Form gesprochen. Die *idiopathische* Form des Reiter-Syndroms manifestiert sich ohne klinisch erkennbare Infektionskrankheit.

Reaktive Arthritiden bzw. das Reiter-Syndrom nach Gastrointestinalinfektion zeigen aus epidemiologischen Gründen keine Geschlechtsprädominanz und auch keinen Altersgipfel. An der venerischen Form reaktiver Arthritiden erkranken vor allem junge, sexuell aktive Menschen, Männer etwa 4mal häufiger als Frauen. Bei etwa 20% der (zufälligen) Träger des HLA-B27-Histokompatibilitätsantigens tritt nach Infektionen mit Yersinien, Salmonellen oder Shigellen eine reaktive Arthritis bzw. das Reiter-Syndrom auf, ohne diese genetische Prädisposition jedoch nur bei höchstens 3% der Erkrankten.

*Klinik.* Nach Genuß *yersinien*kontaminierter Nahrungsmittel entwickeln sich die Symptome und klinischen Befunde einer Gastroenteritis: Schmerzen im Abdomen, Fieber, Erbrechen und Durchfall. An der Haut fällt manchmal ein Erythema nodosum (schmerzhafte, bläulich-rot gefärbte Infiltrationen) an der Streckseite der Unterschenkel auf. Auch Pharyngitiden können zum klinischen Bild gehören. Bei einigen Kranken entsteht etwa 10 Tage nach Beginn der Gastroenteritis eine schmerzhafte Oligo- oder Monarthritis. Am häufigsten sind davon die Knie- und Sprunggelenke betroffen. Außerdem werden gelegentlich auch Konjunktivitis und Iridozyklitis beobachtet.

Nach Infektion mit *Salmonellen* kann ebenfalls das Krankheitsbild einer Gastroenteritis mit mehr oder weniger starken Durchfällen auftreten. 7–14 Tage nach Beginn der Diarrhöen zeigt sich die reaktive Arthritis – entweder als Monarthritis des Knie- oder Sprunggelenkes oder auch als Polyarthritis mit symmetrischem Gelenkbefall. Konjunktivitis, seltener eine Iritis können sich als Begleitbefunde der Arthritis manifestieren.

Nach einer (akuten) *Campylobacter*infektion entwickelt sich ein klinisches Bild mit Übelkeit, Erbrechen, Fieber und abdominellen Schmerzen oft auch mit blutigen Durchfällen.

Bei *Shigellen*infektionen dominieren die mehr oder weniger starken Diarrhöen. Als reaktive Arthritis kann diesen Infektionen eine Mono- oder Oligoarthritis mit nichterosivem Verlauf folgen.

Unter Berücksichtigung der epidemiologischen und klinischen Untersuchungsergebnisse und Befunde sollte grundsätzlich an eine reaktive Arthritis gedacht werden, wenn die Konstellationen „Arthritis nach Durchfallerkrankung" und „Arthritis nach Algurie" vorliegen oder vom Patienten anamnestisch geschildert werden.

Die reaktive Arthritis vom Typ Reiter-Syndrom hat eine ungünstigere Prognose als andere reaktive Arthritiden. Die akute Arthritis verläuft nichterosiv

und kann ohne Residuen abheilen. Bei mindestens 50% der Erkrankten muß jedoch mit Rezidiven oder dem Übergang in eine chronisch-persistierende erosive Arthritis gerechnet werden. Die Sakroiliakalgelenke können bei jeder reaktiven Arthritis bereits im akuten Stadium miterkranken; diese Feststellung gilt vor allem für HLA-B27-positive Patienten. Bei ihnen besteht darüber hinaus das Risiko eines Überganges in die „sekundäre" Spondylitis ankylosans. Diese versteifende Wirbelsäulenerkrankung läßt sich vom originären Befall des Achsenskeletts einschließlich uni- oder bilateraler Sakroiliitis vom Typ „buntes Bild" durch besondere Intervertebralosteophyten röntgenologisch unterscheiden. Bei der Reiter-Spondylitis entwickeln sich nämlich Parasyndesmophyten (s. S. 497f.). Sie entstehen entweder als einzige Reaktionsform oder zusammen mit den typischen Syndesmophyten (s. S. 494f.). Die röntgenmorphologisch mögliche Differenzierung zwischen Parasyndesmophyt und Syndesmophyt hat auch eine prognostische Bedeutung, da die Parasyndesmophyten die Wirbelsäulenbeweglichkeit nicht in dem Maße einschränken wie Syndesmophyten. Parasyndesmophyten werden nur bei der Reiter-Spondylitis und bei der Psoriasisspondarthritis (Psoriasisspondylitis) sowie als Überlappungsbefund beim Akquirierten Hyperostose-Syndrom (s. S. 498, 540) beobachtet. Allerdings gilt bei dieser Aussage die Regel, daß „eine Schwalbe noch keinen Sommer macht" – ein oder zwei Parasyndesmophyten unter einer „Syndesmophytenmehrheit" sind keine verläßlichen Stigmata der Reiter-Spondylitis oder Psoriasisspondylitis. Darüber hinaus kann als 3. Alternative der Achsenskelettbefall beim Reiter-Syndrom und bei der Psoriasisspondarthritis völlig mit dem Erscheinungsbild der „primären" Spondylitis ankylosans identisch sein (nur Syndesmophyten entstehen). Die Begriffe *primäre* und *sekundäre* Spondylitis ankylosans beziehen sich auf fehlende oder nachweisbare spondylitogene Vorkrankheiten. Syndesmophyten und Parasyndesmophyten sind dabei allenfalls Entscheidungshilfen!

## Remittierende, seronegative, symmetrische Synovitis mit Ödem, ödematöse Polyarthritis

(*Englische Originalbezeichnung: R*emitting *s*eronegative *s*ymmetrical *s*ynovitis with *p*itting *e*dema, RS$_3$PE syndrome).

Das RS$_3$PE-Syndrom (McCarty et al. 1985) ist eine seltene Erkrankung, die sich an einer akuten, innerhalb weniger Stunden entwickelnden, schmerzhaften

Synovitis der Flexorensehnenscheiden beider Hände verbunden mit Arthritiden der Handgelenke und bilateralem umschriebenem Handrückenödem zu erkennen gibt. Die Symptome des Karpaltunnelsyndroms treten häufig hinzu. Arthritiden der Sprunggelenke und beidseitiges Fußrückenödem kommen ebenfalls vor. Die Erkrankung befällt häufig ältere Männer (Verhältnis Männer zu Frauen 2:1). Ätiologisch wird eine Infektion diskutiert, u. a. wegen der jahreszeitlichen Häufung von Mai bis November. Von Bedeutung erscheint eine genetische Disposition; denn 60% der Erkrankten tragen das Histokompatibilitätsantigen B7. Nach 3- bis 12monatigem Krankheitsverlauf kommt es zur spontanen Remission. In manchen Fällen persistiert allerdings eine Beugekontraktur der Finger. Die klinischen Erscheinungen gehen auch unter Kortikosteroidmedikation rasch zurück. Rezidive der Erkrankung sind bisher nicht beobachtet worden.

**Renale Osteodystrophie,** s. Dialysekrankheiten und ihre Differentialdiagnose

## Rheumatisches Fieber

*Synonym:* Streptokokkenrheumatismus.

*Ätiologie und Pathogenese.* Die Gelenkmanifestation des rheumatischen Fiebers entspricht einer reaktiven Arthritis, also einer Zweitkrankheit, die von einer Infektion durch β-hämolysierende Streptokokken ausgelöst wird. Serologisch lassen sich die sog. rheumatogenen Streptokokken von den nichtrheumatogenen Streptokokkentypen unterscheiden. Der Infektionskrankheit durch die rheumatogenen Keimtypen kann das rheumatische Fieber als Krankheit folgen. Serologisch gibt sich dies schon im frühen Krankheitsverlauf an der Dynamik des Antistreptolysin-O-Titers (ansteigend, dann wieder abfallend) zu erkennen. Infektionen durch die rheumatogenen Streptokokken führen zum klinischen Bild einer Tonsillitis oder Pharyngitis, während die nichtrheumatogenen Erreger bei Pyodermien, Wundinfektionen, Pneumonien oder Puerperalfieber nachzuweisen sind. Bei ihnen kann als Nachkrankheit eine akute Pyelonephritis auftreten. Ob der akuten Infektionskrankheit das rheumatische Fieber folgt, hängt unter anderem davon ab, wie lange Streptokokken in der Genesungsphase noch im Pharynx persistieren. Die Stärke der Immunantwort auf die Streptokokkeninvasion beeinflußt darüber hinaus die Realisation der Zweitkrankheit. Außerdem wird die Autoimmunpathogenese diskutiert.

Pathomorphologisch sind beim rheumatischen Fieber exsudative und proliferative Entzündungsphänomene des mesenchymalen Gewebes im Herzen, in den Gefäßen, in der Synovialis der Gelenke und im Subkutangewebe nachzuweisen. Veränderungen an den Kollagenfasern gehören ebenfalls zum histologischen Bild des rheumatischen Fiebers. Das von Aschoff und Geipel beschriebene Granulom ist der klassische histopathologische Befund des rheumatischen Fiebers. Am Schließungsrand der Herzklappen bilden sich verruköse Auflagerungen aus Thrombozytenaggregationen und Fibrin. Sie führen nach ihrer bindegewebigen Organisation zur Schrumpfung der Klappensegel oder Papillarmuskeln, aus der sich die endokarditische Klappeninsuffizienz entwickelt, oder/und zur Versteifung der Klappensegel und Stenose des Klappenlumens.

*Epidemiologie.* Das rheumatische Fieber kann in jedem Lebensalter auftreten. Männer und Frauen erkranken gleich häufig. Eine rassische Disposition ist nicht nachzuweisen. Der Erkrankungsgipfel liegt zwischen dem 5. und 15. Lebensjahr. Bei epidemischem Auftreten von Infektionen mit β-hämolysierenden Streptokokken der Gruppe A erkranken etwa 3% der Patienten an einem rheumatischen Fieber. Die Erkrankung ist in den Industrieländern der gemäßigten Klimazone häufiger als in den tropischen Entwicklungsländern, wo allerdings eher die extrem schweren Verläufe beobachtet werden. Auf die Morbidität nehmen die hygienischen Bedingungen, Bevölkerungsdichte, Wohnverhältnisse, Ernährungssituation und die Güte der medizinischen Versorgung Einfluß. Das rheumatische Fieber ist eine „Erkrankung der Armen". Die Morbidität geht im Kontext mit der sozioökonomischen Entwicklung zurück.

*Klinik.* Zwischen der Infektionskrankheit und dem rheumatischen Fieber liegt gewöhnlich eine Latenzzeit von 1–3, seltener sogar 5 Wochen. Die Erkrankung kann akut einsetzen, aber auch protrahiert beginnen. Allgemeine Symptome und Befunde sind Fieber, Schwitzen, abdominelle Schmerzen, Hepatomegalie und Epistaxis. Die Organmanifestationen treten oft in typischer Reihenfolge auf. Der Polyarthritis und den abdominellen Schmerzen folgt die Beteiligung des Herzens, 2–3 Wochen später das Erythema marginatum, nach 1–6 Monaten die Chorea minor. Bei 75% der Erkrankten kommt beim rheumatischen Fieber eine *nichterosive Oligo- oder Polyarthritis* vor. Betroffen werden vor allem die Knie- und Sprunggelenke, nicht selten – gewissermaßen von Gelenk zu Gelenk springend – auch die Ellenbogen- und Karpalgelenke miteinbezogen. Die erkrankten Gelenke sind schmerzhaft geschwollen, gerötet und überwärmt; Gelenkergüsse entstehen. Der zeitgenössische Verlaufswandel des rheumatischen Fiebers führt manchmal aber auch nur zu flüchtigen und geringgradig ausgeprägten Gelenkerscheinungen.

Mehr als die Hälfte der Patienten erkranken an einer *Karditis.* Sie ist die schwerwiegendste Kranheitsmanifestation des rheumatischen Fiebers. Zu ihrem klinischen Bild gehören: Tachykardie, perikarditische Reibegeräusche und EKG-Veränderungen. Die Endokarditis gibt sich an organischen Herzgeräuschen zu erkennen. Am häufigsten werden die Mitral- und Aortenklappe befallen – Klappeninsuffizienz, seltener Klappenstenose sind die Folgen. Eine trockene oder seröse Perikarditis kommt bei schweren Verläufen vor. Die Myokarditis kann sich an einer Dilatation der Herzhöhlen offenbaren.

Das *Erythema marginatum* zeigt sich an konfluierenden ringförmigen, roten, indolenten, flüchtigen Effloreszenzen am Rumpf.

Über Knochenanteilen, die unmittelbar unter der Haut liegen, können kleine, derbe, schmerzlose *subkutane Rheumaknötchen* auftreten.

Die typischen Symptome der *Chorea minor* sind Wesensveränderungen (Unruhe, Stimmungsschwankungen) sowie unwillkürliche, abrupte, kurzdauernde, weit ausfahrende, vom Patienten nicht beherrschbare Bewegungen. Die begleitende Muskelhypotonie kann bis zur Immmobilisation führen.

Die durchschnittliche Krankheitsdauer des rheumatischen Fiebers beträgt etwa 3 Monate. Die Chorea minor geht in der Regel nach 1–2 Wochen, die Arthritis nach 3–4 Wochen zurück. Die Prognose des rheumatischen Fiebers wird vor allem von der Karditis und ihren Folgen beeinflußt sowie von der konsequenten Durchführung einer Penicillin-Langzeitprophylaxe zur Rezidivvermeidung.

## Jaccoud-Arthropathie (Jaccoud-Syndrom)

Unter der Kranheitsbezeichnung Jaccoud-Arthropathie ist die seltene chronische Verlaufsform des rheumatischen Fiebers bekannt geworden – chronischer dislozierender Gelenkrheumatismus. Ihre Diagnose leitet sich von folgender Anamnese und nachstehend geschilderten klinischen Befunden ab: rheumatisches Fieber, Endocarditis rheumatica bzw. erworbenes Herzklappenvitium, erhöhter Antistreptolysintiter. Zu diesen Befunden gesellt sich eine chronische Gelenkerkrankung, die aus prolongierten oder rezidivierenden Gelenkattacken des rheumatischen Fie-

bers hervorgegangen ist. Sie offenbart sich an der charakteristischen Diskrepanz zwischen redressierbaren Gelenkfehlstellungen (besonders an der Hand, seltener im Vorfußbereich, noch seltener an anderen Gelenken) *und* geringfügigen oder völlig fehlenden erosiven Konturveränderungen der artikulierenden Knochen. Diese Befunde spiegeln die Kombination einer milden Synovitis mit einer dominierenden kapsulären und perikapsulären Fibrose wider, die zur „Kapsellockerung" führt. Daher verläuft die Krankheit auch ohne oder mit nur geringen Schmerzen.

Inzwischen ist erkannt worden, daß die geschilderten Röntgenbefunde der Jaccoud-Arthropathie Syndromcharakter (s. S.178ff.) haben. Sie werden nämlich auch bei folgenden Erkrankungen beobachtet: Lupus erythematodes disseminatus (sive systemicus), progressive systemische Sklerose, Polymyositis, Mischkollagenose vom Typ des Sharp-Syndroms, Rheumatoide Arthritis, Sjögren-Syndrom, als paraneoplastisches Phänomen, Ehlers-Danlos-Syndrom (Kollagendysplasie mit „Bindegewebsschwäche", u. a. Überstreckbarkeit der Gelenke und Luxationsneigung), angioimmunoblastische Lymphadenopathie (mit Dysproteinämie) und angeborene Immundefekte (s. S. 644). Schließlich gibt es auch eine primäre (idiopathische) Jaccoud-Arthropathie (ohne Grunderkrankung).

## Rheumatoide Arthritis

*Synonym:* chronische Polyarthritis.

*Ätiologie.* Diskutiert wird, ob Mikroorganismen oder deren Stoffwechselprodukte ätiologisch von Bedeutung sind. Beispielsweise könnte ein Virus bei genetisch Disponierten das Immunsystem so aktivieren, daß es zur Infiltration des Synovialgewebes durch (aktivierte) mononukleäre Blutzellen kommt. Darüber hinaus werden Autoimmunprozesse erörtert – möglicherweise aber nur als Begleitphänomene. Die genetische Disposition erkennt man in der Assoziation mit Antigenen des HLA-DR-Locus, und zwar DR 4, namentlich mit dessen Subtypen Dw 14 und Dw 4 bei Weißen und Dw 15 bei Japanern, jüdischen und griechischen Populationen. Sie scheint die Ausprägung der Krankheit und die Entwicklung von Autoimmunphänomenen zu beeinflussen.

*Pathogenese, prozeßhafte Abläufe.*
*Morphologischer Prozeß.* Er führt von einer qualitativ uncharakteristischen Entzündung zum Vollbild einer

villösen Synovitis und beginnt mit der Exsudation von Plasma und der Rekrutierung von Zellen des Abwehrsystems. Dabei bilden sich in der Synovialis nicht nur lymphozytäre Infiltrate, sondern auch follikelähnliche Lymphozytenansammlungen sowie plasmazellenreiche Infiltrate. Granulozyten und Makrophagen verlassen ebenfalls die Kapillaren. Fibrinauflagerungen an der Synovialisoberfläche führen zunächst zum Untergang der überlagerten Deckzellschicht, sodann aber auch zur hyperplastischen Regeneration der Deckzellen und Proliferation von Zellen des Synovialstromas. Auf diese Weise kommt es durch phasenhafte Abläufe des Entzündungsvorganges zu einer zottigen Umwandlung und Vermehrung der Synovialmembran.

Die konventionelle Ansicht über die gelenkzerstörenden Mechanismen bei der Rheumatoiden Arthritis geht also von einer proliferativen, villösen Synovitis aus und mißt dem entzündlichen, verhältnismäßig granulozytenreichen Gelenkerguß ebenfalls eine deletäre Wirkung auf die Gelenkknorpeloberfläche bei. Außerdem formiert sich in den Gelenkrecessus, d. h. in der Nähe der Kapselansatzzone, ein entzündliches fibrovaskuläres Resorptivgewebe, der sog. Pannus. Er überzieht als Oberflächenpannus den Gelenkknorpel und wächst als Markpannus zwischen Gelenkknorpelrand und Kapselansatz zerstörend in den Knochen ein, und schließlich entsteht im subchondralen Markraum ein ebenfalls knochensockelzerstörendes entzündliches Granulationsgewebe – Synovialmembran und subchondrales Knochenmark werden nämlich von Arterien identischen Ursprungs versorgt, über die das hypothetische Krankheitsagens angeflutet wird.

Im Schrifttum werden aber auch Zweifel an diesem Entzündungskonzept geäußert und andere gelenkzerstörende Mechanismen postuliert: Über eine Plasmaexsudation aus immunologisch geschädigten Kapillaren entstehen Fibrinauflagerungen an der Synovialisoberfläche. Die Fibrinpolymerisation an der Oberfläche löst nicht nur eine reaktive Proliferation der Synovialdeckzellen aus, sondern führt auch zu einer starken Vermehrung der Stromazellen in der Synovialmembran. Dabei bildet sich – das ist der (neue) Kerngedanke von Fassbender (1985) – ein weitgehend monomorpher mitosenreicher Zellverband ohne eigene Blutgefäßversorgung. Die Entwicklung dieser synoviogenen Zellen wird auch als tumorähnliche Proliferation (tumorlike proliferation, TLP) bezeichnet. Die TLP ist der eigentliche, den Gelenkknorpel und Knochen aggressiv zerstörende Prozeß bei der Rheumatoiden Arthritis. Die Mehrzahl der TLP-Zellen – sie werden nur per diffusionem ernährt – geht nach wenigen Tagen

zugrunde. Andere Zellelemente reifen zu Fibroblasten aus; Gefäße sprossen ein und leiten zur Pannusformation über. Der Pannus entspricht einem Granulationsgewebe, das zum Narbenpannus ausreift.

*Immunologischer Prozeß.* Er verläuft im wesentlichen über Autoimmunreaktionen, die an der Zerstörung des Gelenkknorpels beteiligt sind. Als Antigene präsentieren sich Kollagen, Kollagenpeptide, Knorpelproteoglykane sowie natives und aggregiertes Immunglobulin G. Diese Moleküle sind Ziele zellulärer Immunreaktionen. Humorale Antikörper des Patienten richten sich dabei z. B. gegen Kollagen und Zellkernbestandteile. Auch die sog. Rheumafaktoren sind fast immer eine heterogene Gruppe von Autoantikörpern gegen autologes Immunglobulin G (IgG) und gehören vor allem den Klassen IgM, IgG und IgA der Immunglobuline an. Gelenkständige und zirkulierende Immunkomplexe beeinflussen sowohl den Ablauf der Synovitis als auch die Entstehung der extraartikulären Manifestationen, z. B. der Vaskulitis, aber ebenso die Pathogenese der sog. Rheumaknoten. Diese subkutan gelegenen morphologischen Gebilde sind das Paradigma des 3. bei der Rheumatoiden Arthritis vorkommenden Pathomechanismus (1. Pathomechanismus: exsudativ-proliferative Prozesse im Synovialgewebe, 2.: TLP, d. h. Gleit- und artikuläres Stützgewebe zerstörende nichtentzündliche synoviogene Zellelemente). Rheumaknoten sind die subkutanen Manifestationen primärer, nicht entzündlicher Gewebsnekrosen – wahrscheinlich bedingt durch Einlagerung von Immunkomplexen und Komplement. Im Gelenkknorpel aggregieren Immunkomplexe und unterhalten über Mediatoren die Entzündung. Darüber hinaus werden Gelenkstrukturen, namentlich Knorpelgewebe sowie der gelenktragende Knochen, zu bleibenden Autoantigenen und damit zum Zielgewebe für immunologische Reaktionen. So erklären sich die Manifestationen am Gleit- und Stützgewebe und die Tendenz zum chronischen Krankheitsverlauf – nach dem heutigen Stand der Erkenntnis.

*Epidemiologie.* Mindestens 1% der Bevölkerung aller ethnischen Gruppen und in allen Klimazonen leidet an einer Rheumatoiden Arthritis; Frauen 2- bis 3mal häufiger als Männer. Die Erkrankung kann in jedem Lebensalter beginnen; ihr Gipfel liegt jedoch im 2.–4. Lebensjahrzehnt.

*Klinische Symptomatik.* Nach einem uncharakteristischen Prodromalstadium (allgemeines Krankheitsgefühl, schnelle Ermüdbarkeit, Kraftlosigkeit, Appetitlosigkeit, Gewichtsabnahme, kutane vasomotorische

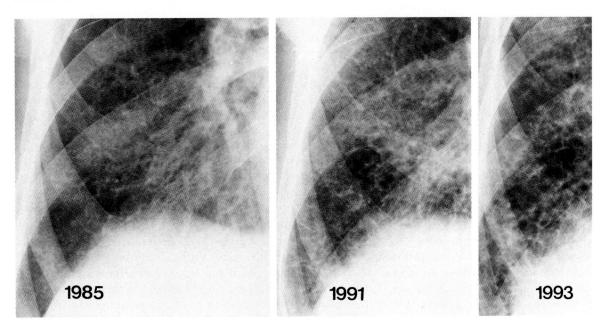

**Abb. 1197.** Verlauf einer Lungenfibrose bei Rheumatoider Arthritis über 8 Jahre (1985, 1991, 1993), die in eine sekundäre Wabenlunge einmündet.

Störungen, evtl. subfebrile Temperaturerhöhung, depressive Stimmungslage) beginnt die Krankheit mit Gelenkschmerzen, denen sich Schwellung und auch Überwärmung der befallenen Gelenke und Sehnenscheiden hinzugesellen. Die Fingergrund- und Fingermittelgelenke, das Daumen- und Großzeheninterphalangealgelenk, der Karpalbereich, in dessen Nähe die Sehnenscheide des M. extensor carpi ulnaris, und die Zehengrundgelenke erkranken meist bilateral-symmetrisch an einer in den ersten 3 Krankheitsjahren erosiv werdenden Arthritis bzw. Tenosynovitis. Gewöhnlich erscheinen die Erosionen am Vorfuß früher als an der Hand. Der polyartikuläre Krankheitsbeginn gehört zum Regelfall; oligoartikuläre Erstmanifestation (bis 4 Gelenke) ist möglich. Ein monoartikuläres Erscheinungsbild schließt die Rheumatoide Arthritis nicht aus.

Sehr charakteristisch ist die oft Stunden dauernde morgendliche Steifigkeit der erkrankten Gelenke. (*Faustregel:* morgendliche Steifigkeit bis zu $^1/_2$ h spricht für Arthrose; dauert sie länger: Arthritisverdacht).

Alle Möglichkeiten zwischen einem schleichenden Krankheitsbeginn und der akuten Krankheitsmanifestation werden beobachtet. Die Rheumatoide Arthritis kann kontinuierlich oder wellenförmig zunehmend zerstörend verlaufen, nach Remission rezidivieren oder – selten – schnell zerstörend (maligne) fortschreiten. Dauerremission kommt vor.

Viszerale Beteiligungen, z. B. in Lungen (Abb. 1197), Herz und Nieren, Vaskulitis und Amyloidose treten mit zunehmender Krankheitsdauer häufiger auf. Als Variante der Rheumatoiden Arthritis mit sehr günstiger Prognose gilt der sog. *Rheumatismus nodosus.* Er ist durch das Auftreten multipler subkutaner Rheumaknoten und nur milder Symptome und Befunde an den Gelenken gekennzeichnet, die sich manchmal nur mit Arthralgien äußern. Eine viszerale Manifestation ist fast nie zu beobachten.

Zu den seltenen Manifestationen der Rheumatoiden Arthritis gehören *Rippendefekte.* Sie sind allerdings pathogenetisch nur indirekt mit dieser Krankheit verbunden, da sie auch bei anderen Erkrankungen an den Rippen (2–5) auftreten. Es handelt sich um *schmerzlose* flachbogige Rippendefekte sowie um „angespitzte" oder geradrandige Osteolysen (Kontinuitätsunterbrechungen), die am *Oberrand* der betroffenen Rippen sitzen oder von dort ihren Ausgang nehmen. Sie spiegeln bei der Rheumatoiden Arthritis, progressiven systemischen Sklerose, beim Sjögren-Syndrom, bei poliomyelitischen Paresen und bei Tetraplegikern sowie beim Hyperparathyreoidismus Druckerosionen durch die Skapula wider. Sie entstehen durch Schulterblattpression beim immobilisierten Patienten, bei entsprechend lokalisierten Paresen und bei immobiler Skapula (durch fortgeschrittene Omarthritis) bzw. bei metabolisch gestörter Rippensubstanz. Defekte am *Rippenunterrand* erscheinen vor allem vasogen, z. B. durch den interkostalen

Umgehungskreislauf bei der Aortenisthmusstenose oder bei Angiomen der Thoraxwand, und werden neurogen bei der Neurofibromatose von Recklinghausen ebenfalls als Druckerosionen sichtbar.

## Sarkoidose

*Synonym:* Morbus Boeck.

*Ätiologie und Pathogenese.* Die Sarkoidose ist eine ätiologisch unklare, häufig generalisierte entzündliche Erkrankung. Zu ihrem histopathologischen Korrelat gehören typische, allerdings für die Krankheit *nicht* pathognomonische, nichtverkäsende Epitheloidzellengranulome. In den Granulomen sind Langhans-Riesenzellen, häufig mit verkalkten muschelartigen Einschlüssen (Schaumann-Körper oder Konchoidkörper genannt) und sternförmigen Asteroidkörpern, nachzuweisen. Die Epitheloidzellengranulome breiten sich manchmal zu großen Granulomherden aus. Bei ihrer Abheilung wandeln sie sich unter Fibrosierung narbig um. Immunologische Phänomene, wie eine reduzierte zellvermittelte Reaktionsweise vornehmlich der T-Suppressorlymphozyten, begleiten die Erkrankung. Im Schrifttum werden ätiopathogenetische Vorstellungen diskutiert, die ein auslösendes Agens postulieren. Über die Atemwege inkorporiert soll eine zellvermittelte Immunreaktion induziert werden, die unter Aktivierung von Mesenchymzellen und Makrophagen die Bildung der Granulome auslöst. Die Generalisation der Erkrankung könnte die Folge einer „hämatogenen Streuung" sein.
Hauptmanifestationsort der Sarkoidose sind in nahezu 100% der Fälle die hilären und mediastinalen Lymphknoten und Lungen. Bronchialschleimhaut und Leber folgen mit Häufigkeiten um 70 bzw. 55%. Bei etwa einem Drittel der Erkrankten sind periphere Lymphknoten, Milz und Haut (Erythema nodosum als Begleitreaktion der akuten Sarkoidose, Lupuspernio-typische Hautsarkoidose) befallen, bei einem Fünftel der Patienten die Augen betroffen. Als seltenere Lokalisationen werden das Herz, die Nieren, das Nervensystem, der Intestinaltrakt und andere Organe betrachtet.
Das *Gleit- und Stützgewebe* wird nach wechselnden Häufigkeitsangaben, im Durchschnitt 15%, von der Sarkoidose befallen. Bei der *ossären* Sarkoidose, dem *Morbus Jüngling,* entstehen die nichtverkäsenden epitheloidzelligen Granulome im Markraum. Sie können das Knochenmark diffus durchsetzen oder große Granulomherde bilden und dann die gesamte

Markhöhle ausfüllen. Die Granulome werden entweder reaktionslos vom Knochen toleriert oder verursachen durch Stimulation der Osteoklasten und/oder Osteoblasten einen Knochenumbau. Röntgenologisch sind dabei Aufsplitterung, Spongiosierung und Verdünnung der kompakten Knochensubstanz zu beobachten. Dieser Strukturumbau kann der Anlaß für pathologische Frakturen sein. Die Spongiosa wird strähnig umgebaut. Osteolytische (zystische) Herde in den Epiphysen und den Nagelfortsätzen der Endphalangen können ebenfalls zu Zerstörungen führen (Mutilation, Akroosteolyse). Granulomatöse Destruktionen der Gelenksockel brechen manchmal in das Gelenk ein. Im Röntgenbild zeigen sich dann Erosionen. Zu den Lokalisationen der Knochensarkoidose gehören die Phalangen der Finger und Zehen, die Metakarpalia und Metatarsalia, die Schädelknochen, die Wirbel, das Becken und die langen Röhrenknochen. Osteoplastischer (osteosklerotischer) Knochenumbau ist eher selten in der Peripherie, an der Wirbelsäule dagegen häufiger anzutreffen. Für die *akuten Arthritiden* der Gleitgewebssarkoidose werden Immunkomplexe als pathogenetisch wirksam diskutiert. Im histomorphologischen Bild zeigt sich eine unspezifische lymphozytäre Entzündung. Bei der *chronischen Sarkoidosearthritis* sind dagegen eine villös-hyperplastische Synovitis mit zellulären Infiltraten und synoviale nichtverkäsende epitheloidzellige Granulome anzutreffen.

*Epidemiologie.* Frauen und Männer erkranken gleich häufig an der Sarkoidose. Der Erkrankungsgipfel liegt im 3. Lebensjahrzehnt. Die akute Krankheitsform zeigt sich meist bei jungen Menschen unter 30 Jahren; die chronische Krankheitsform offenbart sich vornehmlich bei Patienten nach dem 40. Lebensjahr. Bei farbigen Nordamerikanern tritt die Sarkoidose etwa 10mal häufiger auf als bei weißen US-Bürgern. Dies könnte der Hinweis auf mögliche genetische Faktoren sein.

*Klinik.* Die *akute Sarkoidose,* auch unter dem Eponym *Löfgren-Syndrom* bekannt, geht mit Fieber, druckschmerzhaftem, meist an den Unterschenkeln lokalisiertem Erythema nodosum und flüchtigen, bisweilen von Gelenk zu Gelenk springenden Polyarthralgien und nichterosiven Oligo- und Polyarthritiden – (bei jungen Frauen) oft bilateraler Talokruralarthritis – einher. Röntgenaufnahmen des Thorax zeigen die bilaterale Hiluslymphknotenvergrößerung. Zusätzlich können Uveitis (Iridozyklitis), Parotitis und Hirnnervenausfälle, vor allem Fazialisparese, als *Heerfordt-Syndrom* (*Synonym:* Febris uveoparotidea) zusammengefaßt, auftreten.

Dagegen verläuft die *chronische Sarkoidose* in der Regel zunächst asymptomatisch. Bihiläre Lymphknotenschwellungen werden als Zufallsbefunde auf Thoraxröntgenaufnahmen entdeckt. Später klagen die Patienten über Belastungsdyspnoe, Gewichtsverlust, abdominale Schmerzen, Xerophthalmie. Nur etwa die Hälfte der Sarkoidosekranken mit Beteiligung des Gleit- und Stützgewebes hat dort Beschwerden. Dies gilt auch für die Sarkoidose der Finger- und Zehenknochen, die gelegentlich Schmerzen, aber auch Schwellungen im Sinne einer Daktylitis verursachen kann. Der mono- oder häufigere oligotope Wirbelsäulenbefall ist meist schmerzhaft. Er gibt sich an Diskushöhenabnahme, Abschlußplattenerosion, Wirbelkollaps, osteoplastischen Wirbelherden, perivertebralem Weichteilschatten zu erkennen. Diese Röntgenbefunde fordern zur Differentialdiagnose gegenüber der bakteriellen Spondylodiszitis und malignen osteoplastischen Wirbelherden heraus – entscheidende differentialdiagnostische Zusatzinformation bzw. -frage: bihiläre Lymphadenopathie oder schon intrapulmonale Dissemination?

Bei der *Gelenksarkoidose* können klinisch 2 Formen unterschieden werden. Erstens gibt es einen flüchtigen oligo- oder polyartikulären, wandernden, mit Arthralgien oder nichterosiven Arthritiden einhergehenden Krankheitstyp. Zweitens kommt seltener die einmalige, rezidivierende oder persistierende, potentiell erosive Form vor. Sie tritt polyartikulär, gelegentlich auch oligo- oder monoartikulär, auf. Die Hauptlokalisationen der migratorischen Polyarthritis sind die Sprunggelenke, Knie-, Karpal-, Ellenbogen-, Finger- und Schultergelenke. Die Hüftgelenke und Zehen können ebenfalls erkranken. Die chronische Sarkoidosearthritis – hier als 2. Form beschrieben – manifestiert sich vor allem an den Händen und Füßen, aber auch an den anderen peripheren Gelenken unter dem Bild einer chronischen, gewöhnlich erosiven Arthritis. Der *Poncet-Rheumatismus* (Rheumatismus tuberculosus, parainfektiöse tuberkulöse Gelenkkrankheit) ist als Entität umstritten. Die Mehrzahl der Fälle dürfte eine Gelenksarkoidose widerspiegeln.

## Seronegative HLA-B 27-assoziierte Spondarthritis

*Synonym:* seronegative HLA-B 27-assoziierte Spondylarthropathie, seronegative Spondarthritis, seronegative Spondylarthropathie.

*Terminologie.* Unter dem Begriff „seronegative HLA-B 27-assoziierte Spondarthritis" wird eine Gruppe von entzündlich-rheumatischen Erkrankungen zusammengefaßt, die schon seit langem von der Rheumatoiden Arthritis abgegrenzt wurde. Dazu gehören:

– die ankylosierende Spondylitis [Spondylitis ankylosans, primäre (idiopathische) Spondylitis ankylosans, entzündlich-rheumatische Wirbelsäulenversteifung, M. Bechterew];
– die Arthritis psoriatica;
– die reaktive (postinfektiöse) Arthritis einschließlich des Reiter-Syndroms;
– die enteropathische Arthritis bei M. Crohn (Enteritis regionalis) und Colitis ulcerosa;
– die Juvenile chronische Arthritis – zumindest einige ihrer Erscheinungsformen;
– HLA-B27-assoziierte Uveitis anterior

Der M. Whipple (intestinale Lipodystrophie), das Behçet-Syndrom (M. Behçet) und das familiäre Mittelmeerfieber werden manchmal unter dem hier besprochenen synthetischen Krankheitsbegriff subsumiert – die Berechtigung dieser Klassifizierung ist jedoch umstritten.

Bei den zuletzt genannten 3 Krankheiten läßt sich keine allgemein akzeptierte HLA-B 27-Assoziation nachweisen. Eine schwache Assoziation wird von manchen Autoren diskutiert, und eine HLA-B 27-Koinzidenz ist natürlich möglich. Daher wird im Schrifttum für die ganze Krankheitsgruppe zunehmend der Terminus *„seronegative Spondarthritis"* oder *„seronegative Spondylarthropathie"* gebraucht.

Zu den seronegativen, nur schwach oder möglicherweise gar nicht HLA-B 27-assoziierten Spondarthritiden wird auch ein Syndrom gezählt, das im Schrifttum unter verschiedenen Krankheitsbezeichnungen geschildert wird. Wir bevorzugen den Terminus „Akquiriertes Hyperostose-Syndrom" (Dihlmann et al. 1988; Dihlmann u. Dihlmann 1991; Dihlmann 1993; Dihlmann et al. 1993; Dihlmann 1994 (S. 635ff.).

*Genetik.* Berichte über das familiäre Auftreten von seronegativen Spondarthritiden führten zur Vermutung eines genetischen Hintergrundes dieser Erkrankungen. Diese Beobachtungen beziehen sich sowohl auf das Vorkommen ein und derselben Spondarthritis bei Blutsverwandten als auch auf die intrafamiliäre Kumulation verschiedener seronegativer Spondarthritiden. Die Entdeckung einer Assoziation der meisten seronegativen Spondarthritiden mit dem Histokompatibilitätsantigen HLA-B 27 bestätigten den Verdacht, daß der Konstitution (Erbgut) bei der klinischen Manifestation dieser Erkrankung eine ätiologische Bedeutung zukommt.

Die Histokompatibilitätsantigene (Zelloberflächenantigene, membranassoziierte Glykoproteine) sind für die Zellinteraktionen im Organismus von Bedeutung. Sie ermöglichen den immunkompetenten Zellen eine Unterscheidung zwischen körpereigenen und körperfremden Zellen („Selbst" versus „Nichtselbst"). Sie wurden beim Menschen zuerst auf den Leukozyten nachgewiesen – daher das Akronym HLA („*h*uman *l*eukocyte *a*ntigen"). Eine dichtgedrängte Gruppe von Genloci, der Haupthistokompatibilitätskomplex (major histocompatibility complex), auf dem kurzen Arm des 6. Chromosoms kodiert für die molekulare Struktur der Histokompatibilitätsantigene. Im HLA-Genkomplex werden bestimmte Hauptregionen unterschieden: HLA-A, HLA-B, HLA-C und HLA-D. HLA-A, -B und -C sind als Klasse I-Antigene zusammengefaßt worden. Sie kommen auf den Oberflächen der kernhaltigen Zellen und Thrombozyten vor. HLA-Antigene der Klasse II (HLA-DP, HLA-DQ, HLA-DR) lassen sich z. B. auf B-Lymphozyten, aktivierten T-Lymphozyten sowie auf Monozyten bzw. Makrophagen nachweisen. Die Klasse-III-Antigene kodieren für bestimmte Komplementfaktoren, also Proteine, die in den Organismus eingedrungene Antigene unter oder ohne Mitwirkung von Antikörpern inaktivieren können.

Die Histokompatibilitätsantigene haben in der Transplantationsmedizin klinische Bedeutung erlangt und spielen aus medikolegaler Sicht (beim Vaterschaftsnachweis) eine Rolle. Diagnostisches Interesse beanspruchen sie, seitdem erkannt ist, daß zwischen bestimmten Krankheiten und HLA-Typen Assoziationen, ausgedrückt in Prozentangaben, bestehen.

Epidemiologische Untersuchungen ergaben rassische und geographische Unterschiede der HLA-Verteilung. In Japan und Schwarzafrika ist beispielsweise HLA-B 27 seltener (etwa 1%) als bei weißen Europäern und Nordamerikanern (6–8%). Dagegen sind die Haida-Indianer in Kanada zu etwa 50% HLA-B 27 positiv.

Die statistische Korrelation zwischen dem Nachweis des Histokompatibilitätsantigens B 27 und dem Auftreten der einzelnen Erkrankungen aus der Spondarthritisgruppe ist verschieden stark:

- Bei 90–95% der weißen Patienten mit ankylosierender Spondylitis läßt sich das HLA-B 27 nachweisen, bei denjenigen mit Uveitis anterior oder Aortitis sogar in fast 100%.
- In Populationen mit geringerer Häufigkeit des HLA-B 27 als bei Weißen, nämlich bei Japanern und schwarzen Afrikanern, kommt die Spondylitis ankylosans bzw. Sakroiliitis seltener vor. Das Umgekehrte (HLA-B 27 häufiger als bei Weißen) ist zumindest für die Sakroiliitis erwiesen (s. oben, bestimmte Indianer).

- Psoriatiker tragen das Histokompatibilitätsantigen B 27 in etwa gleicher Häufigkeit wie die Normalbevölkerung (5–10%). Höchstens ein Drittel der Patienten mit Arthritis psoriatica ohne Sakroiliitis zeigt HLA-B 27. Jedoch sind etwa 2 Drittel der Patienten, die an einer Arthritis psoriatica mit Sakroiliitis leiden, HLA-B 27-positiv.
- Beim Reiter-Syndrom ist das HLA-B 27 in 60–80% nachzuweisen, bei zusätzlicher Sakroiliitis oder Uveitis sogar in etwa 90%.
  70–80% der Patienten mit anderen reaktiven Arthritiden nach intestinaler oder urogenitaler Infektion sind HLA-B 27-positiv.
- Ähnliche Prozentzahlen der HLA-B 27-Häufigkeit (um 70%) gelten für Patienten mit M. Crohn und Colitis ulcerosa, die gleichzeitig eine Sakroiliitis und die spinalen Röntgenbefunde der Spondylitis ankylosans zeigen.
- Das HLA-B 27 kommt bei 50–70% der Patienten mit Juveniler chronischer Arthritis, die auch an einer Sakroiliitis leiden, aber nur bei 7–10% dieser Erkrankten ohne Sakroiliitis vor.
- Bei der intestinalen Lipodystrophie (M. Whipple) und beim familiären Mittelmeerfieber besteht keine statistisch gesicherte Korrelation zum HLA-B 27 – darauf wurde schon hingewiesen. Dennoch machte das Befallmuster der Krankheitsmanifestationen am Bewegungsapparat mit Oligo- oder Polyarthritis und Sakroiliitis, evtl. sogar mit dem Vollbild der Spondylitis ankylosans, die Einordnung als seronegative Spondarthritis für manche diskutabel.
- Patienten mit Behçet-Syndrom tragen häufig das Merkmal HLA-B 51.

Die HLA-B 27-Assoziation ist ein 1. sicherer Hinweis, daß die seronegativen Spondarthritiden eine genetische Grundlage – *Konstitution* – haben. Umweltfaktoren – *Milieu* – werden für die Auslösung und Unterhaltung der Krankheitsgruppe verantwortlich gemacht. HLA-B 27 ist kein „Rheumafaktor des Spondarthritikers", sondern ein Risikoindikator für das Achsenskelett! Mindestens 80% der HLA-B 27-Positiven erkranken nicht an einer Spondarthritis. Daraus kann einerseits geschlossen werden, daß mindestens eine weitere genetische Voraussetzung und/oder ein Umweltfaktor zur Manifestation dieser Erkrankungsgruppe, namentlich der primären (idiopathischen) ankylosierenden Spondylitis, notwendig ist. Andererseits wird klar, daß HLA-B 27 keine unbedingte ätiologische Prämisse für die Entwicklung der Spondarthritiden darstellt. Beispielsweise sind bis zu 10% der Patienten mit Spondylitis ankylosans HLA-B 27-negativ.

Zu den diskutierten Milieufaktoren gehören Darmbakterien, vor allem Klebsiellen. Sie sollen über eine postulierte erhöhte Darmwandpermeabilität in den menschlichen Organismus eindringen und dann der Anlaß für immunologische Reaktionen sein, die das Krankheitsbild induzieren. Darüber hinaus gibt es Hinweise, daß bei Patienten mit Spondylitis ankylosans häufiger als in der Durchschnittspopulation entzündliche (terminale) Ileumläsionen nachzuweisen sind, und zwar auch bei Patienten ohne Intestinaltraktbeschwerden. Dies gab Anlaß zur Spekulation, daß die entzündlich geschädigte Darmwand für enterobakterielle oder andere Antigene permeabler werde und ihre Aufnahme und Ausbreitung begünstige.

Seit langem ist bekannt, daß mehr Männer als Frauen an Spondylitis ankylosans erkranken. In früheren Literaturstellen wird die Geschlechtsrelation mit etwa 10:1 angegeben. Die derzeitigen frühdiagnostischen Möglichkeiten haben zu einer Korrektur der Zahlenverhältnisse geführt: d. h., Frauen erkranken viel häufiger an seronegativen Spondarthritiden, als früher angenommen wurde. Beispielsweise fanden Edmunds et al. (1991) folgende Geschlechtsverteilungen: Spondylitis ankylosans 2,4:1, Psoriasisspondarthritis 3,5:1 und Spondarthritiden bei entzündlichen Darmerkrankungen 1:1.

*Klinik.* Mit der nosologischen oder auch nur klinisch, serologisch und röntgenologisch ordnenden Zusammenfassung zur seronegativen Spondarthritis wurde einerseits die Erfahrung berücksichtigt, daß eine Unterscheidung zwischen den verschiedenen Krankheiten, besonders im Anfangsstadium, manchmal schwierig ist oder nicht gelingt: (noch) *nicht klassifizierbare seronegative Spondarthritis.* Andererseits sind die klinischen, serologischen und mit bildgebenden Verfahren erkennbaren Gemeinsamkeiten, Befundüberlappungen und Ähnlichkeiten der Anlaß gewesen, den Krankheitsbegriff überhaupt einzuführen (Moll et al. 1974).

Das Krankheitsspektrum der seronegativen Spondarthritiden läßt sich folgendermaßen beschreiben: Mit dem Epitheton „seronegativ" ist gemeint, daß die sog. Rheumafaktoren serologisch nicht nachzuweisen sind bzw. bei den Patienten nicht häufiger vorkommen als im Bevölkerungsdurchschnitt. Auch die (subkutanen) Rheumaknoten gehören nicht zu den Krankheitsmerkmalen der seronegativen Spondarthritis.

An den Gelenken – Schwerpunkt untere Extremitäten – entsteht eine oft *asymmetrisch lokalisierte Oligo- oder Polyarthritis,* gelegentlich aber auch eine *Monarthritis,* deren Therapieresistenz auffällt.

Der sog. Wurstfinger und die Wurstzehe – *Daktylitis* – spiegeln eine Mehretagenarthritis mit starkem extraartikulärem Weichteilödem wider. Jede Beobachtung einer nichtinfektiösen Daktylitis sollte differentialdiagnostisch an eine seronegative Spondarthritis denken lassen!

Ebenso gehören epi-/meta-/diaphysäre *Periostreaktionen* in der Umgebung eines (sub-)akut arthritisch erkrankten Gelenkes zu den Reaktionsarten, die besonders häufig bei den seronegativen Spondarthritiden beobachtet werden. An kleinen Gelenken – vor allem MTP – haben diese Periostitiden einen typischen lamellären Aspekt (s. Abb. 410). An größeren Gelenken zeigen die Periostreaktionen ein polymorphes Röntgenbild.

Weitere Wegweiser zur Diagnose sind die *entzündliche Enthesiopathien* – darunter ein geradezu „diagnostischer Zeigefinger": die Kalkaneopathie (Fibroostitis, Achillobursitis, Periostitis).

Tiefsitzende spätnächtliche (frühmorgendliche) Kreuzschmerzen – die Entzündung schläft nie – sind das Symptom einer *Sakroiliitis.* Angefügt sei, daß in seltenen Fällen klinisch asymptomatische, aber röntgenologisch eindeutige Sakroiliitiden bei den seronegativen Spondarthritiden auftreten. Im weiteren Verlauf kann auch die Wirbelsäule – klinisch und röntgenologisch erkennbar – in das Krankheitsgeschehen einbezogen werden. Das linguistisch umstrittene „Kunstwort" Spondarthritis weist auf das regelhaft gemeinsame Auftreten einer erosiven oder nichterosiven peripheren Arthritis und der Sakroiliakal- und/oder Wirbelsäulenmanifestation bei der hier besprochenen Krankheitsgruppe hin.

Vor allem die Krankheitserscheinungen außerhalb des Gleit- und Stützgewebes ermöglichen die Klassifizierung der einzelnen seronegativen Spondarthritiden. Dabei gilt die Regel, daß mindestens 2 extraartikuläre klinische Merkmale der seronegativen Spondarthritiden nebeneinander oder (zeitlich) überlappend oder nacheinander, aber krankheitsbezogen, vorkommen sollen. Folgende extraartikuläre Manifestationen der seronegativen Spondarthritiden sind bekannt: Haut (Psoriasis, Keratoderma blenorrhagicum, Balanitis circinata, Erythema nodosum, Pyoderma gangraenosum, Ulzerationen am äußeren Genitale und perianal), Finger-/Zehen-Nägel (Onychopathie), Mundschleimhaut (Aphthen, Ulzera), Auge (Konjunktivitis, Uveitis anterior), Intestinaltrakt (Symptom: Diarrhö), Urogenitalsystem (vor allem Urethritis, Prostatitis), [Gefäße (Thrombophlebitis). Die Polyserositis des familiären Mittelmeerfiebers offenbart sich mit Schmerzperioden im Abdominal- und Thoraxbereich.]

**Sharp-Syndrom,**
s. Mischkollagenose (im engeren Sinne)

## Siccasyndrom

*Synonym:* primäres und sekundäres Sjögren-Syndrom, Autoimmunexokrinopathie.

Bei Patienten mit (seropositiver) Rheumatoider Arthritis, systemischem Lupus erythematodes, progressiver systemischer Sklerose, Dermatomyositis und Mischkollagenose tritt häufig ein begleitendes (*sekundäres*) Siccasyndrom auf. Als *primäres* Sjögren-Syndrom wird demgegenüber eine unabhängig von anderen Erkrankungen sich entwickelnde entsprechende (gynäkotrope) Kollagenose bezeichnet.
Vielfältige serologische Befunde weisen auf eine Störung der Immunreaktionen hin. Autoantikörper gegen Zellkernantigen (z. B. SS-A, SS-B) und HLA-Assoziationen sind für die Unterscheidung zwischen primärem und sekundärem Siccasyndrom ebenfalls von Bedeutung. Außerdem lassen sich weitere organspezifische Autoantikörper, beispielsweise gegen Epithelzellen von Speicheldrüsen, nachweisen.
Das klinische Bild wird von der Trockenheit in den Augen (Xerophthalmie durch Keratoconjunctivitis sicca) mit Jucken oder Brennen sowie Lichtscheu und von der Trockenheit im Mund (Xerostomie) geprägt. Mundschleimhautulzera, Zahnkaries und rezidivierende Parotisschwellungen sind darüber hinaus geläufige Befunde. Die Biopsie der (kleinen) Speicheldrüsen (der Lippen) ergibt eine dichte lymphoplasmazelluläre Infiltration, z. T. in Form von Keimzentren, mit fortschreitender Atrophie der Drüsenazini und charakteristischen von Lymphozyten durchsetzten myoepithelialen Proliferationen („Inseln").
Zu den Organmanifestationen gehören ferner eine allgemeine Haut- und Schleimhauttrockenheit, auch an den Genitalien, sowie Schluckstörungen durch Trockenheit im Pharynx und Ösophagus, Husten durch Fehlen des Tracheal- und Bronchialsekrets, Anazidität und Gastritis. Auch in den Nieren, Lungen und der Muskulatur sind lymphozytäre Infiltrationen möglich. Über das Auftreten von malignen Tumoren, vor allem Lymphomen, und Vaskulitiden im weiteren Verlauf des Syndroms wird in der Literatur berichtet. Jedes dem Sjögren-Syndrom ähnliche Krankheitsbild bei *Männern* sollte an die klinische Manifestation einer HIV-Infektion denken lassen (s. S. 667).

## Silikon-Rheumatismus

Unter diesen Terminus können die osteoartikulären destruktiven Folgen (versehrter) silikonhaltiger Gelenkprothesen subsumiert werden. Die Zerstörungen wurden vor allem im Handwurzelbereich beobachtet (s. Abb. 362) und spiegeln lokale Fremdkörperreaktionen, gelegentlich auch lymphogen verschleppter Abriebpartikel wider, die Anlaß für eine Lymphknotenschwellung geben.
Kontrovers wird sowohl der von uns benutzte Terminus diskutiert als auch die Frage beantwortet, ob Frauen mit Silikonaufbauplastiken der Mammae aus kosmetischen Indikationen oder nach Mastektomie überdurchschnittlich häufig Autoimmunphänomene entwickeln, z. B. antinukleäre Antikörper oder Antizentromer-Antikörper, oder an Autoimmunopathien erkranken. Einerseits wird anerkannt, daß Frauen mit unversehrten Silikon-Brustprothesen häufiger als die weibliche Durchschnittspopulation über Gelenkschmerzen, „trockene" Augen und Hautveränderungen klagen (Giltay et al. 1994), die sich manchmal nach Sonnenexposition verschlechtern. Andererseits wird darauf hingewiesen, daß mögliche Assoziationen zu Sjögren-ähnlichen und Lupus-ähnlichen Syndromen bestehen könnten, dieser Verdacht jedoch noch weiterer Erhärtung bedarf. Entsprechendes gilt für vermutete Zusammenhänge zwischen der Brustprothesenimplantation und der Entstehung sklerodermieartiger Systemerkrankungen oder anderer Kollagenkrankheiten (Spiera et al. 1994).

**Sjögren-Syndrom,** s. Siccasyndrom

**Spondarthritis, Spondylarthropathie,**
s. seronegative HLA-B 27-assoziierte Spondarthritis

## Spondylitis ankylosans

*Synonym:* primäre Spondylitis ankylosans, ankylosierende Spondylitis, Spondylitis ankylopoetica, M. Bechterew, M. Strümpell-Marie-Bechterew.

*Ätiologie und Pathogenese.* Die Spondylitis ankylosans wird als Protoyp der seronegativen (HLA-B 27-assoziierten) Spondarthritiden angesehen und klassifiziert (s. S. 705 ff.). Sie ist eine systemische, chronische, entzündliche Erkrankung des Gleit- und Stützgewebes mit der Hauptmanifestation an der Wirbelsäule und ihren Grenzgelenken (Sakroiliakal-, Rippenwirbelgelenken) sowie an den peripheren Gelenken. Grundsätzlich kann jedoch jede gelenkige Knochenverbindung einschließlich der Synchondrosen (vor allem die Schambein- und Sternumfuge) in den Krankheitsprozeß mit einbezogen werden. Eine viszerale Beteiligung kommt ebenfalls vor.

Die Ätiologie der ankylosierenden Spondylitis ist ungeklärt. Bedeutungsvoll erscheint allerdings die genetisch determinierte Krankheitsdisposition – *Konstitution.* Sie wird einerseits durch eine familiäre Häufung der Erkrankung, andererseits durch die Assoziation zum Histokompatibilitätsantigen HLA-B 27 belegt; 90–95% der weißen Patienten mit Spondylitis ankylosans sind HLA-B 27-positiv. *Milieufaktoren* werden für den Beginn und die Unterhaltung der Krankheitsproszesse im konstitutionell geprägten Organismus verantwortlich gemacht. Zu diesen exogenen Mechanismen zählen Infektionen des Gastrointestinaltraktes und/oder der Urogenitalorgane, z. B. durch Klebsiellen, Chlamydien und andere Mikroorganismen. Der pathogene Einfluß von traumatisierender Kälte- und Nässeexposition sowie schwerer körperlicher Belastung wird kontrovers diskutiert.

Krankheitsspezifisch sind die Manifestationen der ankylosierenden Spondylitis am Achsenskelett. Dort offenbart sich die Erkrankung bei der Patientenmehrheit nicht als ossifizierende Entzündung, sondern in ganz anderer Weise. Bei der ossifizierenden Entzündung zerstört die entzündliche Reaktion das Gleitgewebe und greift auch den Gelenksockel an. Im Verlauf der Narbenbildung kommt es zur fibrösen oder knöchernen Ankylose. Bei etwa 75–80% der Patienten mit Spondylitis ankylosans (Ott u. Wurm 1957; Dihlmann 1969) heizt dagegen ein histomorphologisch erkennbarer entzündlicher Prozeß im perivertebralen lockeren und straffen Binde- und Fettgewebe sowie in der Muskulatur (Engfeldt et al. 1954) die pathologische Ossifikation überwiegend an genetisch determinierten Stellen an. Das heißt, zwischen Entzündung und pathologischer Knochenneoformation, die nach den Prinzipien der enchondralen Ossifikation (Wurm 1955) verläuft, bestehen keine morphologisch faßbaren Beziehungen. Die beobachtbaren entzündlichen Reaktionen sind biologisch variabel und reichen von perivaskulären und diffusen Rundzelleninfiltraten (Lymphozyten, Plasmazellen) und endarteriitischen Befunden an kleinen Gefäßen bis zu destruierendem Granulationsgewebe – im Gelenk bis zum entzündlichen Pannus (Aufdermaur 1974). Die genetisch vorbestimmte Topographie der Syndesmophyten und die initiale Kapselverknöcherung der Intervertebral- und Rippen-Wirbel-Gelenke

sind Beispiele für die von Ott und Wurm (1957) begründeten pathogenetischen Vorstellungen über die Beziehung von Entzündung und Ossifikation bei der Spondylitis ankylosans. Sie berücksichtigen auch die Erfahrung, daß der knochenbildende Prozeß nach Erlöschen der entzündlichen Vorgänge weiterschwelen kann und durch das jederzeit mögliche Aufflackern der Entzündung – entzündlicher Schub – akzeleriert wird. Die Syndesmophyten (s. S. 494f.) wachsen im äußeren Anteil des Anulus fibrosus und im prädiskalen Raum unter dem vorderen Wirbelsäulenlängsband. Betrachtet man den Synergismus zwischen dem Nucleus pulposus, Anulus fibrosus und den knorpeligen und knöchernen Abschlußplatten als Ausdruck eines „Halbgelenks", so spiegelt der Syndesmophyt ebenso wie die initialen Verknöcherungsvorgänge an den Intervertebral- und Kostovertebralgelenken eine Kapselossifikation – also eine Enthesiopathie – wider (Ball 1971).

## Enthesiopathien

Enthesiopathien sind pathologische Ansatzphänomene der Sehnen, Bänder- und Gelenkkapseln. Sie entstehen häufig als *degenerativ-reparativer* Knochensporn (Fibroostose, s. S. 46f.) und besonders bei den entzündlich-rheumatischen Erkrankungen als *entzündlicher* Knochensporn – Fibroostitis, (s. S. 47f.). Die entzündlichen Knochensporne zeichnen sich durch ihre unregelmäßige Gestalt und Struktur aus. Der Syndesmophyt und die Kapselossifikation an den Intervertebral- und Kostovertebralgelenken sind jedoch harmonisch geformte morphologische Elemente. Dies unterstreicht, daß es eine „dritte" Art der Enthesiopathie gibt, bei der Entzündungsvorgänge eine enthesiopathische Knochenneubildung an genetisch vorbestimmten Stellen auslösen. Diese Enthesiopathie reflektiert nicht das Auf und Ab der Entzündungsphasen an irregulärer Form und Struktur wie die Fibroostitis, sondern führt, durch Entzündung einmal in Gang gesetzt, zu harmonisch gestalteten pathologischen Knochenformen, den Syndesmophyten und Kapselverknöcherungen an den Intervertebral- und Rippen-Wirbel-Gelenken. Sie ist das spinale Charakteristikum der Spondylitis ankylosans.

## Chondrifikation, aggressiv proliferierende chondroide Metaplasie

Die Syndesmophytenbildung und die spondylitische Kapselossifikation erfolgen nach dem Muster der enchondralen Ossifikation. Dieser Ossifikationsvorgang setzt Knorpelgewebe und -vermehrung voraus. Daher gehört die metaplastische Umwandlung von Bindegewebszellen in knorpelartiges Gewebe – Chondrifikation genannt (François 1975) – zu den morphologischen Grundphänomenen der Spondylitis ankylosans. Dieser Vorgang kann *erstens* die pathologische kapsuläre und die vom subchondralen Markraum ausgehende, sich intraartikulär ausbreitende Knochenneubildung zur Folge haben. An den Sakroiliakalgelenken führt dies zu kleinen, aus dem subchondralen Markraum in den erhaltenen Gelenkknorpel hineinwachsenden Knochenknospen und schmalen transchondralen Knochenbrücken und zu irregulären Gelenkkonturen (im Röntgenbild zu Erosionen), d. h. zum röntgendiagnostisch entscheidenden „bunten" Sakroiliakalbild (s. S. 487ff.). Die *zweite* Folge der Chondrifikation ist die *aggressiv proliferierende chondroide Metaplasie* (Dihlmann et al. 1977). Dieser Ausdruck soll auf die mögliche zügellose knochen- und gelenkknorpelzerstörende Proliferation der metaplastisch entstandenen Knorpelformationen hinweisen, die am Sakroiliakalgelenkt entdeckt wurde.

Röntgenologisch bei der Spondylitis ankylosans sakroiliakal sichtbare subchondrale Osteolysen und Dissektionen können ebenfalls auf knorpelige Metaplasien zurückgehen.

Seltener, bei etwa 20–25% der Spondylitiker, vor allem bei jungen Patienten, dominieren pathologische Verknöcherungen am Ort der Entzündung, z. B. an den Intervertebralgelenken oder im Wirbel (Aufdermaur 1989). Daher wurde dem geschilderten klassischen histomorphologischen Typ der Spondylitis ankylosans der polyarthritische Typ, bei dem die Verknöcherung als Narbenvogang nach entzündlicher Zerstörung eintritt, gegenübergestellt (Ott u. Wurm 1957). Diese Typisierung täuscht zwei pathogenetisch differente Formen der Spondylitis ankylosans vor. Tatsächlich ist die Unterscheidung – entzündlich induzierte pathologische Ossifikation an genetisch determinierten Stellen und Ossifikation am Ort der entzündlichen (arthritischen) Zerstörung – der Ausdruck einer biologischen Variabilität der Entzündungsreaktion! Dies läßt sich sowohl bei demselben Patienten an den verschiedenen Stellen (Dihlmann 1969) als auch an dem selben (Sakroiliakal-)Gelenk nachweisen (Dihlmann et al. 1977).

An den peripheren Gelenken reicht das Spektrum der pathomorphologischen Erscheinungen von der ödematösen, durch Rundzelleninfiltrate gekennzeichneten Synovitis bis zur subakuten oder chronischen Synovitis mit villöser Hyperplasie des Synovialgewebes, obliterierenden entzündlichen Wander-

krankung kleiner Gefäße und arthritischen Pannusbildung (Cruickshank 1951). Der Pannus besitzt eine fibro-/chondro-/osteoplastische metaplastische Potenz mit der Tendenz zur knöchernen Ankylose (Rutishauser u. Jacqueline 1959), die beispielsweise beim Pannus der Rheumatoiden Arthritis nicht so ins Auge springt. Als Ausdruck der biologischen Variabilität der entzündlichen Vorgänge bei der Spondylitis ankylosans wurde aber auch schon die Ossifikation des Gelenkknorpels ohne seine vorangegangene arthritische Zerstörung beobachtet (Dihlmann 1969).

*Epidemiologie.* Früher wurde für die ankylosierende Spondylitis eine Geschlechtsverteilung von etwa 10:1 für Männer zu Frauen angenommen. Nachdem die Bedeutung der genetischen Disposition für die Spondylitis ankylosans erkannt wurde, geht man heute davon aus, daß Männer und Frauen annähernd gleich häufig – etwa 2,4:1 – erkranken. Allerdings verläuft die klinische und röntgenologische Krankheitsausprägung einerseits bei Frauen im allgemeinen günstiger, d. h. langsamer und nicht so wirbelsäuledefomierend wie bei Männern. Andererseits sollen die Krankheitsmanifestationen an der Schambeinfuge bei Frauen häufiger als bei Männern vorkommen. In etwa 80% der Fälle beginnt die Erkrankung zwischen dem 16. und 40. Lebensjahr mit einem Gipfel im 3. Dezennium. Bei Frauen setzt die Krankheit durchschnittlich in etwas höherem Lebensalter ein.

*Klinik.* Der eigentlichen Krankheitsmanifestation geht häufig ein unterschiedlich langes, Monate oder sogar Jahre dauerndes Prodromalstadium voraus. Unbestimmtes Krankheitsgefühl, Müdigkeit, gelegentlich subfebrile Temperaturen, bisweilen Gewichtverlust offenbaren den systemischen Charakter der ankylosierenden Spondylits schon im Prodrom. Die Patienten werden in der späten Nacht oder in den frühen Morgenstunden von tiefsitzenden bohrenden oder stechenden Kreuzschmerzen, die sich unter Bewegung bessern, geweckt. Ischialgieforme, in der Tiefe der Gesäßmuskeln empfundene oder wechselnd in die Rückseite der Beine nur bis zur Kniekehle ausstrahlende Schmerzen – sog. Pseudoischialgie – können hinzukommen, desgleichen Schmerzen in der Inguinalregion. Steifheitsgefühl im Rücken und Beengungsgefühl bei der Thoraxatmung treten auf. Gelenkbeschwerden sind schon in diesem Krankheitsstadium mindestens bei einem Viertel der Patienten – je jünger, desto häufiger – zu beobachten: Arthralgien und/oder mono- oder oligotope Arthritiden bisweilen bilateral an Hüft-, Knie-, Sprung- und

Schultergelenken. Schmerzen an den Fersen (Kalkaneodynie), Sitzbeinen und anderen Sehnenansätzen werden durch entzündliche Enthesiopathien (Fibroostitis) verursacht. Zusätzlich klagen manche Patienten beim tiefen Ein- und Ausatmen, beim Husten oder Niesen über als brennend geschilderte Schmerzen im Bereich der Rippenknorpel. Rezidivierende, oft unilaterale Uveitiden sind in diesem Krankheitsstadium häufig. Bakteriell-aseptische Urethritiden machen sich durch häufigen Harndrang, Brennen und Jucken beim Wasserlassen und wässerig-schleimige Sekretion aus der Harnröhre bemerkbar. Eine Prostatitis kann zusätzlich vorhanden sein. Im weiteren Krankheitsverlauf verstärken sich die klinischen Symptome und Befunde. Dieses gilt sowohl für die sakroiliakalen oder lumbalen Schmerzen als auch für die Bewegungseinschränkung der Wirbelsäule.

Zusätzliche Schmerzen im thorakolumbalen und Zervikalbereich der Wirbelsäule kündigen die Krankheitsprogredienz an. Chronisch schleichend progredient, in Schüben rezidivierend oder exazerbierend schreitet die ankylosierende Spondylitis in der Regel von kaudal nach kranial voran. Häufig überspringt sie sowohl im klinischen Bild als auch röntgenologisch einzelne vertebrale Regionen. Daher sollte nicht von einer kontinuierlichen Entzündungsausbreitung gesprochen werden. Die Spondylitis ankylosans ist vielmehr eine systemische Krankheit des Achsenskeletts (Dihlmann 1968). Die Sakroiliakalgelenke, der thorakolumbale Übergang und die Halswirbelsäule sind ihre Manifestationsschwerpunkte, bevor Symptome und Befunde anderenorts auftreten. Dem Patienten gegenüber sollte die Hoffnung ausgedrückt werden, daß die Erkrankung jederzeit zum Stillstand kommen kann und die Totalversteifung der Wirbelsäule, womöglich in Fehlhaltung, und die Atemstarre des Brustkorbs nicht schicksalhaft zu erwarten sind. Familienuntersuchungen haben nämlich gezeigt, daß die Spondylitis ankylosans schon in den (ankylosierten) Sakroiliakalgelenken „steckenbleiben" kann, d. h., es gibt Abortivformen dieser Krankheit (Vinje et al. 1985). Unter diesen Aspekten kann die Prävalenz der Spondylitis ankylosans im Unterschied zu früher (etwa 1‰) mit dicht unterhalb 1% angenommen werden.

Die eingeschränkte Motilität der Wirbelsäule zeigt sich zuerst an einer Herabsetzung der Seitenneigung und Rotationseinschränkung des Rumpfes. An der Lendenwirbelsäule kann die behinderte Beugungsfähigkeit mit dem Schober-Zeichen, die Beweglichkeit der Brustwirbelsäule mit dem Zeichen nach Ott quantifiziert werden. Dabei wird geprüft, um wieviele Zentimeter der Abstand zwischen dem markierten

Dornfortsatz des 5. Lendenwirbels und einer Marke 10 cm weiter kranial bzw. zwischen dem Processus spinosus des 1. Thorakalwirbels und einer Markierung 30 cm kaudal davon bei Rumpfbeugung zunimmt (Schober-Zeichen = normal: Zunahme der Distanz von 10 auf 14–15 cm, Ott-Zeichen = normal: Zunahme von 30 auf 33–35 cm). Die Beweglichkeit der Halswirbelsäule kann durch den Kinn-Sternum-Abstand in Reklination und Inklination dokumentiert werden. Der Finger-Boden-Abstand gibt Auskunft über die globale Beweglichkeit der Wirbelsäule und Hüftgelenke. Die Atembreite wird als Differenz zwischen dem Thoraxumfang auf Höhe des 4. Zwischenrippenraums bei Inspiration und bei Exspiration bestimmt (normal = 8 cm in Höhe des 4. Interkostalraumes). Sie ist ein Parameter für das Ausmaß der Thoraxstarre. Mit der Zunahme der Brustkyphose steigt auch der Hinterhaupt-Wand-Abstand bei Prüfung der sog. Flèche (normal = 0 cm).

Wird im ungünstigsten Fall das Endstadium der Spondylitis ankylosans erreicht, so ist die mehr oder weniger vollständige Einsteifung der Wirbelsäule eingetreten. Manchmal bleibt eine Restbeweglichkeit oder Wackelsteife in der Halswirbelsäule und den Kopfgelenken erhalten. Fakultativ können Ankylosen und Beugekontrakturen der Schulter- und Hüftgelenke sowie arthritische Veränderungen anderer Gelenke hinzutreten. Die paravertebrale Muskulatur ist atrophiert und fettig substituiert. Der sog. Kugel- oder Fußballbauch entsteht durch die Zunahme der Zwerchfellatmung infolge Thoraxstarre. Meistens verschwinden in diesem Krankheitsstadium die Entzündungsschmerzen, obwohl neue Krankheitsschübe mit wiederauftretenden Schmerzen noch möglich sind.

Krankheitsmanifestationen außerhalb des Stütz- und Gleitgewebes sind bei der ankylosierenden Spondylitis häufige Ereignisse. Diese Krankheit ist bei vielen Patienten also mehr als eine Systemerkrankung des Achsenskeletts und der peripheren Knochenverbindungen! Wie oben schon erwähnt wurde, können entzündliche Veränderungen an den Augen im gesamten Krankheitsverlauf bei mindestens 10% der Erkrankten und sogar schon vor dem Erscheinen der eigentlichen Spondylitis ankylosans auftreten. Vor allem die vorderen Augenkammerabschnitte werden als Iritis und Iridozyklitis von der Entzündung ergriffen. Bei schweren Entzündungen drohen Synechien, Sekundärglaukom, Katarakt, selten auch uni- oder bilaterale Amaurose. Bei Frauen ist dieser Verlauf oft ungünstiger als bei Männern.

Fibrosierende Prozesse an der Aortenklappe, seltener der Mitralklappe, mit verdickten und eingerollten Klappensegelrändern und sekundärer Verlötung der Klappensegel stellen die pathologisch-anatomischen Befunde der kardialen Krankheitsausprägung im Verlauf der Spondylitis ankylosans dar. Sie sind überwiegend mit den klinischen Befunden und Symptomen der Aortenklappeninsuffizienz verbunden: präkordiale Schmerzen, Dyspnoe, tachykarde Rhythmusstörungen, Hypertrophie und Dilatation des linken Ventrikels. Auch die herznahen Abschnitte der Aorta ascendens können von den pathologischen Veränderungen betroffen werden. Die Aortitis gibt sich mit Intimaproliferation und Adventitiafibrose zu erkennen, die mit Verdickung dieser Wandschichten einhergehen. In der Media findet sich fokaler Untergang der elastischen Fasern, der von plasmazellulärer und lymphozytärer Infiltration und/oder fibrösem Narbengewebe begleitet wird. Die Vasa vasorum zeigen eingeengte Lumina und perivaskuläre Rundzelleninfiltrate. Das mikromorphologische Bild läßt sich von der luischen Aortitis nicht unterscheiden (Bulkley u. Roberts 1973). Ebenfalls fibrosierende Prozesse im Reizleitungsgewebe geben sich an Überleitungsstörungen bis zum totalen AV-Block mit Adam-Stokes-Anfällen zu erkennen. Weitere thorakale Krankheitsausprägungen sind die Perikarditis und die (zystische) Lungenoberlappenfibrose (s. Abb. 1070). Letztere entsteht nach langjährigem Krankheitsverlauf meist bilateral und zunächst apikal, neigt zur Pilzbesiedelung und wurde früher häufig als (kavernöse) Tuberkulose fehlgedeutet.

Eine sekundäre Amyloidose, die zur Niereninsuffizienz führen kann, ist als Komplikation des chronisch-entzündlichen Erkrankungscharakters aufzufassen und wird bei etwa 5% der Patienten nach Jahre dauernder Krankheit beobachtet.

Entzündliche Destruktionen im okzipitozervikalen Übergang, beispielsweise die anteriore Atlas- und konsekutive vertikale Densdislokation, geben manchmal Anlaß zu neurologischen Komplikationen. In diesen seltenen Fällen wird die akut oder chronisch auftretende zervikale Myelopathie oder ein lebensbedrohendes hohes Querschnittssyndrom beobachtet. Störungen im Stromgebiet der A. vertebralis können entsprechende zentralnervöse Symptome und Befunde zur Folge haben. Als ebenfalls seltene neurologische Komplikation kann im fortgeschrittenen Krankheitsstadium der ankylosierenden Spondylitis ein Cauda-equina-Syndrom entstehen. Entzündlich ausgelöste Bindegewebsproliferationen sind nämlich auch im Dura- und Arachnoidalgewebe des Lumbalsacks und periradikulär in den Wurzeltaschen der Spinalnerven nachzuweisen und führen einerseits zur neuralen Atrophie. Diese gibt sich klinisch durch Schmerzen, Muskelschwäche bzw.

-paresen, Hypästhesie und Hypalgesie („Reithosenanästhesie"), Harnblaseninkontinenz mit Sphinktertonusstörung, an vermindertem Blasen- und Analgefühl sowie fehlender Reflexauslösbarkeit im Ausbreitungsgebiet der betroffenen Nerven zu erkennen. Andererseits kommt es bei Spondylitikern mit Cauda-equina-Syndrom infolge der entzündlichen Zerstörung elastischer Fasern in den Hirnhäuten zu computertomographisch und myelographisch nachweisbaren Arachnoidaldivertikeln. Konsekutive zyklisch begrenzte Erweiterungen des lumbosakralen Spinalkanals durch druckbedingten Abbau seiner knöchernen Begrenzung von innen her treten auf: Druckerosionen (s. Abb. 1069) (Dihlmann u. Josenhans 1986).

Frakturen des osteoporotischen Skeletts werden beim langjährig erkrankten Spondylitiker beobachtet. Neurologische Komplikationen können ebenfalls bei diesen Frakturen vorkommen, wenn die Wirbelkörperhinterfläche betroffen und der Wirbelbruch dadurch instabil wird. Im weit fortgeschrittenen Krankheitsstadium kann es unter bestimmten pathomorphologischen Bedingungen zu transdiskalen oder transvertebralen Ermüdungsbrüchen kommen (s. S. 507).

Auf die besonderen Krankheitsbilder der juvenilen Spondylitis ankylosans und der senilen ankylosierenden Spondylitis sei hier noch hingewiesen:

Die *juvenile Spondylitis ankylosans* gehört zur Krankheitsgruppe der juvenilen chronischen Arthritis (Definition S. 672). Sie zeichnet sich durch jahrelang bestehende „präspondylitische" Mono- oder Oligoarthritiden (fast immer) der Hüft- oder Kniegelenke aus. Die Sakroiliakalarthritis läßt sich gewöhnlich erst nach mehrjährigem Krankheitsverlauf röntgenologisch dokumentieren. Extraartikuläre Symptome und Befunde wie Uveitis, entzündliche Enthesiopathien, Familienanamnese und der positive Nachweis des HLA-B 27 können in diesen Fällen diagnostisch richtungweisend sein.

Mit ihrem Krankheitsbeginn im oder nach dem 5. Dezennium ist die *(prä)senile ankylosierende Spondylitis* charakterisiert durch einen oft symptomarmen oder sogar symptomfreien Krankheitsverlauf. Die Wirbelsäulenversteifung fällt manchmal zuerst den Familienangehörigen auf. Enthesiopathien und Krankheitsmanifestationen außerhalb des Gleit- und Stützgewebes, beispielsweise Entzündungen am Auge, sind kaum zu erwarten. Die röntgenologisch nachweisbaren Phänomene an der Wirbelsäule werden durch die vorbestehenden oder sich gleichzeitig entwickelnden degenerativen Veränderungen modifiziert (z.B. Mixtaosteophyt als Modifikationsform des Syndesmophyten, s. S. 495).

Außerdem sei darauf hingewiesen, daß beim alten Menschen die Sakroiliakalgelenke zunehmend die Fähigkeit zu erosiv-arthritischen Reaktionen verlieren und daher die Verknöcherungsvorgänge, z. B. der Gelenkkapsel, dominieren.

Differentialdiagnostische Probleme kann die Unterscheidung einer Spätspondylitis von der hyperostotischen Spondylose im Rahmen der diffusen idiopathischen Skeletthyperostose – DISH – aufwerfen (vgl. S. 513ff.).

## Spondylosis hyperostotica, s. S. 499ff.

## Sprue, einheimische, s. Glutenenteropathie

## Sternokostoklavikuläre Hyperostose,
s. Akquiriertes Hyperostose-Syndrom

## Systemischer Lupus erythematodes

*Synonym:* Lupus erythematodes disseminatus.

*Ätiologie und Pathogenese.* Die Ätiologie des systemischen Lupus erythematodes ist noch nicht geklärt. Eine virale Genese wird diskutiert. Den Krankheitsmanifestationen in den einzelnen Organen liegt oft eine Immunkomplexvaskulitis zugrunde, bei der zirkulierende und an den Gefäßwänden adhärente lokale DNA-Anti-DNA-Antikörperkomplexe nachgewiesen wurden, die in der Lage sind, Komplement zu aktivieren. Im histologischen Präparat sind die Gefäße von mononukleären Infiltraten umgeben. Auch die pathomorphologischen Veränderungen der Nieren lassen sich als Immunkomplexnephritis einordnen. Auf die Störung der Immunvorgänge weisen einerseits unspezifische Befunde hin wie eine Beschleunigung der Blutsenkungsgeschwindigkeit, $\alpha_2$- und $\gamma$-Globulinvermehrung in der Serumeiweißelektrophorese und die Verminderung der Serumkomplementfraktionen C4, C3 und C1q. Bei nahezu allen Patienten mit systemischem Lupus erythematodes finden sich andererseits krankheitsspezifische *hochtitrige* Antikörper gegen Zellkernantigene (antinukleäre Antikörper, Akronym: ANA). Charakteristisch für den Lupus erythematodes sind Autoantikörper gegen native DNA (dsDNA-AK), vorhanden bei 50–70% der Patienten, und Autoantikörper gegen das Sm-Antigen, ein nukleäres Glykoprotein, bei 25–30%. Der positive Nachweis der Anti-Sm-Antikörper gilt als Risikofaktor für einen besonders schweren Krankheitsverlauf mit Nierenbeteiligung und neuro-

logischen Komplikationen. UV-Strahlenexpositionen können Krankheitsschübe auslösen oder die Symptome und Befunde verstärken.

*Epidemiologie.* Der systemische Lupus erythematodes ist eine gynäkotrope Erkrankung. Frauen erkranken etwa 5- bis 10mal häufiger als Männer. Der Erkrankungsbeginn liegt meist im 3.–5. Lebensjahrzehnt, jedoch kann die Krankheit in jedem Alter beginnen.

*Klinik.* Müdigkeit, Fieber und Gewichtsverlust zeigen an, daß der systemische Lupus erythematodes eine Erkrankung des ganzen Körpers ist.

Das sog. Schmetterlingserythem breitet sich vom Nasenrücken auf beide Wangen aus und erlaubt häufig schon eine „Blickdiagnose". Eine Hautbeteiligung läßt sich bei 80% der Erkrankten nachweisen. Besonders nach UV-Lichtbestrahlung treten aber auch extrafaziale Hautveränderungen wie makulöse oder makulopapulöse Erytheme, aber auch urtikarielle und bullöse Hauterscheinungen auf. Infolge entzündlicher Gefäßveränderungen in Haut und Schleimhäuten können sich Ulzerationen im Mund und in der Nase, aber auch Nekrosen an Fingern und Zehen entwickeln. Eine Photosensibilität ist bei 30% der Patienten nachzuweisen. Über Haarausfall klagt etwa jeder zweite Lupus-Kranke, häufig schon als erstes Symptom.

Der sog. *diskoide Lupus erythematodes* zeichnet sich durch münzgroße papulöse Erytheme im Gesicht, an den Ohren und am behaarten Kopf aus. Im weiteren Verlauf entwickelt sich eine Hyperkeratose an den berührungsempfindlichen Herden. Nach ihrer Abheilung verbleiben unterpigmentierte Areale. Eine viszerale Beteiligung besteht beim diskoiden Lupus erythematodes in der Regel nicht. Nach Jahren ist aber dennoch ein Übergang in den systemischen Lupus erythematodes möglich.

In über 90% der Fälle manifestiert sich der systemische Lupus erythematodes an den Gelenken, manchmal als Arthralgien, in der Regel als Polyarthritis der Karpal- und der Fingergelenke sowie der Kniegelenke. Die Arthritiden verlaufen erosiv, noch häufiger jedoch nichterosiv. Besonders dann fallen bei ihnen redressierbare Fehlstellungen auf, wie z. B. Schwanenhalsdeformierungen der Finger, Ulnardeviation, CMC1-Luxation, die durch entzündliche Veränderungen der periartikulären Strukturen einschließlich der fibrösen Gelenkkapsel verursacht werden (s. S. 178f.).

Ein Muskelbefall äußert sich in Kraftlosigkeit, Muskelschmerzen, -atrophie und dem labormäßig nachweisbaren Anstieg der Muskelenzyme.

Die Lupusnephritis war früher die prognostisch wichtigste Organbeteiligung. Ihre Klinik entwickelt sich bei jedem zweiten Erkrankungsfall als chronische Immunkomplexglomerulonephritis und geht in 50% mit einer renalen Hypertension einher. Ihr mikromorphologisches Erscheinungsbild reicht von glomerulären und tubulären Veränderungen wechselnder Qualität und Quantität sowie Interstitiumsbeteiligung bis zur Glomerulosklerose. Letztere ist in erster Linie das Endstadium einer Glomerulonephritis. Das klinische Bild kann durch Proteinurie einschließlich des nephrotischen Syndroms bestimmt werden, aber ebenso als mikroskopische Hämaturie, Leukozyturie, Zylindrurie, erhöhtes Serumkreatinin, erniedrigte Kreatinin-Clearance bis zum akuten Nierenversagen in Erscheinung treten. Bioptisch positiver Nierenbefall bleibt manchmal klinisch stumm.

Normochrome Anämie, Leukopenie und Thrombopenie spiegeln die Knochenmarkbeteiligung wider.

Eine Polyserositis an Pleura und Perikard ist mit thorakalen Schmerzen und Flüssigkeitsexsudation verbunden.

Durch Rhythmusstörungen und Verlängerung der Überleitungszeit kann sich eine Myokarditis elektrokardiographisch zu erkennen geben. Die Endokardfibroelastose (Libman-Sacks) ruft in der Regel keine klinischen Symptome hervor.

Die seltenere akute Lupuspneumonitis gibt sich klinisch durch Thoraxschmerzen, Husten und Dyspnoe, röntgenologisch durch alveoläre Infiltrate zu erkennen. Die chronische Erkrankung des Lungeninterstitiums geht nach längerem Verlauf in eine Fibrose über. Sie wird dann durch eine pulmonale Hypertonie und Rechtsherzbelastung kompliziert.

Schmerzen im Abdomen können das Symptom einer Peritonitis oder einer perforationsbedrohten ischämischen Enteritis infolge Lupusvaskulitis an den Mesenterialgefäßen sein.

Auf eine Vaskulitis der Arteria centralis retinae geht die akute Erblindung zurück, die neben Konjunktivitis und Episkleritis eine gefürchtete Augenmanifestation des systemischen Lupus erythematodes ist.

Das Erkrankungsalter modifiziert den Krankheitsverlauf: Bei Patienten über 50 Jahren tritt die Glomerulonephritis seltener auf. Das klinische Bild wird dann von der Pleuritis, Perikarditis und besonders der Polyarthritis beherrscht. Bei Kindern, deren Anteil am Krankengut mit systemischem Lupus erythematodes etwa 10% beträgt, sind die Krankheitsmanifestationen an Haut, Nieren und den anderen Viszeralorganen häufiger als im mittleren Lebensalter. Dies gilt auch für Anämie, Leukopenie und Splenomegalie.

Der *arzneimittelinduzierte systemische Lupus erythematodes* kann sich nach Applikation verschiedener Medikamente entwickeln. Zu diesen Pharmaka gehören vor allem Lokalanästhetikaabkömmlinge, Antiphlogistika, Antihypertensiva, Antikonvulsiva, Psychopharmaka, Thyreostatika, Antibiotika/Chemotherapeutika, Beta-Rezeptorenblocker und Kontrazeptiva. Eine genetische Prädisposition wird diskutiert, da eine Assoziation zum HLA-DR 4 nachgewiesen werden konnte.

Die klinischen Symptome und Befunde ähneln der Klinik des „idiopathischen" systemischen Lupus erythematodes. An den Gelenken sind Arthralgien häufiger als die Manifestation von Arthritiden. Die Krankheitserscheinungen an den viszeralen Organen erreichen in der Regel nicht den gleichen Schweregrad wie bei der idiopathischen Form. Ein Frühsymptom kann das Auftreten von antinukleären Antikörpern sein. In der Regel können Antikörper gegen denaturierte DNA (ssDNA), nicht jedoch gegen native DNA (dsDNA) oder das SM-Antigen, die als spezifisch für den idiopathischen Lupus erythematodes gelten, nachgewiesen werden. Nach Absetzen des induzierenden Medikaments bilden sich die Symptome und Befunde des arzneimittelinduzierten Lupus erythematodes meist spontan zurück.

## Urtikaria-Arthritis-Syndrom

Als Urtikaria-Arthritis-Syndrom wird eine seltene Erkrankung bezeichnet, die sich unter folgendem klinischem Bild präsentiert: Gleichzeitig mit Arthralgien und/oder nichterosiven Arthritiden großer und kleiner Extremitätengelenke treten urtikarielle Hautphänomene an den Armen und Beinen auf, die einige Stunden andauern. Fieber und Gesichtsödem runden das klinische Bild ab. Eine beschleunigte Blutkörperchensenkungsgeschwindigkeit läßt sich nachweisen. Bioptisch zeigt sich eine milde mononukleäre kutane Vaskulitis. Die Symptome und Befunde bilden sich entweder spontan nach einigen Tagen oder unter Kortikosteroidmedikation zurück oder bleiben chronisch bestehen.

Die bisher beobachteten Patienten sind Träger des HLA-B 51, das als genetisches Merkmal statistisch auch mit dem M. Behçet (s. S. 648 f.) assoziiert ist. Diese Gemeinsamkeit könnte ähnliche pathogenetische Vorgänge beim M. Behçet und Urtikaria-Arthritis-Syndrom anzeigen (Pasero et al. 1989).

## Virusarthritiden
(*ausschließlich* HIV-Infektion, s. S.665ff.)

*Synonym:* Virusassoziierte Arthritiden, Begleitarthritis der Virusinfektion

Akute, episodische Arthralgien und nichterosive Arthritiden treten bei Virusinfektionen mit extraartikulären Krankheitsschwerpunkten verhältnismäßig häufig auf. Vor allem 4 Viruserkrankungen (außer HIV-Viren) gehen mit Gelenkbeteiligung einher: Hepatitis B [Prävalenz der Gelenkbeteiligung 10–25% (Smith 1990)], Röteln (15–30% der erwachsenen Frauen, 1–6% der männlichen Erwachsenen, Gelenkbeteiligung bei Kindern ungewöhnlich), Mumps (0,4% der Erkrankten, Androtropismus) und Infektionen mit humanen Parvoviren (bis zu 74% der Erwachsenen, 5% der Kinder). Die Rubellaarthritis wird auch im Zusammenhang mit der Rötelnimpfung beobachtet (vor allem bei Kindern und weiblichen Erwachsenen).

Die immunologische Auseinandersetzung des menschlichen Organismus endet gewöhnlich mit einer Schadensbegrenzung in den befallenen Gelenken – die arthritogenen Virusinfektionen dauern meist nur Tage bis wenige Wochen und führen zu keinem Dauerschaden des Gleitgewebes. Nur *selten* wurden protrahierte oder chronische Gelenkinfektionen bekannt, z. B. bei Rubellainfektion, die sich über Jahre verfolgen ließen. *Extrem selten* sind Rheumafaktor-negative Rubellaarthritiden mit jahrzehntelang ablaufender Infektion der Synovialmembran und persistierender proliferativer Reaktion der synovialen Lymphozyten. Bei solchen Arthritisverläufen werden humorale Immundefekte gegenüber dem Rötelnvirus angenommen (Ford et al. 1992). Eine konzentrische arthritische (reaktionslose) Verschmälerung des röntgenologischen Gelenkspalts und Sekundärarthrosen sind in diesen Krankheitsfällen zu erwarten. Auch bei der Parvo-B19-Virusarthritis kommen symmetrische, selten Rheumafaktor-positive Polyarthritiden mit monatelanger Krankheitsdauer vor.

Chronisch können Arthritiden bei aktiver chronischer Hepatitis-B-Infektion verlaufen. Die überwiegende Mehrzahl der Patienten mit Hepatitis-B-assoziierter Gelenkerkrankung klagt jedoch über Arthralgien im klinischen Hepatitisprodrom. Die eigentliche nichterosive Hepatitis-B-Arthritis setzt abrupt ein – entweder als Primärereignis oder nach vorangehendem allgemeinem Krankheitsgefühl und Appetitlosigkeit. Am häufigsten werden die Interphalangealgelenke der Finger, die Knie- und Talo-kruralgelenke befallen (Inman 1982). Auch Tenosynovitiden kommen vor. Mit der klinischen Ikterusmanifestation bilden sich die Gelenkerscheinungen gewöhnlich zurück; bei anikterischem Krankheitsverlauf können die Gelenksymptome jedoch über längere Zeit persistieren.

Bei der Hepatitis-A-Infektion sind extrahepatische Krankheitsmanifestationen grundsätzlich selten; diese Feststellung gilt auch für Arthralgien und nichterosive periphere Arthritiden (Inman et al. 1986).

Der Gedanke an eine Virusarthritis sollte aufkommen, wenn akut beginnende, ziemlich schmerzhafte, mono-, oligo- oder polytop auftretende nichterosive Arthritiden – röntgenologisch zeigen sich nur die arthritischen Weichteilzeichen – episodisch verlaufen und ohne oder mit nur gering ausgeprägten Laborparametern der Entzündung einhergehen. Dieser ätiologische Krankheitsverdacht wird verstärkt, wenn die pathologischen Gelenkbefunde von Fieber, einem kurzzeitigem Exanthem und Lymphknotenschwellung begleitet werden.

MEMO

Die Virusarthritis ist gewöhnlich eine parainfektiöse Gelenkentzündung, d. h. das Epiphänomen einer systemischen Infektion: Virämie, IgM- früher als IgG-Immunantwort.

## Wegener-Granulomatose

*Ätiologie und Pathogenese.* Die Wegener-Granulomatose gehört zu den granulomatösen Vaskulitiden. Bioptisch lassen sich 2 typische mikromorphologische Befundkonstellationen nachweisen: *erstens* entzündliche Gefäßwandläsionen und perivaskuläre Infiltrate mit Lymphozyten, Plasmazellen, Histiozyten und Riesenzellen sowie *zweitens* Granulome, deren nekrotisches Zentrum von Entzündungszellen, Palisadenzellen und Langhans-Riesenzellen umgeben ist. Autoimmunologische Prozesse spielen bei der Pathogenese der Vaskulitis eine Rolle. Der Nachweis von Autoantikörpern gegen ein lysosomales Protein (Proteinase 3) in neutrophilen Granulozyten und Monozyten (Akronym: ANCA, „*a*ntineutrophil *c*ytoplasm *a*ntibodies") hat bei Patienten mit Wegener-Granulomatose große diagnostische und prognostische Bedeutung. cANCA-Autoantikörper, die sich durch ihr spezielles zytoplasmatisches Fluoreszenzmuster von anderen ANCA-Antikörpern unterscheiden lassen, kommen nämlich überwiegend bei

Patienten mit Wegener-Granulomatose vor. Allerdings treten cANCA-Antikörper auch bei der allergischen Granulomatose (Churg-Strauß-Syndrom, s. unten) auf. Die Differentialdiagnose zwischen beiden granulomatösen Vaskulitiden stützt sich daher auf klinische und histopathologische Befunde (Klinkenborg et al. 1994). Außerdem korreliert der cANCA-Titer mit der klinischen Krankheitsaktivität. Diese zirkulierenden Immunproteine führen nach Stimulierung durch proinflammatorische Zytokine zur Aktivierung von Entzündungsmediatoren aus Neutrophilen und Monozyten, die an der Gefäßwand haften. Dadurch kommt es zur vaskulitischen Gefäßschädigung (Gross 1992).

*Epidemiologie.* Die Wegener-Granulomatose kann in jedem Lebensalter auftreten. Ihr Erkrankungsgipfel liegt um das 40. Lebensjahr; Männer erkranken etwa 2mal häufiger als Frauen.

*Klinik.* Eine topische Symptom- und Befundtrias, nämlich im Kopfbereich, an den Lungen und Nieren, gilt als typische Manifestation der Wegener-Granulomatose. Früh- und Abortivfälle – sog. formes frustes – lassen die Diagnose einer Wegener-Granulomatose aber auch dann zu, wenn neben der (noch) nicht vollständigen topischen Symptom- und Befundtrias die histopathologischen Befunde der Wegener-Granulomatose und cANCA im Serum nachzuweisen sind.

Die Wegener-Granulomatose zeichnet sich in der Regel durch einen biphasischen Verlauf aus. Zunächst entwickelt sich ein lokoregionär begrenztes Krankheitsbild – *Initialstadium* – mit Symptomen und Befunden an den oberen Atemwegen, meist als hämorrhagische Rhinitis, Otitis media, Mastoiditis und Sinusitis. Infolge einer Keimbesiedelung entstehen auch purulente Entzündungen. Nekrosen des Nasenseptums und der Nasenwände führen zum Bild der Sattelnase. Seltener tritt eine Protrusio bulbi infolge granulomatöser Entzündungen in den Orbitae auf. Ulzerierende Läsionen können in der Mundhöhle und im Rachen auffallen, entzündliche Veränderungen am Larynx und an den Bronchien zur Stenose führen. Unspezifische Symptome wie Fieber, Nachtschweiß, Schwäche und Gewichtsverlust kennzeichnen den Übergang in das *Generalisationsstadium.* Darüber hinaus offenbaren sich die Folgen einer nun allgemeinen Gefäßentzündung, nämlich Uveitis und Episkleritis am Auge und leukozytoklastische Vaskulitis mit Nekrosen an der Haut, die durch Gefäßverschluß entstehen. Außerdem gehören eine diffuse Glomerulonephritis sowie hämorrhagische, einschmelzende pulmonale Rundherde (nicht-

tuberkulöse Kavernen), vaskulitisbedingte Perfusionsstörungen im Herzen, in der Milz sowie perforationsgefährdete Nekrosen im Gastrointestinaltrakt zum Krankheitsspektrum des Generalisationsstadiums der Wegener-Granulomatose.

Etwa 3 Viertel der Patienten mit Wegener-Granulomatose klagen über Gelenkbeschwerden, z. B. über Arthralgien und Myalgien, manchmal sogar als Erstsymptome, eine Beobachtung, die auch für Arthritiden gilt. Diese Gelenkentzündungen verlaufen überwiegend als nichterosive Arthritis, beispielsweise als Monarthritis, manchmal auch als Polyarthritis, seltener als Oligoarthritis. Vor allem erkranken Sprung-, Knie- und Schultergelenke, bei polyarthritischem Verlauf auch die Gelenke der Finger und Zehen. Eine Sakroiliitis ist selten zu beobachten. Der Gelenkbefall scheint grundsätzlich für eine besonders hohe Krankheitsaktivität der Wegener-Granulomatose zu sprechen (Alcalay et al. 1990).

Vor Einführung der zytostatischen Therapie hatte die Wegener-Granulomatose eine sehr schlechte Prognose, die meist vom Eintritt der Niereninsuffizienz bestimmt wurde.

Das *Mittelliniengranulom* muß differentialdiagnostisch vom Initialstadium der Wegener-Granulomatose unterschieden werden. Im Gegensatz zur Wegener-Granulomatose erfaßt dieser entzündlich-granulomatöse Prozeß, der an der Nase, am Gaumen und in den Nasennebenhöhlen in Erscheinung tritt, die Lungen und Nieren nicht.

Aufgrund der ähnlichen histomorphologischen Befunde, nämlich nekrotisierende Vaskulitis und perivaskuläre Granulome, zählt die *allergische Granulomatose (Churg-Strauß-Syndrom)* ebenfalls zu den granulomatösen Vaskulitiden. Bei dieser gynäkotropen, fieberhaften allergischen Krankheit mit Asthma, Rhinitis und flüchtigen pulmonalen Infiltraten kann auch die Differenzierung von der Panarteriitis nodosa Schwierigkeiten bereiten. Charakteristisch für die allergische Granulomatose ist aber eine stets nachweisbare Eosinophilie im Differentialblutbild.

Sowohl beim Mittelliniengranulom als auch bei der allergischen Granulomatose kommen – ebenso wie bei den anderen Vaskulitiden – Arthralgien und Arthritiden vor.

**Zöliakie,** s. Glutenenteropathie

## Zystische Fibrose

*Synonym:* Mukoviszidose, zystische Pankreasfibrose.

Die zystische Fibrose ist eine autosomal-rezessiv vererbte Stoffwechselstörung. Für die Pathogenese der zystischen Fibrose ist ein mutationsbedingter genetischer Defekt bei der Synthese des sogenannten CFTR-Proteins (*c*ystic *f*ibrosis *t*ransmembrane *c*onductance *r*egulator) verantwortlich. Dieses Protein sorgt normalerweise für die physiologische partielle Rückresorption von Chlorid-Ionen aus dem Sekret exokriner Drüsen, z. B. der kutanen Schweißdrüsen. Als Folge des Gendefektes ist das CFTR-Protein fehlerhaft zusammengesetzt und wird nicht oder in nicht ausreichender Konzentration in die Drüsenzellmembranen eingebaut, sondern intrazellulär lysosomal degradiert. Klinisch läßt sich eine pulmonale Verlaufsform von der selteneren intestinalen Form unterscheiden. Die pulmonale Krankheitsmanifestation gibt sich durch mehr oder weniger stark ausgeprägten, schon im frühen Säuglingsalter beginnenden chronischen, quälenden Husten zu erkennen. Durchfälle und Gedeihstörungen können hinzutreten. Im weiteren Verlauf entwickelt sich das Krankheitsbild einer schweren obstruktiven Lungenerkrankung. Rezidivierende Infektionen verschlechtern den Zustand des Patienten zusätzlich. Hämoptysen werden beobachtet. Die intestinale Form der zystischen Fibrose wird durch Mekoniumileus und -subileussituationen in der Neonatalzeit, später durch die Folgen der Maldigestion und Malabsorption manifestiert.

Der krankheitsbedingte Stoffwechseldefekt zeigt sich als Störung der Schleimzusammensetzung aller exokrin aktiven Organe. Dazu zählen die Bronchialschleimhaut, das exokrine Pankreas, aber auch die Speicheldrüsen sowie die Gallengänge und die Ductus deferentes (Infertilität ist die Folge). Das Drüsensekret ist zäh und staut sich in den Ausführungsgängen der Drüsen; der Bronchialschleim kann schlecht abgehustet werden. Als Komplikation treten rezidivierende Bronchopneumonien, Spontanpneumothorax und die Entwicklung eines Cor pulmonale mit der Gefahr der Rechtsherzdekompensation auf. Die Entwicklung einer biliären Leberzirrhose kann mit einer portalen Hypertension und Ösophagusvarizenblutungen verbunden sein.

Die Erhöhung der Cl-Konzentration im Schweiß ist der pathognomonische Laborbefund für die zystische Fibrose.

Unter der modernen Behandlung mit Atemgymnastik, Sekretolytika und antimikrobieller Therapie erreichen die Patienten mit zystischer Fibrose heute ein höheres Lebensalter als früher.

Häufig treten bei ihnen Symptome und Befunde am Gleit- und Stützgewebe auf. Zwei klinische Formen können unterschieden werden: Bei Erwachsenen entwickeln sich in Abhängigkeit von der Schwere des Lungenparenchymuntergangs die typischen Veränderungen der hypertrophischen Osteoarthropathie Marie-Bamberger (s. S. 683). Besonders bei Kindern sind episodische Arthritiden zu beobachten. Dabei kommt es zu sehr starken, immobilisierenden, generalisierten Gelenkschmerzen mit nur geringen Gelenkschwellungen; Gelenkrötung ist möglich. Fieber und Erythema nodosum an den Unterarmen und Beinen gehören manchmal zum Krankheitsbild. Innerhalb von 1–2 Wochen tritt eine komplette Remission ein, bei einigen Patienten spontan, prompt aber auch unter antiinflammatorischer Therapie.

**Zystische Pankreasfibrose,** s. zystische Fibrose

# Literaturverzeichnis

Aberle DR, Milos MJ, Aberle AM, Bassett LW (1987) Case report 407 (Sternocostoclavicular hyperostosis affecting the sternum, medial ends of the clavicles and upper segments of the anterior ribs). Skelet Radiol 16:70

Abreo K, Adlakha A, Kilpatrick S et al. (1993) The milk-alkali syndrome. A reversible form of acute renal failure. Arch intern med 153:1005

Adler H (1982) Ligament injuries of the foot. Arch Orthop Trauma Surg 99:183

Ahlbäck S, Bauer GCH, Bohne WH (1968) Spontaneous osteonecrosis of the knee. Arthritis Rheum 11:705

Ahlström H, Feltelius N, Nyman R, Hällgren R (1990) Magnetic resonance imaging of sacroiliac joint inflammation. Arthritis Rheum 33:1763

Ahvonen P, Sievers K, Aho K (1969) Arthritis associated with Yersinia enterocolitica infection. Acta Rheum Scand 15:232

Alarcón-Segovia D, Sanchez-Guerrero J (1989) Primary antiphospholipid syndrome. J Rheumatol 16:482

Alcalay M, Goupy M-C, Azais I et al. (1987) Hemodialysis is not essential for the development of destructive spondylarthropathy in patients with chronic renal failure. Arthritis Rheum 30:1182

Alcalay M, Azais I, Pallier B et al. (1990) Les manifestations articulaires de la maladie de Wegener. A propos de 13 observations. Rev Rhum 57:845

An HS, Namey TC, Kim K (1987) Essential cryoglobulinemia associated with intense and persistent synovitis of the knee. Clin Orthop 215:173

Andersson O (1937) Röntgenbilden vid spondylarthritis ankylopoetica. Nord Med Tidskr 14:2000

Arendt H (1985) Das Urteilen. Texte zu Kants Politischer Philosophie. Piper, München

Arlen A (1977) Die „paradoxe Kippbewegung des Atlas" in der Funktionsdiagnostik der Halswirbelsäule. Manuelle Med 15:16

Arndt JH, Sears AD (1965) Posterior dislocation of the shoulder. AJR 94:639

Arnett FC, Reveille JD, Duvic M (1991) Psoriasis and psoriatic arthritis associated with human immunodeficiency virus infection. Rheum Dis Clin North Am 17:59

Asherson RA, Cervera R (1992) The antiphospholipid syndrome: a syndrome in evolution. Ann rheum Dis 51:147

Aufdermaur M (1973) Die Scheuermannsche Adoleszentenkyphose. Orthopäde 2:153

Aufdermaur M (1974) Pathologische Anatomie der peripheren Gelenke bei der progredient chronischen Polyarthritis (PCP) und bei der Spondylitis ankylopoetica (Sp. a.). Radiol Clin Biol 43:292

Aufdermaur M (1977) Pathologische Knochenstrukturen. RÖFO 127:322

Aufdermaur M (1989) Pathogenesis of square bodies in ankylosing spondylitis. Ann Rheum Dis 48:628

Bahous I, Müller W (1979) Die hereditäre Periarthropathia calcarea generalisata (hereditäre Hydroxyapatitkrankheit). Aktuel Rheumatol 4:85

Ball J (1971) Enthesopathy of rheumatoid and ankylosing spondylitis. Ann Rheum Dis 30:213

Ball NJ, Wickert W, Marx LH et al. (1993) Crystalglobulinemia syndrome. A manifestation of multiple myeloma. Cancer 71:1231

Barakat MH, Karnik AM, Majeed NI et al. (1986) Familial Mediterranean fever (recurrent hereditary polyserositis) in Arabs – a study of 175 patients and review of the literature. Q J Med 60:837

Bauer J, Kienböck R (1929) Zur Kenntnis der Knochen- und Gelenksveränderungen bei Alkaptonurie. Osteoarthrosis alcaptonurica (ochronotica). RÖFO 40:32

Baumann E (1960) Zur Behandlung der Brüche des distalen Humerusendes beim Kind. Chir Prax 4:317

Bársony T, Polgár F (1928) Ostitis condensans ilei – ein bisher nicht beschriebenes Krankheitsbild. RÖFO 37:663

Benhamou CL, Chamot AM, Kahn MF (1988) Synovitis-acne-pustulosis hyperostosis-osteomyelitis syndrome (Sapho). A new syndrome among the spondylarthropathies? Clin Exp Rheumatol 6:109

Berman A, Espinoza LR, Diaz JD et al. (1988) Rheumatic manifestations of human immunodeficiency virus infection. Am J Med 85:59

Berman A, Reboredo G, Spindler A et al. (1991) Rheumatic manifestations in populations at risk for HIV infection: the added effect of HIV. J Rheumatol 18:1564

Besien KV, Tricot G, Hoffman R (1992) Relapsing polychondritis: a paraneoplastic syndrome associated with myelodysplastic syndromes. Am J Hematol 40:47

Bessler W, Müller ME (1963) Zur Röntgendiagnose der Coxa valga und Coxa vara. Radiol clin (Basel) 32:538

Bianucci G, Maddali Bongi S, Cencetti A et al. (1991) Arthrite réactionnelle et rhumatisme extra-articulaire au cours d'une vaginite par Trichomonas. Rev Rhum 58:473

Bijlsma JWJ (1988) Bone metabolism in patients with rheumatoid arthritis. Clin Reumatol 7:16

Bircher MD, Tasker T, Crawshaw C et al. (1988) Discitis following lumbar surgery. Spine 13:98

Bjorkengren AG, Weisman M, Pathria MN et al. (1988) Neurarthropathy associated with chronic alcoholism. AJR 151:743

Björkstén B, Boquist L (1980) Histopathological aspects of chronic recurrent multifocal osteomyelitis. J Bone Joint Surg [Br] 62:376

Bloch KJ (1992) Cryoglobulinemia and hepatitis C virus. New Engld J Med 327:1521

Bock GW, Garcia A, Weisman MH et al. (1993) Rapidly destructive hip disease: clinical and imaging abnormalities. Radiology 186:461

Bourne JT, Kumar P, Huskisson EC et al. (1985) Arthritis and coeliac disease. Ann Rheum Dis 44:592

Bouysset M, Tébib J, Noël E et al. (1992) Le métatarse rhumatoide. Évolution originale du premier métatarsien. Rev Rhum 59:408

Brenner GH (1964) Variations in the depth of the cervical prevertebral tissues in normal infants studied by cinefluorography. AJR 91:573

Brogadir SP, Schimmer BM, Myers AR (1979) Spectrum of the gonococcal arthritis-dermatitis-syndrome. Sem Arthritis Rheum 8:177

Brossmann J, Muhle C, Melchert UH et al. (1992) Die femoropatellare Gleitbewegung während aktiver Kniestreckung. RÖFO 156:559

Brower AC, Sweet DE, Keats TE (1974) Condensing osteitis of the clavicle: a new entity. AJR 121:17

Brunner-Traut E (1992) Die Weisheitslehren der Alten Ägypter. In: Woher kommen wir – wohin gehen wir. Ägypten. Bruckmann, München, S 20

Bücheler E, Dihlmann SW, Dihlmann W (1990) Supercilium acetabuli. Streßindikator des Hüftgelenkknorpels. RÖFO 152:639

Bulkley BH, Roberts WC (1973) Ankylosing spondylitis and aortic regurgitation. Description of the characteristic cardiovascular lesion from study of eight necropsy patients. Circulation 48:1014

Bullough PG, Jagannath A (1983) The morphology of the calcification front in articular cartilage. Its significance in joint function. J Bone Joint Surg [Br] 65:72

Bunikowski R, Estermann J, Koch MA (1992) AIDS in der Bundesrepublik Deutschland: Die klinische Manifestation von AIDS. Med Klin 87:1

Butt WP, Hardy G, Ostlere SJ (1990) Pigmented villonodular synovitis of the knee: computed tomographic appearances. Skeletal Radiol 19:191

Caffey J, Ross T (1958) Pelvic bones in infantil mongoloidism: roentgenographic features. AJR 80:458

Cameron HU, Fornasier VL (1974) The manubriosternal joint – an anatomico-radiological survey. Thorax 29:472

Cary NRB, Sethi D, Brown EA et al. (1986) Dialysis arthropathy: amyloid or iron? Br Med J 293:1392

Catterall MD, White JE (1978) Multicentric reticulohistiocytosis and malignant disease. Br J Dermatol 98:221

Cayla J, Chaouat Y, Labrousse C et al. (1965) La forme décalcifiante de la chondromatose de la hanche. A propos de 3 observations. Rev Rhum 32:646

Chamot AM, Benhamou CL, Kahn MF et al. (1987) Le syndrome acné pustulose hyperostose ostéite (SAPHO) – Résultats d'une enquête nationale: 85 observations. Rev Rhum 54:187

Chaouat Y, Aron-Brunetière R, Faures B et al. (1980) Une nouvelle entité: le rhumatisme fibroblastique. À propos d'une observation. Rev Rhum 47:345

Chard MD, Cawston TE, Riley GP et al. (1994) Rotator cuff degeneration and lateral epicondylitis: a comparative histological study. Ann rheum Dis 53:30

Chaussidon M, Netter P, Kessler M (1993) Dialysis-associated arthropathy: secondary ion mass spectrometry evidence of aluminum silicate in ß2-microglobulin amyloid synovial tissue and articular cartilage. Nephron 65:539

Cobby M, Cushnaghan J, Creamer P et al. (1990) Erosive osteoarthritis: is it a separate disease entity? Clin Radiol 42:258

Collis CH, Dieppe PA, Bullimore JA (1988) Radiation-induced chondrocalcinosis of the knee articular cartilage. Clin Radiol 39:450

Cone RO, Danzig L, Resnick D et al. (1983) The bicipital groove: radiographic, anatomic and pathologic study. AJR 141:781

Connemann BJ, Steinhoff J, Benstein R et al. (1991) Sakroiliitis bei familiärem Mittelmeerfieber. Dtsch Med Wochenschr 116:1783

Conrozier T, Balblanc JC, Chapard R et al. (1990) Rhumatisme de Jaccoud et lymphadénopathie angioimmunoblastique. Rev Rhum 57:423

Cook JV, Tayar R (1989) Double-contrast computed tomographic arthrography of the shoulder joint. Br J Radiol 62:1043

Cooke WD, Dattwyler RJ (1990) Spirochetal arthritis, including Lyme disease. Curr Opin Rheumatol 2:622

Cooper KL, Beabout JW, Swee RG (1985) Insufficiency fractures of the sacrum. Radiology 156:15

Cramer BM, Kramps H-A, Laumann U et al. (1982) CT-Diagnostik bei habitueller Schulterluxation. RÖFO 136:440

Cruickshank B (1951) Histopathology of diarthrodial joints in ankylosing spondylitis. Ann Rheum Dis 10:393

Dacre JE, Huskisson EC (1988) Arthritis in Down's syndrome. Case report. Ann Rheum Dis 47:254

Dalakas MC (1991) Polymyositis, dermatomyositis and inclusion-body myositis. N Engl J Med 325:1487

Dalton ADA, Harcourt-Webster JN, Keat ACS (1990) Synovium in AIDS: a postmortem study. Br Med J 300:1239

Denis F (1983) The three column spine and its significance in the classification of acute thoracolumbar spinal injuries. Spine 8:817

Denko CW, Boja B, Moskowitz RW (1994) Growth promoting peptides in osteoarthritis and diffuse skeletal hyperostosis – insulin, insulin-like growth factor I, growth hormone. J Rheumatol 21:1725

Dihlmann SW, Dihlmann W (1994) The supercilium acetabuli score: an additional criterion for estimating the biomechanics of the hip joint. Z Rheumatol 53:351

Dihlmann SW, Vogel M, Phillipps F et al. (1991) Die Supinatorfettlinie – Ihre Darstellbarkeit und Validität. Aktuel Radiol 1:185

Dihlmann W (1964) Weitere Untersuchungen zur Diagnose und Differentialdiagnose der Sacroileitis circumscripta. (Röntgendiagnostische Studien an den Kreuzdarmbeingelenken IV). Dtsch Röntgenkongr 1963, Teil A. Thieme, Stuttgart, S 210

Dihlmann W (1968) Spondylitis ankylopoetica – die Bechterewsche Krankheit. Thieme, Stuttgart

Dihlmann W (1969) Anwendung der Röntgenbildanalyse zur Erkennung der feingeweblichen Veränderungen bei der Spondylitis ankylopoetica. Verh Dtsch Ges Rheumatol 1:21

Dihlmann W (1974) Über den Einfluß von Knochenerkrankungen auf die Gelenkmorphologie (Lunatummalazie und sakroiliakale Pseudoerweiterung bei der renalen Osteopathie). Verh Dtsch Ges Rheumatol 3:164

Dihlmann W (1976) Die Hyperostosis triangularis ilii – das sakroiliakale knöcherne Streßphänomen. T 1 (Terminologie, Definition, Morphologie). T 2 (Inzidenz, Prognose, Pathogenese, Ätiologie, Tracerstudium, Differentialdiagnose). RÖFO 124:1, 154

Dihlmann W (1978) Röntgendiagnostik der Sakroiliakalgelenke und ihrer nahen Umgebung, 2. Aufl. Thieme, Stuttgart, S 14

Dihlmann W (1981a) Hemispherical spondylosclerosis – a polyetiologic syndrome. Skelet Radiol 7:99

Dihlmann W (1981b) Hyperparathyreoidismus und Discus intervertebralis. RÖFO 135:353

Dihlmann W (1981c) Periarthropathia calcificans (röntgenologisch-histologische Synopsis, Terminologie). Z Rheumatol 40:261

Dihlmann W (1984) Lumbale Computertomographie. Dtsch Med Wochenschr 109:796

Dihlmann W (1985) Lumbale Computertomographie im Bicolorbild-Modus. RÖFO 142:263

Dihlmann W (1987a) Gelenke – Wirbelverbindungen. Klinische Radiologie einschließlich Computertomographie – Diagnose, Differentialdiagnose. 3. Aufl. Thieme, Stuttgart New York

Dihlmann W (1987b) Lumbaler Reprolaps oder Narbengewebe? Versuch der Differenzierung mittels computertomographischem Bicolor-Modus. RÖFO 146:330

Dihlmann W (1990) Spondylosclerosis hemispherica. Pol Przegl Radiol 54:276

Dihlmann W (1993) Akquiriertes Hyperostose-Syndrom (sogenannte pustulöse Arthroosteitis). Literaturübersicht einschließlich 73 eigener Beobachtungen. Wien Klin Wochenschr 105:127

Dihlmann W (1994) Akquiriertes Hyperostose-Syndrom alias Arthroosteitis pustulosa. Z Rheumatol 53:164

Dihlmann W, Bandick J (1987a) Computertomographie (CT) der Schulterweichteile, Teil 1: Synovialisreaktionen. RÖFO 147:1

Dihlmann W, Bandick J (1987b) Computertomographie (CT) der Schulterweichteile, Teil 2: Rotatorenmanschette. RÖFO 147:147

Dihlmann W, Bandick J (1988) Computertomographie der Schulterweichteile, Teil 3: Periarthropathia calcificans humeroscapularis. RÖFO 148:58

Dihlmann W, Delling G (1978) Disco-vertebral destructive lesions (so-called Andersson lesions) associated with ankylosing spondylitis. Skeletal Radiol 3:10

Dihlmann W, Delling G (1983) Spondylosclerosis hemispherica. Röntgenmorphologischer und histomorphologischer Beitrag zu diesem Syndrom. RÖFO 138:592

Dihlmann W, Delling G (1985) Ist die transitorische Hüftosteoporose eine transitorische Osteonekrose? Z Rheumatol 44:82

Dihlmann W, Dihlmann SW (1991) Acquired hyperostosis syndrome (AHS): spectrum of manifestations at the sternocostoclavicular region. Radiologic evaluation of 34 cases. Clin Rheumatol 10:250

Dihlmann W, Dörr WM (1970) Der zervikale Pseudospalt nach D. Schoen bei der Spondylosis uncovertebralis. Spezielle, weniger beachtete Röntgenbefunde am Stütz- und Gleitgewebe 1. RÖFO 113:522

Dihlmann W, Fernholz HJ (1969) Gibt es charakteristische Röntgenbefunde bei der Gicht? Dtsch Med Wochenschr 94:1909

Dihlmann W, Friedmann G (1977) Die Röntgenkriterien der juvenil-rheumatischen Zervikalsynostose im Erwachsenenalter. RÖFO 126:536

Dihlmann W, Frik W (1971) Das Plaquezeichen am Hüftgelenk (Spezielle, weniger beachtete Röntgenbefunde am Stütz- und Gleitgewebe 2). RÖFO 114:297

Dihlmann W, Heinrichs V (1992) Pelvine Röntgenometrie der dritten Art: alters- und geschlechtsbezogene Meßergebnisse im Erwachsenenalter. RÖFO 156:420

Dihlmann W, Hopf A (1971) Das Wiberg-Zeichen, ein Hinweis auf gestörte Hüftgelenksmechanik (Spezielle, weniger beachtete Röntgenbefunde am Stütz- und Gleitgewebe 3). RÖFO 115:572

Dihlmann W, Höpker W-W (1992) Adhäsive (retraktile) Kapsulitis des Hüftgelenkes bei Diabetes mellitus. Röntgenologisch-histomorphologische Synopsis. RÖFO 157:235

Dihlmann W, Josenhans G (1986) Beitrag der Computertomographie zur Klärung neurologischer Komplikationen bei Spondylitis ankylosans (CT-Trias beim Cauda equina-Syndrom). Z Rheumatol 45:126

Dihlmann W, Maes HJ (1968) Kalziphylaxie bei sogenannter Ostitis condensans ilii et sacri? Z Rheumaforsch 27:274

Dihlmann W, Müller G (1973) Sacroiliacalbefunde beim Hyperparathyreoidismus (Röntgenologie, Histomorphologie). Radiologe 13:160

Dihlmann W, Nebel G (1983) Computed tomography of the hip joint capsule. J Comput Assist Tomogr 7:278

Dihlmann W, Peter E (1963) Beitrag zur Differentialdiagnose von Kalkschatten in den Weichteilen auf Lendenwirbelsäulen- und Beckenaufnahmen. RÖFO 99:838

Dihlmann W, Schuler B (1963) Die umschriebene, primär ossifizierende, nicht ankylosierende Ileosakralarthritis. (Röntgendiagnostische Studien an den Kreuzdarmbeingelenken III). RÖFO 98:134

Dihlmann W, Thomas W (1983) Diagnostischer Algorithmus für die transitorische Hüftosteoporose – unter Einbeziehung der Computertomographie –. RÖFO 138:214

Dihlmann W, Tillmann B (1992) Perikoxale Fettstreifen und Hüftgelenkkapsel. Anatomisch-radiologische Korrelation. RÖFO 156:411

Dihlmann W, Cen M, Sturm W (1972) Über die Diaphysenmanschette an den Grundphalangen der Zehen. Spezielle, weniger beachtete Röntgenbefunde am Stütz- und Gleitgewebe 4. RÖFO 117:350

Dihlmann W, Lindenfelser R, Selberg W (1977) Sakroiliakale Histomorphologie der ankylosierenden Spondylitis als Beitrag zur Therapie. Dtsch Med Wochenschr 102:129

Dihlmann W, Nebel G, Lingg G (1979) Marginale Osteophyten als röntgenologisch-klinische Indikatoren der Femoropatellararthrose. RÖFO 131:632

Dihlmann W, Hering L, Bargon GW (1988a, b) Das akquirierte Hyperostose-Syndrom (AHS). Synthese aus 13 eigenen Beobachtungen von sternokostoklavikulärer Hyperostose und über 300 Fällen aus der Literatur, T 1–2. RÖFO 149:386, 596

Dihlmann W, Peters A, Tillmann B (1989) Bursa iliopectinea – morphologisch-computertomographische Studie. RÖFO 150:274

Dihlmann W, Dihlmann SW, Hering L (1991) Alloarthroplastik des Hüftgelenks. Radiologische Diagnostik der Lockerung und Infektion bei zementierten Totalendoprothesen. Radiologe 31:496

Dihlmann W, Schnabel A, Gross WL (1993) The acquired hyperostosis syndrome: a little known skeletal disorder with distinctive radiological and clinical features. Clin Invest 72:4

Dixey J, Redington AN, Butler RC et al. (1988) The arthropathy of cystic fibrosis. Ann Rheum Dis 47:218

Doherty M, Watt I, Dieppe PA (1982) Localised chondrocalcinosis in post-meniscectomy knees. Lancet I:1207

Döhler JR (1992) Das Postdiskotomie-Syndrom. Hamburger Ärztebl 46:78

Dougados M, van der Linden S, Juhlin R et al. (1991) The European spondylarthropathy study group preliminary criteria for the classification of spondylarthropathy. Arthritis Rheum 34:1218

Doury P, Dirheimer Y, Pattin S (1981) Algodystrophy. Diagnosis and therapy of a frequent disease of the locomotor apparatus. Springer, Berlin Heidelberg New York

Draenert K (1984) Histogenese und biomechanische Grundlagen der Arthrose. Aktuel Rheumatol 9:17 (Sonderheft)

Dunstan CR, Evans R, Somers NM (1992) Bone death in transient regional osteoporosis. Bone 13:161

Dupuis PR, Yong-Hing K, Cassidy JD et al. (1985) Radiologic diagnosis of degenerative lumbar spinal instability. Spine 10:262

Dyck PJ, Stevens JC, O'Brien PC et al. (1983) Neurogenic arthropathy and recurring fractures with subclinical inherited neuropathy. Neurology 33:357

Edelstein G, Levitt RG, Slaker DP et al. (1984) Computed tomography of Tietze syndrome. J Comput Assist Tomogr 8:20

Edlund E, Johnsson U, Lindgren L et al. (1988) Palmoplantar pustulosis and sternocostoclavicular arthroosteitis. Ann Rheum Dis 47:809

Edmunds L, Elswood J, Kennedy LG et al. (1991) Primary ankylosing spondylitis, psoriatic and enteropathic spondylarthropathy: a controlled analysis. J Rheumatol 18:696

Ellis BI, Shier CK, Leisen JJC et al. (1987) Acne-associated spondylarthropathy: radiographic features. Radiology 162:541

Engelhardt P (1985) Spätprognose des Morbus Perthes: Welche Faktoren bestimmen das Arthroserisiko? Z Orthop 123:168

Engfeldt B, Romanus R, Ydén S (1954) Histological studies of pelvo-spondylitis ossificans (ankylosing spondylitis) correlated with clinical and radiological findings. Ann Rheum Dis 13:219

Fassbender HG (1984) Pathomechanismen der Osteoarthrose. Aktuel Rheumatol 9:91 (Sonderheft)

Fassbender HG (1985) Das Krankheitsbild der Rheumatoiden Arthritis als Ergebnis unterschiedlicher Pathomechanismen. Z Rheumatol 44:33

Fassbender HG (1986) Strukturelle Grundlagen der Osteoarthropathia psoriatica. In: Schilling F (Hrsg) Arthritis und Spondylitis psoriatica. Steinkopff, Darmstadt, S 31

Fassbender HG (1991) Pathogenetischer Aspekt der Arthrose und ihre therapeutischen Aspekte. Z Reumatol [Suppl 1] 50:65

Fassbender HG, Schilling F (1976) Morphologie der Arthritis psoriatica und deren „pseudo-guttöse" Verlaufsform. Verh Dtsch Ges Rheumatol 4:221

Feldman ES, Dalinka MK, Schumacher HR (1981) Diffuse soft tissue calcification in tumoral calcinosis. Skeletal Radiol 7:33

Fields PL, Hueston JT (1970) Articular cartilage loss in long-standing immobilisation of interphalangeal joints. Br J Plast Surg 23:186

Fischer E (1986) Beidseitige radiale karpale Synostosen als Spätfolge einer Reflexdystrophie nach sukzessiver beidseitiger Radiusfraktur. Radiologe 26:230

Fischer U, Vosshenrich R, Funke M (1991) Zystische Raumforderungen im Trigonum femorale. Aktuel Radiol 1:70

Ford DK, Reid GD, Tingle AJ et al (1992) Sequential follow up observations of a patient with rubella associated persistent arthritis. Ann Rheum Dis 51:407

Forster G, Scheuba G, Weber EG (1978) Die standardisierte „gehaltene" Aufnahme zur Diagnostik der Bandverletzungen an der unteren Extremität. Aktuel Chir 13:239

Fouquet B, Goupille P, Jattiot F et al. (1992) Discitis after lumbar disc surgery. Features of "aseptic" and "septic" forms. Spine 17:356

François RJ (1975) Le rachis dans la spondylarthrite ankylosante. Arscia, Bruxelles

Franson RC, Saal JS, Saal JA (1992) Human disc phospholipase $A_2$ is inflammatory. Spine [Suppl 6] 17:129

Freyschmidt J, Hehrmann R (1978) Primärer Hyperparathyreoidismus als Differentialdiagnose von schweren Skelettdestruktionen. Röntgenblätter 31:495

Friberg S, Hirsch C (1949) Anatomical and clinical studies on lumbar disc degeneration. Acta Orthop Scand 19:222

Friberg S, Lundström B (1976) Radiographic measurements of the radio-carpal joint in normal adults. Acta Radiol Diagn 17:249

Fritz P, Baldauf G, Wilke H-J et al. (1992) Sternocostoclavicular hyperostosis: its progression and radiological features. A study of 12 cases. Ann Rheum Dis 51:658

Furukawa M, Miwa T, Kamide M et al. (1989) Three cases of inter-sterno-costo-clavicular ossification associated with tonsillar infection. J Laryngol Otol 103:783

Gabaudan P, Troussier B, Saragaglia D et al. (1990) Granulome éosinophile à localisation osseuse claviculaire et sous-cutanée. A propos d'une observation. Rev Rhum 57:899

Garancis JC, Cheung HS, Halverson PB et al. (1981) "Milwaukee shoulder" – association of microspheroids containing hydroxyapatite crystals, active collagenase, and neutral protease with rotator cuff defects. III. Morphologic and biochemical studies of an excised synovium showing chondromatosis. Arthritis Rheum 24:484

Gebing R, Fiedler V (1991) Röntgendiagnostik der Bandläsionen des oberen Sprunggelenks. Radiologe 31:594

Gekeler J (1977) Die Hüftkopfepiphysenlösung. Radiometrie und Korrekturplanung. Enke, Stuttgart

Genant HK, Kozin F, Beckerman C et al. (1975) The reflex sympathetic dystrophy syndrome. A comprehensive analysis using fine-detail radiography, photon absorptiometry, and bone and joint scintigraphy. Radiology 117:21

Genth E, Kaufmann S, Mierau R (1993) Das Anti-(Aminoacyl-tRNA-)Synthetase-Syndrom (Jo-1-Syndrom). Ein eigenständiges autoantikörper-assoziiertes Krankheitsbild mit Myositis, fibrosierender Alveolitis und Polyarthritis. Aktuel Rheumatol 18:113

George SW, Newman ED (1992) Seronegative inflammatory arthritis in the myelodysplastic syndromes. Semin Arthritis Rheum 21:345

Gerster JC (1993) Destructive arthropathy of primary hypothyroidism. Reply. J Rheumatol 20:1630

Gerster J-C, Fallet GH (1987) Periarticular hand hydroxyapatite deposition after corticosteroid injections. J Rheumatol 14:1156

Gielen JL, van Holsbeeck MT, Hauglustaine D et al. (1990) Growing bone cysts in long-term hemodialysis. Skeletal Radiol 19:43

Gilbertson EMM (1975) Development of periarticular osteophytes in experimentally induced osteoarthritis in the dog. A study using microradiographic, microangiographic, and fluorescent bone-labelling techniques. Ann Rheum Dis 34:12

Giltay EJ, Bernelot Moens HJ, Hunt Riley A et al. (1994) Silicone breast protheses and rheumatic symptoms: a retrospective follow up study. Ann Rheum Dis 53:194

Glickstein MF, Miller WT, Dalinka MK et al. (1987) Paraspinal lipomatosis: a benign mass. Radiology 163:79

Glogowski G (1959) Röntgenologischer Nachweis der Entstehung erscheinungsbildlich vom Morbus Bechterew nicht zu unterscheidender Krankheitsbilder durch generalisierte Osteomyelitis. Zugleich ein Beitrag zur gutachterlichen Bearbeitung des Bechterew unter Berücksichtigung neuester Erkenntnisse. Z Orthop 91:50

Gross WL (1991) Neue Aspekte bei der Wegenerschen Granulomatose. Dtsch Ärztebl 88:38

Gross WL (1992) ANCA-assoziierte Vaskulitiden: Nomenklatur, Diagnostik und Pathophysiologie. Hamburger Ärztebl 46:360

Grünebaum M, Moskowitz G (1970) The retropharyngeal soft tissues in young infants with hypothyroidism. AJR 108:543

Grunert S, Brückl R, Rosemeyer B (1986) Die röntgenologische Bestimmung des reellen CCD- und AT-Winkels nach Rippstein und Müller, Teil 1: Korrektur der Umrechnungstabelle und Untersuchung der Einflüsse von Lagerungsfehlern. Radiologe 26:293

Hackenbroch M (1943) Die Arthrosis deformans der Hüfte. Grundlagen und Behandlung. Thieme, Leipzig

Hadjipavlou A, Lander P, Srolovitz H (1986) Pagetic arthritis. Pathophysiology and management. Clin Orthop 208:15

Häfner R, Truckenbrodt H (1991) Juvenile chronische Arthritis. Die unterschiedlichen Verlaufsformen. Dtsch Ärztebl 88:2913

Hall FM (1975) Radiographic diagnosis and accuracy in knee joint effusions. Radiology 115:49

Halverson PB, Cheung HS, McCarty DJ et al. (1981) "Milwaukee shoulder" – association of microspheroids containing hydroxyapatite crystals, active collagenase, and neutral protease with rotator cuff defects. II. Synovial fluid studies. Arthritis Rheum 24:474

Hammoudeh M, Siam A-R (1993) Familial hypertrophic synovitis. Clin Rheumatol 12:401

Hannequin JR, Schvingt E, Schmutz G (1985) Chondrolyse articulaire après algodystrophie. Rhumatologie 37:313

Hannesschläger G, Riedelberger W, Neumüller H et al. (1989a) Computertomographie der Rotatorenmanschette – Vergleich mit anderen bildgebenden Verfahren. RÖFO 150:643

Hannesschläger G, Riedelberger W, Neumüller H et al. (1989b) Läsionen der langen Bizepssehne – Pathogenese und Nachweis mit bildgebenden Verfahren (Sonographie, Röntgen, Arthrographie, Computertomographie). RÖFO 151:331

Hanschke M, Müller G, Mann H (1987) Morphologische und biochemische Untersuchungen am kalzifizierten Gelenkknorpel (Zone IV) gesunder und regressiv veränderter Gelenke vom Hund. Wiss Z Ernst-Moritz-Arndt Univ Greifs Med Reihe 36:32

Hart DJ, Mootoosamy I, Doyle DV et al. (1994) The relationship between osteoarthritis and osteoporosis in the general population: the Chingford study. Ann rheum Dis 53:158

Havelka S, Motl V, Hess L et al. (1991) Nachweis der subchondralen Ernährungsroute im erwachsenen Gelenkknorpel. Aktuel Rheumatol 16:10

Heidegger M (1972) Sein und Zeit, 12. Aufl. Niemeyer, Tübingen

Hein G, Abendroth K, Müller A et al. (1991) Studies on psoriatic osteopathy. Clin Rheumatol 10:13

Heisenberg M (1992) Gedanken zu einer biologischen Theorie der Wahrnehmung. Forum Interdisziplinäre Forsch 1:41

Heller M, Dihlmann W (1983) Computertomographie der Paget-Koxopathie. RÖFO 138:427

Helliwell PS, Cheesbrough KJ (1994) Arthropathica ulcerosa: a study of reduced ankle movement in association with chronic leg ulceration. J Rheumatol 21:1512

Helms CA, Chapman GS, Wild JH (1981) Charcot-like joints in calcium pyrophosphate dihydrate deposition disease. Skeletal Radiol 7:55

Hepp WR (1983) Radiologie des Femoro-Patellargelenkes. Enke, Stuttgart

Hering L (1981) Die adulte generative und die senile degenerative Hyperostosis triangularis ilii. Dissertation, Universität Hamburg

Hermaszewski RA, Ratnavel RC, Denman DJ et al. (1991) Immundeficiency and lymphoproliferative disorders. Baillières Clin Rheumatol 5:277

Herzer P, Wilske B, Preac-Mursic V et al. (1986) Lyme arthritis: clinical features, serological, and radiographic findings of cases in Germany. Klin Wochenschr 64:206

Hesse I, Hesse W (1990) Die Rolle der Chondrozyten bei der entzündlich bedingten Knorpeldestruktion. In: Mohr W, Emmert KH (Hrsg) Gelenkzerstörung bei entzündlichen rheumatischen Krankheiten. Basismechanismen und deren Beeinflussung durch Therapie. Steinkopff, Darmstadt, S 139

Hilgenreiner H (1925) Zur Frühdiagnose und Frühbehandlung der angeborenen Hüftgelenkverrenkung. Med Klin 21:1385, 1425

Hilton RC, Ball J, Benn RT (1976) Vertebral end-plate lesions (Schmorl's nodes) in the dorsolumbar spine. Ann Rheum Dis 35:127

Hinck VC, Hopkins CE, Clark Jr WM (1965) Sagittal diameter of the lumbar spinal canal in children and adults. Radiology 85:929

Hinck VC, Clark Jr WM, Hopkins CE (1966) Normal interpedunculate distances (minimum and maximum) in children and adults. AJR 97:141

Hofmann G, Huppertz H-J (1994) Immungenetik bei chronisch entzündlichen Gelenkerkrankungen im Kindes- und Jugendalter. Aktuel Rheumatol 19:84

Hofmann S, Engel A, Neuhold A et al. (1993) Bone-marrow oedema syndrome and transient osteoporosis of the hip. An MRI-controlled study of treatment by core decompression. J Bone Joint Surg [Br] 75:210

Holsbeeck van M, Martel W, Dequeker J et al. (1989) Soft tissue involvement, mediastinal pseudotumor, and venous thrombosis in pustulotic arthro-osteitis. A study of eight new cases. Skeletal Radiol 18:1

Holzman H (1985) Die psoriatische Osteoarthropathie aus heutiger Sicht. Z Hautkr 60:1917

Hradil E, Gentz C-F, Matilainen T et al. (1988) Skeletal involvement in pustulosis palmo-plantaris with special reference to the sterno-costo-clavicular joints. Acta Derm Venereol (Stockh) 68:65

Huaux JP, Esselinckx W, Meunier H et al. (1987) Pustulotic arthro-osteitis in children and adults. A report of 13 cases. Clin Exp Rheumatol 5:143

Hubbard DD, Gunn DR (1972) Secondary carcinoma of the spine with destruction of the intervertebral disk. Clin Orthop 88:86

Hultén O (1928) Über anatomische Variationen der Handgelenkknochen. Ein Beitrag zur Kenntnis der Genese zwei verschiedener Mondbeinveränderungen. Acta Radiol 9:155

Inman RD (1982) Rheumatic manifestations of hepatitis B virus infection. Sem Arthritis Rheum 11:406

Inman RD, Hodge M, Johnston MEA et al. (1986) Arthritis, vasculitis, and cryoglobulinemia associated with relapsing hepatits A virus infection. Ann Intern Med 105:700

Insall J, Salvati E (1971) Patella position in the normal knee joint. Radiology 101:101

Itoi E, Sakurai M, Honma T et al. (1991) Adult-onset vitamin D-resistant osteomalacia. J Bone Joint Surg [Am] 73:932

Jacqueline F (1979) Résorptions osseuses massives et brusques au cours des coxarthroses destructrices rapides. Étude radiologique et anatomique. Rev Rhum 46:619

Janier M, Bonvalet D, Blanc M-F et al. (1989) Chronic urticaria and macroglobulinemia (Schnitzler's syndrome): report of two cases. J Am Acad Dermatol 20:206

Janssen BA, Kencian J, Brooks PM (1992) Close temporal and anatomic relationship between multicentric reticulohistiocytosis and carcinoma of the breast. J Rheumatol 19:322

Jend H-H, Heller M, Schöntag H et al. (1980) Eine computertomographische Methode zur Bestimmung der Tibiatorsion. RÖFO 133:22

Jend H-H, Heller M, Bücheler E (1984) Computertomographie des Beckens, des Schultergürtels und der Extremitäten. Orthopäde 13:151

Jennette JC, Falk RJ, Andrassy K et al. (1994) Nomenclature of systemic vasculitides. Proposal of an International Consensus Conference. Arthritis Rheum 37:187

Jirik FR, Stein HB, Chalmers A (1982) Clavicular hyperostosis with enthesopathy, hypergammaglobulinemia, and thoracic outlet syndrome. Ann Intern Med 97:48

Johnson JJ, Leonard-Segal A, Nashel DJ (1989) Jaccoud's-type arthropathy: an association with malignancy. J Rheumatol 16:1278

Johnson TM, Duvic M, Rapini RP et al. (1985) AIDS exacerbates psoriasis. N Engl J Med 313:1415

Jones A, Barton N, Pattrick M (1992) Tophaceous pyrophosphate deposition with extensor tendon rupture. Br J Rheumatol 31:421

Joyce JM, Keats TE (1986) Disuse osteoporosis: mimic of neoplastic disease. Skeletal Radiol 15:129

Jupiter JB (1991) Current concepts review: fractures of the distal end of the radius. J Bone Joint Surg [Am] 73:461

Jurik AG, Graudal H, de Carvalho A (1985) Sclerotic changes of the manubrium sterni. Skeletal Radiol 13:195

Jurik AG, Helmig O, Graudal H (1988) Skeletal disease, arthro-osteitis, in adult patients with pustulosis palmoplantaris. Scand J Rheumatol [Suppl 70] 17:1

Kager H (1939) Zur Klinik und Diagnostik des Achillessehnenrisses. Chirurg 11:691

Kallman DA, Wigley FM, Scott Jr WW et al. (1990) The longitudinal course of hand osteoarthritis in a male population. Arthritis Rheum 33:1323

Kamieth H (1983) Röntgenbefunde von normalen Bewegungen in den Kopfgelenken. Hippokrates, Stuttgart

Kamieth H (1986) Röntgenfunktionsdiagnostik der Halswirbelsäule. Hippokrates, Stuttgart

Kamieth H, Reinhardt K (1955) Der ungleiche Symphysenstand. Ein wichtiges Symptom der Beckenringlockerung. RÖFO 83:530

Kant I (1781) Kritik der reinen Vernunft. (Nachdruck, 3. Aufl. O. J. Atlas, Köln, S 178)

Kaplan G, Vinceneux P, Grossin M et al. (1980) L'association d'une calcinose tumorale et d'une pseudo-xanthome élastique. Rev Rhum 47:657

Karagevrekis C, Gauthier G, Fabre J (1972) Main parkinsonienne et arthrite rhumatoïde. Schweiz Rundsch Med Prax 61:787

Kasperczyk A, Freyschmidt J, Ostertag H (1990) Tumorsimulierende Knochenläsionen bei sternokostoklavikulärer Hyperostose und Pustulosis palmoplantaris. RÖFO 152:10

Kaye JJ (1990) Arthritis: roles of radiography and other imaging techniques in evaluation. Radiology 177:601

Keats TE (1990) Röntgenatlas der Normvarianten. Röntgenbilder, die Krankheiten vortäuschen, 4. Aufl. Fischer, Stuttgart New York

Keats TE, Teeslink R, Diamond AE (1966) Normal axial relationships of the major joints. Radiology 87:94

Keysser M, Krüger U (1990) Idiopathische hypertrophische Osteoarthropathie. Aktuel Rheumatol 15:28

Kingsmore SF, Kingsmore DB, Hall DB et al. (1993) Cooccurrence of collagenous colitis with seronegative spondylarthropathy: a report of a case and literature review. J Rheumatol 20:2153

Kirkaldy-Willis WH, Farfan HF (1982) Instability of the lumbar spine. Clin Orthop 165:110

Klaus E (1957) Röntgendiagnostik der Platybasie und basilären Impression. RÖFO 86:460

Klemp P, Halland AM, Majoos FL et al. (1993) Musculosceletal manifestations in hyperlipidaemia: a controlled study. Ann Rheum Dis 52:44

Klemperer P, Pollack AD, Baehr G (1942) Diffuse collagen disease. Acute disseminated lupus erythematosus and diffuse scleroderma JAMA 119:331

Klinkenborg A, Reinhold-Keller E, Csernok E, Gross WL (1994) Anti-Neutrophile Cytoplasmatische Antikörper (ANCA) beim Churg-Strauß Syndrom (CSS) – Prävalenz, Antikörperspezifität und klinische Korrelate. Z Rheumatol 53 [Suppl 1]:77

Köhler H, Uehlinger E, Kutzner J et al. (1975) Sternokosto-klavikuläre Hyperostose – ein bisher nicht beschriebenes Krankheitsbild. Dtsch Med Wochenschr 100:1519

Köhler H, Uehlinger E, Kutzner J et al. (1977) Sternocostoclavicular hyperostosis: painful swelling of the sternum, clavicles, and upper ribs. Report of two new cases. Ann Intern Med 87:192

Komiya S, Inoue A, Sasaguri Y et al. (1992) Rapidly destructive arthropathy of the hip. Studies on bone resorptive factors in joint fluid with a theory of pathogenesis. Clin Orthop 284:273

Kopits E (1939) Ein sicheres Verfahren zur Frühdiagnose der angeborenen Hüftverrenkung. Z Orthop 69:167

Kosowicz J (1962) The carpal sign in gonadal dysgenesis. J Clin Endocrinol 22:949

Krämer J, Fett H (1991) Bandscheiben-Operation – was dann? Dtsch Ärztebl 88:1384

Krause A, Schönherr U, Schörner C et al. (1991) Gonarthritis, Lymphadenopathie und disseminierte Chorioiditis als primäre Manifestation einer Lyme-Borreliose. Kasuistik und Diskussion der diagnostischen Möglichkeiten bei der Lyme-Borreliose. Z Rheumatol 50:10

Krepler P, Mazoch R, Schwägerl W et al. (1982) Diagnosis and relevance of suspected dysplasia of the hip joint, radiologic investigation starting with the age of 3 months. Arch Orthop Trauma Surg 101:29

Kreuzer F (1985) Vorwort. In: Popper KR, Lorenz K (Hrsg) Die Zukunft ist offen. Das Altenberger Gespräch. Piper, München Zürich

Krieg T, Braun-Falco O, Meurer M et al. (1992) Die systemische Sklerodermie. Dtsch Ärztebl 89:147

Kriegshauser JS, Swee RG, McCarthy JT et al. (1987) Aluminum toxicity in patients undergoing dialysis: radiographic findings and prediction of bone biopsy results. Radiology 164:399

Kruse H-P, Kuhlencordt F (1984) Grundzüge der Osteologie. Internistische Knochenerkrankungen und Störungen des Kalziumphosphat-Stoffwechsels. Springer, Berlin Heidelberg New York Tokyo

Kubota RT, Resnik CS (1988) Periarticular calcification in immunosuppressed cardiac transplant patients. Invest Radiol 23:113

Küng H (1990) Projekt Weltethos. Piper, München Zürich

Kung Ihnat DH, McIlvain-Simpson G, Conard K et al. (1993) Inflammatory arthropathies in children with chromosomal abnormalities. J Rheumatol 20:742

Kurc D, de Saint-Père R, Madoule P et al. (1987) Les ostéites et arthrites chroniques de la pustulose palmoplantaire. Une forme familiale de spondylarthropathie B27 négative. Rev Med Interne 8:79

Kuzmich PV, Ecker GA, Karsh J (1994) Rheumatic manifestations in patients with myelodysplastic and myeloproliferative diseases. J Rheumatol 21:1649

Laarmann A (1970) Differentialdiagnosen der Preßluftschäden. Zentralbl Arbeitsmed 20:118

Lagier R (1985) Sudeck-type dystrophy in Paget's disease of bone. An anatomico-radiological approach. Clin Rheumatol 4:62

Lagier R, Arroya J, Fallet GH (1986) Sternocostoclavicular hyperostosis. Radiological and pathological study of a specimen with ununited clavicular fracture. Pathol Res Pract 181:596

Lähde S, Puranen J (1985) Disk-space hypodensity in CT: the first radiological sign of postoperative diskitis. Eur J Radiol 5:190

Lambert RGW, Becker EJ (1989) Diffuse skeletal hyperostosis in idiopathic hypoparathyroidism. Clin Radiol 40:212

Lane LB, Villacin A, Bullough PG (1977) The vascularity and remodelling of subchondral bone and calcified cartilage in adult human femoral and humeral heads. An age- and stress-related phenomenon. J Bone Joint Surg [Br] 59:272

Lange F (1921) Die Diagnose der Coxa vara und Coxa valga. Z Orthop Chir 41:135

Laurin CA, Lévesque HP, Dussault R et al. (1978) The abnormal lateral patellofemoral angle. A diagnostic roentgenographic sign of recurrent patellar subluxation. J Bone Joint Surg [Am] 60:55

Lawson JP, Steere AC (1985) Lyme arthritis: radiologic findings. Radiology 154:37

Lechevalier D, Eulry F, Coutant G et al. (1991) Hyperostose sterno-costo-claviculaire. A propos d'une observation avec compression artério-veineuse sous-clavière. Rev Rhum 58:121

Lee M, Hodler J, Haghighi P et al. (1992) Bone excrescence at the medial base of the distal phalanx of the first toe: normal variant, reactive change, or neoplasia? Skeletal Radiol 21:161

Lee BW, Yap HK (1994) Polyarthritis resembling juvenile rheumatoid arthritis in a girl with chronic granulomatous disease. Arthritis Rheum 37:773

Le Goff P, Brousse A, Fauquert P et al. (1985) Arthropathies érosives thoraciques antérieures et intervertébrales associées à la pustulose palmoplantaire. Rev Rhum 52:391

Lequesne M, de Sèze S, Amouroux J (1970) La coxarthrose destructrice rapide. Rev Rhum 37:721

Lequesne M, Kerboule M, Bensasson M et al. (1977) Partial transient osteoporosis. Skeletal Radiol 2:1

Lesch M, Nyhan WL (1964) A familial disorder of uric acid metabolism and central nervous system function. Am J Med 36:561

Leventhal LJ, Straka PC, Schumacher Jr HR (1989) Jaccoud arthropathy and acroosteolysis in KID syndrome. J Rheumatol 16:1274

Lewis VL, Keats TE (1982) Bone end sclerosis in renal osteodystrophy simulating osteonecrosis. Skeletal Radiol 8:275

Lindgren E (1954) Röntgenologie einschließlich Kontrastmethoden. In: Krenkel W (Hrsg) Chemischer Aufbau, Physiologie, Pathophysiologie. Springer, Berlin Göttingen Heidelberg (Handbuch der Neurochirurgie, Bd 2)

Lingg G, Nebel G (1982) Röntgenologische Frühdiagnostik der Koxarthrose. Beziehung zwischen Knorpelläsion und Femurkopfosteophytose (einschließlich des sogenannten Plaquezeichens). Z Rheumatol 41:57

Lingg G, Torklus D von (1981) Röntgenzeichen der azetabulären Hüftdysplasie beim Erwachsenen. Radiologe 21:291

Looser E (1908) Ueber Spätrachitis und die Beziehungen zwischen Rachitis und Osteomalacie. Mitt Grenzgeb Med Chir 18:678

López-Larrea C, Torre Alonso JC, Rodriguez Perez A et al. (1990) HLA antigens in psoriatic arthritis subtypes of a Spanish population. Ann Rheum Dis 49:318

Loprinzi CL, Duffy J, Ingle JN (1993) Post chemotherapy rheumatism. J Clin Oncol 11:768

Louis DS, Hartwig RH, Poznanski AK (1980) Case report 116 (carpal fusion following ischemic contracture of the forearm). Skeletal Radiol 5:127

Lyles KW, Burkes EJ, Ellis GJ et al. (1985) Genetic transmission of tumoral calcinosis: autosomal dominant with variable clinical expressivity. J Clin Endocrinol Metab 60:1093

Macfarlane DG, Buckland-Wright JC, Emery P et al. (1991) Comparison of clinical, radionuclide, and radiographic features of osteoarthritis of the hands. Ann Rheum Dis 50:623

Mäkelä P, Järvi O, Hakola P et al. (1982) Radiologic bone changes of polycystic lipomembranous osteodysplasia with sclerosing leukoencephalopathy. Skeletal Radiol 8:51

Malane MS, Grant-Kels JM, Feder Jr HM et al. (1991) Diagnosis of Lyme disease based on dermatologic manifestations. Ann Intern Med 114:490

Maldague BE, Noel HM, Malghem JJ (1978) The intravertebral vacuum cleft: a sign of ischemic vertebral collapse. Radiology 129:23

Mann FA, Wilson AJ, Gilula LA (1992) Radiographic evaluation of the wrist: What does the hand surgeon want to know? Radiology 184:15

Martinez S, Vogler III JB, Harrelson JM et al. (1990) Imaging of tumoral calcinosis: new observations. Radiology 174:215

Matuschke A, Sadri I, Bogner JR et al. (1992) Überlebenszeit bei HIV-Infektion und AIDS. Versicherungsmedizin 44:71

Maus TP, Berquist TH, Bender CE et al. (1987) Arthrographic study of painful total hip arthroplasty: refined criteria. Radiology 162:721

Mazess RB, Whedon GD (1983) Immobilization and bone. Calcif Tissue Int 35:265

Mazzucchelli R, Barbadillo C, Youssef H et al. (1993) Catastrophic antiphospholipid syndrome (CAS): a rare manifestation of the antiphospholipid antibody syndrome. Clin exp Rheum 11:653

McCachren SS (1991) Expression of metalloproteinases and metalloproteinase inhibitor in human arthritic synovium. Arthritis Rheum 34:1085

McCarty DJ, Halverson PB, Carrera GF et al. (1981) "Milwaukee shoulder" – association of microspheroids containing hydroxyapatite crystals, active collagenase, and neutral protease with rotator cuff defects. I. Clinical aspects. Arthritis Rheum 24:464

McCarty DJ, O'Duffy JD, Pearson L et al. (1985) Remitting seronegative symmetrical synovitis with pitting edema. RS$_3$PE syndrome. JAMA 254:2763

McLaughlin HL (1944) Lesions of the musculotendinous cuff of the shoulder. I. The exposure and treatment of tears with retraction. J Bone Joint Surg 26:31

McNeill D, Freiberger P (1994) Fuzzy logic. Die „unscharfe" Logik erobert die Technik. Droemer Knaur, München

McPhaul Jr JJ, Engel FL (1961) Heterotopic calcification, hyperphosphatemia and angioid streaks of the retina. Am J Med 31:488

Medsger Jr TA, Dixon JA, Garwood VF (1982) Palmar fasciitis and polyarthritis associated with ovarian carcinoma. Ann Intern Med 96:424

Meema HE, Oreopoulos DG (1986) Morphology, progression, and regression of arterial and periarterial calcifications in patients with end-stage renal disease. Radiology 158:671

Meltzer M, Franklin EC, Elias K (1966) Cryoglobulinemia – a clinical and laboratory study. II. Cryoglobulins with rheumatoid factor activity. Am J Med 40:837

Meltzer CC, Fishman EK, Scott Jr WW (1992) Tumoral calcinosis causing bone erosion in a renal dialysis patient. Clin Imaging 16:49

Melzer E (1977) Röntgenologische Untersuchungstechnik und Diagnostik der kindlichen Hüfte. Röntgenblätter 30:91

Meneghello A, Bertoli M (1984) Neuropathic arthropathy (Charcot's joint) in dialysis patients. RÖFO 141:180

Merchant AC, Mercer RL, Jacobsen RH et al. (1974) Roentgenographic analysis of patellofemoral congruence. J Bone Joint Surg [Am] 56:1391

Metz VM, Schimmerl SM, Gilula LA et al. (1993) Wide scapholunate joint space in lunotriquetral coalition: a normal variant? Radiology 188:557

Meyerding HW (1932) Spondylolisthesis. Surg Gynecol Obstet 54:371

Michaels RM, Sorber JA (1984) Reflex sympathetic dystrophy as a probable paraneoplastic syndrome: case report and literature review. Arthritis Rheum 27:1183

Milkman LA (1934) Multiple spontaneous idiopathic symmetrical fractures. AJR 32:622

Miskew D, McClellan J, Rodriguez J (1981) Pseudoinfection of the lumbar spine. A report of two cases. Spine 6:39

Mitchell ML, Lally JF, Ackerman LV et al. (1991) Case report 697 (Neuropathic arthropathy of the shoulder with no identified cause). Skeletal Radiol 20:550

Mitrovic DR, Darmon N, Barbara A et al. (1989) Chondrolysis of the hip joint in a patient receiving long-term hemodialysis: histologic and biochemical evaluation. Arthritis Rheum 32:1477

Mockenhaupt J, Koebke J, Rütt J (1988) Beitrag zur radiologischen Längenbestimmung von distalem Radius- und Ulnaende. Handchirurgie 20:36

Mohr W, Regel E (1985) Die Entwicklung der Randexostosen bei der Koxarthrose. Aktuel Rheumatol 10:119

Moll JMH, Haslock I, Macrae IF et al. (1974) Associations between ankylosing spondylitis, psoriatic arthritis, Reiter's diesease, the intestinal arthropathies, and Behçet's syndrome. Medicine 53:343

Moser R, Madewell JE (1987) An approach to primary bone tumors. Radiol Clin North Am 25:1049

Mozaffarian G, Nakhjavani MK, Hedayati MH et al. (1977) Phosphorus deprivation treatment of tumoral calcinosis. An Intern Med 86:120

Muñoz Fernández S, Cardenal A, Balsa A et al. (1991) Rheumatic manifestations in 556 patients with human immunodeficiency virus infection. Semin Arthritis Rheum 21:30

Muñoz-Fernández S, Barbado FJ, Martín Mola E et al. (1994) Evidence of hepatitis C virus antibodies in the cryoprecipitate of patients with mixed cryoglobulinemia. J Rheumatol 21:229

Murphy SB, Simon SR, Kijewski PK et al. (1987) Femoral anteversion. J Bone Joint Surg [Am] 69:1169

Nash Jr CL, Moe JH (1969) A study of vertebral rotation. J Bone Joint Surg [Am] 51:223

Nault P, Lassonde M, St-Antoine P (1985) Acne fulminans with osteolytic lesions. Arch Dermatol 121:662

Nebel G, Lingg G (1981) Sind die Formvarianten der Patella nach Wiberg Präarthrosen? Radiologe 21:101

Netter P, Kessler M, Burnel D, Hutin M-F et al. (1984) Aluminum in the joint tissues of chronic renal failure patients treated with regular hemodialysis and aluminum compounds. J Rheumatol 11:66

Nordström D, Konttinen YT (1989) Reactive arthritis: an update. Biomed Pharmacother 43:737

Nouvo MA, Dorfman HD, Sun C-CJ et al. (1989) Tumor-induced osteomalacia and rickets. Am J Surg Pathol 13:588

Oberstein A (1992) CT-Diagnostik von Blutungen in die Muskulatur des Abdomens im Rahmen therapeutischer Eingriffe in das Gerinnungssystem. RÖFO 157:150

Ott VR, Wurm H (1957) Spondylitis ankylopoetica (Morbus Strümpell-Marie-Bechterew), 2. Aufl. Steinkopff, Darmstadt

Otte P (1971) Die Pathophysiologie der Arthrosen. Therapiewoche 21:2723

Otte P (1983) Arthrose: Pathogenetisches Konzept und Interpretation der Symptome. Aktuel Rheumatol 8:54

Oursin C, Meyer E (1992) Reizhusten bei Dialysepatienten. Eine seltene Differentialdiagnose. Radiologe 32:77

Pachner AR, Steere AC (1985) The triad of neurologic manifestations of Lyme disease. Meningitis, cranial neuritis, and radiculoneuritis. Neurology 35:47

Paira SO, Roverano S (1991) The rheumatic manifestations of leprosy. Clin Rheumatol 10:274

Palazzo E, Bourgeois P, Meyer O et al. (1993) Hypocomplementemic urticarial vasculitis syndrome, Jaccoud's syndrome, valvulopathy: a new syndromic combination. J Rheumatol 20:1236

Pampus F (1956) Generalisierte Osteomyelitis der Wirbelsäule. Chirurg 27:205

Pasero G, Olivieri I, Gemignani G et al. (1989) Urticaria/arthritis syndrome: report of four B51 positive patients. Ann Rheum Dis 48:508

Pauwels F (1960) Eine neue Theorie über den Einfluß mechanischer Reize auf die Differenzierung der Stützgewebe. 10. Beitrag zur funktionellen Anatomie und kausalen Morphologie des Stützapparates. Z Anat Entwicklungsgesch 121:478

Pauwels F (1965) Gesammelte Abhandlungen zur funktionellen Anatomie des Bewegungsapparates. Springer, Berlin Heidelberg New York

Pauwels F (1976) Die kausale Therapie der Coxarthrose. Dtsch Ärztebl 73:2795

Pennes DR, Martel W, Ellis CN et al. (1988) Evolution of skeletal hyperostosis caused by 13-cis-retinoic acid therapy. AJR 151:967

Penrose R (1991) Computerdenken. Spektrum, Heidelberg

Péré P, Fagart JP, Régent D et al. (1987) Les hyperostoses sterno-costo-claviculaires. Conceptions nosologiques. J Radiol 68:809

Petersson CJ, Redlund-Johnell I (1984) The subacromial space in normal shouler radiographs. Acta Orthop Scand 55:57

Pfadenhauer K, Ebeling U, Bergleiter R et al. (1983) Zuverlässigkeit der Computertomographie bei der Diagnostik von Rezidivbeschwerden nach lumbalen Bandscheibenoperationen. RÖFO 139:127

Pool Jr WH (1974) Cartilage atrophy. Radiology 112:47

Poole CA, Matsuoka A, Schofield JR (1991) Chondrons from articular cartilage. III. Morphologic changes in the cellular microenvironment of chondrons isolated from osteoarthritic cartilage. Arthritis Rheum 34:22

Popper KR, Kreuzer F (1986) Offene Gesellschaft – offenes Universum. Piper, München Zürich

Popper KR, Lorenz K (1985) Die Zukunft ist offen. Das Altenberger Gespräch. Piper, München Zürich

Poznanski AK (1992) Radiological approaches to pediatric joint disease. J Rheumatol [Suppl 33] 19:78

Probst FP (1976) Chronic multifocal cleido-metaphyseal osteomyelitis of childhood. Report of a case. Acta Radiol Diagn 17:531

Probst FP, Björksten B, Gustavson KH (1978) Radiological aspect of chronic recurrent multifocal osteomyelitis. Ann Radiol 21:115

Putz R (1993) Funktionsbezogene Morphologie der Bandscheiben. Radiologe 33:563

Quagliano PV, Hayes CW, Palmer WE (1994) Vertebral pseudoarthrosis associated with idiopathic skeletal hyperostosis. Skeletal Radiol 23:353

Ralston SH, Scott PDR, Sturrock RD (1990) An unusual case of pustulotic arthro-osteitis affecting the leg, and erosive polyarthritis. Ann Rheum Dis 49:643

Ranawat CS, O'Leary P, Pellici P et al. (1979) Cervical spine fusion in rheumatoid arthritis. J Bone Joint Surg [Am] 61:1003

Raschke G (1958) Über den Zusammenhang der Akrodermatitis chronica atrophicans Pick-Herxheimer und der Akroosteolyse. Dermatol Wochenschr 137:217

Ratcliffe JF (1985) Anatomic basis for the pathogenesis and radiologic features of vertebral osteomyelitis and its differentiation from childhood discitis. A microradiographic investigation. Acta Radiol Diagn 26:137

Rathbun JB, Macnab I (1970) The microvascular pattern of the rotator cuff. J Bone Joint Surg [Br] 52:540

Rechenberg KN von, Kunz R, Preter B (1982) Das klinisch-radiologische Spektrum der Ermüdungsfraktur. Dtsch Med Wochenschr 107:543

Redlund-Johnell I, Pettersson H (1984) Vertical dislocation of the C1 and C2 vertebrae in rheumatoid arthritis. Acta Radiol (Stockh) 25:133

Reinhardt K (1983) Der diabetische Fuß. Diabetische Arthropathien und Osteopathien. Enke, Stuttgart

Reiter H (1916) Über eine bisher unbekannte Spirochäteninfektion (Spirochaetosis arthritica). Dtsch Med Wochenschr 42:1535

Resnick D, Niwayama G (1976) Radiographic and pathologic features of spinal involvement in diffuse idiopathic skeletal hyperostosis (DISH). Radiology 119:559

Resnick D, Niwayama G (1978) Intervertebral disc abnormalities associated with vertebral metastasis: observations in patients and cadavers with prostatic cancer. Invest Radiol 13:182

Resnick D, Shaul SR, Robins JM (1975) Diffuse idiopathic skeletal hyperostosis (DISH): Forestier's disease with extraspinal manifestations. Radiology 115:513

Resnick D, Feingold ML, Curd J et al. (1977) Calcaneal abnormalities in articular disorders. Radiology 125:355

Resnick D, Greenway G, Genant H et al. (1982) Erdheim-Chester disease. Radiology 142:289

Rezai-Delui H, Mamoori G, Sadri-Mahvelati E, Noori NM (1994) Progressive pseudorheumatoid chodrodysplasia: a report of nine cases in three families. Skeletal Radiol 23:411

Riederer J (1994) Ein Jahrzehnt Fieberschübe, Gewichtsabnahme und wandernde Rheumaschmerzen bei einem 52jährigen Mann. Internist 35:759

Rillo OL, Babini SM, Basnak A et al. (1991) Tendinous and ligamentous hyperlaxity in patients receiving longterm hemodialysis. J Rheumatol 18:1227

Rippstein J (1955) Zur Bestimmung der Antetorsion des Schenkelhalses mittels zweier Röntgenaufnahmen. Z Orthop 86:345

Rogers LF, Malave Jr S, White H et al. (1978) Plastic bowing, tours and greenstick supracondylar fractures of the humerus: radiographic clues to obscure fractures of the elbow in children. Radiology 128:145

Rohner E (1957) Pagetoider Umbau des Knochens („Remaniement pagétoide post-traumatique" von Lièvre). Virchows Arch 329:628

Rosenberg ZS, Kawelblum M, Cheung YY et al. (1992) Osgood-Schlatter lesion: fracture or tendinitis? Scintigraphic, CT, and MR imaging features. Radiology 185:853

Rothschild BM (1988) Diffuse idiopathic skeletal hyperostosis. Compr Ther 14:65

Rüdt R (1986) Die reaktive Arthritis bei Parasiteninfestation. Aktuel Rheumatol 11:19

Russel EB, Hunter JB, Pearson L et al. (1990) Remitting seronegative, symmetrical synovitis with pitting edema – 13 additional cases. J Rheumatol 17:633

Rutishauser E, Jacqueline F (1959) Die rheumatischen Koxitiden. Eine pathologisch-anatomische und röntgenologische Studie. Geigy, Basel (Documenta rheumatologica 16)

Rynes RI, Goldenberg DL, DiGiacomo R et al. (1988) Acquired immunodeficiency syndrome-associated arthritis. Am J Med 84:810

Saal JS, Franson RC, Dobrow R et al. (1990) High levels of inflammatory phospholipase $A_2$ activity in lumbar disc herniations. Spine 15:674

Sachs BL, Vanharanta H, Spivey MA et al. (1987) Dallas discogram description. A new classification of CT/discography in low-back disorders. Spine 12:287

Saha AK (1978) Rezidivierende Schulterluxationen. Pathophysiologie und operative Korrektur. Enke, Stuttgart

Sambrook PN, Shawe D, Hesp R et al. (1990) Rapid periarticular bone loss in rheumatoid arthritis. Possible promotion by normal circulating concentrations of parathyroid hormone or calcitriol (1,25-dihydroxyvitamin $D_3$). Arthritis Rheum 33:615

Sanders KM, Resnik CS, Owen DS (1985) Erosive arthritis in Cronkhite-Canada syndrome. Radiology 156:309

Sanders ME, Fischbein LC (1987) Hypertrophic osteoarthropathy with Takayasu's arteritis. Clin Exp Rheum 5:71

Schacherl M, Schilling F (1967) Röntgenbefunde an den Gliedmaßengelenken bei Polyarthritis psoriatica. Z Rheumaforsch 26:442

Schilling F, Stadelmann M-L (1986) Definition und Nosologie, Typeneinteilung und klinisches Bild der Arthritis und Spondylitis psoriatica. In: Schilling F (Hrsg) Arthritis und Spondylitis psoriatica. Steinkopff, Darmstadt, S 1

Schilling F, Fassbender HG, Stiehler T (1986) Spondarthritis hyperostotica pustulo-psoriatica. In: Schilling F (Hrsg) Arthritis und Spondylitis psoriatica. Steinkopff, Darmstadt, S 289

Schischkoff G (1974): H. Schmidt. Philosophisches Wörterbuch, 19. Aufl. Kröner, Stuttgart

Schmidt KL (1994) Die pustulöse Arthro-Osteitis – Modell einer reaktiven Spondarthritis? Aktuel Rheumatol 19:103

Schmitz S, Tesch H, Bohlen H et al. (1994) Das chronische Müdigkeitssyndrom („chronic fatigue syndrome", CFS). Med Klinik 89:154

Schnabel A, Arlt AC, Gross WL (1992) Behandlung des chronischen Eosinophilie-Myalgie-Syndroms – Wirksame Therapieregime werden erkennbar. Z Rheumatol 51:155

Schneider PG, Lichte H (1970) Arthrosis deformans nach ultraphysiologischen Gelenkbelastungen. Z Orthop 107:287

Schnitzler CM, Solomon L (1985) Trabecular stress fractures during fluoride therapy for osteoporosis. Skeletal Radiol 14:276

Schubert S, Trautmann F, Dreher R (1992) L-Tryptophan-assoziiertes chronisches Eosinophilie-Myalgie-Syndrom behandelt mit Ciclosporin. Z Rheumatol 51:158

Schulte K-J (1957) Zur Röntgendiagnose der Arthrosis deformans des Sterno-Klavikular-Gelenkes. RÖFO 86:235

Schulz W (1972) Philosophie in der veränderten Welt. Neske, Pfullingen

Schumacher HR, Miller JL, Ludovico C et al. (1981) Erosive arthritis associated with apatite crystal deposition. Arthritis Rheum 24:31

Schumacher Jr HR, Michaels R (1989) Recurrent tendinitis and Achilles tendon nodule with positively birefringent crystals in a patient with hyperlipoproteinemia. J Rheumatol 16:1387

Swan A, Chapman B, Heap P et al. (1994) Submicroscopic crystals in osteoarthritic synovial fluids. Ann Rheum Dis 53:467

Schwarz A, Walz G (1988) Beta-2-Mikroglobulin, Teil 2: Die dialyseassoziierte Amyloidose. Fortschr Med 106:334

Seglias J, Aeschlimann A, Müller W (1990) Rheumatische Manifestationen bei HIV–Infektion. Z Rheumatol 49:324

Seleznick MJ, Silveira LH, Espinoza LR (1991) Avascular

necrosis associated with anticardiolipin antibodies. J Rheumatol 18:1416

Sellmann A, Gotzen L (1992) Haltevorrichtung für funktionelle Patellatangentialaufnahmen bei Quadrizepsanspannung. RÖFO 156:492

Shackelford GD, McAlister WH (1974) The aberrantly positioned thymus. A cause of mediastinal or neck masses in children. AJR 120:291

Sharp GC, Irvin WS, Tan EM et al. (1972) Mixed connective tissue disease – an apparently distinct rheumatic disease syndrome associated with a specific antibody to an extractable nuclear antigen (ENA). Am J Med 52:148

Sicard, Gally, Haguenau (1926) Ostéites condensantes, a étiologie inconnue. J Radiol Électrol 10:503

Silveira LH, Seleznick MJ, Jara LJ et al. (1991) Musculoskeletal manifestations of human immunodeficiency virus infection. J Intensive Care Med 6:106

Sim GPG (1973) Vertebral contour in spondylolisthesis. Br J Radiol 46:250

Simon S, Whiffen J, Shapiro F (1981) Leg-length discrepancies in monoarticular and pauciarticular juvenile rheumatoid arthritis. J Bone Joint Surg [Am] 63:209

Sissons HA, Nuovo MA, Steiner GC (1992) Pathology of osteonecrosis of the femoral head. A review of experience at the Hospital for Joint Diseases, New York. Skeletal Radiol 21:229

Smith CA (1990) Virus-related arthritis, excluding human immunodeficiency virus. Curr Opinion Rheum 2:635

Snydman DR, Schenkein DP, Berardi VP et al. (1986) Borrelia burgdorferi in joint fluid in chronic Lyme arthritis. Ann Intern Med 104:798

Sokoloff L (1987) Kashin-Beck disease. Rheum Dis Clin North Am 13:101

Solomon L, Schnitzler CM (1983) Pathogenetic types of coxarthrosis and implications for treatment. Arch Orthop Trauma Surg 101:259

Solomon L, Schnitzler CM, Browett JP (1982) Osteoarthritis of the hip: the patient behind the disease. Ann Rheum Dis 41:118

Solomon G, Brancato LJ, Itescu S et al. (1988) Arthritis, psoriasis and related syndromes associated with HIV infection. Arthritis Rheum [Suppl 4] 31:12

Sonozaki H, Kawashima M, Hongo O et al. (1981a) Incidence of arthro-osteitis in patients with pustulosis palmaris et plantaris. Ann Rheum Dis 40:554

Sonozaki H, Mitsui H, Miyanaga Y et al. (1981b) Clinical features of 53 cases with pustulotic arthro-osteitis. Ann Rheum Dis 40:547

Spaeth HJ, Dardani M (1994) Magnetic resonance imaging of the diabetic foot. MRI Clin of North Am 2:123

Spiera RF, Gibofsky A, Spiera H (1994) Silicone gel filled breast implants and connective tissue disease: an overview. J Rheumatol 21:239

Spranger J, Albert C, Schilling F et al. (1983) Progressive pseudorheumatoid arthritis of childhood (PPAC). A hereditary disorder simulating rheumatoid arthritis. Eur J Pediatr 146:34

Stäbler A (1992) Der pathophysiologische Entstehungsmechanismus der destruierenden Handgelenksarthropathie bei Pseudogicht. RÖFO 156:73

Stanford W, Phelan J, Kathol MH et al. (1988) Patellofemoral joint motion: evaluation by ultrafast computed tomography. Skeletal Radiol 17:487

Steere AC, Schoen RT, Taylor E (1987) The clinical evolution of Lyme arthritis. Ann Intern Med 107:725

Steere AC, Duray PH, Butcher EC (1988) Spirochetal antigens and lymphoid cell surface markers in Lyme synovitis. Comparison with rheumatoid synovium and tonsillar lymphoid tissue. Arthritis Rheum 31:487

Sudeck P (1901/1902) Über die akute (reflektorische) Knochenatrophie nach Entzündungen und Verletzungen an den Extremitäten und ihre klinischen Erscheinungen. RÖFO 5:277

Sudeck P (1943) Kollaterale Heilentzündung – Dystrophie – Atrophie der Gliedmaßen. RÖFO 68:1

Takagi M, Oda J, Tsuzuki N et al. (1992) Palmoplantar pustulotic arthro-osteitis of the peripheral joints with no sternocostoclavicular lesions. Ann Rheum Dis 51:558

Taleisnik J (1988) Current concepts review: carpal instability. J Bone Joint Surg [Am] 70:1262

Thomas Jr CR, Rest EB, Brown Jr CR (1990) Rheumatologic manifestations of malignancy. Med Pediatr Oncol 18:146

Tietze A (1921) Über eine eigenartige Häufung von Fällen mit Dystrophie der Rippenknorpel. Berl Klin Wochenschr 58:829

Tillmann B (1971) Die Beanspruchung des menschlichen Ellenbogengelenks. I. Funktionelle Morphologie der Gelenkflächen. Z Anat Entwicklungsgesch 134:328

Tillmann B (1987) Quergestreifte Muskulatur. In: Rauber A, Kopsch F. Bewegungsapparat. Thieme, Stuttgart New York (Anatomie des Menschen, Lehrbuch und Atlas, Leonhardt H et al. (Hrsg). Bd 1, S 152ff)

Tillmann B (1992) Rotatorenmanschettenrupturen. Desinsertion der Supraspinatussehne, Naht der Supraspinatussehne, Spaltung des Ligamentum coracoacromiale. Oper Orthop Traumatol 4:181

Tillmann B, Schünke M (1991) Struktur und Funktion extrazellulärer Matrix. Verh Anat Ges [Anat Anz Suppl 168] 84:23

Tillmann B, Schünke M, Röddecker K (1991) Struktur der Supraspinatusansatzsehne. Anat Anz 172:82

Töndury G, Tillmann B (1987) Rumpf. In: Rauber A, Kopsch F. Bewegungsapparat. Thieme, Stuttgart New York (Anatomie des Menschen, Lehrbuch und Atlas, Leonhardt H et al. (Hrsg). Bd 1, S 194, 204, 208, 217)

Uehlinger E (1942) Hyperostosis generalisata mit Pachydermie. (Idiopathische familiäre generalisierte Osteophytose Friedreich-Erb-Arnold). Virchows Arch Pathol Anat 308:396

Uhthoff HK, Sarkar K, Hammond I (1982) Die Bedeutung der Dichte und der Schärfe der Abgrenzung des Kalkschattens bei der Tendinopathia calcificans. Radiologe 22:170

Vándor F (1961) Aseptische Nekrose der Clavicula nach Dissektionsoperationen des Halses. RÖFO 94:656

Verbruggen LA, Buyck R, Handelberg F (1985) Clavicular periosteal new bone formation in ulcerative colitis. Clin Exp Rheumatol 3:163

Vinje O, Dale K, Møller P (1985) Radiographic evaluation of patients with Bechterew's syndrome (ankylosing spondylitis) and their first-degree relatives. Findings in the spine and sacro-iliac joints and relations to non-radiographic findings. Scand J Reumatol 14:119

Vogel H, Thomä J, Jungbluth KH (1980) Nativdiagnostik der Schultereckgelenkssprengung. Röntgenblätter 33:564

Vollmer G (1985) Was können wir wissen? Band 1: Die Natur der Erkenntnis. Beiträge zur Evolutionären Erkenntnistheorie. Hirzel, Stuttgart

Vollmer G (1986) Was können wir wissen? Band 2: Die Erkenntnis der Natur. Beiträge zur modernen Naturphilosophie. Hirzel, Stuttgart

Wagener P, Langer HE, van Calker H et al. (1989) Reactive fibromatosis in pustulotic arthro-osteitis. Clin Rheumatol 8:274

Wagenhäuser FJ (1979) Die Periarthropathia humeroscapularis (PHS-Syndrom), Teil 1. Aktuel Rheumatol 4:65

Weiner DS, Cook AJ, Hoyt WA et al. (1978) Computed tomography in the measurement of femoral anteversion. Orthopedics 1:299

Weiss T, Treisch J, Kazner E et al. (1984) Intravenöse Kontrastmittelgabe bei der Computertomographie (CT) der operierten Lendenwirbelsäule. RÖFO 141:30

Weizsäcker von CF (1991) Der Mensch in seiner Geschichte. Hanser, München Wien

Weizsäcker von CF (1992) Zeit und Wissen. Hanser, München Wien

Weston WJ, Palmer DG (1978) Soft tissues of the extremities. A radiologic study of rheumatic disease. Springer, New York Heidelberg Berlin

Weyand CM, Goronzy JJ (1989) Immune responses to Borrelia burgdorferi in patients with reactive arthritis. Arthritis Rheum 32:1057

Weyand CM, Goronzy JJ (1992) HIV infection and rheumatic diseases – autoimmune mechanisms in immunodeficient hosts. Z Rheumatol 51:55

Whalen JP, Woodruff CL (1970) The cervical prevertebral fat stripe. A new aid in evaluating the cervical prevertebral soft tissue space. AJR 109:445

Wholey MH, Bruwer AJ, Baker Jr HL (1958) The lateral roentgenogramm of the neck (with comments on the atlanto-odontoid-basion relationship). Radiology 71:350

Wiberg G (1939) Studies on dysplastic acetabula and congenital subluxation of the hip joint with special reference to the complication of osteo-arthritis. Acta Chir Scand [Suppl] 58:1

Williams JL, Moller GA, O'Rourke TL (1968) Pseudoinfections of the intervertebral disk and adjacent vertebrae? AJR 103:611

Willich E, Englert M (1973) Das Metakarpalzeichen. RÖFO 119:443

Wirth CJ (1988) Frozen shoulder. Hefte Unfallheilkd 195:111

Wollheim FA (1994) Das äußere Erscheinungsbild der systemischen Sklerose. Rheum in Europa 23:104

Wurm H (1955) Zur pathologischen Anatomie und Pathologie der entzündlichen Wirbelsäulenversteifung (Bechterew-Marie-Strümpell). Z Rheumaforsch 14:337

York JR (1991) Musculoskeletal disorders in the haemophilias. Baillières Clin Rheumatol 5:197

Young W, Sevcik M, Tallroth K (1991) Metaphyseal sclerosis in patients with chronic renal failure. Skeletal Radiol 20:197

Yu L, Kasser JR, O'Rourke E et al. (1989) Chronic recurrent multifocal osteomyelitis. Association with vertebra plana. J Bone Joint Surg [Am] 71:105

Yune HY, Vix VA, Klatte EC (1971) Early fingertip changes in scleroderma. JAMA 215:1113

Zlatkin MB, Bjorkengren AG, Gylys-Morin V et al. (1988) Cross-sectional imaging of the capsular mechanism of the glenohumeral joint. AJR 150:151

Zsernaviczky J, Türk G (1974) Über ein neues Röntgenzeichen in der Frühdiagnostik der kongenitalen Hüftdysplasie. Z Orthop 112:460

Zsernaviczky J, Türk G (1975) Der β-Winkel. Ein diagnostisches Zeichen für Frühdiagnose der angeborenen Hüftdysplasie. RÖFO 123:131

Zuber M, Gotzen R, Filler I (1994) Clinical correlation of anticentromere antibodies. Clin Rheumatol 13:427

# Sachverzeichnis

# Springer-Verlag und Umwelt

Als internationaler wissenschaftlicher Verlag sind wir uns unserer besonderen Verpflichtung der Umwelt gegenüber bewußt und beziehen umweltorientierte Grundsätze in Unternehmensentscheidungen mit ein.

Von unseren Geschäftspartnern (Druckereien, Papierfabriken, Verpackungsherstellern usw.) verlangen wir, daß sie sowohl beim Herstellungsprozeß selbst als auch beim Einsatz der zur Verwendung kommenden Materialien ökologische Gesichtspunkte berücksichtigen.

Das für dieses Buch verwendete Papier ist aus chlorfrei bzw. chlorarm hergestelltem Zellstoff gefertigt und im pH-Wert neutral.

# Anwendung des Superciliometers

(vgl. S. 611, 616ff. und Tabellen 7, 8 und 9)

*Fragestellung:* Korrelieren Hüftgelenkknorpel und Supercilium acetabuli miteinander? Ist die Schockabsorption des Gelenkknorpels erhalten oder schon *vor* dem Auftreten von Arthroseröntgenzeichen vermindert?

*Meßvorgang:* Planimetrie der Superziliumfläche (FSA) und der Gelenkknorpelfläche (FGK) unter dem Superzilium mit Hilfe der Meßraster des Superciliometers. Einsetzen der Meßwerte FSA und FGK in die Korrelationsgleichungen (s. Superciliometer und Tabelle 8)

*Auswertung:* Geprüft wird, ob die Werte von FSA und FGK im Normbereich ($\pm 2\,s$) liegen und miteinander korrelieren; d. h., ob die Ist-Werte mit den mathematisch erwarteten Soll-Werten übereinstimmen.

*Beurteilung:* Hüftbeschwerden + visuell normaler Röntgenbefund + Korrelationsstörung = Leistungsschwäche des Gelenkknorpels: Koxarthrose droht!